Shackelford's Surgery of the Alimentary Tract

II : Stomach and Small Intestine

8th Edition
原书第 8 版

总主译 李玉民

Shackelford
消化道外科学
胃及小肠外科学卷

原　著　[美] Charles J. Yeo

合　著　[美] Steven R. DeMeester　　[美] David W. McFadden
　　　　[美] Jeffrey B. Matthews　　　[美] James W. Fleshman

主　审　董家鸿

主　译　李玉民　陈　昊　陈应泰　张　磊　朱克祥

中国科学技术出版社
·北 京·

图书在版编目（CIP）数据

Shackelford 消化道外科学：原书第 8 版．胃及小肠外科学卷 /（美）查尔斯·J．杨（Charles J. Yeo）等原著；李玉民等主译．—北京：中国科学技术出版社，2023.8

书名原名：Shackelford's Surgery of the Alimentary Tract, 8E

ISBN 978-7-5236-0069-6

Ⅰ．①S… Ⅱ．①查… ②李… Ⅲ．①胃疾病—外科学 ②小肠—肠疾病—外科学 Ⅳ．① R656

中国版本图书馆 CIP 数据核字（2023）第 037352 号

著作权合同登记号：01-2023-1096

策划编辑	王久红　焦健姿
责任编辑	王久红
文字编辑	冯俊杰　郭仕薪　张　龙
装帧设计	华图文轩
责任印制	徐　飞

出　　版	中国科学技术出版社
发　　行	中国科学技术出版社有限公司发行部
地　　址	北京市海淀区中关村南大街 16 号
邮　　编	100081
发行电话	010-62173865
传　　真	010-62179148
网　　址	http://www.cspbooks.com.cn

开　　本	889mm×1194mm　1/16
字　　数	724 千字
印　　张	29
版　　次	2023 年 8 月第 1 版
印　　次	2023 年 8 月第 1 次印刷
印　　刷	北京盛通印刷股份有限公司
书　　号	ISBN 978-7-5236-0069-6/R·3084
定　　价	398.00 元

（凡购买本社图书，如有缺页、倒页、脱页者，本社发行部负责调换）

Elsevier (Singapore) Pte Ltd.
3 Killiney Road, #08-01 Winsland House I, Singapore 239519
Tel: (65) 6349-0200; Fax: (65) 6733-1817

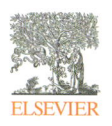

Shackelford's Surgery of the Alimentary Tract, 8E

Copyright © 2019, Elsevier Inc. All rights reserved.

ISBN-13: ISBN: 978-0-323-40232-3

Volume 1 part number: 9996118169

Volume 2 part number: 9996118223

This Translation of *Shackelford's Surgery of the Alimentary Tract, 8E* by Charles J. Yeo was undertaken by China Science and Technology Press and is published by arrangement with Elsevier (Singapore) Pte Ltd.

Shackelford's Surgery of the Alimentary Tract, 8E by Charles J. Yeo 由中国科学技术出版社进行翻译，并根据中国科学技术出版社与爱思唯尔（新加坡）私人有限公司的协议约定出版。

Shackelford 消化道外科学（原书第 8 版）：胃及小肠外科学卷（李玉民　陈昊　陈应泰　张磊　朱克祥，译）

ISBN: 978-7-5236-0069-6

Copyright © 2023 by Elsevier (Singapore) Pte Ltd. and China Science and Technology Press

All rights reserved. No part of this publication may be reproduced or transmitted in any form or by any means, electronic or mechanical, including photocopying, recording, or any information storage and retrieval system, without permission in writing from Elsevier (Singapore) Pte Ltd. and China Science and Technology Press.

注　意

本译本由中国科学技术出版社完成。相关从业及研究人员必须凭借其自身经验和知识对文中描述的信息数据、方法策略、搭配组合、实验操作进行评估和使用。由于医学科学发展迅速，临床诊断和给药剂量尤其需要经过独立验证。在法律允许的最大范围内，爱思唯尔、译文的原文作者、原文编辑及原文内容提供者均不对译文或因产品责任、疏忽或其他操作造成的人身及（或）财产伤害及（或）损失承担责任，亦不对由于使用文中提到的方法、产品、说明或思想而导致的人身及（或）财产伤害及（或）损失承担责任。

Printed in China by China Science and Technology Press under special arrangement with Elsevier (Singapore) Pte Ltd. This edition is authorized for sale in the People's Republic of China only, excluding Hong Kong SAR, Macau SAR and Taiwan. Unauthorized export of this edition is a violation of the contract.

译者名单

主　　审 董家鸿

总 主 译 李玉民

主　　译 李玉民　陈　昊　陈应泰　张　磊　朱克祥

译　　者（以姓氏笔画为序）

　　　　　　白玉萍　兰州大学第二医院

　　　　　　朱克祥　兰州大学第一医院

　　　　　　朱晓亮　兰州大学第一医院

　　　　　　刘小康　兰州大学第二医院

　　　　　　李玉民　兰州大学第二医院

　　　　　　闵光涛　兰州大学第一医院

　　　　　　张　凡　兰州大学第二医院

　　　　　　张　磊　兰州大学第一医院

　　　　　　陈　昊　兰州大学第二医院

　　　　　　陈应泰　中国医学科学院肿瘤医院

　　　　　　魏育才　兰州大学第二医院

内容提要

本书引进自 Elsevier 出版社，是一部经典的消化道外科学著作，由国际知名教授 Charles J. Yeo 领衔主编，联合 Steven R. DeMeester、David W. McFadden、Jeffrey B. Matthews、James W. Fleshman 等众多消化道外科领域的权威专家共同打造。本书为全新第 8 版，分四卷 181 章，全面介绍了消化道脏器解剖学、生理学，以及各种消化道外科疾病的诊断治疗和新进展，同时系统阐述了消化道外科疾病相关的基因组学、蛋白质组学、腹腔镜技术和机器人手术等前沿技术，具体展示了消化道外科领域较为先进的临床实践、手术技巧、微创治疗的新理念和新方法。

本分册为胃及小肠外科学卷，由康涅狄格大学消化外科教授 David W. McFadden 医生领衔主编，分 34 章，系统介绍了胃及小肠的解剖学和生理学、内镜检查技术、40 余种（类）成人与儿童胃及小肠疾病最新临床诊疗技术和理念。

与同类书相比，本书行文简练，图表丰富，可读性强，尤其在对外科新技术的介绍上独具特色，在展示原著者对技术发展敏感触觉的同时，还提供了非常中肯的循证医学评价，是消化道外科医师难得的教材。

补充说明： 本书收录图表众多，其中部分图表存在第三方版权限制的情况，为保留原文内容完整性，存在第三方版权限制的图表均以原文形式直接录排，不另做中文翻译，特此说明。本书参考文献条目众多，为方便读者查阅，已将本书参考文献更新至网络，读者可扫描右侧二维码，关注出版社医学官方微信"焦点医学"，后台回复"9787523600696"，即可获取。

原著者名单

Editor-In-Chief

Charles J. Yeo, MD, FACS
Samuel D. Gross Professor and Chair
Department of Surgery
Sidney Kimmel Medical College at
 Thomas Jefferson University
Philadelphia, Pennsylvania

Section I Esophagus and Hernia

Steven R. DeMeester, MD, FACS
Division of Foregut and Minimally Invasive Surgery
The Oregon Clinic
Portland, Oregon

Section II Stomach and Small Intestine

David W. McFadden, MD, MBA, FACS
Chairman, Department of Surgery
University of Connecticut
Surgeon-in-Chief
University of Connecticut Health
Farmington, Connecticut

Section III Pancreas, Biliary Tract, Liver, and Spleen

Jeffrey B. Matthews, MD, FACS
Dallas B. Phemister Professor and Chairman of
 Surgery
The University of Chicago
Chicago, Illinois

Section IV Colon, Rectum, and Anus

James W. Fleshman, MD, FACS
Seeger Professor and Chairman of Surgery
Baylor University Medical Center
Professor of Surgery
Texas A&M Health Science Center
Dallas, Texas

原书参编者

Abbas E. Abbas, MD, MS, FACS
Professor and Chief, Division of Thoracic Surgery, Department of Thoracic Medicine and Surgery; Director, Thoracic and Foregut Surgery, Temple University School of Medicine, Philadelphia, Pennsylvania

David B. Adams, MD
Professor of Surgery, Medical University of South Carolina, Charleston, South Carolina

Piyush Aggarwal, MBBS
Fellow, Division of Colorectal Surgery, Mayo Clinic, Phoenix, Arizona

Bestoun H. Ahmed, MD, FRCS, FACS, FASMBS
Associate Professor of Surgery, University of Pittsburgh School of Medicine, Pittsburgh, Pennsylvania

Craig Albanese, MD, MBA
Division of Pediatric Surgery, Department of Surgery, Stanford University School of Medicine, Stanford, California

Matthew R. Albert, MD, FACS, FASCRS
Program Director, Florida Hospital Colorectal Fellowship, Department of Colon and Rectal Surgery, Center for Colon and Rectal Surgery, Florida Hospital, Orlando, Florida

Abubaker Ali, MD
Assistant Professor of Surgery, Wayne State University, Detroit, Michigan

Evan Alicuben, MD
General Surgery Resident, Keck School of Medicine of the University of Southern California, Los Angeles, California

Marco E. Allaix, MD, PhD
Department of Surgical Sciences, University of Torino, Torino, Italy

Ashley Altman, MD
Department of Radiology, The University of Chicago Medicine, Chicago, Illinois

Hisami Ando, MD
President, Aichi Prefectural Colony; Emeritus Professor, Department of Pediatric Surgery, Nagoya University Graduate School of Medicine, Nagoya-city, Aichi, Japan

Ciro Andolfi, MD
Department of Surgery, The University of Chicago Pritzker School of Medicine, Chicago, Illinois

Alagappan Annamalai, MD
Surgery, Cedars-Sinai Medical Center, Los Angeles, California

Elliot A. Asare, MD, MS
Chief Resident, General Surgery, Department of Surgery, Medical College of Wisconsin, Milwaukee, Wisconsin

Emanuele Asti, MD, FACS
Assistant Professor, General and Emergency Surgery, IRCCS Policlinico San Donato, University of Milano, Milan, Italy

Hugh G. Auchincloss, MD, MPH
Cardiothoracic Fellow, Massachusetts General Hospital, Boston, Massachusetts

Benjamin Babic, MD
Department of Surgery, Agaplesion Markus Hospital, Frankfurt, Germany

Talia B. Baker, MD
Associate Professor of Surgery, Transplantation Institute, The University of Chicago Medicine, Chicago, Illinois

Chad G. Ball, MD, MSC, FRCSC, FACS
Associate Professor of Surgery, University of Calgary, Foothills Medical Center, Calgary, Alberta, Canada

Arianna Barbetta, MD
Research Fellow, General Surgery Department, Thoracic Surgery Service, Memorial Sloan Kettering Cancer Center, New York, New York

John M. Barlow, MD
Assistant Professor, Department of Radiology, Mayo Clinic College of Medicine, Rochester, Minnesota

Justin Barr, MD, PhD
Department of Surgery, Duke University Medical Center, Durham, North Carolina

Juan Camilo Barreto, MD
Assistant Professor of Surgery, Division of Surgical Oncology, University of Arkansas for Medical Sciences, Little Rock, Arkansas

Linda Barry, MD, FACS
Associate Professor of Surgery, University of Connecticut School of Medicine; Chief Operating Officer, Connecticut Institute for Clinical and Translational Science, Farmington, Connecticut

Eliza W. Beal, MD
Department of Surgery, The Ohio State University Wexner Medical Center, Columbus, Ohio

Kristin Wilson Beard, MD
Baylor Scott and White Medical Center, Round Rock, Texas

David E. Beck, MD, FACS, FASCRS
Professor and Chair, Department of Colon and Rectal Surgery, Ochsner Clinic Foundation, New Orleans, Louisiana; Professor of Surgery, Ochsner Clinical School, University of Queensland, Brisbane, Queensland, Australia

Kevin E. Behrns, MD
Dean, School of Medicine, VP for Medical Affairs, St. Louis University, St. Louis, Missouri

Oliver C. Bellevue, MD
General Surgery Resident, Department of Surgery, Swedish Medical Center, Seattle, Washington

Omar E. Bellorin-Marin, MD
Chief Resident, General Surgery, New York-Presbyterian/ Queens, Flushing, New York

Jacques Bergman, MD, PhD
Professor of Gastrointestinal Endoscopy, Department of Gastroenterology and Hepatology, Academic Medical Center, Amsterdam, The Netherlands

James Berry, MD
Department of Surgery, University of Connecticut Health Center, Farmington, Connecticut

Marc G.H. Besselink, MD, MSc, PhD
Department of Surgery, Academic Medical Center, Amsterdam, The Netherlands

Adil E. Bharucha, MBBS, MD
Professor of Medicine, Division of Gastroenterology and Hepatology, Mayo Clinic, Rochester, Minnesota

Anton J. Bilchik, MD, PhD
Professor of Surgery, Chief of Medicine, Chief of Gastrointestinal Research, Gastrointestinal Oncology, John Wayne Cancer Institute at Providence Saint John's Health Center, Santa Monica, California

Nikolai A. Bildzukewicz, MD, FACS
Assistant Professor of Clinical Surgery, Division of Upper GI and General Surgery, Associate Program Director, General Surgery Residency and Advanced GI/MIS Fellowship, Keck School of Medicine of the University of Southern California, Los Angeles, California

Jason Bingham, MD
Department of General Surgery, Madigan Army Medical Center, Tacoma, Washington

Elisa Birnbaum, MD
Professor of Surgery, Section of Colon and Rectal Surgery,
Washington University School of Medicine, St. Louis, Missouri

Sylvester M. Black, MD, PhD
Assistant Professor of Surgery, Division of Transplant, The Ohio State University Wexner Medical Center, Columbus, Ohio

Shanda H. Blackmon, MD, MPH
Associate Professor of Surgery, Division of Thoracic Surgery, Mayo Clinic, Rochester, Minnesota

Joshua I.S. Bleier, MD
Associate Professor of Surgery, University of Pennsylvania, Philadelphia, Pennsylvania

Adam S. Bodzin, MD
Assistant Professor, Department of Surgery, Section of Transplantation, The University of Chicago, Chicago, Illinois

C. Richard Boland, MD
Chief, Division of Gastroenterology, Internal Medicine, Baylor Scott and White, La Jolla, California

John Bolton, MD
Chairman Emeritus, Department of Surgery, Ochsner Health Systems, New Orleans, Louisiana

Nathan Bolton, MD
Resident, General Surgery, Ochsner Medical Center, New Orleans, Louisiana

Luigi Bonavina, MD, PhD
Professor and Chief of General Surgery, Department of Biomedical Sciences for Health, IRCCS Policlinico San Donato, University of Milano, Milan, Italy

Morgan Bonds, MD
Surgical Resident, University of Oklahoma Health Science Center, Oklahoma City, Oklahoma

Stefan A.W. Bouwense, MD, PhD
Department of Surgery, Radboud University Medical Center, Nijmegen, The Netherlands

Joshua A. Boys, MD
Thoracic Surgery Research Fellow, Department of Surgery, University of Southern California, Los Angeles, California

Raquel Bravo-Infante, MD
Gastrointestinal Surgery Department, Hospital Clinic of Barcelona, Barcelona, Spain

Ross M. Bremner, MD, PhD
Executive Director, Norton Thoracic Institute, St. Joseph's Hospital and Medical Center, Phoenix, Arizona

Bruce M. Brenner, MD
Associate Professor of Surgery, University of Connecticut, Farmington, Connecticut

Shaun R. Brown, DO, FACS
Clinical Fellow, Department of Colon and Rectal Surgery, Ochsner Medical Center, New Orleans, Louisiana

Mark P. Callery, MD
Professor of Surgery, Harvard Medical School; Chief, Division of General Surgery, Beth Israel Deaconess Medical Center, Boston, Massachusetts

John L. Cameron, MD
Alfred Blalock Distinguished Service Professor of Surgery, Professor of Surgery,

The Johns Hopkins Hospital, Baltimore, Maryland

Michael Camilleri, MD
Atherton and Winifred W. Bean Professor, Professor of Medicine, Pharmacology, and Physiology, Consultant, Division of Gastroenterology and Hepatology, Department of Medicine, Mayo Clinic, Rochester, Minnesota

Jacob Campbell, DO, MPH
Department of Surgery, University of Connecticut Health Center, Farmington, Connecticut

Riaz Cassim, MD, FACS, FASCRS
Associate Professor, Department of Surgery, West Virginia University, Morgantown, West Virginia; Chief of Surgery, Louis A. Johnson VA Medical Center, Clarksburg, West Virginia

Manuel Castillo-Angeles, MD, MPH
Research Fellow, Department of Surgery, Beth Israel Deaconess Medical Center, Boston, Massachusetts

Christy Cauley, MD, MPH
Resident, Department of Surgery, Massachusetts General Hospital, Boston, Massachusetts

Keith M. Cavaness, DO, FACS
Surgery, Baylor Scott and White Health, Dallas, Texas

Robert J. Cerfolio, MD, MBA, FACS, FACCP
Professor of Surgery, Chief of Clinical Division Thoracic Surgery, Director of the Lung Cancer Service Line, New York University; Senior Advisor, Robotic Committee, New York, New York

Bradley J. Champagne, MD, FACS, FASCRS
Chairman of Surgery, Fairview Hospital; Director of Services, DDSI West Region; Professor of Surgery, Cleveland Clinic Lerner School of Medicine; Medical Director, Fairview Ambulatory Surgery Center, Cleveland, Ohio

Parakrama Chandrasoma, MD, MRCP
Chief, Surgical and Anatomic Pathology, Los Angeles County+ University of Southern California Medical Center; Emeritus Professor of Pathology, Keck School of Medicine of the University of Southern California, Los Angeles, California

Alex L. Chang, MD
Department of General Surgery, University of Cincinnati, Cincinnati, Ohio

Christopher G. Chapman, MD
Assistant Professor of Medicine, Director, Bariatric and Metabolic Endoscopy, Center for Endoscopic Research and Therapeutics, The University of Chicago Medicine and Biological Sciences, Chicago, Illinois

William C. Chapman, MD, FACS
Surgery, Washington University, St. Louis, Missouri

Susannah Cheek, MD
Clinical Instructor in Surgery, University of Pittsburgh, Pittsburgh, Pennsylvania

Harvey S. Chen, MD
Department of Surgery, Mayo Clinic, Rochester, Minnesota

Clifford S. Cho, MD
Department of Surgery, University of Michigan, Ann Arbor, Michigan

Eric T. Choi, MD
Chief, Vascular and Endovascular Surgery, Professor of Surgery, Professor, Center for Metabolic Disease Research, Temple University Lewis Katz School of Medicine, Philadelphia, Pennsylvania

Eugene A. Choi, MD
Associate Professor of Surgery, Baylor College of Medicine, Houston, Texas

Karen A. Chojnacki, MD, FACS
Associate Professor of Surgery, Thomas Jefferson University, Philadelphia, Pennsylvania

Michael A. Choti, MD, MBA
Professor, Department of Surgery, University of Texas Southwestern Medical Center, Dallas, Texas

Ian Christie
Research Assistant, Department of Cardiothoracic Surgery, University of Pittsburgh, Pittsburgh, Pennsylvania

Heidi Chua, MD
Consultant, Department of Colon and Rectal Surgery, Mayo Clinic, Rochester, Minnesota

James M. Church, MBChB, MMedSci, FRACS
Staff Surgeon, Colorectal Surgery, Digestive Disease and Surgery Institute, Cleveland Clinic, Cleveland, Ohio

Jessica L. Cioffi, MD
Assistant Professor of Surgery, University of Florida, Gainesville, Florida

Susannah Clark, MS, MPAS
Boston, Massachusetts

Pierre-Alain Clavien, MD, PhD
Professor and Chairman, Department of Surgery, Division of Visceral and Transplant Surgery, University Hospital Zurich, Zurich, Switzerland

Adam Cloud, MD
Assistant Professor of Surgery, University of Connecticut, Farmington, Connecticut

Paul D. Colavita, MD
Gastrointestinal and Minimally Invasive Surgery, Carolinas Medical Center, Charlotte, North Carolina

Steven D. Colquhoun, MD
Professor of Surgery, Chief, Section of Hepatobiliary Surgery, Director of Liver Transplantation, Department of Surgery, University of California, Davis, Davis, California

William Conway, MD
Surgical Oncology, Ochsner Medical Center, New Orleans, Louisiana

Jonathan Cools-Lartigue, MD, PhD
Assistant Professor of Surgery, McGill University, Montreal, Quebec, Canada

Willy Coosemans, MD, PhD
Professor in Surgery, Clinical Head, Department of Thoracic Surgery, University Hospital Leuven, Leuven, Belgium

Edward E. Cornwell III, MD, FACS, FCCM, FWACS
The LaSalle D. Leffal Jr., Professor and Chairman of Surgery, Howard University Hospital, Washington, D.C.

Mario Costantini, MD
Department of Surgical, Oncological, and Gastroenterological Sciences, University and Azienda Ospedaliera of Padua, Padua, Italy

Yvonne Coyle, MD
Medical Director, Oncology Outpatient Services at the Baylor T. Boone Pickens Cancer Hospital; Texas Oncology and the Baylor Charles A. Sammons Cancer Center at the Baylor University Medical Center; Clinical Associate Professor, Texas A&M Health Science Center, College of Medicine, Dallas, Texas

Daniel A. Craig, MD
Assistant Professor of Radiology, Mayo Clinic, Rochester, Minnesota

Kristopher P. Croome, MD, MS
Assistant Professor of Transplant Surgery, Mayo Clinic, Jacksonville, Florida

Joseph J. Cullen, MD
Professor of Surgery, University of Iowa College of Medicine; Chief Surgical Services, Iowa City VA Medical Center, Iowa City, Iowa

Anthony P. D'Andrea, MD, MPH
Department of Surgery, Division of Colon and Rectal Surgery, Icahn School of Medicine at Mount Sinai, New York, New York

Themistocles Dassopoulos, MD
Adjunct Professor of Medicine, Texas A&M University; Director, Baylor Scott and White Center for Inflammatory Bowel Diseases, Dallas, Texas

Marta L. Davila, MD
Professor, Department of Gastroenterology, Hepatology, and Nutrition, The University of Texas MD Anderson Cancer Center, Houston, Texas

Raquel E. Davila, MD
Associate Professor, Department of Gastroenterology, Hepatology, and Nutrition, The University of Texas MD Anderson Cancer Center, Houston, Texas

Steven R. DeMeester, MD, FACS
Division of Foregut and Minimally Invasive Surgery, The Oregon Clinic, Portland, Oregon

Tom R. DeMeester, MD
Professor and Chairman Emeritus, Department of Surgery, University of Southern California, Los Angeles, California

Daniel T. Dempsey, MD, MBA
Professor of Surgery, University of Pennsylvania; Assistant Director, Perioperative Services, Hospital of the University of Pennsylvania, Philadelphia, Pennsylvania

Gregory dePrisco, MD
Diagnostic Radiologist, Baylor University Medical Center, Dallas, Texas

Lieven Depypere, MD
Joint Clinical Head, Department of Thoracic Surgery, University Hospital Leuven, Leuven, Belgium

David W. Dietz, MD, FACS, FASCRS
Chief, Division of Colorectal Surgery, Vice Chair, Clinical Operations and Quality, Vice President, System Surgery Quality and Experience, University Hospitals, Cleveland, Ohio

Mary E. Dillhoff, MD, MS
Assistant Professor of Surgery, The Ohio State University College of Medicine, Columbus, Ohio

Joseph DiNorcia, MD
Assistant Professor of Surgery, David Geffen School of Medicine, University of California, Los Angeles, Los Angeles, California

Stephen M. Doane, MD
Advanced Gastrointestinal Surgery Fellow, Department of Surgery, Thomas Jefferson University Hospital, Philadelphia, Pennsylvania

Epameinondas Dogeas, MD
Resident, Department of Surgery, University of Texas Southwestern Medical Center, Dallas, Texas

Eric J. Dozois, MD, FACS, FASCRS
Colon and Rectal Surgery, Mayo Clinic, Rochester, Minnesota

Kristoffel Dumon, MD
Associate Professor of Surgery, Hospital of the University of Pennsylvania, Philadelphia, Pennsylvania

Stephen P. Dunn, MD
Chairman, Department of Surgery, Nemours/Alfred I. Dupont Hospital for Children, Wilmington, Delaware; Professor of Surgery, Sidney Kimmel Medical College, Thomas Jefferson University, Philadelphia, Pennsylvania

Christy M. Dunst, MD
Co-Program Director, Advanced GI-Foregut Fellowship, Cancer Center, Providence Portland Medical Center; Foregut Surgeon, Gastrointestinal and Minimally Invasive Surgery, The Oregon Clinic, Portland, Oregon

John N. Dussel, MD
Fellow in Vascular Surgery, University of Connecticut, Farmington, Connecticut

Matthew Dyer, BA
Case Western Reserve University School of Medicine, Cleveland, Ohio

Jonathan Efron, MD
Associate Professor of Surgery and Urology, Johns Hopkins University, Baltimore, Maryland

Yousef El-Gohary, MD
Department of General Surgery, Stony Brook University School of Medicine, New York, New York

Mustapha El Lakis, MD
Thoraco-Esophageal Postdoctoral Research Fellow, General, Vascular, and Thoracic Surgery, Virginia Mason Medical Center, Seattle, Washington

E. Christopher Ellison, MD
Robert M. Zollinger and College of

Medicine Distinguished Professor of Surgery, The Ohio State University College of Medicine, Columbus, Ohio

James Ellsmere, MD, MSc, FRCSC
Division of General Surgery, Dalhousie University, Halifax, Nova Scotia, Canada

Rahila Essani, MD, FACS
Department of Surgery, Baylor Scott and White Healthcare, Texas A&M University College of Medicine, Temple, Texas

Douglas B. Evans, MD
Professor and Chair of Surgery, Medical College of Wisconsin, Milwaukee, Wisconsin

Sandy H. Fang, MD
Assistant Professor, Department of Surgery, Johns Hopkins Medical Institutions, Baltimore, Maryland

Geoffrey Fasen, MD, MS
Clinical Instructor in General Surgery, University of Virginia, Charlottesville, Virginia

Hiran C. Fernando, MBBS, FRCS, FRCSEd
Department of Surgery, Inova Fairfax Medical Campus, Falls Church, Virginia

Lorenzo Ferri, MD, PhD
Professor of Surgery, McGill University, Montreal, Quebec, Canada

Alessandro Fichera, MD, FACS, FASCRS
Professor and Section Chief, Gastrointestinal Surgery, University of Washington Medical Center, Seattle, Washington

Christine Finck, MD
Chief, Division of Pediatric Surgery, Donald Hight Endowed Chair, Surgery, Connecticut Children's Medical Center, Hartford, Connecticut; Associate Professor of Pediatrics and Surgery, University of Connecticut Health Center, Farmington, Connecticut

Oliver M. Fisher, MD
Gastroesophageal Cancer Program, St. Vincent's Centre for Applied Medical Research, Department of Surgery, University of Notre Dame School of Medicine, Sydney, Australia

James W. Fleshman, MD, FACS
Seeger Professor and Chairman of Surgery, Baylor University Medical Center; Professor of Surgery, Texas A&M Health Science Center, Dallas, Texas

Yuman Fong, MD
Chairman, Department of Surgery, City of Hope National Medical Center, Duarte, California

Michael L. Foreman, MS, MD
Chief, Division of Trauma, Critical Care, and Acute Care Surgery, Department of Surgery, Baylor University Medical Center; Professor of Surgery, Texas A&M Health Science Center, College of Medicine, Dallas, Texas

Todd D. Francone, MD, MPH, FACS, FASCRS
Chief, Division of Colon and Rectal Surgery, Newton-Wellesley Hospital; Director, Robotic Surgery, Newton-Wellesley Hospital; Associate Chair, Department of Surgery, Newton-Wellesley Hospital; Staff Surgeon, Massachusetts General Hospital; Assistant Professor of Surgery, Tufts Medical School, Boston, Massachusetts

Edward R. Franko, MD, FACS
Assistant Professor of Surgery, Texas A&M University College of Medicine, Dallas, Texas

Daniel French, MD, MASc, FRCSC
Assistant Professor, Division of Thoracic Surgery, Dalhousie University, Halifax, Nova Scotia, Canada

Hans Friedrich Fuchs, MD
Department of Surgery, University Hospital Cologne, Cologne, Germany

Karl Hermann Fuchs, MD
Professor, Department of Surgery, Agaplesion Markus Hospital, Frankfurt, Germany

Brian Funaki, MD
Professor of Radiology, The University of Chicago Pritzker School of Medicine; Section Chief, Division of Vascular and Interventional Radiology, The University of Chicago Medicine, Chicago, Illinois

Geoffrey A. Funk, MD, FACS
Trauma and General Surgery, Surgical Critical Care, Assistant Professor of Surgery, Texas A&M University College of Medicine, Dallas, Texas

Joseph Fusco, MD
Children's Hospital of Pittsburgh, University of Pittsburgh, Pittsburgh, Pennsylvania

Shrawan G. Gaitonde, MD
Fellow, Surgical Oncology, John Wayne Cancer Institute at Providence Saint John's Health Center, Santa Monica, California

Aakash H. Gajjar, MD, FACS, FASCRS
Assistant Professor, Department of Surgery, The University of Texas Medical Branch, Galveston, Texas

Julio Garcia-Aguilar, MD, PhD
Chief, Colorectal Service, Department of Surgery, Benno C. Schmidt Chair in Surgical Oncology, Memorial Sloan Kettering Cancer Center; Professor of Surgery, Weill Cornell Medical College, New York, New York

Susan Gearhart, MD
Associate Professor of Surgery, Johns Hopkins Medical Institutions, Baltimore, Maryland

David A. Geller, MD, FACS
Richard L. Simmons Professor of Surgery, Chief, Division of Hepatobiliary and Pancreatic Surgery, University of Pittsburgh, Pittsburgh, Pennsylvania

Comeron Ghobadi, MD
Department of Radiology, The University of Chicago Medicine, Chicago, Illinois

Sebastien Gilbert, MD
Associate Professor of Surgery, University of Ottawa; Chief, Division of Thoracic Surgery, Department of Surgery, Clinician Investigator, The Ottawa Hospital Research Institute, The Ottawa Hospital, Ottawa, Ontario, Canada

David Giles, MD
Associate Clinical Professor of Surgery, University of Connecticut School of Medicine, Farmington, Connecticut

Erin Gillaspie, MD
Assistant Professor, Department of Thoracic Surgery, Vanderbilt University Medical Center, Nashville, Tennessee

Micah Girotti, MD
Division of Vascular Surgery, Northwestern University Feinberg School of Medicine, Chicago, Illinois

George K. Gittes, MD
Professor of Surgery, Surgeon-in-Chief, Children's Hospital of Pittsburgh, University of Pittsburgh School of Medicine, Pittsburgh, Pennsylvania

Michael D. Goodman, MD
Assistant Professor of Surgery, University of Cincinnati, Cincinnati, Ohio

Hein G. Gooszen, MD, PhD
Professor, Department of Operating Room/Evidence Based Surgery, Radboud University Medical Center, Nijmegen, The Netherlands

Gregory J. Gores, MD
Executive Dean for Research, Professor of Medicine, Division of Gastroenterology and Hepatology, Mayo Clinic, Rochester, Minnesota

James F. Griffin, MD
Surgical Resident, Department of Surgery, The Johns Hopkins Hospital, Baltimore, Maryland

S. Michael Griffin, OBE, MD, FRCSEd
Professor, Consultant Oesophagogastric Surgeon, Northern Oesophagogastric Cancer Unit, Royal Victoria Infirmary, Newcastle-upon-Tyne, United Kingdom

Leander Grimm Jr., MD, FACS, FASCRS
Assistant Professor of Surgery, Division of Colon and Rectal Surgery, University of South Alabama, Mobile, Alabama

L.F. Grochola, MD, PhD
Department of Visceral and Transplant Surgery, University Hospital Zurich, Zurich, Switzerland

Fahim Habib, MD, MPH, FACS
Esophageal and Lung Institute, Allegheny Health Network, Pittsburgh, Pennsylvania

John B. Hanks, MD
C. Bruce Morton Professor and Chief, Division of General Surgery, Department of Surgery, University of Virginia Health System, Charlottesville, Virginia

James E. Harris Jr., MD
Assistant Professor of Surgery, The Johns Hopkins Hospital, Baltimore, Maryland

Matthew G. Hartwig, MD
Associate Professor of Surgery, Division of Thoracic and Cardiovascular Surgery, Department of Surgery, Duke University Hospital, Durham, North Carolina

Imran Hassan, MD, FACS
Clinical Associate Professor of Surgery, Carver College of Medicine, University of Iowa Health Care, Iowa City, Iowa

Traci L. Hedrick, MD, MS
Associate Professor of Surgery, University of Virginia Health System, Charlottesville, Virginia

Terry C. Hicks, MD, FACS, FASCRS
Colorectal Surgeon, Department of Colon and Rectal Surgery, Ochsner Medical Center, New Orleans, Louisiana

Richard Hodin, MD
Department of Surgery, Massachusetts General Hospital, Boston, Massachusetts

Wayne L. Hofstetter, MD
Professor of Surgery and Deputy Chair, Department of Thoracic and Cardiovascular Surgery, The University of Texas MD Anderson Cancer Center, Houston, Texas

Melissa Hogg, MD, MS
Assistant Professor of Surgery, Division of Surgical Oncology, University of Pittsburgh Medical Center, Pittsburgh, Pennsylvania

Yue-Yung Hu, MD, MPH
Pediatric Surgery Fellow, Connecticut Children's Medical Center, Hartford, Connecticut

Eric S. Hungness, MD
S. David Stulberg, MD Research Professor, Associate Professor in Gastrointestinal and Endocrine Surgery and Medical Education, Northwestern University Feinberg School of Medicine; Attending Surgeon, Northwestern Memorial Hospital, Chicago, Illinois

Steven R. Hunt, MD
Associate Professor of Surgery, Division of General Surgery, Section of Colon and Rectal Surgery, Washington University School of Medicine, St. Louis, Missouri

Khumara Huseynova, MD
Assistant Professor of Vascular and Endovascular Surgery, West Virginia University, Morgantown, West Virginia

Neil H. Hyman, MD
Chief, Section of Colon and Rectal Surgery, Co-Director, Digestive Disease Center, Department of Surgery, The University of Chicago Medicine, Chicago, Illinois

David A. Iannitti, MD
Chief, Division of Hepatobiliary and Pancreatic Surgery, Department of Surgery, Carolinas HealthCare System, Charlotte, North Carolina

Jeffrey Indes, MD
Associate Professor of Surgery, Section of Vascular Surgery, University of Connecticut, Farmington, Connecticut

Megan Jenkins, MD
Department of Surgery, New York University Langone Medical Center, New York, New York

Todd Jensen, MSc
Research Associate, University of Connecticut, Farmington, Connecticut

Paul M. Jeziorczak, MD
Senior Fellow, Division of Pediatric Surgery, St. Louis Children's Hospital, St. Louis, Missouri

Danial Jilani, MD
Department of Radiology, The University of Chicago Medicine, Chicago, Illinois

Marta Jiménez-Toscano, MD, PhD
Gastrointestinal Surgery Department, Hospital Clinic of Barcelona, Barcelona, Spain

Blair A. Jobe, MD, FACS
Director, Esophageal and Lung Institute,

Allegheny Health Network; Clinical Professor of Surgery, Temple University School of Medicine, Pittsburgh, Pennsylvania

Lily E. Johnston, MD, MPH
Resident, Department of Surgery, University of Virginia Health System, Charlottesville, Virginia

Peter J. Kahrilas, MD
Gilbert H. Marquardt Professor of Medicine, Northwestern University Feinberg School of Medicine, Chicago, Illinois

Matthew F. Kalady, MD
Professor of Surgery, Colorectal Surgery, Co-Director, Comprehensive Colorectal Cancer Program, Digestive Disease and Surgery Institute, Cleveland Clinic, Cleveland, Ohio

Noor Kassira, MD
Assistant Professor of Surgery, Division of Pediatric Surgery, University of South Florida, Morsani College of Medicine, Tampa, Florida

Namir Katkhouda, MD, FACS
Professor of Surgery, Division of Upper Gastrointestinal and General Surgery, Keck School of Medicine of the University of Southern California, Los Angeles, California

Philip O. Katz, MD, FACG
Director of Motility Laboratories, Jay Monahan Center for Gastrointestinal Health, Weill Cornell Medicine, New York, New York

Deborah S. Keller, MS, MD
Department of Surgery, Baylor University Medical Center, Dallas, Texas

Matthew P. Kelley, MD
General Surgery Resident, Johns Hopkins Medical Institutions, Baltimore, Maryland

Gregory D. Kennedy, MD, PhD
Professor of Surgery, University of Alabama Birmingham, Birmingham, Alabama

Tara Sotsky Kent, MD, MS
Assistant Professor of Surgery, Harvard Medical School, Beth Israel Deaconess Medical Center, Boston, Massachusetts

Leila Kia, MD
Department of Medicine, Northwestern University Feinberg School of Medicine, Chicago, Illinois

Melina R. Kibbe, MD
Chair, Department of Surgery, The University of North Carolina at Chapel Hill, Chapel Hill, North Carolina

John Kim, DO, MPH, FACS
Clinical Assistant Professor of Surgery, Clerkship Director, Surgery, University of Illinois College of Medicine, Champaign-Urbana, Illinois; Attending Surgeon, Acute Care Surgery and Trauma, Carle Foundation Hospital, Urbana, Illinois

Alice King, MD
Junior Fellow, Division of Pediatric Surgery, St. Louis Children's Hospital, St. Louis, Missouri

Ravi P. Kiran, MBBS, MS, FRCS (Eng), FRCS (Glas), FACS, MSc EBM (Oxford)
Kenneth A. Forde Professor of Surgery in Epidemiology, Division Chief and Program Director, Director, Center for Innovation and Outcomes Research, Division of Colorectal Surgery, NewYork-Presbyterian Hospital/ Columbia University Medical Center, New York, New York

Orlando C. Kirton, MD, FACS, MCCM, FCCP, MBA
Surgeon-in-Chief, Chairman of Surgery, Abington-Jefferson Health; Professor of Surgery, Sidney Kimmel Medical College of Thomas Jefferson University, Abington, Pennsylvania

Andrew Klein, MD, MBA, FACS
Professor and Vice Chairman, Department of Surgery, Director, Comprehensive Transplant Center, Cedars-Sinai Medical Center, Los Angeles, California

Eric N. Klein, MD
Acute Care Surgeon, North Shore University Hospital, Manhasset, New York

Geoffrey P. Kohn, MBBS(Hons), MSurg, FRACS, FACS
Senior Lecturer, Department of Surgery, Monash University, Melbourne, Australia; Upper Gastrointestinal Surgeon, Melbourne Upper Gastrointestinal Surgical Group, Melbourne, Victoria, Australia

Robert Caleb Kovell, MD
Assistant Professor of Clinical Urology in Surgery, Department of Urology Surgery, Perelman School of Medicine, University of Pennsylvania, Philadelphia, Pennsylvania

Robert Kozol, MD
General Surgery, JFK Medical Center, Atlantis, Florida

Antonio M. Lacy, MD, PhD
Chief, Gastrointestinal Surgery, Hospital Clinic of Barcelona, Barcelona, Spain

Daniela P. Ladner, MD, MPH, FACS
Associate Professor of Transplant Surgery, Division of Organ Transplantation, Feinberg School of Medicine, Northwestern University; Director, Northwestern University Transplant Outcomes Research Collaborative, Northwestern University, Chicago, Illinois

S.M. Lagarde, MD, PhD
Department of Surgery, Erasmus MC–University Medical Center Rotterdam, Rotterdam, The Netherlands

Carrie A. Laituri, MD
Assistant Professor of Surgery, Division of Pediatric Surgery, University of South Florida, Morsani College of Medicine, Tampa, Florida

Alessandra Landmann, MD
Resident Physician, Department of Surgery, University of Oklahoma, Oklahoma City, Oklahoma

Janet T. Lee, MD, MS
Clinical Assistant Professor of Surgery, University of Minnesota, St. Paul, Minnesota

Lawrence L. Lee, MD, PhD, FRCSC
Department of Colon and Rectal Surgery, Center for Colon & Rectal Surgery, Florida Hospital, Orlando, Florida

Jennifer A. Leinicke, MD, MPHS
Department of Surgery, Washington University School of Medicine, St. Louis, Missouri

Toni Lerut, MD, PhD
Emeritus Professor of Surgery, Clinical Head, Department of Thoracic Surgery, University Hospital Leuven, Leuven, Belgium

David M. Levi, MD
Transplant Surgeon, Carolinas Medical Center, Charlotte, North Carolina

Chao Li, MD, MSc, FRCSC
Division of General Surgery, Dalhousie University, Halifax, Nova Scotia, Canada

Yu Liang, MD
Department of Surgery, University of Connecticut Health Center, Farmington, Connecticut

Andrew H. Lichliter, MD
Diagnostic Radiology Resident, Baylor University Medical Center, Dallas, Texas

Warren E. Lichliter, MD
Chief, Colon and Rectal Surgery, Baylor Scott and White Health, Dallas, Texas

Amy L. Lightner, MD
Senior Associate Consultant, Department of Colon and Rectal Surgery, Mayo Clinic, Rochester, Minnesota

Deacon J. Lile, MD
Department of General Surgery, Temple University Hospital, Philadelphia, Pennsylvania

Keith D. Lillemoe, MD, FACS
W. Gerald Austen Professor of Surgery, Harvard Medical School; Surgeon-in-Chief, The Massachusetts General Hospital, Boston, Massachusetts;

Jules Lin, MD, FACS
Associate Professor, Mark B. Orringer Professor, Section of Thoracic Surgery, University of Michigan, Ann Arbor, Michigan

Shu S. Lin, MD, PhD
Associate Professor of Surgery, Pathology, and Immunology, Duke University Medical Center, Durham, North Carolina

John C. Lipham, MD, FACS
Chief, Division of Upper Gastrointestinal and General Surgery, Associate Professor of Surgery, Keck School of Medicine of the University of Southern California, Los Angeles, California

Virginia R. Litle, MD
Professor of Surgery, Division of Thoracic Surgery, Boston University, Boston, Massachusetts

Nayna A. Lodhia, MD
Resident, Department of Internal Medicine, The University of Chicago Medicine, Chicago, Illinois

Walter E. Longo, MD, MBA
Colon and Rectal Surgery, Yale University School of Medicine, New Haven, Connecticut

Reginald V.N. Lord, MBBS, MD, FRACS
Director, Gastroesophageal Cancer Program, St. Vincent's Centre for Applied Medical Research; Professor and Head of Surgery, University of Notre Dame School of Medicine, Sydney, Australia

Brian E. Louie, MD, MPH, MHA
Director, Thoracic Research and Education, Division of Thoracic Surgery, Swedish Cancer Institute and Medical Center, Seattle, Washington

Donald E. Low, MD, FACS, FRCS(C)
Head of Thoracic Surgery and Thoracic Oncology, General, Vascular, and Thoracic Surgery, Virginia Mason Medical Center, Seattle, Washington

Val J. Lowe, MD
Professor of Radiology/Nuclear Medicine, Mayo Clinic, Rochester, Minnesota

Jessica G.Y. Luc, MD
Faculty of Medicine and Dentistry, University of Alberta, Alberta, Canada

James D. Luketich, MD
Henry T. Bahnson Professor and Chairman, Department of Cardiothoracic Surgery, Chief, Division of Thoracic and Foregut Surgery, University of Pittsburgh School of Medicine, Pittsburgh, Pennsylvania

Yanling Ma, MD
Pathologist, Department of Surgical Pathology, Los Angeles County + University of Southern California Medical Center; Associate Professor of Pathology, Keck School of Medicine of the University of Southern California, Los Angeles, Los Angeles, California

Robert L. MacCarty, MD
Professor of Diagnostic Radiology, Emeritus, Mayo Clinic College of Medicine, Rochester, Minnesota

Blair MacDonald, MD, FRCPC
Associate Professor of Medical Imaging, University of Ottawa; Clinical Investigator, The Ottawa Hospital Research Institute; Gastrointestinal Radiologist, The Ottawa Hospital, Ottawa, Ontario, Canada

Robert D. Madoff, MD
Professor of Surgery, University of Minnesota, Minneapolis, Minnesota

Deepa Magge, MD
Fellow in Surgical Oncology, Division of Surgical Oncology, University of Pittsburgh Medical Center, Pittsburgh, Pennsylvania

Anurag Maheshwari, MD
Clinical Assistant Professor of Medicine, Division of Gastroenterology and Hepatology, University of Maryland School of Medicine; Consultant Transplant Hepatologist, Institute for Digestive Health and Liver Diseases, Mercy Medical Center, Baltimore, Maryland

Najjia N. Mahmoud, MD
Professor of Surgery, Division of Colon and Rectal Surgery, University of Pennsylvania, Philadelphia, Pennsylvania

David A. Mahvi, MD
Brigham and Women's Hospital, Boston, Massachusetts

David M. Mahvi, MD
Professor of Surgery, Northwestern University School of Medicine, Chicago, Illinois

Grace Z. Mak, MD
Associate Professor, Section of Pediatric Surgery, Department of Surgery, The University of Chicago Medicine and Biological

Sciences, Chicago, Illinois

Sara A. Mansfield, MD, MS
Clinical Housestaff, Department of Surgery, The Ohio State University Wexner Medical Center, Columbus, Ohio

Maricarmen Manzano, MD
Division of Gastroenterology, National Cancer Institute of Mexico, Mexico City, Mexico

David J. Maron, MD, MBA
Vice Chair, Department of Colorectal Surgery, Director, Colorectal Surgery Residency Program, Cleveland Clinic Florida, Weston, Florida

Melvy S. Mathew, MD
Assistant Professor of Radiology, The University of Chicago Pritzker School of Medicine; Division of Body Imaging, The University of Chicago Medicine, Chicago, Illinois

Kellie L. Mathis, MD
Surgery, Mayo Clinic, Rochester, Minnesota

Jeffrey B. Matthews, MD, FACS
Dallas B. Phemister Professor and Chairman of Surgery, The University of Chicago, Chicago, Illinois

David W. McFadden, MD, MBA, FACS
Chairman, Department of Surgery, University of Connecticut; Surgeon-in-Chief, University of Connecticut Health, Farmington, Connecticut

Amit Merchea, MD, FACS, FASCRS
Assistant Professor of Surgery, Colon and Rectal Surgery, Mayo Clinic, Jacksonville, Florida

Evangelos Messaris, MD, PhD
Associate Professor of Surgery, Pennsylvania State University, College of Medicine, Hershey, Pennsylvania

Daniel L. Miller, MD
Clinical Professor of Surgery, Medical College of Georgia, Augusta University, Augusta, Georgia; Chief, General Thoracic Surgery, Program Director, General Surgery Residency Program, Kennestone Regional Medical Center, WellStar Health System/Mayo Clinic Care Network, Marietta, Georgia

Heidi J. Miller, MD, MPH
Assistant Professor of Surgery, University of New Mexico, Sandoval Regional Medical Center, Albuquerque, New Mexico

J. Michael Millis, MD, MBA
Professor of Surgery, Transplant Surgery, The University of Chicago, Chicago, Illinois

Sumeet K. Mittal, MD, FACS, MBA
Surgical Director, Esophageal and Foregut Program, Norton Thoracic Institute, St. Joseph's Hospital and Medical Center, Phoenix, Arizona

Daniela Molena, MD
Surgical Director, Esophageal Cancer Surgery Program, General Surgery Department, Thoracic Surgery Service, Memorial Sloan Kettering Cancer Center, New York, New York

Stephanie C. Montgomery, MD, FACS
Director of Surgery Education, Saint Francis Hospital and Medical Center; Assistant Professor, University of Connecticut School of Medicine, Hartford, Connecticut

Ryan Moore, MD
Department of General Surgery, Temple University Hospital, Philadelphia, Pennsylvania

Katherine A. Morgan, MD, FACS
Professor of Surgery, Chief, Division of Gastrointestinal and Laparoscopic Surgery, Medical University of South Carolina, Charleston, South Carolina

Melinda M. Mortenson, MD
Department of Surgery, Permanente Medical Group, Sacramento, California

Michael W. Mulholland, MD, PhD
Department of Surgery, University of Michigan, Ann Arbor, Michigan

Michael S. Mulvihill, MD
Resident Surgeon, Department of Surgery, Duke University, Durham, North Carolina

Matthew Mutch, MD
Chief, Section of Colon and Rectal Surgery, Associate Professor of Surgery, Washington University, St. Louis, Missouri

Philippe Robert Nafteux, MD, PhD
Assistant Professor in Surgery, Clinical Head, Department of Thoracic Surgery, University Hospital Leuven, Leuven, Belgium

Arun Nagaraju, MD
Department of Radiology, The University of Chicago Medicine, Chicago, Illinois

David M. Nagorney, MD, FACS
Professor of Surgery, Mayo Clinic, Rochester, Minnesota

Hari Nathan, MD, PhD
Department of Surgery, University of Michigan, Ann Arbor, Michigan

Karen R. Natoli, MD
Department of Surgery, Community Hospital, Indianapolis, Indiana

Rakesh Navuluri, MD
Department of Radiology, The University of Chicago Medicine, Chicago, Illinois

Nicholas N. Nissen, MD
Director, Liver Transplant and Hepatopancreatobiliary Surgery, Cedars-Sinai Medical Center, Los Angeles, California

Tamar B. Nobel, MD
Department of Surgery, Mount Sinai Hospital, New York, New York

B.J. Noordman, MD
Department of Surgery, Erasmus MC–University Medical Center Rotterdam, Rotterdam, The Netherlands

Jeffrey A. Norton, MD
Professor of Surgery, Stanford University School of Medicine, Stanford, California

Yuri W. Novitsky, MD
Director, Cleveland Comprehensive Hernia Center, University Hospitals Cleveland Medical Center; Professor of Surgery, Case Western Reserve School of Medicine, Cleveland, Ohio

Michael S. Nussbaum, MD, FACS
Professor and Chair, Department of Surgery, Virginia Tech Carilion School of Medicine, Roanoke, Virginia

Scott L. Nyberg, MD, PhD
Professor of Biomedical Engineering and Surgery, Department of Transplantation Surgery, Mayo Clinic, Rochester, Minnesota

Brant K. Oelschlager, MD
Byers Endowed Professor of Esophageal Research, Chief, Division of General Surgery, University of Washington Medical Center; Vice Chair, Department of Surgery, University of Washington, Seattle, Washington

Daniel S. Oh, MD
Assistant Professor of Surgery, Thoracic Surgery, University of Southern California, Los Angeles, California

Ana Otero-Piñeiro, MD
Gastrointestinal Surgery Department, Hospital Clinic of Barcelona, Barcelona, Spain

Aytekin Oto, MD
Professor of Radiology, The University of Chicago Pritzker School of Medicine; Section Chief, Division of Body Imaging, The University of Chicago Medicine, Chicago, Illinois

H. Leon Pachter, MD
Chairman, Department of Surgery, New York University Langone Medical Center, New York, New York

Charles N. Paidas, MD, MBA
Professor of Surgery and Pediatrics, Chief, Pediatric Surgery, Vice Dean for Graduate Medical Education, University of South Florida, Morsani College of Medicine, Tampa, Florida

Francesco Palazzo, MD
Associate Professor of Surgery, Thomas Jefferson University, Philadelphia, Pennsylvania

Alessandro Paniccia, MD
General Surgery Resident, University of Colorado School of Medicine, Aurora, Colorado

Harry T. Papaconstantinou, MD, FACS, FACRS
Department of Surgery, Baylor Scott and White Healthcare, Texas A&M University College of Medicine, Temple, Texas

Theodore N. Pappas, MD, FACS
Distinguished Professor of Surgical Innovation, Chief of Advanced Oncologic and Gastrointestinal Surgery, Duke University School of Medicine, Durham, North Carolina

Emmanouil P. Pappou, MD, PhD
Assistant Professor of Colorectal Surgery, Columbia University Medical Center, New York, New York

Manish Parikh, MD
Associate Professor of Surgery, New York University Langone Medical Center/Bellevue Hospital, New York, New York

Jennifer L. Paruch, MD, MS
Lahey Hospital and Medical Center, Burlington, Massachusetts

Asish D. Patel, MD
Chief Resident, Department of Surgery, University of Nebraska Medical Center, Omaha, Nebraska

Mikin Patel, MD
Department of Radiology, The University of Chicago Medicine, Chicago, Illinois

Marco G. Patti, MD
Center for Esophageal Diseases and Swallowing, University of North Carolina at Chapel Hill, Chapel Hill, North Carolina

Emily Carter Paulson, MD, MSCE
Assistant Professor of Surgery, University of Pennsylvania; Assistant Professor of Surgery, Corporal Michael Crescenz VA Medical Center, Philadelphia, Pennsylvania

Timothy M. Pawlik, MD, MPH, PhD
Professor of Surgery and Oncology, The Urban Meyer III and Shelley Meyer Chair for Cancer Research, Ohio State University; Chair, Department of Surgery, Wexner Medical Center, Columbus, Ohio; Division of Surgical Oncology, Department of Surgery, The Johns Hopkins School of Medicine, Baltimore, Maryland

Isaac Payne, DO
Surgical Resident, University of South Alabama, Mobile, Alabama

John H. Pemberton, MD
Professor of Surgery, College of Medicine, Consultant, Department of Colon and Rectal Surgery, Mayo Clinic, Rochester, Minnesota

Michael Pendola, MD
Staff Colorectal Surgeon, Department of Surgery, Baylor University Medical Center, Dallas, Texas

Alexander Perez, MD, FACS
Chief of Pancreatic Surgery, Duke University Medical Center, Durham, North Carolina; Associate Professor of Surgery, Duke University School of Medicine, Durham, North Carolina

Luise I.M. Pernar, MD
Assistant Professor of Surgery, Boston University School of Medicine; Minimally Invasive and Weight Loss Surgery, Boston Medical Center, Boston, Massachusetts

Walter R. Peters Jr., MD, MBA
Chief, Division of Colon and Rectal Surgery, Baylor University Medical Center, Dallas, Texas

Henrik Petrowsky, MD
Professor of Surgery, Vice Chairman, Department of Visceral and Transplant Surgery, University Hospital Zurich, Zurich, Switzerland

Christian G. Peyre, MD
Division of Thoracic and Foregut Surgery, Department of Surgery, University of Rochester School of Medicine and Dentistry, Rochester, New York

Alexander W. Phillips, MA, FRCSEd, FFSTEd
Consultant Oesophagogastric Surgeon, Northern Oesophagogastric Cancer Unit, Royal Victoria Infirmary, Newcastle-upon-Tyne, United Kingdom

Lashmikumar Pillai, MD
Associate Professor of Vascular and Endovascular Surgery, West Virginia University Medical Center, Morgantown, West Virginia

Joseph M. Plummer, MBBS, DM
Department of Surgery, Radiology, and Intensive Care, University of the West

Indies, Mona, Jamaica

David T. Pointer Jr., MD
Surgery, Tulane University School of Medicine, New Orleans, Louisiana

Katherine E. Poruk, MD
Surgical Resident, Department of Surgery, The Johns Hopkins Hospital, Baltimore, Maryland

Mitchell C. Posner, MD, FACS
Thomas D. Jones Professor of Surgery and Vice-Chairman, Chief, Section of General Surgery and Surgical Oncology, Physician-in-Chief, The University of Chicago Medicine Comprehensive Cancer Center, The University of Chicago Medicine, Chicago, Illinois

Russell Postier, MD
Chairman, Department of Surgery, University of Oklahoma, Oklahoma City, Oklahoma

Vivek N. Prachand, MD
Associate Professor, Director of Minimally Invasive Surgery, Chief Quality Officer, Executive Medical Director, Procedural Quality and Safety, Section of General Surgery, Department of Surgery, The University of Chicago Medicine and Biological Sciences, Chicago, Illinois

Timothy A. Pritts, MD, PhD
Professor of Surgery, University of Cincinnati, Cincinnati, Ohio

Gregory Quatrino, MD
Surgical Resident, University of South Alabama, Mobile, Alabama

Sagar Ranka, MD
Resident, Department of Internal Medicine, John H. Stroger Hospital of Cook County, Chicago, Illinois

David W. Rattner, MD
Chief, Division of General and Gastrointestinal Surgery, Massachusetts General Hospital; Professor of Surgery, Harvard Medical School, Boston, Massachusetts

Kevin M. Reavis, MD
Division of Gastrointestinal and Minimally Invasive Surgery, The Oregon Clinic, Portland, Oregon

Vikram B. Reddy, MD, PhD
Colon and Rectal Surgery, Yale University School of Medicine, New Haven, Connecticut

Feza H. Remzi, MD, FACS, FTSS (Hon)
Director, Inflammatory Bowel Disease Center, New York University Langone Medical Center; Professor of Surgery, New York University School of Medicine, New York, New York

Rocco Ricciardi, MD, MPH
Chief, Section of Colon and Rectal Surgery, Massachusetts General Hospital, Boston, Massachusetts

Thomas W. Rice, MD
Professor of Surgery, Cleveland Clinic Lerner College of Medicine; Emeritus Staff, Department of Thoracic Cardiovascular Surgery, Cleveland Clinic, Cleveland, Ohio

Aaron Richman, MD
Department of Surgery, Boston Medical Center, Boston, Massachusetts

Paul Rider, MD, FACS, FASCRS
Associate Professor of Surgery, Division of Colon and Rectal Surgery, University of South Alabama, Mobile, Alabama

John Paul Roberts, MD, FACS
Professor and Chief, Division of Transplant Surgery, University of California, San Francisco, San Francisco, California

Patricia L. Roberts, MD
Chair, Department of Surgery, Senior Staff Surgeon, Division of Colon and Rectal Surgery, Lahey Hospital and Medical Center, Burlington, Massachusetts; Professor of Surgery, Tufts University School of Medicine, Boston, Massachusetts

Kevin K. Roggin, MD
Professor of Surgery and Cancer Research, Program Director, General Surgery Residency Program, Associate Program Director, Surgical Oncology Fellowship, The University of Chicago Medicine, Chicago, Illinois

Garrett Richard Roll, MD, FACS
Assistant Professor of Surgery, Department of Surgery, Division of Transplant, University of California, San Francisco, San Francisco, California

Kais Rona, MD
Chief Resident in General Surgery, Keck School of Medicine of the University of Southern California, Los Angeles, California

Charles B. Rosen, MD
Chair, Division of Transplantation Surgery, Mayo Clinic, Rochester, Minnesota

Samuel Wade Ross, MD, MPH
Chief Resident, Department of Surgery, Carolinas Medical Center, Charlotte, North Carolina

J. Scott Roth, MD
Professor of Surgery, Chief, Gastrointestinal Surgery, Department of Surgery, University of Kentucky, Lexington, Kentucky

Amy P. Rushing, MD, FACS
Assistant Professor, Division of Trauma, Critical Care, and Burn, The Ohio State University Wexner Medical Center, Columbus, Ohio

Bashar Safar, MBBS
Assistant Professor of Surgery, Johns Hopkins Medicine, Baltimore, Maryland

Pierre F. Saldinger, MD
Chairman, Surgery, NewYork-Presbyterian/Queens, Flushing, New York

Kamran Samakar, MD, MA
Assistant Professor of Surgery, Division of Upper Gastrointestinal and General Surgery, Keck School of Medicine of the University of Southern California, Los Angeles, California

Kulmeet K. Sandhu, MD, FACS, MS
Assistant Professor of Clinical Surgery, Division of Upper Gastrointestinal and General Surgery, Keck School of Medicine of the University of Southern California, Los Angeles, California

Lara W. Schaheen, MD
Cardiothoracic Surgery Resident, Department of Cardiothoracic Surgery, University of Pittsburgh, Pittsburgh, Philadelphia

Bruce Schirmer, MD
Stephen H. Watts Professor of Surgery, University of Virginia Health System, Charlottesville, Virginia

Andrew Schneider, MD
General Surgery Resident, The University of Chicago Medicine, Chicago, Illinois

Richard D. Schulick, MD, MBA
Professor and Chair, Department of Surgery, University of Colorado School of Medicine, Aurora, Colorado

Ben Schwab, MD, DC
General Surgery Resident, Northwestern University Feinberg School of Medicine, Chicago, Illinois

Stephanie Scurci, MD
Resident, University of Miami Miller School of Medicine, Palm Beach Regional Campus, Palm Beach, Florida

Anthony Senagore, MD, MS, MBA
Professor, Chief of Gastrointestinal Surgery, Surgery, University of Texas–Medical Branch, Galveston, Texas

Adil A. Shah, MD
Resident, Department of Surgery, Howard University Hospital and College of Medicine, Washington, D.C.

Shimul A. Shah, MD
Director, Liver Transplantation and Hepatobiliary Surgery, Associate Professor of Surgery, University of Cincinnati, Cincinnati, Ohio

Brian Shames, MD
Chief, Division of General Surgery, General Surgery Residency Program Director, University of Connecticut Health Center, Farmington, Connecticut

Skandan Shanmugan, MD
Assistant Professor of Surgery, Division of Colon and Rectal Surgery, University of Pennsylvania, Perelman School of Medicine, Philadelphia, Pennsylvania

David S. Shapiro, MD, FACS, FCCM
Chairman, Department of Surgery, Saint Francis Hospital and Medical Center–Trinity Health New England, Hartford, Connecticut; Assistant Professor of Surgery, University of Connecticut School of Medicine, Farmington, Connecticut

Matthew Silviera, MD
Washington University, St. Louis, Missouri

Douglas P. Slakey, MD, MPH, FACS
Professor, Surgery, Tulane University, New Orleans, Louisiana

Joshua Sloan, DO
Division of Gastroenterology, Einstein Healthcare Network, Philadelphia, Pennsylvania

Nathan Smallwood, MD
Division of Colon and Rectal Surgery, Baylor University Medical Center, Dallas, Texas

Shane P. Smith, MD
General Surgery Resident, Department of Surgery, Swedish Medical Center, Seattle, Washington

B. Mark Smithers, MBBS, FRACS, FRCSEng, FRCSEd
Professor of Surgery, University of Queensland; Director, Upper Gastrointestinal and Soft Tissue Unit, Princess Alexandra Hospital, Brisbane, Queensland, Australia

Rory L. Smoot, MD, FACS
Assistant Professor, Mayo Clinic, Rochester, Minnesota

Kevin C. Soares, MD
Resident, General Surgery, Department of Surgery, Johns Hopkins Medical Institutions, Baltimore, Maryland

Edy Soffer, MD
Professor of Clinical Medicine, Director, GI Motility Program, Keck School of Medicine of the University of Southern California, Los Angeles, California

Julia Solomina, MD
Department of Surgery, The University of Chicago, Chicago, Illinois

Nathaniel J. Soper, MD
Loyal and Edith Davis Professor of Surgery, Northwestern University Feinberg School of Medicine; Chair, Department of Surgery, Northwestern Memorial Hospital, Chicago, Illinois

Stuart Jon Spechler, MD
Chief, Division of Gastroenterology, Co-Director, Center for Esophageal Research, Baylor University Medical Center at Dallas; Co-Director, Center for Esophageal Research, Baylor Scott and White Research Institute, Dallas, Texas

Praveen Sridhar, MD
Department of Surgery, Boston Medical Center, Boston, Massachusetts

Scott R. Steele, MD, FACS, FASCRS
Chairman, Department of Colorectal Surgery, Cleveland Clinic; Professor of Surgery, Case Western Reserve University School of Medicine, Cleveland, Ohio

Joel M. Sternbach, MD, MBA
Bechily-Hodes Fellow in Esophagology, Department of Surgery, Northwestern University Feinberg School of Medicine, Chicago, Illinois

Christina E. Stevenson, MD
Assistant Professor of Surgery, Department of Surgery and Neag Comprehensive Cancer Center, University of Connecticut, Farmington, Connecticut

Scott A. Strong, MD
James R. Hines Professor of Surgery, Northwestern University Feinberg School of Medicine, Chicago, Illinois

Iswanto Sucandy, MD
Clinical Instructor, Department of Surgery, University of Pittsburgh School of Medicine, Pittsburgh, Pennsylvania

Magesh Sundaram, MD, MBA, FACS
Senior Associate Medical Director, Carle Cancer Center, Carle Foundation Hospital, Urbana, Illinois

Sudhir Sundaresan, MD, FRCSC, FACS
Surgeon-in-Chief, The Ottawa Hospital; Wilbert J. Keon Professor and Chairman, Department of Surgery, University of Ottawa, Ottawa, Ontario, Canada

Lee L. Swanstrom, MD
The Institute of Image-Guided Surgery

of Strasbourg, University of Strasbourg, Strasbourg, Alsace, France; Director, Division of Gastrointestinal and Minimally Invasive Surgery, The Oregon Clinic, Portland, Oregon

Patricia Sylla, MD
Associate Professor of Surgery, Division of Colorectal Surgery, Icahn School of Medicine at Mount Sinai Hospital, New York, New York

Tadahiro Takada, MD, FACS, FRCSEd
Emeritus Professor, Department of Surgery, Teikyo University School of Medicine, Tokyo, Japan

Ethan Talbot, MD
Resident, General Surgery, Bassett Medical Center, Cooperstown, New York

Vernissia Tam, MD
Resident in General Surgery, University of Pittsburgh Medical Center, Pittsburgh, Pennsylvania

Eric P. Tamm, MD
Professor, Diagnostic Imaging, The University of Texas MD Anderson Cancer Center, Houston, Texas

Talar Tatarian, MD
Department of Surgery, Jefferson Gastroesophageal Center, Sidney Kimmel Medical College at Jefferson University, Philadelphia, Pennsylvania

Ali Tavakkoli, MD, FACS, FRCS
Associate Professor of Surgery, Director, Minimally Invasive and Weight Loss Surgery Fellowship, Co-director, Center for Weight Management and Metabolic Surgery, Brigham and Women's Hospital, Harvard Medical School, Boston, Massachusetts

Helen S. Te, MD
Associate Professor of Medicine, Department of Medicine, Center for Liver Diseases, The University of Chicago Medicine, Chicago, Illinois

Ezra N. Teitelbaum, MD, MEd
Foregut Surgery Fellow, Providence Portland Medical Center, Portland, Oregon

Charles A. Ternent, MD, FACS
Section of Colon and Rectal Surgery, Creighton University School of Medicine, University of Nebraska College of Medicine, Omaha, Nebraska

Jon S. Thompson, MD
Professor of Surgery, University of Nebraska Medical Center, Omaha, Nebraska

Iain Thomson, MBBS, FRACS
Senior Lecturer, University of Queensland; Upper Gastrointestinal and Soft Tissue Unit, Princess Alexandra Hospital, Brisbane, Queensland, Australia

Alan G. Thorson, MD, FACS
Clinical Professor of Surgery, Creighton University School of Medicine, University of Nebraska College of Medicine, Omaha, Nebraska

Chad M. Thorson, MD, MSPH
Pediatric Surgery Fellow, Stanford University, Palo Alto, California

Crystal F. Totten, MD
Department of Surgery, University of Kentucky College of Medicine, Lexington, Kentucky

Mark J. Truty, MD, MsC, FACS
Assistant Professor, Mayo Clinic, Rochester, Minnesota

Susan Tsai, MD, MHS
Associate Professor of Surgical Oncology, Department of Surgery, Medical College of Wisconsin, Milwaukee, Wisconsin

Jennifer Tseng, MD
Surgical Oncology Fellow, The University of Chicago, Chicago, Illinois

Tom Tullius, MD
Department of Radiology, The University of Chicago Medicine, Chicago, Illinois

Andreas G. Tzakis, MD, PhD
Director, Transplant Center, Cleveland Clinic Florida, Weston, Florida

J.J.B. van Lanschot, MD, PhD
Professor, Department of Surgery, Erasmus MC–University Medical Center Rotterdam, Rotterdam, The Netherlands

Hjalmar C. van Santvoort, MD, PhD
Department of Surgery, St. Antonius Hospital, Nieuwegein, The Netherlands

Hans Van Veer, MD
Joint Clinical Head, Department of Thoracic Surgery, University Hospital Leuven, Leuven, Belgium

Jorge A. Vega Jr., MD
Department of Surgery, University of South Florida Morsani College of Medicine, Tampa, Florida

Vic Velanovich, MD
Professor, Department of Surgery, University of South Florida Morsani College of Medicine, Tampa, Florida

Sarah A. Vogler, MD, MBA
Clinical Assistant Professor of Surgery, University of Minnesota, Minneapolis, Minnesota

Huamin Wang, MD, PhD
Professor of Pathology, The University of Texas MD Anderson Cancer Center, Houston, Texas

Mark A. Ward, MD
Minimally Invasive Surgery Fellow, Gastrointestinal and Minimally Invasive Surgery, The Oregon Clinic, Portland, Oregon

Brad W. Warner, MD
Division of Pediatric Surgery, St. Louis Children's Hospital, St. Louis, Missouri

Susanne G. Warner, MD
Assistant Professor of Surgery, City of Hope National Medical Center, Duarte, California

Thomas J. Watson, MD, FACS
Professor of Surgery, Georgetown University School of Medicine; Regional Chief of Surgery, MedStar Washington, Washington, D.C.

Irving Waxman, MD
Sara and Harold Lincoln Thompson Professor of Medicine, Director of the Center for Endoscopic Research and Therapeutics, The University of Chicago Medicine and Biological Sciences, Chicago, Illinois

Carissa Webster-Lake, MD
University of Connecticut, Farmington, Connecticut

Benjamin Wei, MD
Assistant Professor, Division of Cardiothoracic Surgery, University of Alabama-Birmingham Medical Center, Birmingham, Alabama

Martin R. Weiser, MD
Stuart H.Q. Quan Chair in Colorectal Surgery, Department of Surgery, Memorial Sloan Kettering Cancer Center; Professor of Surgery, Weill Cornell Medical College, New York, New York

Dennis Wells, MD
Resident in Thoracic Surgery, Department of Surgery, University of Cincinnati College of Medicine, Cincinnati, Ohio

Katerina Wells, MD, MPH
Director of Colorectal Research, Baylor University Medical Center; Adjunct Assistant Professor, Texas A&M Health Science Center, Dallas, Texas

Mark Lane Welton, MD, MHCM
Chief Medical Officer, Fairview Health Services, Minneapolis, Minnesota

Yuxiang Wen, MD
General Surgery, Cleveland Clinic Florida, Weston, Florida

Mark R. Wendling, MD
Acting Instructor and Senior Fellow, Advanced Minimally Invasive Surgery, CVES, Division of General Surgery, University of Washington, Seattle, Washington

Hadley K.H. Wesson, MD
Assistant Professor of Surgery, The Johns Hopkins Hospital, Baltimore, Maryland

Steven D. Wexner, MD, PhD(Hon)
Director, Digestive Disease Center, Chair, Department of Colorectal Surgery, Cleveland Clinic Florida, Weston, Florida

Rebekah R. White, MD
Associate Professor of Surgery, University of California, San Diego, La Jolla, California

Charles B. Whitlow, MD, FACS, FASCRS
Chairman, Department of Colon and Rectal Surgery, Ochsner Clinic Foundation, New Orleans, Louisiana

B.P.L. Wijnhoven, MD, PhD
Department of Surgery, The Erasmus University Medical Center, Rotterdam, The Netherlands

Justin Wilkes, MD
Department of Surgery, Maine Medical Center, Portland, Maine; Research Fellow, Department of Surgery, University of Iowa, Iowa City, Iowa

Rickesha L. Wilson, MD
General Surgical Resident, Department of Surgery, University of Connecticut, Farmington, Connecticut

Piotr Witkowski, MD, PhD
Associate Professor of Surgery, Department of Surgery, The University of Chicago, Chicago, Illinois

Christopher L. Wolfgang, MD, PhD
Chief, Hepatobiliary and Pancreatic Surgery, Professor of Surgery, Pathology, and Oncology, The Johns Hopkins Hospital, Baltimore, Maryland

Stephanie G. Worrell, MD
Surgery, Keck School of Medicine of the University of Southern California, Los Angeles, California

Jian Yang, MD
Department of Liver Transplantation Center, West China Hospital of Sichuan University, Chengdu, Sichuan Province, China

Charles J. Yeo, MD, FACS
Samuel D. Gross Professor and Chair, Department of Surgery, Sidney Kimmel Medical College at Thomas Jefferson University, Philadelphia, Pennsylvania

Ching Yeung, MD
Thoracic Surgery Fellow, University of Ottawa, The Ottawa Hospital–General Campus, Ottawa, Canada

Evan E. Yung, MD
Fellow in Surgical Pathology, Los Angeles County + University of Southern California Medical Center, Los Angeles, California

Syed Nabeel Zafar, MD MPH
Chief Resident, Department of Surgery, Howard University Hospital, Washington, D.C.

Giovanni Zaninotto, MD
Professor, Department of Surgery and Cancer, Imperial College, London, United Kingdom

Herbert Zeh III, MD
Professor of Surgery, Division of Surgical Oncology, University of Pittsburgh Medical Center, Pittsburgh, Pennsylvania

Joerg Zehetner, MD, MMM, FACS
Adjunct Associate Professor of Surgery, Klinik Beau-Site Hirslanden, Berne, Switzerland

Michael E. Zenilman, MD
Professor of Surgery, Weill Cornell Medicine; Chair, Department of Surgery, NewYork-Presbyterian Brooklyn Methodist Hospital, Brooklyn, New York

Pamela Zimmerman, MD
Associate Professor of Vascular and Endovascular Surgery, West Virginia University, Morgantown, West Virginia

Gregory Zuccaro Jr., MD
Department of Gastroenterology and Hepatology, Cleveland Clinic, Cleveland, Ohio

中文版序

自 *Shackelford's Surgery of the Alimentary Tract* 第 1 版问世以来便深得好评，此为全世界消化道外科学者精深理论和精湛技艺的集中体现。*Shackelford's Surgery of the Alimentary Tract,8E* 由 Charles J. Yeo、Steven R. DeMeester、David W. McFadden、Jeffrey B. Matthews、James W. Fleshman 等多位消化道外科领域的国际知名专家编著而成，该书不仅反映了消化道外科的最新理念和规范化程度，同时还展示了消化道外科的最新手术技术，深受全世界广大消化道外科工作者的青睐。

Shackelford's Surgery of the Alimentary Tract 在国内尚无中文译本，由兰州大学李玉民教授总主译的《Shackelford 消化道外科学（原书第 8 版）》，准确反映了原著的内容和特色。本书图文并茂，语言流畅，内容丰富，最大限度地贴近中国读者的阅读习惯，便于我国外科医生了解和掌握消化道外科领域的新进展与新动向，提高医学理论及临床实践水平，为我国消化道外科医生的实用性参考书。

希望本书的翻译和出版有助于我国同行学习和借鉴国外专家的先进技术和经验，从而促进精准消化道外科理念和技术在国内进一步推广和普及。

我谨向大家推荐此套丛书，希望大家阅读后能有所裨益。

中国工程院院士
北京清华长庚医院院长
清华大学临床医学院院长
清华大学精准医学研究院院长

译者前言

随着现代科学技术的突飞猛进，消化道外科得到了长足的进步。消化道外科的教科书迭代更新不断涌现，有力促进了外科学的快速发展。自 1955 年以来，由 Richard T. Shackelford 教授撰写的 *Surgery of the Alimentary Tract* 经历 60 余年的不断更新再版，如今已是第 8 版。本书自首版问世以来，便受到全世界范围内广大医务工作者的高度好评，成为消化道外科医生、内科医生、胃肠病学家、住院医生、医学生和医学研究者的重要参考资料，是消化道外科的经典教科书。

Shackelford's Surgery of the Alimentary Tract, 8E 由 Charles J. Yeo 教授领衔主编，联合美国、加拿大、意大利、日本和德国等 10 余个国家的 420 余位专家共同编著而成。原书第 8 版分为上下两卷，内容涵盖整个消化道系统，上卷介绍食管、疝、胃和小肠疾病；下卷介绍肝、胆、胰、脾及结直肠和肛门疾病。每卷内容包括正常解剖、病理生理、常见疾病的诊疗等。全新第 8 版在保留既往版本内容的基础上，还重点介绍了基因组学、蛋白质组学、腹腔镜技术及机器人技术等消化道外科领域的前沿进展；阐述了消化道外科的先进理念、手术技巧、微创治疗等新方法。全书内容丰富，图文并茂，不仅延续了该书籍的稳定性，同时也具有创新性。

Shackelford's Surgery of the Alimentary Tract 在我国消化道外科学界有着广泛的知名度，在外科医生中拥有一大批忠实的读者，但截至目前，该书尚无中文译本。为了第一时间将 *Shackelford's Surgery of the Alimentary Tract, 8E* 翻译出版，承蒙中国科学技术出版社的委托，我们邀请了国内相关专业的知名专家学者，组成编译委员会，共同完成了本书的翻译工作。

本分册为胃及小肠外科学卷，由康涅狄格大学消化外科教授 David W. McFadden 医生领衔主编，系统介绍了胃及小肠的解剖学和生理学、内镜检查技术、40 余种（类）成人与儿童胃及小肠疾病最新临床诊疗技术和理念。

陈昊教授、陈应泰教授、张磊教授和朱克祥教授等对本卷的编译工作给予的大力支持，孟文勃教授和魏育才博士，以及所有参与本卷译校工作的专家、学者及同事为之付出的辛勤努力，我在此深表谢意。

由于全书内容涵盖广泛，加之中外术语规范及语言表达习惯有所差异，中文翻译版中可能存在疏漏或欠妥之处，恳请读者批评指正，不吝赐教。

兰州大学副校长、医学部主任
甘肃省消化系肿瘤重点实验室主任
兰州大学第二医院普外科国家临床重点专科主任

原书前言

今天我们迎来了经典教科书 *Shackelford's Surgery of the Alimentary Tract, 8E* 的出版。在过去的 60 余年里，这套丛书已成为指导外科医生、内科医生、胃肠病专家、住院医生、医学生和其他相关医务工作者的重要参考书。我们希望您在第 8 版书中了解前沿信息、领略精美插图、学习最新知识、感悟满满收获。

历次出版概况

Surgery of the Alimentary Tract 由巴尔的摩外科医生 Richard T. Shackelford 独自撰写，并于 1955 年出版，第 1 版深受读者喜爱。在 1978—1986 年的漫长时间里，Shackelford 医生独自撰写了多达五卷的第 2 版，并由约翰斯·霍普金斯大学外科主任 George D. Zuidem 医生担任联合主编。在我进行外科实习和早期任教的日子里，*Surgery of the Alimentary Tract, 2E* 是指导我治疗消化道疾病的"圣经"。

第 3 版于 1991 年出版。由 Zuidem 医生撰写并且由一位编者协助完成，共 5 卷，这一版是里程碑式的重塑。消化道外科领域在此期间有了显著进步，新的研究成果被收录其中，同时对新兴技术进行了说明。

第 4 版于 1996 年出版。仍在 Zuidem 医生的领导下完成，这本书无论在范围、广度和深度上，仍然是百科全书式的风格。此版本已经成为外科医生、内科医生、胃肠科医生和涉及消化道疾病患者护理的其他卫生保健专业人员的经典参考资料。

第 5 版于 2002 年出版。我受 Zuidem 医生的邀请加入他的创作团队，并担任联合编辑。第 5 版仍由五卷组成，内容涵盖新的手术技术、分子生物学进展和非侵入性疗法，总结了开放手术、腹腔镜手术和内镜技术对患者进行综合治疗的进展情况。

第 6 版于 2007 年出版。此版本从五卷压缩至两卷，并删除了陈旧的内容，使用新的印刷工艺如四色制作方案，并不断提升印刷水平。

第 7 版于 2012 年出版。

第 8 版介绍

第 8 版保持了与第 6 版和第 7 版一致的外观。不同的是，第 8 版是由我和 4 位专家编辑精心编著而成。我在 4 位同事的大力协助下完成了这一版著作，他们也分别担任本书四个主要部分的编者。在编者们孜孜不倦地工作和策划组织下，这本书终于创作完成。他们将手术操作、手术技术和非侵入性治疗的许多变化写入了书中，每个部分都保留了解剖学和生理学的相关知识，也包括了基因组学、蛋白质组学、腹腔镜技术和机器人技术方面的最新进展。第 8 版由来自第 7 版的 2 名编者和 2 名新的编者共同完成，这让我们的团队在传承旧模式的基础上进行了创新。

食管及疝外科学卷，由洛杉矶南加州大学的外科教授 Steven R. DeMeester 医生及相关学者共同编著而成。DeMeester 医生是全球知名的消化道外科学专家，他将自己对食管和食管疾病的认知都在本书中表现了出来，其内容涵盖食管疾病的病理学和动态诊断学，以及关于胃食管反流病、食管动力障碍和食管肿瘤的相关内容。DeMeester 医生是 Tom DeMeester 医生的儿子，Tom DeMeester 医生是对该领域有卓越贡献的传奇人物。

胃及小肠外科学卷，由 David W. McFadden 医生及相关学者共同编著而成。本卷对上消化道系统管腔结构的内容进行了更新，该内容为此领域做出极大贡献。McFadden 医生在康涅狄格大学工作，担任外科教授和主任医师，并且为消化道疾病外科研究和教育方面的专家。他曾在 *Journal of Surgical Research* 担任了多年的联合主编，还担任过消化道外科学会的主席。

肝胆胰脾外科学卷，由 Jeffrey B. Matthews 医生及相关学者共同编著而成，他是芝加哥大学外科系主任。Matthews 医生曾担任 *Journal of Gastrointestinal Surgery* 的主编，还担任过美国消化道外科学会主席。本卷是其一生对消化道外科的经验总结。

结直肠及肛门外科学卷，由贝勒大学医学中心外科主任 James W. Fleshman 教授领衔设计和修订。Fleshman 医生是该领域的国际知名人物，其详细阐述了盆底解剖和生理学的最新进展，炎性肠病的新疗法，以及腹腔镜治疗的新研究。

致谢

第 8 版的完成离不开每位学者精湛的专业能力、无私奉献和辛勤付出，感谢他们的付出！

如同其他书本的出版一样，数以百计的人为这版书的出版做出贡献，他们为完成如此经典的著作克服了许许多多的困难，在此，我们对他们所做的贡献表示衷心的感谢。本书中的大多数合作伙伴是来自国内外该领域的知名专家，他们愿意为此分享自己的知识，我对此深表感激，是他们对自己事业的热爱，最终成就了这一本精彩的专著。

我同样感谢 Elsevier 的出版团队，在他们一遍又一遍的审校下，第 8 版才能顺利出版。

我要感谢 Michael Houston、Mary Hegeler、Amanda Mincher 和其他参与这个项目的工作人员。第 8 版中包含了大量的新内容，很多专家花费了数千小时去完成这些新增的内容。他们为此付出辛勤劳动，心甘情愿，无怨无悔。

最后，我要感谢在出版过程中帮助过我的人，以及 Claire Reinke、Dominique Vicchairelli 和 Laura Mateer。你们给我提供了莫大帮助。

Charles J. Yeo, MD

献　词

感谢我的妻子 Theresa，以及我的孩子 William 和 Scott，感谢我的导师们。逝者已矣，生者如斯，他们为我的外科学教育做出了巨大贡献。感谢我的同事和朋友，*Shackelford's Surgery of the Alimentary Tract,8E* 得以问世离不开他们的贡献。感谢年轻的消化道外科医生和其他医疗专业人员，你们将从这本书中学习知识，推动这一领域向前发展，并不断提高我们对消化道疾病的认识。

Charles J. Yeo

感谢我的父亲 Tom DeMeester，他热衷于研究食管和上消化道疾病的病理生理学，并将这些知识应用到改善患者的生活之中。无论是过去还是现在，这些记忆都不断激励着我；感谢我的许多导师，他们帮助我学习了外科手术的操作，并鼓励我不断去追求完美；感谢我的同事们，他们放弃了夜晚、周末和假期的许多时间，撰写本书摘要、相关论文和章节；感谢我的同事和住院医师，他们通过艰苦培训成为下一代外科专家；感谢支持我的家人和朋友，愿意接受我对家庭的缺席，并支持我长期奔赴在工作岗位上，照顾需要帮助的患者。

Steven R. DeMeester

我想把这本书献给所有与我共事过的医生和同事，感谢他们让教育成为我生活中如此美好的一部分；希望这本书会让我们回忆起昔年一起处理疑难病例的时光，并将鼓励你们继续将知识传授给需要指导的人。

James W. Fleshman

感谢 William Silen 和我已故的祖父 Benjamin M，感谢外科住院医生和学生们对知识的渴求，感谢我的妻子 Joan，还有我们的儿子 Jonathan、David 和 Adam，感谢他们对我的爱和支持。

James W. Fleshman

感谢 William Silen 和我已故的祖父 Benjamin M，感谢外科住院医生和学生们对知识的渴求，感谢我的妻子 Joan，还有我们的儿子 Jonathan、David 和 Adam，感谢他们对我的爱和支持。

Jeffrey B. Matthews

感谢我的妻子 Nancy 和我的孩子 William、Hunter 和 Nora，以及我所有的导师、同事和患者。他们每天都在让我接受挑战并不断激励着我。

David W. McFadden

目 录

第 56 章	胃的解剖学和生理学	001
第 57 章	胃和小肠的内镜下诊断及治疗	015
第 58 章	胃和小肠插管及路径	031
第 59 章	消化性溃疡的外科手术治疗	041
第 60 章	Zollinger-Ellison 综合征	071
第 61 章	胃腺癌	081
第 62 章	胃切除术后综合征	089
第 63 章	病态肥胖症手术	106
第 64 章	胃肠异物和结石	122
第 65 章	胃肠动力障碍	127
第 66 章	胃、十二指肠和小肠的其他良性病变	136
第 67 章	婴幼儿及儿童胃、十二指肠外科疾病	142
第 68 章	十二指肠的解剖学和生理学	158
第 69 章	小肠腺癌	177
第 70 章	胃和十二指肠的再次手术	182
第 71 章	小肠的解剖与生理	191
第 72 章	小肠梗阻	218
第 73 章	胃和小肠扭转	228
第 74 章	先天性和后天性腹内疝	235
第 75 章	克罗恩病及其外科治疗	241
第 76 章	胃、十二指肠和小肠瘘	263
第 77 章	小肠憩室	286
第 78 章	放射性小肠炎	293
第 79 章	短肠综合征	299
第 80 章	胃肠道类癌	319
第 81 章	胃肠道间质瘤	331
第 82 章	胃肠道淋巴瘤	341

第83章	婴幼儿小肠外科疾病	351
第84章	回肠造口术	373
第85章	缝合、钉合、组织黏合剂	386
第86章	肠系膜循环的解剖学与生理学	395
第87章	肠系膜缺血	408
第88章	主动脉肠瘘和内脏动脉瘤	422
第89章	肠系膜动脉损伤	438

第 56 章
胃的解剖学和生理学
Anatomy and Physiology of the Stomach

Rickesha L. Wilson　Christina E. Stevenson　著
陈应泰　赵璐璐　吴振坤　译

摘要：胃是帮助消化、调节营养和调控食欲的重要器官。尽管对胃内分泌和营养功能的复杂生理过程的研究已有数十年的历史，但仍有很多知识需要我们学习。此章旨在阐释胃的解剖学和生理学，使外科医生在详细了解胃大体解剖和血供的同时，也能掌握胃酸分泌及与消化相关激素调节的复杂的生理特性。

关键词：胃解剖学；胃生理学；胃胚胎学；胃黏膜；胃动力；胃消化功能；胃动素；胃促生长素

一、胚胎发育

胃起源于胚胎的内胚层，其与食管、十二指肠第一段、肝、胆管和胰腺共同构成前肠。在妊娠的第 4 周，前肠呈头尾管状，原始的胃和十二指肠第一段形成尾端。腹胃系膜、胃背系膜分别在前、后方与胃相连，将胃悬于腹腔内。胃壁的背侧部分比腹侧部分生长速度快，因而形成胃大弯和胃小弯[1]。在妊娠第 7~8 周，随着前肠的发育，原始的胃沿其长轴顺时针旋转 90°，使腹胃系膜位于胃的右侧，胃背系膜位于胃的左侧（图 56-1）。腹胃系膜形成包括肝胃韧带和肝十二指肠韧带的小网膜并包裹肝脏，同时肝脏迅速生长并将胃推向腹腔的左侧。胃背系膜发育成包含胃膈韧带、胃脾韧带和胃结肠韧带的大网膜，是脾脏发育时所处的位置。这种旋转也使左迷走神经干走行于胃的前面，而右迷走神经干走行于胃的后面。随着前肠头状结构的生长，胃的位置逐步下降，在成人最终位于 T_{10}~L_3 水平。

二、胃的解剖和毗邻

胃是一个隆起的圆柱状 J 形器官，在第 1 腰椎水平位于上腹部和左季肋部（图 56-2）。胃前壁与左半膈、肝左叶和一部分右叶及腹前壁顶部相邻，后壁隔网膜囊与胰腺（颈部、体部、尾部）、左肾及左肾上腺相邻。脾脏位于其后外侧，横结肠位于其下方。韧带的两个附着点分别位于高位的胃食管结合部及低位的腹膜后十二指肠。以下韧带的附着有助于胃进一步锚定于周围器官，包括胃膈韧带（膈）、肝胃韧带或小网膜（肝）、胃脾韧带（脾）、胃结肠韧带或大网膜（横结肠）。

胃的解剖区域可以根据外科标志来区分（图 56-3）。食管腹部和胃食管结合部处于高位，胃的贲门部紧接其后，胃底部在胃食管结合处向上向左延伸，与远端食管形成一个锐角，称为贲门切迹。胃的主体像一个可膨胀的"蓄水池"向下延伸并弯曲，向右形成锐利的内侧边界称为胃小弯，在左方外侧缘的弯曲称为胃大弯。

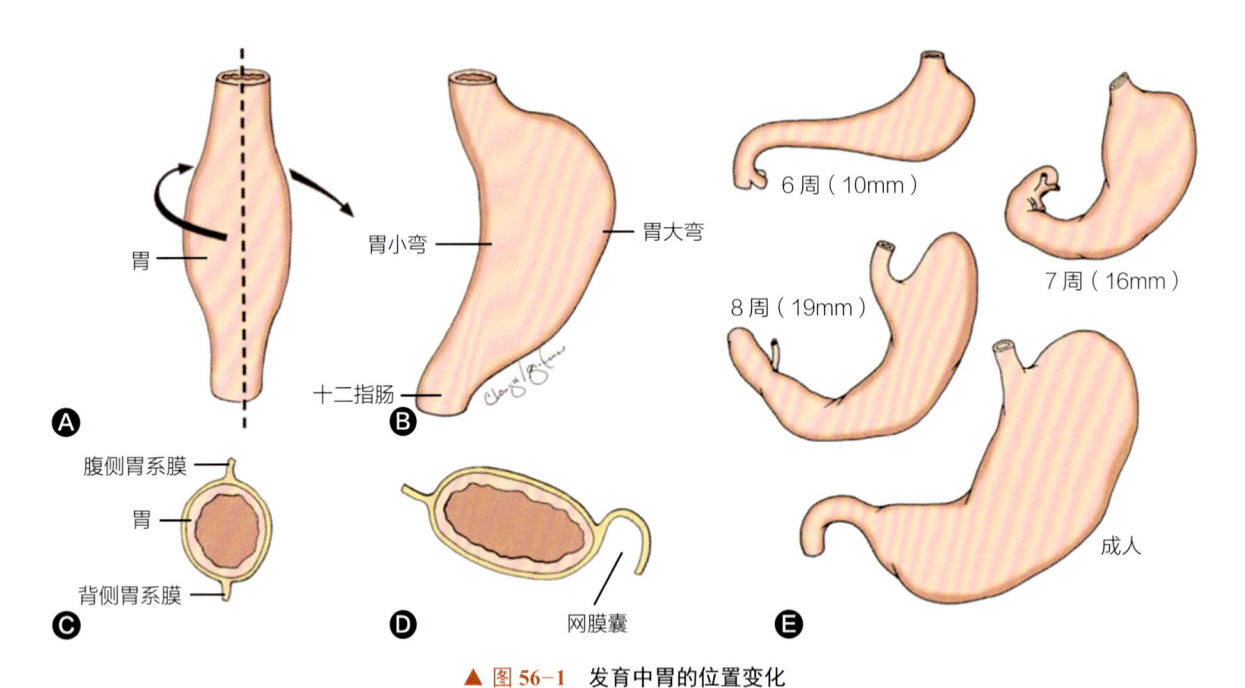

Shackelford 消化道外科学（原书第 8 版）
胃及小肠外科学卷

▲ 图 56-1 发育中胃的位置变化

A 和 B. 胃沿纵轴旋转的前视图；C 和 D. 胃旋转时腹膜附着物的横切面；E. 胎儿期和成人期胃的形状 [A 至 D. 引自 Sadler TW. *Langman's Medical Embryology*. 5th ed. Baltimore：Williams & Wilkins；1985. In Skandalakis LJ, et al. Stomach. In：Skandalakis JE，et al，eds. *Skandalakis' Surgical Anatomy*. New York：McGraw-Hill；2004(Chapter 15)；E. 引自 Lewis FT. The development of the stomach. In：Keibel WP，Mall FP, eds. Manual of Human Embryology. Philadelphia：JB Lippincott；1912. In Skandalakis LJ, et al. Stomach. In：Skandalakis JE，et al，eds. *Skandalakis' Surgical Anatomy*. New York：McGraw-Hill；2004(Chapter 15)]

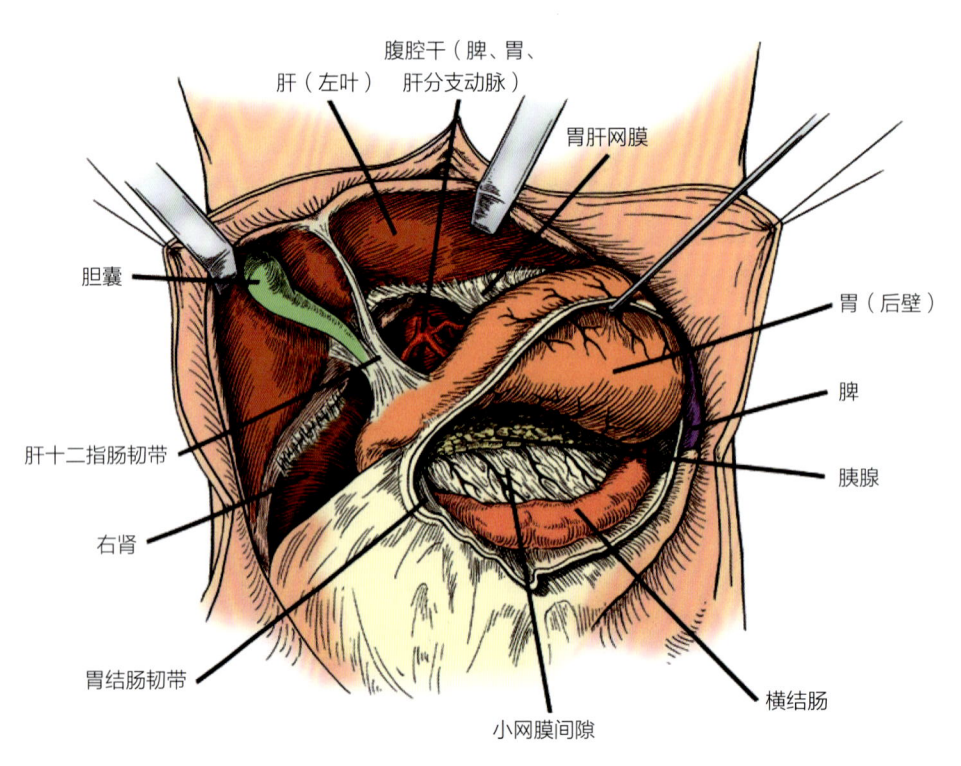

▲ 图 56-2 胃的毗邻

▲ 图 56-3 胃的分区

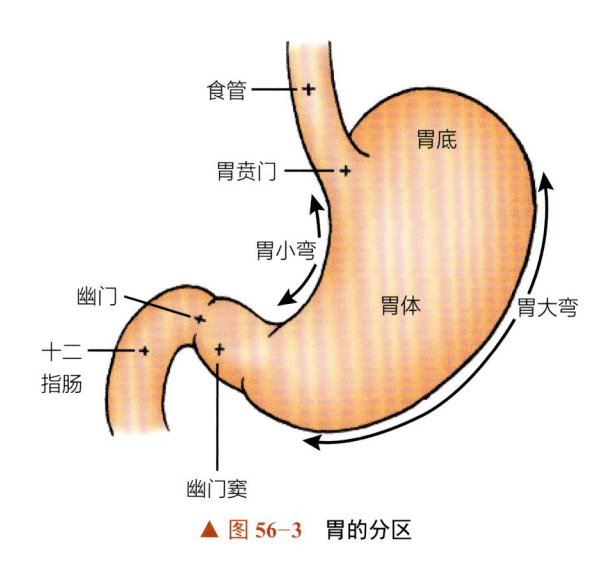

胃窦部虽然在解剖学上无法分区，但常被定义为从角切迹到胃大弯连线以下开始，向远端胃小弯、胃大弯延伸的区域。胃窦汇入幽门管，通向幽门括约肌，幽门括约肌是一个明显增厚的平滑肌环，汇入十二指肠第一段。

覆盖胃表面的脏腹膜形成其最外层的浆膜层，前与小网膜和大网膜邻接，后与小网膜囊前壁邻接。胃的肌层由 3 层平滑肌组成：最外侧的纵肌层、中间的环肌层和最内侧的斜肌层（图 56-4）。胃的纵肌层集中分布在胃食管交界处近端，沿着胃大弯和胃小弯走行，不均匀地分布在胃体上，最后在幽门附近密集分布。环形肌在纵行肌纤维深处完全覆盖胃，其近端与食管下括约肌相邻，远端在幽门处形成一条增厚带。最内侧的斜肌层在近端与 Helvetius 领口（胃食管交界处）的环肌层混合，散布于胃的前壁和后壁上。黏膜下层也是胃壁的加强层，位于肌层的下一层，而黏膜肌层紧随其后。最深面是胃的黏膜层，由黏膜上皮以及富含结缔组织、血管和神经的固有层组成。胃的内表面有许多不规则的褶皱，称为皱襞，这有助于增加胃黏膜的表面积，展平时可使胃扩张并容纳食物。

三、胃的血管、淋巴组织和神经支配

胃的供血系统是一个发达的血管吻合网，这些血管起源于腹腔干（图 56-5）。如此丰富的血供一方面使胃很少发生缺血，另一方面也使胃出血的控制成为很大的临床挑战。供应胃的大部分血管包裹在大网膜和小网膜中。胃左动脉直接起自腹腔干，沿小弯向远端与胃右动脉吻合成胃小弯动脉弓，胃右动脉通常分支于肝总动脉。胃十二指肠动脉发自肝总动脉（肝右动脉近端），其与胃网膜右动脉一同维持胃大弯的血供。胃网膜左动脉在胃大弯的上端和近端起自脾动脉，终支与胃网膜右动脉吻合。与通过大网膜和小网膜的其他血管不同，胃短动脉发自脾动脉的末端（脾门），供应胃底和近端胃体。

胃的静脉回流与动脉供血平行，最终汇入门静脉。胃左静脉（冠状静脉）和胃右静脉沿胃小弯走行，直接汇入门静脉。胃大弯侧的静脉回流分别由胃网膜右静脉汇入肠系膜上静脉，胃网膜左静脉汇入脾静脉。脾静脉同时引流胃短静脉和肠系膜下静脉，最后与肠系膜上静脉汇合形成门静脉。在门静脉高压症时，静脉回流向低阻力分支分流，特别是通过胃左静脉、食管分支及胃短静脉回流，从而导致胃底静脉曲张。

胃的淋巴回流系统和胃的动脉、静脉系统一样多变，胃癌时肿瘤细胞可扩散至多组淋巴结群。贲门和胃小弯近端淋巴引流至胃左动脉和胃食管交界处附近的胃上淋巴结群。胃小弯远端淋巴流入幽门上淋巴结。胃底和胃大弯近端的淋巴引流至靠近脾门的胰脾淋巴结；胃大弯远端、胃窦和幽门的淋巴引流至幽门下淋巴结。最终淋巴引流至腹腔淋巴结，再引流至乳糜池，最终汇入胸导管。

胃接受交感神经系统和副交感神经系统的双重支配，同时胃可产生肠神经系统（enteric nervous system，ENS）的传入纤维，传入交感神经（通过内脏神经）和副交感神经系统（通过迷走神经）。ENS 被认为是自主神经系统的第三个分支（另外两个是交感神经和副交感神

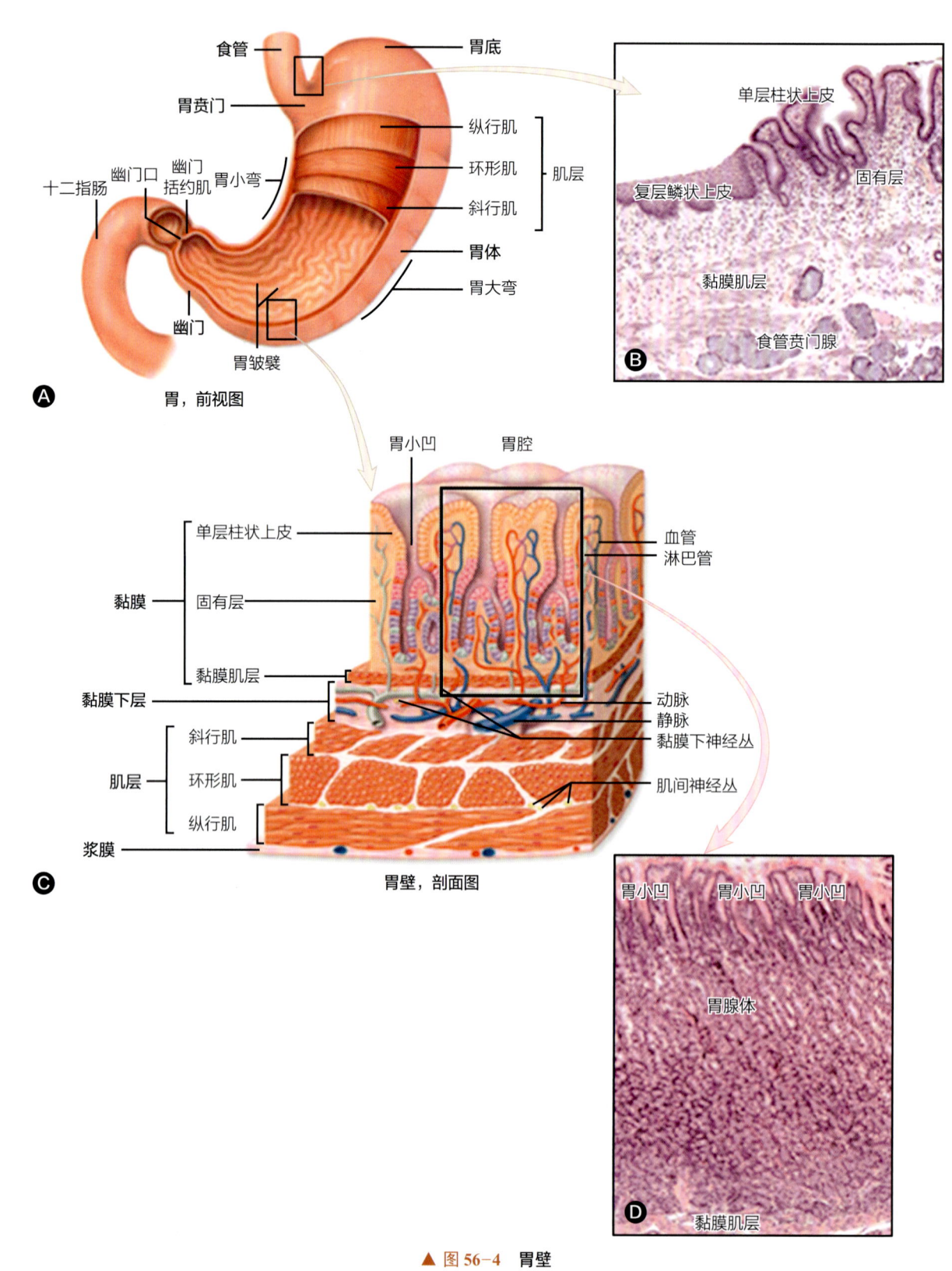

Shackelford 消化道外科学（原书第 8 版）
胃及小肠外科学卷

▲ 图 56-4 胃壁

A. 胃和肌层的前视图。B. 食管和胃之间的过渡上皮。食管的复层鳞状上皮（SSE）在近端胃变成单层柱状上皮（SCE）。固有层（LP）位于上皮之下，黏膜肌层（MM）位于固有层深处，更深处为食管贲门腺（ECG）。C. 胃黏膜的单层柱状上皮含有通向各种细胞类型的胃腺的胃凹。胃壁的其他几层如图所示。D. 胃黏膜的组织切片，显示胃小凹（P）与胃腺（GG）之间的关系，下方与黏膜肌层（MM）交界（引自 Mescher AL. Digestive tract. In：Mescher AL, ed. *Junqueira's Basic Histology*. 14th ed. New York：McGraw-Hill；2016）

004

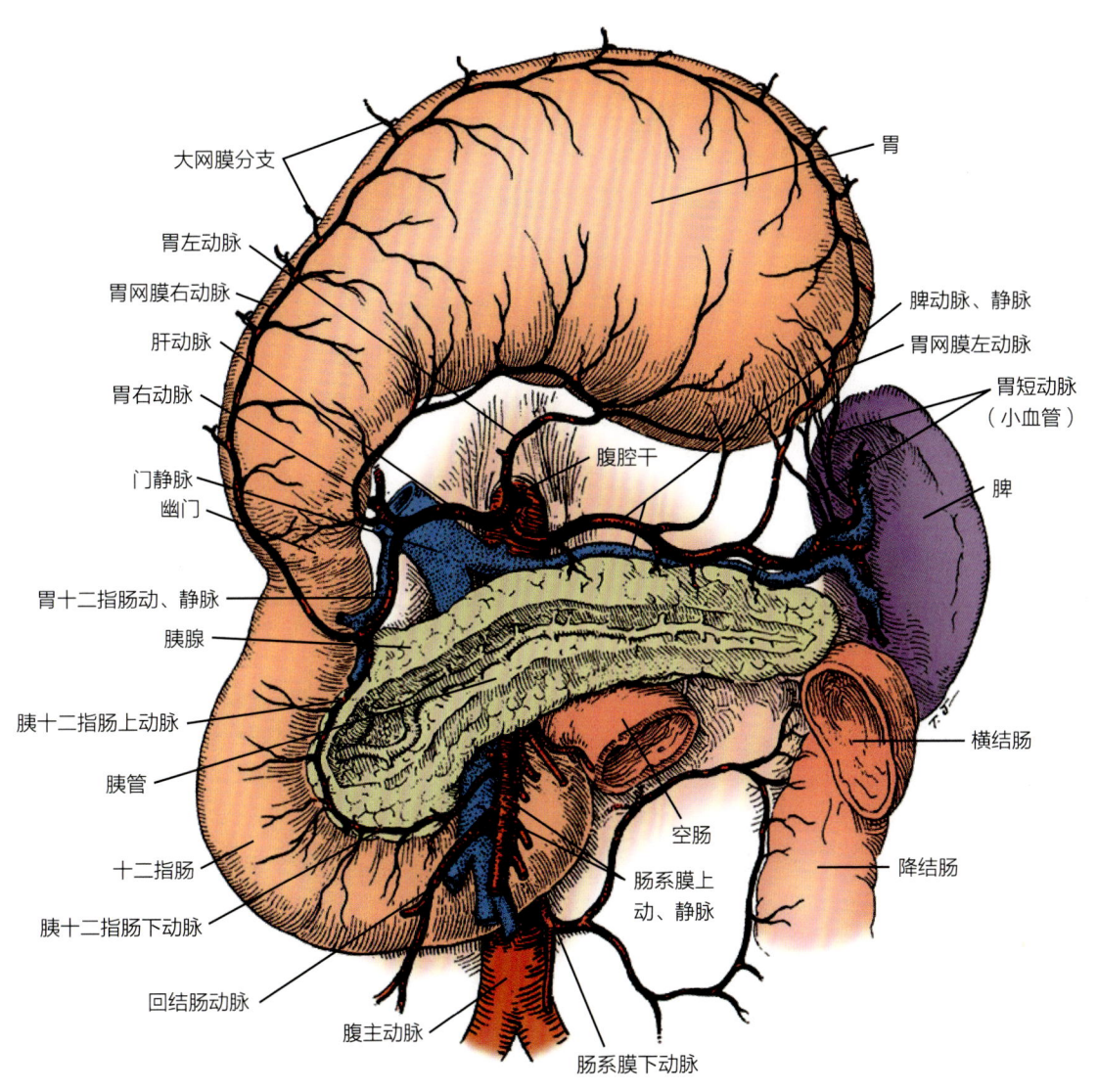

▲ 图 56-5　前肠的血供。胃部翻向头侧，胰管外露

经系统），尽管人们对它知之甚少，但普遍认为它含有和脊髓一样多的神经元，可以自主发挥功能[2]。

突触前传出副交感神经元起源于背侧运动核，分别在食管前表面和后表面通过食管裂孔随腹部的左、右迷走神经走行（图56-6）。这些传出纤维与位于环状和纵向肌层之间的突触后神经元共同形成突触结构，即肌间（奥尔巴赫）神经丛及黏膜下（迈斯纳）神经丛。起源于胃的传入纤维走行于迷走神经内，与脑干孤束核中的胞体形成突触[3]。

突触前传出交感神经纤维在 $T_{8\sim10}$ 旁的交感神经干中行走，并与位于内脏（腹腔）神经节的神经元形成突触，最后终止于胃神经丛。来自胃的交感神经传入纤维，其胞体位于胸段脊神经的背根神经节[3]。

四、胃的显微解剖学和生理学

（一）胃黏膜

胃黏膜表面为均匀排列的单层柱状上皮（simple columnar epithelium，SCE）。表面黏液细胞（surface mucous cell，SM）组成小凹，形成长而分枝的管状腺，使胃黏膜呈现叶脉状外观，称为胃小凹。每个腺体从表面往下都有不同的区域：胃小凹、峡部、颈部和基底部（图

005

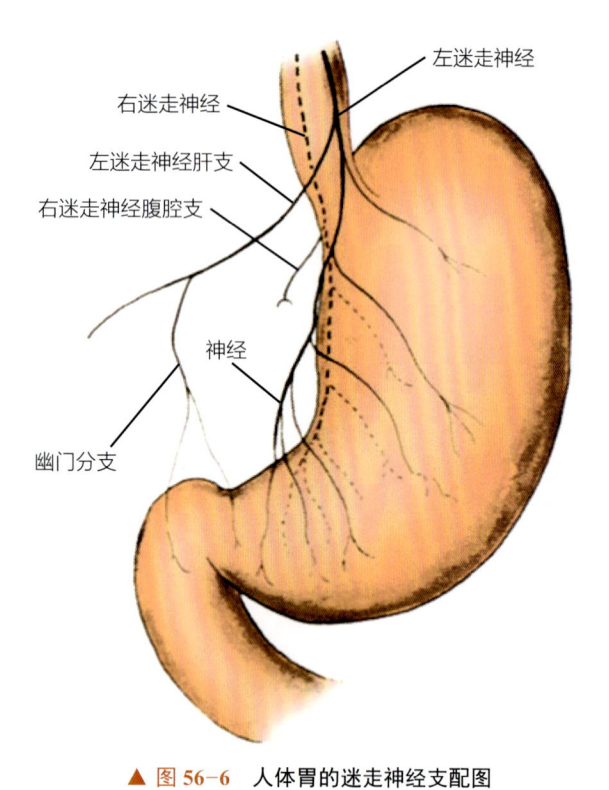

▲ 图 56-6　人体胃的迷走神经支配图
引自 Menguy R：*Surgery of Peptic Ulcer*. Philadelphia：Saunders；1976

56-7）。胃可分为三个腺体区域，这些腺体由多种细胞类型组成，包括贲门部的贲门腺、胃底和胃体部的泌酸腺，以及幽门部的胃窦腺[4]。

贲门腺主要由黏液细胞、少数散在的壁细胞、颈部的未分化细胞和腺体基底部的大多数内分泌细胞组成。贲门腺构成食管远端鳞状上皮和胃底泌酸腺之间 10~30mm 的过渡区，其主要功能是产生黏液。虽然这些腺体被认为是先天的，但其在不同种族人群中的表达有所不同[5]。当这些腺体的下半部分表达更多的壁细胞时，它们被称为泌酸贲门腺。

泌酸腺（oxyntic gland）位于胃底和胃体，因其产酸功能而得名，源于希腊单词"oxynein"，意为"产酸"。细胞类型主要包括表面上皮细胞，位于胃小凹、峡部和颈部的黏液细胞，分泌盐酸和内源性因子的壁细胞，主要集中在颈部、分泌胃蛋白酶原的基底层主细胞（产酶细胞），以及产生组胺的肠嗜铬细胞样（enterochromaffin-like，ECL）细胞（组胺是壁细胞产酸的强大刺激因素，产生组胺的肠嗜铬样细胞遍布整个腺体）。

胃窦黏膜与胃底/体部黏膜不同，它缺乏产酸细胞，而分泌胃泌素的 G 细胞比例较高。胃黏膜细胞可分泌一种富含电解质的溶液，能帮助搅拌、混合和润滑食物。胃液可作为蛋白质水解酶的载体，这些酶在液体相中活跃。胃液的容量和电解质成分取决于迷走神经/胆碱能张力和激素/旁分泌因子（如胃泌素、组胺）等刺激物。在健康人中，胃液的基本分泌率超过 60ml/h；在实验研究中，当受到组胺刺激时，这个数字可以增加到 2 倍以上。胃液日均分泌量超过 1.5L。胃液的电解质成分的组成同样依赖于外界刺激，如表 56-1 所示。

表 56-1　200 名健康志愿者胃体液和电解质成分

	基础分泌	组胺刺激分泌
容量（ml/h）	67.9±27.0	149.1±18.3
H^+（mEq/L）	27.1±13.8	95.0±20.6
Na^+（mEq/L）	48.1±15.7	23.4±6.1
K^+（mEq/L）	13.4±3.1	15.2±2.2
Cl^-（mEq/L）	98.5±20.1	139.9±16.3

引自 Meeroff JC, Rofrano JA, Meeroff M. Electrolytes of the gastric juice in health and gastroduodenal diseases. *Am J Dig Dis*. 1973；18：865.

（二）胃细胞及其分泌产物的生理学

了解胃细胞产生的各种分泌产物对于理解胃在消化宏图中的复杂作用很重要（表 56-2）[4, 6]。

1. 黏液细胞　黏液细胞位于胃腺的表面和颈部。排列在胃腔和胃小凹上的表面黏液细胞呈柱状，分泌一种碱性、高黏性的黏液物质，富含碳酸氢根离子，有助于保护胃黏膜免受研磨的食物颗粒和腐蚀性胃酸的伤害。位于峡部和颈部较深的黏液细胞分泌酸性较强的黏蛋白物质，其细胞核圆形，顶端有分泌颗粒。这些颈黏液细胞（mucous neck cell，MN）是锚定的多能干细胞，它们可进行分化以取代胃腺中所

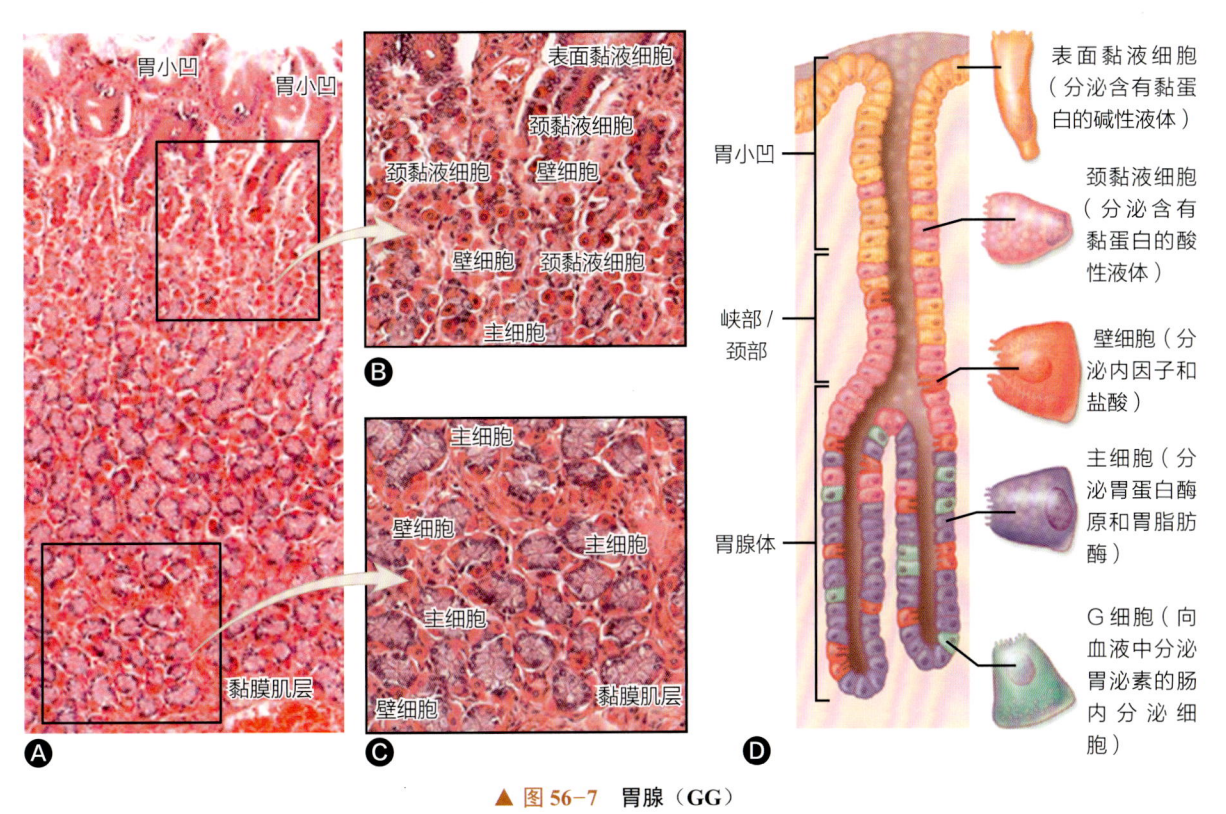

第 56 章 胃的解剖学和生理学
Anatomy and Physiology of the Stomach

▲ 图 56-7 胃腺（GG）

A. 从胃小凹（GP）到黏膜肌层（MM），长而卷曲的胃腺体贯穿整个黏膜层。B. 在胃腺的颈部，在胃小凹的表层黏液细胞（SM）的下方，有小的颈黏液细胞（NM），它们单独或聚集在壁细胞（P）和干细胞之间，形成腺体的所有上皮细胞。众多的壁细胞是大而独特的细胞，通常从小管上突起，中央核被异常超微结构的嗜酸性细胞质包围。主细胞（C）开始出现在颈部。在这些管状腺周围是结缔组织中的各种细胞和微血管。C. 在 MM 附近，这些腺体的基部含有较少的壁细胞（P），但含有更多的产酶主细胞（C）。主细胞呈簇状分布，具有基核和嗜碱性细胞质。D. 主细胞从它们的顶端分泌胃蛋白酶原，这是主要蛋白酶胃蛋白酶的酶原前体。酶原颗粒在常规制剂中常被去除或染色不良（引自 Mescher AL. Digestive tract. In：Mescher AL, ed. *Junqueira's Basic Histology*. 14th ed. New York：McGraw-Hill；2016）

表 56-2 胃的重要分泌产物

产 物	来 源	功 能
盐酸	壁细胞	水解，食物灭菌
内因子	壁细胞	吸收维生素 B_{12}
胃蛋白酶原	主细胞	消化蛋白质
黏液、碳酸氢盐	表面黏液细胞	胃保护作用
三叶肽因子	表面黏液细胞	胃保护作用
组胺	肠嗜铬样细胞	调节胃液分泌
胃泌素	G 细胞	调节胃液分泌
胃泌素释放肽	神经	调节胃液分泌
乙酰胆碱	神经	调节胃液分泌
生长抑素	D 细胞	调节胃液分泌

引自 Barrett KE. Gastric secretion. In：Barrett KE, et al., eds. *Gastrointestinal Physiology*. 2nd ed. New York：McGraw-Hill；2014（chapter 3）.

有其他类型的细胞。表面黏液细胞的更新速度为 4~7 天，而深层分泌细胞更新的速度要慢得多。

2. 壁细胞 壁细胞（泌酸细胞）位于胃腺体的颈部和更深层，分泌 HCl 和内因子。这种细胞呈圆形或金字塔状，胞核圆形，胞质高度嗜酸性，这是由于维持细胞 H^+/K^+ 泵运转所需的线粒体密度较高（占细胞体积的 30%~40%）。水被转化为氢离子（H^+）和氢氧根离子（OH^-）（图 56-8）。H^+ 被泵入胃腔以换取 K^+，K^+ 在胞质中通过 Na^+/K^+-ATP 酶和钠/钾/氯共同转运体维持化学平衡。近年来的研究表明，更多的可调性顶端膜通道参与了将 K^+ 从胃腔泵回细胞的关键过程[7, 8]。OH^- 与二氧化碳结合形成碳酸氢根离子（HCO_3^-），通过基底外侧膜进入血液。这个过程是由碳酸酐酶 II 催

007

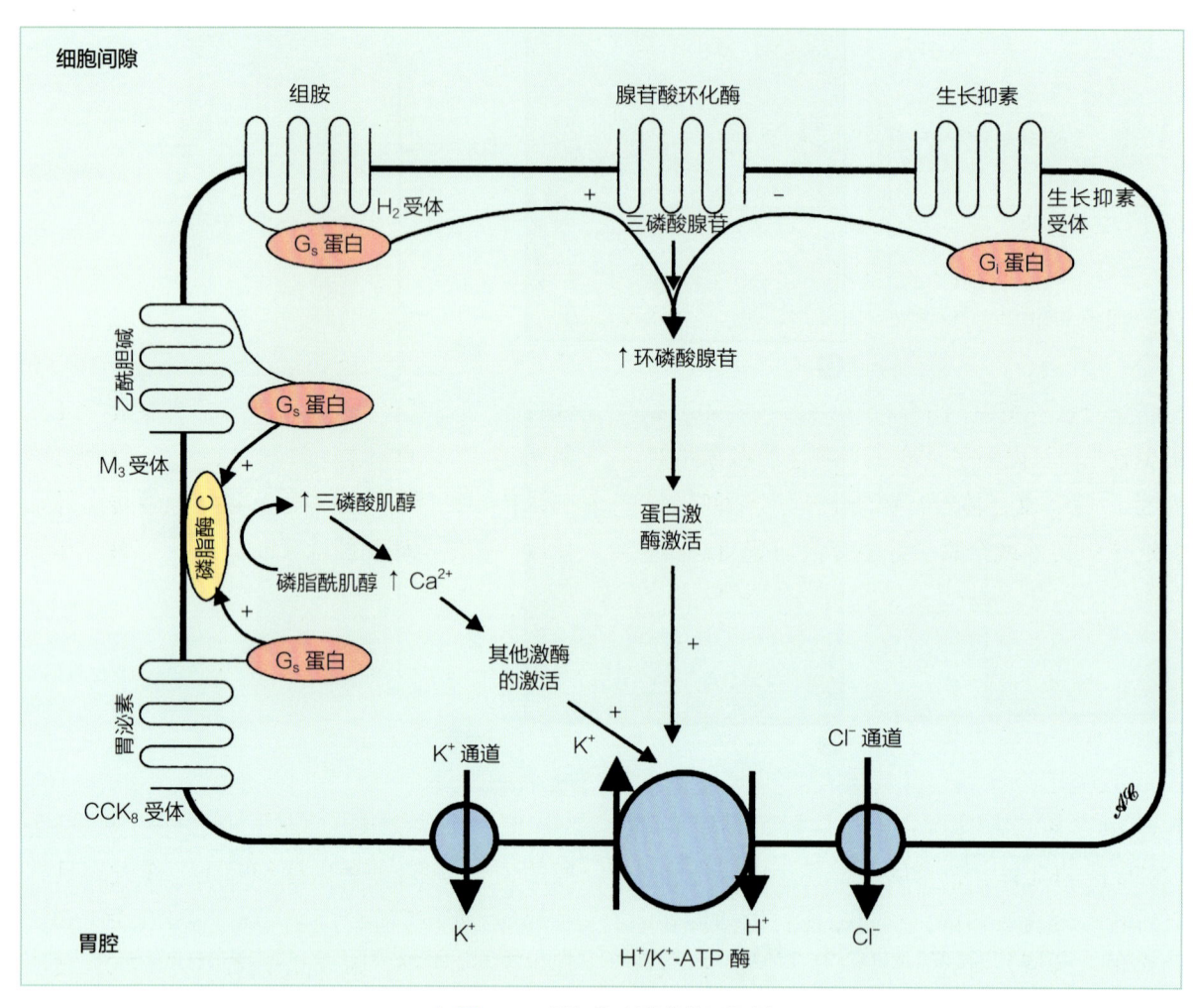

▲ 图 56-8 壁细胞产酸的分子机制

配体与壁细胞结合后的细胞内变化。胃泌素与 B 型 CCK 受体结合，乙酰胆碱与 M_3 受体结合，通过 G 蛋白耦联机制刺激磷脂酶 C（PLC）。激活的 PLC 将膜结合的磷脂转化为三磷酸肌醇（IP_3），从而刺激细胞内钙的释放。细胞内钙的增加导致蛋白激酶的激活，进而激活 H^+/K^+-ATP 酶。组胺与其 H_2 受体结合，刺激腺苷酸环化酶，这也是通过 G 蛋白耦联的机制发生的。腺苷酸环化酶的激活导致细胞内环磷酸腺苷（cAMP）水平升高，从而激活蛋白激酶。活化的蛋白激酶刺激磷酸化级联反应，导致磷酸化蛋白水平升高，从而激活质子泵。质子泵的激活导致胞内氢离子的排出，以换取胞外钾离子。此外，氯离子通过位于膜管腔一侧的氯离子通道分泌

化的。氯离子同时穿过基底外侧膜进入壁细胞腔，并穿过顶端膜与 H^+ 结合形成 HCl。当壁细胞受到乙酰胆碱（ACh）、组胺或胃泌素的刺激而分泌胃酸时，细胞内的重要事件就会发生，此时细胞从静止状态转变为分泌状态。特别是，容纳 H^+/K^+-ATP 酶的细胞内微管和微管泡融合在一起，并与细胞的顶端膜融合。这使细胞的工作表面积扩大了 5~10 倍，顶端膜的质子泵浓度增加，同时壁细胞产生盐酸的能力也增加了[4]。

质子泵抑制药（proton pump inhibitor，PPI）通过直接抑制顶端膜上的 H^+/K^+-ATP 酶来阻断酸的分泌。如奥美拉唑这样的抑制药是弱碱，在强酸性条件下会质子化直接包围壁细胞膜，随后形成共价连接的巯基络合物，使酶失活[9]。通过阻断酸分泌途径的最后一步，PPI 能够减弱胃泌素/组胺和迷走神经/胆碱能途径刺激的酸分泌。

内因子是一种 45kDa 的糖蛋白，由壁细胞分泌，是末端回肠摄取钴胺素（维生素 B_{12}）所

必需的物质。尽管较高的胃内 pH 可能会抑制食物中所含的维生素 B_{12} 的吸收，但内因子的分泌独立于酸的分泌，不受 PPI 和组胺受体阻抗药的影响。虽然内因子是在胃的酸性环境中合成和分泌的，但它与维生素 B_{12} 结合的最适 pH 约为 7，且对胃内酸性环境和蛋白水解酶具有较强的抵抗力。维生素 B_{12} 最先与结合咕啉（R 因子）结合，之后暴露在较高的 pH 和十二指肠蛋白水解酶中，结合咕啉 $-B_{12}$ 复合体解离，维生素 B_{12} 与内因子结合。当到达回肠末端时，内因子 $-B_{12}$ 复合体被特殊的上皮细胞吞噬。接受近端胃切除或全胃切除的患者及患有恶性贫血的患者均需要肠外注射维生素 B_{12}。

3. 主细胞 主细胞（产酶细胞）主要位于胃腺体的基底区。这些蛋白分泌细胞有丰富的粗面内质网和含有胃蛋白酶原的顶端颗粒，胃蛋白酶原是一种通过复合胞吐作用分泌到胃腔内的无活性前体蛋白。胃蛋白酶原是一种 42kDa 的酶前体，在胃的酸性环境中经历催化裂解转化为胃蛋白酶。胃蛋白酶可以激活其他的胃蛋白酶原，有效地降解胶原蛋白。在较高的 pH 环境下胃蛋白酶的水解活性因变性而降低，而 pH 为 7.2 以上时，其蛋白水解功能不可逆转地丧失。促进胃蛋白酶原分泌的因素与刺激胃酸分泌的因素相似，包括乙酰胆碱、胃泌素、胃泌素释放肽（gastrin-releasing peptide，GRP）、胆囊收缩素和一氧化氮。细胞内钙的增加是胃蛋白酶原分泌时胞吐的主要细胞机制。

4. 肠内分泌细胞 肠内分泌细胞是分布在整个消化道黏膜上的上皮细胞，以旁分泌或内分泌的方式释放激素。这些细胞是弥散神经内分泌系统（diffuse neuroendocrine system，DNES）的一部分，如果细胞顶端被相邻细胞包围，则可被归类为"闭合"，如果细胞的顶端部分开放于胃腺腔，并有化学感受器采样管腔内容物，则可归类为"开放"。胃的各种肠内分泌细胞有肠嗜铬样细胞（enterochromaffin-like cell，ECL）（闭合），它分泌 5- 羟色胺和 P 物质以增加肠道动力；幽门 D 细胞，它分泌生长抑素并作用于其他 DNES 细胞；幽门 G 细胞（开放），分泌促进胃酸分泌的胃泌素。

(1) G 细胞：胃泌素由主要位于胃窦黏膜的 G 细胞产生，是胃酸分泌的重要刺激因素。胃泌素在释放入循环之前经历翻译后的裂解和修饰，产生几种具有不同生物活性和半衰期的多肽异构体。尽管在健康和高分泌性疾病状态下（如胃泌素瘤）会产生不同数量的胃泌素 -34 和胃泌素 -71，胃泌素 -17 仍是主要的活性形式。刺激胃泌素释放的因素包括迷走神经传出纤维释放的乙酰胆碱、腔肽（luminal peptide）和氨基酸、碱性胃液和降钙素。生长抑素和酸性 pH 胃液抑制胃泌素的释放。

胃泌素对酸分泌的影响是间接的，涉及 ECL 细胞，ECL 细胞表达胆囊收缩素 -2（cholecystokinin-2，CCK-2）受体（一种 G 蛋白耦联的跨膜受体），并作为 G 细胞和壁细胞之间的中介（图 56-9）。壁细胞上未曾发现具有生理功能的 CCK-2 受体。结合胃泌素后，ECL 细胞中磷脂酶 C（phospholipase C，PLC）被激活，细胞内钙离子升高，从而导致组胺的释放，并以旁分泌的方式作用于壁细胞。

(2) ECL 细胞：组胺由 ECL 细胞通过 L- 组氨酸脱羧作用产生，并储存在细胞内的分泌囊泡中。组胺与壁细胞上的组胺（H_2）受体结合后，激活腺苷酸环化酶（adenylate cyclase，AC），使环磷酸腺苷（cyclic adenosine monophosphate，cAMP）升高，导致 H^+/K^+-ATP 酶移位至顶端膜，从而增加向胃腔的质子分泌，降低胃液 pH 值[10]。为了维持电中性，壁细胞的顶端膜上还必须有功能正常的电压门控 K^+ 通道和囊性纤维化跨膜电导调节因子（cystic fibrosis transmembrane conductance regulator，CFTR）Cl^- 通道，同时在基底侧膜上有功能性的 Ae2 Cl^-/HCO_3^- 交换体。这些通道基因中的任何一个基因突变都将限制壁细胞的泌酸能力。胃泌素对 ECL 细胞还有营养作用，在高胃泌素血症时，ECL 细胞团

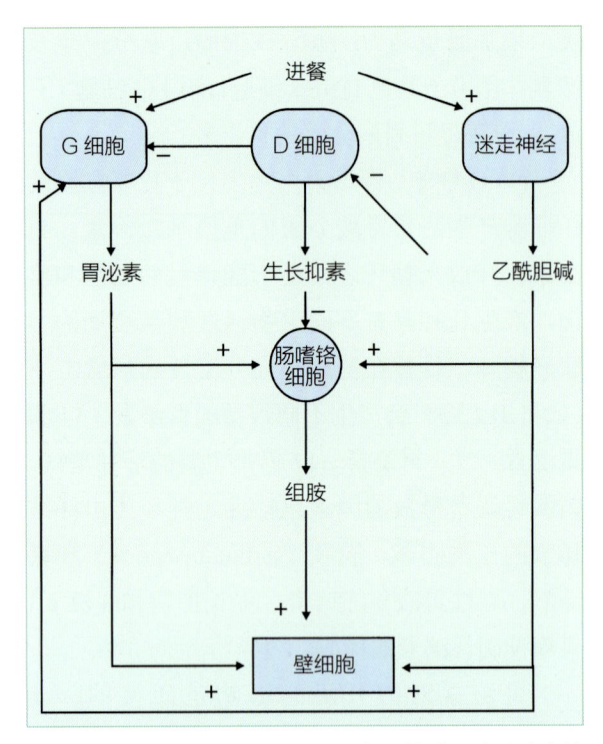

▲ 图 56-9 肠嗜铬细胞（ECL）在调节壁细胞泌酸中的中心作用

在进食后，迷走神经纤维被刺激并释放乙酰胆碱（头期）。乙酰胆碱与 ECL 细胞、壁细胞和 G 细胞上的 M_3 受体结合，分别引起组胺、盐酸和胃泌素的释放。乙酰胆碱还与位于 D 细胞上的 M_3 受体相互作用，以抑制生长抑素的释放。胃腔内的食物还刺激 G 细胞释放胃泌素，胃泌素反过来与 ECL 细胞和壁细胞上的 B 型胆囊收缩素受体结合，分别导致组胺和盐酸的释放（胃期）。D 细胞释放的生长抑素抑制 ECL 细胞释放组胺，G 细胞释放胃泌素。生长抑素也能抑制壁细胞的酸分泌（未示出）。激活 D 细胞的主要刺激是胃窦腔酸化（未示出）

增生。这一现象对长期服用 H_2 受体拮抗药或 PPI 的患者有临床意义：这些患者由于胃酸相对缺乏，失去了对胃泌素释放的反馈抑制，进而导致高胃泌素血症。在停药时，这些患者可能会出现反跳性胃酸分泌过多的现象。

(3) D 细胞：生长抑素是多种胃肠激素的广泛抑制药。生长抑素基因转录为一条含 92 个氨基酸的多肽，而后被切割成两种主要的活性形式：生长抑素 -14 和生长抑素 -28。在胃中，生长抑素 -14 是主要的异构体，它通过直接抑制胃窦 G 细胞分泌胃泌素、ECL 细胞分泌组胺和壁细胞泌酸来抑制胃酸的分泌。D 细胞产生生长抑素，且该细胞分布于胃体和胃底的泌酸腺及幽门腺中。D 细胞具有与靶细胞密切接触的嵌入性胞质突起，促进生长抑素对多种胃酸分泌介质的旁分泌作用。

生长抑素的作用是通过生长抑素受体 2（somatostatin receptor 2，SSTR-2）介导的，SSTR-2 表达于胃黏膜的 G 细胞、壁细胞和 ECL 细胞。生长抑素信号通路和胃泌素 - 组胺轴之间存在复杂的交互作用。生长抑素的结合可减弱组胺刺激而产生的 H^+/K^+-ATP 酶向壁细胞顶端膜易位的过程。生长抑素通过相同的 G 蛋白抑制机制阻止胃泌素诱导的 ECL 细胞组胺释放。

胆碱能（迷走神经）神经元参与生长抑素释放的部分调节过程。ACh 抑制生长抑素的释放，从而解除其对胃泌素信号和酸的产生的抑制作用。ECL 细胞释放的组胺也通过一种独特的受体——H_3 受体，抑制生长抑素的释放。而胃泌素水平升高和胃液 pH 降低会产生负反馈效应，使生长抑素水平升高，从而抑制胃酸分泌。生长抑素的分泌最终在静息状态下保持基线水平，对胃酸的产生具有紧张性抑制作用。然而，由于观察到敲除生长抑素并不会导致高胃泌素血症或胃酸高分泌状态，基线抑制胃酸产生的机制似乎有更多的途径。此外，胃 ECL 细胞上甘丙肽受体 1（galanin receptor 1，GAL1）的代偿性增加抑制了组胺的释放。GAL1 抑制联同生长抑素基因敲除可产生预期的高胃泌素 / 酸性高分泌表型。

(4) Ghrelin 细胞（脑肠肽细胞）：20 世纪 70 年代末，人们发现被称为生长激素促分泌剂（growth hormone secretagogue，GHS）的人工合成物可以刺激垂体释放生长激素，其机制与下丘脑生长激素释放激素（growth hormone-releasing hormone，GHRH）截然不同。这些 GHS 通过生长激素促分泌剂受体（growth hormone secretagogue receptor，GH-R）起作用，同时日本的一个研究小组首次从大鼠胃提取液中分离出 GHS-R 的内源性配体，并将其命名为 Ghrelin[11]。Ghre 是原始印欧语中"生长"的词根，后缀 rhelin 的意思是"释放物质"。Ghrelin 是由位于胃体黏膜层，尤其是泌酸腺中的 X/A 样细胞分泌的。Ghrelin 为 28 氨基酸肽（一种由 28 个氨基酸组成的多肽），其丝氨酸 –3 位上有一个独特的辛酰基，对其生物活性很重要，但 Ghrelin 也被发现存在于胃肠道的其他区域和器官中[12]。它是通过选择性剪接以两种主要形式合成的。Ghrelin 的丝氨酸 –3 位酰化后变为活性形式，并产生大部分激素活性；脱脂酰 Ghrelin 占循环胃促生长素的 90%，但其生物活性占比小。Ghrelin 受体在下丘脑和肠神经系统的神经纤维中均有表达。酰化的 Ghrelin 主要通过中枢机制起作用增加迷走神经张力，释放组胺，进而增加胃酸的产生。然而，Ghrelin 水平在进餐前达到峰值，并在餐后急剧下降，这表明 Ghrelin 是在基础酸分泌而不是诱导性酸分泌中起主要作用。Ghrelin 也是已知的胃动力兴奋剂，Ghrelin 与另一种胃肠激素（胃动素，将在本章后面的部分讨论）有显著的序列同源性。总之，Ghrelin 被认为与刺激食欲和进食及肥胖倾向增加有关。

（三）胃黏膜的保护因素

胃内的酸性 pH 和蛋白水解酶可一同促进膳食蛋白质的分解，增强铁和维生素 B_{12} 等营养物质的吸收，并最大限度地减少病原微生物构成的威胁。但这种环境对胃黏膜本身也会造成损害。因此，防止胃黏膜损伤和破坏的各种保护因素十分重要（表 56-3）。位于胃各处的黏液细胞在腔内容物和黏膜细胞之间提供了一道物理屏障。黏液由黏性糖蛋白、磷脂表面和水组成。二硫键交联相邻的黏蛋白分子和低聚糖，形成一种黏弹性结构，这种结构随着水合作用而膨胀。三叶肽因子是与碳水化合物侧链相互作用的小肽，可进一步稳定黏蛋白层，黏液层的疏水性可以归因于磷脂，而分泌在黏液层底部的碳酸氢根离子则通过中和作用提供了一层额外的保护层，使胃黏膜免受低 pH 的有害影响。

胃黏膜的血流量对黏膜健康至关重要。前列腺素是黏膜血流的重要调节剂，也是黏膜健康的重要介质。例如，非甾体抗炎药会导致前列腺素合成减少，并引起糜烂性胃炎和胃肠道出血。前列腺素是花生四烯酸的一类长链脂肪酸衍生物，具有血管活性和神经激素特性。前列腺素诱导的胃黏膜保护机制多种多样，包括促进血流、防止胃黏膜屏障破坏、刺激黏液分泌和刺激非壁细胞碱性分泌[13]。

神经激素肽也参与胃黏膜保护。其神经反射弧涉及自主感觉神经元和非胆碱能传入神经

表 56-3 胃黏膜保护因素

	功 能	来 源
血液流动	• 缓冲效应，使胃酸影响最小化 • 输送营养物质，使上皮组织快速更替	—
碳酸氢盐	• 缓冲胃酸	上皮细胞
黏液	• 在胃腔内容物和上皮间形成一道物理屏障——"未搅动层" • 浓缩碳酸氢盐形成碱性层	表面和腺体黏液细胞
前列腺素（PGE_2、PGI_2）	• 增加黏膜血流量，减少局部产酸	表达 COX-1 和 COX-2 的上皮细胞
神经肽（蛙皮素）	• 增加前列腺素的产生（诱导 COX-2 的表达）	非肾上腺素能、非胆碱能传出神经元

COX. 环氧合酶

元，它们对辣椒素等有害化学刺激做出反应，分泌蛙皮素（铃蟾素）。反过来，蛙皮素通过刺激环氧合酶（cyclooxygenase，COX）介导或直接引起黏膜血流量的增加，进而导致前列腺素的产生增加。

（四）消化时相

空腹状态下，机体通过生长抑素对胃 D 细胞泌酸产生紧张性抑制作用，使胃酸的生成维持在较低的基线水平。生长抑素以旁分泌的方式作用于胃窦 G 细胞、胃底和胃体的 ECL 细胞和壁细胞，以抑制胃泌素、组胺和胃酸的分泌。胃酸分泌与进食有关，可分为三个时相，即头期、胃期和肠期。大多数胃酸分泌发生在胃期[10]。

在食物咽下之前，嗅觉、味觉、头部和视觉刺激已经开始增加胃酸的产生并刺激胃动力[14,15]。更高一级大脑中枢对餐前刺激作出反应，将信息发送至迷走神经背侧复合体。随后，迷走神经传出纤维激活肠神经释放胃泌素释放肽和 ACh。胃泌素释放肽刺激胃窦 G 细胞释放胃泌素，以内分泌方式激活壁细胞和主细胞。ACh 在直接刺激胃窦 G 细胞和壁细胞的同时，抑制 D 细胞释放生长抑素，从而解除对胃泌素、组胺和胃酸释放的抑制。

一旦开始进食，食物进入胃腔，化学和机械因素就会增加从头期持续的迷走神经刺激，以促进持续的胃液分泌。胃腔内氨基酸和短肽在主细胞胃蛋白酶的作用下从食物蛋白中释放出来，激活 G 细胞上的受体进而释放胃泌素。酒精饮料、咖啡和膳食钙也能促进胃泌素的释放[16]。胃在接纳食物时扩张（容受性舒张），牵张感受器激活长、短反射弧，刺激迷走神经释放 ACh 直接激活壁细胞或释放 ACh 激活 ECL 细胞分泌组胺和胃泌素释放肽，进而激活 G 细胞分泌胃泌素，间接刺激胃酸分泌。胃的扩张和胃腔内肽的存在能维持胃酸的持续分泌及更强的胃动力[17,18]。

最后，胃酸分泌在肠期通过几种机制恢复到基线水平。感觉刺激的减少和餐后胃的膨胀会导致头期和胃期反应的渐进性减弱。头期和胃期释放的胃泌素通过胃窦部的 D 细胞施加负反馈作用（D 细胞释放生长抑素），进而抑制胃泌素的释放[19]。食物进入十二指肠后，胃黏膜便暴露在壁细胞产生的 H^+ 的完全酸化作用下，导致 D 细胞附近的化学感受器激活和降钙素基因相关肽（calcitonin gene-related peptide，CGRP）的反射释放，进而释放生长抑素。这将恢复生长抑素对酸分泌的紧张性抑制，并恢复基础酸的产生。这一时期胃血流量的显著增加促进了胃细胞的分泌功能。

（五）胃的神经生理学

副交感和交感反射弧是胃酸分泌和胃运动的重要调节器。此外，来自胃的副交感神经传入纤维包含有关胃的 pH 值、胃液分泌和胃排空的重要信息，其中胃排空的传入纤维同与恶心和饱腹感有关的内脏感觉神经纤维伴行。75%～90% 的迷走神经是传入纤维，这一发现凸显了来自胃的传入信号的重要性[20]。疼痛刺激主要通过交感神经传入纤维传递。痛觉的传入纤维确实存在与迷走神经副交感传入纤维的交叉，由于心脏、食管和胃的感觉通路相似，这就可能导致临床上定位不明（使人费解）的疼痛综合征的产生，进一步可能会导致上消化道病变（如胃炎或胃食管反流）被错误地贴上心绞痛的标签[21]。

1. 乙酰胆碱 突触前迷走神经传出神经元与肌间神经丛和黏膜下神经丛神经元形成突触，进而刺激胃窦 G 细胞释放胃泌素，导致胃酸分泌增加。突触后神经纤维直接刺激壁细胞。当仅以一条通路为靶点时，该通路的冗余分支使药物对酸分泌的抑制不完全，如 H_2 受体拮抗药的使用。ACh 与位于 G 细胞、壁细胞和主细胞上的 M_3（毒蕈碱样）受体结合，引起 PLC 的激活和细胞内钙的增加。而位于 D 细胞上的 M_2 和 M_4 受体介导了迷走神经张力增加时生长抑素释放的减少。

2. **神经肽** 目前人们越来越认识到 ENS 是一个复杂的、动态变化的系统。如前所述，ENS 与副交感和交感自主神经系统之间存在复杂的相互作用。虽然传出信号主要通过胆碱能神经递质 ACh 传递，但 ENS 的节前传入纤维和节后纤维也利用多种肽类神经递质传递信息，包括 ACh、GRP、血管活性肠肽、垂体腺苷酸环化酶激活多肽、一氧化氮、P 物质和神经肽 Y[22]。这些物质可能对胃酸分泌有直接影响，如 ACh 对壁细胞的影响，或通过调节胃泌素、组胺或生长抑素释放产生间接影响[23]。其中许多物质都对胃黏膜健康及对黏膜损伤的反应和（或）预防有重要的影响[24]。

（六）胃的运动

胃不仅具有强大的分泌功能，而且还具有复杂的运动特性，因此在消化起始过程中起着突出的作用。胃是一个很好的均质高速搅拌器，有助于将食物机械地分解成小颗粒，使消化变得更容易。它也是一个"蓄水池"，能够根据食物的含量和稠度将食物可控地释放至小肠的远端，以便于下游的消化吸收作用。食物从胃释放到小肠的速度约为 200kcal/h。最终，胃能将其管腔中的不可消化物在胃肠道中移动得更远，这一复杂过程被称为移行性复合运动（migrating motor complex，MMC）[16]。

胃的近端具有"蓄水池"的功能，由贲门、胃底和近端胃体组成，而远端胃体和胃窦混合胃内容物。幽门起着括约肌的作用，控制摄入的物质排出胃的速度，它的松弛是 MMC 正常运作的关键。胃不同区域的平滑肌决定了作为 MMC 的一部分所产生的收缩类型，即时相性或紧张性收缩。时相性收缩发生在远端胃，在几秒钟内开始并终止。另外，紧张性收缩发生在胃的近端，一次持续几分钟。两种类型的收缩对胃在每个区域执行其主要功能都很重要。

胃运动有三个主要阶段：进食前紧张性收缩、进食中容受性舒张和进食后蠕动。空腹时胃的运动发生在两餐之间，以持续约 100min 的常规运动为特征。这一过程被称为 MMC，而在这个过程中胃可以做"家务"，即确保所有不能消化的物质不滞留在胃里、不潜在性阻塞肠腔和不引起如粪石之类的病理情况。空腹运动包括三个时相：时相 I，运动静止；时相 II，不规则收缩；时相 III，90～120min 发生一次强烈的推进性收缩，持续 5～10min[25]。尽管小肠区域也可以作为第三相收缩的起搏位置[26]，但大多数传播的移行性复合运动起源于胃。移行性复合运动的起始位置（胃对比十二指肠和空肠）影响收缩的周期和持续时间，以及发生的 I、II 或 III 期收缩的相对占比。起源于胃的 MMC 比起源于小肠的 MMC 更常处于 III 期，并且更有可能向远端传播[27]。在不同个体之间，甚至同一个体在不同时间的 MMC 活动模式都有很大的变异性。时相 III 的收缩作用是推动空气、消化液、食物碎屑和肠道菌群向远端移动，从而防止因缺乏收缩而发生食物郁积和细菌过度生长。

在进食过程中，MMC 消失，胃主动起"蓄水池"的作用。进食的特点是胃体部和胃底部平滑肌的自适应和容受性舒张，允许胃扩张到静止体积的若干倍，而胃内压的增加最小。自适应舒张涉及一种局部反射弧，即胃内压升高激活胃壁牵张感受器。机械感受器通过肌间神经丛中的传入（感觉）神经元传递冲动，从而引起一氧化氮的释放和平滑肌纤维的松弛[28]。近端迷走神经切断术后自适应舒张反射基本保持完好，胃容量越大功能越强。容受性舒张由食物通过胃食管交界处触发，并由起源于孤束核的迷走神经胆碱能传出纤维传递。切断迷走神经对胃的支配，如切断迷走神经近端（干），可消除胃的容受性舒张，且进食期间胃内压的增加会导致液体排空时间的减少。

餐后胃运动的意义是将胃内容物进行研磨和混合，并以最大限度提高小肠消化和吸收能力的方式排空食物。胃处理固体和液体的方式不同，反映在各自不同的生理机制和排空率上。液体在开始进餐后往往会迅速排空，而固体则会经历一段滞后期，在这段时间内排空最少[29]。有关人类和动物的研究已经确定了固体和液体排空差异的几个重要方面：胃扩张和抑制性及兴奋性反射弧的激活，调节胃内压和液体排空率[28]；胃窦推进性和反复性收缩调节固体的排空[29]；幽门和胃底压力通过起蠕动泵的作用，阻止大颗粒进入十二指肠，从而影响固体的排空[30]；胃的解剖结构导致胃的从属部分发生固体沉淀，而液体优先流向幽门，导致液体在滞后期迅速排空。

1. **神经控制**　胃慢波是胃平滑肌节律性去极化的结果，它起源于胃肠道蠕动的"起搏器"——Cajal 间质细胞（interstitial cells of Cajal, ICC），并通过依赖于细胞间钙流动的动作电位样和相波机制传播[31]。慢波在圆周方向上快速传播，而沿胃的长轴缓慢传播，最后产生沿口腔方向传播的推进波。肌间神经丛和肌内平面存在两种截然不同的 ICC 群体。一般来说，肌间神经丛中的 ICC 起着"起搏器"的作用，而肌内网络中的 ICC 则接受神经支配。

迷走神经传出纤维释放的降钙素基因相关肽（CGRP）是胃运动的重要抑制药。虽然它们似乎不影响生理状态下的胃肠运动，但也被认为是腹部手术后胃肠梗阻的主要介导因素[32]。整个胃肠道具有感觉传入神经元的反射弧与非胆碱能、非肾上腺素能传出神经元相互作用，以致术中操作胃或肠后，可出现胃肠的全局性运动减低。术后肠梗阻是延长住院时间、增加费用和术后发病率的主要原因，这些发现对术后肠梗阻的治疗具有重要意义。

2. **胃动素（motilin）**　胃动素是由小肠近端 M 细胞合成的一种由 22 个氨基酸组成的多肽，是 MMC 的主要刺激物。它是另一种胃肠肽激素 Ghrelin 的同系物，Ghrelin 与胃动素共分泌，两者具有 50% 的序列同源性[33]。胃动素血浆峰值与 MMC 高活性时期密切对应，并在进餐开始后、Ⅲ 相收缩被取消时迅速下降。胃动素通过与胃动素受体 GPR38（一种 G 蛋白耦联受体）结合，以内分泌方式作用于胃平滑肌和肌间神经丛的神经[34, 35]。大环内酯类抗生素（如红霉素）具有促胃肠动力特性，可用于胃排空延迟患者，因其可充当胃动素受体激动药。

3. **Ghrelin**　如前所述，Ghrelin 是由胃泌酸腺的 X/A 样细胞分泌的一种与胃动素密切相关的肽类激素[36]。虽然两者关系密切，但 Ghrelin 与胃动素作用于不同的受体，同时也没有证据表明这两种受体与两种配体间存在交叉反应。Ghrelin 在调节胃肠运动中的作用仍未完全了解，但对它的认识在不断深入，而且有证据表明其有类似胃动素的促胃肠动力作用。

致谢

感谢 Jonathan C. King 和 O. Joe Hines 在第 7 版中对本章所做的贡献。

第 57 章
胃和小肠的内镜下诊断及治疗

Diagnostic and Therapeutic Endoscopy of the Stomach and Small Bowel

Li Chao　James Ellsmere　著
陈应泰　赵璐璐　吴振坤　译

摘要

上消化道内镜可直接观察和治疗胃、小肠及其周围器官的病理改变。通过消化道内镜检查，我们可以对黏膜病变、息肉和肿瘤进行诊断、活检、切除或取样；也可以通过热疗或机械疗法控制上消化道出血病灶和溃疡；还可以使用液压气球或自膨式金属支架扩张的方法处理狭窄和外部压迫。胆道和胰腺的病变可在内镜下进行鉴别、取活检或经腔引流。可以使用视频胶囊内镜和气囊内镜检查 Treitz 韧带以下的小肠。因此，内镜技术已经成为技艺精湛的胃肠外科医生实施诊断和治疗的基石。

关键词： 诊断性内镜；消化性溃疡病；治疗性内镜；消化道出血；内镜黏膜切除术；内镜黏膜下剥离；自膨式金属支架；气囊扩张；深部小肠镜；视频胶囊内镜

内镜检查是诊断和治疗消化道疾病时提供胃肠道（gastrointestinal，GI）腔内视野的金标准。作为一种诊断工具，它使操作者可以直视黏膜表面，并可以识别黏膜病变、息肉、狭窄和外压等的异常情况。作为一种治疗工具，其内置的仪器通道允许器械获取黏膜样本进行病理检查、治疗出血、扩张狭窄及经由胃肠道壁获取其他器官的病理变化信息。上消化道内镜可以检查食管、胃和十二指肠近端直至 Treitz 韧带。虽然视频胶囊内镜和气囊内镜等技术的出现已经扩充了内镜评估和治疗的功用，但位于 Treitz 韧带和回盲瓣之间的小肠仍难以接近。内镜检查是一个不断发展的领域，且大多数胃肠道病变要么直接累及黏膜，要么可以间接从胃肠道的管腔内进行识别。

一、适应证和禁忌证

内镜检查的一般适应证包括已经接受适当的药物治疗，但仍有持续性上腹部症状或伴随患者不能耐受的症状，如呕吐、体重减轻、厌食、吞咽困难和吞咽疼痛等。其他适应证包括结肠镜检查中不明原因的慢性或缺铁性贫血、可疑放射学异常的评估或监测癌前病变如家族性腺瘤性息肉病等情况。治疗的适应证包括组织取样和切除、治疗急性上消化道出血（upper GI bleeding，UGIB）、异物取出、狭窄或渗漏的扩张或支架置入及放置营养管[1]。

在意识清醒的镇静状态下，内镜检查的相对禁忌证包括：无法耐受手术或镇静、患者配合不足及疑有内脏穿孔。对此我们可能会选择在全身麻醉下行内镜检查，尽管此时必须详细权衡开展内镜检查的利弊且其潜在结果会改变未来的治疗方案。对疑似穿孔的患者进行内镜检查时最好注入二氧化碳，必要时可以通过手术迅速减压气腹。在内镜进行评估的外科吻合术是安全的。近期有心肌梗死、脑卒中或肺炎的患者应独立评估其现有合并症恶化的风险。凝血障碍或血小板聚集抑制是治疗的相对禁忌证。

二、设备

（一）内镜吊塔

内镜吊塔是在紧凑和便携的单元内集中并组合执行内镜检查所需的设备。它通常包括数字视频处理器，该处理器可以连接内镜电子设备，具有将信号转换为视频和后处理的功能。它还能捕获和保存静态图片和视频，以供记录之用。光源也很重要，它与内镜的导光线接合，以提供到达内镜尖端的照明。最后，视频监视器提供了一种显示功能，允许内镜医生和助手直接看到由镜头尖端的摄像机产生的放大图像。

最常见的可接设备包括脚踏式辅助水泵，它通过辅助水道产生用于冲洗的喷射水。射频发生器或其他能源通常也是捆绑在一起的，可以提供单极烧灼和双极热能。最后，可以通过辅助注气器使用二氧化碳进行腔内扩张。

（二）内镜

现代内镜包括物镜和尖端的电荷耦合器件（charge-coupled device，CCD）摄像机。光导系统能够传输来自光源的照明。电缆允许仪器尖端成角和偏转。内镜还提供用于注气的通道和可选的辅助水通道。重要的是，它还有一个可以提供治疗方式的器械通道（图 57-1）。器械通道的大小因内镜不同而不同，其中诊断用内镜具有较小的通道，而治疗用内镜具有较大的通道，甚至是双通道。另外还有一种迷你内镜，便于通过严重的狭窄。此外，物镜和器械通道可以放置在器械的尖端（端视）或器械的侧面（侧视），这适用于胃肠道特定区域的可视化。

（三）检查前准备

在内镜检查前，应评估其一般医疗状况、

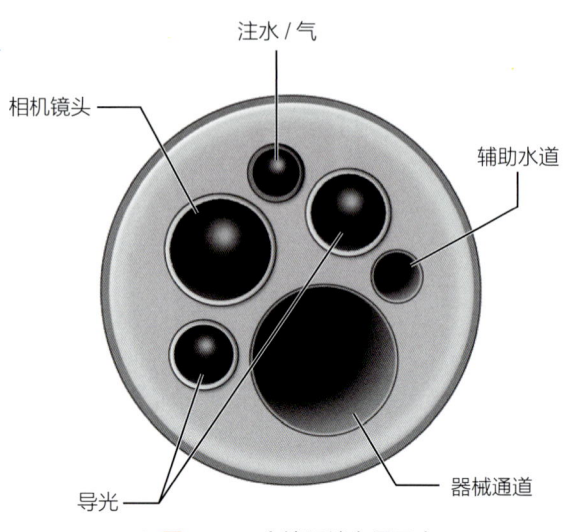

▲ 图 57-1 内镜远端布局示意

药物过敏、患者对手术的耐受性及对镇静的先验反应。应优先探查气道问题。若要进行治疗干预，应获得最新的凝血板和血小板计数检查结果并确保其在安全范围内。如果考虑透视检查，应对育龄女性进行妊娠检查。应在详细说明内镜操作利弊的情况下获得患者的知情同意。

对于常规的上消化道内镜检查，最后一次进食固体食物应在干预前 6h，最后一次饮水应该是干预前 2h（检查前 6h 禁食，2h 禁水）[2]，这有助于防止反流和误吸，并提高内镜下视野质量。在胃轻瘫综合征或梗阻的情况下，通过较长的禁食期或事先插入鼻胃管使胃排空可能是合适的。在消化道出血时，可以通过鼻胃管进行冲洗，它既可以作为诊断工具，也可以帮助清除血块和血液，从而提高可视性。

（四）镇静

通常情况下，患者首先使用局部麻醉药喷雾或含漱的局部溶液进行麻醉，以减轻呕吐反射。摘除可拆卸的部分和全部义齿。为保证清醒镇静的安全，整个过程必须保持充分监测，包括使用脉搏血氧仪、血压袖带及将呼吸频率和力度可视化。某些了解该操作且焦虑程度较低的患者，可能能够耐受无镇静药的快速诊断操作。

对于大多数患者来说，意识清醒的镇静状

第 57 章 胃和小肠的内镜下诊断及治疗
Diagnostic and Therapeutic Endoscopy of the Stomach and Small Bowel

态会使手术更舒适。镇静方案通常包括联合使用短效麻醉药和静脉注射用苯二氮䓬类药物（如芬太尼和咪达唑仑的组合），应根据既往镇静史、性别和年龄滴定剂量[3]。对于老年患者，建议从较低的剂量开始，并根据需要补充镇静。辅助镇静药物如异丙嗪也可以作为补充，静脉注射异丙酚也可以达到镇静作用。异丙酚起效快、苏醒快，但需要专门的麻醉师或训练有素的医生根据需要滴定药物。伴呼吸缓慢和血氧饱和度下降的过度镇静的患者，常需在专业指导下进行额外的深呼吸。此外，两类药物的逆转剂，即氟马西尼（对应苯二氮䓬类药物）和纳洛酮（对应麻醉药），必要时应随时准备就绪。

三、技巧

患者取左侧卧位，放置牙垫以保护牙齿，并允许内镜在限阻的情况下自由滑动。内镜最初沿着舌面深入，然后弯曲以观察会厌。通过会厌下方时可以看到声带。检查声带以排除损伤、息肉、声带麻痹或反流性喉炎等。将内镜移至构状软骨下方并对向其侧面，然后将内镜轻轻地按压并充气，使内镜向中线方向移动。不可在此处盲目推进内镜，年长的患者尤应注意。推进性（Zenker）憩室或颈椎骨赘的存在可能阻碍内镜的通过。应要求患者以弯曲颈部的姿势做吞咽动作或双手托颌，以帮助内镜越过食管上括约肌。

健康食管的黏膜呈闪亮的白色，为鳞状上皮。食管通常笔直、狭窄、没有残留的液体或固体颗粒且蠕动活跃。然而老年患者的食管可能会变得曲折。在贲门失弛缓症的患者中，食管可呈扩张样变，甚至呈乙状结肠样。中、下段食管可能存在憩室。有关食管内镜检查的更多信息可以在第 7 章中找到。胃食管连接处距离正中切牙约 40cm。镜头通过食管下括约肌时，可见到食管鳞状上皮到胃柱状上皮的转变。这种转变与黏膜从闪亮的白色变成粉褐色相一致。胃体和胃底黏膜呈皱襞样，沿着胃的内表面有一系列的隆起和褶皱。此时胃被注气扩张以使皱襞变平，便于对其黏膜表面进行全面检查。

进入胃后，应着重注意是否有液体或固体食物颗粒存在，特别是在视野左侧的胃底。膨胀、肿大的胃可能意味着其下游梗阻或排空不良。在镜头进一步深入之前，明智的做法是使用胃镜的吸入通道尽可能多地抽出胃底的液体内容物，特别是在有较高反流和吸入风险时。将内镜向前推的同时略微顺时针旋转，使其沿着胃大弯移动。随着内镜进入胃窦，黏膜皱褶消失，颜色变成浅粉色，此时常常可以看到幽门。在对准及温和用力的条件下，内镜可沿长轴持续推进以通过幽门管。

通过幽门后，内镜进入十二指肠球部。之所以在长镜身位时对十二指肠第一部分进行充分的环周检查，是因为稍后由镜头后退形成短镜身位时获得的视野并不稳定，此时镜头有回落到胃的趋势。为了从十二指肠第一部分进入第二部分，内镜尖端应向上弯曲并轻轻顺时针旋转，显露出十二指肠的第二部分。通过从长镜身位过渡转为短镜身位，可以深入其第二部分（图 57-2）。通过向后拉内镜实现镜身位置的转变，此操作降低了胃镜的曲度，却相反地将其向前推进至十二指肠的第二和第三部分。壶腹位于十二指肠第二部分的内侧曲线上，在镜头直视下检查很困难。当内镜被拉回短镜身位时，有时可以在右手边看到这个区域。侧面观察镜可正对壶腹复合体，是获得壶腹视野和接近壶腹的最佳方法。

彻底检查十二指肠后，可将内镜拉回胃中并使其屈曲，此时内镜弯曲可看到镜身。这样就可以看到胃中最常被忽视的区域——角切迹。将内镜向后拉并旋转至后屈位，可显示胃的贲门和食管裂孔，从而识别食管裂孔疝和近端胃病变。抽吸胃底剩余的液体以防止误吸并确保液体池后面没有隐藏的病理改变。一旦完成对胃的检查，就应抽吸膨胀的胃以减轻不适并将胃镜退回食管。

长镜身位　　　　　　　　　　　　　　　短镜身位

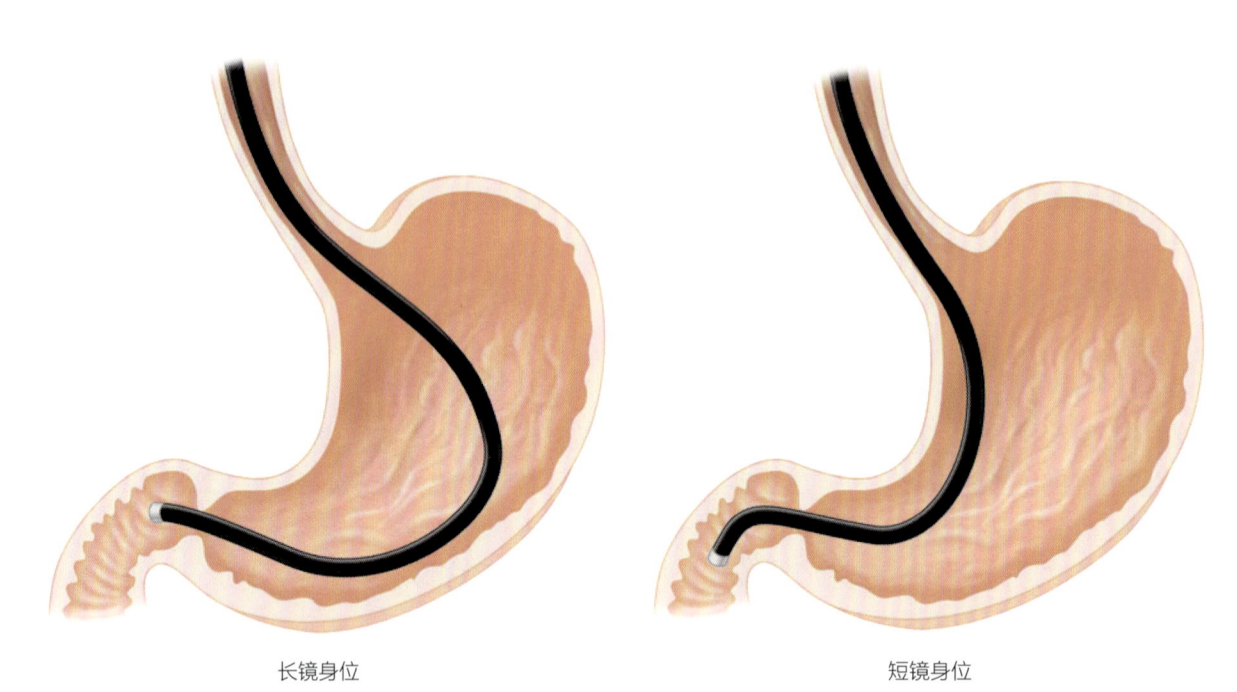

▲ 图 57-2　镜身最初进入幽门处于较长身位或大弯位置。穿过十二指肠球部后向后拉内镜会矛盾地将内镜推进到较短身位或小弯位置

四、胃的病理改变

胃良性病变最常见类型是炎症性疾病。胃部的急性炎症，也称为胃炎，是由多种刺激因素引起的[4]。非萎缩性胃炎通常由幽门螺杆菌感染引起，表现为主要影响胃窦的炎症。慢性幽门螺杆菌感染可引起多灶性萎缩性胃炎，伴有斑片状萎缩和化生，其始于角切迹和胃窦与胃体之间的过渡区，主要累及胃窦[5]。恶性贫血所致的萎缩性胃炎是自身免疫性的，可导致壁细胞团的破坏（图 57-3）。此种萎缩性胃炎通常影响胃体，而较少累及胃窦。萎缩性胃炎患者患胃腺癌的风险较高。化学性胃炎可由非甾体抗炎药、胆汁反流或酒精刺激引起。

消化性溃疡也可由幽门螺杆菌感染引起。溃疡是指胃或十二指肠黏膜壁上的腐蚀性缺损，暴露出黏膜下层或肌层。胃窦、胃体或胃底及十二指肠的第一至第二部分均可发现溃疡（图 57-4）。由于胃溃疡有恶变的风险，在内镜下发现时应进行活检。恶性溃疡的可疑特征包括相关肿块、边缘不规则或堆积、基底深部溃疡或相邻黏膜皱襞弥漫不规则分布。如果有视野下怀疑是恶性的任何特征或者患者仍然有症状，即便最初内镜活检显示良性病变，重复的内镜检查和再次活检也是必要的。若为难治性溃疡，即便已经对其正确治疗而其无法愈合，也应继续行内镜检查监测直至溃疡愈合。持续性无法愈合的胃溃疡应考虑手术切除。高达 80%

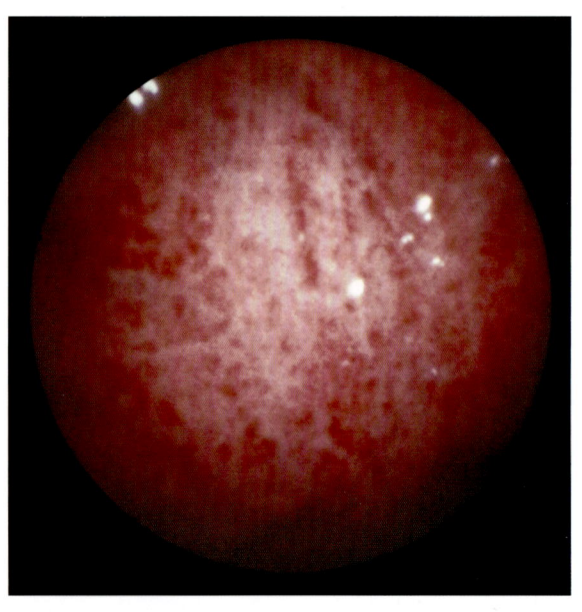

▲ 图 57-3　胃体弥漫性胃炎。在这种情况下，必须进行幽门螺杆菌检测

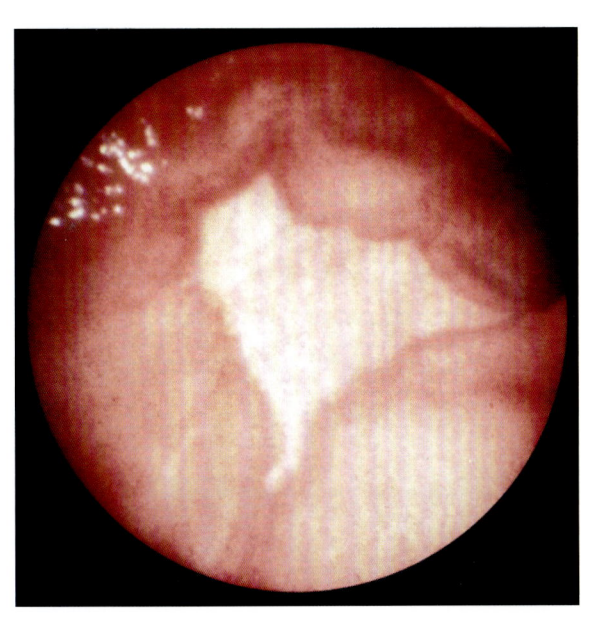

第57章 胃和小肠的内镜下诊断及治疗
Diagnostic and Therapeutic Endoscopy of the Stomach and Small Bowel

▲ 图 57-4 胃大弯处可见大型良性胃溃疡

的十二指肠溃疡与幽门螺杆菌的合并感染有关。这些溃疡不需要取样，因为它们绝大多数是良性的。

幽门螺杆菌的内镜检测包括胃窦和胃体的活检，通过组织学、聚合酶链反应或快速尿素酶试验对微生物进行鉴定。对耐药菌株也可进行培养和药敏试验。检测幽门螺杆菌的其他非内镜检查手段包括碳尿素呼气试验、血清抗体试验和粪便抗原试验。幽门螺杆菌与胃炎、胃和十二指肠溃疡、胃腺癌及胃黏膜相关淋巴组织（mucosa-associated lymphoid tissue，MALT）淋巴瘤的发病机制有关。因此，当它被发现时，应行药物根除治疗并通过重复检测来确认它已被根除[6]。

血管畸形也可以通过上消化道内镜进行鉴别和治疗。胃底静脉曲张与食管静脉曲张相似，可能与食管静脉曲张一同存在，也可能独立存在，它们常出现于胃底区域。食管静脉曲张和胃底静脉曲张的同时存在通常意味着门静脉高压，而孤立的胃底静脉曲张常由脾静脉高压单独引起。后者通常由和胰腺炎或胰腺恶性肿瘤相关的脾静脉血栓形成所致。静脉曲张表现为蛇形扩张的黏膜下静脉，其横跨现有的胃黏膜皱襞，用钝的内镜尖端很容易使其压缩。偶然发现的非出血性胃底静脉曲张不需要预防性内镜治疗。

Dieulafoy病变是指单个扩张的黏膜下小动脉，侵蚀穿透黏膜并暴露在外。这些病变可以出现在胃肠道的任何地方，但最常见于胃近端小弯处。它们常因大量的上消化道出血而引起注意，但非活动性出血时可能很难被识别。血管发育不良是指扩张的血管与系统性疾病如肾衰竭、心力衰竭和肝硬化相关。它们呈微红色变色，周围有扭曲的小血管，通常是多重的、多中心的。血管发育不良的一个子集，即胃窦血管扩张（gastric antral vascular ectasia，GIVED）或西瓜胃，指胃窦内呈线状的血管扩张[7]，这使胃窦呈现类似于西瓜的条纹状外观（图57-5）。血管畸形是急性或慢性胃肠道失血的重要原因。

裂孔疝（又称食管裂孔疝）是横膈食管裂孔上方的胃疝。这可以在前位和后屈视图中看到。食管裂孔疝可能与胃食管反流病和吞咽困难有关，但在偶然发现时通常是无症状的（图57-6）。卡梅隆病变（Cameron lesions）是指在疝出的胃与膈裂孔交汇处水平或附近发现的线状糜烂，由膈肌收缩造成的机械性创伤引起，可能是失血的一个来源。食管旁疝是指胃底通过食管旁裂孔的疝。以正中切牙为起点可以测

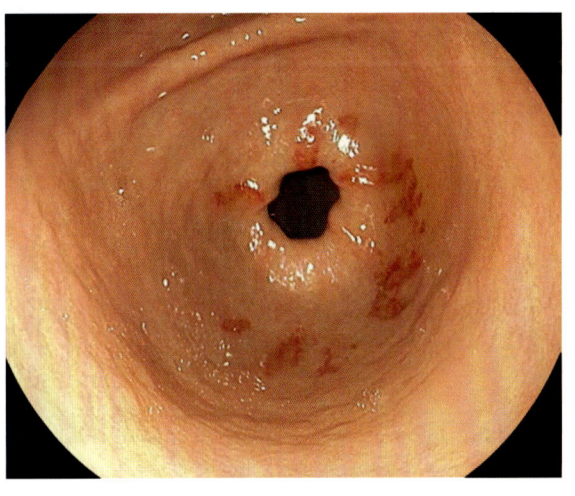

▲ 图 57-5 轻度胃窦血管扩张

019

量鳞柱上皮交界处和横膈裂孔的位置，并用来测量疝出的胃的大小。有症状的食管裂孔疝和食管旁疝可以考虑手术修补。其他罕见的先天性病变包括类似幽门外观的胃窦网，但发生在胃窦的更近端。先天性幽门狭窄通常出现在儿童时期，但也可见于成人。胰腺组织异位，通常见于胃窦或十二指肠，表现为 5~10mm 隆起的中心有斑点的甜甜圈样病变，为良性。

胃息肉样病变可分为良性、潜在恶性和恶性。按患病率降低顺序，这些疾病依次为胃底腺息肉、增生性息肉、腺瘤性息肉和恶性肿瘤[8]。最常见的胃息肉类型是胃底腺息肉，常为位于胃底的大量固有性息肉（图 57-7）。它们没有柄，颜色与胃黏膜相同，可能表现为腺体增生。胃底腺息肉可在家族性腺瘤性息肉病、Zollinger-Ellison 综合征或长期使用质子泵抑制药的情况下形成，虽然它们可能显示化生迹象，但并不被认为是癌前病变[9]。增生性息肉由炎症引起，可以变得非常大。它们通常呈淡红色，多见于胃窦部，且通常与周围黏膜的炎症有关。增生性息肉一般不被认为是恶性的，但它们通常发生在化生性慢性胃炎的背景下，可能含有化生或不典型增生[10]。> 1cm 的有蒂息肉与不典型增生有关。活检或切除增生性息肉常导致出血。

腺瘤性息肉相对少见，但在可能的情况下应在内镜下切除。壶腹周围的十二指肠也可以发现腺瘤性息肉，尤其是家族性腺瘤性息肉病患者（图 57-8）。

胃腺癌是胃恶性肿瘤中最常见的一种，内镜下可呈现多种外观。它可能表现为外生性肿块病变、无法愈合的胃溃疡或黏膜下层的浸润性病变（称为皮革胃）等。通过多次黏膜活检得出诊断。作出诊断后，其进一步的分期和处

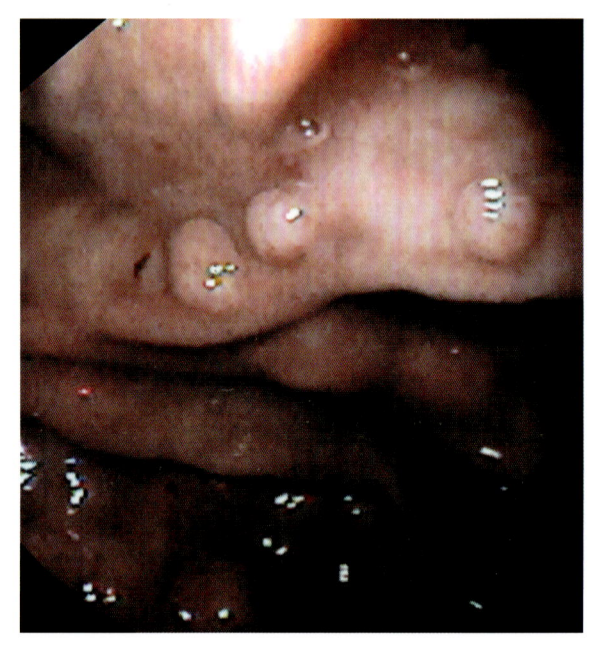

▲ 图 57-7　胃近端可见多发性胃底腺息肉

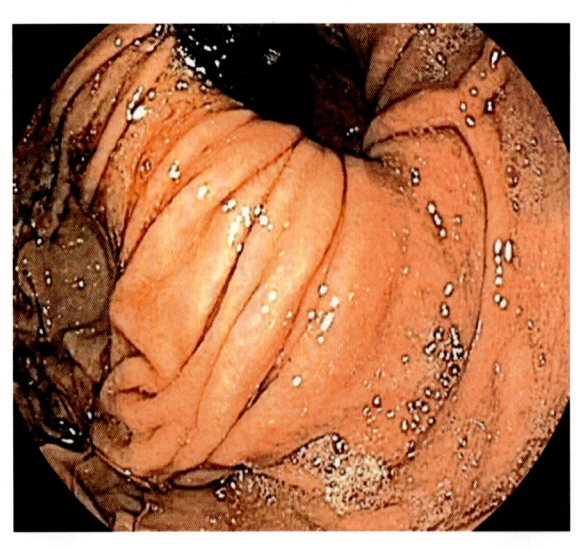

▲ 图 57-6　食管裂孔疝的胃食管交界处全后曲视图

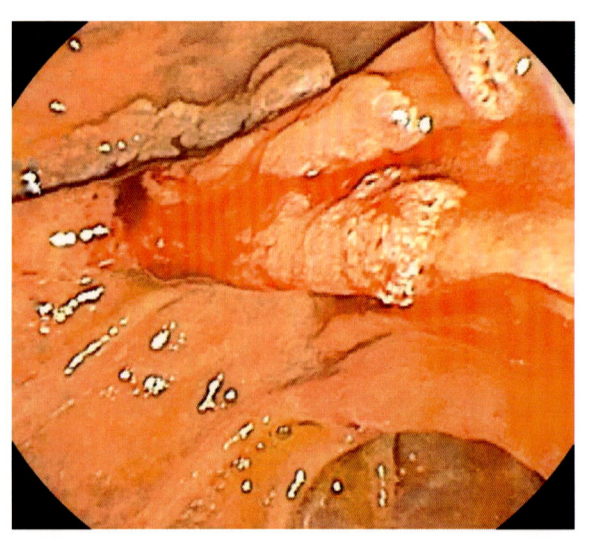

▲ 图 57-8　巨大的无柄十二指肠壶腹周围息肉，息肉右侧可见壶腹

理我们将在第 61 章讨论。平滑肌瘤和胃肠道间质瘤（gastrointestinal stromal tumors，GIST）是胃最常见的间叶性肿瘤。它们是圆形的黏膜下病变，可以出现在胃的任何地方，但最常见于贲门或胃食管交界处附近的胃底（图 57-9）。其恶性潜能取决于肿瘤的大小、不规则边界和有丝分裂指数。由于肿瘤位于黏膜下，如果没有超声内镜评估和核心活组织检查，很难获得组织[11]。

五、内镜下治疗

虽然内镜本身是一种纯粹的诊断性仪器，但也可以通过其内镜内含的仪器通道传递各种小型仪器。也有更大的仪器可供选择，其中大多数需要作为盖子装在内镜的末端或旁边。治疗性内镜检查包括将这些器械的使用与内镜引导相结合，有时还辅之以透视引导。

腔内最常见的治疗干预措施是组织取样和切除、止血、狭窄扩张或支架置入。一些经腔治疗干预措施也已成为标准，包括经皮内镜下胃造口术（percutaneous endoscopic gastrostomy，PEG）和内镜下胰囊肿胃吻合术（endoscopic cystogastrostomy），但其他措施仍处于实验阶段，值得一提的是经自然腔道内镜手术（natural orifice transluminal endoscopic surgery，NOTES）。

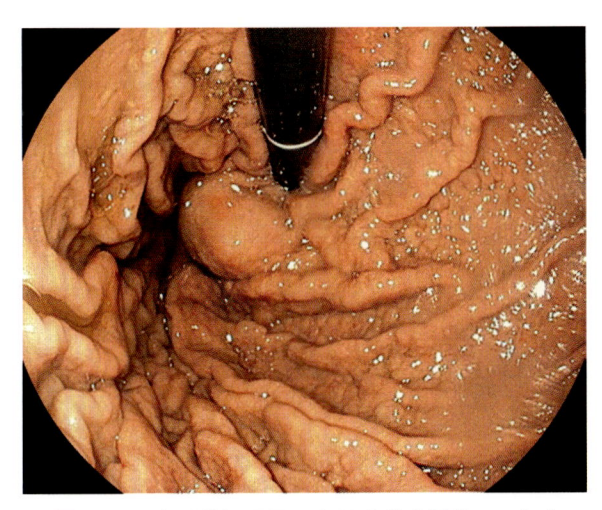

▲ 图 57-9　全后曲视图显示在胃食管交界处 His 角有一个小黏膜下瘤

（一）组织取样和切除

高位内镜的基本活检方法与低位内镜相同。限于黏膜的浅层活组织检查可以用标准的活组织检查钳进行。带蒂病变可以用套扎息肉切除术来切除。其他先进的技术，如内镜黏膜切除术（endoscopic mucosal resection，EMR）和内镜黏膜下剥离术（endoscopic submucosal dissection，ESD），可以在较深的黏膜下平面以分段或整体的方式切除较大的病变。

标准活检钳是获取组织的一种优秀且易于使用的工具。例如，钳子可以用来随机获取样本以排外十二指肠乳糜泻或胃中幽门螺杆菌感染。它们也可以用来从较大的病变中获取部分样本，或者从非常小的病变中获得完整样本。当今最常见的活检钳是双咬式。这种钳子有两个可关闭的金属杯和一个中央针刺。中央针刺通过刺穿要活检的组织来提供更深层次组织的获取。它还允许这种类型的活检钳一次支持两个咬合。其他型号包括巨型活检钳，它的容量更大，需要更大的仪器通道。其金属杯表面积的增加能让它采集到比标准活检钳大 2～3 倍的标本。

对于息肉样病变，首选的器械是息肉切除术用勒除器。息肉圈套切除也可用于较大的固有性病变，这是 EMR 中不可或缺的一步。标准的勒除器是一种钢丝环状装置，可以滑至要切除的病变部位。闭合病变上的金属丝即可切割病变。对于较大的病变或有出血风险的病变，可以通过经由勒除器传递的射频发生器的单极能量来促进切割，从而降低出血的风险。对于较小的病变或出血风险较低的病变，闭合勒除器而不烧灼可减少结构扭曲并获得更好的病理标本。勒除器大小不一，有椭圆形或六角形，含有编织或未编织的金属丝。与标准勒除器相比，六角形勒除器可以更好地维持其形状并保持张开。编织线增加了阻力和摩擦力，从而改善了组织的获取。

EMR 是一种对良性肿块进行更深层次和更大范围活检、对癌前病变和浅表恶性病变进行分期和治疗的技术。开展 EMR 有两种技术方法，第一种方法是盐水提升 EMR（图 57-10），很好地适应于固有性病变。将以盐水或淀粉为基础的扩容剂与蓝色染料混合，用针头注射器将其徐徐注入病变下方及周围的黏膜下间隙，从而将病变部位抬起。生理盐水提升失败是提示病变更深层次浸润的不好征象。然后，可以使用勒除器以标准方式切除隆起的病变。第二种方法是采用帽 - 圈 EMR，它允许切除向下到达黏膜下层，并能准确检查恶性病变的浸润深度（图 57-11）。内镜的远端装有一个预装了橡皮圈的帽子，类似于静脉曲张结扎器。要切除的组织居中并被吸进帽子中，直至完全填满帽子。然后，在被吸入的组织上发射橡皮圈，将组织捕获形成假性息肉。然后使用息肉切除勒

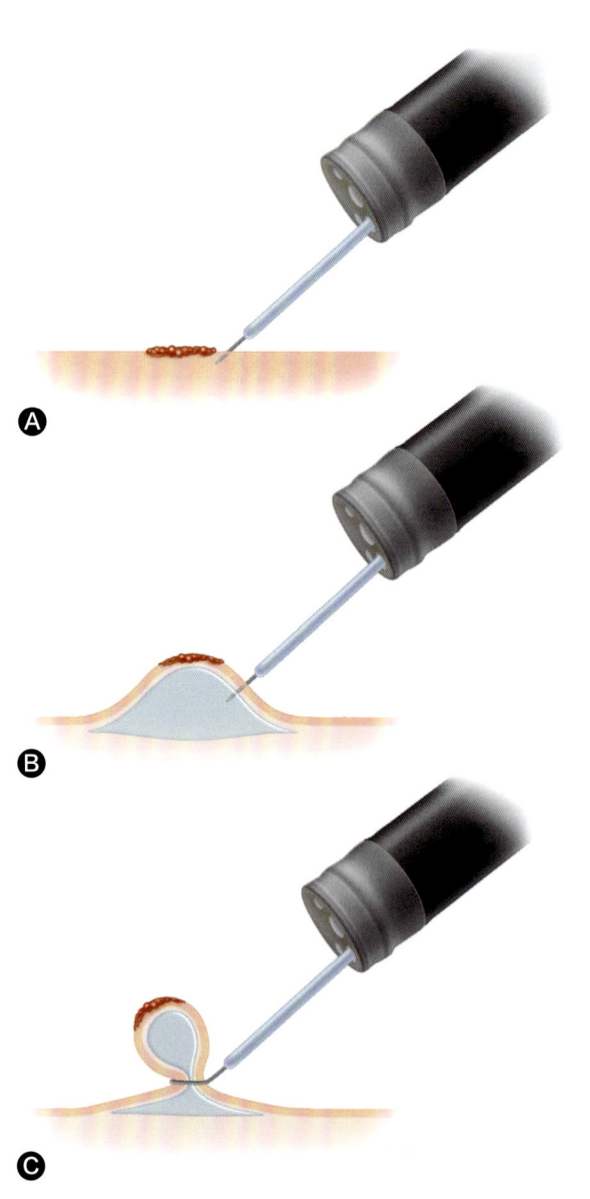

▲ 图 57-10　盐水提升内镜黏膜切除术的步骤
A. 针头注射器置于病变的下方；B. 注射混合了蓝色染料的盐水，以鼓起病变；C. 通过息肉切除术用勒除器切除被抬起的病变

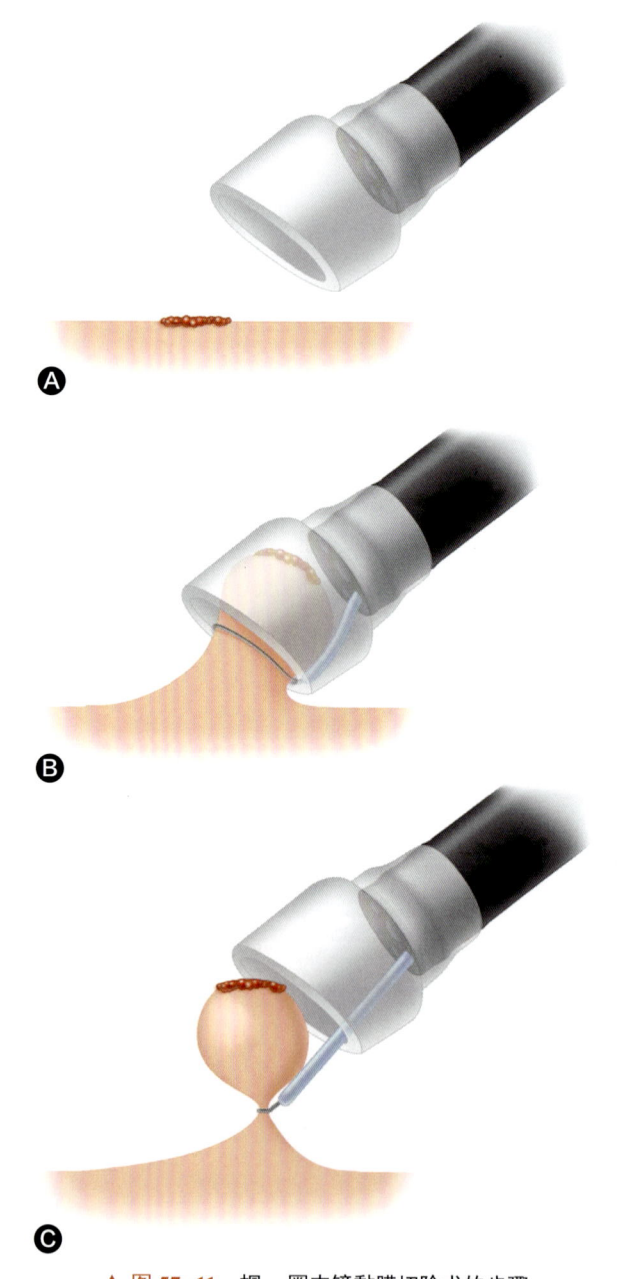

▲ 图 57-11　帽 - 圈内镜黏膜切除术的步骤
A. 一个装有橡皮圈的帽子被推进到病变上；B. 病变被吸入帽子中，发射橡皮筋，产生假息肉；C. 用息肉勒除器切除橡皮圈上的假息肉

除器来移除位于橡皮圈水平或以上的"茎"处的被困病变。EMR可认为是对恶性病变的治愈，这些病变完全被切除、边缘阴性、局限于黏膜（T_{1a}）、分化良好且没有淋巴血管侵犯[12]。与EMR相关的风险包括出血、穿孔和狭窄。EMR术后，患者通常会服用质子泵抑制药，直到重复内镜检查时对EMR部位的重新评估确认愈合良好为止（图57-12）。

超出EMR帽子和橡胶圈大小的较大病变可以通过ESD切除。在这项技术中，肿瘤的边缘用烧灼法标记。然后用以淀粉为基础的扩容剂与蓝色染料混合，在黏膜下间隙注射以提升病变部位。用针刀和带帽的内镜沿着预先标记的边缘切开。然后将帽子用作回缩装置，便于针刀沿黏膜下平面继续剥离。这使得术者在正确的黏膜下平面进行精准的剥离、掌握对病变边缘的直接控制并最终达到更高的标本整体切除率[13]。然而，ESD在技术上更具挑战性，穿孔的风险更高，执行起来也很耗时。

（二）胃肠道出血的控制

上消化道出血是高位内镜治疗干预最常见的适应证之一。

干预的时机由临床情况决定，患者可分为需要尽早内镜检查、监测或出院的患者。严重UGIB的高风险因素包括：60岁以上、有已知伴有肝病（包括静脉曲张）者、呕血或便血（持续性出血的迹象）、心动过速或低血压[14]。患者的这些特征与出血事件的较高死亡率相关，并受益于早期内镜治疗。早期内镜检查应保持较低门槛，因为遗漏严重的UGIB的后果明显重于额外非治疗性内镜检查的发病率。

在进行安全的内镜检查前，患者的准备需要重点考虑以下几个因素。质子泵抑制药应该在内镜检查之前开始使用，这可以降低出血的严重程度和内镜检查时的治疗要求，但并不会改变临床结局和死亡率[15]。正在进行UGIB的患者可能需要补充血容量和输血制品。有时可能需要在重症监护病房详细监测。必须获得凝血参数，任何抗凝血药都应撤退使用，但不应延误内镜检查。这些患者可有很高的误吸风险，并可受益于气管内插管的气道控制和保护。通过在大口径鼻胃管或口胃管中注入温盐水来进行洗胃，这是一种诊断工具，且有助于未来内镜检查视野的清晰呈现。抽血可证实UGIB，但阴性样本不能排除出血，甚至能遗漏多达20%的出血检出。在内镜检查前，也可以使用静脉注射用红霉素等促进剂以提高上消化道的清除率，但尚未证明此举能改善临床结局[16]。

UGIB最常见的原因仍然是消化性溃疡，占UGIB的40%~50%。消化性溃疡的主要原因包括幽门螺杆菌感染和长期使用非甾体抗炎药。在内镜检查过程中，病变可以依其再出血风险进行分类。近期出血的大斑点在未行内镜治疗的情况下再出血风险很高，包括活动性动脉出血和不出血的可见血管[17]。在这些情况下，内镜治疗显著降低再出血率、输血率和手术干预的需要，但尚未证明其能改善由合并症引起的死亡。溃疡床上的任何血块都应进行集中冲洗、清除，便于正确评估潜在病变。内镜治疗粘连性血块是有争议的，应该结合其他考虑因素，如患者合并症情况、溃疡大小（＞2cm）

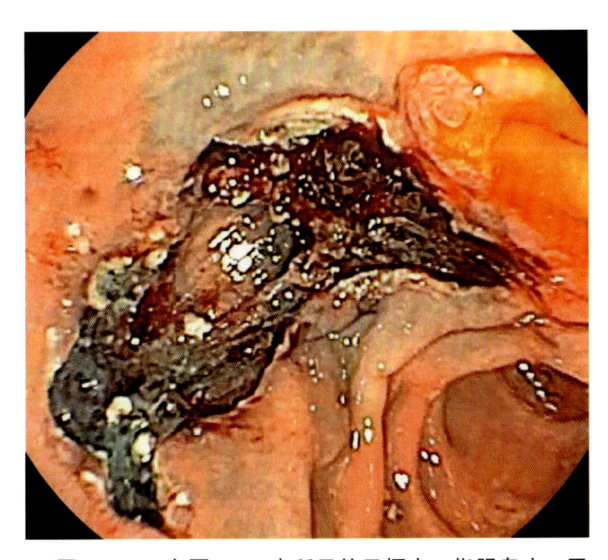

▲ 图 57-12 在图57-8中所示的无柄十二指肠息肉，已使用盐水提升内镜黏膜切除术切除

及溃疡沿胃小弯后壁或十二指肠后壁[18]。再出血风险较低的病变包括具有轻微渗出和黑色或红色斑点的基底洁净溃疡。风险较低的病变预后良好，不需要内镜治疗。

内镜治疗有多种手段，可分为注射疗法、热疗法和机械疗法[19]。注射疗法，其目的在于通过结合注射容量的填塞效应和注射化合物引起的血管收缩或硬化效应来止血。非静脉曲张出血源最常用的注射化合物是1∶10 000稀释的肾上腺素，它可以形成局部压迫并增加血管收缩作用。其他化合物包括只提供局部压迫的生理盐水溶液，以及具有硬化作用的乙醇或鱼肝油酸钠。凝血酶、纤维蛋白或氰基丙烯酸酯胶可提供基本的组织黏合。单靠注射疗法已被证明是次优的，不足以预防再出血。注射稀释肾上腺素是初步控制和止血的最佳方法，但应联合使用热疗、机械夹闭、注射硬化剂或黏合剂等[20]。注射并发症通常与注射化合物本身有关：肾上腺素很少引起心律失常或高血压，而硬化剂的局部反应发生率较高，可产生如组织坏死、狭窄、出血和穿孔等局部反应。

热疗法包括接触式和非接触式，其原理基于能量诱导的组织直接凝固、收缩和干燥。接触式包括单极和双极能量传输，需要使用射频发生器。单极能量通过活性电极和接地垫形成完整电路。热活检钳、诱捕器等多种器械可作为活性电极。双极能量在仪器尖端有两个电极，其在局部形成完整电路。双极能量自身可以在待治疗的组织水平直接形成完整电路，也可以用作加热器探头的一部分，利用热耦合产生恒温并通过直接热传递诱导组织凝固。接触式探头有利于其本身对出血部位进行直接压力填塞，且可形成比非接触式更深的烧灼伤。虽然少见，但这种更深的烧灼伤确实增加了消化性溃疡穿孔和出血沉淀的风险。一些接触式探头与注射针相结合，使单一仪器能够进行联合治疗。非接触式包括氩等离子体凝固术，它利用了从仪器尖端流出的氩气[21]。氩气用电极点燃，变成氩等离子体，然后传输至最近的导电组织，常用来造成表面灼伤。灼伤的浅表性使并发症变得罕见，但氩气本身会造成胃肠道过度扩张、皮下气肿和气腹。

最常用的机械止血装置是内镜夹。标准的穿透内镜夹（through-the-scope endoscopic clips，TTSC）通过器械通道装载，通常由连接至展开手柄的双叉金属夹子制成，该手柄用于夹子的打开、关闭和发射。手柄通常允许夹子旋转以便于定位。内镜夹可提供直接的组织贴近和浅血管闭合，也可用于闭合穿孔（图57-13）。TTSC通常在1周内移位。机械止血的其他方法包括可拆卸的环，类似于环扎器。这些方法可使病变的柄被套住，从而防止病损一切除就发生出血。内镜橡皮圈套扎器最初用于捆扎食管静脉曲张，其由装载在帽子上的橡皮圈组成，但也可以用来结扎胃底静脉曲张和Dieulafoy病变。

新出现的止血方法包括Hemospray（止血喷注系统）（Cook Medical, Winston-Salem, North Carolina），是使用二氧化碳粉盒将一种无机矿物粉喷洒在出血病灶上的方法[22]。黏附的粉剂作为血小板和凝血因子的支架，促进血栓形成，从而实现止血。组织近似的调查性方法包括内镜吻合夹（over-the-scope clips，OTSC）和内镜缝合。对于较大的病变，"熊爪型"夹子包括一

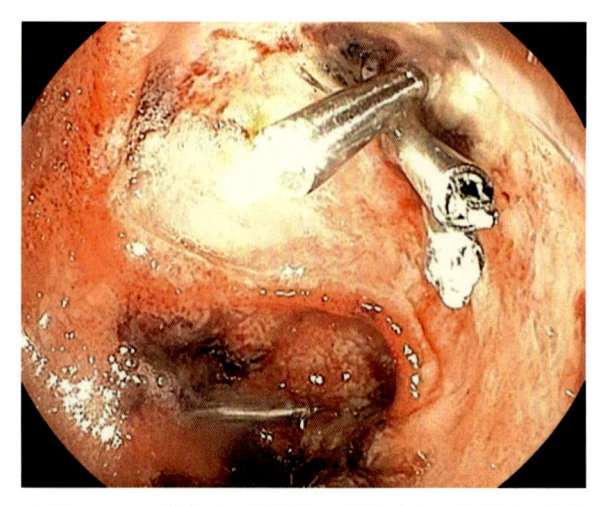

▲ 图57-13 沿着十二指肠第一段的后方可以看到一个大的十二指肠溃疡。三个内镜夹放置在可见血管上

个自动关闭的弹簧机构，预装在处于打开位置的喷头盖上[23]。一旦内镜正确定位，夹子就可以发射，使夹子的两个部分闭合到所需的组织上。与标准内镜夹相比，内镜吻合夹（OTSC）牵涉更深层的组织，并且可能会在位置上停留更长时间。内镜缝合装置也可以提供直接的机械挤压，但在 UGIB 的情况下使用起来很笨重。

在对高出血风险患者进行初步内镜治疗后，建议对患者进行至少 72h 的监测，并继续使用质子泵抑制药以防止再出血[24]。恰当的 UGIB 联合治疗非常有效，使初步止血的病例成功率上升达 95%。如果进行了适当的初始处理，24h 内常规重复内镜检查是不必要的。然而在所有病例中，有 5%~10% 的病例有再出血风险。如果理由充分，再出血的患者应该接受第二次内镜检查和治疗。如果内镜止血失败，二线选择方案包括经皮栓塞和手术治疗，这将在第 59 章进一步描述。对于消化性溃疡患者，应进行幽门螺杆菌检测。出血时幽门螺杆菌检测呈阴性被认为敏感性较低，以后应再行进一步检测。应根除幽门螺杆菌感染，并记录根除情况以降低消化性溃疡的复发率。对于由非甾体抗炎药引起溃疡并发症的患者，必须考虑停用非甾体抗炎药。如果非甾体抗炎药不能停用，同时使用质子泵抑制药可能会降低复发出血的风险，尽管仍存在相关风险。

UGIB 的其他常见原因包括食管炎、应激性胃炎、静脉曲张、Mallory-Weiss 撕裂（食管贲门黏膜撕裂综合征）、恶性肿瘤和血管发育不良。食管炎和 Mallory-Weiss 撕裂（食管贲门黏膜撕裂综合征）引起的出血在恰当的医疗处理下通常是自限性的。血管畸形如血管发育不良和 GAVE，经典的治疗方法是氩等离子体凝固术（argon plasma coagulation，APC）。胃底静脉曲张最好用氰基丙烯酸酯注射或使用曲张橡皮圈扎器（图 57-14）[25]。Dieulafoy 病变可以选择性使用夹子或结扎治疗[26]。出血性恶性肿瘤内镜下治疗具有挑战性，随着时间的推移，易碎的肿块

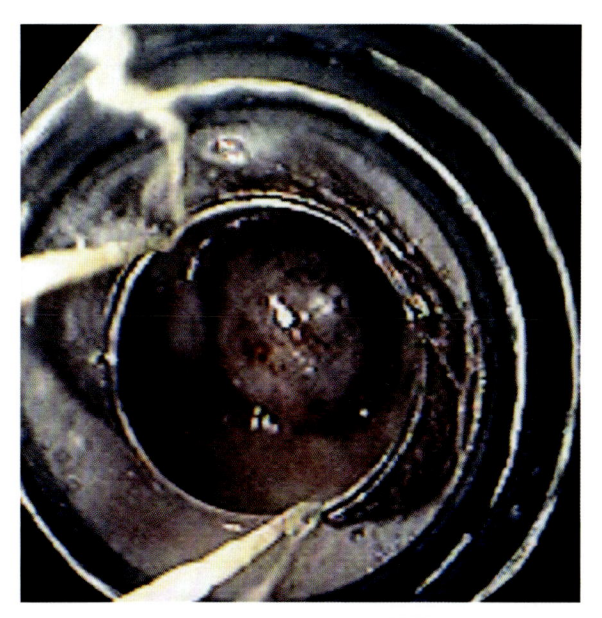

▲ 图 57-14 放置胶圈后，通过内镜带状结扎器成像。这项技术也可以作为内镜黏膜切除术中帽 - 圈技术的第一步

不可避免地会再次出血。手术切除或放射治疗可能是治疗恶性肿瘤持续性出血的最佳选择。

（三）良恶性狭窄的扩张和支架置入

胃出口梗阻可由良性病变（如先天性幽门狭窄或消化性溃疡引起的幽门狭窄）或恶性病变（如胃癌或壶腹周围癌直接侵犯或胰腺癌外源性压迫）引起。狭窄的内镜治疗是微创的，它可以作为首要治疗方案、手术的桥梁，或者完全作为手术的姑息性替代治疗。

对于良性狭窄，使用球囊扩张器常可暂时改善症状[27]。球囊扩张器是一种带有通道的导管，可经此通道向固定在尖端的气囊内注射（图 57-15）。球囊呈圆柱形，直径各不相同。球囊扩张器经内镜器械通道传递。一个特制的带压力指示器的充气装置可以通过导管将气球充气和加压，以使其达到特定的尺寸和压力。需要多次气囊扩张的情况并不少见。建议将初始扩张的大小调整到适宜狭窄，并随着时间的推移使用依次增大的球囊，以逐步扩张并避免穿孔。一旦获得充分的扩张，就有高达 80% 的患者可

以获得持久的效果[28]。在消化性狭窄的情况下，重要的是通过治疗幽门螺杆菌感染、停用非甾体抗炎药和使用质子泵抑制药来消除根本原因。辅助治疗可以增强扩张的效果，其包括局部注射长效类固醇及使用内切割器在紧密的吻合口切断任何永久性缝合材料或线结。多次扩张失败和反复狭窄的患者可能需要手术。

对于恶性狭窄，组织再生是值得关注的问题，而球囊扩张在提供长期解决方案方面没有什么价值。对于病变可切除的患者，正确的治疗方法是尝试有治疗意图的肿瘤手术。对于病变不能切除或发生转移的患者，首选的内镜治疗方法是放置带有姑息意图的自膨式金属支架（self-expanding metal stent，SEMS）[29, 30]。SEMS 有无覆膜、部分覆膜或全覆膜支架可供选择（图 57-16）。它们是用镍钛金属合金制成的，镍钛合金具有形状记忆能力和超弹性。这些特性允许支架被压缩成展开导管的大小，然后在展开后随着时间的推移恢复至其原始形状。覆膜支架在支架的外表面和（或）内表面增加了一层硅胶涂层，而无涂层或裸金属支架则没有。这种覆膜防止了肿瘤在支架金属丝之间的生长，缺点是移行率更高。全覆膜支架还可以将食物远离胃肠道壁，并可用于治疗瘘管、吻合口瘘和穿孔（图 57-17）。它们在插入后也更容易重新定位和移除。另外，未覆膜的支架允许组织向内生长，从而阻止移行，但最终会因向内生长而导致支架闭塞（图 57-18）。这两种支架通常还具有扩张型末端，以进一步增加径向握持压力，降低移位风险。当支架恢复到原来的形状时，放置在恶性狭窄上的 SEMS 会逐渐扩张狭窄。SEMS 的最佳位置是狭窄病变部位的中心，因为支架在扩张时会经历一定量的缩短。

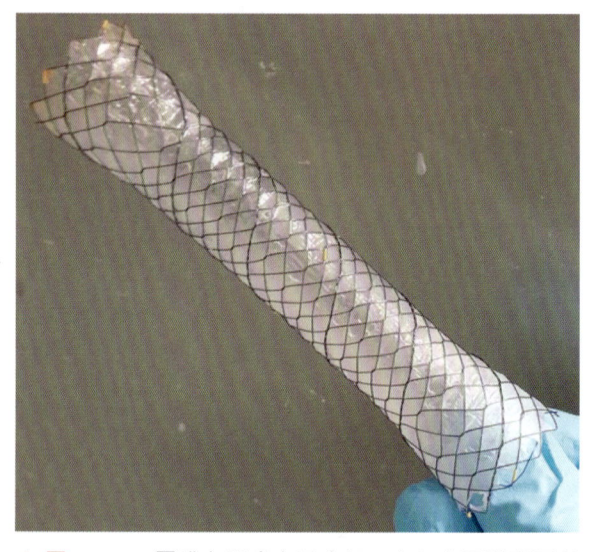

▲ 图 57-16 覆膜自膨式金属支架，支架在两端张开以降低移位风险

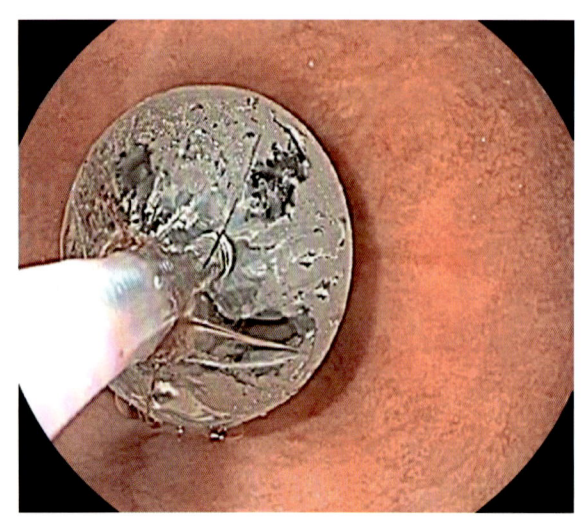

▲ 图 57-15 静压球囊扩张器扩张狭窄时的视图

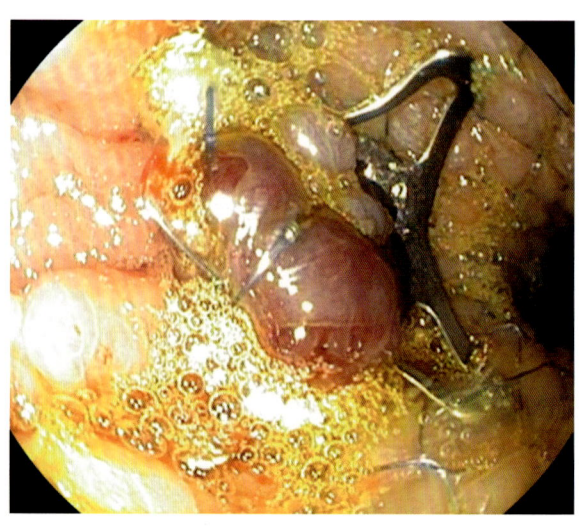

▲ 图 57-17 在胃空肠吻合术中放置内镜夹，以防止全覆膜支架移位

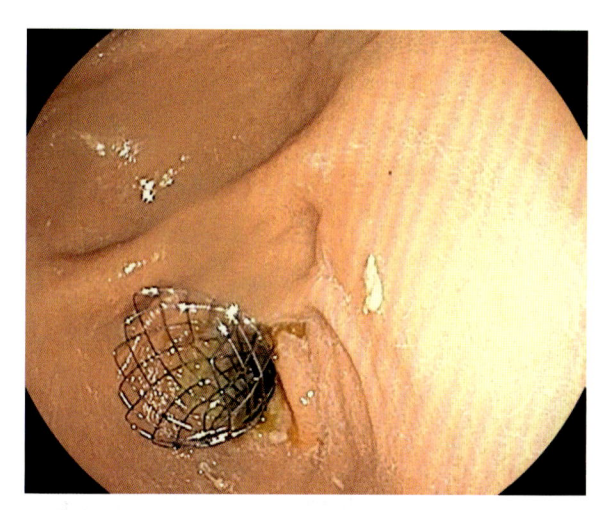

▲ 图 57-18 胰腺癌所致十二指肠梗阻的姑息性治疗中，在幽门前处放置无覆膜十二指肠支架后的窦腔示图

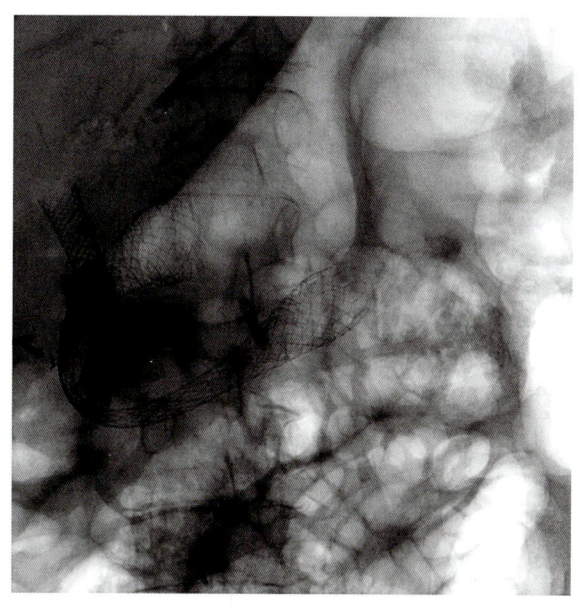

▲ 图 57-19 胰腺癌姑息性治疗中放置两个自膨式金属支架（胆道和十二指肠支架）后的透视图。十二指肠支架狭窄可显示十二指肠受压。随着支架在之后 2 天内恢复形状，这种恶性狭窄将会被扩张

狭窄扩张和支架置入的主要挑战是识别和传递球囊或支架并使其通过狭窄本身，特别是狭窄非常严密、远端视野无法获得的情况下。当内镜能够通过狭窄时，在狭窄水平上展开球囊或支架就变得很简单。如果内镜不能通过狭窄，在球囊或支架展开之前有多种方法来确定球囊或支架导入器的位置。一般情况下，导管和导丝可以通过器械通道插入狭窄并在透视引导下越过狭窄。然后通过导管注射对比剂可以确认远端导丝的腔内位置。或者可以使用小直径内镜或微型内镜来横穿常规尺寸的内镜不能穿过的狭窄，从而使导丝能够安全地放置在狭窄之外。球囊或支架可以装载到导丝上，以穿过内镜或于镜旁输送的方式通过狭窄。然后，可以结合使用荧光镜和内镜引导进行扩张或展开。

狭窄病变的内镜治疗并非没有风险。严密狭窄或球囊较大（＞15mm）的球囊扩张有不可忽视的穿孔和腹膜炎的风险。在扩张部位撕裂黏膜和黏膜下层也可能导致出血。支架在扩张阶段会引起腹痛，其存在潜在的穿孔风险，特别是支架被放置在角落里导致支架边缘受压时。在胆道树金属支架植入之前于壶腹上方放置十二指肠支架，也可能导致胆道梗阻或无法进入壶腹进行进一步的胆道治疗（图 57-19）[31]。支架可能迁移到小肠并导致梗阻和穿孔，常出现在小肠下游已有的粘连或狭窄处。未覆膜支架可能会因肿瘤向内生长而发生阻塞。覆膜支架可能会因肿瘤在支架近端或远端过度生长而发生阻塞。最后，食物可能会受管腔支架的影响。

（四）经腔治疗

虽然内镜检查最适于治疗胃肠道管腔内的病变，但由于其他器官靠近胃和十二指肠，邻近器官的病变也可以通过经腔方式进行治疗。最常见的例子是经皮胃造瘘术（见第 58 章）。其次是通过内镜胰囊肿胃吻合术引流胰腺假性囊肿。

一般而言，我们会在胰腺炎发作后 6~8 周让假性囊肿壁成熟，然后引流大型症状性未消退假性囊肿[32]。这种影像引导的内镜技术通常是在超声内镜引导下进行的。评估患者的耐受性很重要，因为手术可能会很不舒服，而且通常在全身麻醉下进行会更好。术前给予抗生素治疗。如果怀疑胆石性胰腺炎，建议先用标准的内镜逆行胰胆管造影术（endoscopic retrograde cholangiopancreatography，ERCP）清除胆道。胰管插管也可以评估使用胰腺支架经乳头引流假性囊肿的可能性（图 57-20）[33]。

对胃后壁或十二指肠的检查通常可以显示与假性囊肿相关的明显隆起。超声内镜用于确保在穿刺前存在无血管平面，然后进行针刺、抽取液体样本并将导丝送入假性囊肿。通过注射对比剂评估假性囊肿的大小和形状，并在透视下确认内镜导丝成功插入假性囊肿。用静压球囊扩张器扩张管道。必须小心取出球囊扩张器，因为大的假性囊肿在压力下会引流，可能会妨碍视野并可能导致误吸。胃壁扩张也会使患者感到不适，在此之前需要适当的镇静。一旦导管扩张，软质"双猪尾"支架被插入到假性囊肿中，使假性囊肿内容物自由排入胃内。多个"双猪尾"支架彼此并排，会造成彼此摩擦，减少支架堵塞，并增加支架周围的引流（图 57-21）。大部分假性囊肿将在 2 周内通过支架引流消退。

最近引入了新的管腔对位覆膜的 SEMS，以便于通过胃肠道形成吻合口，并可用于胰囊肿胃吻合术和胆囊胃吻合术 [34, 35]。这种特别设计的 SEM（自膨式金属）有两个可展开的凸缘，一个在结构内展开以供引流，另一个可在胃腔内展开。这两个法兰允许覆膜支架通过对接两个腔的管腔来形成水密密封。这使得一种更简单的单器胰囊肿胃吻合术成为可能，并创造了一个更大的引流通道，使未来胰腺的清创变得更容易。更具试验性的腔内治疗包括通过建立胃造瘘术和进入腹膜腔来实现完全离开管腔的可能性。这一微创外科的实验分支被称为NOTES，其特点是"无瘢痕"的腹部手术，如胆囊切除术和阑尾切除术，这些手术是经胃壁或阴道完成的。

六、小肠内镜检查

中肠为壶腹和回盲瓣之间的小肠，由于其长度和距离自然开口相对较远，因此是一个具有挑战性的研究区域。检查中肠最常见的指征是寻找不明原因消化道出血的来源，不明原因消化道出血是指尽管结肠镜和食管胃十二指肠镜检查呈阴性，但出血仍持续存在。其他适应证包括对克罗恩病的评估、对小肠息肉综合征的监测及对淋巴瘤或类癌等的检查。

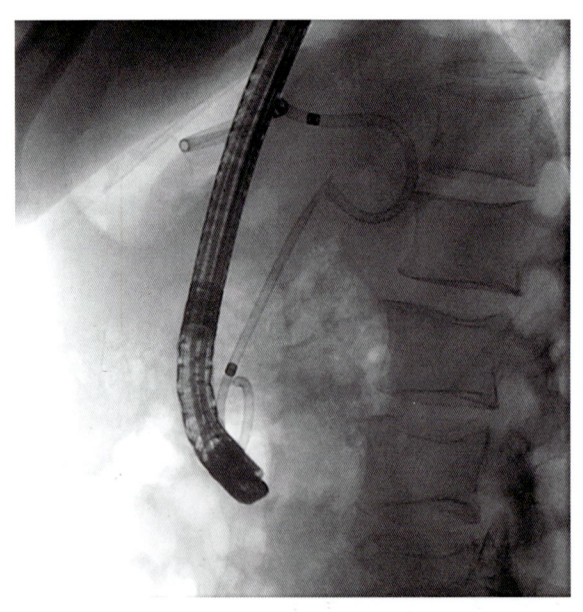

▲ 图 57-20 假性囊肿的囊肿胃吻合术引流后放置双猪尾支架的透视图，也可以用经乳头支架引流同一假性囊肿

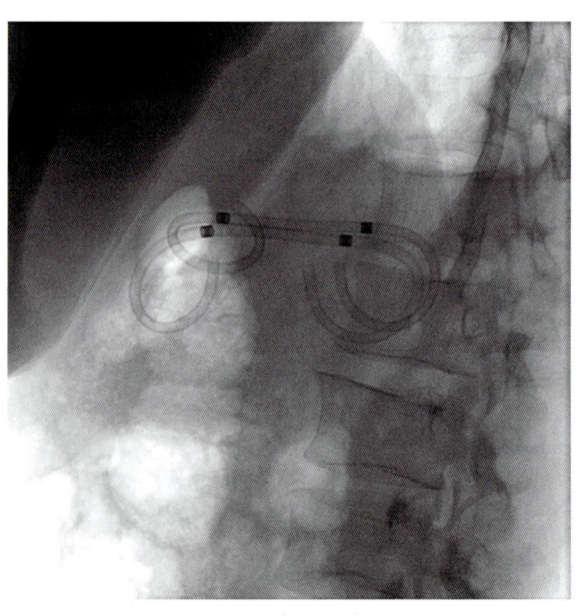

▲ 图 57-21 在同一囊肿胃吻合术中放置两个双猪尾支架，支架之间的摩擦力有助于保持囊肿胃吻合口的开放

第 57 章　胃和小肠的内镜下诊断及治疗
Diagnostic and Therapeutic Endoscopy of the Stomach and Small Bowel

小肠内镜可视化的首选技术是视频胶囊内镜检查（图 57-22）。这种用于口服的药丸大小的胶囊中装有相机和光源。胶囊内镜常在 1 天内遍历肠道，可定时收集图像并通过无线传输至接收器（图 57-23 和图 57-24）。然后，可以使用图像序列、时间记录和导航系统对小肠管腔内的异常进行视觉评估和定位。视频胶囊内镜对疾病的诊断率明显高于小肠灌肠检查[36]。视频胶囊内镜安全、易耐受，是一种理想的初始诊断手段。不幸的是，因为胶囊内镜只是一种诊断工具，所以不能进行组织取样或治疗，且对疑似小肠梗阻或狭窄的患者必须谨慎使用。随着深部小肠镜检查的进展，这个缺陷现在已经被解决。

深部小肠镜检查使用装有外套管器和气囊的肠镜，以经口途径和回盲肠途径检查小肠。存在两种相互竞争的技术：双气囊肠镜和单气囊肠镜[37]。这两种技术的机制相似。它用气囊泵系统将气囊在外套管上充气，当肠镜通过推拉技术推进时，气囊泵系统使小肠折叠到自己身上。在选定的患者中，可以通过顺行和逆行气囊内镜联合检查整个小肠[38]。然而，更常见的做法是先使用视频胶囊内镜来确定病变并定位，然后再使用气囊小肠镜进行治疗[39]。治疗可以通过器械通道和特制的长器械进行，这使得组织取样、止血、注射、扩张狭窄和清除小肠异物成为可能。在外科解剖变异的患者中，气囊小肠镜也可以用来探查十二指肠和壶腹[40]。然而，气囊小肠镜内镜操作要求高，非常耗时，而且在没有全身麻醉的情况下患者将难以耐受。其潜在的并发症包括穿孔、深层黏膜撕裂和急性胰腺炎。

随着深部小肠镜技术的进展，术中小肠镜的使用已逐渐减少。除气囊内镜检查外，让所有患者都进行全小肠的内镜检查并不可行，而且有一部分小肠是无法通过深部肠镜技术探查到的。这种情况尤其见于曾行腹部手术的患者、患肠梗阻或凝血障碍的患者[41]。术中肠镜检查与较高的并发症发生率相关，这些并发症包括伤口感染和肠道缺血。因此，深部小肠镜检查

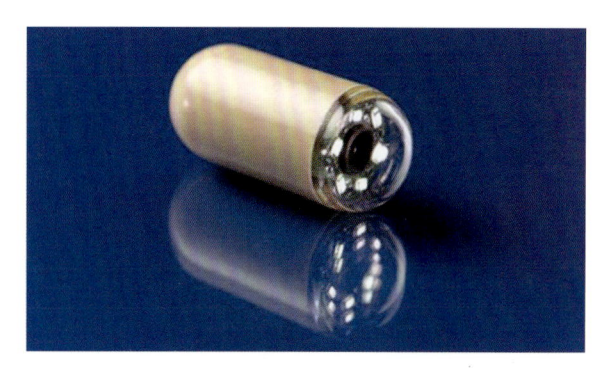

▲ 图 57-22　用于视频胶囊内镜检查的胶囊

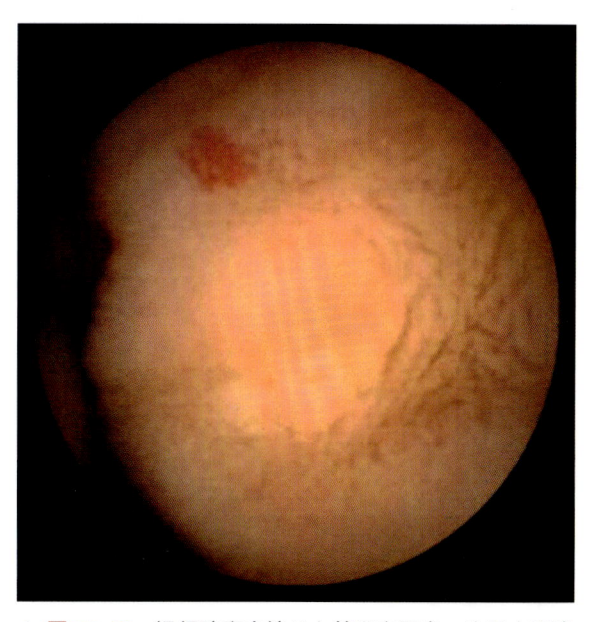

▲ 图 57-23　视频胶囊内镜示血管发育不良，这是小肠隐匿性消化道出血的常见原因

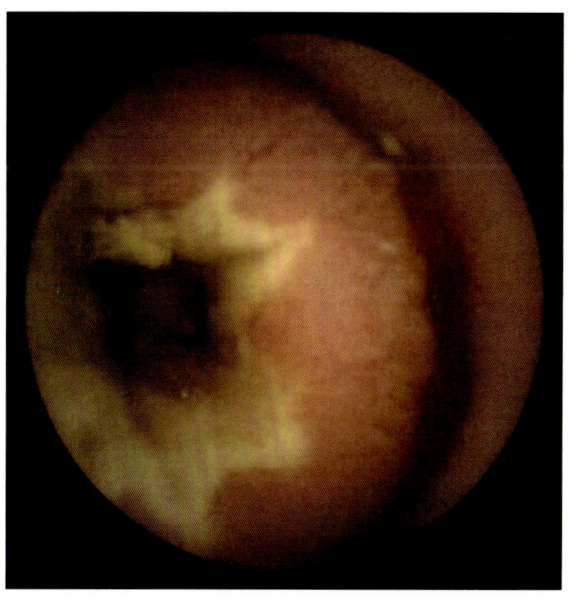

▲ 图 57-24　继发于克罗恩病的小肠溃疡和狭窄

029

不应用作减少阴性手术探查结果的一线诊断工具。

七、结论

上消化道内镜检查已经成为诊断胃和小肠疾病的基石。治疗性内镜领域的持续发展为技艺精湛的胃肠外科医生提供了越来越多样的技术和新颖的仪器。这些内镜技术通常是对传统外科治疗的改进，并日益成为医疗的标准。随着外科手术越来越微创化，先进的内镜治疗已是一个新的前沿领域，其应用实现指数性增长指日可待。

致谢

感谢 Jeffrey L.Ponsky 和 Chike V.Chu-kwumah 在第 7 版中对本章的出色贡献。

第 58 章
胃和小肠插管及路径
Access and Intubation of the Stomach and Small Intestine

David S. Shapiro　Stephanie C. Montgomery　著
陈应泰　赵璐璐　吴振坤　译

> **摘要**
>
> 在患者护理过程中，经常需要施行胃肠道插管。无论通过鼻腔或经皮路径行肠道插管，主要是为了进行减压治疗或肠内营养。肠道插管适于各种疾病的诊疗，包括肠梗阻、幽门梗阻、胃食管反流、胃肠道出血和动力障碍（表 58-1）。在现代医疗和外科手术中，经常需要施行胃肠道插管，但也应考虑到插管方式和插管器械带来的固有风险。肠管插管和处置均可能导致严重的甚至致死性的并发症。确定患者行插管治疗及插管方法时，须同时考虑插管的可行性、适当性、时机选择和插管路径。
>
> **关键词**：胃；小肠；胃造口术；肠造口术；经皮内镜下胃造口术；插管；通路；营养

　　施行胃肠道插管的医护人员在检查插管适应证时，应始终考虑到插管可能出现的并发症。术后常规胃减压一直备受争议，目前证据表明术后常规鼻胃管插管并无必要。此外，术后早期肠内营养是术后加速康复的重要目标，留置管虽然是一种常用方案且对患者有益，但可能会影响早期肠内营养目标。两项 Meta 分析纳入超过 3000 例患者，分析表明，仅适合在特定的术后情况下（如广泛粘连松解术、已知胃轻瘫、机械通气患者等）施行减压插管，作者还指出，

表 58-1　肠道插管：常见插管方法及适应证和禁忌证

路径	Dx	Tx	适应证	禁忌证
鼻胃	×	×	减压、肠梗阻、梗阻、上消化道出血、毒物摄入	鼻咽梗阻、食管静脉曲张、凝血障碍、血小板减少症、颅面创伤、中性粒细胞显著减少
鼻肠	×	×	肠营养、用药、创伤性脑损伤	长期营养需要 > 14 天、颅面损伤
胃（PEG）		×	营养不良、头颈癌、脑血管意外、创伤性脑损伤、长时间插管或昏迷，呼吸衰竭	胃排空延迟、胃轻瘫、幽门梗阻、近期接受过前肠手术
胃（开腹）		×	同 PEG，外加无法进行内镜检查	同 PEG
肠（空肠）		×	同期行其他适应证手术，幽门梗阻、严重营养不良、胃轻瘫、胰腺炎、瘘管	短肠综合征、远端梗阻，无法提供持续输液

Dx. 诊断；PEG. 经皮内镜胃造口术；Tx. 治疗

改编自 Ponsky JL, Chukwumah CV. Intubation of the stomach and small intestine. In：Yeo CJ, ed. *Shackelford's Surgery of the Alimentary Tract*. 7th ed. Philadelphia：Saunders；2013.

其他术后情况下应弃行插管术[1]。据报道，胃减压虽有获益，但同时伴有误吸、鼻窦炎和压力性皮肤和软组织溃疡等风险。此外，操作过程还有固有风险，包括鼻咽损伤、鼻出血，甚至气胸。与为减轻呕吐和胃胀而选择性插管的患者相比，常规鼻胃管插管患者虽然在创伤性并发症方面并无差异，但肺部并发症发病率更高[2]。

接受剖腹手术或其他手术的患者在术后早期可能对胃内营养或用药不耐受。类似于减压胃肠道插管，为营养和（或）给药进行胃肠道插管也必须权衡获益与潜在风险。此外，如果预期患者在术后较长时间内无法经口摄入足够的能量，则必须考虑通过手术进行肠道插管（图58-1）。出于营养目的施行插管，必须同时考虑到插管的可行性、可能插管时间和插管路径。对于误吸风险较高或存在胃排空障碍的患者，胃管喂养可能无作用，甚至还会造成伤害。应根据患者的基础性疾病和共存疾病，并考虑预期需要肠道插管的时间以及插管环境，再作决策。在一些情况下，肠道插管可能相对不适用，甚至禁用。鼻咽、食管或近端胃梗阻绝对忌行鼻肠道插管术，通常也禁行内镜插管。凝血障碍、腹水、肥胖、既往腹部手术史及胃食管静脉曲张等均为各类肠道插管的相对禁忌证。

一、鼻胃插管和鼻肠插管

胃肠道插管是一种得到充分证明了的诊疗方式，有着较长的应用历史。鼻胃管和肠道插管肇始于17世纪[3]。现代插管通常以将这些导管引入临床实践的医师名字来命名。1921年，Levin介绍了一种在远端开孔的单腔导管，以间歇性低抽或重力引流进行减压，或用于喂养[4]。

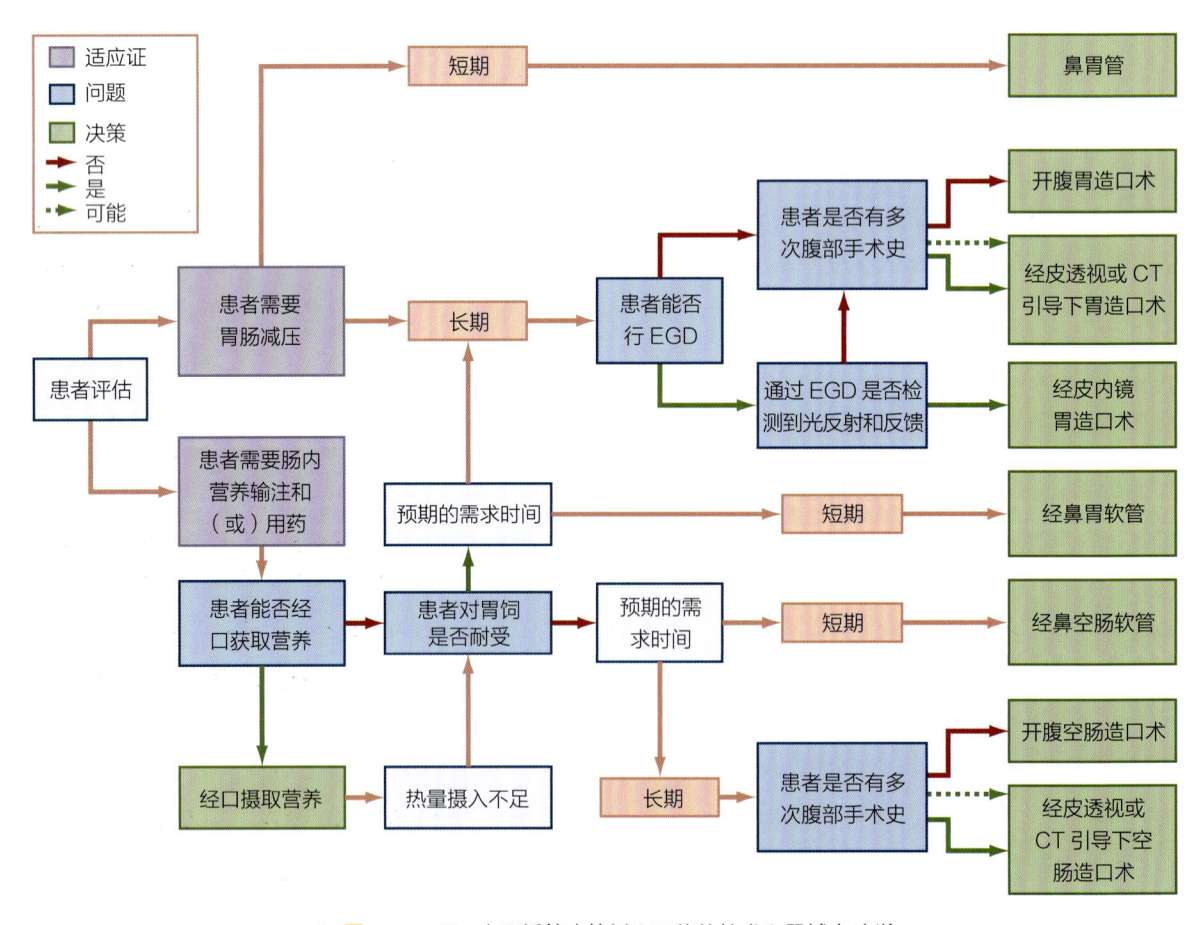

▲ 图58-1 胃/小肠插管决策树和可能的技术和器械方法学
CT. 计算机断层扫描；EGD. 食管胃十二指肠镜（引自 David S. Shapiro, MD）

如今广泛使用的一种改良型 Levin 管称为"Salem 池吸管"[4a]。Salem 池吸管鼻胃管有两个通气腔，第二通气腔允许从外部引入气体并输送至胃或池吸管中，从而避免了插管与胃黏膜黏附及可能的损伤。现今，这种鼻胃管最常用于胃轻瘫、机械性肠梗阻或肠道功能性无力或梗阻中胃肠减压。

1934 年，Miller 和 Abbott 首次引入了一种气囊端头的长肠道导管，通过缓慢的推进和蠕动将导管置入肠道，后续改良型包括经皮、加重、多腔和硅胶型号。1956 年，White 在论文中描述了临时将一根长管置入小肠进行减压的方法，后来 Baker 设计了以其名字命名的 Baker 鼻胃管并随后推广开来 [5-7]。一般来说，长的鼻胃管都会采用加重端头或气囊端头，并从远端置入进行肠胃减压。

用于喂养的鼻肠管类似于长导管，旨在穿过幽门，但与减压管不同，它们的管径通常较小，所用材料比标准 sump 管或长管更软。该类鼻肠管通常需要有一个加硬的导丝，以便置入和操控。鼻肠管中使用最广泛的是 20 世纪 70 年代由 Dobbie 和 Hoffmeister 引入的鼻肠管，现称为 Dobbhoff 管。该管的端头比其他部分稍大、略重，这可能有助于或不利于通过幽门 [8]。

研究认为，床旁自助将导管置入幽门后位置非常简单，并提出了多种方法。提倡使用促动剂、患者定位、注气等方法协助将导管推至幽门后位置，但得出了多种结果。研究还描述了内镜、放射学、磁和电磁法，后文中再做讨论。

二、适应证

梗阻和减压是鼻胃和鼻肠插管最常见适应证。而在上消化道出血或毒物摄入的初步处置中，包括洗胃和胃内容物排空，很少会将胃或小肠插管用于诊断或治疗。插管在诊断方面的用途有很多，包括通过抽吸确定是否存在药物或有毒物质、胃分泌物测定、排出量计量或 pH 值测定，以及采集样本用于培养分枝杆菌或幽门螺杆菌。胃和肠道插管治疗用途非常明确。空气或肠内容物减压非常普遍，并且常用于患者存在肠梗阻、机械性肠梗阻、胃扩张、围术期胃引流的情况，或需要降低误吸风险的情况。腹部手术后常规行鼻胃减压术已不再普遍。有证据表明，在早期列出的适应证（包括慢性恶心和呕吐）患者中选择性地使用鼻胃减压术，相比常规的术后减压，其肺部并发症发生更为频繁 [9]。减压是肠梗阻的治疗必不可少的组成部分，可以缓解来自胃部液体或气体的流入，并且可以用来确定梗阻情况是否改善，这是因为如果梗阻改善，排出量将会减少。

在肠梗阻的减压治疗方面，鼻胃减压往往足以缓解空气和液体内流造成的梗阻。对于不完全性肠梗阻，减压可在 48h 内缓解梗阻。持续性梗阻需要进一步诊断，甚至可能需要手术治疗。对于疑似完全肠梗阻患者，在术前复苏期进行鼻胃插管对胃减压和最大限度减少误吸很重要，但手术仍然是治疗的主要手段。

文献中描述并评估了使用（Baker、Cantor 等）长管行广泛粘连溶解后，出现高危肠道的管腔内折叠。尽管部分研究人员倡导使用该技术，但由于在肠造口术中所用 Baker 管会导致相关的并发症，因此逐渐失势。有些研究人员建议采用经鼻插管，认为其对部分梗阻性肠减压有一定功效，但研究结果好坏参半。但是，如果不进行胃减压，可能无法缓减恶心和（或）呕吐的症状。一项对比短减压管和长减压管的随机对照研究并未显示出长管有任何优势 [10]。其他研究人员则认为长管只能作为一种辅助治疗，其在传统治疗中的价值并不像传闻中的那么高，因此，大多数研究人员都弃用了这种减压管。

三、禁忌证

软饲管（Dobbhoff、Keofeed、Cortrak 等）的管径较小，可用于胃或幽门后喂养，可在床旁施行经鼻插管。当有适应证的患者需要时，鼻肠插管是一种简单、有效且相对舒适的肠道插管方式。鼻肠插管的禁忌证包括鼻咽梗阻、食管梗阻或穿孔、近期有前肠治疗或手术及颅面创伤。虽然在存在颅面创伤的情况下，首选口胃插管，但在没有安全气道的患者中，这可能不切实际。例如，当插管是为了避免鼻出血或其他出血而非紧急目的时，凝血障碍也是一项重要的禁忌证。

四、床旁插管法

床旁鼻肠插管操作虽简单易行，但可能会出现各类失误，导致并发症。患者配合度、警觉性和认知能力各不相同。应按照本机构的要求获取患者的知情同意，并对治疗获益、风险和患者体验进行评估。

对于意识清醒、保持警觉并愿意配合的患者，首选 90° 半坐卧位的插管方式。患者可坐于椅上，也可更舒适地坐卧于担架或床上。患者颈部应稍弯曲，避免误插入气管内，并确保治疗室安静无干扰。患者应知悉手术原因、插管流程及插管可能出现的不适，并做好准备。通常无须给抗焦虑药和镇痛药，否则会影响插管。

评估鼻腔通畅程度非常重要，尤其是对于有鼻中隔异常病史的患者。此外，建议患者在插管前备好呕吐盆和防溢毛巾或治疗巾。依次测试每侧鼻道在捏住对侧鼻孔后的通气情况，以确定哪侧鼻道更适合插管。

戴好手套后，用手反复上下揉搓导管使其加温，并使导管柔软微曲。大多数导管都标有厘米刻度，显示导管的留置长度，但有些导管可能无刻度。胃内插管长度应约为 50cm，幽门后插管长度应在 65cm 以上。

插管前，应在导管和鼻道上涂上含或不含局部麻醉药（2% 黏性利多卡因）的水基润滑剂；也可使用麻醉喷雾剂（苯佐卡因、丁苯本），但其无润滑效果。

将导管循后鼻咽方向插入鼻孔，插入方向与患者下颌或耳郭同侧平行。不得将导管朝头方向插入鼻孔，否则会导致导管在鼻咽部弯曲或对鼻黏膜造成损伤。使导管贴于鼻道底部，便于其进入后咽。当导管抵达后鼻咽部并遇到少许阻力时，轻微用力旋动导管，使导管端头缓慢下到口咽。

当导管插入后首次遇阻，嘱患者用吸管缓慢吸水并咽下，以此闭合会厌并使导管直接进入食管上段。若患者在插管过程中出现剧烈疼痛、作呕、焦虑性咳嗽、呼吸窘迫或明显抵抗，应让患者先喘息平复下来，然后再继续操作。作呕、咳嗽或其他呼吸窘迫可能表示导管误入喉部，插管者应拔出导管并重新插管。

成功进入食管后，应继续进管直至所需深度。进管 50～55cm 至胃后，应评估管的位置。使用插管治疗适应证前，应确认管的位置，本文中已描述了多种方法。

仅吹入法联合听诊是不可靠的，尽管对于某些医师来说，这种方法有助于远端管定位，但这不应该是确认位置的唯一方法。

在某些情况下，抽吸肠或胃内容物也较可靠，但在插拔管过程中，管内容物不清楚，也无法确认管端的位置。影像学检查仍然是确认管端位置的主要方法，通常应在插管后进行。在某些情况下，可能需要对照才能确定管的走向，使用钡稀溶液可能是最便宜也是最简单的方法。当前有一种管端带有电磁传感器，用于准确放置饲管的设备（Cortrak，CORPAK MedSystems，Buffalo Grove，Illinois），并且已经过审查（图 58-2）。回顾性和前瞻性研究表明，使用主动定位检测系统跟踪导管拔插是一种可靠的方法。而使用实时成像系统可为医师进行床旁胃肠道插管提供辅助，并提供一定的置信度。在确定采用何种方法更好定位导管时，应考虑阻力、患者症状和医师经验。对于经验丰富的医师，电磁检测会有所助益，并且相对于射线成像可以更省成本，但还不是金标准[11]。在一项研究中，约 3.2% 的患者进行了呼吸系统插管，而其中有多达 1.2% 的患者出现了气胸，

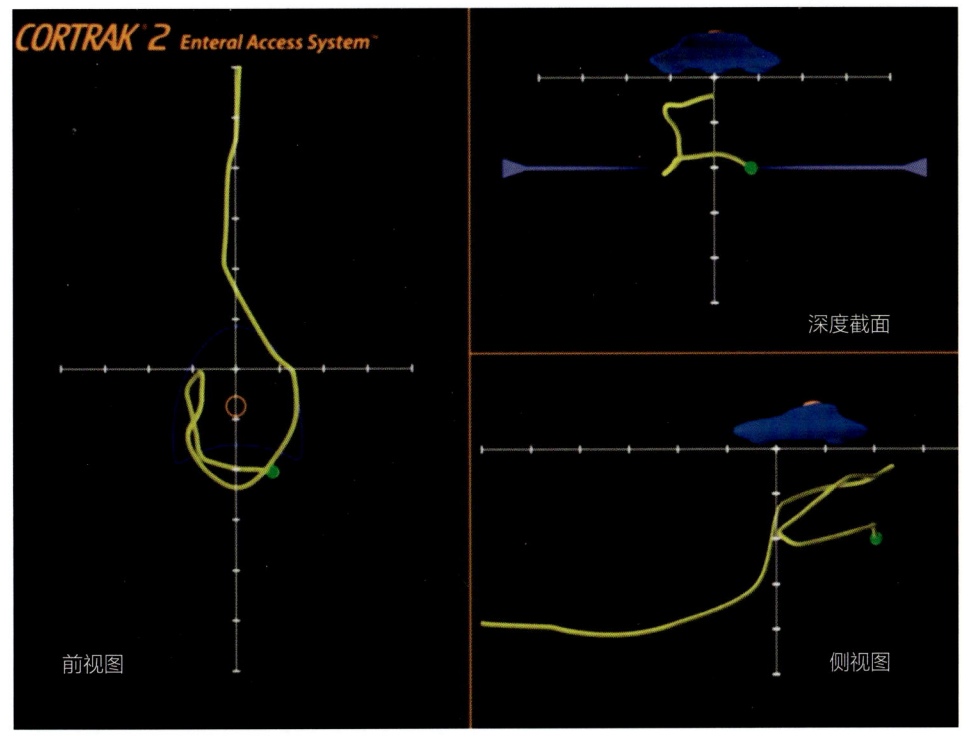

第 58 章 胃和小肠插管及路径
Access and Intubation of the Stomach and Small Intestine

◀ 图 58-2 Cortrak2 肠道插管系统通过封闭管系统中的电磁端头提供直接反馈。该系统实时跟踪，显示插管路径图

并出现 1 例死亡病例[12-14]。这些作者（包括一名经验丰富的程序专家）主张采用一种简单的多模态确认方法，准确地报道了插拔管难易度、患者的症状和体征，以及将常规电磁检测与选择性射线成像或常规射线成像一起使用。气胸、胸膜内插管（以及随后进行营养输注），或其他并发症的风险虽然较低，但仍有可能出现意料之外的严重并发症，应将其视为患者安全领域中的"永不发生的事件"。

五、胃或小肠插管

胃或小肠插管可通过各种干预措施或器械实现。肠内营养支持或减压及其他治疗可采取插管。营养插管可以采取多种方法，而饲管插管只是其中一种方法。因为饲管插管反映了正常的日常功能性进食，因此从生理上来看更为有利。而肠内推注营养在住院环境中有时是不切实际的，因此通过胃内或幽门后连续饲养可提供持续的肠内营养支持。尽管可以通过如前所述的鼻肠喂养法进行肠内营养支持，但应考虑所需的留置时间再做决策，确定是选择鼻肠道插管还是选择非鼻肠道插管或其他更具侵入性的方法。同时，做决策前，还需要考虑所选的喂养技术。循环营养推注进胃会导致血液胰岛素水平发生变化，从而导致脂解并实现期望的合成代谢状态[15]。胃内营养也可以改善胃弛缓和胆汁淤积。胃插管在大多数情况下可在床旁进行，无须镇静或使用特殊设备，比幽门后插管或空肠插管更容易实现。直接经鼻或经口插管的禁忌证包括咽梗阻、前肠手术、食管裂孔疝、食管异常状态（包括静脉曲张）和门静脉高压症其他后遗症等。此外，特别是对于专业护理机构和康复中心，针对需要长期营养支持的患者，可能不会选用鼻胃或口胃等临时性营养插管方式，而是采用手术或基于手术的方法为患者提供肠内营养（图 58-1）。在某些情况下，可任意选择采用短期或长期营养方式，但如果不能经口摄取足够营养，而又需要 14 天以上的肠内营养，则有明确的适应证表明患者需要饲管插管。此外，麻醉风险评估、解剖限制、患者体质、既往腹部手术史、胃轻瘫或胃梗阻、短肠综合征及炎症性肠病禁用饲管插管。

六、胃和小肠插管术式

胃造口术

胃造口是在胃壁形成的一个开口，该开口通过腹壁与皮肤相连。前胃壁通过缝合和（或）通过管本身直接与腹膜壁层固定。通过胃造口术制造一个计划内的胃外瘘，这也最常见长期肠道插管手术。优先选择胃造口术，因为它可以减少患者的长期不适，消除与鼻饲器械相关的鼻道刺激，并避免了由于管堵塞或无意拔出而需要频繁更换的情况。本文已描述了用于胃造口插管的多种外科手术技术，包括开腹手术技术、内镜下插管和腹腔镜手术技术。

1. 开腹胃造口术 开腹胃造口术最常采用的是 Martin Stamm 于 1894 年描述的胃造瘘术式。该造瘘术通常在手术室中进行，需要在腹部上中线切开一个较小的切口，找到大网膜和横结肠，并将其向下轻轻返折以显露出胃体部。钳夹住胃并手动向上牵引，沿胃大弯前侧，确定相对无血管的部位，以放置导管。理想情况下，该区域应远离幽门和胃窦，并且胃部不应有过度的张力。择定区域后，在腹部的左上象限，远离上腹部血管的位置并在肋缘下方 2～3 指宽做一个戳口。用钝钳夹住导管，将其稳固并谨慎地穿过皮肤切口并置入腹膜腔，注意避免损伤内脏。用电刀切开与夹具接触的腹膜层位置。可选用多种导管，但通常选用 22 或 24 号带气囊或蕈状导管。使用血管钳将导管穿过腹壁。在胃造口术之前，外科医生可用永久性缝线于预定造口处做 1 个或 2 个荷包缝合，缝合口大小以正好置入导管为度，且无多余的浆膜。在导管通过后，收紧结扎荷包缝合线。使用电灼法在荷包缝合线的中央做切口，然后将导管经此切口插入胃腔（图58-3）。如果导管带气囊，则应将其充气，并收紧结扎荷包缝线以固定导管。在固定过程中须注意避免刺穿气囊。通常用丝线，将造口周围（图58-4）的胃壁与腹壁戳口四周的腹膜（图58-5和图58-6）固定缝

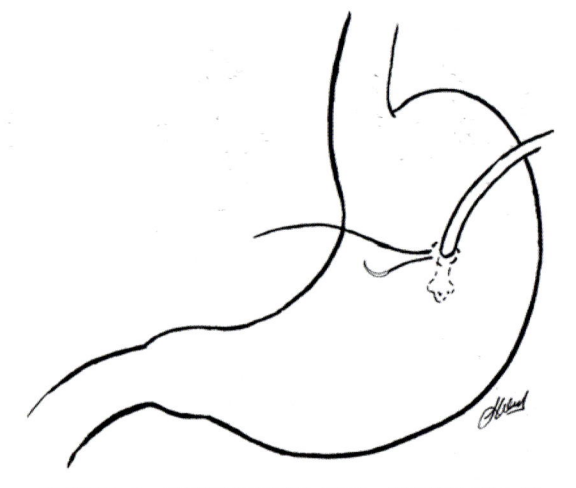

▲ 图 58-3 将胃造口管插入胃时，解开荷包缝合线
引自 Jacob Wood，MD

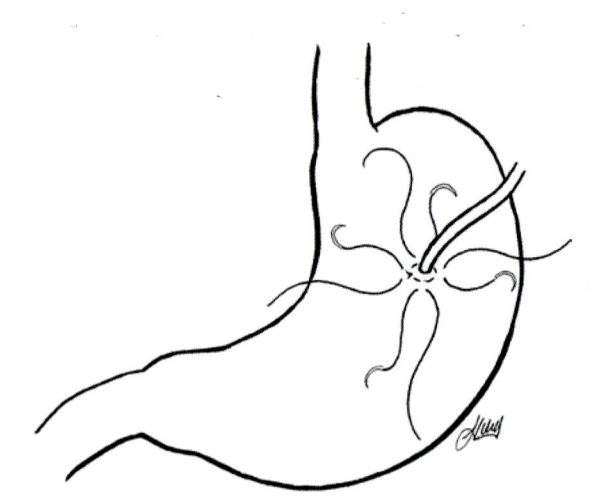

▲ 图 58-4 在结扎的荷包缝合线周围放置留置缝合线，准备进行胃固定术
引自 Jacob Wood，MD

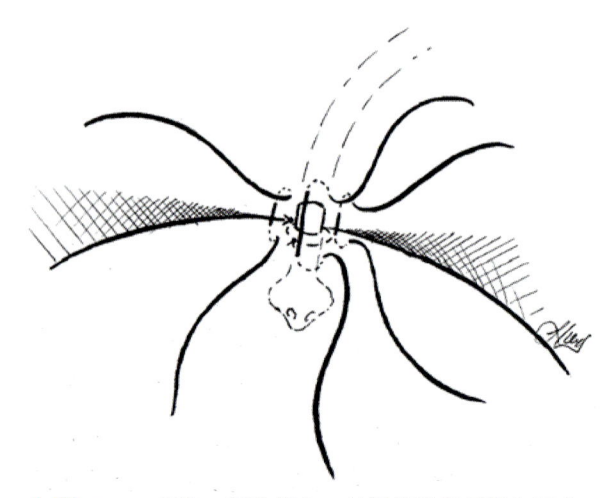

▲ 图 58-5 胃造口管从管入口处沿腹膜壁层插入胃中。当胃壁和腹壁并置时，应首先固定最外侧的缝合线
引自 Jacob Wood，MD

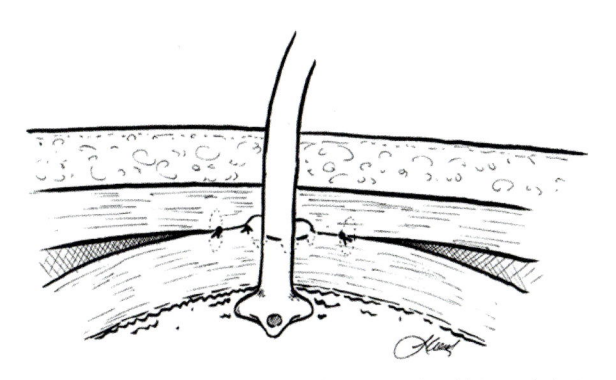

▲ 图 58-6 Stamm 胃造口术完成后，将导管与胃缝合固定，确保导管在胃中处于适当位置
引自 Jacob Wood, MD

合 4~6 针。最后使用尼龙缝线将导管固定缝合于皮肤上，以常规方式缝合腹部切口。

2. 经皮内镜胃造口术 经皮内镜胃造口术（PEG）是一种在内镜下插管的胃造口术，无须长时间的全身麻醉或剖腹手术就可安全有效地置入长期饲管。PEG 的禁忌证很少，但包括上腹部手术，有腹水或近期接受过其他腹部手术的患者。"推入"（PUSH）和"拉出"（PULL）是两种最常用的 PEG 插管法。手术室、内镜室或床旁均可采用这两种方法，并仔细监测患者生命体征和耐受性。通常，应在造口前对患者进行镇静和手术部位的局部浸润性麻醉。对患者上腹部进行备皮，并进行手术消毒，铺消毒巾。PUSH 和 PULL 的方法均通过胃镜向胃内充气。患者镇静下来后，将胃镜小心地插入胃内。手术前应仔细检查食管和胃，以评估任何异常状态或禁忌证。然后，内镜检查人员在直视下将胃镜端抵住胃前壁，观察上腹部由胃镜透照出的光亮区。大多数胃镜设备上通常都有透照功能，可用于可视化辅助。然后，用手指在腹壁上按压明亮的区域，以评估胃壁上出现明显指压痕的位置（图 58-7）。持续进行这一动作（又称"手指反馈"），直到找到指压痕最明显且胃镜透光点最亮的地方。谨慎考虑并选择最佳穿刺点，可帮助减少手术并发症，如经结肠穿刺。于选点做局部麻醉，同时内镜医师通过胃镜插入一圈套器，调转到位，以备后续操作。助手通常会横向切开皮肤 1cm，然后将带套管的 PEG 穿刺针经切口穿刺，通过腹壁及胃壁进入胃腔。这些步骤应迅速并通过胃镜完成，以减少胃从腹壁向后移的机会。插入一圈套器，将导管围住并套紧。然后取出套管内针，并以类似于 Seldinger 的技术将导丝穿入胃腔。将导丝插入几厘米后，稍稍松开圈套器，以使套管从胃中拔出。再次收紧圈套器，以牢固地夹住导丝（图 58-8）。然后，内镜师将内镜退出患者体内，并沿圈套器拉动导丝。助手必须确保导丝易于牵拉。使用最常用的拉动方法将胃镜取出，并将装有导丝环的胃管固定在从患者口腔中引出的导丝上，并且由助手轻轻拉动穿过腹壁的导丝（图 58-9）。通过轻柔拉动将胃管从患者食管引至胃内，并从穿刺部位拖出

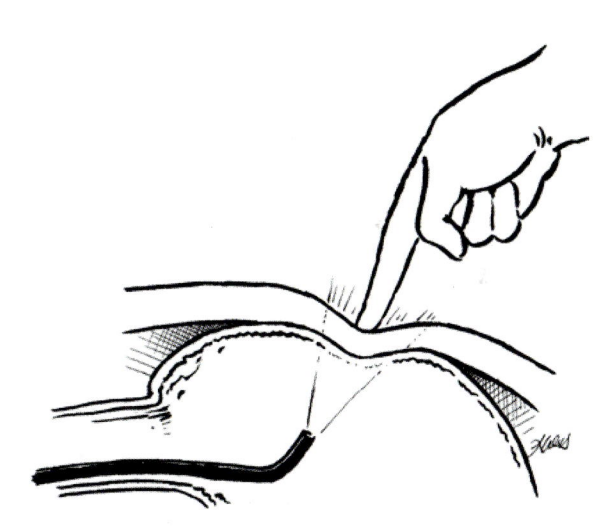

▲ 图 58-7 经皮内镜胃造口术中的"光反射"或透照步骤和"手指反馈"步骤，确定胃壁与腹壁牢固附着
引自 Jacob Wood, MD

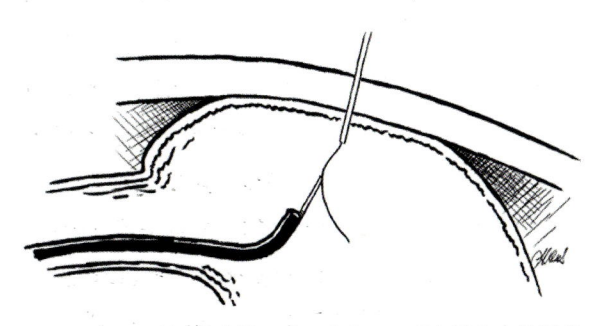

▲ 图 58-8 在经皮内镜胃造口术中，用圈套器来套住导丝
引自 Jacob Wood, MD

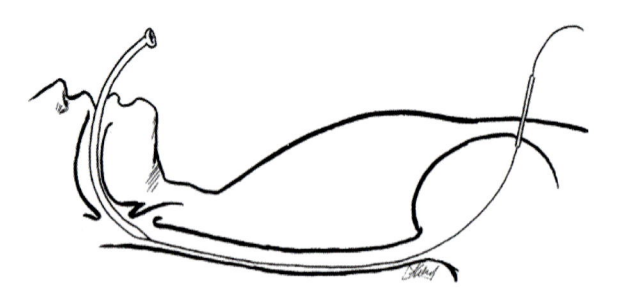

▲ 图 58-9 导丝穿过腹壁进入胃，并从口腔内拉出。在此图中，经皮内镜下胃造口管刚好进管超过口咽进入食管，并可以沿导丝推或拉
引自 Jacob Wood，MD

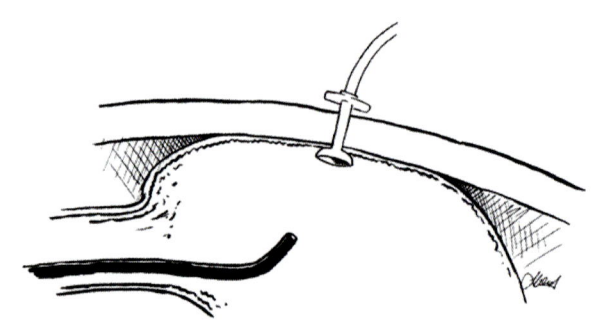

▲ 图 58-10 完成经皮内镜下胃造口术（PEG）的良好位置。注意，衬垫并非紧贴皮肤，仅仅是为了防止 PEG 管移动
引自 Jacob Wood，MD

体外。在使用 PUSH 管的情况下，胃管穿过导丝，从患者口腔退出。取下胃镜，使导丝穿过胃管，直至完全穿过。沿导丝轻轻推动导管，直至长而尖的端头穿过切口。通过轻推腹部侧导丝，以此促进导管插入。值得注意的是，这些胃管通常配备有一个坚固的一次性端头，该端头将率先从皮肤中退出。软管和硬端头的连接处通常直径最大，而皮肤切口必须易于通过该直径。在 PUSH 和 PULL 这两种方法中，一旦胃管从皮肤穿刺口退出，就将其抓住并轻轻上拉，直至腔内堵塞器装置与胃黏膜接触。在插管过程中，管的胃内端或"堵塞器装置"将先经患者口腔再进入患者体内。我们建议在此时再次插入胃镜，以检查胃管的位置是否正确，并且不会过紧（图 58-10）。堵塞器装置应与黏膜密切接触但不宜过紧。这些作者主张将导管沿轴旋转。如果看到黏膜随着堵塞器装置移动，则表示两者接触过紧。此时，将外衬垫固定到导管上，并小心推动它，使其固定在皮肤上。不应将外衬垫与皮肤压得过紧，应当与皮肤保持 2～3mm 的适当距离。可以将衬垫缝合到皮肤上，但是对于现代管而言，无须此步骤。通常不建议使用闭塞敷料，因为它会促进感染。可在该步骤后立即进行常规和简单的 PEG 插管。

3. 空肠造口术 开腹空肠造口最常见的手术方法是 Witzel 技术，以 Friedrich Witzel（1865—1925）命名。在剖腹手术中，外科医生必须首先找到十二指肠空肠曲（Treitz 韧带），然后沿

空肠行进直至远端 15～20cm。该选定区域应具有足够的可移动性，以便导管能够无张力地附着在前腹壁上。于预期的插管入口用丝线做一个荷包缝合。然后在内层荷包线中点戳破肠壁一小孔，用一根（通常是 12～18F）导管旋入空肠管腔，并注意确保导管端头朝向远端（图 58-11）。轻轻拉紧荷包线。使用 Lembert 技术将浆膜缠绕在胃管上 6～8cm（图 58-12），从

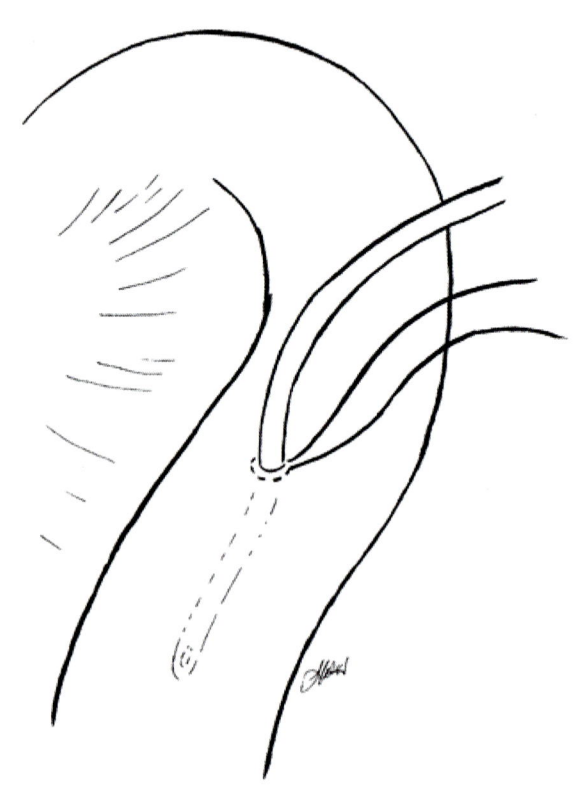

▲ 图 58-11 在小肠壁上系上一个荷包线，当导管置入管腔时，解开该荷包线
引自 Jacob Wood，MD

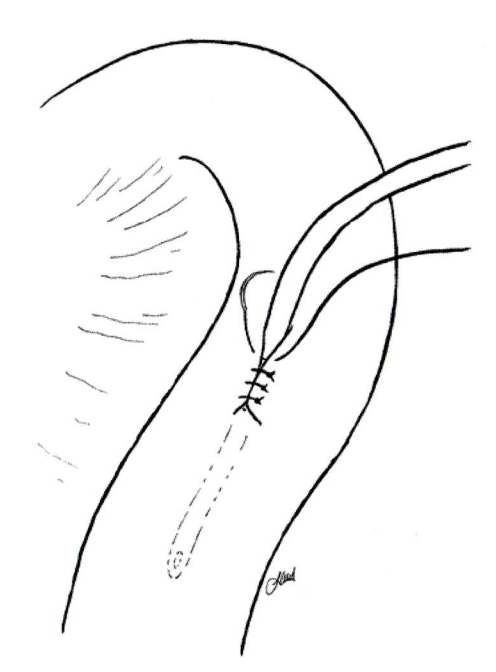

▲ 图 58-12 在行肠固定术前，在 Witzel 肠造口术中创建一个"隧道"，将小肠的浆膜交叠以固定导管，并创建一个功能性的"单向阀"，以便在导管发生移位的情况下，降低肠黏液渗漏的可能性
引自 Jacob Wood，MD

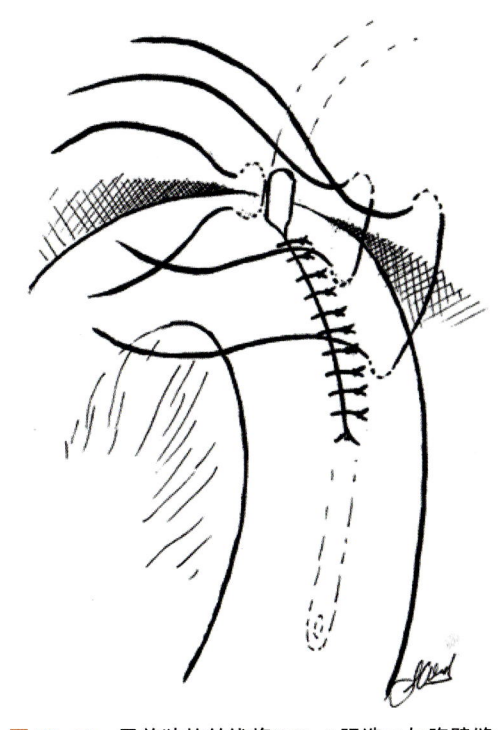

▲ 图 58-13 用单独的丝线将 Witzel 肠造口与腹壁缝合固定，固定时面积宜大些，以避免肠管梗阻或扭曲
引自 Jacob Wood，MD

而形成隧道，然后用丝线缝合。完成后，用丝线将肠襻与腹膜壁层缝合固定（图 58-13）。外科医生应不断评估和重新评估肠造口，以确保缝合牢固性。肠壁插管口应尽量宽阔，避免以造口肠管为轴心肠管扭转，从而导致梗阻。

4. 组合式或多腔导管 特定患者需要在胃减压的同时提供幽门后肠内营养。在这种情况下，多腔导管非常有用，其可在内镜透视辅助下，或通过剖腹手术进行造口。手术技术与 Stamm 胃管所用技术相同，但在固定荷包线之前，需先用手或使用市售的器械导引器将导管插入空肠。无论选择哪种方法，经胃空肠管通常会穿过幽门或通过新创建的胃空肠吻合口。有时这可能很困难。外科医生必须确保在手术过程中避免引起空肠或十二指肠穿孔。如果临床需要，现有的胃造口术可以在透视检查辅助下，以类似的方式进行多腔造口。

5. 其他装置 除透视辅助插管外，我们的介入放射学研究人员还采用了经皮方法。计算机断层扫描或超声检查有时可帮助插管，但需要经口或经鼻胃或鼻肠方式给予泡腾药物让插管更顺畅。皮下插管的切口往往较小，并且会因药物、营养物质或因其他原因发生堵塞。

七、肠管的管理及并发症

在近期各类文献中，对新置肠管的早期肠饲安全性的研究逐渐减少，相反，研究更多的是强调它的好处，包括缩短住院时间，并且不会增加吻合口瘘、肺炎、再入院、再手术或死亡的风险[16]。通常，不论选择何种插管方法，外科医师都会选择在插管后 24h 内开始喂养。常规的做法是先低速喂养，然后随着耐受性的增加而提升肠饲速度，直至达到目标速度为止。然而，若患者在术前就已耐受目标喂养速率，一些外科医生则主张从目标速率开始喂养。

据报道，胃造口术并发症的发生率为 0.4%～22.5%[17, 18]。这些并发症大多是轻微的，但确实有可能出现危及生命的并发症。外科医生应该保持警惕，并积极应对。胃造口部位感染是一种常见的并发症，据报道，胃造口部位平均每 2.1 年发生一次感染[19]。胃造口部位感染的表现包括饲料渗漏、部位红斑、脓性排液和皮肤硬结，这些感染通常采取局部伤口护理就足够了；然而，如果形成脓肿，有时则需要局部切开引流。此外，还可能需要使用抗生素。

胃造口管上张力过大会导致内固定装置（堵塞器装置或气囊）在肠道中发生位移，并导致"包埋综合征"，最终导致更大的胃外瘘。外固定装置与内固定装置之间的组织过度受压是主要的致病因素，但将导管从患者身上拔出的作用力，如插管进行重力引流，或是患者或医师频繁拉动或操作导管也会引起问题。初次操作时应注意避免放置不必要的衬垫，在导管的使用寿命内应谨慎操作并定期确保管位置，避免衬垫打滑并避免皮肤过度受压。此外，如果衬垫松动，管上的内固装置可能会偏移到管腔远端。这可能导致肠腔梗阻。在这种情况下，只需将导管拉回到正确位置，并重新固定衬垫即可。

在 2.5%～12.8% 的患者中，导管意外移位是一种常见的并发症[18, 20, 21]。如果插管已有一段时间（＞14 天），形成了永久性管道，则可以沿管道重新插入替代管，但是必须进行造影，以确认其在管腔中的位置。这一过程可能会耗费时间和费用，应注意避免和预防这一问题。如果插管时间在 10～14 天，则应立即进行剖腹手术并更换导管，一些医生主张使用腹部黏合剂或固定带来固定经腹导管。必须注意避免造口压迫、剪切损伤或其他问题，但通过黏合剂或固定带，可以使那些难以控制其运动的患者避免无意中发生导管变位。

八、结论

外科患者肠道插管存在许多适应证，包括营养支持和胃肠道减压。执业外科医师应精通与每种方法相关的适应证、技术和并发症，并根据患者情况选择治疗方案。

第 59 章
消化性溃疡的外科手术治疗
Surgery for Peptic Ulcer Disease

Abubaker Ali　Bestoun H. Ahmed　Michael S. Nussbaum　著
陈应泰　赵璐璐　吴振坤　译

摘要

胃十二指肠消化性溃疡是一种常见疾病，其发病率有明显地域差异性。在西方国家，PUD 的发病率稳步下降；而在发展中国家，PUD 的患病率要高得多。这种差异性可能与幽门螺杆菌的流行、吸烟，以及非甾体抗炎药等致溃疡药物的使用有关。20 世纪 70 年代组胺 H_2 受体拮抗药的出现和 80 年代末质子泵抑制药的开发，实现了进一步降酸和活动性溃疡更快、更有效的愈合。PPI 和内镜治疗的联合使用进一步减少了急诊手术的需要。PUD 的并发症包括出血、穿孔和幽门梗阻，其发生率有明显下降的趋势。PUD 并发症的发生也因地理位置不同而不同。在美国出血最常见，而在其他国家梗阻可能更常见。外科手术的目标是使溃疡愈合、预防或治疗溃疡并发症、解决潜在的溃疡病因，并将术后消化道不良反应降至最低。

关键词： 消化性溃疡病；胃溃疡；十二指肠溃疡；胃切除术；幽门成形术；Billroth；迷走神经切断术；幽门螺杆菌；非甾体抗炎药；Roux-en-Y；质子泵抑制药；巨大十二指肠溃疡；边缘溃疡；胃空肠吻合术；胃肠吻合术

胃十二指肠消化性溃疡是一种常见疾病，其发病率有明显地域差异性。在西方国家，PUD 的发病率稳步下降。最近一些人群研究表明，其患病率为 4%，其中 20% 的患者患有无症状溃疡[1]。在发展中国家，PUD 的患病率要高得多。最近在中国的一项人群研究中，17.2% 的人有内镜记载的十二指肠或胃溃疡；然而，超过 70% 的患者没有症状。这种差异可能与幽门螺杆菌的流行、吸烟，以及非甾体抗炎药等致溃疡药物的使用有关。在对包含发达国家的文献系统回顾中，医生诊断的 PUD 的年发病率为 0.1%～0.19%；基于住院患者的 PUD 的年发病率为 0.01%～0.17%[1]。在 1996 年的一项退伍军人事务研究中，幽门螺杆菌阳性患者的 PUD 患病率为 2%[2]。

在美国，PUD 的患病率和住院次数都有所下降。1993—2006 年，与 PUD 相关的住院率下降了 30%，与十二指肠溃疡相关的住院率下降幅度比胃溃疡更大。十二指肠溃疡相对于胃溃疡住院率的优先降低可能与幽门螺杆菌检测和引入更有效、更成功的治疗方案有关[3]。20 世纪 70 年代，组胺 H_2 受体拮抗药的出现使溃疡手术的实施率下降了 40%。随后在 20 世纪 80 年代末，PPI 的开发实现了进一步降酸和活动性溃疡更快、更有效的愈合。PPI 的发展不仅对择期医疗管理产生了影响，也在急诊环境中产生了影响。当联合使用 PPI 和内镜治疗时，急诊手术的需要进一步减少。

PUD 并发症包括出血、穿孔和幽门梗阻，其发生率有明显下降的趋势。虽然较早的研究表明，患有其中一种并发症的住院患者数量保持稳定甚至增加；但最近的研究表明，在美国，穿孔和出血的发生率一直在下降[4]。PUD 的并发症因地理位置而异，出血在美国最常见，而梗阻可能在其他国家更常见[5, 6]。

消化性溃疡并发症及其复发的危险因素包括：NSAID 和（或）阿司匹林的使用、幽门螺杆菌（H.pylori）感染及溃疡直径≥ 1cm。PPI 的使用降低了消化性溃疡出血的风险[7]。

目前外科手术的适应证如下。

- 经内镜治疗后仍有大量出血。出血在美国是 PUD 最常见的并发症，每 10 万人中约有 100 人发生出血。
- 穿孔第二常见，每年每 10 万人中有 11 人因此需要手术。穿孔与高死亡率有关[5]。
- 梗阻是幽门前和（或）十二指肠溃疡愈合后瘢痕形成所致。
- 罕见手术适应证：经最大限度药物治疗后仍有难治性溃疡。
- 尽管已接受治疗且内镜活检呈阴性，但溃疡仍然存在且不能排除癌症。这对胃溃疡尤其重要。

外科手术的目标如下。

- 允许溃疡愈合。
- 预防或治疗溃疡并发症。
- 解决潜在的溃疡病因。
- 最大限度地减少术后消化道不良反应。

没有一种单一的术式可以满足以上所有目标。为了选择最佳的手术方式，外科医生必须考虑溃疡的特点（位置、慢性、并发症类型）、可能的病因（胃酸高分泌、药物诱导、幽门螺杆菌可能的作用）、患者特征（年龄、营养、并存疾病、就诊情况）和手术方法（死亡率、不良反应）。在某些方面，所有的溃疡手术都代表着一种妥协：溃疡并发症被手术并发症所取代。最后，在术式的选择上必须发挥外科医生的临床经验；如今，大多数外科住院医师几乎没有更复杂的手术临床经验就完成了他们的培训。毫无疑问，这影响了他们对择期手术和急诊手术的选择。

一、消化性溃疡的外科治疗史

（一）生理学发现

溃疡病的最初手术是基于局部控制，而不是对其所涉及的生理学知识有很好的掌握。随着消化和泌酸生理学过程的揭示，手术发生了变化，即转向解决对 PUD 病因的理解。

1814 年，英国生理学家和外科医生 Benjamin Brodie 描述了迷走神经及其与胃酸产生的联系。1822 年，陆军外科医生 William Beaumont 主治腹部受猎枪伤的 Alexis St. Martin。Beaumont 治疗了他的伤口，但无法确保其能否治愈，然而患者活了下来，但腹部残留一胃皮瘘。1825 年，Beaumont 开始研究患者的消化过程，将食物绑在绳子上，通过瘘管插入胃中并观察食物是如何被消化的。另外，他还研究了瘘管的胃液。1833 年，Beaumont 以 "Experiments and Observations on the Gastric Juice, and the Physiology of Digestion" 为题发表了他的发现[8]。

胃液分泌的三个独立但又相关的时相及其参与进餐和消化的发现，定义了 PUD 的外科治疗策略。头期、胃期和肠期（程度较小）是生理学发现塑造外科实践的重要例子。苏联生理学家和内科医生巴甫洛夫描述了胃液分泌的头期。巴甫洛夫通过对狗的生理学研究，发现刺激迷走神经会导致胃酸分泌。这个发现为他赢得了 1904 年诺贝尔生理学和医学奖。

生理学家 John Edkins 的研究围绕着胃期或胃窦期胃液分泌展开：他将幽门黏液的一种提取物（由盐酸或煮沸激活）注入猫的颈静脉，发现胃酸和胃蛋白酶的分泌明显增加。1905 年，他将这种活性物质命名为"胃泌素"。进一步的研究表明，胃扩张刺激胃窦释放胃泌素进而导致胃酸释放[9]。这一知识被直接应用于 PUD 的治疗，并成为行胃窦切除术的基础。

胃液分泌的肠期是指未接触胃酸的食物团与十二指肠黏膜接触的特定情况。在这种情况下，胃会被刺激分泌胃酸。生理上，食物团块是酸化的，与十二指肠黏膜接触就会刺激产生抑制反应。

（二）外科治疗

1881 年，普鲁士外科医生 Ludwik Rydygier

首次成功切除胃溃疡[10]。在 20 世纪初，治疗胃和十二指肠溃疡的标准手术要么是不切断迷走神经的幽门成形术，要么是胃肠吻合术。无论有无梗阻症状，这些手术都会进行，而且许多患者的症状都得到了缓解。

胃肠吻合术很快就超过了幽门成形术，成为治疗的首选。Charles Mayo 公开了 Mayo 诊所关于胃肠吻合术治疗胃溃疡和十二指肠溃疡的数据。647 例胃溃疡患者的数据显示，胃肠吻合术后患者的死亡率为 3.2%，而在 2734 例十二指肠溃疡患者中，死亡率不到 2%[11]。最后，人们开始认识到溃疡复发率和边缘溃疡形成的问题，外科治疗自此开始改变。胃切除获得青睐，胃肠吻合术的单独使用率下降。1941 年，Mayo 诊所报道了其胃大部切除术治疗良性胃溃疡的临床资料。数据显示术后死亡率仅为 2.2%，而以往运用的其他手术的实施频率要低得多[10]。

1921 年，Andre Latarjet 描述了迷走神经的解剖，并将这一知识应用于临床，即对消化不良进行解剖学上的完全性迷走神经切断术。随后，他观察了术后胃排空不足的问题，包括胃空肠吻合术[12]。尽管对迷走神经解剖学和生理学的掌握有所提高，但治疗性迷走神经切断术仍然是 PUD 的一种模糊的治疗选择。先后任职芝加哥大学、佛罗里达大学的生理学家和外科医生 Lester Dragstedt，在发展迷走神经切断术治疗消化性溃疡方面起着至关重要的作用。通过动物研究，他阐明了胃酸过度分泌在溃疡形成中的作用，并指出"由胃底分泌的纯胃液，有能力破坏和消化所有活组织，包括空肠壁、十二指肠，甚至胃本身"[13, 14]。尽管他对胃的生理学十分了解，但他并不愿意在人体上做迷走神经切断术，因为他不确定一个个体是否能承受该手术。然而，在 1943 年，他对一名患有溃疡病、曾接受药物治疗但以失败告终的 35 岁男性患者提出采用胃大部切除术的建议，患者立即予以拒绝。患者说，他的父亲和兄弟都接受过胃大部切除术，他的父亲已经去世，而他的兄弟也因手术痛苦不堪[12, 15]。Dragstedt 通过左胸切开进行了双侧迷走神经切断术。术后患者症状立即得到缓解。截止 1945 年，Dragstedt 已经为 60 例患者实施了迷走神经切断术；正如其他外科医生所指出的那样，他开始注意到迷走神经切断术后的"幽门狭窄"。虽然他最初只对胃排空障碍有症状的患者进行引流手术，但后来他改进了手术方式，在行幽门成形术的同时进行腹腔迷走神经干切断术（truncal vagotomie，TV）（图 59-1）。

迷走神经切断术和引流术逐渐被接受，因为与切除手术相比，它在缓解症状方面的效果相当且死亡率更低。Dragstedt 认为他的迷走神经切断术是"职业生涯中最重要的贡献"。George Crile 报道了克利夫兰诊所的数据：胃切除术与溃疡复发率相关，死亡率大约是迷走神经切断组的 3 倍。Goligher 等将迷走神经切断

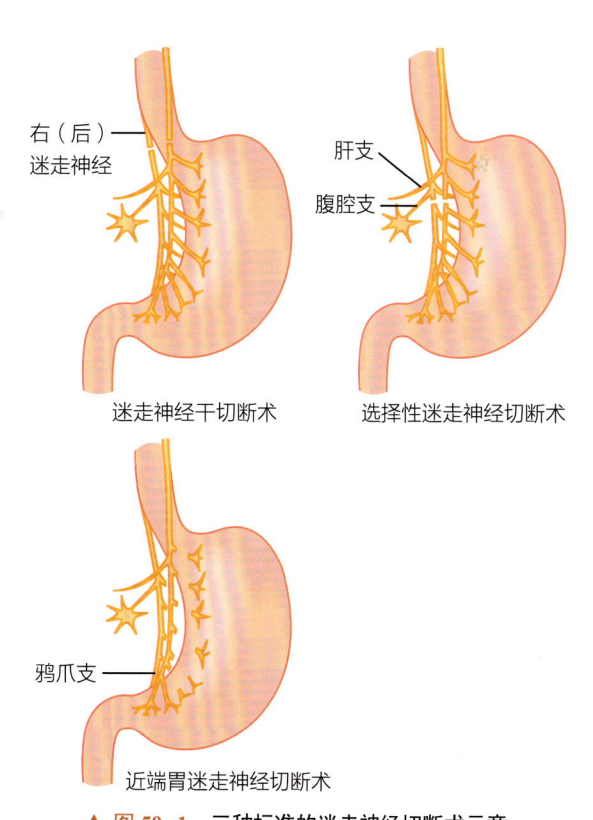

▲ 图 59-1 三种标准的迷走神经切断术示意

引自 Sleisenger MH, Fordtran JS. Operations for peptic ulcer disease and early postoperative complications. In: Sleisenger MH, Fordtran JS, eds. *Gastrointestinal Disease*. 5th ed. Philadelphia: Saunders; 1993.

合并幽门成形术与其他手术治疗十二指肠溃疡进行比较，发现迷走神经切断合并幽门成形术 2 年复发率为 6.3%，迷走神经切断合并空肠吻合术为 3.6%，而胃切除术后复发率为 0%。

当时的外科格言是——治疗溃疡旨在减少胃酸分泌。迷走神经切断术被用来消除十二指肠溃疡的主要诱因——头期泌酸。胃窦切除术是消除胃期胃酸分泌的解决方案，胃期泌酸被认为是胃溃疡形成的主要原因。将迷走神经切断术和胃窦切除术结合起来，即使不能根除，也能有效地减少胃酸的产生，从而延续了当时"无酸无溃疡"的信条，并抹去了引流的必要性。

来自 Mayo 诊所的 Hubert 等研究人员介绍了他们的迷走神经切断术合并胃窦切除术的结局，平均随访时间为 17 年。患者的手术死亡率为 1.1%，溃疡复发率为 0.7%，术后主要并发症发生率不到 1%[17]。围绕是选择迷走神经切断术加幽门成形术还是迷走神经切断术加胃窦切除术，引发了广泛的争议。随后，这两种方式在治疗溃疡方面都有一席之地的想法逐渐被接受。当时已经确定，对于复发溃疡，最好的手术方式是迷走神经切断术加切除。人们也相信，虽然两种手术在缓解症状方面效果较好，但迷走神经切断术加胃窦切除术复发率较低，而迷走神经切断术加引流术则死亡率较低。

选择性迷走神经切断术（selective vagotomie，SV）被认为是解决如何减少胃酸分泌的问题的答案；与此同时，它减少了先前讨论过的手术方式的已知、偶尔较弱的术后并发症。SV 背后的更多基础是 Griffith 和 Harkins 在 1957 年所做的工作。他们发现，来自迷走神经干的纤维沿着胃小弯支配着一小群壁细胞，且随着这些纤维接近幽门，它们具有初级运动功能。

选择性胃迷走神经切断术（selective gastric vagotomy，SGV）于 20 世纪 60 年代首次实施，其目的是减少因其他手术所产生的不良反应。然而，胃潴留仍然是一个影响因素，需要幽门成形术或其他引流术式来解决运动神经丧失的问题。Siim 等对 105 例患者进行了长达 13 年的随访，只有 77% 的轻度溃疡患者的症状得到了满意的缓解。在高度/严重溃疡患者中，只有 19% 的人有良好的治疗效果。该术式除了临床效果差外，还有 15% 的复发率。最终，他们得出结论，"选择性胃迷走神经切断术在选择性治疗中没有立足之地"[18]。

近端胃迷走神经切断术（proximal gastric vagotomy，PGV），又称壁细胞迷走神经切断术或高位迷走神经切断术，不影响远端胃运动功能，因此不阻碍胃排空。在 20 世纪 70 年代，PGV 因其较低的死亡率和发病率及省去了引流操作而成为 PUD 择期治疗中最受欢迎的手术[18]。van Heerden 等报道了 1973—1977 年 Mayo 诊所 223 例患者的数据，平均随访 39 个月，术后不良反应发生率低于 3%，死亡率为 0%，复发率为 4.9%。在研究结束时，他们得出结论，"胃近端迷走神经切断术是一种有效、安全和令人满意的选择"[19]。

Hoffmann 等在其一项纳入 248 例患者、随访时间为 11~15 年的随机对照研究中，将 TV 与 SGV、PGV 进行了比较。三组术后复发率分别为 28.5%（TV）、37.4%（SGV）和 39.3%（PGV），虽然 TV 组有复发率低的趋势，但三组间差异无统计学意义。总体而言，这三组患者的满意度是相似的，大约 2/3 的患者感到满意。而这些发现得出的结论是："这三种迷走神经切断术都不能被推荐为标准的手术治疗方案"[20]。

随着 H_2 受体拮抗药和 PPI 的发现，手术适应证减少。随着幽门螺杆菌的发现和对非甾体抗炎药影响的了解，人们对溃疡发病机制的认识进一步加深，也进一步减少了手术的需要。治疗变得主要是药物性质的，手术则为出血和穿孔的紧急治疗。本章讨论难治性消化性溃疡的择期手术和并发症的紧急处理。

二、消化性溃疡的病理生理学

数十年的外科治疗主导了 PUD 的治疗，紧随其后的是一段有效的降酸药物使用时期，现在已经被一种旨在消除幽门螺杆菌感染的短期方案所取代。对最佳手术方案的讨论已经被对治疗胃和十二指肠消化性溃疡多种临床表现的最佳药物组合的讨论所取代。针对幽门螺杆菌进行为期10天至2周的药物治疗，其溃疡复发率相当于腹腔迷走神经干切断术加幽门成形术的溃疡复发率。尽管消化性溃疡出血和穿孔的发生率在下降，但偶尔仍需要急诊手术[21]。

1977年，组胺H_2受体拮抗药的引入从根本上改变了PUD择期手术治疗的需要。然而，正是Warren和Marshall在1982年发现幽门弯曲杆菌（Campylobacter pyloridis）（1989年更名为幽门螺杆菌）与消化性溃疡之间的联系，才真正彻底改变了我们对溃疡发病机制及其治疗的理解[22]。他们因这项工作于2005年获得诺贝尔奖。流行病学研究显示幽门螺杆菌感染与胃和十二指肠溃疡有很强的相关性。感染的治疗常可达到消化性溃疡的长期治愈。尽管已经开发出强效抗分泌药物和治疗幽门螺杆菌感染的药物，但由于非甾体抗炎药的广泛使用，PUD仍然是一个重要的临床问题。消化性溃疡的原因是复杂和多因素的，因为它们是胃酸、胃蛋白酶和胃黏膜屏障相互作用的结果。任何增加胃酸和胃蛋白酶分泌或削弱胃黏膜屏障的物质都可能导致溃疡（框59-1）。

> **框59-1 胃和十二指肠溃疡的病因分类**
> - 幽门螺杆菌感染
> - 药物诱导
> - 非甾体抗炎药
> - 小剂量阿司匹林
> - 高泌酸状态
>   - Zollinger-Ellison综合征
>   - 保留胃窦
> - 胃手术后吻合口溃疡
> - 严重生理应激
> - 肿瘤

（一）幽门螺杆菌与消化性溃疡

幽门螺杆菌是人类最常见的慢性细菌感染，一旦获得性感染，感染会持续存在，可能会也可能不会导致胃十二指肠疾病。决定幽门螺杆菌感染是否致病的因素有很多：引起组织性胃炎的模式、胃泌素和胃酸分泌的动态平衡变化、十二指肠胃上皮化生、幽门螺杆菌与黏膜屏障的相互作用及幽门螺杆菌菌株的存在。幽门螺杆菌不同菌株的毒力有很大差异。幽门螺杆菌的某些基因型似乎毒性特别强，在消化性溃疡患者中更为常见。这些菌株都是vacA和cagA阳性[23]。幽门螺杆菌也具有遗传易感性。

幽门螺杆菌定植于整个胃上皮。然而，慢性黏膜炎症的严重程度是不同的，由此产生的临床情况取决于炎症的分布。幽门螺杆菌在胃溃疡中的感染率为80%～90%，在十二指肠溃疡中高达100%[24]。在十二指肠溃疡患者中，感染密度和炎症严重程度以远端胃窦区域最高，而泌酸胃体黏膜较少。幽门螺杆菌根除后，胃黏膜改变恢复正常。

在胃溃疡中，胃体和胃窦也会受到相似程度的影响。在这种情况下，胃酸分泌可以减少，因为壁细胞区受累更为严重。在胃泌素的同样刺激下，幽门螺杆菌感染的十二指肠溃疡患者比没有溃疡的感染患者会产生更多的酸。这可能是非溃疡性幽门螺杆菌感染患者病理性泌酸胃底黏膜增多、泌酸能力受损所致。胃酸增加会导致十二指肠球部胃上皮化生。这是幽门螺杆菌在十二指肠上皮定植的先兆，因为幽门螺杆菌只与胃上皮结合。由于十二指肠上皮化生、幽门螺杆菌定植，十二指肠上皮变得更易受胃酸和胃蛋白酶的影响并形成溃疡。根除幽门螺杆菌感染后，十二指肠胃上皮化生不会恢复正常，但随着感染的消除，溃疡复发的风险也被消除[24]。

幽门螺杆菌感染削弱了胃窦D细胞分泌的生长抑素对胃泌素释放的负反馈作用。生长抑素通过旁分泌作用抑制胃泌素的释放。细菌在表面上皮和胃窦腺中产生的碱性氨阻碍了D细胞正确感知酸碱度水平。这会导致生长抑素水平过低，从而丧失对胃泌素的抑制。幽门螺杆菌引起的慢性高胃泌素血症会对泌酸壁细胞产生营养作用并使其增生[25]。

幽门螺杆菌感染还会干扰胃窦和胃底之间下调胃酸产生的神经连接。神经控制功能受损再加上高胃泌素血症将导致产酸进一步增加。随着幽门螺杆菌的根除，高胃泌素血症迅速消退，而高泌酸状态的解除要慢得多[26]。

幽门螺杆菌感染引起的胃黏膜炎症反应导致细胞因子的产生，主要是IL-8[27]。IL-8发挥强大的趋化作用，吸引中性粒细胞和急性炎症细胞进入黏膜下层。其他细胞因子包括IL-17和IL-18。在最近的一种动物模型中，研究者发现血清IL-17水平升高与胃炎的严重程度相关；这种相关性与血清IL-8和IL-18水平的变化无关[28]。

幽门螺杆菌与宿主防御机制之间存在复杂的相互作用，影响消化性溃疡的发生。十二指肠溃疡似乎主要与产酸增加有关；而在胃溃疡中，防御机制的破坏似乎占上风。尽管机制不同，根除幽门螺杆菌可以有效治疗PUD并防止复发。此外，如果在抑酸药物的基础上加用有效对抗幽门螺杆菌的抗生素，溃疡愈合的速度会加快。

（二）非甾体抗炎药与溃疡

非甾体抗炎药会增加患消化性溃疡的风险。非甾体抗炎药是消化性溃疡出血最常见的危险因素（特别是在老年人中），这种风险是药物特异性和剂量依赖性的。非甾体抗炎药抑制胃和十二指肠黏膜中前列腺素的合成，导致黏膜防御降低[29]。而使用COX-2选择性抑制药的对照试验表明，胃十二指肠溃疡及相关并发症的风险降低[30]。

胃酸通过将浅层黏膜病变转化为深层溃疡而对非甾体抗炎药引起的损伤有促进作用。此外，胃酸干扰血小板聚集，影响溃疡愈合[31]。抑酸是治疗非甾体抗炎药相关性溃疡疾病的支柱。非甾体抗炎药使用者发生PUD的危险因素包括溃疡史、高龄、大剂量非甾体抗炎药、类固醇、阿司匹林、抗凝血药和幽门螺杆菌感染[32]。使用COX-2抑制药和PPI可以显著减少与非甾体抗炎药摄入相关的并发症。

（三）小剂量阿司匹林与溃疡

即使在非常低的剂量下（每天75mg），阿司匹林也能降低胃黏膜前列腺素水平，并可能导致严重的胃损伤。阿司匹林的作用是剂量依赖性的，每天服用75～300mg的患者，其溃疡并发症发生率是对照组的2～4倍[33]。服用小剂量阿司匹林的同时给予PPI，可以显著降低发生消化性溃疡的风险[34]。

（四）高泌酸状态与溃疡

胃泌素瘤所致Zollinger-Ellison综合征和窦切除术后保留胃窦伴胃空肠吻合术（保留排除胃窦）均可导致继发于高胃泌素水平的消化性溃疡。在排除保留胃窦的情况下，残余胃窦组织持续沐浴在高pH（非酸性）的液体中，导致胃泌素的持续分泌。幸运的是，由于目前外科实践中胃窦切除术的使用频率很低，很少遇到这种临床情况。在这两种疾病状态下，血清胃泌素水平过高会导致胃酸分泌过多，进而引起消化性溃疡。慢性萎缩性胃炎的患者也可见血清胃泌素升高，这是胃酸分泌不足（典型胃酸缺乏症）引起慢性G细胞刺激的结果。

（五）严重的全身性疾病（应激性溃疡）

应激性溃疡的病理生理学机制是多因子的，没有明确的定义。通常情况下，严重的生理应激和内脏血流灌注不足引发胃十二指肠黏膜屏障的破坏，再加上胃酸的效应，可能会导致溃疡和出血。内脏血流灌注恢复后，再灌注损伤会使病情进一步恶化。它可在数小时内于危重患者身上进展，常从胃底开始并向远端扩散。在开发有效的药物治疗来减少或消除胃酸之前，这是一种令人畏惧的高度致命性疾病，通常需要全胃或次全胃切除术来控制病重患者。即使采取了如此夸张的措施，其死亡率仍然居高不下。随着 H_2 受体拮抗药和 PPI 疗法的出现，应激性溃疡治疗的主要目标是通过识别那些有发生应激性溃疡风险的患者并实施适当的预防措施来预防临床上重要的出血（框 59-2）。幸运的是，抑酸药物治疗能有效防止几乎所有具有应激性溃疡风险的患者大出血。食管胃十二指肠镜检查是一线干预措施，它有助于诊断。然而，由于出血的弥漫性，治疗通常失败。内镜介入治疗失败的患者应考虑血管造影术。血管造影术利于出血血管（通常是胃左动脉）的栓塞，也可以通过选择性注射血管加压素来帮助降低出血率。手术干预是最后的治疗手段。

中，成功根除幽门螺杆菌感染的患者，其胃和十二指肠溃疡 12 个月的缓解率显著高于持续感染患者（分别为 97% 和 98%，而持续感染患者分别为 61% 和 65%）[35]。根除幽门螺杆菌，即使不同时进行抑酸治疗，也能治愈 85% 以上的十二指肠溃疡[36]。所有接受治疗的患者都应该积极确认已经根除幽门螺杆菌，因为可以获得准确、相对便宜和非侵入性的检测。所有十二指肠溃疡患者都应该接受抗分泌治疗，以促进溃疡愈合；然而，治疗的持续时间取决于溃疡的特点、PUD 复发的危险因素及溃疡并发症存在与否。对于幽门螺杆菌检测呈阳性的、无并发症的十二指肠溃疡患者，给予 10~14 天的 PPI，同时加以抗生素根除幽门螺杆菌，通常就足以诱导愈合；只要治疗后没有症状，就不需要额外的 PPI 治疗[37]。因此，十二指肠溃疡的内科治疗已从抗分泌 / 抗酸或外科治疗转向抗菌策略。

大多数消化性溃疡对药物治疗有反应。然而，在一些个体中，溃疡要么对常规治疗无反应，要么在成功的初步治疗后复发。难治性消化性溃疡的定义是内镜证实的直径 > 5mm 的溃疡，在 PPI 治疗 12 周后不能愈合。另外，复发性消化性溃疡被定义为内镜检查证实直径 > 5mm 的溃疡，在重复内镜检查证实溃疡完全愈合后 12 个月内进展。在给溃疡病贴上难治的标签之前，重要的是要排除以下几点。

框 59-2 应激性溃疡相关性出血的危险因素
呼吸衰竭，需要机械通气 > 48h
凝血障碍或抗凝状态
急性肾功能不全
急性肝功能衰竭
败血症
低血压
脑或脊髓损伤
胃肠道出血史
胃内低 pH 值
烧伤累及体表面积 > 35%
大手术（> 4h）
大剂量皮质类固醇（> 250mg/d 氢化可的松或等量）

三、消化性溃疡的外科治疗适应证

难治性十二指肠溃疡的择期手术治疗

PUD 的治疗已经发生了重大变化。择期手术治疗 PUD 已经成为历史，内科治疗走到了当前治疗的先列。如今，PUD 的择期手术仅限于因为存在长期、未经治疗或治疗不当的溃疡疾病引起的胃流出道梗阻的患者。这些患者很少见，且许多患者可以通过内镜扩张加支架或不加支架来治疗。

在一项纳入 2102 例 PUD 患者的 Meta 分析

- 通过内镜检查对溃疡边缘和底部进行充分活检，以发现癌症。

- 通过测量空腹血清胃泌素来检测胃泌素瘤。

- 检测血清总钙以筛查甲状旁腺功能亢进症。

- 致溃疡药物（如非甾体抗炎药、阿司匹林）。

- 通过接受额外的检测以确认根除持续的幽门螺杆菌感染。理想情况下，患者应停用 PPI 至少 2 周，以减少假阴性结果[38]。

- 长期吸烟，尽管吸烟似乎不是根除幽门螺杆菌后溃疡复发的危险因素。

排除这些因素后，在考虑手术干预的情况下，仍应以减少酸分泌为治疗基础。胃扩张是G细胞（主要分布在胃窦部）释放胃泌素的重要刺激因素，因此，对出血性溃疡和溃疡继发胃流出道梗阻的患者应进行胃减压，以减少胃泌素的释放进而减少产酸。外科手术可以通过离断迷走神经（头期）和消除来自胃窦的激素刺激（胃期）来减少胃酸的释放。上述操作中的每一种都会对上消化道的正常生理产生影响；而当这些操作结合在一起时（如迷走神经切断术合并胃窦切除）术，其影响往往会被放大。过去，手术的选择包括权衡溃疡复发的风险及术后并发症和长期后遗症（胃切除术后综合征）的可能性。这一两难抉择促使外科领域中出现了大量比较这些手术的试验。

内科治疗的进步，特别是对幽门螺杆菌的治疗；已经显著降低了溃疡复发的风险，使这些数据中的大部分都过时了。因此，手术决策变得令人困惑，几乎没有根除幽门螺杆菌后的高质量数据可用。难治性十二指肠溃疡的外科治疗选择包括迷走神经切断术加或不加引流术或胃切除术。

四、迷走神经切断术

迷走神经切断术的基本原理是消除胆碱能神经对胃酸分泌的直接刺激。释放的乙酰胆碱通过作用于壁细胞上的特定受体刺激胃酸分泌。切断迷走神经还会使产酸的壁细胞对组胺和胃泌素反应减弱。迷走神经前干和后干的远侧部发出分支支配胃窦和幽门部的运动。胃运动受迷走神经胃窦和幽门分支的影响，其兴奋分别刺激胃窦蠕动和幽门松弛。迷走神经后腹腔支介导小肠运动，肝支介导胆汁流出和胆囊运动。

迷走神经干切断术会导致胃的各种生理变化。由于壁细胞胆碱能刺激减弱，胃酸分泌急剧减少，胃液分泌的头期基本消除。基础酸分泌量减少75%，最大产酸量减少50%。胃腔内pH升高导致胃泌素分泌的负反馈调节消失，从而导致血清胃泌素水平升高和胃泌素细胞增生。由于胃底反射性舒张的丧失，液体会迅速排空。同样，迷走神经干切断术影响远端胃动力，导致固体物质排空困难。由于后者的改变，20%～30%的患者会出现胃弛缓，这会导致食物郁积、慢性腹痛和腹胀。出于这个原因，建议患者在术后接受引流治疗，以对抗不能松弛的幽门产生的梗阻作用。各种可用的引流方法将在后面讨论。有四种类型的迷走神经切断术需要考虑：主干切断术、选择性迷走神经切断术、胃近端迷走神经切断术和膈上迷走神经切断术。主干和近端迷走神经切断术通常用于治疗PUD，而选择性迷走神经切断术和膈上迷走神经切断术则很少使用。

（一）迷走神经干切断术

TV（图59-1）涉及迷走神经前干和后干的膈下分离。第一步是切开胃食管交界处的腹膜。从胃小弯到胃大弯的贲门切迹沿水平方向打开腹膜。外科医生用右手拇指和示指环形钝性剥离食管。在低位食管周围放置一个彭氏引流管，以更有效地向下牵引胃食管交界处。在环形游离食管时，外科医生保持较宽的食管，以防止不慎进入管腔，并保护迷走神经干。在这个操作过程中，迷走神经后干通常会被触摸到，像主动脉前面的一条绷紧的绳索。单迷走神经前干通常位于食管前部中段，位于胃食管交界处上方2～4cm。迷走神经纤维可以分布在2～3个较小的索中，这种情况并不少见。这些神经干被单独抬起，每个干的2～4cm的节段与周围的组织分开。切除1～2cm长的神经，并在神经的断端应用夹子。Grassi的"犯罪神经"（右后迷走神经的一个分支，在食管后向左侧延伸，最后到达胃贲门）可能从后干起始处发出分支包绕贲门切迹，是迷走神经不能完全切断的常见原因。迷走神经后干通常沿着食管的右边缘出现。如果迷走神经前干已经被分离，食管活动性更高。这种机动性使胃食管交界处受到向下的牵引，导致后迷走神经呈"弓弦"状，更容易辨认。将 2～4cm 的神经节段与周围组织分开，其边缘用夹子标记，然后切除。切除的迷走神经前、后干应送病理冰冻切片。这种手术使胃完全去神经支配，同时消除了胰腺、小肠、近端结肠和肝胆树的迷走神经支配。虽然这一过程显著减少了胃酸分泌，但也显著改变了胃运动。如前所述，应该执行某种形式的促胃排空操作。

（二）选择性迷走神经切断术

SV 手术（图 59-1）是为了降低迷走神经切断术后腹泻的发生率和胆汁淤积的发生率而开发的，且胆汁淤积可能导致胆结石发病率增加。迷走神经纤维在迷走神经前部的肝支和迷走神经后部的腹腔支起始处的远端被分开。从技术上讲，这一过程比 TV 要求更高，需要更仔细、更细致的解剖。这项技术完全去神经支配胃，同时保留了迷走神经对胆囊和肠道的支配。但由于迷走神经幽门分支也被消除，所以仍然需要引流操作。这项技术发展的主要原因是其假定的较低的不良反应。然而，一项前瞻性随机研究并没有显示 SV 比 TV 有实质性的益处[8]。SV 后腹泻的发生率与 TV 相比没有差异。具有较低不良反应且不需要引流操作的 PGV 的引入，使 SV 作为一种治疗选择的使用受限。

（三）近端胃迷走神经切断术

PGV 也被称为壁细胞迷走神经切断术和高位 SV（图 59-1）。PGV 的基本原理是消除迷走神经对胃酸分泌部分的刺激，而不中断对胃窦和幽门的运动神经支配。手术内容包括沿支配胃体和胃底的小弯侧切断迷走神经的所有分支，同时保留肝支和腹腔支及延伸到胃窦和幽门的迷走神经远端支。这一操作的最终结果是与 TV 相同的泌酸减少（基础和刺激胃酸分泌分别减少了 75% 和 50% 以上），但没有麻烦的胃潴留和胃弛缓。因为保留了远端运动神经，固体的排空是正常的；但是，影响容受性舒张的神经是分开的，可能会出现一些液体快速排空现象。液体排空的改变通常很微弱。这种手术在所有迷走神经切断术中并发症发生率最低，是许多中心的首选手术，但美中不足的是其溃疡复发率为 5%～20%。一个纳入了 12 项试验的 Meta 分析证实，与 TV 合并幽门成形术相比，PGV 后溃疡的复发率最高，但远期不良反应较少[39]。一项随机试验将 PGV 与 TV 进行了对比，结果显示，PGV 后倾倒综合征和体重减轻的发生率较低。虽然 PGV 的溃疡复发率较高，但当排除幽门前溃疡（PGV 不是合适的手术）时，这一点并不显著[40]。

PGV 是一个复杂而漫长的手术过程，为了帮助简化这一操作，有几种变式。它们通常包括迷走神经后干切断术和更有选择性地消融支配胃底和胃体的迷走神经前部纤维。Hill 和 Baker 开展了迷走神经后干切断术合并前部高位迷走神经切断术（Hill-Baker 手术）。Taylor 将迷走神经后干切断术和胃小弯前浆膜切开术联合起来（Taylor 手术）。随机性研究证实：Taylor 手术与 TV[41] 相比更具优越性，与 PGV 结局相同且手术时间更短[42]。随着择期溃疡手术使用率的降低，此类手术并不常用。然而，这些方法在溃疡的腹腔镜治疗中很受欢迎。

（四）膈上迷走神经切断术

这种手术主要是为那些经腹行完全迷走神经切断术失败的患者开展的；在二次手术的腹部寻找丢失的迷走神经干是困难的，因此建议采用经胸部途径。这项手术包括进行开胸手术或胸腔镜检查，辨认两个大的神经干并行 TV。

五、引流术

任何接受迷走神经干切断术、选择性迷走

神经切断术或膈上迷走神经切断术的患者都应该接受引流，以促进胃排空。引流手术分为两类：幽门成形术和胃空肠吻合术（图 59-2）。幽门成形术是首选方法，因为它保留了胃原有的解剖结构，操作简单且与胃空肠吻合术相比胆汁反流较少。目前进行的所有引流手术中，超过 90% 是幽门成形术的变体。

（一）幽门成形术

1. Heineke-Mikulicz 幽门成形术 1888 年，Heineke-Mikulicz 手术（图 59-2）由 Heineke 和 Mikulicz 两位外科医生独立描述。这项技术很受欢迎，因为其技术简单、适用于许多临床溃疡情景而且几乎没有并发症。Heineke-Mikulicz 幽门成形术是最常见的引流手术，若操作仔细且技术健全，阻塞或渗漏将很少发生。接受此手术的患者包括：幽门前部可移动且未受累的患者、无严重幽门扭曲或水肿的患者，以及幽门穿孔较小、变形较小的患者（巨大穿孔使幽门成形术困难且有一定的危险性）。可以使用单层或双层封闭器来执行该手术。在确定幽门并用 Kocher 手法松动十二指肠后，在幽门前表面的 12 点钟和 6 点钟位置放置两条牵张缝合线；且应设法将幽门前静脉包括在这些缝线中，该静脉通常位于幽门的下前方（其可作为确定幽门位置的标志，在腹腔镜手术中尤其有用），以部分控制随后的出血。缝合线被抬高以对幽门前表面施加轻微的张力。在幽门前壁做全层纵（水平）切口（切断括约肌的环行肌群）：从距幽门近端 2～3cm 的胃前表面开始，延伸穿过幽门，到十二指肠前表面大致相同的距离结束。在存在明显畸形的情况下，最好切开十二指肠中段，然后可以使用弯钳如止血钳，通过狭窄的幽门管向上引导。角形缝合的牵引力将纵向切口拉开，直到它变成菱形；幽门完全打开时，可以确保没有梗阻发生。然后横向闭合纵向切口。通常这是以两层或一层的方式完成的（图 59-3）。目标是完全内翻缝合，浆膜对合浆膜良好。注意不要在缝合口中加入过多的组织而使管腔变窄。用拇指和示指使横向闭合两侧的胃和十二指肠壁内陷来触诊新形成的管腔。

2. Finney 幽门成形术 Finney 幽门成形术（图 59-2 和图 59-4）用来解决采用 Heineke-Mikulicz 幽门成形术无法处理的十二指肠球部大面积瘢痕和狭窄。切开后腹膜（大 Kocher 切口）以确认和松动幽门。按照 Heineke-Mikulicz 幽门成形术的描述，沿幽门作牵引缝合。然后，通过幽门前胃窦、幽门和十二指肠的第一部分做一倒置的 U 形或 V 形切口，距每个方向的距离约为 7cm。重建从幽门开始，在切口的中间并沿着切开的下缘。缝合胃下部与十二指肠前壁的下部，一直延伸到胃和十二指肠的外侧切口。这通过一条连续的可吸收缝合线完成，在下叶缝合至接近切口范围后，继续回向幽门，以同样的方式接近上叶。然后以 Lembert 法缝合使内层内翻。与 Heineke-Mikulicz 法相比，使用这种引流方法可以获得更大的引流管腔，但技术要求更高、涉及更多

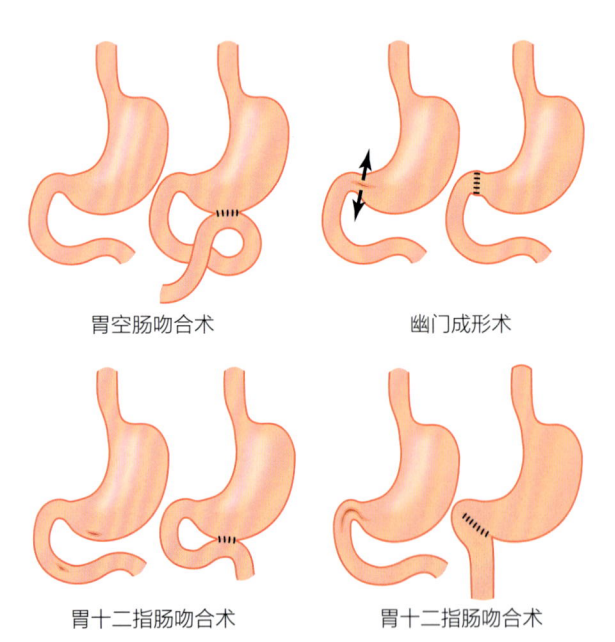

▲ 图 59-2 与迷走神经干或选择性迷走神经切断术一同应用的引流术

引自 Matthews JB, Silen W. Operations for peptic ulcer disease and early operative complications. In: Sleisenger MH, Fordtran JS, eds. *Gastrointestinal Disease*. 5th ed. Philadelphia: Saunders; 1993.

第 59 章 消化性溃疡的外科手术治疗
Surgery for Peptic Ulcer Disease

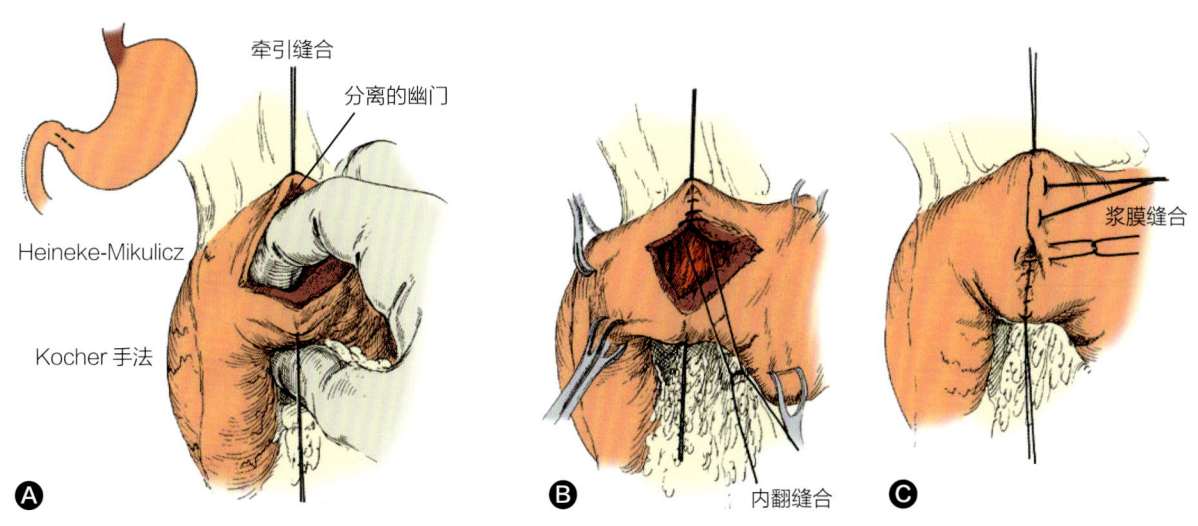

▲ 图 59-3　Heineke-Mikulicz 幽门成形术示意

A. 在提起牵张缝线的同时，通过幽门肌肉做一个纵向切口，向胃近端延伸 2～3cm，向远端延伸至十二指肠；B. 如果十二指肠是柔软的、柔韧的、变形最小的，用可吸收缝线进行内层连续内翻缝合；C. 外层以 Lembert 法间断缝合，完成手术（引自 Zollinger RM. *Atlas of Surgical Operations*. New York：Macmillan；1975.）

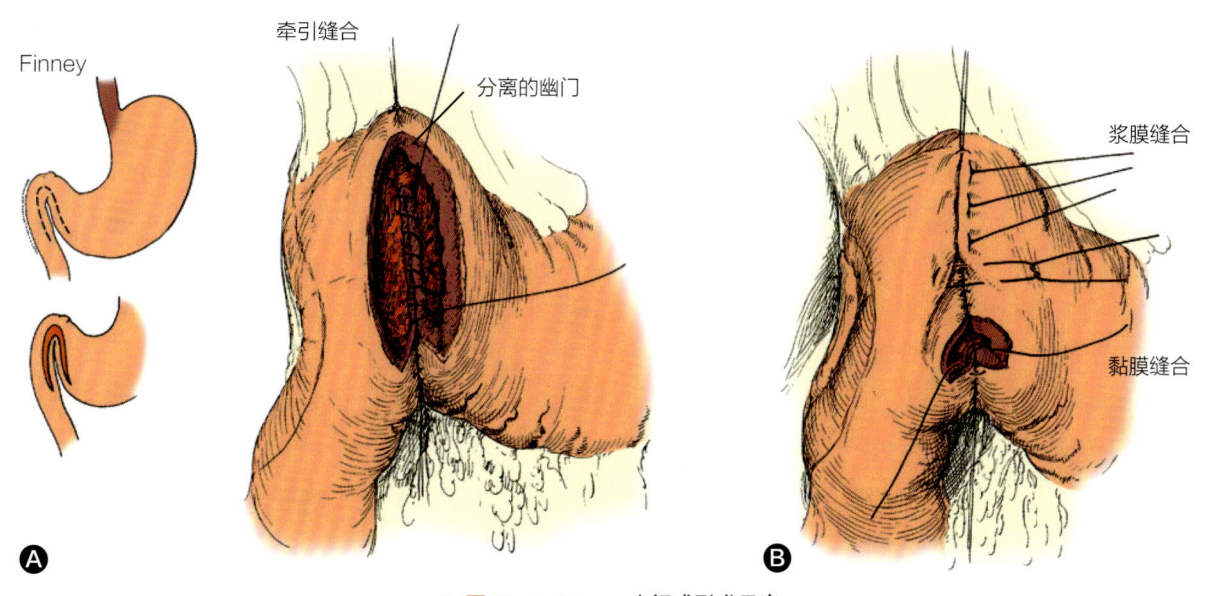

▲ 图 59-4　Finney 幽门成形术示意

A. 仔细探查后，使用可吸收缝线进行连续缝合；B. 最后以 Lembert 法间断缝合，完成幽门成形术（引自 Zollinger RM. *Atlas of Surgical Operations*. New York：Macmillan；1975.）

的缝合且并发症发生的潜在可能性更大。

3. Jaboulay 胃十二指肠吻合术　Jaboulay 引流术（图 59-2 和图 59-5）是所述三种术式中唯一一种不横断幽门肌的方法。手术吻合远端胃与十二指肠的第一部分和第二部分，从而绕过幽门。该手术主要适用于严重瘢痕或变形的幽门或十二指肠球部，其切开难度和危险性都很大。在实施了非常宽广的 Kocher 切开、彻底松动十二指肠的第二和第三部分后，选取狭窄/瘢痕区域远侧的十二指肠区域及幽门近端的远端胃区域。十二指肠向前卷到胃上，后排 Lembert 法缝合。在先前选取的幽门前胃窦和十二指肠的第一部分做两个单独的切口。胃十二指肠吻合的后内层采用连续全层可吸收缝

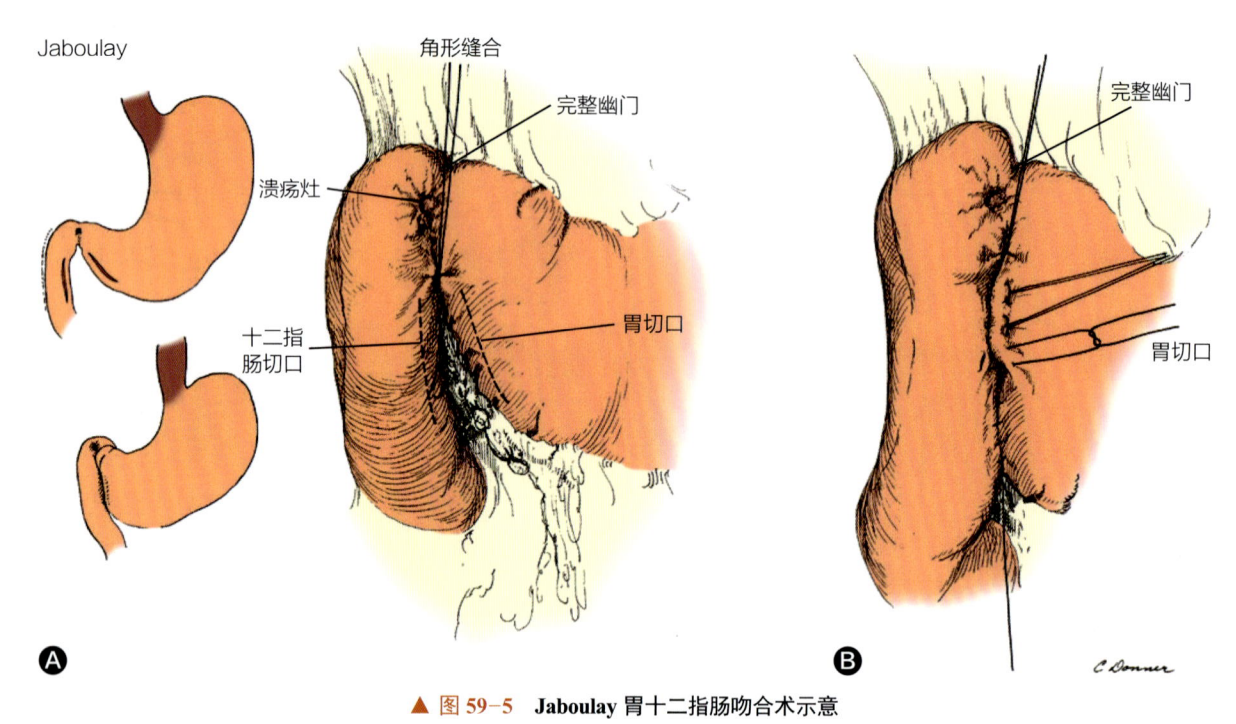

▲ 图 59-5　Jaboulay 胃十二指肠吻合术示意

A. 在远端胃和近端十二指肠做大小相等的切口，长度为 4~5cm；B. 然后做前部、外层间断 Lembert 法缝合完成胃十二指肠吻合术（引自 Zollinger RM. Atlas of Surgical Operations. New York：Macmillan；1975.）

合，前内层采用连续内翻 Connell 缝合。最后，在前层行 Lembert 间断缝合。吻合也可以在单层进行。Jaboulay 术式的使用与胆汁反流增加有关，因为吻合口靠近肝胰壶腹。

（二）胃空肠吻合术

胃空肠吻合术（图 59-2）于 1881 年首次单独进行，当时受到两个问题的困扰：边缘溃疡（因为没有进行迷走神经切断术）和呕吐（空肠输入襻过长而扭结所致）。通过增加迷走神经切断术和构建更短的输入空肠段，这两个问题已经被克服。当十二指肠球部有瘢痕、炎症和水肿，幽门成形术不安全或技术要求过高时，胃空肠吻合术是十二指肠梗阻最常用的引流方法。在腹腔镜下行迷走神经切断术和引流时，这也是首选的引流方法。与十二指肠不同的是，空肠没有布伦纳腺；布伦纳腺分泌碱性溶液，抵御胃酸的影响。因此，在治疗 PUD 时，强烈推荐迷走神经切断术作为胃空肠吻合术的辅助手段。这主要是为了降低边缘溃疡的发生率；然而，在 PPI 时代，我们了解到终身服用 PPI 可以显著减少这种并发症，而不会出现迷走神经切断术相关的并发症[43]。老年贲门失弛缓症和萎缩性胃炎患者几乎不产酸，迷走神经切断术可能没有必要，特别是在恶性梗阻的情况下。

幽门成形术或胃肠吻合术后可能会发生各种并发症，包括倾倒综合征、腹泻、碱性反流性胃炎、贫血和边缘溃疡。高达 50% 的患者会在手术后暂时出现这些症状，但大多数患者会在 6~8 个月消失，只有 5%~7% 的患者有持续性的、有症状的术后并发症，如倾倒综合征。

六、胃切除手术

胃大部切除术过去常用于治疗十二指肠溃疡，但目前最常用于胃溃疡和远端胃恶性肿瘤。对于难治性十二指肠溃疡，更常见的胃切除术是胃窦切除术（40% 的远端胃切除术）联合 TV 或 SV。迷走神经切断术和胃肠切除术的联用消除了胆碱能神经和胃泌素对胃酸分泌的刺激。基础酸分泌基本消除，刺激分泌减少了近 80%。

第 59 章 消化性溃疡的外科手术治疗
Surgery for Peptic Ulcer Disease

胃大部切除术后，胃肠道的连续性必须通过某种形式的重建来恢复——胃残端与十二指肠吻合［BillrothⅠ（BⅠ）］；或在关闭十二指肠残端后，将胃残端吻合于 Treitz 韧带远端的空肠［BillrothⅡ（BⅡ）］（图 59-6）。BⅠ式重建有几个理论上的优势。

- 恢复正常的胃肠连续性。
- 把特殊的十二指肠黏膜留在胃黏膜旁边。
- 避免输入和输出襻的问题。
- 使内镜逆行胰胆管造影术（ERCP）和肠镜检查更易进行。
- 减少残胃癌发病率[44]。

尽管有理论上的生理学优势，这些重建术式之间也没有显示出重要的功能差异。尽管研究表明 BⅡ式手术术后粪便脂肪减少较多，但这不太可能有任何意义。癌症风险的差异是真实的，但只有在长期随访（＞15 年）后才有显著意义[45,46]。术式选择通常基于十二指肠瘢痕的严重程度及十二指肠和残胃吻合的难易程度。许多学者已经提出了 BⅠ 和 BⅡ 手术的几种变式，我们在图 59-7 和图 59-8 中总结了这些变式。

两种 Billroth 式重建术都可能导致胆汁反流，从而导致胃瘫。为了避免这种并发症，一些人倾向于 Roux-en-Y 重建术。在一项长期研究（12～21 年）中，患者被随机分为 BⅡ 或 60cm Roux-en-Y 重建组，证实了 Roux-en-Y 重建后患者满意度的提高及食管和残胃的内镜外观改善[47]。不幸的是，Roux-en-Y 重建可能会受到 Roux 淤积综合征的困扰。研究表明，BⅡ 的 Braun 变式（图 59-8）胆汁反流发生率较低；因此，一些学者建议将其作为标准重建技术[48]。然而，另一些学者提倡"未切割"的 Roux-en-Y 重建术[49]（图 59-9）。

（一）胃部分切除术伴 BⅠ 重建术

胃窦切除术去除了胃的泌酸部分，该部分含有分泌胃泌素的 G 细胞。要充分去除所有 G 细胞，应切除 35% 的远端胃。而这种切除与切除 45% 的小弯（约距幽门 7cm）有关，沿胃小弯的幽门切迹是合理的近端边界。应切除 15% 的远端胃大弯，这与胃网膜右动脉的终末分支相关。首先，在无血管平面上切开胃结肠韧带，使胃大弯远部松动。分离始于幽门，结扎胃网

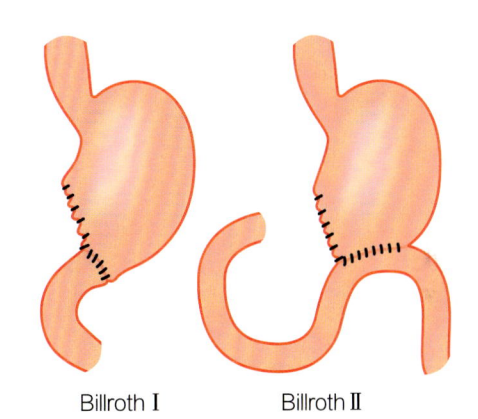

▲ 图 59-6　胃部分切除术后重建技术：BⅠ式和BⅡ式胃空肠吻合术

引自 Matthews JB, Silen W. Operations for peptic ulcer disease and early operative complications. In：Sleisenger MH, Fordtran JS, eds. *Gastrointestinal Disease*. 5th ed. Philadelphia：Saunders；1993.

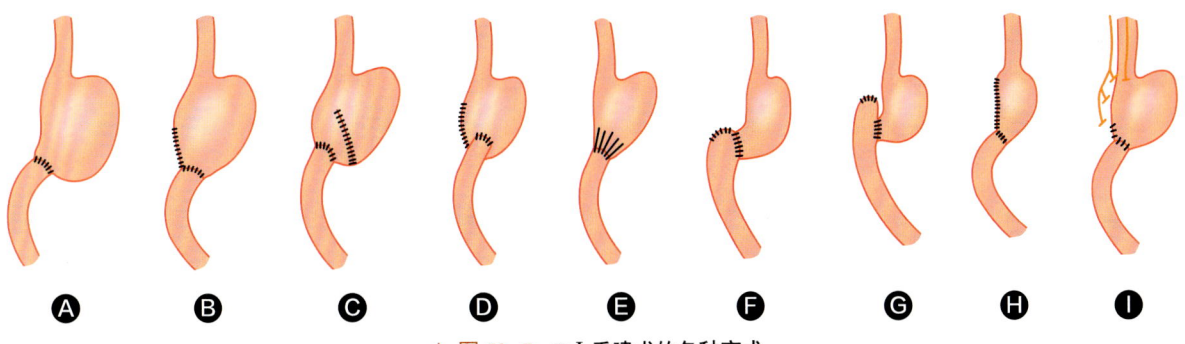

▲ 图 59-7　BⅠ重建术的各种变式

引自 Siewert JR, Bumm R. Billroth I gastrectomy. In：Baker RJ, Fischer JE, eds. *Mastery of Surgery*. Philadelphia：Lippincott Williams & Wilkins；2001.

膜右动脉，并沿胃大弯向头侧继续行进。重要的是要特别注意避免损伤结肠系膜动脉和结肠中动脉（图 59-10）。如果预期进行 BⅠ 式重建，解剖应该在幽门后大约 1cm 处进行。如果预计行 BⅡ 式手术，只需进行足够远的解剖，就可以舒适地将横向线性吻合器放置在幽门上方或通过手工缝合技术关闭十二指肠。下一步处理胃小弯（图 59-11）。沿胃小弯分离小网膜的薄弱组织，分离从切口处开始并一直向幽门延伸。胃右动脉被分离并结扎。然后仔细解剖十二指肠球部后壁和胰腺。在远端胃切除术前应行 Kocher 切开，以最大限度地减少吻合口的张力。

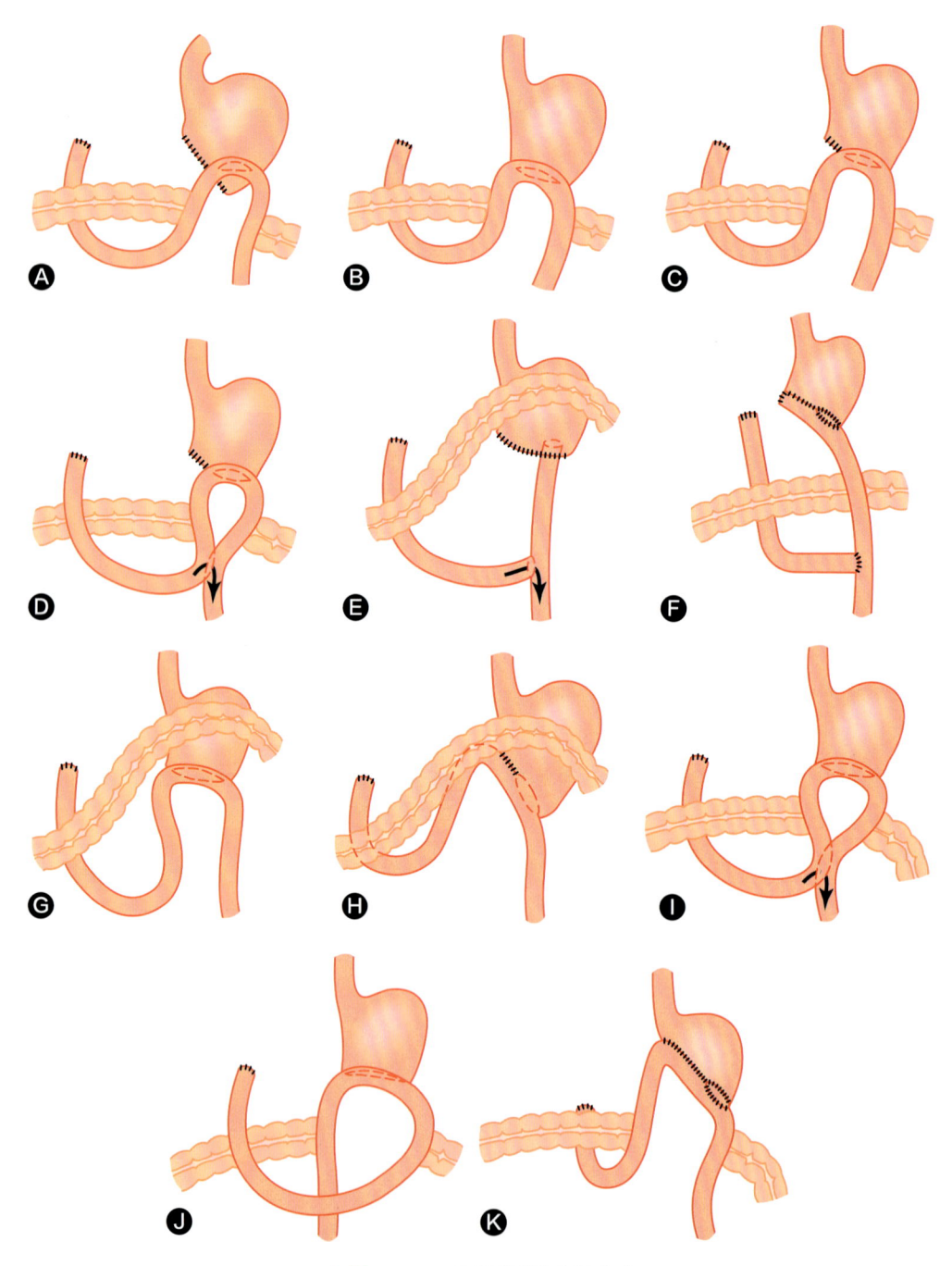

▲ 图 59-8　BⅡ 重建术的各种变式

引自 Wastell C, Davis PA. Billroth Ⅱ gastrectomy. In：Baker RJ, Fischer JE, eds. *Mastery of Surgery*. Philadelphia：Lippincott Williams & Wilkins；2001.）

第 59 章 消化性溃疡的外科手术治疗
Surgery for Peptic Ulcer Disease

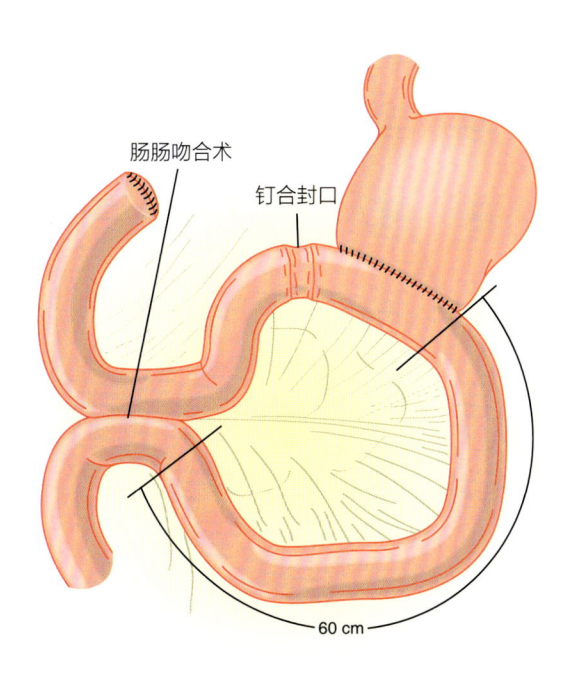

▲ 图 59-9 胃大部切除术后"非切割"Roux-en-Y 重建术。建立空肠十二指肠吻合术，输出襻长 60 cm，输入襻被钉合封闭

引自 van Stiegmann G, Goff JS. An alternative to Roux-en-Y for treatment of bile reflux gastritis. *Surg Gynecol Obstet*. 1988; 166: 69.

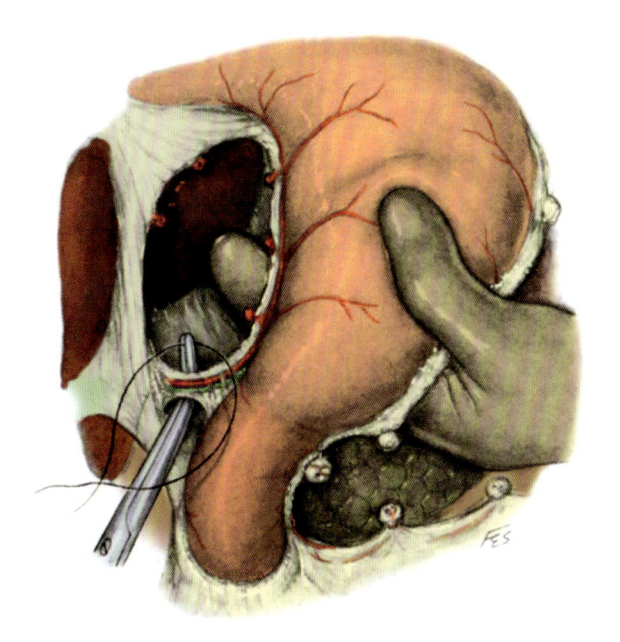

▲ 图 59-11 切开胃肝韧带，分离胃小弯。在胃附近结扎胃右血管。对于幽门炎症患者，必须注意避免肝动脉和胆总管同时受到损伤

引自 Sedgewick C. Gastrectomy. In: Braasch JW, Sedgewick CE, Veidenheimer MC, Ellis FH Jr, eds. *Atlas of Abdominal Surgery*. Philadelphia: Saunders; 1991: 37.

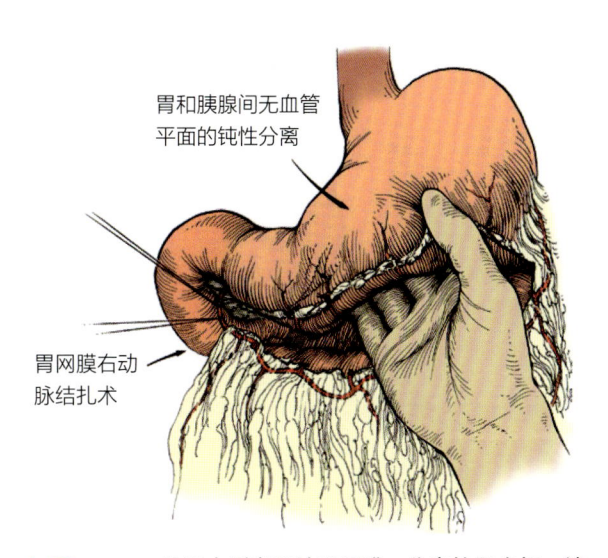

▲ 图 59-10 从胃中剥离胃结肠网膜。分离始于幽门，结扎胃网膜右动脉，沿胃大弯向头部进行分离。然后，通过分割细小结缔组织附着物，将胃窦后壁与胰腺前和横结肠系膜底部分开

引自 Jones RS. Gastric resection: Billroth I anastomosis. In: Sabiston DC Jr, ed. *Atlas of General Surgery*. Philadelphia: Saunders; 1994: 263.

手缝胃十二指肠吻合术应首先切除胃吻合线的下部。要切除的吻合线的长度与十二指肠残端的宽度相同。然后，通过后浆膜层间断缝合对接十二指肠和胃（图 59-12）。内黏膜闭合始于一条连续的可吸收缝线（图 59-13）。继续向前进行黏膜缝合（图 59-14）。最后，间断浆肌层缝合前浆膜层（图 59-15）。

对于吻合器胃十二指肠吻合术，在吻合口近端至少 3cm 处的胃前表面用电灼进行胃切开（图 59-16）。在没有底座的情况下，端对端吻合器被传递至胃前壁用于切开，同时吻合器身穿过胃后壁，穿口处距吻合边缘近端 3cm。在十二指肠末端放置荷包缝合线后，底座被引入十二指肠（图 59-17）。端对端吻合（end-to-end anastomotic, EEA）器关闭吻合口。检查吻合口以确保充分止血，然后进行检查，以确保存在来自十二指肠和胃的"甜甜圈"状组织。胃切开用 TA 吻合器吻合或分两层缝合（图 59-18）。腹腔镜胃大部切除加 B I 式重建术有多种不同的手术方法。根据外科医生的喜好和十二指肠的移动性，可以使用线性或端对端吻合器完成吻合术。

055

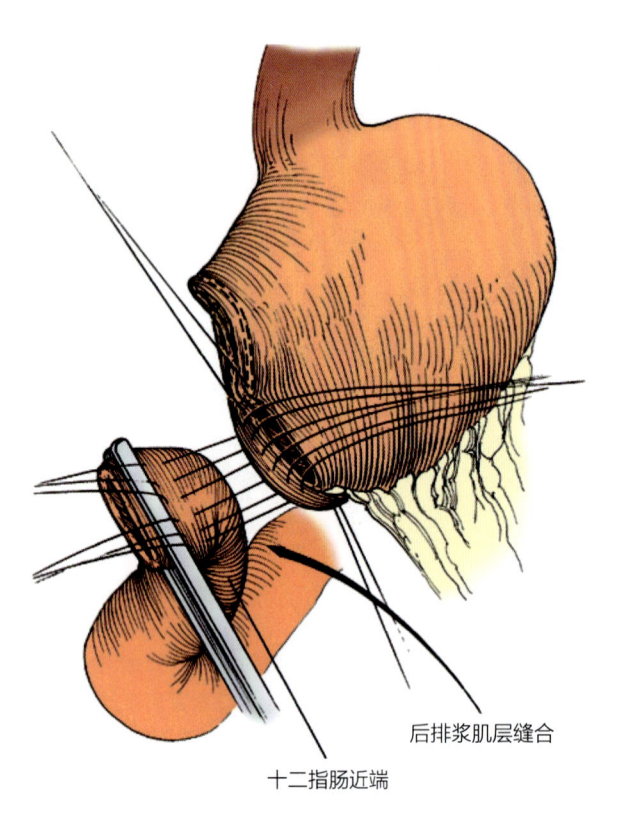

Shackelford 消化道外科学（原书第 8 版）
胃及小肠外科学卷

▲ 图 59-12　对于胃十二指肠吻合术，十二指肠和胃下位吻合线通过后壁浆膜层间断缝合对位

引自 Jones RS. Gastric resection：Billroth I. In：Sabiston DC Jr, ed. *Atlas of General Surgery*. Philadelphia：Saunders；1994：267.

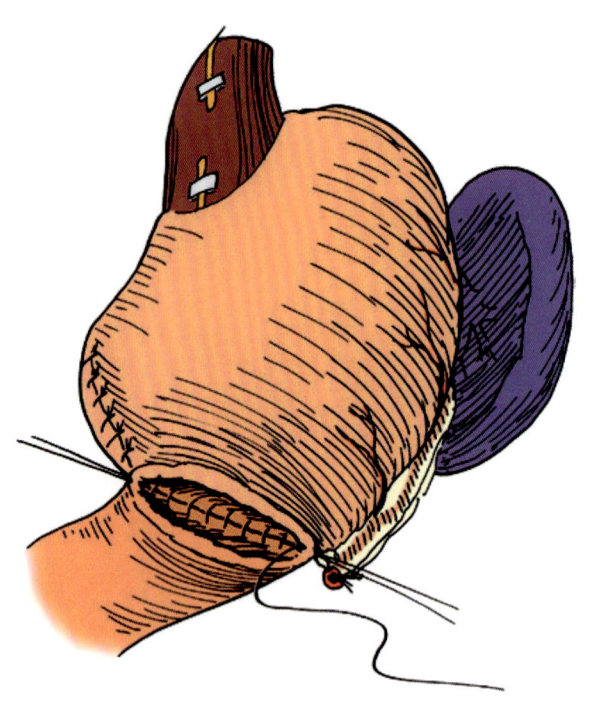

▲ 图 59-14　继续向前黏膜缝合

引自 Zinner MJ. Atlas of Gastric Surgery. New York：Churchill Livingstone；1992. After Gloege. In：Soybel DI, Zinner MJ：Stomach and duodenum：operative procedures. In：Zinner MJ, Schwartz SI, Ellis H, eds. *Maingot's Abdominal Operations*. Stamford, CT：Appleton and Lange；1997：1105.

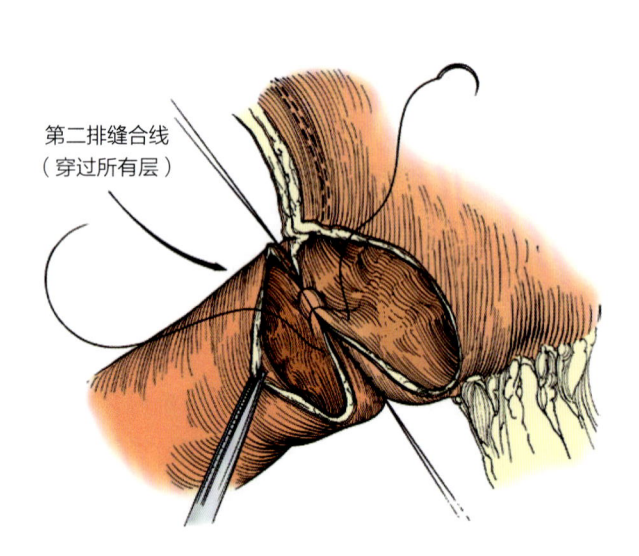

▲ 图 59-13　以一条连续的可吸收缝合线进行黏膜内缝合

引自 Jones RS：Gastric resection：Billroth I. In：Sabiston DC Jr, ed. *Atlas of General Surgery*. Philadelphia：Saunders；1994：268.

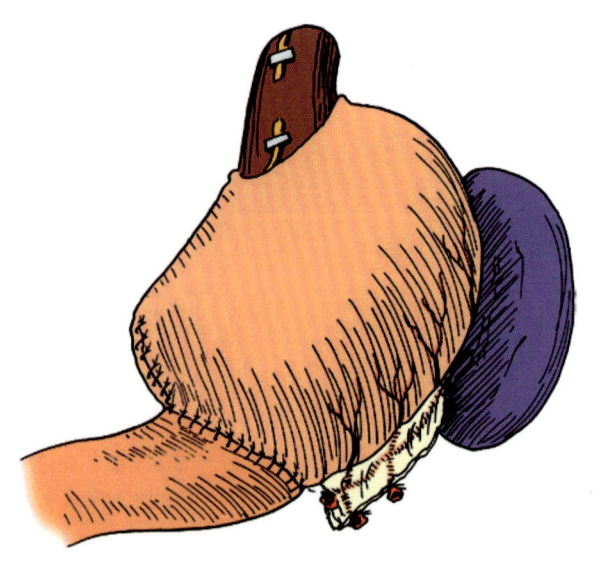

▲ 图 59-15　以丝质浆肌缝线间断缝合前浆膜层

引自 Zinner MJ. Atlas of Gastric Surgery. New York：Churchill Livingstone；1992. After Gloege. In：Soybel DI, Zinner MJ：Stomach and duodenum：operative procedures. In：Zinner MJ, Schwartz SI, Ellis H, eds. *Maingot's Abdominal Operations*. Stamford, CT：Appleton and Lange；1997：1105.

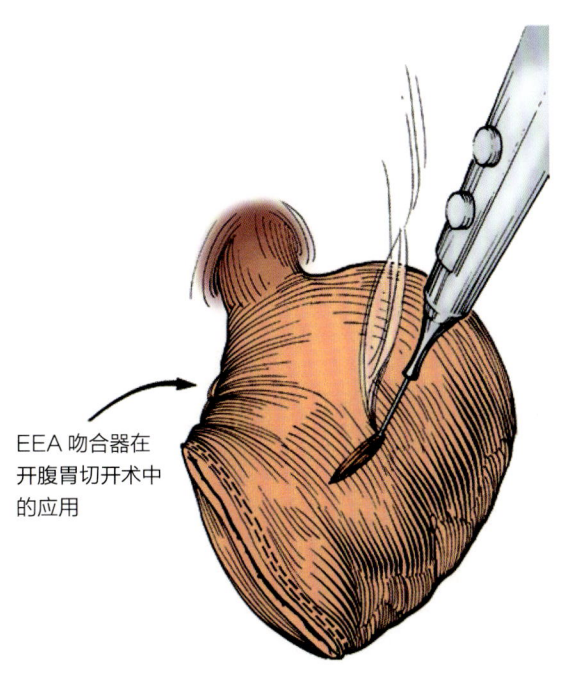

第 59 章 消化性溃疡的外科手术治疗
Surgery for Peptic Ulcer Disease

▲ 图 59-16 对于吻合器胃十二指肠吻合术，在吻合口近端至少 3cm 处的胃前表面用电灼术进行胃切开
EEA. 端对端吻合术
引自 Siegler HF. Gastric resection: Billroth I anastomosis (stapler). In: Sabiston DC Jr, ed. *Atlas of General Surgery*. Philadelphia: Saunders; 1994: 274.

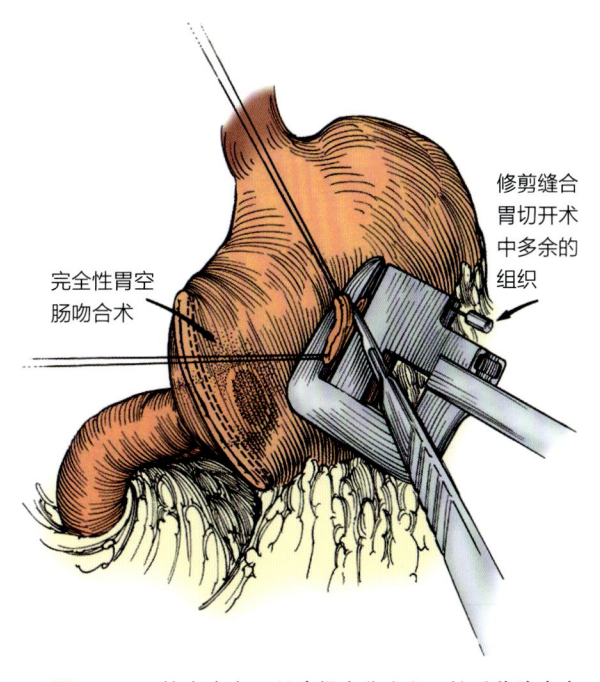

▲ 图 59-18 检查吻合口以确保充分止血。然后移除底座并进行检查，以确保存在来自十二指肠和胃的"甜甜圈"样组织。应用 TA 吻合器结束胃切开术
引自 Siegler HF. Gastric resection: Billroth I anastomosis (stapler). In: Sabiston DC Jr, ed. *Atlas of General Surgery*. Philadelphia: Saunders; 1994: 276.

（二）胃部分切除伴 BⅡ重建术

如前所述行胃窦切除术。胃的近端用 TA90 吻合器分开，也可以用胃肠吻合（gastrointestinal anastomotic，GIA）钉合器两次完成。十二指肠近端切开要小心，以免损伤胆总管。十二指肠闭合可以用间断的 3-0 丝线缝合来加强。胃钉合线上方采用连续或间断缝合（图 59-19）。牵引缝合对于稳定手术区域内的残留物是有用的。取空肠近端环与胃相对合，空肠可以通过切开横结肠系膜或横结肠前方递送。只要吻合口不处于张力状态，前位吻合可与后位吻合一样达到有效地排空。对于恶性疾病，一些外科医生倾向于结肠前吻合术，以避免疾病复发和随后的胃流出道梗阻。如果选择结肠后位置，吻合术完成后应关闭横结肠系膜上的窗口，以防止空肠扭曲和阻塞。在胃后壁和空肠肠系膜对缘间行浆肌层间断缝合（图 59-20）。用电灼术在空肠和胃做匹配的切口，后者包括钉合胃闭口

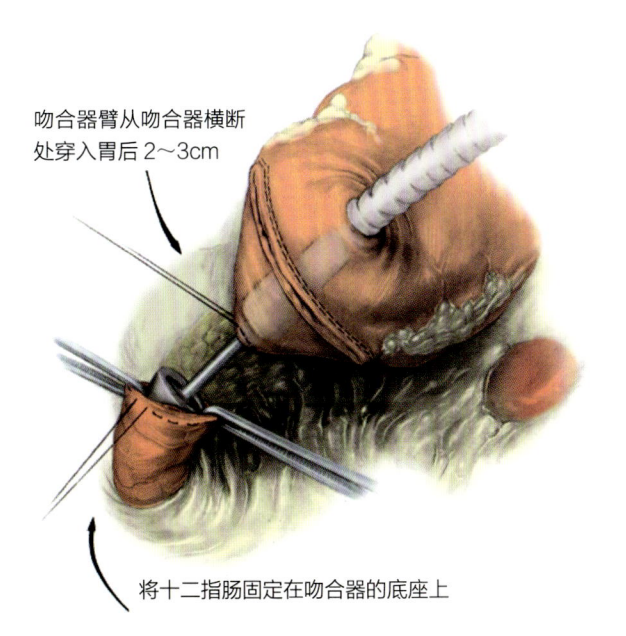

▲ 图 59-17 在没有底座的情况下，端对端吻合器被送入胃前壁行切开术，同时吻合器身穿过胃后壁，穿口处距吻合口边缘近端 3cm。在用自动装置进行荷包缝合后，将底座引入十二指肠。而后端对端吻合器关闭、加热，最终退回
引自 Siegler HF. Gastric resection: Billroth I anastomosis (stapler). In: Sabiston DC Jr, ed. *Atlas of General Surgery*. Philadelphia: Saunders; 1994: 275.

057

的部分切除（图 59-21）。后方全层缝合使用双股的可吸收线连续缝合。角缝胃前壁、胃后壁和空肠。内层全层缝合沿吻合口前部的长度方向继续。最终以前层间断丝线缝合完成吻合（图 59-22）。

行钉合式胃肠造口吻合术时，将空肠襻置于胃钉合线附近。放置牵引缝合线。通过小的胃切开和小肠切开放置线性吻合器，完成胃空肠吻合术。切开肠口用 TA 吻合器或手工缝合关闭。与开腹手术类似，腹腔镜胃部分切除和 BⅡ式重建术的操作顺序与前述相同。

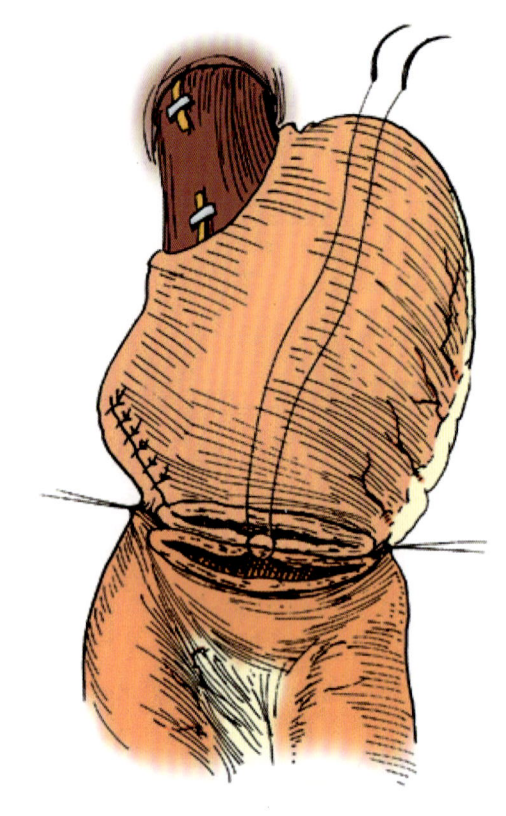

▲ 图 59-21 在空肠和胃做相匹配的切口，后者包括吻合后胃闭口的部分切除。以可吸收线连续缝合后方黏膜。胃前壁、胃后壁和空肠缝合后相交成角

引自 Zinner MJ. *Atlas of Gastric Surgery*. New York：Churchill Livingstone；1992. After Gloege. In：Soybel DI, Zinner MJ：Stomach and duodenum：operative procedures. In：Zinner MJ, Schwartz SI, Ellis H, eds. *Maingot's Abdominal Operations*. Stamford, CT：Appleton and Lange；1997：1112.

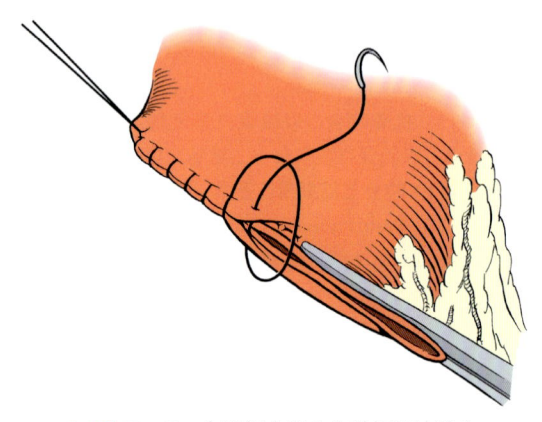

▲ 图 59-19 在胃钉合线上方进行锁边缝合

引自 Townsend CM，Evers BM. *Atlas of General Surgical Techniques*. Philadelphia：Elsevier；2010；(Fig. 27.6B and C).

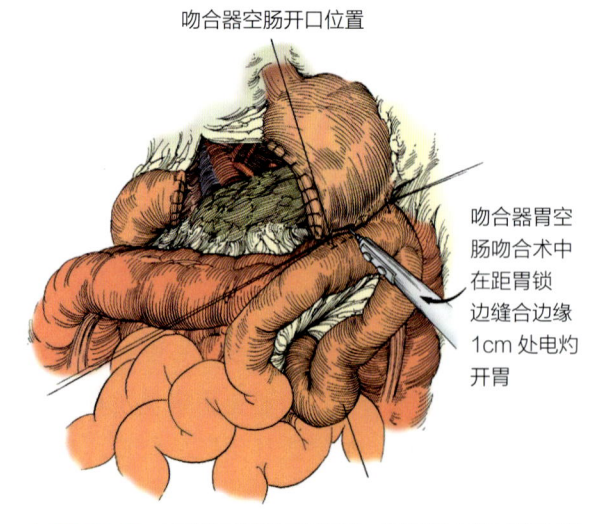

吻合器空肠开口位置

吻合器胃空肠吻合术中在距胃锁边缝合边缘 1cm 处电灼开胃

▲ 图 59-20 空肠近端环与胃相对。间断缝合胃后壁和空肠系膜小肠游离缘之间的浆肌层

引自 Jones RS. Gastric resection：Billroth II. In：Sabiston DC Jr, ed. *Atlas of General Surgery*. Philadelphia：Saunders；1994：284.

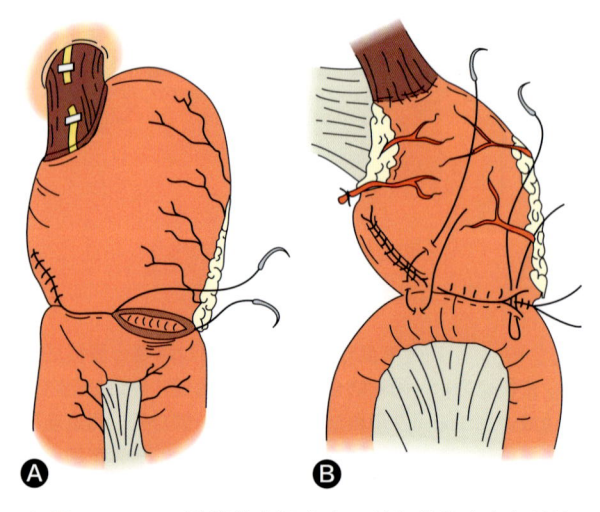

▲ 图 59-22 A. 黏膜缝合沿吻合口前部的长度方向继续；B. 间断丝线缝合前一层完成吻合术

（三）胃部分切除伴 Roux-en-Y 重建术

Roux-en-Y 胃空肠吻合重建术是指在胃窦切除和十二指肠关闭后，将空肠在 Treitz 韧带远侧约 40cm 处分离。肠系膜被分成一条直线并向下延伸到起始处，以使 Roux 襻具有更大的活动性。建立一个 50~70cm 的 Roux 襻，进而构建空肠 - 空肠侧侧吻合术。肠系膜缺损用 2-0 丝线缝合以防止内疝形成。在中结肠血管的左侧构造一个大到足以容纳 Roux 襻的中结肠窗口。然后，Roux 襻通过窗口向上推进到近端胃。在做这个动作时，一定要注意不要扭曲 Roux 襻的肠系膜。或者，Roux 襻可以放置在结肠前位。胃空肠吻合术可以通过手工缝合、EEA 或侧对侧线性吻合术来完成。

七、难治性十二指肠溃疡手术方式的选择

从前面的描述可以看出，难治性十二指肠溃疡患者可以选择多种外科手术方式。有关十二指肠溃疡各种治疗方法结果的可靠数据是在 20 世纪下半叶进行的一系列试验中得出的。已发表的系列文章通常使用不同的标准来选择患者及估计不良反应的发生率。表 59-1 总结了三种最常用手术的数据：TV+ 胃窦切除术、TV+ 引流术及 PGV。切除手术的死亡率和早期并发症发生率最高，而避免了胃肠道开放的 PGV 手术最低。迷走神经切断术和胃窦切除术的溃疡复发率明显较低。TV+ 幽门成形术从未被认为是一种可供选择的手术，因为它既有胃切除术后并发症发生率高的缺点，又有溃疡复发率高（10%~15%）的缺点。

从历史上看，决定手术方式选择的一个重要因素是溃疡复发率。然而，随着幽门螺杆菌的发现，人们相信复发在很大程度上是可消除的，尽管在还没有产生这样的证据。正因为如此，PGV 对于有难治性溃疡症状的患者来说是首选的减酸方法，它与术后并发症的减少有关。一

表 59-1 三种常用减酸手术的溃疡复发率

手术方式	溃疡复发率（%）	不良反应风险
迷走神经干切断术 + 引流	10	最高
迷走神经干切断术 + 胃窦切除术	2	高
近端胃迷走神经切断术	15	低

项试验将 248 例病情稳定的 PUD 患者随机分为 TV+ 引流、SV+ 引流及 PGV 组。术后 11~15 年，PGV 与迷走神经切断术后严重症状（如倾倒综合征、腹泻和消化不良）的发生率降低有关。有趣的是，这项研究并没有显示出三组之间溃疡复发率的显著差异[20]。虽然这会倾向于支持 PGV，但目前有关这一更复杂手术的经验是有限的。

（一）巨大十二指肠溃疡

巨大十二指肠溃疡（giant duodenal ulcer，GDU）是指直径 ≥ 2cm 的良性十二指肠溃疡。溃疡的大小使治疗变得困难，因为根据定义，溃疡涉及整个十二指肠壁，导致十二指肠球部瘢痕形成和畸形。十二指肠溃疡中 GDU 发生率高达 1%~2%[47]。与标准大小的十二指肠溃疡相比，GDU 较少与幽门螺杆菌感染相关；而 NSAID 的使用起到了更突出的作用[50]。

患者通常表现为上腹部疼痛，可辐射到背部，特别是当溃疡穿透入胰腺时。在复杂的病例中，患者可能出现出血、穿孔和（或）梗阻的组合表现。通过上消化道内镜检查可明确诊断。重要的是要测量溃疡大小，以免将其误诊为单纯的消化性溃疡。溃疡通常累及十二指肠球周的 50% 以上。在 GDU 环境下，通过活检排外癌症引起的溃疡是至关重要的；因为在这样的环境下，恶性肿瘤的风险大约为 19%[47]。

除外癌症后，对无并发症的 GDU 的一线治疗是根除幽门螺杆菌、停用 NSAID 及使用 PPI。通过尿素呼气试验等非侵入性检查确认幽

门螺杆菌根除，并在8～12周重复内镜检查以确认愈合。如果溃疡部分愈合，药物治疗应该再持续8～12周，之后重复内镜检查以确认完全愈合。

由于这些溃疡具有强穿透性，如果不及时发现和治疗，可能会发生出血和穿孔等并发症，导致高发病率和死亡率。

GDU的手术干预适用于出现以下症状的患者。
- 最大限度内镜干预下仍然出血。
- 穿孔。
- 胃流出道梗阻。
- 难治性或复发性疾病（尽管最大限度地接受药物治疗）。

与这种情况相关的慢性炎症改变经常使手术在技术上具有挑战性。除了尽可能切除受累的十二指肠外，还应进行明确的减酸手术。如果十二指肠的炎症和水肿不是一个因素，偶尔可以进行BⅠ重建。然而，分离和吻合可能是危险的，最好保持溃疡病灶不动，进行BⅡ式重建。在这种情况下，十二指肠残端渗漏是术后发病率和死亡率的主要来源。使用十二指肠造瘘管可安全有效地处理棘手的十二指肠残端。这涉及通过十二指肠的第二部分插入一根管子，以形成可控的瘘管；这样做可以减轻残端的压力，并允许愈合。

在十二指肠与胰腺包膜形成瘢痕的情况下，可以进行Nissen缝合术。首先横切十二指肠，然后将十二指肠残端与胰腺包膜或留在胰腺包膜上的十二指肠壁吻合。对于棘手的十二指肠残端，另一种处理方法是进行Bancroft缝合。在这种十二指肠残端缝合方法中，胃在幽门近端被横切，此处组织纤维化较少。然后将十二指肠残端的胃黏膜从黏膜下层分离到十二指肠。这是用荷包缝合固定的，浆肌层在残端上方缝合。

（二）复发性消化性溃疡

对于先前行包含迷走神经切断术的减酸手术、后又复发的溃疡病例，膈上迷走神经切断术几乎是其所剩的唯一治疗选择。减酸手术后溃疡复发的最常见原因是迷走神经切断不全。通过伤痕累累的上腹部寻找遗漏的神经充满了困难，而且可能是危险的。经胸TV有可能被成功地使用。现在可以用微创胸腔镜技术进行这一手术。

（三）腹腔镜手术

越来越多的报道指出腹腔镜和机器人辅助手术治疗PUD的可行性。在进行腹腔镜胃部分切除术时，使用光学套管针从左肋缘下区域进入腹部。相机端口距剑突约15cm，位于腹正中线稍偏左。外科医生的右手使用12mm的套管针来容纳线性钉合器。第三个5mm套管针放置在右侧肋缘下区域。在将患者置于Trendelenburg（头低足高）体位后，通过剑突下5mm的切口放置肝牵开器。这将抬高并收缩肝脏的左侧部分。使用腹腔镜吻合器将十二指肠的第一部分移位并分割。根据外科医生的判断，可以用缝合或钉合支撑材料来加强吻合线。使用腹腔镜吻合器分割近端胃。然后采用BⅡ式胃空肠吻合术或Roux-en-Y胃空肠吻合术进行重建。

虽然大多数开放手术都是在腹腔镜下进行的，包括难度较大的PGV；但Taylor手术（前浆肌切开术加后路TV）似乎是最简单的选择（图59-23）。Taylor术是1982年报道的一种开放手术。虽然开腹手术不是很普遍，但这项技术非常适合腹腔镜手术。这项手术从后路TV开始，然后从幽门近端约6cm处行浆肌层切开。环行肌从小弯处切开1.5cm，用钩形电凝器将肌纤维分开。继续在尾部进行剥离，至胃食管交界处停止。沿着肌切开术的长度方向，所有的环状肌纤维都被分开。没有必要分割斜行肌更深更薄的一层。空气通过鼻胃管注入，以确保没有泄漏。然后用重叠连续缝合关闭切开的浆肌层[51]。

八、难治性胃溃疡的择期手术治疗

虽然胃和十二指肠溃疡都是消化性病变，

第 59 章 消化性溃疡的外科手术治疗
Surgery for Peptic Ulcer Disease

足的背景下。推荐大多数患者选择远端胃切除加 BⅠ或 BⅡ重建术，因为这种方法去除了溃疡和病变的胃窦。胃部分切除术还可消除因活

表 59-2 胃溃疡的改良 Johnson 分类

分型	位置	泌酸状态
Ⅰ	胃小弯	低
Ⅱ	胃体和十二指肠	高
Ⅲ	幽门前（距幽门 2～3cm）	高
Ⅳ	高位胃小弯，近胃食管交界处	低
Ⅴ	任何部位，包括药物诱发	低

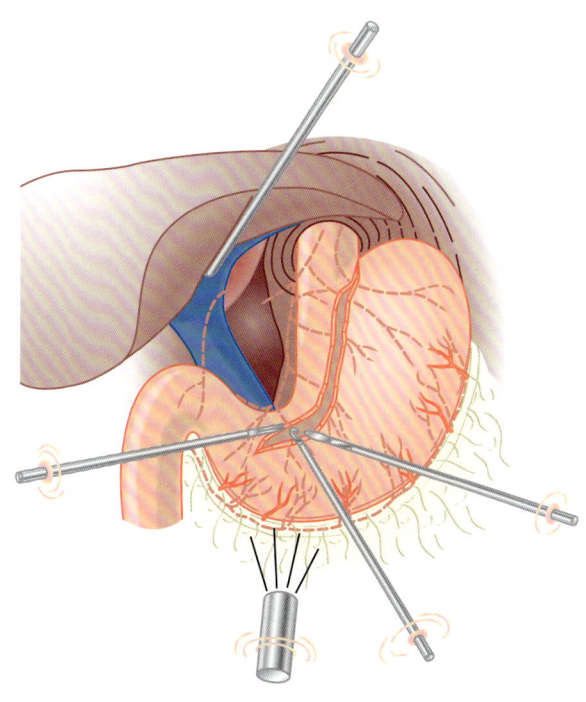

▲ 图 59-23 Taylor 手术的一部分——腹腔镜胃前部浆肌层切开术

引自 Dubois F. New surgical strategy for gastroduodenal ulcer: laparoscopic approach. *World J Surg*. 2000; 24: 270.

但它们之间的根本区别影响手术策略。最重要的区别是胃溃疡更常含有恶变，因此必须切除或广泛活检。高泌酸状态在十二指肠溃疡的发病机制中起重要作用，但在许多胃溃疡的发病机制中并不起作用。1965 年 H. D. Johnson 医生定义了一种分类系统，该系统后来被采用且几乎没有被修改，目前仍在使用。在他 1965 年的论文中，他讨论了 Dragstedt 的理论：胃酸分泌的头期是十二指肠溃疡的原因，胃期是胃溃疡的原因。他观察到，Dragstedt 的理论忽略了胃溃疡患者中不到一半是高泌酸者的发现[52]。基于解剖位置和胃酸分泌潜能的 Johnson 分类系统为胃溃疡手术治疗的选择提供了有用的基础（表 59-2 和图 59-24）。

（一）Ⅰ型胃溃疡

Ⅰ型溃疡是最常见的形式，占胃溃疡的 60%。它们通常发生在角切迹附近的胃底和胃窦黏膜交界处的胃小弯处，并且发生在泌酸不

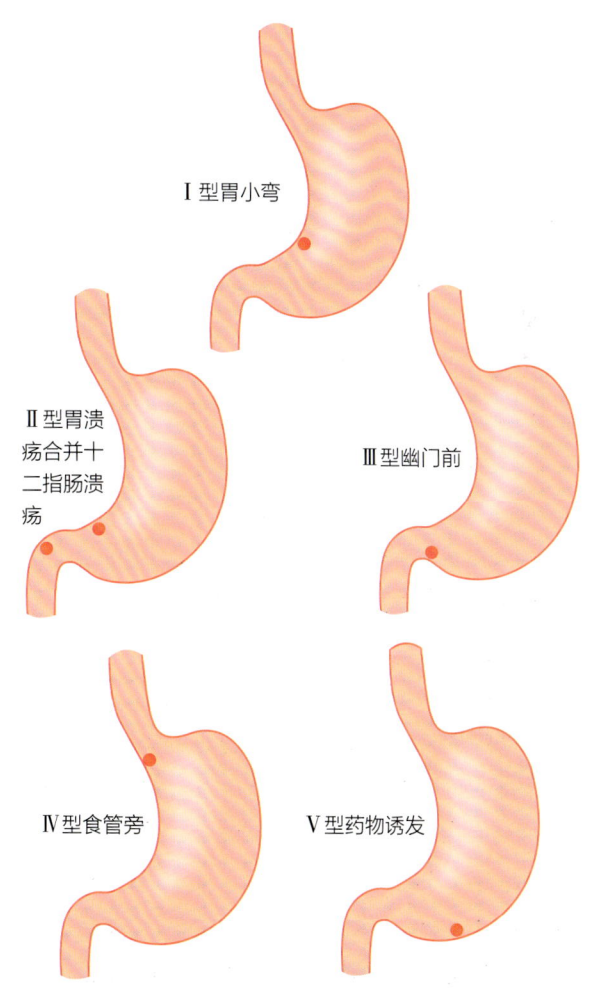

▲ 图 59-24 根据胃溃疡的解剖位置对其进行分类

引自 Matthews JB, Silen W. Operations for peptic ulcer disease and early operative complications. In: Sleisenger MH, Fordtran JS, eds. *Gastrointestinal Disease*. Philadelphia: Saunders; 1993.

检而漏诊恶性肿瘤的风险，并降低胃酸分泌潜能。另一种选择是行远端胃切除加 Roux-en-Y 胃空肠吻合术；与 B I 和 II 式相比，倾倒综合征的发生减少，患者不会得胆汁反流性胃炎[53, 54]。然而，接受 Roux-en-Y 重建的患者胃排空延迟的风险更高。一项随机研究评估了胃癌远端胃切除术后接受 B I 或 Roux-en-Y 重建的患者，发现两组患者长期生活质量没有差异[55]。既往建议的溃疡活检结合迷走神经切断及引流现在已经过时，因为其溃疡复发率很高[56]。在胃切除术中增加 TV 对患者没有额外的好处[57]。低复发率（5%）和良好的症状缓解通常是通过单独的远端胃切除术来实现的。

（二）II 型胃溃疡

II 型胃溃疡发生在幽门管，与十二指肠溃疡形成同时存在，或与十二指肠瘢痕形成异时存在。因此，患幽门管溃疡且有十二指肠溃疡病史的患者应将其归类为 II 型，且应按此法进行治疗。它们往往是边界模糊的大而深的溃疡，常发生于年轻男性，并与胃酸分泌增加有关。此类溃疡的术前内镜检查必须包括病变组织的活检，以排除潜在的恶性病变。治疗方法与十二指肠溃疡相似，首选的方法是迷走神经切断术加胃窦切除术。不提倡对 II 型胃溃疡单独使用 PGV，因为该法会留下胃溃疡病灶，而该病灶可能含有隐藏的恶性病变。

（三）III 型胃溃疡

III 型溃疡是幽门前或幽门管溃疡。它们发生在胃酸分泌增加的情况下，其处理方式也类似于十二指肠溃疡和 II 型胃溃疡。III 型溃疡对药物治疗和 PGV 都特别耐受，不同系列病例的复发率为 16%~44%[39]。这一发现，加上观察到这些病变可能含有胃恶性肿瘤，使迷走神经切断术加胃部切除术成为最谨慎的方法。对于耐受性溃疡或出现梗阻症状的患者，建议及早考虑转诊手术。与高泌酸状态相关的溃疡约占胃溃疡疾病的 45%，其中 II 型占 25%，III 型占 20%。

（四）IV 型胃溃疡

IV 型胃溃疡的特点是它沿胃小弯解剖位置较高，靠近胃食管交界处。胃窦黏膜可延伸至胃食管交界处 1~2cm；因此，IV 型溃疡可能仅代表 I 型胃溃疡的一个亚型。IV 型溃疡与胃液分泌不足有关，早期出现吞咽困难和反流。较大的溃疡面积、周围炎症的程度及靠近胃食管交界处使手术操作变得困难且具有潜在危险。如果能保证远端食管的完整性，胃次全切除（包括溃疡病灶）被认为是最佳的处理方法。然而，靠近贲门的病变是一个特殊的挑战；为了避免全胃切除和食管吻合术，已经提出了一些其他的手术方法。这些替代方案包括 Schoemaker 术式（B I 切除术的改良，高位胃溃疡采用管状切除，十二指肠与胃大弯侧吻合）（图 59-7）；Pauchet 术式[58]，涉及低位胃切除和溃疡切除的 Schoemaker 术式的改进（图 59-25）；或 Kling-Madlener 术式，为溃疡本身不切除的非切除手术，或称迷走神经切断术加幽门成形术，其溃疡复发率很高。病变恶性转化或漏诊恶性肿瘤的风险虽小（尽管做了活检），但仍真实存在，因此在这种情况下不建议采用非切除手术。

虽然文献中没有达成共识，但一些学者建议，对于距贲门以下 5cm 的溃疡，应该使用 Pauchet 手术；而对于贲门周围 2cm 以内的病变，应尝试 Csendes 手术[59]（图 59-25）。Csendes 手术包括近全胃切除术和 Roux-en-Y 食管胃空肠吻合重建术。

（五）V 型胃溃疡

病变可发生在胃的任何部位，并且是由如 NSAID 等药物的使用引起的。使用 PPI 和（或）前列腺素类似物作为预防用药方案能显著降低溃疡发生风险[60, 61]，特别是在无法停用 NSAID

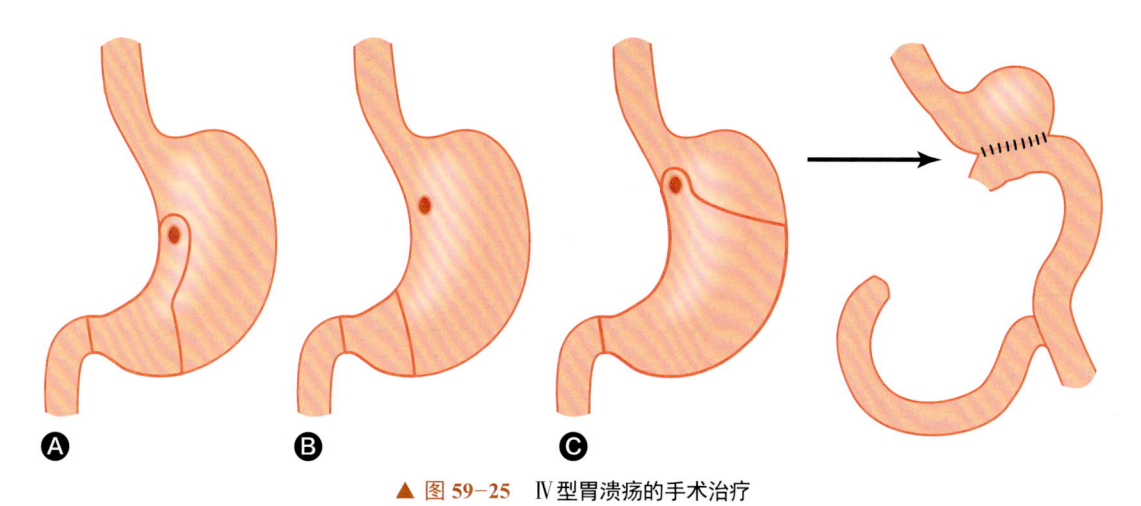

▲ 图 59-25 Ⅳ型胃溃疡的手术治疗

A.Pauchet 术式；B.Kling-Madlener 术式；C.Csendes 术式（食管胃空肠吻合术）（引自 Seymour NE. Operations for peptic ulcer and their complications. In：Feldman M，Scharschmidt BF，Sleisenger MH，eds. *Gastrointestinal Disease*. Philadelphia：Saunders；1998.）

的情况下。如果药物治疗无效或 NSAID 治疗无法停止，应考虑明确的抗分泌手术（TV 和胃窦切除术）。

（六）胃流出道梗阻

超过半数的胃流出道梗阻病例是由恶性病变引起，而不是由慢性 PUD 引起。因此，应仔细活检以明确诊断。在美国，胃流出道梗阻占溃疡相关并发症的 5%~8%，每年约因此行 2000 例手术[62]。因十二指肠溃疡而导致胃流出道（幽门）梗阻的患者通常出现胃潴留症状，包括早饱、腹胀、消化不良、食欲不振、恶心、呕吐、上腹痛和体重减轻等。患者经常营养不良和脱水且合并代谢性碱中毒，而这些都是增加手术风险的因素。针对这些患者的手术几乎都不是紧急的，只有当患者稳定下来、营养和电解质异常得到纠正后才能进行手术。鼻胃减压术有助于减轻胃弛缓（胃术后胃瘫），加快术后恢复进食。然而，如果梗阻经过 48~72h 的充分静脉补液、抗分泌治疗和鼻胃管减压仍不能解除，一般仍需手术治疗。在不太严重的情况下（不完全梗阻），可以尝试对瘢痕幽门进行球囊扩张。约 65% 的患者能得到持续缓解，但许多患者需要不止一次扩张操作。对于内镜扩张失败的患者，手术是一个合理的选择。球囊扩张最严重的并发症是穿孔。无论何时尝试球囊扩张，重要的是要排除潜在的恶性肿瘤。

TV 加胃窦切除是治疗这种情况的理想术式。通常建议在手术时放置空肠造瘘饲喂管，因为术前营养不良和慢性胃流出道梗阻容易导致术后胃排空延迟。此外，增加逆行空肠胃吻合术或胃造瘘管也是有益的。由于十二指肠存在广泛的瘢痕，各种类型的幽门成形术通常是不可行的。Jaboulay 十二指肠侧对侧成形术可以在这种情况下使用。一项研究报道了 19 例使用此法联合 PGV 治疗的患者，结果显示患者满意度高（100%Visick 改良分级Ⅰ或Ⅱ级）、体重普遍增加且平均随访 31 个月无手术死亡或溃疡复发[63]。然而，并非所有研究都显示其有这些益处。一项试验将 90 例因十二指肠溃疡继发胃流出道梗阻的患者随机分配到三个组别，即 PGV+胃空肠吻合术、PGV+Jaboulay 十二指肠成形术或 SV+胃窦切除术。虽然这三种方式在术后病程或胃酸分泌减少方面没有差异，但 PGV+胃空肠吻合术和 SV+胃窦切除术都比 PGV+Jaboulay 十二指肠成形术产生了更好的临床效果[64]。虽然从理论上讲，幽门重建或改道的需求会否定 PGV 相对于其他选择的几个优点，但保留幽门神经可以保留受控的胃排空，最大限度地减少胆汁反流[65]。过去不推荐单纯的胃空肠吻合术，因为其溃疡复发率接近50%。应该指出的是，这些数据的统计时间早于有效降酸药物时代。随着微创手术方式的日益普及，胃空肠吻合术合并迷走神经切断术或终生质子泵抑制药用药在治疗胃流出道梗阻方面又重新流行起来。

幽门螺杆菌在胃流出道梗阻发病机制中的作用也已被评估。研究表明，这一人群的幽门螺杆菌感染率较低（33%～57%）[62]。然而，在感染了幽门螺杆菌的人中采用根除治疗和球囊扩张，可能会使其获得长期的症状缓解，并缓和手术的需要。一般来说，直到进一步的研究确定非手术治疗在幽门螺杆菌阳性患者中的作用之前，手术都是这一组患者（特别是幽门螺杆菌阴性患者）的标准疗法。

九、复杂性消化性溃疡的急诊手术治疗

对于复杂的PUD，约2/3的病例因出血采取手术，1/3由于穿孔采取手术[21]。对于复杂的PUD，急诊手术最常见于老年人和存在既有疾病的人群。患者可能出现出血、穿孔或梗阻。这些病例的手术目标如下。

- 处理必需手术干预的并发症。
- 降低溃疡复发的风险。
- 进行安全、快速及有效的手术。
- 最大限度地减少对胃肠道的长期影响。
- 确定患者的幽门螺杆菌感染状态。

术中的主要难题除了处理特定的溃疡并发症外，是要不要进行明确的抗溃疡手术（以减少复发的风险）。过去几十年来，这个问题受到了相当大的关注，但仍未得到解决。溃疡流行病学的转变、对幽门螺杆菌作用的认识及药物治疗的进步，使这一问题变得非常混乱，必须进行个体化的决定。然而，研究表明，在紧急情况下（修补或缝合溃疡）和避免迷走神经切开或胃切除时，倾向于采用不太复杂的程序[67]。

省略溃疡减酸手术有溃疡症状复发和出现并发症的风险，文献报道显示其风险性虽然多变，但不能被忽略。有证据表明，术后接受幽门螺杆菌治疗可以大大降低这种风险，但只有在患者幽门螺杆菌阳性的情况下才有明显效果。不幸的是，目前还没有术中可靠、快速的幽门螺杆菌检测方法来帮助指导这一决策。在NSAID使用背景下，明确手术是更合适的，特别是当患者因为潜在的医疗条件而不太可能停用NSAID时。如果患者一直在接受抗分泌治疗，并在抑酸的情况下仍出现溃疡并发症，也建议行确定性手术。另外，纳入溃疡减酸手术可能会导致那些可能不需要干预的患者出现严重的胃肠道后遗症。在有重大潜在内科疾病或术中血流动力学不稳定的急诊手术中，一般避免确定性手术。

（一）出血

2/3的PUD急诊手术是针对无法控制的出血而开展的。然而，随着内镜检查能力的提高，手术治疗的适应证持续减少。由于外科手术的适应证发生了巨大的变化，手术也发生了巨大的变化。80%～85%的溃疡出血会自发停止[66]。在剩下的患者中，85%～95%可以通过内镜手段得到有效治疗[68, 69]。目前，许多外科医生选择限制性手术方法，然后进行药物治疗，而不选择历史上的侵袭性切除和胃去神经支配手术。大多数出现上消化道出血病变的患者都应接受胃、十二指肠第一和第二部分的检查。这一过程能够确定出血部位，并允许尝试性止血治疗。尽管内镜技术不断进展，但溃疡出血后的死亡率一直稳定在5%～10%。事实上，最近的流行病学数据表明，老年女性十二指肠溃疡出血的发病率和死亡率可能在增加[3]。然而，估计有10%～20%的出血性消化性溃疡住院患者药物治疗失败，需要紧急手术干预。因此，内镜医生和外科医生预测再出血风险的能力十分重要，因为这使更密切地监测高危患者并让外科团队及早参与他们的治疗成为可能。高再出血

率与喷射血管、溃疡病灶内可见的动脉血管及粘连性血块或大溃疡灶有关。制订 Forrest 分类是为了基于内镜检查的结果评估再出血风险（表59-3）。

表 59-3 胃镜检查结果和再出血风险的 Forrest 分类

分 类	再出血风险
Ⅰa：活动性、搏动性出血	高
Ⅰb：活动性、非搏动性出血	高
Ⅱa：非出血性可见血管	高
Ⅱb：粘连性血凝块	中
Ⅱc：黑点	低
Ⅲ：无近期出血迹象	低

在反复出血的患者中，有 25% 的患者二次内镜下控制出血会失败，需要紧急手术。这引发了一些关于消化性溃疡出血的手术时机选择和二次内镜治疗作用的争议。随机性前瞻性研究显示，在患者首次内镜治疗失败后，其接受二次内镜治疗对比接受手术的死亡率并没有增加。因此，大多数临床医生提倡患者再次尝试内镜治疗[70]。

目前治疗消化性溃疡出血的手术指征如下。

- 尽管进行了有力的复苏，但血流动力学仍不稳定（考虑到患者的年龄，输血 > 4 单位或 > 6 单位，年轻患者可耐受更多输血）。
- 内镜技术未能止血。
- 初步稳定（最多两次尝试内镜止血成功）后再出血。
- 与再出血相关的休克。
- 持续缓慢出血，每天输血需求超过 3 单位。
- GDU。

次要或相对适应证包括罕见血型或难以交叉配型、拒绝输血、出现休克、高龄、严重并存疾病和慢性胃溃疡出血。对于不能耐受长时间复苏、大量输液和低血压的老年患者，手术门槛可能不得不降低。

出血性 PUD 的死亡率约为 6%，大多数患者死于与出血无关的原因，如多器官系统衰竭。因此，内镜或药物治疗的进一步改进不太可能降低死亡率，我们的重点应该是对这些患者进行恰当的管理，以避免器官衰竭的发生[71]。

1. 十二指肠溃疡出血的手术治疗　十二指肠溃疡出血急诊手术的首要任务是控制出血部位。如果 EGD 未能确定出血来源，需要行幽门十二指肠纵向切开术以检查十二指肠球部和胃窦。胃十二指肠动脉是常见的出血来源，应对其缝合结扎以控制出血。出血问题解决后，可以进行确定性减酸手术。随着幽门螺杆菌的发现，迷走神经切断术的实用性受到了质疑。然而，数据表明，即使在具备根除幽门螺杆菌的时代，或许也应该对十二指肠溃疡出血的患者行 TV 手术。提出这一建议有如下几个原因。

- 只有 40%～70% 的十二指肠溃疡出血患者幽门螺杆菌呈阳性。
- 急性出血时幽门螺杆菌检测可靠性较低，CLO（Campylobacter-like organism，类弯曲菌）检测的假阴性率为 18%，而非活动性出血患者的假阴性率为 1%[72]。
- 如果不进行减酸手术，高达 50% 的患者有再次出血的风险。
- 幽门螺杆菌治疗改变出血复发风险的证据相互矛盾。

在急性出血的情况下，我们无法确定幽门螺杆菌感染状态，而且缺乏证据表明治疗幽门螺杆菌会改变再出血的风险，这加强了在首次手术时进行减酸手术的必要性；然而，如果患者情况不稳定，在手术的出血控制方面增加减酸手术会增加手术时间，应该避免。在后一种情况下，术后长期的 PPI 治疗和幽门螺杆菌根除是更合适的治疗方案。

由于纵向切开幽门简单，TV+ 幽门成形术是治疗十二指肠溃疡出血最常用的手术方式。在大多数情况下，出血局限在十二指肠的第一部分，出血血管可以在幽门成形术切开时得到控制。进入十二指肠后，检查十二指肠黏膜是否有任何活动性出血、溃疡或硬结的证据。如果遇到活动性出血，可由手指按压止血。这可以控制出血，并为患者提供液体复苏的时间。然后结扎出血的血管。这条血管通常还是胃十二指肠动脉，它既可以通过穿过管腔结扎，也可以在管腔外结扎。这条血管在十二指肠后壁水平有一个T形或三支血管汇合处。重要的是上、下缝扎胃十二指肠动脉，然后用U形针结扎胰腺内侧横支（图59-26）。放置缝线时应注意避免损伤胆总管。如果在打开管腔时没有出血，应该仔细检查黏膜是否有溃疡。如果发现溃疡，应清理溃疡基底，以资识别可见的血管并结扎。在没有活动性出血的情况下，对黏膜仔细检查十分重要，且即使发现了非出血性溃疡也应积极寻找其他潜在的出血溃疡。这种检查可以通过用手指手动触诊管腔来完成。在术前内镜检查未能确定特定位置的情况下，合理的做法是从十二指肠切开术开始，十二指肠切开可以向近端或远端延伸，以便进一步探查。有时，需要在食管胃交界处附近进行第二次胃切开，以检查近端胃。出血控制后，行幽门成形术。最常见的手术方式是Heineke-Mikulicz幽门成形术。最后以TV结束手术。

2. 胃溃疡出血 对于出血的胃溃疡，首选远端胃切除+溃疡切除+BⅠ或BⅡ重建。这允许溃疡切除和对溃疡进行组织学评估以排除恶性病变。对于高危患者或由高泌酸（Ⅱ型和Ⅲ型）引起的溃疡，可以加做迷走神经切断术。

（二）穿孔

吸烟和NSAID是溃疡穿孔的重要病因，流行病学研究证明穿孔发生率在增加（尤其见于老年女性）。溃疡穿孔患者的预后取决于以下几点。

- 就诊和治疗的时间延误：数据显示，外科治疗的延误越来越多，部分程度上归因于更广泛的诊断检查。
- 穿孔部位：胃穿孔与较差的预后有关。
- 患者的年龄：老年患者（常有合并症）预后较差。
- 就诊时出现低血压（收缩压＜100mmHg）。

最近的研究比较了穿孔PUD的非手术治疗和手术治疗，结果显示在精心挑选的患者组中，手术治疗并没有降低发病率或死亡率。只有在水溶性对比剂检查证实溃疡已封闭且对比剂未渗入腹腔时，才应考虑非手术入路。这类患者应密切关注定期体检结果，如果腹部检查或实验室检查结果显示为进行性脓毒症，应立即手术治疗。非手术治疗通常用于穿孔持续时间超过24h、情况稳定且经常合并严重并发症的患者，这些并发症增加了手术干预的风险。值得注意的是，虽然这种方法常用于治疗有合并症的老年患者，但研究表明老年人非手术治疗失败的

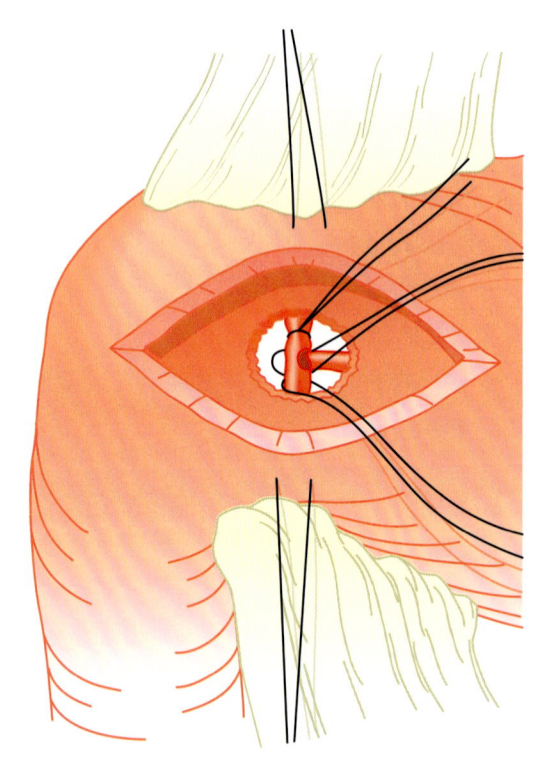

▲ 图 59-26 十二指肠溃疡出血的缝合控制技术。沿幽门长轴切开并确定出血血管后，在溃疡的头部和尾部进行八字缝合，缝合深度足以堵塞胃十二指肠动脉。另外放置一根U形缝线以控制从主血管发出的小的横向胰腺分支

引自 Debas HT, Mulvihill SJ. Complications of peptic ulcer. In: Zinner MJ, Schwartz SJ, Ellis H, eds. *Maingot's Abdominal Operations*. Stamford, CT: Appleton & Lange; 1997.

风险最高，因此建议对这类患者进行密切观察。由于胃溃疡穿孔有较高的再穿孔和并发症发生率，在已知穿孔来源是胃的情况下，不推荐进行非手术治疗。

1. 十二指肠溃疡穿孔 据估计，2%~10%的十二指肠溃疡患者会发生急性穿孔。手术应以闭合穿孔和清理腹部食物残骸为目标。这既可以是开腹手术，也可以是腹腔镜手术。这两种技术在结果上似乎差别不大。传统上，外科医生要么做简单的补片缝合手术，要么做 TV+幽门成形术（合并穿孔）。那些接受单纯修复治疗的患者的自然病史已被记录在一篇论文中，该论文跟踪调查了 122 例此类患者长达 25 年的病程。总体而言，原研究人群中 48% 的患者需要长期药物治疗或进一步手术来治疗溃疡[74]。因此，建议将带幽门成形术的 TV 作为所需的最低程度治疗。一项涵盖 159 例接受迷走神经切断+幽门成形术治疗的患者研究，报道了其十二指肠溃疡穿孔术后随访 10 年以上的结果[75]。患者围术期死亡率为 5.5%，溃疡复发率为 8.8%，术后消化系统后遗症发生率为 16%。然而在几乎 90% 的病例中，总体结果为好到优。带补片封闭的 PGV 至少也有同样的效果。Boey 等在一项前瞻性研究中，将 101 例患者随机分为单纯缝合组、TV+幽门成形术组和 PGV 组，结果显示 39 个月复发率分别为 63.3%、11.8% 和 3.8%。PGV 的手术时间明显较长，但任何一组均无死亡病例。然而，这项研究排除了老年人（70 岁以上）和术前休克的患者；这可能是其死亡率较低的原因[76]。同一小组进行的另一项随机研究，将 PGV 与单纯缝合进行比较，记录的 3 年复发率分别为 10.6% 和 36.6%（一半需要手术干预）[77]。同样，由于排除了不稳定和年龄较大的患者，这组患者中依然存在样本偏倚。另一组 107 例幽门十二指肠溃疡穿孔患者的发病率最低、死亡率较低，患者对大网膜补片和 PGV 的满意度很好且十二指肠溃疡的复发率为 3.7%；而幽门和幽门前溃疡的复发率显著高于 16%[78]。慢性

幽门十二指肠瘢痕形成在这种情况下被认为是 PGV 的相对禁忌证，因为它可能与术后胃排空延迟相关。

随着幽门螺杆菌的发现，理想的手术方式再次受到质疑。一项研究表明，十二指肠溃疡穿孔患者中有 81% 的人幽门螺杆菌呈阳性。在这项研究中，所有患者都接受了穿孔的简单缝合。术后，幽门螺杆菌阳性患者被随机分为单纯 PPI 组和根除幽门螺杆菌组，疗程 4 周。根据重复内镜检查的结果，幽门螺杆菌根除组 1 年后溃疡复发率为 5%，而 PPI 治疗组为 38%。值得注意的是，5% 的复发率与那些接受确定性抗溃疡手术的患者的复发率相当[79]。这些数据为急性情况下简单缝合十二指肠溃疡穿孔的做法提供了很好的依据。然而在手术时患者的幽门螺杆菌状态通常未知，在缺乏可靠的术中检测的情况下，必须考虑确定性抗分泌手术的功过。对于那些有消化性溃疡手术史、根除幽门螺杆菌、尽管使用 PPI 仍有慢性溃疡症状的患者或者那些服用 NSAID 且不能停药的患者，这一点可能特别重要。一般说来，简单的补片缝合适用于患有以下疾病的患者。

- 与 NSAID 相关的急性穿孔（前提是术后可以停止用药），以及从未接受过 PUD 治疗但可以采用 PPI 和根除幽门螺杆菌治疗的患者。
- 持续休克、就诊延误、相当多的并存疾病或明显的腹膜污染时的穿孔。

图 59-27 总结了十二指肠溃疡穿孔的推荐处理流程。为行补片手术，需要先进行中线剖腹手术并检查腹内器官。腹腔内有胆汁提示上消化道穿孔。确认十二指肠穿孔后，在穿孔周围放置垫片以防止进一步的溢出。然后，将 3-0 丝线或聚二氧杂环己酮缝线穿过穿孔。通常需要缝合 3~4 针。采取适当的长度（0.5~1cm）的缝合是很重要的，这可以防止缝线割断发炎的十二指肠组织。为确保缝合全层，建议将针穿过溃疡一侧的十二指肠壁，通过穿孔取回针头，然后穿过穿孔的另一侧壁（图 59-28）。这

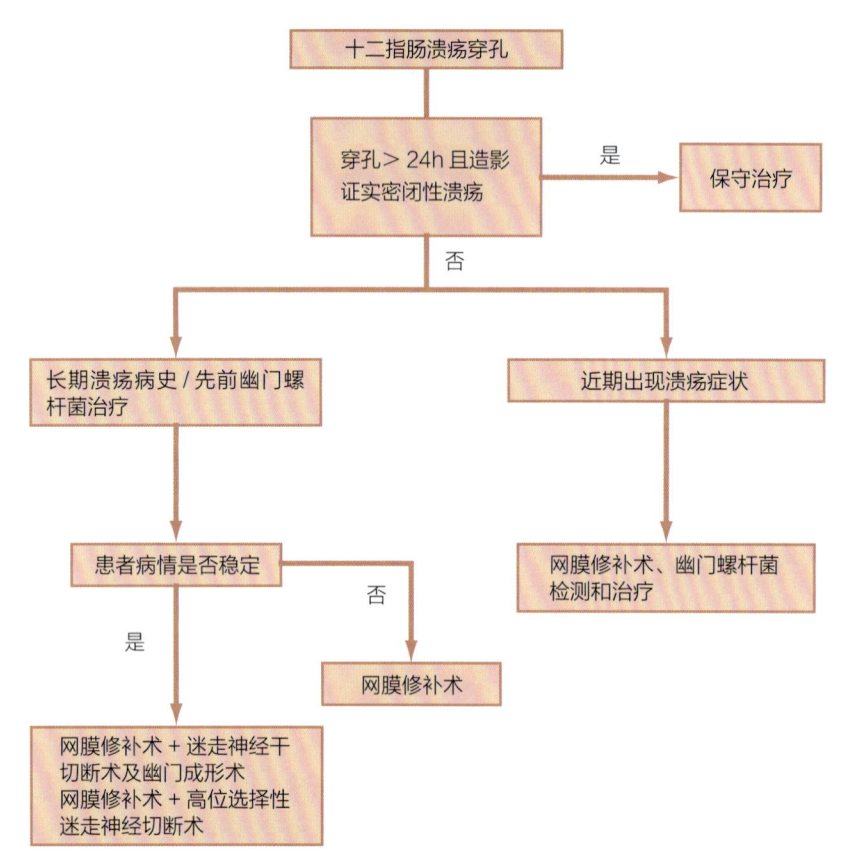

图 59-27 十二指肠溃疡穿孔的手术治疗流程

些缝线的结不应该紧在接近溃疡的地方；相反，应提起邻近的具有完整血管蒂的大网膜组织，将缝线系在这个大网膜的血管蒂上，使其固定于穿孔位置。这些缝线不能系得太紧，以免使大网膜补片绞窄（图 59-29）。不提倡在将大网膜蒂盖在穿孔上之前缝合溃疡，因为这减少了大网膜与十二指肠黏膜的接触面积（图 59-30）。溃疡愈合后，应用温盐水冲洗腹腔。不需要引流管，也不鼓励使用引流管，因为它往往会产生负性吸力真空环境，从而干扰修复。

越来越多的文献关注于腹腔镜缝合补片修复，以及腹腔镜下使用纤维蛋白胶修复溃疡穿孔的无缝合技术。这些研究证明了微创手术的可行性[80]。一项初级开腹手术和腹腔镜手术的造影显示了其相近的术后发病率和死亡率[81]。然而，接受腹腔镜手术的患者住院时间明显缩短[80]。此类腹腔镜手术的中转率为 15%～20%。需要改用腹腔镜手术的因素包括全身性腹膜炎、Mannheim 腹膜炎指数（Mannheim peritonitis index）> 21

及后壁穿孔[81]。入院时休克是严重术后并发症的危险因素，一般情况下开放手术是首选。腹腔镜手术没有绝对禁忌证。

要在腹腔镜下修复十二指肠溃疡，患者必须取仰卧位。外科医生可以使患者处于分腿姿势，站在患者的左侧或患者的两腿之间。然后患者取 Trendelenburg 体位。首先，进行诊断性腹腔镜检查。参考直径 5mm 的工作腹腔镜仪器仔细测量溃疡大小后，用聚二氧杂环己酮、聚乳胶或丝线缝合穿孔，修补方式与开腹手术相似。穿孔可通过对直接应用于穿孔部位的网膜补片（网膜固定术）采用体内或体外打结（取决于外科医生的喜好）方法进行闭合。这种方法消除了发炎的溃疡边缘的张力和缝线对组织的割伤。在手术过程中，避免补片被固定在十二指肠后壁是至关重要的。这可以通过将针从穿孔中拉出并通过穿孔重新插入来完成下半针的缝合来避免。在打结时要注意避免绞窄大网膜蒂部，这一点很重要。可以通过鼻胃管进

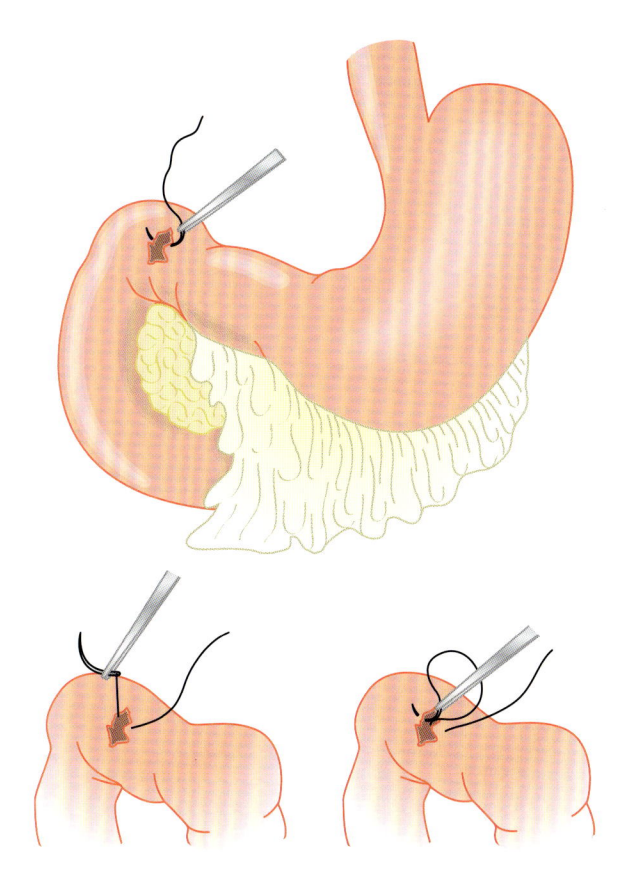

第 59 章 消化性溃疡的外科手术治疗
Surgery for Peptic Ulcer Disease

▲ 图 59-28 十二指肠溃疡穿孔。通过两步穿过整个肠壁的缝合线开始修复。这样就可以使用更小的锥形针头，降低无意中穿透十二指肠后壁的风险

引自 Baker RJ. Perforated duodenal ulcer. In：Baker RJ，Fischer JE，eds. *Mastery of Surgery*. Philadelphia：Lippincott Williams & Wilkins；2001.

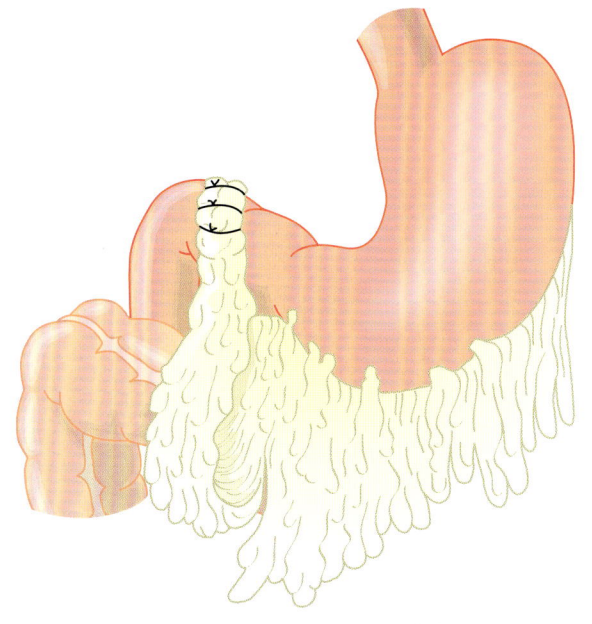

▲ 图 59-29 具有血管蒂的大网膜被固定在适当的位置，缝线系得足够松，以防止组织绞死。这项技术可以有效地闭合穿孔，而不会使十二指肠管腔变窄

引自 Baker RJ. Perforated duodenal ulcer. In：Baker RJ，Fischer JE，eds. *Mastery of Surgery*. Philadelphia：Lippincott Williams & Wilkins；2001.

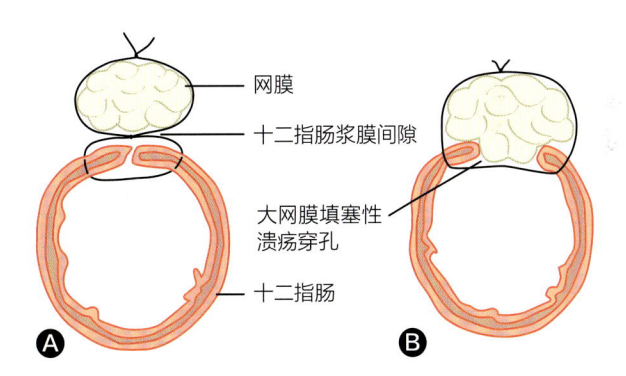

▲ 图 59-30 A. 当缝线最初被紧到接近溃疡的边缘，而大网膜被放置在这些结的上方时，十二指肠浆膜与大网膜的贴合程度较低；B. 通过执行上述操作，网膜堵塞穿孔，并紧密贴合在浆膜上，确保闭合不漏液

引自 Baker RJ. Perforated duodenal ulcer. In：Baker RJ，Fischer JE，eds. *Mastery of Surgery*. Philadelphia：Lippincott Williams & Wilkins；2001.

行渗漏测试，但是这一步骤不是必需的。然后进行腹腔积液的抽吸，特别注意液体收集的潜在空间。收集的液体可以送去革兰染色和培养，以防患者在康复期间出现脓肿；然而，该过程不应延长抗生素的覆盖时间超过 24h。一些外科医生主张在患者取不同体位的情况下用 3～5L 温生理盐水进行腹腔灌洗。引流是没有必要的。

2. 胃溃疡穿孔 胃溃疡穿孔的总死亡率更高为 10%～40%，并且随着年龄的增长（>65 岁）而显著增加[82]。对Ⅰ型和Ⅳ型胃溃疡穿孔的病例采用胃部分切除术还是简单的穿孔修补一直存在争议。胃部分切除术是首选方法，除非患者因高龄、并存疾病、术中不稳定或严重腹膜污染而面临不可接受的高风险[83]。即使是在这类可能会出现休克的高危患者中，也有越来越多的证据表明，确定性手术与更简单、更快速的补片修补技术一样, 耐受良好[84, 85]。因此，建议Ⅰ型胃溃疡穿孔的患者接受胃部分切除术，

069

除非患者状况不稳定且有明显的合并症。活检和补片缝合可能是治疗高位Ⅳ型溃疡的合适方法，而更广泛的切除可能会导致危重患者的全胃切除。因为这类溃疡的病理生理学不涉及酸的高分泌，所以不需要降酸手术。只要有可能，就应该切除溃疡并关闭胃。重要的是对未切除的溃疡进行充分的四象限活检，然后缝合补片[86]。

对于Ⅱ型溃疡，治疗流程应该类似于十二指肠溃疡穿孔，因为两者病理生理过程非常相似。这意味着应该修补溃疡、通过术中活检确定患者的幽门螺杆菌感染状态并对患者进行恰当的治疗。此外，术中活检以排除可能与此类胃溃疡相关的恶性病变也很重要。与十二指肠溃疡穿孔类似，除非患者有复发性溃疡病史并曾接受过幽门螺杆菌治疗，否则不需要确定性手术。在确定性手术被认为合适的情况下，应考虑行 PGV 或 TV 合并引流。

Ⅲ型溃疡与十二指肠溃疡有相似的发病机制；然而在急性穿孔的情况下，它们的治疗值得特别关注。这种幽门前溃疡的补片修补术与胃流出道梗阻的高发生率相关[86]，而 PGV 术与这些溃疡的高复发率相关。因此，在这种情况下，胃窦切除术 + 迷走神经切断术是最好的手术方式。图 59-31 总结了建议的胃溃疡穿孔手术方式。胃溃疡可以通过腹腔镜进行治疗，就像之前描述的十二指肠溃疡一样；然而，这些患者应该进行 EGD 随访以排除癌症诱发的溃疡。

致谢

感谢 *Shackelford's Surgery of the Alimentary Tract*, 7e 中本章的作者：

Tavakkolizadeh A, Ashley SW. Operations for peptic ulcer.In: Yeo CJ, McFadden DW, eds. *Shackelford's Surgery of the Alimentary Tract*. Vol. I. 7th ed. Philadelphia: Elsevier; 2013: 701-719.

Postier RG, Havron WS Ⅲ. Vagotomy and drainage. In: Yeo CJ, McFadden DW, eds. *Shackelford's Surgery of the Alimentary Tract*. Vol. I. 7th ed. Philadelphia: Elsevier; 2013:720-730.

Ben-David K, Caban AM, Behrns KE. Gastric resection and reconstruction.In: Yeo CJ, McFadden DW, eds. *Shackelford's Surgery of the Alimentary Tract*. Vol. I. 7th ed. Philadelphia: Elsevier; 2013: 731-748.

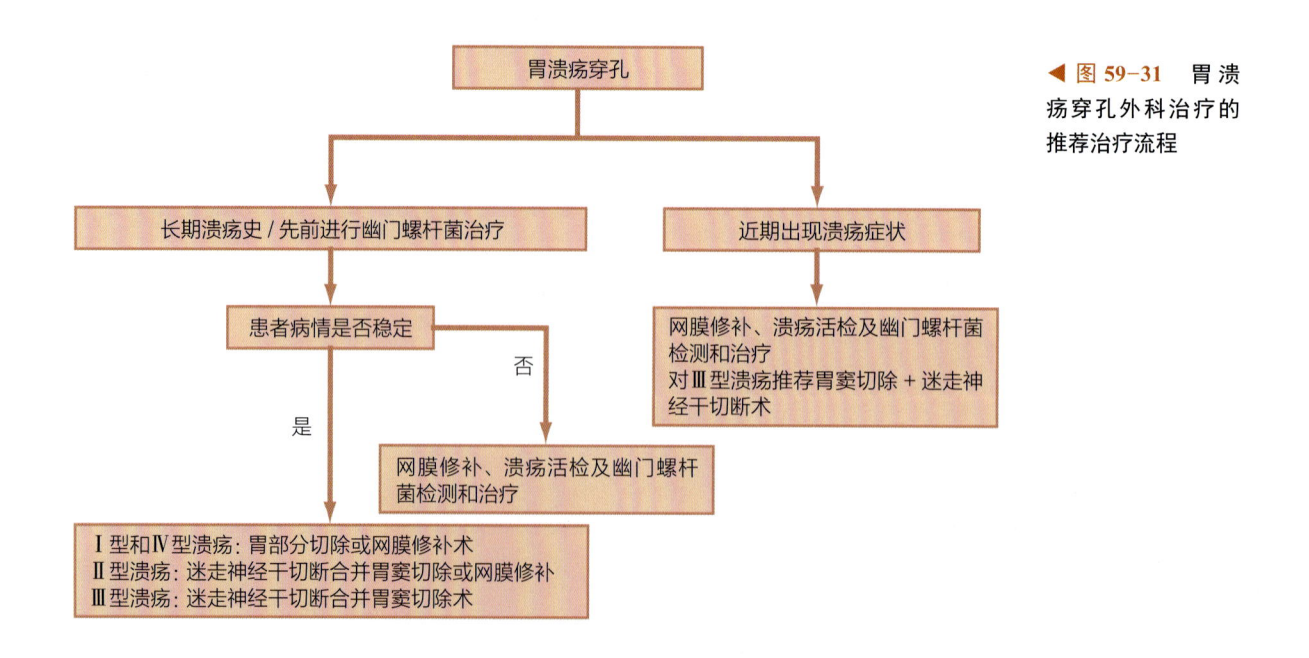

◀ 图 59-31　胃溃疡穿孔外科治疗的推荐治疗流程

第 60 章
Zollinger-Ellison 综合征
Zollinger-Ellison Syndrome

Mary E. Dillhoff　E. Christopher Ellison　著
陈应泰　赵璐璐　吴振坤　译

摘要　Zollinger-Ellison 综合征由胰腺神经内分泌肿瘤引起，该肿瘤分泌胃泌素进而导致胃酸大量分泌。可以通过抑酸药物治疗这种高泌酸状态。外科手术治疗的目标是切除没有发生远处转移的、所有肉眼可见的肿瘤。该病治愈率约 30%，即使没有治愈，20 年生存率也超过 70%。

关键词： 胃泌素瘤；多发性内分泌腺瘤；高胃泌素血症

1955 年，在俄亥俄州立大学的 2 例难治性溃疡和腹泻相关的病例中，首次描述了 Zollinger-Ellison 综合征（ZES）[1]。原发患者在多次胃手术后复发消化性溃疡，需要全胃切除来控制其症状[2]。ZES 是消化性溃疡的罕见病因，需要高度怀疑才能作出诊断。该综合征是由分泌胃泌素的神经内分泌肿瘤引起的严重消化性溃疡疾病，肿瘤通常位于十二指肠和胰腺。多数胃泌素瘤其最初的临床表现不能被识别，并且经常被误诊。应引起怀疑的胃泌素瘤症状包括特发性消化性溃疡疾病或长期顽固性腹泻。胃泌素瘤一词可与 ZES 互换使用。

胰腺神经内分泌肿瘤（pancreatic neuroendocrine tumor，PNET）是一种罕见的癌症，每年在美国约 1000 例患者中发生，占所有胰腺肿瘤的 3%[3]。在过去的 30 年里，其发病率有所增加，这可能是因为成像方式的改进和成像频率的提高[4-6]。发病率从 1973 年的每 10 万人有 17 人上升到 2007 年的每 10 万人有 47 人[7]。男性患病率更高（60%），确诊时的平均年龄为 50 岁，大多数确诊年龄在 20—60 岁。其生存期明显长于胰腺癌；然而，转移性肿瘤的患者不太可能被治愈。外科手术起着至关重要的作用，它可以缓解产激素肿瘤引起的症状，以及在仅有局部疾病时达到治愈。胰腺内分泌肿瘤起源于胰岛细胞，因此传统上称为胰岛细胞瘤，可大致分为功能性和无功能性两类。无功能性肿瘤占所有 PNET 的 60%～90%，比功能性肿瘤更常见。无功能性肿瘤更易发生转移，由于缺乏症状，它们常在病程较晚的阶段被发现[8, 9]。功能性肿瘤通过肿瘤产生的激素引起症状。约 50% 的胰腺内分泌肿瘤是功能性的，其中大约 50% 是胃泌素瘤。

胃泌素瘤与家族遗传背景相关，多见于多发性内分泌腺瘤 1 型（MEN1 或 Wermer 综合征），或极少见于（10%～15%）von Hippel-Lindau（VHL）综合征[10]，这两种都是常染色体显性遗传病[10]。MEN1 的特点是基因表现度多变且几乎完全外显，它典型地累及甲状旁腺、垂体和胰腺。90%～100% 的 MEN1 患者患原发性甲状旁腺功能亢进症，50%～75% 的患者出现胰腺功能性肿瘤的症状。胃泌素瘤是 MEN1 患者中最常见的胰岛细胞瘤，其次是胰岛素瘤。患有 MEN 相关胃泌素瘤的人，发病年龄常较年轻。垂体腺瘤的发生率较低（20%～65%），肾上腺肿瘤（10%～73%）和甲状腺腺瘤的发生率也较低（0%～10%）[11, 12]。发生在 MEN1 患者中的胰腺肿瘤常为多发性，通常需要不同于散发性胰腺内分泌肿瘤患者的治疗策略，而后者往往是单发的。因此，与 MEN1 相关的胃泌素瘤很少能通过手术治愈。

一、解剖学、病理生理学和分子生物学

胰腺内分泌肿瘤起源于胰岛细胞。胰岛起源于神经嵴细胞或胚胎前肠内胚层。组织学上 PNET 看起来类似于胃肠道类癌。胃泌素在 G 细胞中合成，主要存在于胃窦，少量存在于十二指肠黏膜。胃泌素的释放受化学、神经和机械刺激的控制。胃泌素的释放受到摄入蛋白质和胃扩张的刺激。钙、肾上腺素和盐酸也是胃泌素分泌的有力刺激。β 受体拮抗药和阿托品可抑制胃泌素的释放[2]。恶性贫血、萎缩性胃炎和质子泵抑制药的使用都会导致血清胃泌素和胃酸升高。胃酸高分泌和高胃泌素血症可见于多种情况，如幽门螺杆菌感染、消化性溃疡伴胃出口梗阻、保留胃窦、短肠综合征或肾衰竭。尽管对胃泌素瘤的认识有了一些进展，但其起源细胞仍不确定。十二指肠胃泌素瘤含有许多分化良好的、含胃泌素的 G 细胞，其来源可能是十二指肠隐窝和布伦纳腺中的胃泌素细胞。胰腺胃泌素瘤具有更多的多形性，有更多的异质细胞排列。尽管成人胰腺中通常不存在 G 细胞，但已有研究表明，向 G 细胞分化的多能内分泌程序化干细胞与胰腺胃泌素瘤有关[13,15]。

虽然胃泌素瘤往往生长缓慢，但其中 60%～90% 的肿瘤具有侵袭性生物学特征。肝脏是最常见的转移部位，70%～80% 的患者在诊断时已存在肝转移。肝转移被认为是长期生存最重要的预测指标，因为这些患者的预后往往更差[16, 17]。

二、临床表现：症状和体征

胃泌素瘤的症状通常在最初的临床表现时无法被识别，这意味着它们往往被低估诊断。胃酸排出量升高的非特异性症状包括长期反流、腹痛和腹泻。特发性消化性溃疡疾病或长期腹泻应怀疑胃泌素瘤。施加于十二指肠的高酸负荷会导致腹泻，胰酶的失活会导致吸收不良，这些症状可以通过鼻胃吸引来缓解。在多达 20% 的患者中，腹泻可能是唯一的初始主诉。在美国国立卫生研究院（National Institutes of Health，NIH）消化科接受治疗的 261 例患者中[18]，最常见的症状是腹痛和腹泻，发生率超过 70%，其次是胃灼热（44%）、恶心（33%）、呕吐（25%）和体重减轻（17%）。晚期患者可能有转移性疾病的体征和症状，如继发于肝病的右上腹疼痛或继发于转移性沉积的骨痛。少数患者会出现高排酸的并发症，如继发于严重消化性溃疡的出血和穿孔。然而，强力抑酸药物的广泛使用降低了此类并发症的发生率。1964 年，Zollinger 和 Grant 指出 45% 的患者主要表现为出血，其中 20% 的患者表现为大量出血[19]。相比之下，2000 年 NIH 的研究指出只有 24% 的患者发生出血；1980 年之前，与溃疡病相关的并发症发生率为 44%，在 1990—1999 年下降到 11%[18]。然而，尽管人们普遍认识到 ZES，诊断的延误仍然存在；在这一病例系列中，平均延迟诊断时间为 5.2 年[18]。

三、诊断和内科治疗

尽管 ZES 很少见，但如果患者表现出顽固性消化性溃疡疾病、长期腹泻、没有幽门螺杆菌感染，或者在接受幽门螺杆菌治疗和抑酸治疗后症状没有改善，应推荐患者立即进行检查。此外，肾结石和高钙血症的存在应引起对可能的 MEN1 的怀疑。此外，应详细了解家族史，以评估 MEN1 或其他与 MEN 或 VHL 相关的遗

传性疾病。

空腹血清胃泌素是疑似 ZES 患者合适的初始诊断试验；然而，仅靠空腹血清胃泌素不足以确定诊断，因为几种医疗情况都可能导致高胃泌素血症。引起胃酸分泌过多和抑制的情况，都有可能是比 ZES 更能引起高胃泌素血症的原因。最常见的是恶性贫血、萎缩性胃炎和抑酸药物的使用，都可能会导致胃酸缺乏或抑酸减少，这会导致非 ZES 引起的高胃泌素血症。其他可能导致空腹高胃泌素血症与胃酸分泌增加相关的情况包括幽门螺杆菌感染、与消化性溃疡相关的胃出口梗阻、胃窦 G 细胞增生、保留胃窦、短肠综合征和肾衰竭。恶性贫血和萎缩性胃炎及其相关的胃酸状态是引起高胃泌素血症的最常见原因。事实上，在这组患者中，空腹胃泌素水平可能而且经常＞ 1000pg/ml。因此，空腹血清胃泌素＞ 1000pg/ml 不能诊断为 ZES，除非有明显的产酸（胃 pH ＜ 2）。胃液 pH 值的测定和产酸量的验证是确诊 ZES 的关键。胃泌素可通过快速免疫测定法测定，这是一种现成的技术。患者应在检测前 72h（理想情况下为 7 天）停止药物抑酸。患有广泛性疾病的患者空腹胃泌素水平往往较高，然而，与 MEN1 和甲状旁腺功能亢进相关的 ZES 患者的空腹胃泌素水平与散发性胃泌素瘤患者相当[2]。

在 ZES 中，空腹胃泌素水平正常非常罕见，仅见于 1%～3% 的患者。这使得血清胃泌素测定成为一种非常好的 ZES 筛查试验，灵敏度接近 99%。部分学者指出：在胃酸产生增加的情况下，血清胃泌素＞ 500pg/ml 或超过正常水平的 5 倍，则高度提示胃泌素瘤[2]。Berna 等研究了 2229 例文献中的病例，发现 57%～63% 的 ZES 患者的胃泌素水平在这个范围内[20]。然而，2/3 的胃泌素瘤患者的空腹血清胃泌素水平与更常见情况下的水平重叠。

在评估高胃泌素血症时，尤应注意的是一种被称为"保留排除胃窦综合征"的情况。这种情况罕见于接受过远端胃部分切除 +B Ⅱ式重建的患者中。在这种情况下，胃窦的一部分会附着在十二指肠上。因为它与近端胃分离，也不暴露在胃酸中，所以残留胃窦中胃泌素的正常产生没有受到抑制。这会导致保留的、排除在外的远端胃中产胃泌素细胞的慢性肥大和慢性高胃泌素血症。如果壁细胞被保存在近端胃中，这可能会导致非常高的胃酸产量。这些患者空腹胃泌素水平升高、产酸增加、促胰液素激发试验阴性并可能患有难治性溃疡。这种情况可能需要外科手术切除保留的胃窦。

所有高胃泌素血症和疑似 ZES 的患者都应该接受激发性胃泌素检测。此外，那些空腹胃泌素水平正常，但仍有疑似 ZES 的患者也应接受激发性胃泌素筛查。激发性试验可以用促胰液素、钙或进餐刺激来进行。这些测试的结果是胃泌素水平相对高于基准值。1971 年 Hansky 等首次报道促胰液素能刺激 ZES 患者分泌胃泌素，并由 Isenberg 等在 1972 年明确阐明[21, 22]。它的作用是通过胃泌素瘤细胞上的促胰液素受体介导的。在隔夜禁食后，患者将在 1min 内静脉团注促胰液素 0.4μg/kg，然后获得连续血清胃泌素水平。重要的是，这项检测不必停止使用 PPI 或 H_2 受体拮抗药。输注促胰液素的最小不良反应可能包括潮红和恶心。在给药后 0、2、5、10、20 和 30min 采集血样测定胃泌素水平并进行分析。根据胃泌素浓度的绝对变化，对阳性试验有多种定义[2]。根据胃泌素浓度的绝对变化，阳性试验有四种定义，即＞ 100pg/ml、＞ 110pg/ml、＞ 120pg/ml 和＞ 200pg/ml。另外，也可以使用＞ 50% 或＞ 100% 的变化百分比，或促胰液素应用后最高胃泌素浓度＞ 186pg/ml 或＞ 335pg/ml。为了最大限度地提高检测的敏感性和特异性，最好使用以下胃泌素浓度变化标准，即＞ 100pg/ml（95%, 99.8%）、＞ 110pg/ml（94%, 100%）、＞ 120pg/ml（94%, 100%）和＞ 200pg/ml（87%, 100%）[23]。在俄亥俄州立大学，我们使用 Deveney 等[24] 提出的 110pg/ml 阈值，且在几乎 100% 的患者中，这种升高水平是准确的[2]。大多数 ZES 患者在注射后 5min 内就会经历基础水平的升高。很少会出现假阴性或假阳性检测结果。非胃酸缺乏患者以＞ 110pg/ml 或＞ 120pg/ml 为标准，假阳性率为 0%[23]。

此外，钙刺激试验可用来作为促胰液素试验阴性、高度怀疑 ZES 的罕见患者的二线试验，抑或是没有促胰液素试验的条件时的选择。患者被输注 12mg/kg 的元素钙（葡萄糖酸钙或氯化钙）且时间超过 3h。在补钙后 0h、0.5h、1h、2h、3h、4h 和 5h 测量胃泌素水平。胃泌素水平提高 100% 时其灵敏度和特异度分别为 68% 和 90%[2]。不幸的是该实验存在多种不良反应，包括腹痛、恶心、呕吐、头痛、静脉炎和严重心律失常，所以现在很少使用此方法。

既往陈述的其他不太常见的诊断方法包括进餐刺激或胰高血糖素刺激。摄入食物会刺激胃窦和十二指肠释放胃泌素。这项试验并不能准确地鉴别 ZES 引起的高胃泌素血症。在促胰液素供不应求的情况下，曾尝试使用胰高血糖素刺激，因为它和促胰液素属于同一个 GI 肽家族。在 Shibata 等的一份研究报道中，在注射胰高血糖素后，患者的血清胃泌素水平下降[25]。然而，这项测试需要进一步探索才能成为一种可行的诊断选择。

一旦胃泌素瘤的诊断在生化和生理学上得到确认，紧接着的下一步就是对过量的产酸进行药物控制。在历史上，对 ZES 的治疗是通过全胃切除术切除所有的泌酸组织。逃避全胃切除会导致复发，通常会出现危及生命的并发症。随着强效抑酸药物（最初是 H_2 受体拮抗药，现在是 PPI）的问世，ZES 患者初始治疗中最关键的一步是充分抑制胃酸的排出。在目前的医疗条件下，能够使用 PPI 有效地控制胃酸分泌。为缓解症状所使用的剂量将比典型的溃疡病或消化不良大得多。或者，也可以使用 H_2 受体拮抗药，如西咪替丁、雷尼替丁和法莫替丁；然而，它们不如 PPI 有效且需要更大和更频繁的剂量。PPI 剂量应根据症状和溃疡愈合情况进行滴定。症状解决并不等同于治疗效果良好。有必要用连续的上消化道内镜检查记录溃疡愈合情况。或者，既往曾建议测定基础酸排出量（basal acid output，BAO）作为个体化 PPI 剂量的方法。建议的控制目标是使男性和女性的 BAO 分别低于 10mEq/h 和 5mEq/h。最近的许多研究都引起了人们对长期使用 PPI 的安全性的关注。许多长期结局包括低镁血症、骨质疏松和骨折、接受抗血小板治疗的患者心血管事件增加、社区获得性肺炎、艰难梭菌感染和铁吸收[26-30]。显然，控制该患者群体的产酸减轻了这些风险。然而，应该充分认识到风险，以便在可能的情况下采取预防措施来防止其中的一些不良反应。PPI 的另一个潜在缺点是容易导致未明确诊断 ZES 的患者诊断延误[31]。最后，生长抑素类似物，如奥曲肽，被认为对肿瘤胃泌素的释放和胃酸分泌都有显著和持久的抑制作用，且最近被证明可以延长无进展生存期并可稳定肿瘤生长[32, 33]。这些特性使它们对常规抑酸方案难以治愈的肿瘤非常有用[34]。

四、其他胃肠激素的测定

除胰高血糖素和胃泌素水平外，还建议对患者进行空腹胰腺多肽（pancreatic polypeptide，PP）、胰抑素和嗜铬粒蛋白 A（chromogranin A，CgA）的胰多肽评估[35]。过去的研究表明，CgA 因其具有中等的敏感性和特异性，在诊断散发性 PNET 方面具有适中的价值。最近，嗜铬粒蛋白被证明是神经内分泌肿瘤（neuroendocrine tumor，NET）的不可靠的肿瘤标志物[36-39]。尽管数据不一，欧洲神经内分泌肿瘤协会（European Neuroendocrine Tumor Society，ENETS）和北美神经内分泌肿瘤协会（North American Neuroendocrine Tumor Society，NANETS）在最近的指南中推荐 CgA 作为一种实用和有用的血清标志物[40, 41]。在散发性胃泌素瘤中 PP 水平通常不高。最初，MEN1 患者空腹血浆 PP 水平显著升高对影像学检测为胰岛细胞瘤的敏感性为 95%，特异性为 88%；因此认为 PP 可能是 ZES 患者 MEN1 的一个标志物[42]。然而，最近在 Walter 等的一项研究中发现，CgA 和 PP 并不是总体生存的独立预后标志物。这些发现得到了另外两项研究的证实，在这两项研究中，CgA 似乎不是死亡率的独立预测因素[43-45]。

五、多发性内分泌肿瘤综合征的遗传学及评估

MEN1 是一种常染色体显性遗传病[10]。90%~100% 的 MEN1 患者患有原发性甲状旁腺功能亢进症。PNET 是该综合征最常见的表现，可以是功能性的，也可以是无功能性的。一般情况下，无功能性的肿瘤最常见，但当其为功能性肿瘤时，胃泌素瘤最为常见[46]。垂体腺瘤、肾上腺肿瘤和甲状腺腺瘤较少发生[11, 12]。疑似 MEN1 综合征患者的检查应包括胃泌素、胰岛素、PP、胰高血糖素和 CgA 的生化筛查。此外，在治疗任何胰腺内分泌肿瘤之前，应先测得钙水平并首先治疗甲状旁腺功能亢进症。甲状旁腺功能亢进症应行甲状腺次全切除术或甲状旁腺全切除术加甲状旁腺组织自体移植，这有助于通过消除升高的钙的刺激减少胃泌素分泌。

对于有胰腺内分泌肿瘤家族史的患者、家族成员患有垂体或甲状腺疾病、肾结石、确诊时年龄较小、内分泌肿瘤伴发高钙血症、多发 NET 或任何 ZES 患者，应考虑怀疑 MEN1。

几位研究者尝试描述肿瘤生物标志物，并将其与胰腺内分泌肿瘤的临床行为及其预后联系起来。一些标志物已被认为是侵袭性生物学行为或转移性疾病的潜在预测指标，如 HER2/neu 表达增加[17, 18]、肿瘤直径 > 2cm、p16/MTS1 抑癌基因失活[19]、Ki-67 增殖指数和细胞角蛋白（cytokeratin, CK）19 的表达[13]。最近，一项研究确认染色体不稳定和特异的染色体改变是转移性疾病和低无瘤存活率的可靠指标[13]。MEN1 基因的突变在 PNET 中有相当大的变异，大约 37% 的胃泌素瘤含有这种突变[48]。编码多发性内分泌腺瘤抑制蛋白的基因（menin gene）及其在该综合征的致癌过程中的作用已被很好地确定[49, 50]。MEN1 肿瘤抑制基因编码一种由 610 个氨基酸组成的核蛋白产物，称为多发性内分泌腺瘤抑制蛋白。该基因的胚系突变包括无义、错义、缺失或 RNA 剪接缺陷[51]。这些发现带来了希望，因为它们揭示了胃泌素瘤致癌的分子基础。未来的目标包括开发新的诊断和治疗工具，这些工具将利用这些分子靶点。

六、肿瘤定位

最初的定位检查应该包含良好胰腺显像的腹部和盆腔的 CT 横断面成像。由于神经内分泌肿瘤血管富集，因此在对比剂增强扫描时的动脉期和毛细血管期表现出比正常胰腺更大程度的强化。这有助于 PNET 与其他胰腺肿瘤或癌症的鉴别和区分。腹部双时相磁共振成像的延迟成像也可能有助于勾勒出原发肿瘤或肝脏的转移负荷。奥曲肽扫描（生长抑素受体闪烁成像）对胃泌素瘤术前定位有重要价值（图 60-1）。美国国立卫生研究院进行了一项前瞻性研究，比较了 80 例 ZES 患者胃泌素瘤定位的影像学方法。作者比较了超声、CT、MRI、选择性血管造影术和使用放射性标记的奥曲肽胶体溶液进行的 SRS，得出如下结论：SRS 对于鉴别在手术中发现的胃泌素瘤方面明显优于所有传统的成像方法，但核素闪烁扫描仍遗漏了 20% 的胃泌素瘤[52]。有几项研究证实了这些发现，其作者主张奥曲肽扫描应该是 ZES 的初始成像检查[52-54]。然而，根据目前的成像方式，术前定位的总体成功率接近 70%~80%。

当横断面成像和 SRS 未显示肿瘤的位置时，超声内镜（endoscopic ultrasound, EUS）是一种替代成像技术。此外，组织活检可在超声内镜检查时完成。与 CT（85%）或 MRI（70%）相比，EUS 对定位小 PNET 的敏感性极高（高达 97%）。这些肿瘤大多发现于胃泌素瘤三角，最先由 Stabile 等描述[56]。该"三角"解剖区域

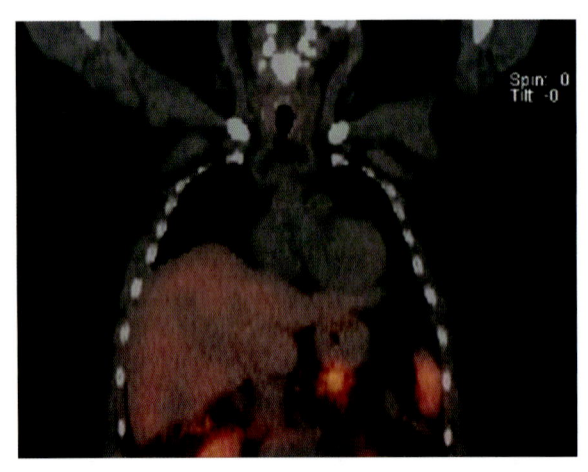

▲ 图 60-1 奥曲肽扫描（生长抑素受体闪烁显像）显示 1 例女性 Zollinger-Ellison 综合征患者的胰腺尾部有一个活跃性病变。生长抑素受体闪烁成像可以与计算机断层扫描相结合。图像的数字化重建提供了有关病变及其周围器官的附加信息，这可能有助于术前计划

由胆囊管与胆总管的连接处、胰头向胰颈的过渡区和十二指肠第二段向第三段的过渡区组成（图 60-2）。

另外，当 CT、MRI、SRS 或 EUS 未能定位肿瘤时，可以采用选择性促胰液素动脉造影。这可以定位高达 70% 的小肿瘤（< 5mm），并伴有特征性的潮红。也可以通过肝右静脉插管采集血清胃泌素以进行选择性门静脉取样。选择性地将极小剂量的促胰液素注入胃十二指肠动脉、脾动脉、肠系膜上动脉和肝固有动脉，并在 0s、20s、40s 和 60s 时取样。肝静脉胃泌素的升高将提示肿瘤的主要血供及其可能的位置。

即将问世的新设备是 ^{68}Ga-DOTATATE 正电子发射断层扫描（positron emission tomography，PET）/CT。近年来，随着 PET 的问世，生长抑素类似物标记的 PET 示踪剂发展迅速。在同位素锗的 ^{68}Ge/^{68}Ga 发生器的帮助下，PET 放射性标记示踪剂可以更便宜地用于临床。

PNET，包括胃泌素瘤，生长缓慢；因此 ^{18}F-氟代脱氧葡萄糖（fluorodeoxyglucose，FDG）PET/CT 不常用于初步评估。由于 PNET 初期代谢活性较低，因此不是非常热衷于使用 ^{18}F-FDG PET/CT。相反，他们热衷于使用 ^{68}Ga-DOTATE，因为神经内分泌肿瘤表达生长抑素 2 受体，所以 ^{68}Ga-DOTATE 表现出高摄取率。Srirajaskanthan 等[57]首先比较了 ^{68}Ga-DOTATE 和奥曲肽扫描。他们评估了 ^{68}Ga-DOTATE PET 显像对 ^{111}In-二乙烯三胺五乙酸（diethylenetriaminepentaacetic acid，DTPA）奥曲肽闪烁扫描阴性或诊断较为模糊的神经内分泌肿瘤患者的诊断和处理作用。结果显示，47 例患者中有 41 例（87.2%）^{68}Ga-DOTATE PET 呈阳性，未发现假阳性病变。^{68}Ga-DOTATE PET 发现的病变明显多于 ^{111}In-DTPA 奥曲肽显像（分别为 168 个和 27 个，$P < 0.001$）。^{68}Ga-DOTATE 尚未获得 FDA 的批准。

七、术中影像

在过去的几十年里，影像技术的进步几乎没有促进 PNET 的外科治疗。即便使用目前的横断面成像技术，术前定位也是困难的。如此一来，术中成像技术应运而生。Hall 等将术中便携式大视野伽马相机与手持式伽马探头联用对 5 例胃泌素瘤患者进行 ^{111}In-五核苷酸放射性定位和确证[58]。

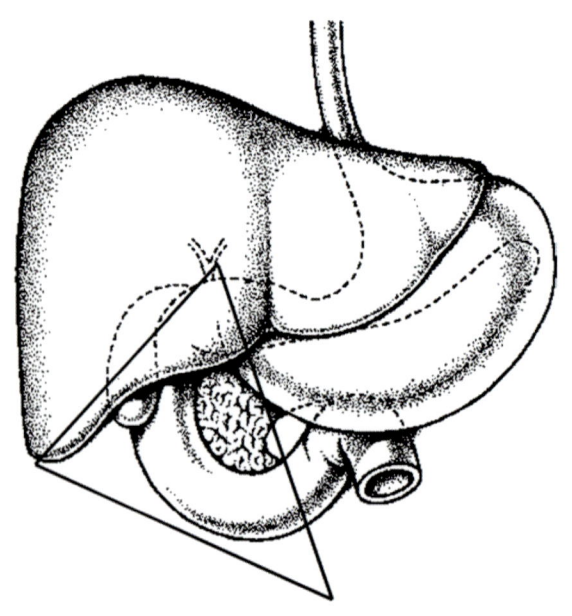

▲ 图 60-2 胃泌素瘤三角。大多数胃泌素瘤位于一个解剖区域，该区域由胆囊管和胆总管的交界处、胰头到胰颈的过渡区，以及十二指肠第二部分到第三部分的过渡区组成

胃泌素瘤的诊断和定位法则如图60-3所示。在散发性胃泌素瘤的ZES患者中，60%～70%的患者可以定位原发性胃泌素瘤。定位试验阴性的患者可能会被建议进行探查，但多达15%～30%的影像阴性患者最终也可能无法发现肿瘤。下文总结了探查的原则。影像阴性的MEN相关ZES的患者不应该接受探查，因为治愈的机会很少，而且潜在的内分泌疾病导致的异时性原发肿瘤也是如此。

八、外科治疗和手术原则

外科手术的最终目的是提供生化治愈、防止疾病进展和延长生存时间。这些患者受益于一个包括外科医生、胃肠病专家、内分泌科医生、内科肿瘤学家和介入放射科医生在内的多学科团队。无转移的散发性胃泌素瘤最适合手术切除和治疗。主要原则是在保留最大数量的正常胰腺的情况下，对病变进行完全切除，并保持最低的并发症发生率。术前定位阳性的患者应给予手术探查。20%～30%的患者定位试验阴性；这些患者也可能接受探查，而多达15%的阴性患者可能最终并未发现肿瘤。当术前无法定位肿瘤时，外科医生应在术中进行彻底的检查以定位胃泌素瘤。探查的原则包括：①广泛的Kocher切口，允许仔细检查胰头和钩突；②活动胰体和胰尾以进行双手触诊；③术中超声；④十二指肠切开探查十二指肠黏膜；⑤胃泌素瘤三角区淋巴结取样。术中彻底的胰腺超声检查对于那些术前影像未能定位肿瘤的患者尤为重要。

十二指肠切开是评估十二指肠原发性肿瘤最关键的一步，因为十二指肠是胃泌素瘤最常见的部位，通常位于其第一或第二部分。肿瘤可能同时发生在十二指肠和胰腺，所以在所有情况下都应该切开和探查十二指肠，即使在胰腺发现肿瘤也是如此。应该仔细检查黏膜，因为肿瘤可能很小（< 2mm），也可能是多发性的。在十二指肠第一部分和第二部分的交界处行纵向横切，该切口可以向近端或远端延伸以允许更好的暴露。伴随胃酸分泌增多的布伦纳腺增生，可能在十二指肠近端产生误导性小结节。如果发现结节，应就地切除。十二指肠外侧病变可以进行全层切除，但大多数情况下没有必要；因为局部切除后局部复发的情况很少见。然后应该探查胃泌素瘤三角区的肝门，切除淋巴结，然后仔细触诊并行胰腺超声检查。冰冻切片证实肿瘤后，纵向闭合十二指肠。胰腺原发性肿瘤的治疗取决于肿瘤的大小和位置。一般情况下，< 2cm的胰头肿瘤可能会被摘除，除非术中超声确定它们靠近胰管。胰头 > 2cm或累及胰管的病变一般需要行胰十二指肠切除术。胰体和胰尾的病变通常位于胰管附近。除非它们明显地突出于腺体表面（外生型），否则需行胰腺远端切除术和脾切除术。在这种情况下，不建议保留脾脏。

据报道，散发性胃泌素瘤的生化治愈率为30%～50%。然而，几乎1/3的患者有复发的记录，平均复发时间为5～10年。不管是否达到生化治愈，完全切除所有肉眼肿瘤都与存活率的提高有关。散发性胃泌素瘤行R_0/R_1切除的患者10年疾病特异性生存率为85%，而行R_2切除的患者和未切除的患者的10年疾病特异性存活率分别为40%和25%[57]。

胃泌素瘤切除术在MEN1患者中的作用尚不清楚。一些权威人士认为，尽管长期的生化治愈很少见，但细胞减少对于提高MEN1患者的存活率和预防转移性胃泌素瘤仍十分重要。然而，这个建议很大程度上是基于个人经验，并没有一级或二级数据来支持MEN1的ZES根治性手术。考虑到治愈的稀有性和该病缓慢的自然病程，在保留胰头和十二指肠的情况下，有针对性的行肿瘤摘除术似乎更应审慎对待。对于胰体或胰尾病变，行远端胰腺切除术和脾切除术。在我们的机构中，MEN1患者是否切除胃泌素瘤是由影像学决定的：①由于手术治愈率低，对影像阴性的患者进行观察，不进行

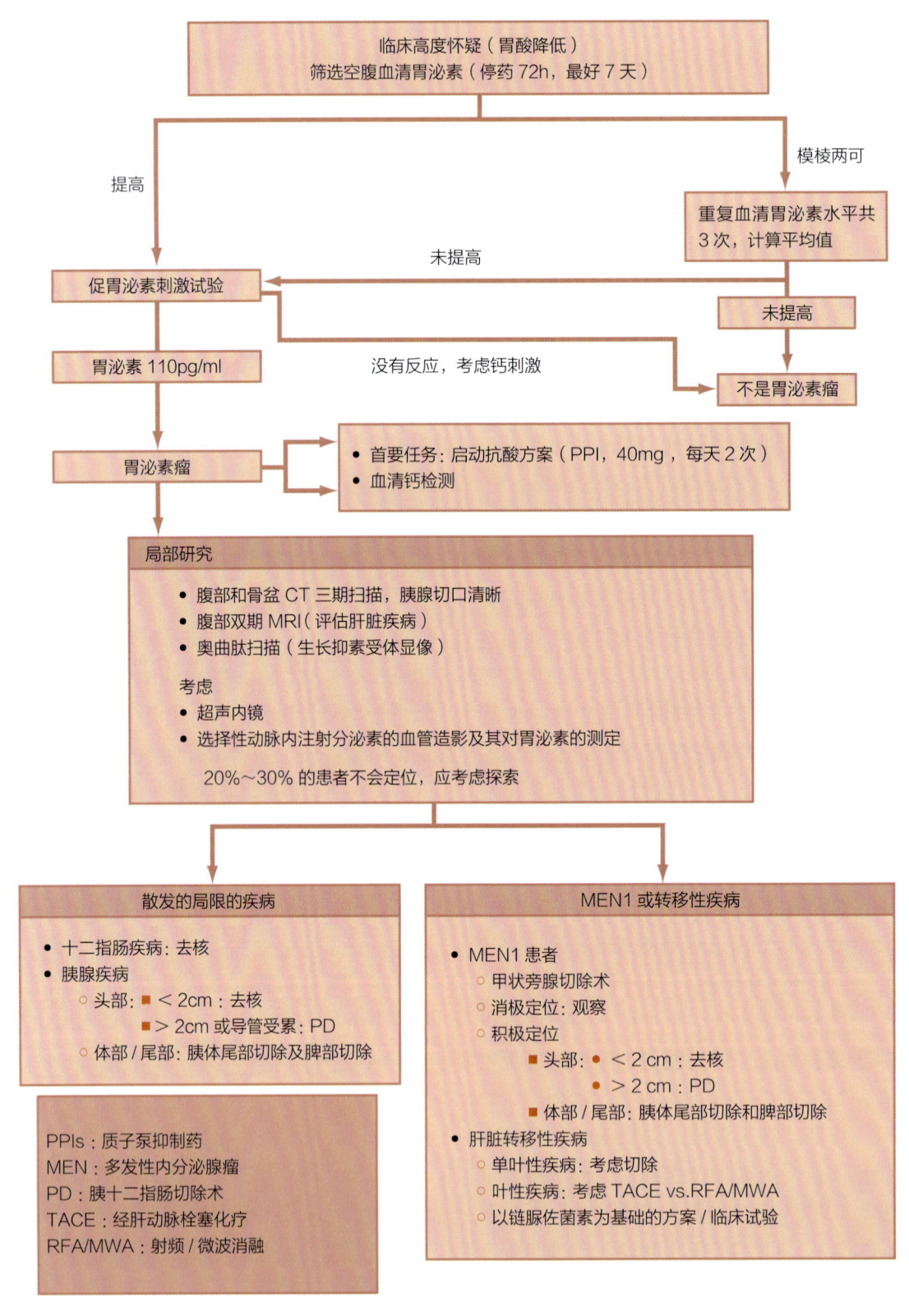

▲ 图 60-3 Zollinger-Ellison 综合征的诊断和治疗流程图

探查；②影像阳性、无远处转移的患者接受手术切除的探查，因为切除已被证明是独立于生化治愈而提高存活率的[38, 39]。NIH 小组建议对指示性病变大于 2~2.5cm 的患者进行手术，而其他人则不使用大小作为标准[40]。侵袭性肿瘤或胰头部大于 2cm 的肿瘤通常应行胰十二指肠切除术加十二指肠周围淋巴结清扫[8]。在达到 R_0/R_1 切除的情况下，即使术后胃泌素未能正常化，这种有针对性的方法也避免了根治性手术的风险且提高了存活率[2, 38]。在俄亥俄州立大学对 MEN1 患者进行有治疗意图的手术的经验中，只有 6% 的患者获得了治愈[38]。然而在接受 R_0/R_1 切除的 MEN1 患者中，胃泌素瘤的 10 年生存率为 90%，而接受 R_2 切除或未切除的患者仅为 45%。因为 R_2 切除不能增加存活率，有广泛转移疾病或局部扩散而无法完全切除的 MEN1 患者从手术切除中获益很少，通常不会接受手术[57, 59]。

九、转移性疾病的管理

胰腺和十二指肠恶性神经内分泌肿瘤患者常伴有肝转移。肝脏疾病负担的大小往往决定患者的生存质量和生存时间。手术切除原发肿瘤和肝转移瘤在文献中都有报道，但使用时应慎重考虑[60]。一些作者认为，如果能实现肝转移瘤的完全或接近完全切除（90% 或更多），选定的患者可能会有较好的生存获益[61, 62]。功能性肿瘤的去除可以有效缓解症状，但患者的选择必须仔细权衡个体的风险和益处，以及症状是否可以通过医疗管理得到控制。然而，对于转移性疾病及其伴随并发症是否需要手术切除，仍存在争议。对于无功能性肿瘤，目标是完全切除原发灶和肝转移灶。随着更有效的全身治疗的出现，即使是在转移性疾病的背景下，切除也可能变得更加常见。针对仅有不可切除的肝脏或以肝脏为主的转移瘤患者进行肝脏导向治疗，这对那些肝脏负担超过 25% 的有临床症状患者是有益的，肝动脉化疗栓塞（transarterial chemoembolization，TACE）、放射性核素球体（^{90}Y）或局部消融治疗（射频或微波消融）都是有效的肝脏导向疗法[63-65]。这些方法不能治愈患者，但它们可以有效地减少肝转移瘤的细胞、减轻转移性疾病引起的症状并有可能延长生存期。然而，还没有对这些方法进行相互比较，也没有将其与最好的支持性护理进行比较。因此，在多学科团队的背景下，又或许在临床试验的框架内，这些患者将得到最好的服务。

十、系统治疗

（一）细胞毒化疗

阿霉素、链佐星、氟尿嘧啶（5-FU）、替莫唑胺和达卡巴嗪等化疗药物对胰腺内分泌肿瘤有细胞毒性作用[66, 67]。美国国立卫生研究院的一项研究表明，转移性胃泌素瘤的生长速度在不同的患者中差异很大，26% 没有增长[68]。在确定何时和对谁开展抗肿瘤治疗及评估肿瘤杀灭治疗疗效时，需要考虑其增长率。与靶向治疗相比，细胞毒治疗的客观有效率更高。在一项小型研究中，卡培他滨和替莫唑胺在 PNET 中显示出高而持久的反应[69]。70% 的患者有放射学反应，中位无进展生存期为 18 个月。考虑到这种放射学反应，这种方案在新辅助治疗中也有报道。

（二）靶向治疗

最近在开发利用神经内分泌病理生理学的分子基础的药物方面取得了进展。依维莫司和舒尼替尼都是 FDA 批准的治疗晚期胰腺内分泌肿瘤的药物[71]。一项有关依维莫司，即口服哺乳动物西罗莫司靶向抑制药（mammalian target of rapamycin，mTor）的随机对照试验显示，患者无进展生存期从 4.6 个月增加到 11.0 个月[72]。多靶点酪氨酸激酶抑制药舒尼替尼也被证明可以将无进展生存期从 5.5 个月提高到 11.4 个月，并增加转移性不可切除疾病患者的总生存期[73]。

虽然两者都被证明可以提高无进展生存率，但实体肿瘤反应评估标准（Response Evaluation Criteria In Solid Tumors，RECIST）的应答率很低。因此，当需要在切除前产生应答反应时，靶向治疗并不总是最好的选择，因为它们的放射学反应率很低。目前还没有关于这些制剂在佐剂设置中使用的最新数据。对这些药物的持续研究将更好地了解它们在晚期神经内分泌肿瘤患者中的作用，并可能进一步阐明这些肿瘤的分子基础，从而扩大治疗手段。

（三）生长抑素类似物

奥曲肽和兰瑞肽都被证明可以延长无进展生存期，但是总体生存期并没有显著提高。这些药物除了可以缓解功能性肿瘤的症状外，还可以稳定肿瘤生长[32, 33]。

（四）监测

没有Ⅰ级或Ⅱ级证据概述胃泌素瘤患者手术治疗后随访的最佳方法。一种合理的方法是每年对被认为治愈的患者进行胃泌素测定。如果术后胃泌素水平正常，并注意到胃泌素水平升高，则有必要进行促胰液素激发试验。如果考虑胃泌素瘤，那么需要重复成像来指导患者的个体化治疗。值得注意的是，在成功切除胃泌素瘤后，高达40%的患者可能仍需要抗分泌治疗[74]。这可能是长期接触胃泌素导致的壁细胞团肥大所致。它通常会随着时间的推移而消退。

对于残留或不能切除病变的患者，鼓励参加临床试验并根据方案进行随访。如果患者没有参加临床试验，则应每2年测定一次胃泌素水平，如果胃泌素水平显著升高，则应进行影像检查。在这组患者中，重复的促胰液素激发试验是不必要的，因为它不能提供额外的诊断或预后信息。如果疾病有进展，则建议咨询肿瘤内科学家，并与多学科团队确定有关系统化和局域化治疗的计划。

（五）预后

疾病特异性生存预测因素的比较显示，在散发性和MEN1患者中，胃泌素瘤的死亡概率是相等的[58]。淋巴结转移不会影响生存率，因为它的发生与疾病特异性生存或无病生存无关。肿瘤大小是疾病生存的独立预测因子[58]。肿瘤大小对远处转移也有很高的预测作用，>3cm的原发肿瘤其转移的可能性接近60%。此外，原发肿瘤的位置影响预后，即十二指肠肿瘤的患者比胰腺或胰腺和十二指肠联合原发肿瘤的患者预后更好。就切除的完整性而言，R_0和R_1切除的患者远远好于R_2切除或不能接受切除的患者。换句话说，接受手术探查导致R_2切除的患者与未接受切除的患者相比，生存时间较短[58]。

第 61 章
胃腺癌
Gastric Adenocarcinoma

Kevin E. Behrns　Jessica L. Cioffi　著
陈应泰　赵璐璐　吴振坤　译

摘要

2016 年，美国癌症协会估计，美国将有 26 370 人被诊断为胃癌，其中 10 730 人死亡。而在世界范围内，胃癌仍然是第五大最常见的癌症，也是癌症死亡的主要原因。虽然胃癌的发病率正在下降，但它仍然是一种高度致命的疾病。已知的胃腺癌危险因素包括幽门螺杆菌感染、黏膜相关淋巴组织淋巴瘤史、腺瘤性胃息肉的存在、既往胃手术、恶性贫血、萎缩性胃炎、肠上皮化生、接触腌制或熏制食物中的亚硝胺、吸烟和家族史。根除和治疗幽门螺杆菌有助于降低发病率。胃癌的早期症状和体征是非特异性的，包括恶心和上腹部疼痛。因此，大多数癌症都是在晚期被诊断出来的。早期诊断胃腺癌需要高度怀疑。需要内镜活检、超声内镜和 CT 扫描进行诊断和分期，以评估局部晚期或转移性疾病。诊断性腹腔镜检查和腹膜细胞学检查是晚期肿瘤分期的重要组成部分。手术仍然是治愈的唯一机会，但它必须伴随围术期化疗或术后放化疗。对于患有晚期或转移性肿瘤的适宜患者，可采用放疗、化疗、内镜支架置入术或手术进行姑息治疗。

关键词： 胃癌

在过去的几十年里，胃良恶性疾病的外科手术明显减少，但胃癌的多模式治疗要求外科医生精通内科和外科治疗的方方面面。本章的目的在于提供一个胃癌治疗管理的概述，同时着重强调其围术期治疗。

一、流行病学

2016 年，美国癌症协会（American Cancer Society）估计，美国将有 26 370 人被诊断为胃癌，死亡人数为 10 730 人[1]。在全球范围内，胃癌仍然是第五大常见癌症，也是癌症死亡的主要原因。胃癌的发病率具有相当大的地域差异性，亚洲和拉丁美洲的发病率明显高于北美和欧洲[2]。

在美国，确诊患者的平均年龄是 69 岁，大多数患者在 70 岁或更晚时才确诊。男性比女性更容易患胃癌，西班牙裔美国人、非洲裔美国人和亚洲/太平洋岛民比非西班牙裔白种人更容易受到影响。在美国和发展中国家，社会经济地位较低的个体更有可能患病[2]。

自 1930 年以来，胃癌的发病率显著下降，尽管这种变化的原因尚不清楚。位于胃远端的肿瘤发病率下降，而更近端的胃肿瘤的发病率上升。尽管其发病率在下降，但胃癌在美国仍然具有很高的致命性，预计总的 5 年生存率为 29%[1, 3]。

二、危险因素

已知的胃腺癌危险因素包括幽门螺杆菌感染、MALT 淋巴瘤史、腺瘤性胃息肉的存在、既往胃手术、恶性贫血、萎缩性胃炎、肠上皮化生、暴露于腌制或熏制食物中的亚硝胺、吸烟和家族史。肥胖与胃癌之间的关系尚未明确，尽管存在一种假设，即肥胖相关胃食管反流病（gastroesophageal reflux disease，GERD）的发病率增加可能使个体更易患上近端胃癌。此外，人们观察到食用大量新鲜水果和蔬菜的人患胃癌的概率较低[1-4]。

某些国家及地区人群患胃腺癌的风险更高，如日本、韩国、越南等国家的人群，以及美洲土著和太平洋岛屿后裔面临的风险最大。相比之下，菲律宾人和白种人的风险最低，中国人、拉美洲人和非洲人后裔的风险居中[2]。

家族性综合征如 Peutz-Jeghers 和家族性腺瘤性息肉病（familial adenomatous polyposis，FAP）增加了患胃癌的风险。E-cadherin、p53 和 BRCA2 等基因的突变也被证明增加了患胃腺癌的可能性[1]。风险因素的完整列表如表 61-1 所示。

三、病理学

在胃癌分类中，90%~95% 是腺癌，其余为淋巴瘤、胃肠道间质瘤和类癌[1]。虽然有几种组织病理学分类系统，但最常用的是 Lauren 分类。这将胃腺癌分为肠型（高分化型）和弥漫型（低分化型）。

肠型腺癌起源于胃黏膜细胞，可形成腺体，更多与血行转移有关，并且在老年患者、男性或高危人群中更易观察到。它们更常见于远端胃。这种类型的腺癌与幽门螺杆菌感染、慢性萎缩性胃炎、肠上皮化生和高亚硝胺饮食等危险因素有关[5-6]。

弥漫型腺癌起源于固有层，并通过黏膜下层扩散。淋巴转移常见于弥漫型癌症，这种癌症在年轻患者和女性中更为常见。与肠型不同，弥漫型腺癌不会形成腺体，更常见于近端胃。此外，弥漫型癌症可能具有跨壁延伸性，发展为腹膜转移，总体上更具侵袭性。皮革胃（linitis plastica），即癌变累及全胃，是一种罕见的侵袭性弥漫型癌症，仅占所有胃腺癌的不

表 61-1 胃腺癌的危险因素和保护因素

危险因素	**获得性** 高盐饮食 高氮饮食 熏制或腌制饮食 缺乏维生素 A 和维生素 C 井水 吸烟 幽门螺杆菌 EB 病毒 辐射暴露 既往胃部手术史 煤炭工人 橡胶工人 **遗传性** A 型血 恶性贫血 家族史 遗传性非息肉性结直肠癌 Li-Fraumeni 综合征 Peutz-Jeghers 综合征 家族性腺瘤性息肉 **癌前状态** 腺瘤 萎缩性胃炎 异型增生 肠上皮化生 Ménétrier 病
保护因素	生蔬菜 柑橘类水果 抗氧化剂 硒、锌、铁 绿茶

到 10%[5, 6]。

四、诊断

胃癌的早期症状和体征是非特异性的，包括恶心和上腹部疼痛。因此，大多数癌症在诊断时已为晚期。体检结果也是非特异性的，但可能包括可触及的淋巴结，如脐周小结（Sister Mary Joseph node）、左锁骨上区的 Virchow 淋巴结或结节性架板样肿块（Blumer shelf）——一种在直肠指检中明显可触及的直肠前滴状转

移。出现可触及的腹部肿块或腹水是晚期疾病的表现[7]。

与所有疑似恶性肿瘤一样，完整的病史和体格检查是必不可少的。应获得实验室数据，包括完整的血细胞计数、生化和营养指标。胃癌可能存在多种肿瘤标志物的升高，包括癌胚抗原（carcinoembryonic antigen，CEA）、CA-125、CA19-9和β-HCG。然而，这些生物标志物缺乏足够的敏感性和特异性来确定诊断。胸部、腹部和骨盆的CT成像应该通过口服和静脉注射对比剂获得，但确诊是通过上消化道内镜检查和活检证实。超声内镜可以准确评估肿瘤浸润的深度和胃周淋巴结的肿大，尽管这项技术并不是在所有设备上都可用[7-11]。

CT扫描或磁共振成像的横断面成像对转移性疾病的评估是有用的。正电子发射断层扫描也可以使用，因为大多数胃癌患者对PET敏感。然而，MRI和PET扫描可能成本过高，并不是所有人都能承受得起，而且在有高质量CT的情况下也是不必要的。如果发现转移性疾病，建议进行人类表皮生长因子受体2（human epidermal growth factor receptor 2，HER2-neu）检测。此外，筛查家族史和戒烟是初步诊断时的评估要点[11]。

诊断性腹腔镜检查和腹膜冲洗对鉴别其他诊断方法不明显的小体积转移性肿瘤可能是有用的。在最近的研究中，据报道30%的患者在诊断性腹腔镜检查后分期增加，从而改变了整体治疗方案。美国国立综合癌症网络（National Comprehensive Cancer Network，NCCN）的建议：对所有ⅠB期或更高分期的肿瘤考虑切除时，使用诊断性腹腔镜和腹膜冲洗进行细胞学检查[10-12]。

胃癌和食管癌在新辅助、辅助和手术治疗方面有不同的处理。食管胃交界区（esophagogastric junction，EGJ）肿瘤的评估采用Siewert分类，而胃腺癌仅包括SiewertⅢ型病变。肿瘤中心位于EGJ下方2～5cm处的这些肿瘤被定义为贲门下癌，其可从下向上侵犯浸润EGJ和食管。SiewertⅠ型和Ⅱ型病变被认为是食管癌，其处理不在本章的讨论范围内[11]。

建议在流行地区进行内镜筛查，并已证明其可诊断早期胃癌。这种做法不适用于胃癌发病率较低的地区，因此，目前美国不建议进行筛查。

五、分期

美国癌症联合委员会TNM系统是目前应用最广泛的胃癌分期系统。该系统评估原发肿瘤（T）、淋巴结受累（N）和远处转移（M）。T分期以肿瘤浸润深度为依据。N分期确定淋巴结受累，需要评估至少15个淋巴结。转移性疾病被确认为远处转移，包括腹膜冲洗液细胞学阳性。所有TNM水平和分期的完整说明见表61-2和表61-3[13]。

表61-2 美国癌症联合委员会胃腺癌分期

原发肿瘤（T）

Tx	原发性肿瘤无法评估
T₀	无原发肿瘤证据
Tis	原位癌，不侵犯固有层的上皮内肿瘤
T₁	肿瘤侵犯固有层、黏膜肌层或黏膜下层
T₁ₐ	肿瘤侵犯固有层或黏膜肌层
T₁ᵦ	肿瘤侵犯黏膜下层
T₂	肿瘤侵犯固有肌层
T₃	肿瘤穿透浆膜下结缔组织，不侵犯脏腹膜或邻近结构
T₄	肿瘤侵犯浆膜（脏腹膜）或邻近结构
T₄ₐ	肿瘤侵犯浆膜（脏腹膜）
T₄ᵦ	肿瘤侵犯邻近结构

淋巴结受累（N）

Nx	区域淋巴结无法评估
N₀	无区域淋巴结转移
N₁	1～2个区域淋巴结转移
N₂	3～6个区域淋巴结转移
N₃	7个或7个以上区域淋巴结转移

远处转移（M）

Mx	远处转移无法评估
M₀	无远处转移
M₁	远处转移（包括腹膜细胞学）

改编自 *AJCC Cancer Staging Manual*. 7th ed. 2009.

表 61-3 胃腺癌 TNM 分期

分期	T	N	M
0 期	Tis	N_0	M_0
I_A 期	T_1	N_0	M_0
I_B 期	T_2	N_0	M_0
	T_1	N_1	M_0
II_A 期	T_3	N_0	M_0
	T_2	N_1	M_0
	T_1	N_2	M_0
II_B 期	T_{4a}	N_0	M_0
	T_3	N_1	M_0
	T_2	N_2	M_0
	T_1	N_3	M_0
III_A 期	T_{4a}	N_1	M_0
	T_3	N_2	M_0
	T_2	N_3	M_0
III_B 期	T_{4b}	N_0	M_0
	T_{4b}	N_1	M_0
	T_{4a}	N_2	M_0
	T_3	N_3	M_0
III_C 期	T_{4b}	N_2	M_0
	T_{4b}	N_3	M_0
	T_{4a}	N_3	M_0
IV 期	任何 T	任何 N	M_1

TNM. 原发肿瘤，淋巴结受累，远处转移
改编自 *AJCC Cancer Staging Manual*. 7th ed. 2009.

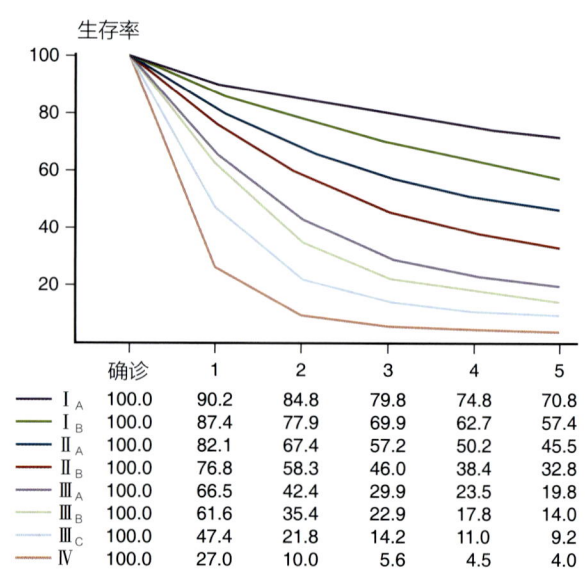

▲ 图 61-1 基于 SEER 数据库（1973—2005 年）的胃腺癌手术切除后生存率

确诊	1	2	3	4	5
I_A 100.0	90.2	84.8	79.8	74.8	70.8
I_B 100.0	87.4	77.9	69.9	62.7	57.4
II_A 100.0	82.1	67.4	57.2	50.2	45.5
II_B 100.0	76.8	58.3	46.0	38.4	32.8
III_A 100.0	66.5	42.4	29.9	23.5	19.8
III_B 100.0	61.6	35.4	22.9	17.8	14.0
III_C 100.0	47.4	21.8	14.2	11.0	9.2
IV 100.0	27.0	10.0	5.6	4.5	4.0

改编自 *AJCC Cancer Staging Manual*. 7th ed. 2009. Fig. 11.1

发现表现为肠系膜根部病变浸润、影像学或活检显示主动脉旁淋巴结受累及脾血管以外的主要血管结构受侵或包裹。此外，远处转移或腹膜种植转移（IV 期肿瘤）的存在否定了手术治愈的可能性，这些患者应该接受化疗。

六、肿瘤治疗

尽管胃癌的多模式治疗取得了重大进展，手术切除仍然是最好的治愈机会。根据肿瘤切除时的分期，患者存活率差异很大（图 61-1）[11]。术前采用超声内镜和横断面成像进行分期。一旦诊断和分期完成，就应该进行正式的多学科评估，以确定最佳的治疗策略。

I_A 期肿瘤可以通过内镜下黏膜切除术（endoscopic mucosal resection，EMR）或内镜下黏膜下剥离术（endoscopic submucosal dissection，ESD）进行治疗，而 I_B 期到 III_C 期肿瘤有可能通过多种疗法治愈[13]。所有这些临床分期的肿瘤患者都应该在多学科肿瘤委员会上进行回顾分析和讨论。

横断面影像显示的局部晚期胃癌不适合手术切除以达到治疗目的。符合局部晚期胃癌的

七、多模式治疗

许多临床试验和 Meta 分析评估了围术期化疗、术前放化疗和术后放化疗的作用，结果相互矛盾。总体而言，切除后辅助治疗可以显著提高 I_B 期或更高分期胃癌患者的存活率。Macdonald 方案，即基于氟尿嘧啶的辅助放化疗，以及医学研究委员会胃癌辅助灌注化疗（Medical Research Council Adjuvant Gastric Cancer Infusional Chemotherapy，MAGIC）试验方案，结合可切除癌症的术前和术后化疗，都显示出总体生存率和无病生存率的显著改善。患者因素，包括对 MAGIC 试验中规定的侵袭性新辅助方案的耐受性或 Macdonald 方案中对辐射的耐受性，都应该个体化。肿瘤特有的因素，包括淋巴结受累和胃内位置，也应该指导围术期计划和合适的手术切除时机。胃癌治疗

的方法可能有很大的不同，在开始任何治疗之前，应该在多学科背景下制订治疗计划[14]。

八、新辅助治疗

这项 MAGIC 试验评估了可切除胃食管癌患者术前和术后化疗的作用。共有 503 例 II 期或以上胃癌和食管癌患者被随机分为两组。其中一组在手术前接受了三个周期的化疗（5-FU、表柔比星和顺铂），以达到治疗目的，然后再接受三个周期的化疗；而另一组仅接受手术治疗。与单纯手术相比，另一组患者 5 年生存率显著提高（36% vs. 23%，$P=0.009$），无进展生存期延长，局部复发率降低。此外，还观察了肿瘤的降期情况[15]。

这些结果与 ACTIONS Concertées Dans les Cancer Colcolrectaux et Digestifs（ACCORD）07 试验相当，该试验显示在化疗前后患者 T 和 N 分期减小[16]。然而，在这两个试验中，仅 50% 或更少的患者完成了所有周期的化疗。因此，观察到的效果可能归因于术前化疗，从而证明了新辅助化疗的重要作用[17]。

九、手术治疗

完全手术切除可显著提高患者总生存率。根治性胃切除术要求达到 R_0 切除。为了实现肿瘤切除边缘阴性，建议胃内切缘为 5cm；然而，对于弥漫型癌症，这一距离可能需要增加。此外，还应进行大网膜切除和淋巴结清扫[11]。术中冰冻切片必须在切缘近端进行，强烈建议术中对远端切缘进行分析，以确保十二指肠黏膜的存在。

贲门近端肿瘤，包括 Siewert III 型病变，最好采用全胃切除加 Roux-en-Y 食管空肠吻合术。由于碱性反流性食管炎的发生率上升，这种术式比近端胃切除加幽门成形术更受欢迎。远端病变，包括胃体和胃窦的病变，应该通过次全（或近全）胃切除术以获得阴性切缘；因为即使行全胃切除术，尽管假定有更大的切缘，也没有显示出生存益处，而且研究显示与全胃切除术相比，次全胃切除术可以改善患者的生活质量[18]。Billroth I 型胃十二指肠吻合术是重建胃十二指肠的首选方法，因为它保留了自然的肠道流动。胃空肠环形吻合术（Billroth II）是一种常用的重建方法。Roux-en-Y 胃空肠吻合术是另一种首选的吻合口重建方法，但与 Roux 淤积综合征和残胃功能不良有关。

建议所有患者放置临时空肠喂养管以帮助术后营养恢复。鼻胃管减压在胃部分切除术后可能是有益的，但不推荐用于全胃切除术。预防性引流并不是有益的，但它经常被使用，特别是在全胃切除合并食管空肠吻合术之后。

腹腔镜手术治疗早期胃癌已有十多年的历史，取得了很好的效果。与开腹手术相比，几项试验已经证明了它的好处，包括减少疼痛、住院时间、出血量和并发症[19]。最近，韩国腹腔镜胃肠手术研究（the Korean Laparoscopic Gastrointestinal Surgery Study，KLASS）-01 试验显示，腹腔镜手术减少了并发症的发生率和伤口感染，而不影响 I 期胃癌的总体存活率[20]。

淋巴结清扫术

长期以来，与胃切除相关的淋巴结切除范围一直存在争议。胃腺癌在最初出现或切除时，半数以上的患者伴有淋巴结转移。胃切除时的淋巴结清扫已被证明可以提高分期的准确性，并且是诊疗的标准。1988 年，日本首先描述了 16 个胃淋巴结引流站（表 61-4），随后日本扩大了这 16 个站的范围[21]。第 1~6 站的淋巴结清扫术，即 D_1 淋巴结清扫术，指的是胃周淋巴结的清扫术。D_2 淋巴结清扫术包括第 1~11 站，即切除胃周淋巴结及沿肝动脉、胃左动脉、腹腔动脉和脾动脉延伸的淋巴结。传统上，这也包括远端胰腺切除术和脾切除术，但手术的这一部分不再常规进行。D_3 淋巴结清扫包括第 1~16 站，并清扫前面列出的淋巴结站及主动脉周围和门静脉肝淋巴结（图 61-2）[21]。

表 61-4 胃癌日本分型中的淋巴结站

淋巴结站	淋巴结位置描述
1	贲门右
2	贲门左
3	胃小弯
4sa	胃短血管
4sb	胃网膜左血管
4d	胃网膜右血管
5	幽门上
6	幽门下
7	胃左动脉
8a	肝总动脉（前上）
8p	肝总动脉（后）
9	腹腔动脉
10	脾门
11p	脾动脉近端
11d	脾动脉远端
12a	肝十二指肠韧带（沿肝动脉）
12b	肝十二指肠韧带（沿胆管）
12p	肝十二指肠韧带（门静脉后方）
13	脾头后表面
14v	肠系膜上静脉
14a	肠系膜上动脉
15	中结肠血管
16a1	主动脉裂孔
16a2	腹主动脉（从腹腔干至左肾静脉）
16b1	腹主动脉（从左肾静脉至肠系膜下动脉）
16b2	腹主动脉（从肠系膜下动脉至主动脉分叉）
17	胰头前表面
18	胰腺下缘
19	膈下
20	膈食管裂孔
110	下胸段食管旁
111	膈上
112	后纵隔

主张扩大淋巴结清扫或 D_2 淋巴结清扫，以更准确地对疾病程度进行分期，从而将分期转移降至最低，并确保切除所有负载肿瘤细胞的淋巴结。然而，这种手术有较高的并发症发病率和死亡率，主要是因为胰腺远端切除术和脾切除术的并发症发病率较高。此外，最初的荷兰试验发现，扩大淋巴清扫术在总体存活率方面没有显著差异，并且没有观察到 D_3 淋巴结清扫术有任何益处 [21-23]。

最近，荷兰试验的 15 年随访结果显示，D_2 淋巴结清扫术可以改善特定疾病的存活率，对患者的长期生存有好处。目前的 NCCN 指南推荐 D_2 淋巴结清扫的建议为"由在该领域专业的、有经验的外科医生在经常进行胃切除术的三级中心内实施"。为了减少与扩大淋巴结清扫术相关的发病率，在切除胃和大网膜标本后，可以单独进行腹膜后淋巴结清扫术。仅在必要时根据肿瘤受累情况行脾切除术和远端胰腺切除术 [11, 24]。

前哨淋巴结活检是由几位日本学者提出的，用来确定早期胃癌淋巴结清扫的必要性。这种观念及技术的转变在西方国家一直受到质疑。早期胃癌可能有 10%～15% 的淋巴结转移，这使内镜切除不是一个好的治疗选择。然而，在美国这种做法还没有过渡到临床实践 [25]。

十、辅助治疗

尽管多次试验效果不明显，手术切除后的辅助化疗仍被大力提倡。与单纯手术相比，以 5-FU 为基础的辅助化疗方案在总体生存率方面并没有显示出显著的差异；然而，这些研究的证据力度一直不足，并且包括了多种化疗药物。全球进展期 / 辅助胃肿瘤研究国际协作（the Global Advanced/Adjuvant Stomach Tumor Research International Collaboration，GASTRIC）小组对 31 项试验进行了评估，显示辅助化疗组在总体存活率和无病存活率方面略有优势 [26]。最近，卡培他滨和奥沙利铂辅助胃癌研究（the Capecitabine and Oxaliplatin Adjuvant Study in Stomach Cancer，CLASSIC）试验建议使用术后化疗，即使用卡培他滨和奥沙利铂，可显著提高所有肿瘤分期患者的无病生存率，该治疗与 D_2 淋巴结清扫术同时进行。因此，辅助化疗并不能带来明显的生存获益 [27]。

胃癌一般是放射抵抗的，因此放射治疗很少推荐使用。然而，同时应用辅助化疗和放疗已经显示出显著的生存优势。Macdonald 方案是一种以氟尿嘧啶为基础的放化疗方案，与单

D₁ 淋巴结清扫术　　　　　　　　　D₂ 淋巴结清扫术

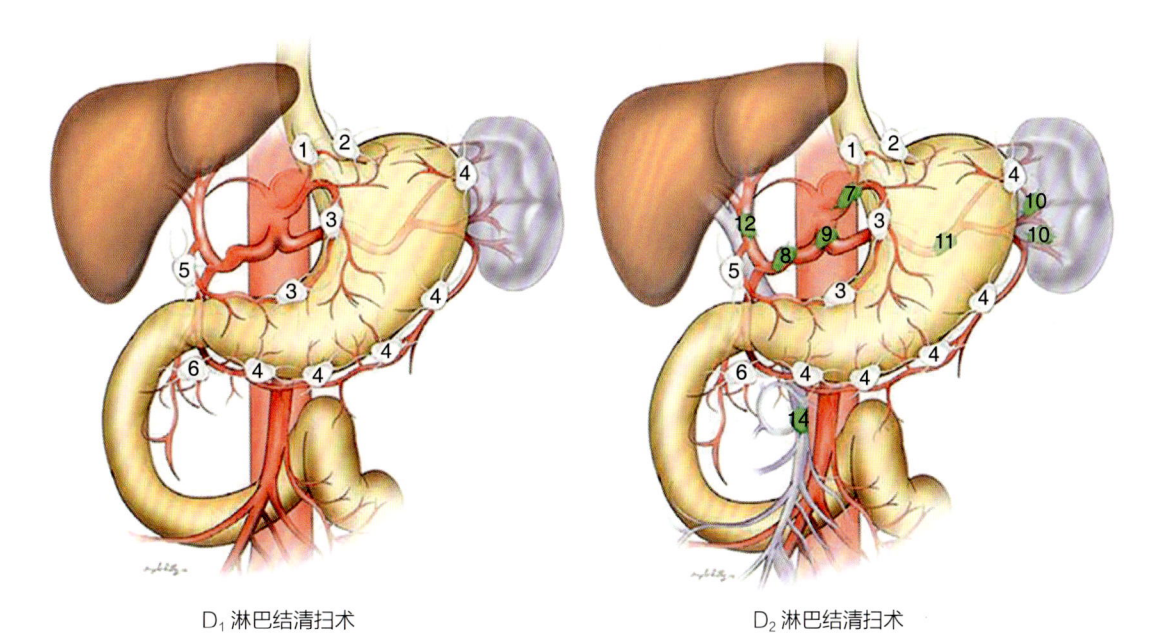

▲ 图 61-2　D₁ vs. D₂ 淋巴结清扫术。编号指的是淋巴结站，具体参考表 61-4。白色数字代表 D₁ 淋巴结清扫术。绿色数字为 D₂ 淋巴结清扫术中增加的淋巴结站
图片由 Dr. Steven J. Hughes 提供

独观察相比，其可提高无病生存率和总体生存率。这项试验的一个重要批评意见是在手术切除时缺乏适当的淋巴结切除，因为超过一半的患者甚至没有进行 D₁ 切除。尽管如此，由于存活率的显著提高，推荐采用辅助放化疗[28, 29]。

胃腺癌的复发多见于腹腔。对于腹膜癌，全身化疗的应答率很低。目前已经在选定的患者中对细胞减少术和腹腔化疗进行了研究，结果喜忧参半，因此不推荐其作为标准治疗[30]。

十一、晚期肿瘤的治疗

局部进展期或转移性胃癌不能从手术切除中受益。梗阻和出血往往是最常见的症状。姑息性胃切除术很少进行，但对于放射治疗失败后无法控制的出血可能是有益的，这是治疗肿瘤相关性出血的首选方法。梗阻时可施行胃旁路胃空肠吻合术以缓解症状。然而，内镜治疗的最新进展，即支架的使用，可能允许在不需要侵入性手术的情况下充分控制症状。

姑息性化疗可以减轻晚期肿瘤的症状，提高患者生存率和生活质量。顺铂和氟尿嘧啶联合多药化疗是推荐的一线化疗方案。曲妥珠单抗可能用于 HER2 阳性癌症。二线药物包括伊立替康和多西他赛。预防、减少和减轻痛苦及提高生活质量的、最好的支持性治疗总是需要的[11]。

十二、监测

胃切除后需要密切监测营养状况，应特别注意维生素 B₁₂ 和铁的水平，可能需要额外补充。建议在辅助治疗完成之前，通过空肠造瘘管进行补充喂养。NCCN 指南建议在前两年每 3~6 个月进行一次完整的病史和体检，然后在第 3~5 年每 6~12 个月进行一次评估，此后每年进行一次评估。如果有临床指征，则进行实验室检查、横断面成像和内镜检查[11]。

十三、预后

虽然胃癌的存活率已经缓慢提高，但总体的 5 年存活率仍然很低，只有 29%。预后与最初出现的疾病分期有关（图 61-1）。新辅助化疗可显著提高存活率，并强烈提倡使用前面讨论过的方案。晚期胃癌患者可能会从姑息化疗

中受益；然而，这并未被证明其能显著改变预期寿命[1, 11]。

十四、预防性胃切除

总体而言，1%～3% 的胃癌本质上是遗传性的，其中最常见的类型是遗传性弥漫性胃癌，其特点是常染色体显性遗传模式和由于 CDH1（E-cadherin）胚系突变导致的弥漫性印戒细胞癌。筛查指南包括以下几点。

- 家族中存在胃癌易感基因的突变。
- 家族中有成员在 40 岁前发生胃癌。
- 胃癌在两名一级亲属或二级亲属中发生，且至少一人诊断年龄小于 50 岁。
- 胃癌在三名或更多一级亲属或二级亲属中发生，无论其发病年龄。
- 家族成员中一人同时诊断胃癌和乳腺癌，年龄小于 50 岁。
- 一人患胃癌，一位一级或二级亲属患乳腺癌且诊断年龄小于 50 岁。

一旦诊断发现突变，应建议对 18—40 岁的无症状携带者行预防性胃切除术。对那些选择不接受预防性胃切除术的患者，每年都应该进行内镜检查和活检；尽管由于这些恶性肿瘤的弥漫性性质，这种做法的疗效还没有很好地被确定[11, 31]。

十五、结论

虽然胃癌的发病率正在下降，但它仍然是一种高度致命的疾病。根除幽门螺杆菌和治疗幽门螺杆菌对这种下降起到了积极的作用。高危因素分析是早期诊断胃腺癌所必需的。诊断和分期需要内镜结合活检、EUS 和 CT 扫描，以评估局部晚期或转移性疾病。诊断性腹腔镜检查和腹膜细胞学检查是晚期肿瘤分期的重要组成部分。手术仍然是治愈的唯一机会，但它必须伴随着围术期化疗或术后放化疗。对于患有晚期胃癌或转移性疾病的适当患者，可采用放疗、化疗、内镜支架置入术或手术进行姑息治疗。所有遗传性弥漫型胃癌患者均应行预防性胃切除术。

第 62 章
胃切除术后综合征
Postgastrectomy Syndromes

Kristoffel Dumon　Daniel T. Dempsey　著
陈应泰　赵璐璐　王晚晴　译

摘要　接受过胃部手术的患者出现慢性症状，这些症状归类为"胃切除术后综合征"。由于胃部手术实施频率较高，所以胃切除术后综合征并不罕见。患者因消化性溃疡、癌症、肥胖或胃食管反流病而进行了胃部手术，代表了患有各种慢性症状的胃外科手术患者的亚群，这些慢性症状令患者深受烦扰乃至影响其生活。大多数胃切除术后综合征可识别的患者都会出现以下一个或多个症状：腹泻、呕吐、腹痛、营养不良或营养缺乏。本章概述了最常见的胃切除术后症状和相关胃切除术后综合征的评估。

关键词：胃切除术后综合征；倾倒综合征；迷走神经切断术后腹泻；术后胃瘫；胆汁反流性胃炎；碱性反流性胃炎；输入襻梗阻；输出襻梗阻；Roux 综合征

近 30% 的接受过胃部手术的患者会出现慢性症状，这些症状归类为胃切除术后综合征。这种简单分类可能存在不妥之处，因为其中一些患者并未接受胃切除术（如在幽门成形术或胃底折叠术后发生倾倒综合征），而且个别患者的症状复杂并不符合典型的"综合征"。大多数胃切除术后综合征可识别的患者都会出现以下一个或多个症状，包括腹泻、呕吐、腹痛、营养不良或营养缺乏。患者因消化性溃疡、癌症、肥胖症或胃食管反流病接受胃部手术，代表了患有各种慢性症状的胃外科手术患者的亚群，这些慢性症状令患者深受烦扰乃至影响其生活。最常见的胃切除术后症状和相关胃切除术后综合征的评估见图 62-1 至图 62-3[1-3]。

由于胃部手术实施频率较高，所以胃切除术后综合征并不罕见。在过去的 50 年里，全球胃部手术的适应证发生了重大变化。消化性溃疡病的选择性胃部手术几乎已经消失，而许多国家因肥胖而进行的胃部手术却急剧增加[4, 5]。在全球范围内，胃癌是癌症死亡的第三大原因。胃切除术仍然是大多数患者唯一可行的根治方法，而癌症是全世界胃切除术最常见的适应证[6]。消化性溃疡的治疗性迷走神经切断术很少施行，但在因肥胖和癌症进行的胃部手术中，"选择性"迷走神经部分或完全切断术仍然很常见。对于 GERD 和裂孔疝，儿童及成人常行腹腔镜胃底折叠术。它是儿童倾倒综合征（dumping syndrome，DS）最常见的原因。

胃切除术后症状和综合征的发现频率取决于发现它们的难易程度。例如，一些研究表明，部分胃切除术后，大多数患者会出现一种或多种上腹部症状，但临床经验表明，这些患者中只有一小部分真正出现身体虚弱，大多数人的状态良好。对于因胃腺癌行胃大部切除术和 Billroth Ⅱ 重建术的患者，慢性胃切除术后并发症的发生率较低（＜5%）。术后第 1 年的发病率明显更高,但是大多数患者在手术后的 1 年内报告了病情好转[7]。因此,胃癌胃切除术后的长期幸存者通常具有正常的体重和去脂体重,以及令人满意的胃肠生活质量。

然而,本章中讨论了一小部分(< 5%)患者在各种胃部手术后出现持续的不适症状的胃切除术后综合征。对于治疗医师和外科医生来说,了解这些疾病的病理生理学和治疗选择非常重要。患有严重胃切除术后症状的患者的治疗可能具有挑战性,但采取适当的治疗可能会对患者的长期预后产生重大影响。

一、倾倒综合征

倾倒综合征是由于快速的胃排空而在餐后出现的一系列胃肠和血管舒缩症状,由于幽门对胃排空的调节功能丧失和(或)胃顺应性降低而引起的[8]。胃通过迷走神经调节和容受性舒张具有适应口服大量液体和固体的能力[9]。胃通过分泌酸和胃蛋白酶,以及肌肉的搅动,作用于这些胃内容物(通常为高渗),产生等渗的胃食糜,该食糜缓慢地排入十二指肠进行进一步消化和吸收。如果患者接受了迷走神经切断术或胃部分切除,或者正常的幽门括约肌被

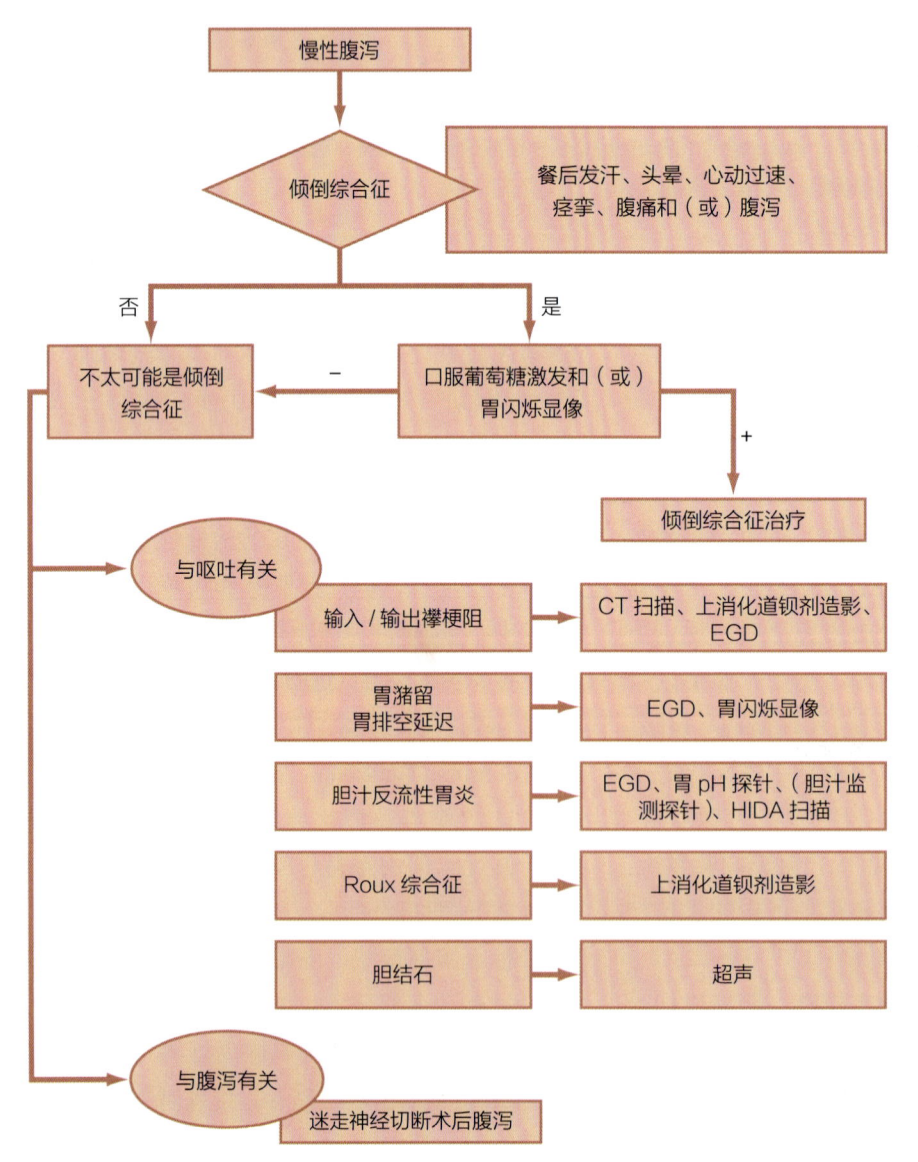

◀ 图 62-1 慢性腹痛。评估腹痛和相关的胃切除术后综合征

CT. 计算机断层扫描;EGD. 食管胃十二指肠镜;HIDA. 肝胆亚胺二乙酸

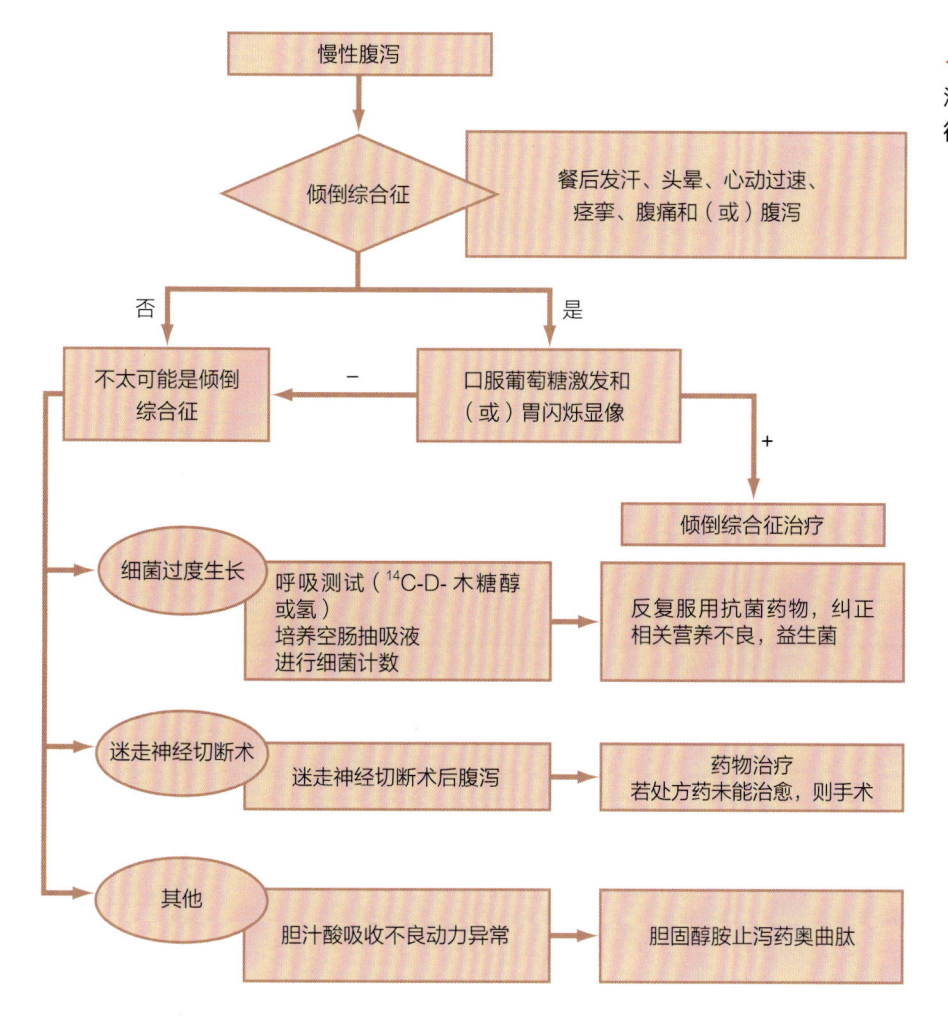

第 62 章 胃切除术后综合征
Postgastrectomy Syndromes

◀ 图 62-2 慢性腹泻。腹泻和相关的胃切除术后综合征的评估

破坏或绕过，则摄入的食物可能无法被胃完全处理和（或）被过早地排入近端小肠。从胃中流出的液体流量部分取决于胃内压力，部分取决于幽门阻力。改变正常胃内压力/容积关系（胃近端迷走神经切断术、袖式胃切除术、胃底折叠术）或改变流出阻力（幽门成形术、胃空肠造口术）的手术易患 DS。改变这两者的手术出现倾倒综合征的频率最高（胃切除术、Roux-en-Y 胃旁路术）。据报道，高达 70% 的 Billroth Ⅱ 胃切除术患者和高达 75% 因肥胖行 Roux-en-Y 胃旁路术（RYGB）治疗后患者出现了倾倒综合征[10]。同样，胃癌切除术后，67% 的患者出现早期倾倒症状，而 38% 出现晚期倾倒症状[11]。根据液体排空的速度和排出的内容物的渗透压，可能会导致各种症状，这些症状被称为倾倒综合征。已经确定了这种疾病的早期和晚期形式。手术引起的菌落变化在 DS 病因中的作用尚不清楚。

早期倾倒更为常见，包括全身性和腹部症状。全身表现包括心悸、心动过速、疲乏、餐后需要平卧、潮红或苍白、发汗、头晕、低血压、头痛，可能出现晕厥。腹部症状包括早饱、上腹胀满或疼痛、腹泻、恶心、抽筋、腹胀和腹鸣。早期倾倒在餐后 30min 内开始，可归因于肠胀、相对低血容量、胃肠激素分泌过多和自主神经失调[12, 13]。晚期倾倒的特点是症状发生在餐后 1~3h。晚期倾倒的症状包括出汗、头晕、注意力不集中和意识水平改变等。这些症状与餐后 1~3h 发生的反应性低血糖有关。发生晚期倾倒综合征的患者也经常发生早期倾倒综合征[14]。

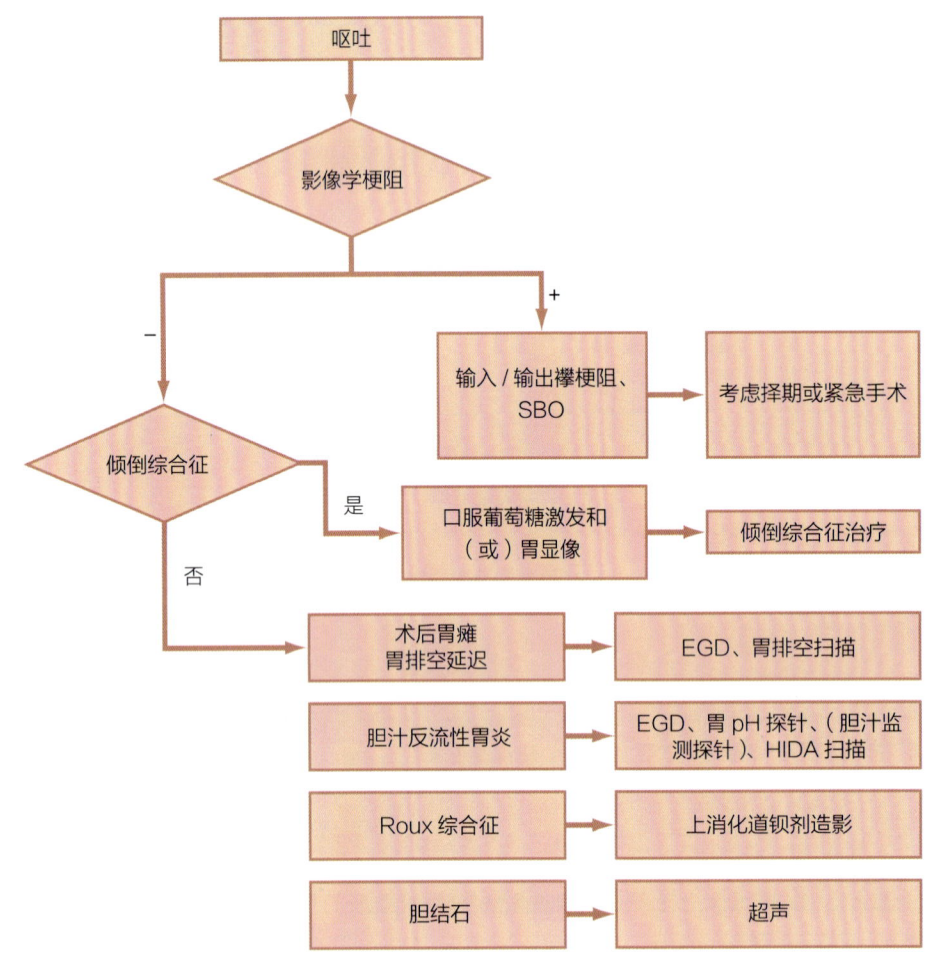

▲ 图 62-3 呕吐。评估呕吐和相关的胃切除术后综合征
EGD. 食管胃十二指肠镜；HIDA. 肝胆亚胺二乙酸；SBO. 小肠梗阻

大多数 DS 患者有轻至中度症状，但有些患者有失能性症状，可能严重到足以引起蛋白质 - 能量营养不良[15]。DS 的鉴别诊断包括胃轻瘫、部分小肠梗阻、吻合口狭窄、迷走神经切断术后腹泻、炎症性肠病、肠易激病和细菌过度生长。倾倒综合征的症状是由胃快速排空大量高渗性食糜引起的，会导致肠道扩张、肠道运动过度和内脏血沉，这导致了早期 DS 所特有的胃肠道症状和血管舒缩症状[16, 17]。激素作为这种病理生理反应的介质（如血管活性肠肽、血清素、缓激肽、去甲肾上腺素）起着重要作用[18, 19]。晚期倾倒综合征涉及由小肠呈现并吸收的快速而高的初始葡萄糖负荷引起的反应性低血糖，从而导致 GLP-1 介导的胰岛素反应过度和低血糖。

可通过口服葡萄糖激发试验证实 DS 诊断。患者禁食 10h 过夜，然后摄入 50g 葡萄糖。据报道，其敏感性和特异性分别高达 100% 和 94%[20]。胃排空闪烁显像也可以证实具有临床症状的患者早期 DS 的诊断，其中超过 50% 的同位素标记固体餐在 1h 内被排空。

各种胃部手术可能会导致早期倾倒。因为在肥胖行 RYGB 或全胃切除术的患者中，超过一半的患者出现早期倾倒综合征的症状，部分胃切除术的患者中约有 30% 出现早期倾倒综合征的症状。

尽管有高达 30%～40% 的患者可能会出现非常轻微的症状，但在行袖式胃切除术后出现病态性倾倒综合征的风险很低（1.6%）[21, 22]。高达 15% 的幽门成形术或单纯 GJ 患者会出现早期倾倒综合征，胃近端迷走神经切断术和胃底折叠术的患者中有 2% 会发生早期倾倒综合征。远端胃切除术后，不同类型的胃肠重建会影响 DS 的风险，因为 Roux-en-Y GJ（11%）发生倾倒综合征的概率比 Billroth Ⅰ 或 Billroth Ⅱ 更低。在 BⅠ 后出现 DS 的概率（17%）小于 BⅡ 后出现 DS 的概率（70%），可能是因为 BⅠ 胃液进入十二指肠并触发神经内分泌反应，减缓胃排空（十二指肠制动）。幽门成形术和肠襻 GJ 的倾倒风险相似，但后一种胃引流术很容易逆转。在大多数患者中，倾倒症状往往会随着时间的推移而改善[7, 24]。

晚期倾倒综合征比早期倾倒综合征的症状少见，通常是由高胰岛素血症低血糖引起的，并发生在餐后 2~3h。在晚期倾倒综合征中，单糖和二糖快速输送到小肠中会引起高血糖症。随后，胰高血糖素样肽 1（glucagon-like peptide 1，GLP-1）触发胰腺释放胰岛素，并在此过程中实际上"超调"，从而引起明显的低血糖。这种胰岛素休克状态会刺激肾上腺释放儿茶酚胺，引起一系列症状，包括心动过速、呼吸急促、发汗和头晕。出现早期 DS 的患者更容易出现晚期 DS[21]。据报道，有超过 50% 的肥胖患者在进行胃旁路手术后出现了晚期 DS。其中一些患者在手术后 1~8 年出现晚期 DS，在 2 型糖尿病患者中则明显更常见（44.9% vs. 5.6%）。必须通过记录空腹血糖、血清胰岛素和 C 肽水平，从严重难治性低血糖的病因中排除无关的胰岛细胞肿瘤。通过延长口服葡萄糖耐量试验也可帮助确诊晚期倾倒综合征[25]。早期倾倒综合征的症状往往随着时间的推移而改善，而晚期倾倒综合征的症状往往会持续或加剧。

大多数 DS 患者症状并不严重，可通过药物治愈。咨询有经验的营养师会有帮助。饮食调节是 DS 的一线疗法。每日饮食应至少分为 6 餐，并将液体和固体食物分开。应进食富含蛋白质和脂肪的食物，避免摄入单糖。如果患者在餐后躺下休息 30min，通常可以缓解血管舒缩症状。在许多患者中，避免摄入牛奶和乳制品可成功预防 DS[26]。另一种简单的治疗方法是添加膳食纤维。瓜尔胶和果胶虽可提高食物黏度，但味道不佳，会影响患者依从性[27]。可以摄取硬糖来缓解晚期 DS 的低血糖症。阿卡波糖是一种 α- 糖苷酶水解酶抑制药，可延缓碳水化合物的消化和吸收[28, 30]，并有效地治疗晚期倾倒综合征的症状。但如果碳水化合物的吸收被过度抑制，就会发生过度肠胃气胀和低血糖等不良反应[2, 26, 28, 29]。

DS 治疗可选择多种药物。阿片酊对缓解 DS 引起的腹泻特别有效[33]，也可以通过非处方药来对症治疗 DS 的各类症状。例如，可以用洛哌丁胺治疗腹泻，用美克洛嗪、异丙嗪、质子泵抑制药治疗恶心，或者也可采用促排气的措施。营养物质消化不充分会在到达结肠细菌时引起气体和腹胀。因此，益生菌可能是有用的辅助剂。抗胆碱能药，如二环胺、羟乙胺和丙胺，可减缓胃排空，也具有解痉作用，因此可减轻与小肠蠕动有关的腹痛。抗胆碱能药物，如双环维林、莨菪碱和溴丙胺，可减缓胃排空，也可缓解痉挛，从而减少小肠蠕动引起的腹痛[34]。二氮嗪是一种抑制胰岛素分泌的钾通道活化剂。因此，在最近的研究中，显示二氮嗪对治疗晚期倾倒综合征性低血糖症中有一定成效，可以在阿卡波糖和饮食调节疗效不足的情况下使用[35, 36]。

对于饮食疗法难治的严重胃切除术后 DS 患者，应考虑使用奥曲肽，一种生长抑素类似物。奥曲肽能显著改善 DS 患者的生活质量[37]，但因数据有限，无法得知长期疗效。奥曲肽可通过抑制激素介质，缓解早期和晚期倾倒症状。其还可延缓胃排空时间，抑制内脏血管扩张[38, 39]。短效和长效奥曲肽在缓解倾倒综合征症状方面作用相同，但长效制剂在改善生活质量方面表现更佳[13]。长效奥曲肽制剂因为会产生不良反应，如腹泻和脂肪腹泻，且成本较高，效力不佳，进而导致患者依从性不佳[26, 38, 39]。

只有一小部分有倾倒综合征症状的患者最终需要手术。大多数患者随着时间推移（数月甚至数年）、饮食管理和药物治疗而改善。因此，外科医生不应急于对患有 DS 的患者进行再次手术，必须首先优化多学科非手术治疗。在再次手术之前，住院观察一段时间有助于确定患者症状的严重程度及患者对处方饮食和药物疗法的依从性。倾倒综合征的补救措施的结果是多变且不可预测的。虽然存在多种外科手术方法，但没有一种能始终有效的方法。此外，在文献中，没有任何关于使用这些方法的经验的报道。长期随访也很少见。

针对 GJ 后罹患难治性倾倒综合征的患者，如果幽门通道的内镜检查显示是通畅的，则可以考虑简单地拆除这种吻合。对于幽门成形术后倾倒，已描述了幽门重建术，但现代经验很少见，当今的外科医生认为幽门成形术是不可逆的。远端胃切除术加 Roux 重建（图 62-4A）或"十二指肠转位"，将球后十二指肠分开并吻合至 Roux 空肠支，对于难治性幽门成形术后倾倒的罕见患者而言，是目前的最佳选择。对于 Billroth I 或 II 胃切除术后严重倾倒，应考虑改为 Roux-en-Y GJ，因为 Roux 支的活动会减缓胃排空的速度。然而，特别是在存在大量胃残余物的情况下，可能会导致胃淤血和（或）边缘性溃疡，应考虑终身抑酸治疗。目前，DS 很少使用反向小肠间置术，这是正确的。该手术在胃和近端小肠之间插入一个 10cm 的反向肠段（图 62-4B），能够减慢胃排空的速度，但往往也会导致梗阻，因而致使再手术。胃残留物与十二指肠之间等距置入（Henley 襻）并未能成功地持续改善 DS。由于幽门切除是胃切除术后倾倒综合征病因的主导因素，因此，将 Billroth II 转换为 Billroth I 吻合术并不能确保解决倾倒综合征的症状[34,40,41]。新近的外科手术技术，如保留幽门的分段胃切除术治疗胃体早期胃癌，已被报道可显著降低术后倾倒综合征的发生率[42,44]。

二、迷走神经切断术后腹泻

在 5%～10% 的患者中，迷走神经干切断

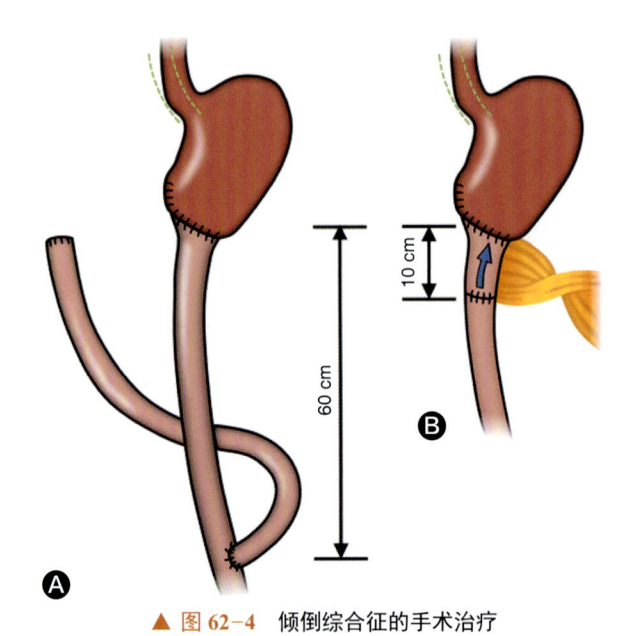

▲ 图 62-4 倾倒综合征的手术治疗
A. 长支 Roux-en-Y 吻合术，其中空肠空肠吻合口距胃空肠吻合口约 60cm；B. 将 10cm 长的空肠襻在其肠系膜上扭转 180°，使其以逆蠕动的方式，远端与胃吻合，近端与小肠吻合（改编自 Miller TA, Mercer DW. Derangements in gastric function secondary to previous surgery. In: Miller TA, ed. *Modern Surgical Care: Physiologic Foundations and Clinical Applications*. 2nd ed. St. Louis: Quality Medical; 1998: 400.）

导致腹泻且有临床意义。腹泻通常发生在手术后不久，通常与其他胃肠道或全身症状无关，这一事实有助于将其与倾倒综合征的症状进行区分。腹泻可能每天都发生，也可能相当一段时间内肠道功能相对正常。在手术后的几个月和几年中，症状趋于改善，仅 1%～2% 接受迷走神经切断术患者发生长期显著的迷走神经切断术后腹泻。迷走神经切断术后腹泻的原因尚不清楚。虽然罕见，但它甚至可能发生在近端胃迷走神经切断术或胃底折叠术后，这说明肠道迷走神经去神经支配可能不是唯一的原因。导致迷走神经切断术后腹泻的因素包括肠动力障碍和转运加速、胆汁酸吸收不良、胃排空迅速、菌落变化和细菌过度生长。胃酸分泌减少和（甚至很小的）盲襻都会导致后者发生。虽然可以通过氢呼吸试验确认细菌的过度生长，但口服抗生素和（或）益生菌的经验试验更简单。某些迷走神经切断术后腹泻的患者对消胆胺有反应，而对另一些患者，可待因或洛哌丁

胺可能有用。实验表明，尽管迷走神经切断术后腹泻的患者的粪便中总胆汁酸含量并未显著高于无此问题的患者，但其总胆汁酸的含量却是鹅去氧胆酸的 2 倍以上[45]。这些发现为以下假设提供了支持：胆汁酸吸收不良可能会导致某些患者在迷走神经切断术后腹泻。

迷走神经切断术后腹泻的鉴别诊断中也应考虑脂肪吸收不良。这可能是由胰腺酶的酸失活、食物和消化液混合不协调或细菌过度生长引起的，可以用粪便脂肪的定性测试来确认。最好用抑酸剂和胰酶补充剂治疗，适当情况下，也可口服抗生素治疗。迷走神经切断术后腹泻通常对这些治疗没有反应。

在罕见的患者中，因迷走神经切断术后腹泻而衰弱，对加强药物治疗至少 1 年没有反应，可以考虑手术，但结果不一定顺利。选择的手术可能是在距 Treitz 韧带远端 100cm 处连续放置 10cm 的反向空肠管（图 62-5）。另一种选择是外嵌抗蠕动远端回肠移植物。这两种手术都可能导致梗阻和（或）细菌过度生长[10]。

三、术后胃瘫

在罕见胃部手术后出现急性术后胃瘫的患者中，持续恶心呕吐会无法拔除鼻胃管。如果术后 7~10 天无法取下鼻胃管，则可以在腹腔镜或内镜下进行胃造口，然后可以通过在上述过程中放置 J 管延长管进行营养补充。如果因残胃的大小不足致使无法采用这些方法，则可以将减压胃管逆行输出支，并利用 Witzel 技术将导管穿过皮肤移除。在此位置的远端，可以顺行放置另一根管，作为 Witzel 喂养用空肠造口术。在无法采用这些肠内营养方法的患者中，可以采用全胃肠外营养。在任何情况下，由于大多数患者无须手术即可恢复令人满意的胃肠功能，因此通常应将手术时间至少推迟 3 个月。只有在此期间之后，才应考虑再探查。

胃部手术后的慢性术后胃瘫[46]可能是由于胃运动功能的问题或由梗阻引起的。胃动力异

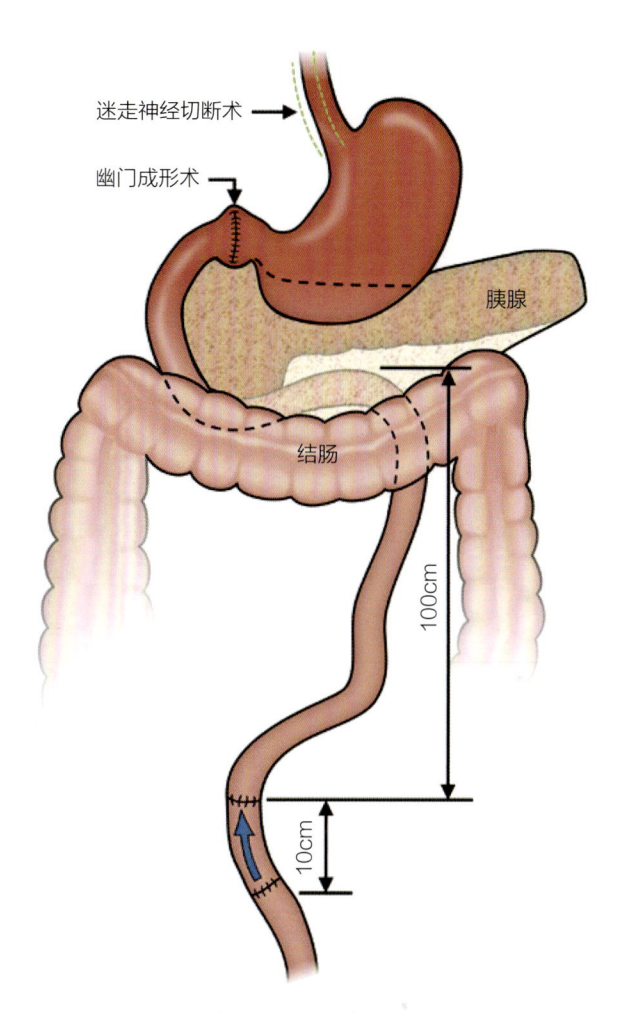

▲ 图 62-5　迷走神经切断术后腹泻的手术治疗：将 10cm 长的空肠襻在其肠系膜上扭转 180°
改编自 Miller TA, Mercer DW. Derangements in gastric function secondary to previous surgery. In : Miller TA, ed. *Modern Surgical Care : Physiologic Foundations and Clinical Applications*. 2nd ed. St. Louis : Quality Medical；1998: 407.

常可能已经存在，但并未被手术医生发现。更常见的是，它是继发于手术的某些方面，如有目的的或无意的迷走神经切断术或胃主要起搏部位的切除。与近端胃（壁细胞）迷走神经切断术相比，迷走神经干切断术更可能引起慢性术后胃瘫，因为它切除了窦幽门泵机制的神经。梗阻可能是机械性原因（如吻合口狭窄、输出支因粘连或系结肠狭窄而扭转、或近端小肠梗阻）抑或是功能性原因（如 Roux 支的逆行蠕动）造成的。

慢性术后胃瘫表现为呕吐（常为未消化的食物）、腹胀、上腹部疼痛和体重减轻。通常通过流质饮食可以改善症状，而通过长时间禁食

则更能改善症状。鉴别诊断包括原发性胃轻瘫、慢性小肠梗阻、吻合口狭窄、输入襻综合征、内疝、GERD、贲门失弛缓症。评估内容包括食管胃十二指肠镜、上消化道检查、胃排空扫描（闪烁扫描）及胃动力检查。内镜检查显示胃炎，胃内有残留食物或胃石。应对胃肠吻合及输出支进行狭窄评估。输出支扩张则提示存在慢性淤滞，原因是动力异常（如 Roux 综合征）或是机械性小肠梗阻（如慢性粘连）。如果认为该问题主要是内在运动功能紊乱而引起，则应考虑使用新技术，如胃电描记法和 GI 测压法。但是，应该认识到，慢性远端机械性梗阻可能导致近端器官运动功能紊乱。

在排除机械性梗阻后，在大多数胃部手术后胃运动功能障碍的病例中，可以通过药物治愈，用药包括饮食改良剂和促进剂。对于胃动力药中的一种，如甲氧氯普胺、多潘立酮和红霉素，通常会在给定患者中证明有效。甲氧氯普胺是一种多巴胺拮抗药，通过促进肠胆碱能神经元释放乙酰胆碱作用于胃[47]。如果使用超过 3 个月和（或）大剂量使用，甲氧氯普胺可能会导致不可逆转的运动紊乱。多潘立酮可通过促进肠系膜神经丛释放乙酰胆碱而作用于肠胃[48]。红霉素是一种胃动素激动药，通过与胃肠平滑肌上的胃动素受体结合，而作用于肠胃[49]。这些试剂中的一点通常足以增强胃动力，从而改善胃排空效果。间歇性口服抗生素治疗可能会有助于治疗细菌过度生长，但伴随症状有腹胀、肠胃气胀和腹泻。建议尝试服用益生菌，因为口服抗生素可能会改变肠道微生物群。

当术后慢性胃瘫严重且对药物治疗有耐药性时，应考虑手术治疗。手术时应始终排除小肠梗阻和输出支梗阻。迷走神经切断术和引流术后的胃轻瘫可采用次全（75%）胃切除术。在这种情况下，Billroth Ⅱ 吻合术与 Braun 肠肠吻合术（图 62-6A）优于胃大部切除术后

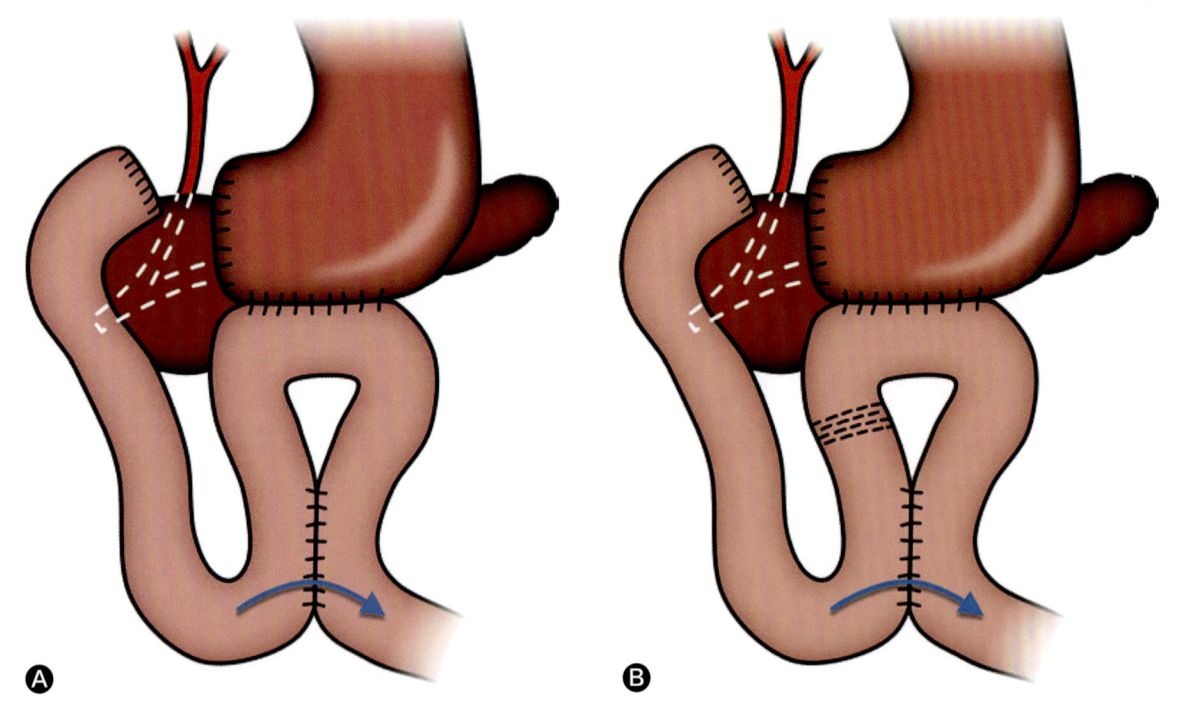

▲ 图 62-6　A.Braun 吻合是胆汁改道最早的尝试之一，显示了 Billroth Ⅱ 胃空肠吻合术和"下游"肠肠吻合术向远端转移胆汁的原始步骤；B. 最近的一项改良方法在肠肠造口远端增加了一条吻合线，以更彻底地向远端转移十二指肠内容物。它被称为"不切断" Roux-en-Y

改编自 Madura JA. Postgastrectomy problems: remedial operations and therapy. In: Cameron JL, ed. *Current Surgical Therapy*. 7th ed. St. Louis: Mosby; 2001.

的 Roux-en-Y 重建，因为 Roux 重建可能会导致持续的胃排空问题（Roux 综合征），最终需要进行近全胃切除或全胃切除，从营养角度来说，不推荐此选。迷走神经切断和引流或迷走神经切断术和胃窦切除术后胃排空延迟可能是由于复发性（边缘性）溃疡或近端小肠梗阻引起的吻合口狭窄。复发性溃疡可能对 PPI 药物治疗和非甾体抗炎药、阿司匹林和戒断有反应。内镜扩张偶尔会有帮助。胃全切除术后的胃轻瘫最好用近全切除术（95%）或全胃切除和 Roux-en-Y 重建来治疗。高频胃电刺激（gastric electrical stimulation，GES）对于标准药物治疗失败的术后胃轻瘫患者可能是一种有效的治疗方法[50]，但缺乏长期随访和随机对照试验。

四、输入襻梗阻

输入襻梗阻，又称输入襻综合征，是一种机械并发症，很少发生在 GJ 构建后。GJ 会在吻合口上游留下了一段近端小肠（十二指肠和近端空肠）。对于 Billroth Ⅱ 或襻 GJ，输入支会向 GJ 吻合口[51]传导胆汁、胰液和其他近端肠分泌物。对于 Roux-en-Y 时，输入支将体液传导至空肠-空肠造口，也称为胆胰支。最常见的与输入襻梗阻相关的手术有 Billroth Ⅱ 和 Roux-en-Y GJ（远端胃切除术或胃旁路术）及 Roux-en-Y 食管空肠造口术（全胃切除术）[52]。这些手术后，显著输入襻梗阻的发生率较低（0.3%～1.0%），并且开腹和腹腔镜手术后发生此病的概率与之相似。

输入襻梗阻的病因包括：①术后粘连导致输入襻卡压、压迫和扭结；②内疝、肠扭结和输入襻肠套叠；③ GJ 边缘溃烂引起的瘢痕；④肿瘤的局部复发（淋巴结、腹膜、残胃、吻合口）；⑤输入襻的放射性肠炎；⑥肠结石、胃石和异物对输入襻的影响（图 62-7）。在 Billroth Ⅱ 吻合术患者中，在输入襻过长（长于 30～40cm）和结肠前输入襻患者中更常见输入襻综合征，这些患者更容易出现扭结、肠扭转和粘连卡压、

闭合不当的中肠系膜缺损可能导致结肠后输入支内疝[53]。相比之下，胃-结肠后位比胃-结肠前位更容易发生 Roux 支梗阻和内疝。闭合肠系膜缺损的影响尚不清楚[54]。

虽然已经描述了急性和慢性输入襻综合征，但是慢性部分梗阻是更常见的临床表现[55]。慢性输入襻综合征的典型表现是餐后腹痛，通过胆汁性呕吐减轻，但 Roux-en-Y GJ 可能无法通过胆汁性呕吐缓解腹痛。

饮食会引起胰腺、胆道和十二指肠分泌物进入梗阻的输入支。随着这些分泌物的量增加，梗阻的十二指肠和近端空肠随之扩张开来。最终，部分梗阻的输入支中的压力过大，突破了梗阻（通常在餐后 30～60min），从而将大量胆汁分泌物输送到胃或 Roux 支中。这导致胆汁性呕吐并迅速缓解由输入支扩张引起的疼痛。体重减轻和贫血很常见。继发于输入支淤阻引起的细菌过度生长可能是由于脂肪和其他营养物质（如维生素 B_{12} 或铁）吸收不良而导致的问题产生影响。

如果阻塞物较多或较大，则扩张的输入襻可能无法充分解压。在这种情况下，呕吐（如果有）将是无胆汁呕吐，并将出现"闭襻梗阻"的临床图像，表现为急腹症。如果这种情况未能尽早发现，输入襻实际上可能会穿孔并导致腹膜炎，因此必须紧急手术以纠正此问题。

根据输入襻梗阻的剧烈程度和严重程度，体格检查可以揭示以下一种或多种发现，包括体重减轻、上腹胀、上腹部肿块和腹部压痛。腹膜表现或疼痛若与身体表现不一致，需引起重视。黄疸、胆管炎或胰腺炎的临床表现很少会混淆。

腹部多重探测器计算机断层扫描（CT）是首选的诊断方法。输入襻梗阻的 CT 征象为腹主动脉和肠系膜上动脉中线（C 襻征）之间布满充满液体的管状肿块，形成一个 C 形，瓣膜突出到管腔内（键盘征）[56]。当观察到扩张襻不明原因地过渡到一个正常襻，则怀疑有粘

▲ 图 62-7 输入襻综合征的原因

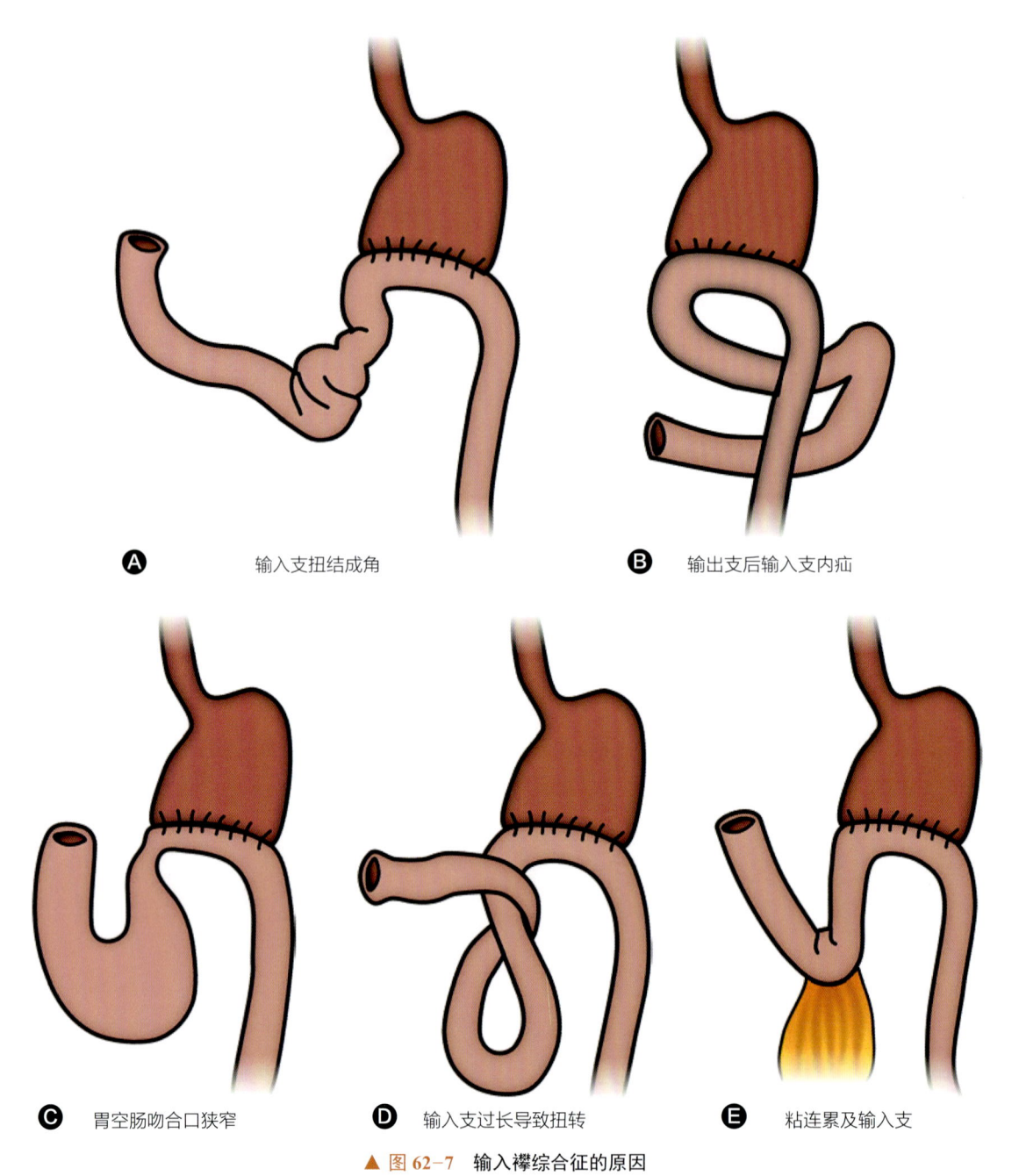

A. 输入支扭结成角；B. 输出支后输入支内疝；C. 胃空肠吻合口狭窄；D. 输入支过长导致扭转；E. 粘连累及输入支（改编自 Miller TA，Mercer DW. Derangements in gastric function secondary to previous surgery. In：Miller TA，ed. *Modern Surgical Care：Physiologic Foundations and Clinical Applications*. 2nd ed. St. Louis：Quality Medical；1998：402.）

连。当观察到肠系膜血管拥挤、伸展和交叉，并观察到漩涡征时，则怀疑有内疝。当观察到局灶性和弥漫性肠壁增厚时，怀疑局部复发和放射性肠炎。当出现腹水和腹膜增强，但在梗阻附近未出现肠壁增厚时，应怀疑有癌变[57]。上消化道钡剂造影，虽忌用于急腹症患者，但有助于慢性间歇性腹症患者。在本研究中，输入襻未充盈和（或）扩张输入襻中残留钡剂均提示存在输入支梗阻。然而，这些发现并不具有结论性，因为 20% 的正常输入襻在钡餐后也不会出现充盈。虽然气囊扩张和（或）支架置入术在特殊情况下可能有用，但手术仍然是可治愈癌症或良性疾病患者治疗输入襻梗阻的基础。在手术中，应确认并解决输入襻梗阻的主因。手术可包括切除肿瘤或边缘性溃疡、松解粘连或修复内疝。要考虑的手术程序包括在前 Billroth Ⅱ 重建中添加 Braun 吻合，切除多余的襻，将 Billroth Ⅱ 改为 Roux-en-Y GJ 或 Billroth Ⅰ，以及切除多余的襻并重建前 Roux-en-Y 空肠吻合术（图 62-8）。内镜干预和经皮方法（经皮内镜胃造口术、气囊扩张、双猪尾支架穿越输入襻狭窄区）对Ⅳ期癌症患者的治疗中具有重要作用。这些技术也可以用作高危患者中的临时治疗措施。

与输入襻梗阻的典型表现相反，输出襻梗阻的表现通常近似于近端小肠梗阻。它最常由粘连引起，但也必须考虑内疝。

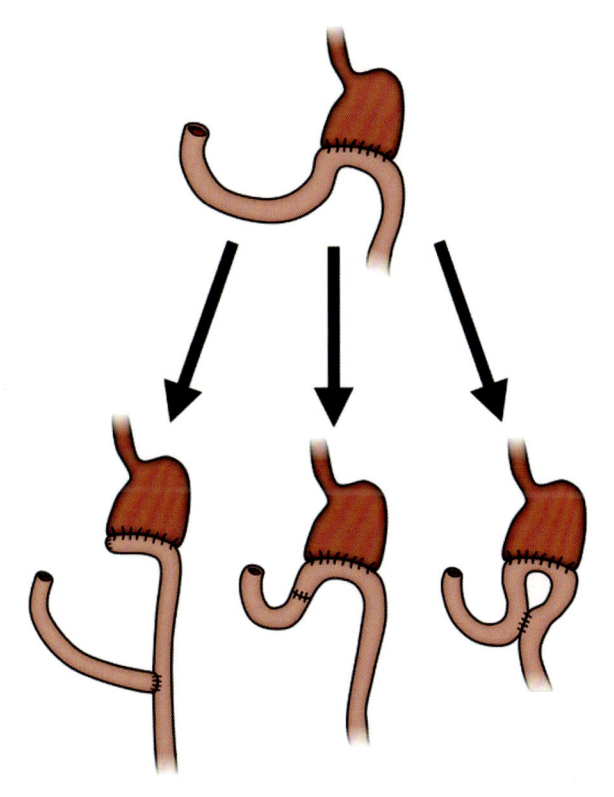

▲ 图 62-8 输入襻综合征的手术治疗
引自 Miller TA，Mercer DW. Derangements in gastric function secondary to previous surgery. In：Miller TA，ed. *Modern Surgical Care：Physiologic Foundations and Clinical Applications*. 2nd ed. St. Louis：Quality Medical；1998：404.

五、碱性（胆汁）反流性胃炎

碱性反流性胃炎可能是由胃或残胃中的十二指肠内容物长期存在异常所致，这种情况经常发生在幽门成形术或襻 GJ 伴或不伴胃切除术的患者中。必须区分组织学性胆汁性胃炎和临床性胆汁性胃炎，许多胃部手术后患者（Billroth Ⅱ 患者中高达 85%）会出现组织学性胃炎，但多数无症状，而临床胆汁性胃炎会出现明显症状且异常情况更多。虽然组织学性和临床性胆汁性胃炎都可以在先前无胃部手术的情况下发生（原发性胆汁反流性胃炎），但在胃部手术后更为常见。组织学性胆汁性胃炎在 Billroth Ⅱ（40%～85%）后比 Billroth Ⅰ 吻合术（29%～48%）或胃引流术（幽门成形术或襻 GJ，15%）更常见。胆囊切除术很少与临床综合征相关[58, 59]，可能是由于胆汁储库功能丧失，导致胆汁持续流入十二指肠，并可能在幽门功能障碍的情况下导致十二指肠胃反流[60, 61]。胃切除术后胃瘫可能增强十二指肠内容物对胃黏膜的破坏作用。吸烟和非甾体抗炎药也可能造成影响。胃酸对慢性胆汁性胃炎的病理生理学影响尚不清楚。在实验室模型中，管腔盐酸会增强胆盐引起的黏膜损伤，但酸性 pH 也会使十二指肠反流中的胰腺酶失活。在部分患者中，胆汁性胃炎导致不典型增生，其中一些患者发展为胃癌（残胃癌）。

临床症状明显的胆汁反流性胃炎并不常见。虽然许多患者患有组织学性胃炎，但在这种情况下，慢性胃黏膜炎症也会对症状产生影响。慢性胆汁性胃炎最常见的症状是腹痛和胆汁性呕吐。虽然外科医生通常能够抑制胆汁性呕吐，但术后疼痛和呕吐可能会持续存在，特别是对于术前使用了慢性麻醉药物的患者。这种疼痛是胃脘部灼烧性腹痛，通常伴有恶心，并且无法通过抗酸药或抑酸药物缓解。与输入支综合征不同，呕吐后疼痛不会消失。还常见有体重减轻和贫血。

碱性反流性胃炎的诊断本质上是排除诊断，主要是基于症状学。评估患者的第一步是内镜检查。胃的炎性变化提示肠胃反流过多，涉及吻合口周围及更广泛区域[62]。黏膜活检将显示反流的典型组织学特征：隐窝增生、腺囊性变性、固有层水肿和黏膜毛细血管血管充血，所有这些都与炎症细胞微小浸润有关[63]。然而，胃炎的内镜和组织学特征与症状的严重程度无必然联系[61,63]。这些变化通常在无症状患者中观察到，因此被认为仅具有支持性，但不具有特异性。通过内镜检查无法准确评估反流程度和症状的严重程度。上消化道钡剂造影检查提供了有关术后解剖、胃通畅性、残胃的大小，以及传入和输出支状态的有用信息。肝胆亚胺二乙酸（hepatobiliary iminodiacetic acid, HIDA）扫描可对胆汁反流/术后胃瘫进行半定量评估。超声和 CT 扫描可能有助于排除胰腺或胆道病因。

药物治疗在缓解症状方面的作用有限。建议服用胆甾醇胺、抗酸药、H₂ 受体拮抗药、PPI、硫糖铝或促胃肠动力药，以提高从残胃中反流物的清除率。如果这些措施均未能奏效，则考虑对出现失能症状、已有可靠的临床诊断并有切实的治愈期望的患者施行手术治疗。术前可能需要营养支持，并且在补救性手术期间应充分考虑置入空肠造瘘管，其目的是将十二指肠内容物从胃中引流出来。

Roux-en-Y GJ 是治疗碱性反流性胃炎最常用的手术重建方法（图 62-9）[41]。用 60cm 的 Roux 支，将 Billroth Ⅰ 或 Ⅱ 转换为 Roux-en-Y GJ，可以可靠地将肠内容物从残胃中引流出来，并改善高达 85% 的患者的症状[61,62,65-67]。这一手术程序也能够显著改善内镜检查结果[68]。可以考虑在再次手术时进行迷走神经切断术，以降低边缘性溃疡的风险[62]，但是考虑到长期口服 PPI 可能同样有效，并且切断迷走神经常见出现胃排空问题，因此首选长期口服 PPI。虽然 Roux-en-Y GJ 在手术后获得了满意的症状缓解，但在

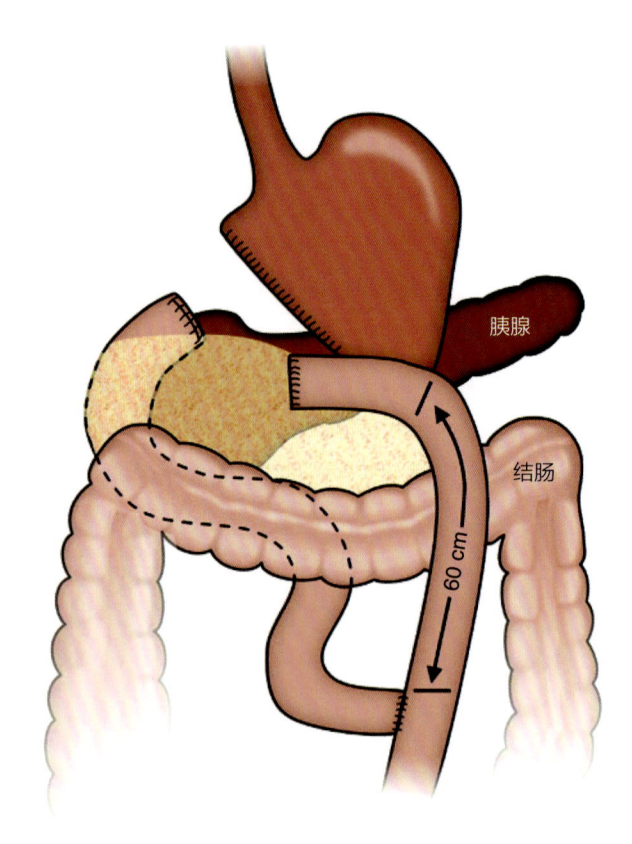

▲ 图 62-9　Roux-en-Y 胃空肠吻合术治疗碱性反流性胃炎。注意远端胃大部切除术。**Roux** 长度充足可最大限度地减少胆汁反流

引自 Fromm D. Ulceration of the stomach and duodenum. In : Fromm D, ed. *Gastrointestinal Surgery*. New York : Churchill Livingstone ; 1985.

长期随访期间，高达 30% 的患者会复发上腹部疼痛[62]。唯一持续缓解的症状是胆汁性呕吐。

其他不太常用的方法是 Henley 手术（在残胃和肠之间放置一个顺蠕动空肠襻）[69]、Tanner-19 吻合术、胆道分流术[60]，以及乳头上十二指肠空肠吻合术（十二指肠转位术）[70]。原始 Roux-en-Y GJ 的改良版 Roux-en-Y Tanner-19 在理论上具有一定优势，但是在临床实践中，没有证据表明 Tanner 吻合术优于经典 Roux-en-Y 重建术。Henley 空肠插入术是治疗碱性反流性胃炎的一种不常用技术（图 62-10）。Henley 于 1952 年[71]首次将该技术描述为胃空肠十二指肠吻合术（在先前 Billroth Ⅰ 或 Ⅱ 改良后，在残胃和十二指肠之间插入一个顺蠕动空肠段）。空肠段长度约为 40cm，以尽量减少肠胃反流。据

报道，Henley 吻合术的优点包括食糜十二指肠通道，可以改善胰胆分泌物的混合和同步，以及改善铁和营养吸收，并在理论上避免蠕动性运动障碍和 Roux 淤滞综合征[69]。虽然这种方法在高达 70% 的患者中取得了令人满意的结果[69, 72]，但大多数作者更喜欢 Roux-en-Y GJ，因为它的技术简单[67]。

其他治疗碱性反流性胃炎的方法是胆道分流术和乳头上十二指肠空肠吻合术。在胆道分流过程中，先前的胃部手术被转换为胃十二指肠吻合术（Billroth Ⅰ型）。然后，所有患者均接受 35~40cm 新创建或已有的 Roux-en-Y 支的胆总管空肠吻合术。通过胆总管空肠吻合术，胆道分流术可完全消除胃/十二指肠管腔中的胆盐，从而减轻与肠胃反流有关的症状[60]。

DeMeester 等[73] 提出的乳头上十二指肠空肠吻合术（十二指肠转位术）在不改变原发性胆汁反流性胃炎患者中胃排空[70, 74] 的情况下取得了良好的效果，这是一种罕见的情况（图62-11）。

该技术的优点包括避免了广泛的组织解剖和维持正常的胃储器和正常的前肠生理。针对原发性胆汁性胃炎的十二指肠切开术，增加近端胃迷走神经切断或慢性 PPI 治疗以尽量减少边缘性溃疡的风险可能是一种明智的做法。总之，在大多数患者中，补救性胃部手术可以有效地改善胆汁反流性胃炎的症状，但必须仔细甄别患者，以此才能获得良好的治疗结果。

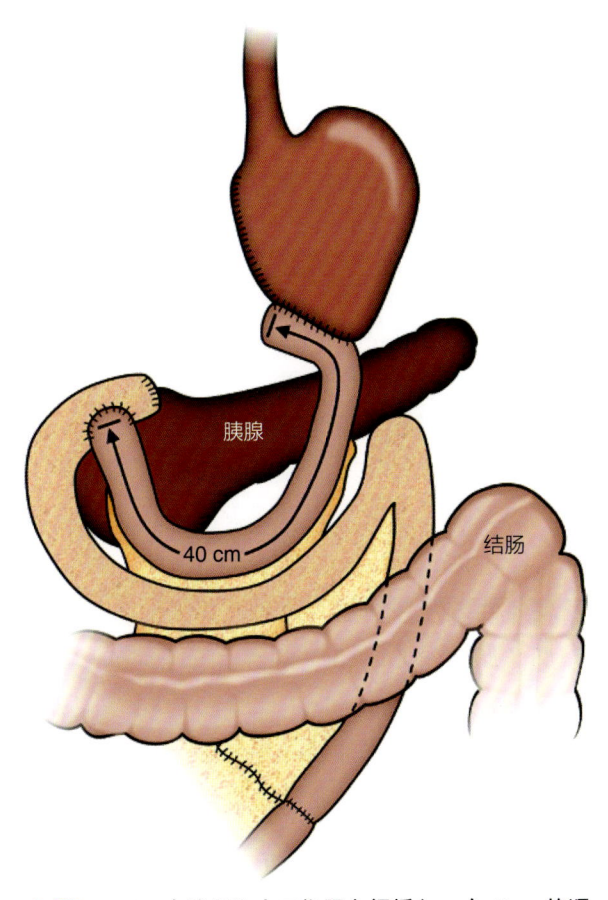

▲ 图 62-10 在残胃和十二指肠之间插入一个 40cm 的顺蠕动空肠段，以治疗碱性反流性胃炎（Henley 襻）
引自 Aronow JS, Matthews JB, Garcia-Aquilar J, Novak G, Silen W. Isoperistaltic jejunal interposition for intractable post-gastrectomy alkaline reflux gastritis. *J Am Coll Surg*. 1995；180：648.

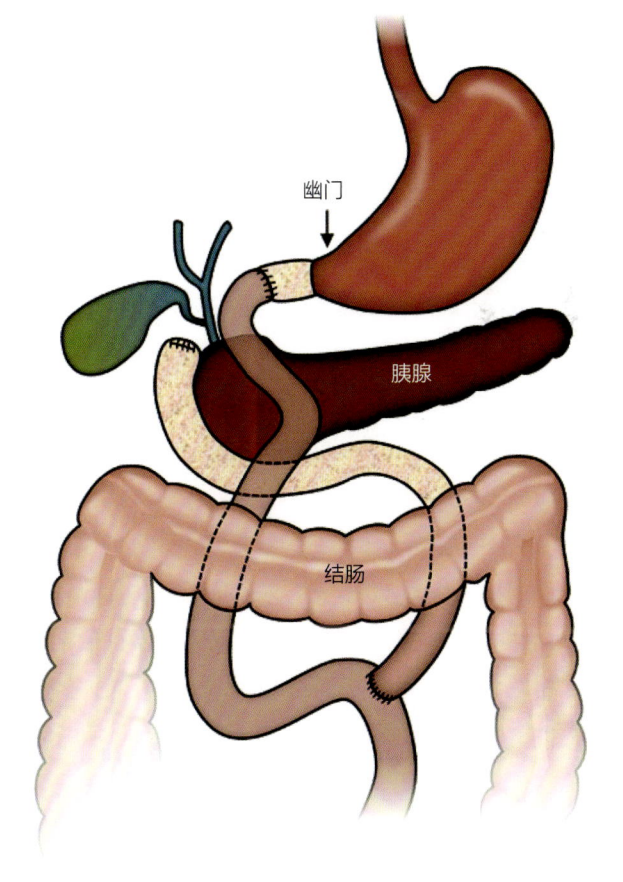

▲ 图 62-11 如 Demeester 等所述的十二指肠转位术，治疗原发性胆汁反流性胃炎。将球后十二指肠分开，将一个 60cm 的结肠后 Roux 支吻合到近端十二指肠
引自 Strignano P, Collard JM, Michel JM, et al. Duodenal switch operation for pathologic transpyloric duodenogastric reflux. *Ann Surg*. 2007；245：247–253.

六、Roux 淤滞综合征

在采用 Roux-en-Y 重建远端胃切除术后，一些患者出现固体胃排空延迟的症状。这种现象被称为 Roux 综合征或 Roux 淤滞综合征，因为它通常归因于 Roux 支活动性的显著异常。Roux 支蠕动异常，在近端方向（朝向胃部）有大量的推进性收缩波。据推测这会减慢胃排空，特别是固体排空。有趣的是，Roux 淤滞综合征在残胃体积较大或进行迷走神经切断术后更为常见，而在 RYGB 治疗后则很少见。术前胃排空延迟也是一个危险因素。这些临床观察表明，胃囊在 Roux 淤滞综合征的病因中起着重要的作用，这些因素无疑是该问题发生率报道的原因之一[75]。在进行远端胃切除术时，外科医生应意识到易患 Roux 淤滞综合征的因素。

Roux 淤滞综合征的症状包括腹痛和腹胀、餐后腹胀、恶心和呕吐[76]。通常，呕吐物含有固体食物且不含胆汁。可能导致细菌过度生长，但并引起腹泻和营养吸收不良。内镜检查可发现残留的食物和黏膜刺激使残胃扩张。吻合口通畅，Roux 支也可能扩张，CT 或上消化道检查没有证据表明有机械性梗阻。闪烁扫描显示固体的排空明显延迟。液体排空通常不会延迟。

大多数 Roux 淤滞综合征患者可以通过饮食调节和使用促胃动力药来成功进行保守治疗[77]，但有些患者需要进行校正手术，以缓解衰弱症状和改善营养状况。促进胃肠道动力已被研究作为潜在的非手术治疗方法，但尚未证明它可作为有效的长期治疗方法[78]。

Roux 淤滞综合征的手术选择在一定程度上取决于胃囊的解剖结构、Roux 支的状态及患者的病情。谨慎的做法是增加饲喂空肠造口术。通常，如果原先的胃切除术切除的胃少于胃的一半，则可以考虑次全胃切除，并与新的 Roux 支吻合（通常应切除原 Roux），或进行 B Ⅱ 重建和 Braun 肠肠造口术。但是，胆汁反流性胃炎和食管炎仍然是后一种手术的风险。尽管在 Braun 吻合远端和 B Ⅱ GJ 近端的输入支中增加了"TA"吻合线，从而保留了输入支中的正常小肠蠕动并消除了胃中的胆汁["不切断 Roux"（图 62-6B）]，但后一种手术的效果具有短暂性，因为吻合线会不可避免打开[79-81]。

如果原胃切除术切除了一半以上的胃，则应考虑采用 Roux 重建术进行全胃切除。在这种情况下，如果左胃动脉完好无损，则可以通过 95% 胃切除术获得同样好的效果，并留下一个类似于 Roux-en-Y 胃旁路减肥手术的小的、垂直方向的小曲率胃囊。应避免小的、水平方向的残胃囊，因为可能会发生扩张和淤滞。当 Roux-en-Y 支较长时，由于 Roux 淤滞综合征症状的发生频率可能更高，因此在 Roux 淤滞综合征的矫正手术中应将 Roux 的长度限制在 50cm 以内[62, 68, 79, 80]。

七、边缘性溃疡

边缘性溃疡（吻合口溃疡）是 GJ 的一种常见并发症。尽管通常不将其视为胃切除术后综合征之一，但它并不少见，因此必须将其视为先前讨论的许多更传统综合征的鉴别诊断的一部分。通常，它会增加这些胃切除术后的手术管理的复杂性。例如，对输入襻综合征、胆汁性胃炎和 Roux 淤滞综合征进行手术时，经常会发现急性或慢性溃疡。边缘性溃疡的发生率为 0.6%~25%。Roux-en-Y 吻合术后（图 62-12C）比 Billroth Ⅱ 术后（图 62-12B）更常见，因为前者对输入支的成分缓冲不足，无法抵消胃酸对空肠黏膜的伤害（通常溃疡位于吻合口的空肠侧）。慢性缺血和永久缝合材料也可能是促成因素。非甾体抗炎药（包括阿司匹林）和吸烟也会引起边缘性溃疡。另外还必须考虑不完全迷走神经切断、幽门螺杆菌感染和高胃泌素血症[81,82]，患者的表现可以是急性的（通常是穿孔）或慢性的，症状包括腹痛、呕吐，以及慢性或急性失血的各种体征和症状。在大多数情况下，可以用 PPI、消除 NSAID、幽门螺杆菌治疗和戒烟来充分治疗边缘性溃疡。

如果药物治疗失败，并且根据病史或经假饲胰多肽测试诊断，适行不完全迷走神经切断术，则可以选择施行胸腔镜下迷走神经切断术[83]。远端胃切除术后高胃泌素血症可能由胃泌素瘤或保留胃窦引起。在后者中，在使用 Billroth Ⅱ 吻合术的胃切除后，残胃窦组织与十二指肠残端接连。这种残胃窦组织中的 G 细胞未暴露于腔内酸，导致胃泌素持续分泌，且近端残胃中的壁细胞受到强烈刺激产酸。在 Billroth Ⅱ GJ 中，未缓冲空肠暴露于这种高酸水平会导致边缘性溃疡（图 62-12B）。可以通过回顾既往的手术和病理报告，上消化道钡剂检查和（或）^{99m}Tc 扫描来证实是否胃窦残留，然后再行切除术可治愈。当注射促胰液素导致胃泌素水平进一步明显升高时，可怀疑为胃泌素瘤。CT、超声内镜和奥曲肽扫描可能会有所帮助，如果患者有手术适应证，由经验丰富的外科医生进行探查是发现肿瘤的最佳方法。

边缘性溃疡手术后，如果不能同时戒烟和停用非甾体抗炎药，最终复发几乎是不可避免的。此外，还应考虑迷走神经切断术和（或）终身服用 PPI 及经验性幽门螺杆菌治疗[84-96]。

八、胆结石

胃部手术后出现胆结石并不罕见。它发生在 10%～20% 的患者中，通常在术后 3 年内出现[97]。胃切除术后胆结石形成增加的病理生理机制尚不完全清楚。胃切除术的类型、淋巴结清扫的范围，以及消化重建的方法似乎影

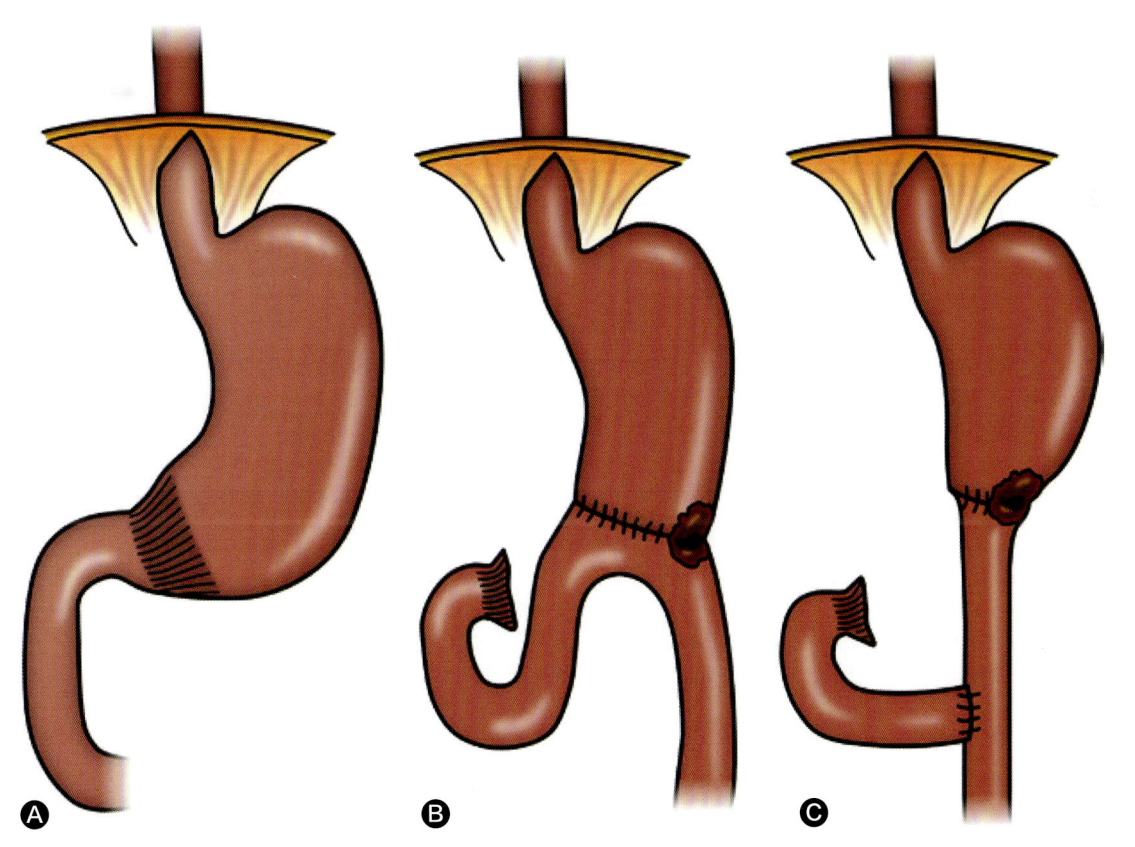

▲ 图 62-12 残窦综合征的病理生理学

A. 胃部有胃窦；B 和 C. 在用 Billroth Ⅱ（B）或 Roux-en-Y 重建术（C）施行的远端胃切除术中，一段不完全切除的胃窦浸在邻接的十二指肠碱性环境中，导致残胃窦强烈分泌胃泌素，并引起边缘性溃疡（引自 Bolton JS, Corway WC, Postgastrectomy syndromes. *Surg Clin N Am*. 2011；91：1105–1122.）

响胃切除术后胆结石的形成率。迷走神经去神经失能是研究最深入的机制，迷走神经干切断术或左侧迷走神经肝支选择性分割术会导致胆囊去神经支配。此外，淋巴结清扫术可导致控制胆囊运动的神经横断。这可能解释了与远端胃切除术后比，全胃切除术后形成胆结石的风险更高且胆结石出现的时间更早[98]。而和更有限的胃周淋巴结切除术后相比，扩大淋巴结切除术后形成胆结石的风险更高，且胆结石出现的时间更早[86, 98]。影响胆结石形成的其他因素包括肠道激素分泌的变化，包括胆囊收缩素（cholecystokinin, CCK）。在 Roux-en-Y 重建后通过十二指肠排出食物的通道被阻断会导致 CCK 分泌减少，从而导致胆囊运动减少，这解释了施行 Roux-en-Y 重建时结石的发生率较高[98]。其他影响因素包括体重减轻，导致胆固醇储存动员和胆汁胆固醇过饱和，以及胆管周围水肿或发炎，从而导致胆汁淤积[100-102]。

胃癌切除术后，25% 的患者将在 2 年内发生胆石症[100]，而 6% 的患者最终会因症状而接受胆囊切除术[103]。与单纯胃切除术（5%）相比，根治性胃切除术（30%）后更容易发生胆结石[104]。与保留十二指肠的技术（28%）相比，Roux-en-Y 重建增加了发展胆结石的风险[86, 98, 105, 106]。在胃旁路后的前 2 年，胆石症的风险上升到普通人群的 5.8 倍。值得注意的是，肥胖女性患者胆石症的发生率高达 21%~38%[107]。采用 Roux-en-Y GJ 的胃旁路术本质上比可调节胃束带术更具致石性[108]。袖状胃切除术后胆结石的发生率尚未得到很好的研究，但似乎与胃旁路手术后结石发生率相似[109]。对于各种类型的减肥手术，快速减重[110]和减重幅度较大[111, 112]会导致过饱和胆汁中形成胆固醇结石。

目前尚无关于胃部手术期间需要进行预防性胆囊切除术的共识。应当尽量避免常规的附带性胆囊切除术，但如果术前或术中评估发现有泥沙样沉积、胆结石或胆囊异常，特别是如果后来再单独进行胆囊切除术可能很困难，则可考虑附带性胆囊切除。除非胆囊有症状，否则只有在胃部手术可能较为简单且进展顺利的情况下，才可考虑进行预防性胆囊切除术。有研究表明，与上腹部手术同时进行的胆囊切除术的胆结石发病率高于在随后的干预中单独进行的胆囊切除术。此外，比较预防性胆囊切除术与不进行胆囊切除术的对照研究和 Meta 分析的结果仍不确定。

九、营养不良

（一）体重减轻

体重减轻在因肿瘤或溃疡而进行了胃部手术的患者中很常见。体重减轻的程度往往与手术幅度平行。体重减轻对肥胖的人可能无甚影响，但对于瘦弱的女性可能会产生严重影响。对于瘦弱的女性，在进行胃切除以治疗良性疾病之前，外科医生应始终考虑可能的营养后果。胃外科手术后体重减轻的原因通常可分为以下两类：饮食摄入不足或吸收不良。慢性恶心、呕吐和（或）疼痛经常导致食物消耗减少和（或）膳食成分改变。术后"盲襻"可导致细菌过度生长，而小肠改变［切除和（或）Roux 支］可减少吸收表面积，这两个因素均可导致蛋白质、脂肪和维生素吸收不良。

如果粪便脂肪镜检呈阴性，则慢性胃切除术后体重减轻很可能是由摄入减少所致。这是胃部手术后体重减轻的最常见原因，可能是由于多种特定因素的综合作用。例如，胃囊过小、术后胃瘫、由于生长素释放肽减少引起的厌食症或由于症状自行进行饮食调整。如果怀疑细菌过度生长，应考虑进行乳果糖呼气试验和（或）口服抗生素或益生菌试验。向经验丰富的营养师咨询可能会有所助益。在更严重的情况下，可能需要长时间的肠内或肠外营养支持。

（二）贫血

贫血是胃切除术后患者的常见发现，多达 1/3 的患者会有这种情况。这通常继发于养分吸收不良，但也可能是由于溃疡、肿瘤或黏膜发炎导致的营养摄入减少或慢性失血所致。铁、维生素 B_{12} 和叶酸缺乏是胃部手术后慢性营养性贫血的最常见原因。铁吸收主要发生在十二指肠和近端空肠，并且酸性胃环境会促进铁吸收。内因子对于维生素 B_{12} 的肠道吸收必不可少，它是由胃壁细胞产生的。酸性胃环境也有助于维生素 B_{12} 的生物利用度。叶酸含量丰富的食物（如绿叶蔬菜、新鲜水果、营养面包）对胃囊较小或运动不足的患者的作用暂不确定。

以此为背景，很容易理解为什么许多接受胃部手术的患者有患贫血的风险。铁缺乏是胃部手术后贫血的最常见原因，但维生素 B_{12} 和（或）叶酸缺乏也属常见因素。进行了全胃切除术的患者若 B_{12} 营养补充不足，则会发展出危及生命的 B_{12} 缺乏症，但仍建议在胃部手术后对所有患者进行这三种营养素缺乏症监测。胃旁路术和全胃切除术后应常规补充铁，口服叶酸，口服或进行肠胃外补充 B_{12}。

十、慢性钙缺乏症和骨质疏松症

胃部手术后可能会发生慢性钙缺乏症和骨质疏松症。钙吸收主要发生在十二指肠中，因此任何将食物流从十二指肠分流的胃部手术都会干扰钙稳态。其中包括简单的 GJ、BillrothⅡ远端胃切除术和 Roux-en-Y GJ（包括胃旁路）或 Roux-en-Y 食管空肠吻合术。此外，任何容易导致细菌过度生长或食物和消化酶混合不充分的胃部手术都可能会干扰脂溶性维生素（包括维生素 D）的吸收。因此，钙和维生素 D 吸收不良均可能导致胃部手术后患者出现代谢性骨病。这些问题通常表现为手术后数年疼痛和（或）骨折。肌肉骨骼症状应促使对骨密度进行研究。口服钙和维生素 D 补充剂可能有助于预防这些并发症，在所有行十二指肠旁路术的患者中都应考虑补充钙和维生素 D。对高危患者（女性＞ 50 岁，男性＞ 65 岁、吸烟者、有骨折史患者）进行常规骨骼监测可能有助于识别早期可逆性骨骼退化。

第 63 章
病态肥胖症手术
Operations for Morbid Obesity

Bruce Schirmer 著

陈应泰 赵璐璐 王晚晴 译

摘要　在美国和世界各地，最常施行的手术是腹腔镜袖状胃切除术和腹腔镜 Roux-en-Y 胃旁路手术，两者均具有出色的持久性减重效果，并能够解决相关的医学合并症。此外，这些手术方法的安全性更高，因此与除阑尾切除术以外的所有腹腔手术相比，它们的发病率和死亡率均较低。由于长期疗效差，腹腔镜可调节胃束带术不再流行，同时患者很少选择十二指肠转位术和其他吸收不良手术。最后，尽管仍未确立其长期疗效和耐用性，但新的内镜和微创手术可提供潜在的微创机制来减轻体重。

关键词：减肥；胃旁路术；袖状胃切除术；病态肥胖症；代谢手术

　　减肥手术始于 20 世纪 50 年代，当时是对重度高脂血症和肥胖患者施行吸收不良型手术。Edward Mason 无疑是美国减肥手术之父，他在 1969 年首次介绍了胃旁路手术[1]，随后于 1981 年引入了垂直带状胃成形术（vertical banded gastroplasty，VBG）[2]。令人遗憾的是，在此期间，该领域经历了首次重创，经过几十年才得以恢复。罪魁祸首是空肠回肠旁路术的表现。该手术最初是针对高脂血症和肥胖症设计的，在 20 世纪 70 年代经常用于患者治疗，随后对其不良反应，特别是一小部分患者的肝衰竭进行描述和评估[3]。在随后的 20 年里，因为许多接受了这些治疗的患者表现出蛋白质、热量或镁等必需矿物质吸收不良的问题，他们对这些患者进行了逆转手术。但是，在 2% 的患者中出现肝功能衰竭是该手术着实难以克服的危险。

　　对于病态肥胖症患者，限制吸收而非吸收不良才应当是最佳治疗方法。为了限制食物摄入，进行了各种胃吻合手术。其中许多患者不了解，全胃中的吻合线破裂并使得管腔内容物由此通过的情况，并且发生率很高，这是幽门排斥治疗十二指肠损伤的原理。因此，许多接受吻合手术的患者最初减重效果较好，但在吻合线破裂后又恢复了体重[4]。

　　但是，Mason 转而支持 VBG，事实证明 VBG 比简单的吻合术更耐用[2]。限制性胃囊袋采用了更小的弯曲度，可用压力抵抗扩张。胃囊出口用一块圆形的永久性网状材料加固。由于其在技术上相对比较容易操作，该手术在 20 世纪 80 年代非常流行，并且一度成为最流行的减肥手术,这种趋势一直持续到 20 世纪 90 年代。此时，VBG 的局限性变得显而易见。由于束带和囊袋的限制，患者无法摄取蔬菜和水果这类正常的健康食物，转而进食高热量流体和垃圾食品，体重随之恢复。此外，由于束带周围进行性肥大，一部分人经历了严重的胃出口梗阻，需要进行矫正手术。

　　由 VBG 改良而来的最常见的是胃旁路手

术。自 1969 年引入以来，由于胆汁酸从肠襻反流会引起食管炎并发症，它已从肠襻胃空肠造口术迅速演变为 Roux-en-Y 胃空肠造口术（RYGB）。Griffen 等推广了该改良方法[5]。实践证明，Roux-en-Y 胃旁路术是一种非常有效的减肥和治疗肥胖合并症的手术。20 世纪 80 年代，该手术的主要支持者之一 Sugerman 描述了该手术在治疗高血压、糖尿病[6]、假性脑瘤[7] 和静脉淤滞性溃疡的疗效[8]。东卡罗来纳大学的 Pories 及其团队第一个强调 RYGB 对治疗 2 型糖尿病的有益作用[9]。Christou 和 Mac Lean 的研究团队[10, 11]、Buchwald[12]、Adams[13] 进行的大型研究，很快在预期寿命、合并病和手术成本效益方面取得了进展。

随着腹腔镜术的出现，减肥手术方法发生了且是唯一的重大变化，但比大多数普通外科手术稍晚。Wittgrove 和 Clark[14] 在 1995 年描述了第一次腹腔镜胃旁路手术。此后不久，Schauer[15] 和后来的 Nguyen 和 Wolfe[16] 证实了使用这种方法进行 RYGB 的疗效和获益。患者很快支持采用这种新方法，在 1999—2004 年期，美国 RYGB 的施行率呈指数增长（图 63-1）[17]。自此以后，在过去 10~12 年中，美国所有减肥手术的施行率仅上升了 25%。然而，自 21 世纪前几年腹腔镜术问世以来，手术的范围及其相对安全性发生了重大变化。

虽然 RYGB 是 21 世纪初在美国进行的主要减肥手术，但在国际上，Belachew 于 1994 年推出的腹腔镜可调节胃束带（laparoscopic adjustable gastric band，LAGB）[18]，席卷了欧洲和澳洲大陆。在 LAGB 推出后的 15 年间，它的受欢迎程度不断提高，到了 2009 年，在美国，它领先于 RYGB，成为了病态肥胖症症中最受欢迎的手术方式。它的安全性非常好，若能对胃束带正确进行当下和后续调整的情况下，证明其是有效的[19]。患者认为它是一种侵入性较小的手术，因此其受欢迎程度相应增加。然而，到了 2010 年，许多医学研究中心证实，LAGB 的长期疗效较差。患者出现减重不佳，胃束带经常松脱需要多次调整的问题，与症状、费用及将束带严格限制在正确范围内的不便相比，患者对减重量总体上并不满意。研究中心开始报道患者取出束带发生率很高，一个中心长期随访显示有超过 50% 的患者取出了束带[20]。许多患者的束带调整超出了保险范围，这进一步降低了胃束带的疗效。到 2012 年，该手术几乎被淘汰，此后在美国，其使用量急剧下降（表 63-1）。

腹腔镜袖状胃切除术（laparoscopic sleeve gastrectomy，LSG）的发展是 LAGB 下降的部分原因。最初，Gagner 及其团队将其描述为腹腔镜十二指肠转位术（laparoscopic duodenal switch，LDS）两阶段的有效第一步[21]，第一阶段的患者经历了良好的体重减轻，并经常拒绝进行第二阶段的十二指肠转位术（duodenal switch，DS）。袖状胃切除术作为一种独立的手术，在 2004—2008 年变得越来越流行，到 2009 年，已有大量证据证明其有效性[22]。到 2011 年，通过美国代谢和减肥外科学会（ASMBS）的大量努力，该手术已被大多数保险公司批准为标准手术操作。自此，它的受欢迎程度日趋上升，到了 2015 年，它已成为美国最常见的减肥手术（表 63-1）。患者通常认为此手术的侵入性较小，外科医生当然也已发现，相比腹腔镜 RYGB（LRYGB）或 LDS，该手术的技术难度更小一些。

在治疗病态肥胖症的领域，吸收不良型手术从未深受欢迎。Scopinaro 和他的团队[23] 于

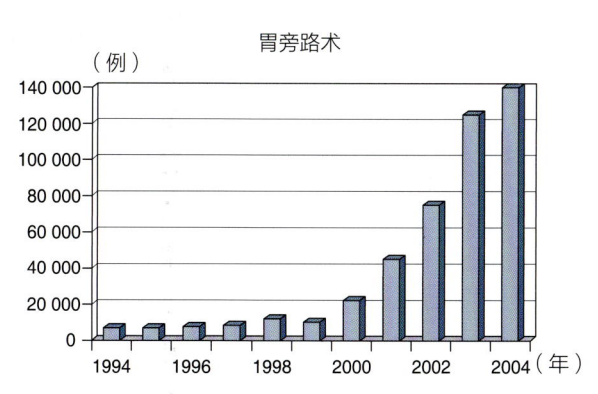

▲ 图 63-1 "减肥革命" 期间施行的减肥手术的指数上升曲线

表 63-1　美国代谢与减肥外科学会评估美国减肥手术数量

	2011 年	2012 年	2013 年	2014 年	2015 年
合计	158 000	173 000	179 000	193 000	196 000
RYGB（%）	36.7	37.5	34.2	26.8	23.1
袖状胃切除术（%）	17.8	33	42.1	51.7	53.8
胃束带（%）	35.4	20.2	14	9.5	5.7
十二指肠转位术（%）	0.9	1	1	0.4	0.6
修正手术（%）	6	6	6	11.5	13.6
其他（%）	3.2	2.3	2.7	0.1	3.2

RYGB.Roux-en-Y 胃空肠造口术

20 世纪 70 年代末和 80 年代初在意大利倡导胆胰分流术（biliopancreatic diversion，BPD）。该手术在体重减轻和解决合并症（如高脂血症、2 型糖尿病和高血压）方面具有长期疗效。但是，它的缺点是边缘性溃疡发病率很高，促使 Hess[24] 还有 Marceau[25] 独立且几乎同时设计了 DS 手术。LDS 仍然是国际上最常见的代谢和减肥性吸收不良手术。然而，它只占完成的总手术量的 2% 或更少。尽管 LDS 是长期减肥的最佳方法[12]，但它发生重大代谢并发症的概率较高，需要更多的维生素补充剂，包括肠外脂溶性维生素，并且因其会造成腹泻和进食后经常排便，对生活有一定限制和影响，因此该手术在那些需要极严格限制热量吸收或患有逆转代谢性疾病的患者中难以普及。

在过去 15 年中，减肥手术的安全性显著改善。在 2000 年的文献中，开腹 RYGB 的公认死亡率接近 1%，在高危患者人群中这一比例达到 2%[26]。然后，该行业通过多种方式在质量改进方面表现出色。腹腔镜手术证明并发症较少，特别是长期伤口并发症和切口疝发生率较低。短期并发症、住院时间和死亡率也较低[27]。ASMBS 和美国外科医师学会采用了卓越中心的概念，并将自我审查、同行压力和外部审计相结合，形成了能够改善减肥手术结局的中心[28]。到 2014 年，报道的 LRYGB 全国死亡率为 0.15%，LSG 甚至更低。

目前，美国和国际上施行的主要是 LSG 和 RYGB 手术。LAGB 的普及率正在迅速下降，在 1 年内可能会像 LDS 一样很少施行，而在过去几年里，LDS 一直占手术总量的 1%~2%。

一、腹腔镜可调胃束带

在 10~13 年前，LAGB 非常流行，而且有大量的患者使用了此装置。尽管它如今的流行程度有所下降，但外科医生仍然必须了解其操作步骤和方法，以便将其提供给适当的患者，并治疗其并发症。

LAGB 治疗最适合于减重目标在约 45kg（100 磅）以下、过去曾成功节食且活动能力佳的患者，手术后其仍将保持良好活力。若患者的医疗保险能够持续覆盖后续束带调节及对任何束带并发症的治疗，将是非常有益且重要的，可避免给患者带来经济负担。否则，会对 LAGB 的长期疗效至关重要的依从性和后续治疗造成严重损害。

LAGB 的相对禁忌证包括体重指数（body mass index，BMI）超过 50、活动能力差、缺乏锻炼能力、未能成功节食并减重超过约 11kg（25 磅）、食管小裂孔疝，以及先前进行过胃部手术。绝对禁忌证包括先前有过抗反流手术，食管大裂孔疝和食管运动障碍。

第 63 章 病态肥胖症手术
Operations for Morbid Obesity

（一）手术步骤

手术戳卡口一般位于脐上缘，距剑突的15～18cm。外科医生站在患者右侧，在医生右手和左手的右上术野分别开一个15mm和5mm切口。助手站在患者左侧，可以更好地利用左上术野的两个5mm手术开口，从而协助手术。(12mm)位于脐的左上方。将肝拉钩放置在摄像头端口镜头戳卡口剑突区域（图63-2）。

放置端口后，外科医生在其近端的无血管区域打开胃肝韧带。这个软性部分已经被用来施行这种束带放置的技术。找出胃右壁，并用超声刀或类似的设备打开胃右侧边缘的胃食管交界处下方2～3cm的区域，以便建立胃后隧道。然后手术医生用左手，将抓钳紧贴胃壁表面，轻轻从胃近端后方的右侧移至左侧区域，由此建立隧道。该区域有大量的纤维组织，目的是在该组织内形成一个隧道，在束带后部提供一定的安全性，防止束带向任意方向移位。一旦抓钳出现在 His 角范围内，带子便会通过15mm手术口进入腹部。然后，抓钳会抓紧束带系统的管端，并通过先前形成的组织隧道拉回患者的右侧，一直拉动，直至部分束带绕胃。

然后将束带放置在近端胃周围，在胃食管连接处下方2cm处扎一条束带，并在束带上方留出少部分胃腔。胃束带配有闭锁构件，具有自锁功能，可使其固定不动（图63-3）。束带的带扣位于胃小弯上方。

然后将胃底提起至束带左侧和前侧上方，以覆盖带并将胃底进一步固定到位。需要用多条缝合线将胃底固定在该位置（图63-4）。应注意避免将胃底置于束带的带扣上，否则可能会发生束带侵蚀。

然后，将导管从腹壁引出至将要放置端口的位置。建议将端口放置在上腹部的肋缘下方。此位置便于触摸端口以调整束带。在想要放置端口的区域的腹壁上做切口，将导管通过该切口内侧的穿刺口从腹部引出，并尽可能地延伸到切口的末端。这将使导管穿出筋膜，在内侧自然弯曲并连接到端口。将导管固定到端口上，然后将端口固定到切口部位的筋膜上，即手术完成，但还需直观确认向系统中添加生理盐水会使束带扩张但不会出现泄漏。正常情况下，在放置束带时，系统中一般不会注入生理盐水，以避免一开始就过度堵塞。图63-5显示了完成后的 LAGB。

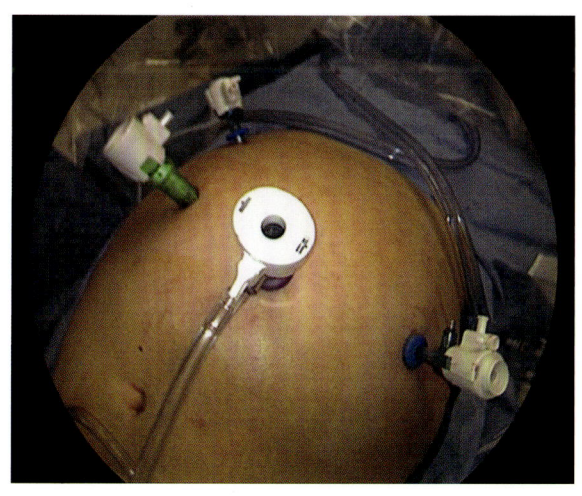

▲ 图 63-2　胃束带的端口位置

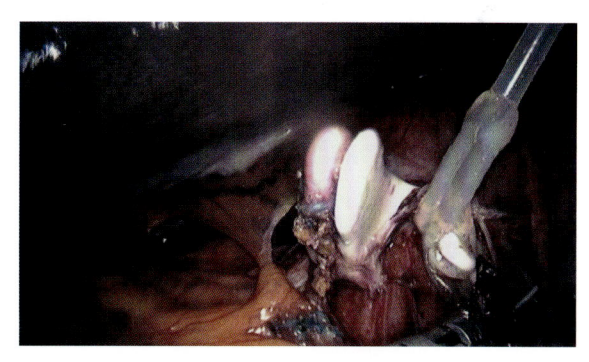

▲ 图 63-3　胃束带带扣

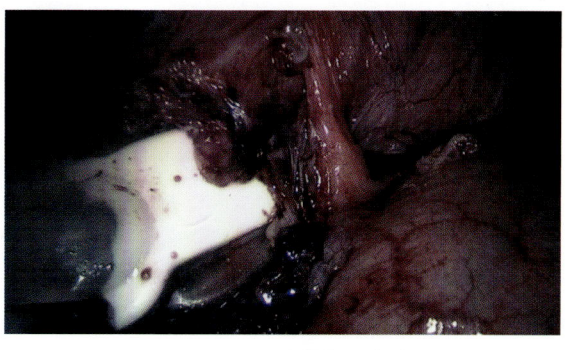

▲ 图 63-4　胃束带与胃底缝合

109

(二)束带调整

术后需要对束带进行调整,以提供最佳的约束量。进行此类调整后,一个好的经验法则是让患者在进行调整后迅速喝几口水。如果患者感到水滞留并感觉局部堵塞,则说明束带过紧,必须适当松开。最佳约束量因患者而异,但一般来说,将每餐的进食量限制在一杯或更少食物,并在进餐后至少几个小时内有饱腹感,这是最佳调整的目标。

LAGB 的成功率可能比其他任何方法都高,这取决于患者对饮食建议的理解和依从性。LAGB 有助于促进健康的饮食习惯,但患者应当经常进行营养咨询,尤其是在术后早期。

(三)手术结局

LAGB 在患者中已产生了一定的初步效果。O'Brien 及其同事可能拥有国际上最出色的 LAGB 手术经验[29]。Ren 和 Fielding 在美国发表了丰富的手术经验,并取得了良好的手术结局[30]。LAGB 术后 3 年的最佳减重量约为多余的超重量的 50%。Dixon 等[31] 显示了 LAGB 治疗 2 型糖尿病的疗效。长期结局总体效果不佳且争议较大。据已发表的报道显示,10 年后胃束带去除的发生率很高[20]。患者因采用胃束带后却未能逐步减重,或因为束带反复脱垂或其他调整问题,或者因为需要不断调整束带,而感到沮丧,从而导致越来越多的患者希望通过第二次或者不想再次通过减肥手术而去除束带。鉴于袖状胃切除术的手术结局更具吸引力,因此多数外科医生大大减少采用 LAGB 手术方法,转而采用其他手术方法,如袖状胃切除术。

(四)并发症

胃束带手术的早期术后并发症很少见,且患者通常可在手术当天出院。但是,并发症可能发生,这些已经在文献中得到了充分的描述[32]。解剖技术不正确或不良会导致胃穿孔和术后渗漏。有大约 1% 甚至更低的概率会发生早期束带侵蚀。

束带位置过窄或对胃腔限制过度在大多数情况下会产生恶心和呕吐,但在狭窄程度较轻的情况下也可能表现为新发性胃食管反流病。对于任何这种新发病的症状,都需要立即调查,以确认仅仅是限制过度还是因为更常见的束带脱垂的原因造成的。当束带下方的胃突出到束带的中央腔且过多的胃被迫进入该空间时,会发生束带脱垂,由此造成完全或部分梗阻的后果。在严重的情况下,脱垂可导致胃的脱垂部分缺血和坏疽。有时会出现慢性脱垂,可以看到远端胃向上高高突起并超过胃束带边缘。从技术上讲,脱垂是指胃向上突起通过束带。滑脱则是指束带滑落到胃上。两者从机械和症状方面,均会产生相同的结果。脱垂可以发生在手术后的任何时候,其发生率随着带的持续时间的推移而缓慢上升。脱垂复发一直是患者行带去除术的常见原因,可通过局部麻醉下的门诊手术纠正这个问题。

脱垂的诊断是一种临床诊断,如有必要,可进行 X 线检查。体征和症状为梗阻或 GERD,多数情况下存在梗阻。腹部 X 线片通常在 7 点钟至 1 点钟的方向上显示出束带的位置,并在 X 线片上向水平方向展平,这是对脱垂的诊断。如果存在疑问,则可以通过小剂量的对比剂或通过吞钡检查确诊。

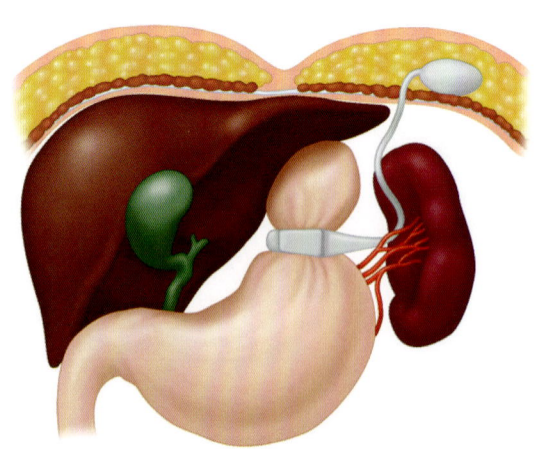

▲ 图 63-5　胃底叠覆在束带上

治疗脱垂首先是去除系统中的所有液体。在大多数急性脱垂的情况下，这将充分减少对脱垂胃部的负荷，以使其向下滑回带子并恢复其正常位置。但是，如果去除所有液体仍无法立即缓解患者症状，则应进行吞钡检查。如果吞钡检查显示存在较大且持续的脱垂，则需要紧急进行腹腔镜手术治疗，以减少脱垂并预防胃缺血。可通过腹腔镜，释放束带的带扣，松解系统，减少脱垂至其适当位置，重新定位带扣并重新扣紧束带。

其他并发症较少见。慢性狭窄或束带在远端食管上的位置过高可能会导致食管阻塞和扩张，诊断时必须纠正此问题，解决梗阻可使食管恢复正常大小。若端口未能与筋膜固定，会导致端口进入皮下空间，无法进行进一步调整。

二、腹腔镜 Roux-en-Y 胃旁路术

减肥手术的黄金标准手术是 RYGB。它在 20 世纪 70 年代中期开始流行，自那时以来一直是一项标准减肥手术。这项手术最早由 Mason 和 Itoh 于 1969 年描述[1]。Griffen 发布了该术式修改为 Roux 支后的第一个大型经验[3]。VBG 在 20 世纪 80 年代和 90 年代问世时经受了时间的考验。如前所述，Wittgrove 在腹腔镜下对其性能的描述[14]及 Schauer 等的报道[15]很快就支持了腹腔镜手术方法。LRYGB 是 21 世纪初期最常施行的手术，当时建立了卓越减肥中心，并且更多地关注质量结果，使手术的安全性得到了显著改善。

与许多流行的手术一样，关于如何最好地施行 LRYGB 也有很大的不同。建立胃空肠造口术的技术及 Roux 支的长度和位置因外科医生而异。尽管已显示出一些差异，但尚未出现最佳技术或配置。显然，与所有其他使用了最少操作的手术一样，使用腹腔镜手术的性能明显优于开腹手术。使用腹腔镜方法已证实可以消除切口疝，减少疼痛和恢复时间，并降低总体并发症发生率和死亡率。实施 LRYGB 的适应证遵循 1990 年美国国家卫生研究院共识会议期间总结的代谢和减肥手术的一般指南[33]。LRYGB 的适应证为 BMI 大于 40 或 BMI 大于 35 并伴有肥胖相关的合并症。节食和心理稳定试验失败也被认为是手术指征之一。其他手术标准（包括年龄上限和下限、体重限制和戒除成瘾习惯的要求等）因外科医生和医疗机构而异。在作者的实践中，有明显症状的 GERD 患者或患有胰岛素依赖型 2 型糖尿病的患者仍然是 LRYGB 的最佳候选人。LRYGB 已被证明在治疗 GERD[34]和胰岛素依赖型糖尿病[35]方面具有显著疗效。LRYGB 优于其他手术的另一个因素是其已知的耐用性（年轻患者）。尽管在一些排除 GERD 和 2 型糖尿病的研究中，显示袖状胃切除术有着与之近似的疗效，但 LRYGB 手术总体上具有最佳的减肥效果，并能够解决所有限制性手术中的并存的医疗问题。

LRYGB 的绝对禁忌证包括不符合 NIH 标准、精神不稳定、持续的药物或酒精成瘾，以及影响安全手术的严重疾病。相对禁忌证包括年龄小于 15 岁或大于 65—70 岁、体重超过 272kg（600 磅）（临界值）、持续吸烟、行动不便和严重疾病。

（一）手术步骤

对于 LRYGB，我们通常会使用与 LAGB 类似的戳卡口，但戳卡口数量不像 LAGB 手术那么多。但是，对于 LRYGB，我们发现助手的辅助对手术非常有助益，甚至对于许多手术操作而言是必不可少的。在施行此手术时，左上术野上有一个 12mm 的端口，因为我们做了一个双吻合肠肠造口术，并且从第二次击发的那个位置起进行吻合是最佳的（图 63-6）。

放置端口之后，作者更倾向首先创建 Roux 支。清楚地找到 Treitz 韧带，用白色的 GIA 吻合器（Covidien-Medtronic, Dublin, Ireland）的白色钉仓将近端空肠在韧带远端约 45~50cm 处分割开（图 63-7），然后继续用超声刀尽可

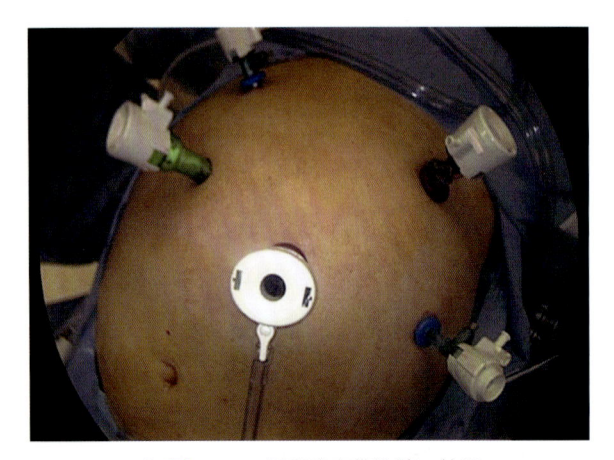

▲ 图 63-6　胃旁路束带的端口放置

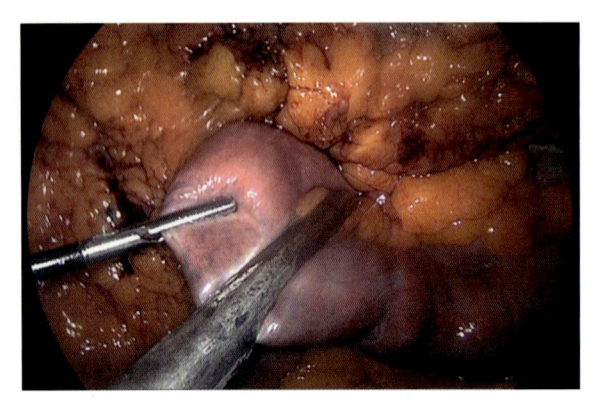

▲ 图 63-7　分离空肠

能深入地分离肠系膜，同时又不碰到肠系膜底部的大血管，随后在 Roux 支的近端缝合一个小的 Penrose 引流管作为标记，此时估计并测量 Roux 支长。对于 BMI 大于 50 的患者，作者通常更喜欢使用 150cm 的 Roux 支。在测量支时，将其拉至左上术野，然后将空肠按所需距离放置在近端空肠附近，近端空肠的远端面向患者右侧，而 Roux 支的近端及其上的 Penrose 朝上并向左。此时，用 GIA 吻合器的两个白色钉仓创建双吻合肠肠吻合术。吻合器缺损用可吸收线缝合，然后用不可吸收线缝合肠肠造口术的肠系膜缺损。

抓住并提起结肠横肠系膜，露出 Treitz 韧带附近的肠系膜下部。在肠系膜左侧且 Treitz 韧带上方几厘米打开一个缺口。该位置通常避开主要血管，但如果血管可见，外科医生必须注意血管解剖，并谨慎操作以免不必要地破坏

血管。肠系膜血管之间的开口比处理大肠系膜血管的出血更容易找到。一旦打开肠系膜以暴露小网膜囊，就可以看到胃的后表面。将其抓住并从肠系膜缺损处拉出几厘米，然后用抓钳确认胃下方的平面。如果存在粘连，则将其分开以允许 Penrose 引流，然后将 Roux 支的近端放入胃后间隙（图 63-8）。通常，如果可以将 4cm 或更长的肠段穿过肠系膜切缘，就足以用于以后取回该肠段。也许现在必须严格遵守最重要的技术问题之一，即确保 Roux 支肠系膜不得出现任何扭曲。首先将肠传递到左上术野，然后取回肠使其穿过横结肠肠系膜，这期间小肠很容易出现 180° 或更大扭转。必须通过肉眼确认 Roux 支的肠系膜，确保 Roux 支笔直且垂直穿过横结肠系膜。

随后，将注意力转移到胃上。外科医生用择定的腹腔镜肝拉钩，牵起肝脏左叶。用超声刀沿胃小弯在肠系膜上做一个开口。对于多数患者，此开口可位于切迹上方 1~2cm 处。然而，对于过度肥胖的患者，建议在切迹处做此开口，因为通常需要较长的胃囊，以使 Roux 支轻松到达近端胃而不张紧。做完开口后，就会从胃小弯处击发 GIA 吻合器的绿色钉仓，对胃体进行划分。作者更喜欢用 Ewald 洗胃管（30F）对胃囊进行大小调整，并将吻合器放置在靠近但不直接与管相邻的位置，通过其在胃表面形成的轮廓可见胃管位置。此时，吻合器以与胃小弯平行的方式直接向头侧击发，多次击发直

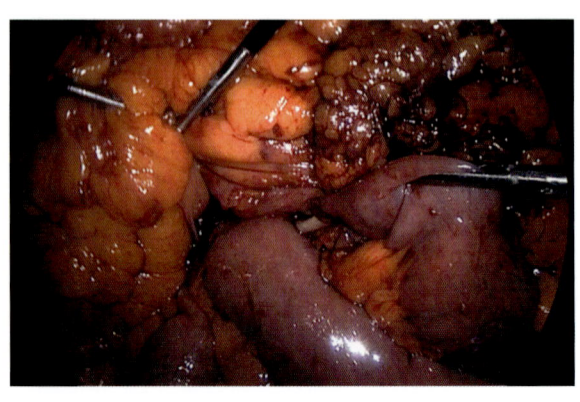

▲ 图 63-8　通过 Roux 支

第 63 章 病态肥胖症手术
Operations for Morbid Obesity

至胃被分割成与 His 角成一角为止（图 63-9）。重要的是，要将胃底从新近创建的胃囊近端部分清除。注意避免吻合器上的彭氏引流管卡住。同样，麻醉师需要再次确认，除了 Ewald 管外，胃中没有温度探头或胃管。

现在，Penrose 引流管通常可见于胃后间隙。如若不然，则必须再次暴露横结肠肠系膜的下表面，并再次将 Roux 支穿过胃后间隙。因为这是空肠和胃近端之间最短的距离，因此作者继续使用 Roux 支的胃后结肠后位置。一种更流行的方法是将 Roux 支直接置于横结肠和远端胃的前面，并进行胃空肠吻合术。除了当 Roux 支的肠系膜很短且难以伸展到胃近端囊袋的情况外，这种方法在技术上更容易。对于结肠后胃后入路，作者现在将 Roux 支的近端直接与近端胃囊的远端缝合，用连续的可吸收缝合线将胃囊远端 5cm 处与 Roux 支近端 5cm 侧吻合在一起。

胃空肠吻合术是使用线性吻合器进行吻合的。我们发现线性吻合器与术后狭窄的发生率无明显关联，而根据我们的经验，圆形吻合器的狭窄率为 10% 或更高。Ewald 管可以为胃囊末端进行胃切除术提供良好的支撑。在 Roux 支肠襻中进行肠切断术的难度较小。在将 Ewald 管拉回后，将吻合器完全推入两个管腔并击发（图 63-10）。我们并未发现限制吻合口大小与术后长期减重有任何关系。胃囊一定要小，但吻合口不需要很小。用可吸收缝线分层连续缝合吻合口缺损，然后再同样缝一层予以加固。现在，在将 Ewald 管的端头重新推高至同高度后，让麻醉医师将亚甲基蓝染料溶液注入近端囊腔，以进行术中渗漏测试。

目前可用永久缝合线闭合肠系膜缺损。在此过程中，必须将 Roux 支固定在 Treitz 韧带的空肠上，以防止 Roux 支伸缩进入胃后间隙并扭结和梗阻。作者对 Treitz 韧带处的这两个肠襻进行短的四针荷包缝合，并对肠段上方横结肠系膜进行两针缝合（图 63-11）。然后进一步缝合两个支，并缝合以闭合 Roux 支左侧面与横结肠系膜之间的空隙。图 63-12 显示了完成后 LRYGB。

在腹腔镜下，通过缝合筋膜，闭合 12mm 或更大的端口部位。此手术后，作者通常不使用引流管或鼻胃管。

术后护理包括提供足量镇痛、早期下地活动、术后第 1 天补充液体、术后第 2 天进食胃

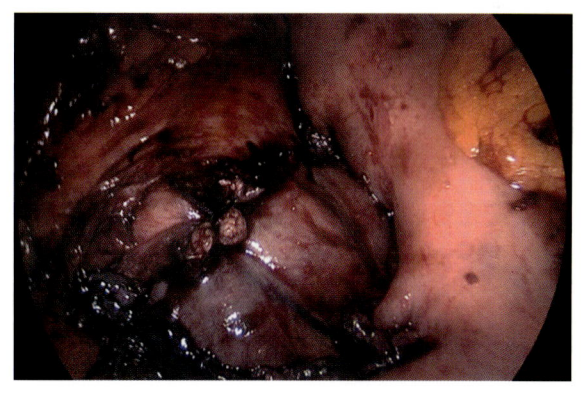

▲ 图 63-10 胃空肠造口术

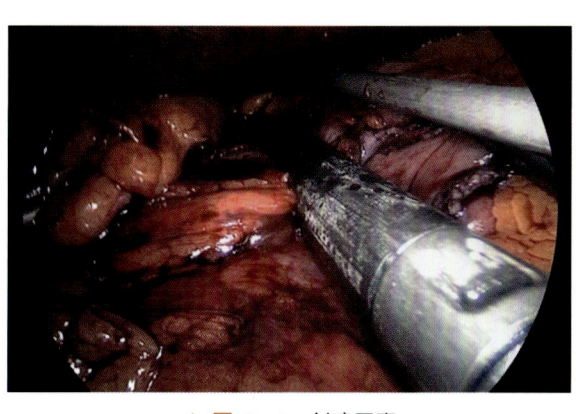

▲ 图 63-9 创建胃囊

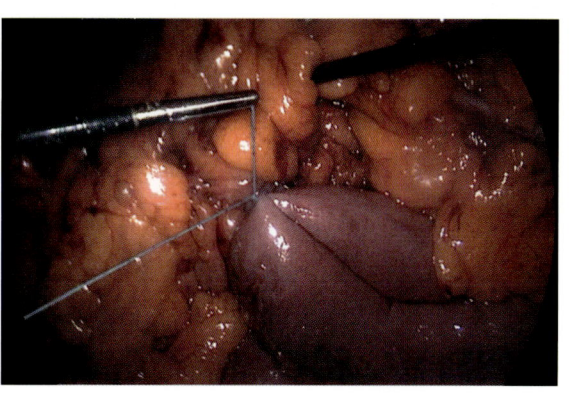

▲ 图 63-11 闭合肠系膜缺损

113

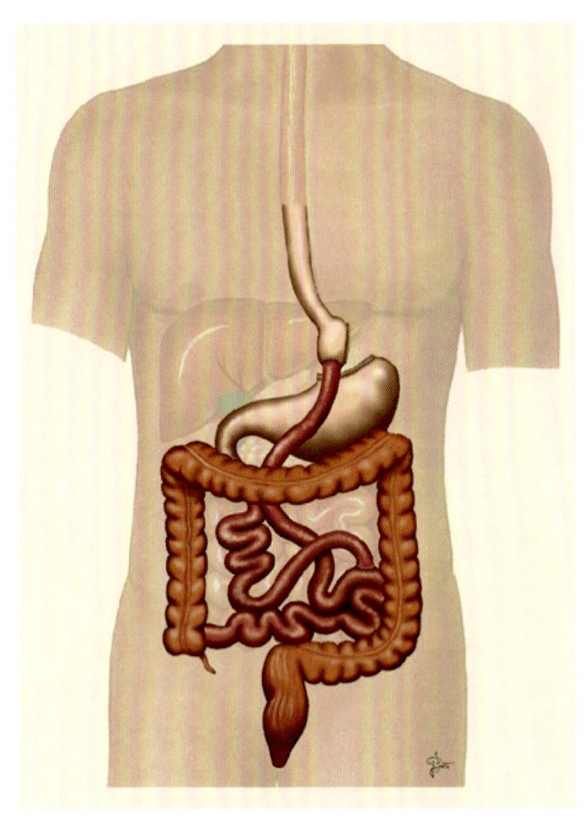

▲ 图 63-12　胃旁路束带结构
图片由 Inamed Health, Santa Barbara, California 提供

旁路饮食（混合食品），并可在术后第 2 天出院。此外，术后第 1 天可使用并移除 Foley 导管，这可能是不必要的，但作者仍然在术后第 1 天进行胃食管吞咽检查，以确认没有远端梗阻和明显的渗漏。

（二）手术结局

LRYGB 带来出色的减重和合并症治疗结果。我们最近发表了接受 RYGB 治疗的患者的 10 年结局。其中一些患者接受了开腹手术，但大多数接受的是腹腔镜手术。术后 10 年，超标的 BMI 指数总体下降 52%。在 10 年后评估的所有问题，肥胖相关的并存病问题有了显著的改善，这些问题即使在初次减重后又恢复体重的患者中也是如此。在术后前 3 年，BMI 指数降低最多，约为 70%，但到了第 5 年，BMI 指数已降至近 65%[36]。在 60% 的患者中，2 型糖尿病仍处于缓解状态，高血压占 45%，阻塞性睡眠呼吸暂停占 65%。来自国家数据库的数据显示，LRYGB 术后近几年的死亡率现在为 0.14%，术后 30 天内并发症的发生率为 5.9%[27]。

（三）并发症

1. 早期　LRYGB 术后第 1 个月内的并发症包括吻合口瘘率约 1%，需要干预的消化道出血率小于 1%，静脉血栓栓塞率约 1%，肺栓塞率 0.3%。早期小肠梗阻率可能低于 2%，并可能与主要的吻合线破裂有关。

2. 晚期　LRYGB 术后的晚期并发症包括吻合口狭窄（采用线性吻合技术时低于 2%）、小肠梗阻（估计为 4%～5%）和边缘性溃疡（不同系列发生率差异很大，2%～15%）。狭窄通常适合行内镜下或荧光透视球囊扩张术[37]。

小肠梗阻可能是由简单的粘连性梗阻引起的，或者更危险的是由内疝引起的。内疝可导致小肠肠系膜大面积绞窄，并导致死亡或短肠综合征。在先前的胃旁路手术后看到有小肠梗阻图像的外科医生有义务确诊患者有无内疝和绞窄梗阻。在这种情况下，早期手术干预是护理的标准，而采用鼻胃抽吸和静脉输液的保守疗法可能使绞窄发展为肠坏疽。

边缘性溃疡病因尚不明确，因此很难预防。使用可吸收缝合线、治疗幽门螺杆菌、避免使用非甾体和含阿司匹林的药物及胃囊尺寸过大都可能致使形成边缘性溃疡。该问题的典型症状是与饮食无关的上腹持续疼痛。就长期使用质子泵抑制药而言，在 LRYGB 患者中进行预防治疗与该问题之间存在争议。PPI 治疗可有效治疗边缘性溃疡。吸烟也会增加边缘性溃疡的风险[38]。大多数患者的边缘性溃疡会治愈而无后遗症。但是，持续或慢性溃疡可能导致功能失调性胃梗阻或胃瘘。这些患者需要手术治疗。在大多数情况下，将对患者行胃空肠吻合术重建和溃疡及任何瘘管切除术。然而，在某些慢性或反复溃疡的病例中，卸除胃空肠吻合术并施行胃胃吻合术[伴胃变窄（转换为袖状胃切除术）或不伴胃变窄]可能是最佳选择。

LRYGB 术后最常见的不良长期结果是体重恢复。对于大约 1/3 的患者来说，这是一个不良发展。对于某些患者，情境压力会导致体重增加。其他人无法坚持饮食调节或未能坚持运动，则导致无法维持手术产生的最初减重量。可选择的修正手术包括在内镜下或手术中进行进一步的限制措施，或在解剖结构中添加装置抑制吸收。修正手术将在后面详细讨论。

三、袖状胃切除术

垂直壁细胞胃切除术是在 20 世纪 90 年代初首次作为一种 DS 手术的修正术，目的是减少与远端胃切除术相关的不良反应。接受新手术的患者减重增加[39]。2003 年，有人提议将 LSG 作为高危患者的第一阶段手术，在减重的最初阶段后进行腹腔镜胃旁路手术[40]，此时外科医生开始注意到，仅行 LSG 手术可以使患者获得长期良好地减重，因此 LSG 成为了一个独立的手术[41]。目前，它是美国许多中心最常用的减肥手术。

袖式胃切除术包括切除胃大弯，根据胃小弯的血液供应，留下一个小的管状胃。该手术切除了大约 80% 的胃。该手术的普及并不奇怪。患者很容易理解，而手术操作则相对简单易行。因为不会抑制营养吸收，所以患者出现营养缺乏症的可能性较小。此外，由于该手术不会绕过任何肠段，因此内疝没有潜在的空间。如果减重不足，也可以采用完整的 BPD 伴 DS 或胃旁路术，作为袖状胃切除术的修正术。

适应证、患者准备和定位与胃旁路术相似。符合条件的患者的 BMI 应为 40 或 35，伴有肥胖相关的并存病，先前的减肥尝试失败，并接受了心理评估。

（一）手术步骤

在术前或至少在诱导前进行抗生素和静脉血栓栓塞预防。患者仰卧或分腿（大字位）。陡峭的反 Trendelenburg 卧位需配置踏板。

戳卡口放置也与胃旁路术类似，但因为吻合器只需要通过一个或两个端口进行吻合，因此需要的 12mm 端口更少。使用四个或五个端口，并做一切口用于肝牵开器。我们使用一个 15mm 端口和一个 12mm 端口，其余为 5mm 端口。随后用 15mm 端口位进行样本提取（图 63-13）。

提起肝脏左叶以暴露近端胃和胃食管交界处。患者处于反 Trendelenburg 卧位。确认幽门，并选择胃大弯距幽门 4cm 处进行初始解剖。

这个 4cm 的边缘保留了胃窦泵机制。或者也可从胃体中部的胃大弯开始解剖，再返回到该点。从这个位置进入胃小囊更容易。

进入网膜囊后，使用超声刀或双极能量器械在胃网膜血管弓内，沿胃大弯（包括胃短血管）分割胃外表层。紧贴胃大弯解剖，离断胃网膜血管（图 63-14）。这样可以最大限度地减少附着在胃切除术标本上的脂肪，以此便于标本提取。分割胃膈韧带，使胃底完全游离，并探查有无食管裂孔疝。如果有裂孔疝，远端食管会脱离纵隔附件并进入腹部。向后永久缝合膈脚。解剖胃后壁与胰腺体和腹膜间的膜性结构，使胃后壁完全游离。

吻合之前，将所有先前放置的胃管移除，然后麻醉师置入一条胃校正管（Bougie）。在术者协助和指导下，该胃校正管沿着胃小弯定位，并朝向幽门。胃校正管的尺寸为 32～50F，

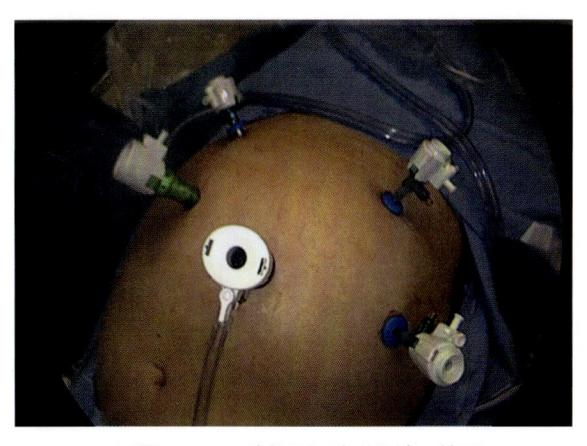

▲ 图 63-13　袖状胃切除术的端口放置

但 36F 最为常见[42]。作者使用的是 34F 的大管径洗胃管（Ewald），其非常适合后续进行亚甲基蓝泄漏测试。若使用直径较小的胃校正管时，应在胃校正管和吻合器之间留出 1~2mm 的距离（图 63-15）。此处需要术者用抓钳端头来评估。线性吻合器通过右上术野端口发射第一枪，选取距幽门 4~5cm 作为切割起始点。最初使用 60mm 吻合器钉仓的黑钉（成钉高度 2.3mm）或绿钉（2mm），然后随着组织厚度下降，在胃底改为使用蓝钉（1.5mm）。我们认为，选择与组织厚度相匹配的钉高度有助于止血。因为该水平上容易出现狭窄，因此需注意不要钉的与胃角切迹过近。取前壁和后壁的相等部分，以避免吻合线扭曲或成螺旋形。在定位吻合器时，可通过拉伸胃大弯以便更好地线性吻合。一般需要打钉 6~7 次。图 63-16 显示已完成的袖状胃切除术。

是否需要加固胃切缘现在仍有争议。大约 80% 的外科医生使用某种形式的加固，其中 60% 的外科医生使用可吸收的支撑材料，其余的外科医生则覆盖缝合线[42]。2016 年的一项 Meta 分析发现，使用支撑材料与较低的吻合线出血风险相关，但泄漏率并未显著降低。覆盖吻合线没有明显的优势[43]。

可以通过注气或在盐水溶液中滴入 50~100ml 的亚甲基蓝来测试吻合线的完整性。另外也可以使用术中内镜检查，这进一步促进了狭窄或腔内出血的检测。尽管很常见，但目前没有数据支持常规的术中检漏以检测泄漏的能力[44]。

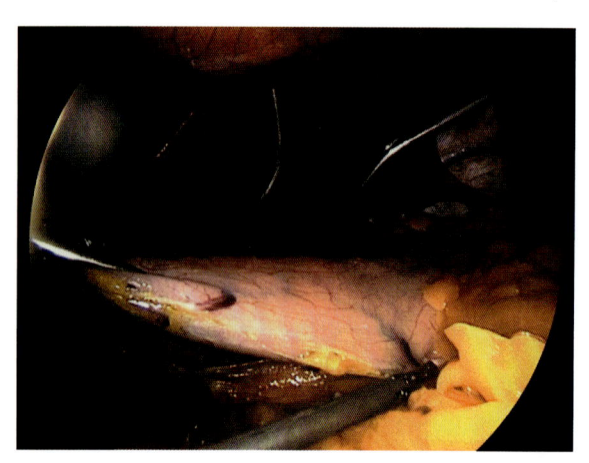

▲ 图 63-14　沿胃大弯切割组织

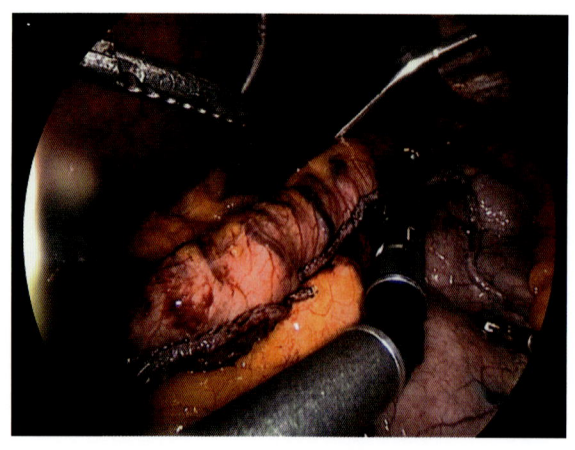

▲ 图 63-15　击发吻合器制作袖状胃

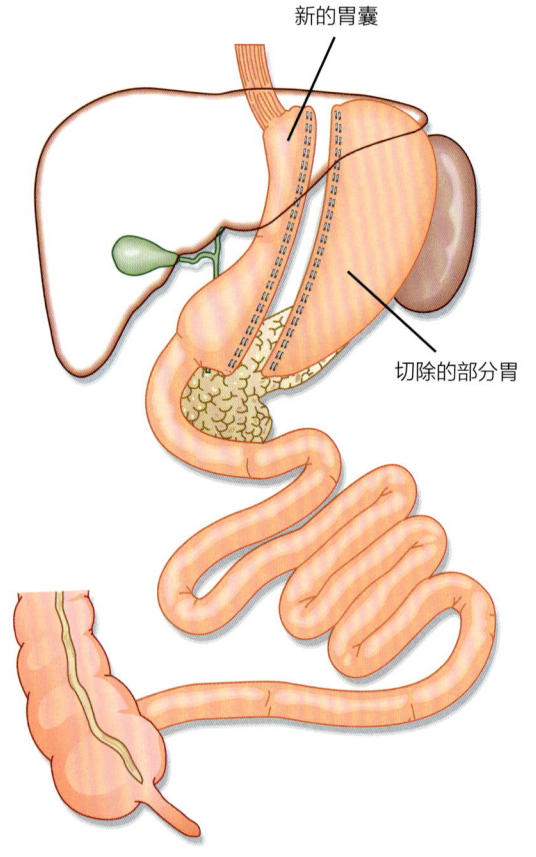

▲ 图 63-16　袖状胃切除术的最终结构

引自 Poirier RF. Complications of bariatric surgery. In：Adams JG，Barton ED，Collings J，eds. *Emergency Medicine*. Philadelphia：Saunders；2008.

一些外科医生进行网膜成形术，将胃网膜缝合到吻合线或支撑材料上，以重现胃的自然方向，减少袖状胃扭曲，并进一步支撑吻合线，但缺乏数据来支持这种做法。操作通常不使用引流管，通过其中一个端口位点取出标本，若使用15mm端口，则通常不需要扩张端口。闭合所有尺寸大于或等于12mm的端口。我们通常用双缝线缝合15mm的端口位，用单缝线缝合12mm端口位。当使用非切割的套管针时，可以选择关闭12mm的端口位。

（二）结局

LSG表现出出色的持久减肥作用和解决并存疾病的能力。减重量略低于胃旁路术，但大于胃束带手术后的减重量[27]。有关LSG术后的文献中报道了在1年内患者大量减重，为51%~71%[42, 45, 46]。

LSG已被证明能以与胃旁路术类似的方式改善并存病医学问题。Hutter等[27]的研究结果表明，除了GERD以外，LSG在解决其他并存病医学问题方面与LRYGB术后无明显差异。GERD显然是LSG的致命弱点。一份报道表明，术前患有GERD的患者在LSG术后的表现明显差于无GERD的患者，甚至对发病率和再手术率方面也有一定影响[47]。袖状胃切除术领域的专家举行了两次大型共识会议，会议结果已发表在文献中。第一次共识会议[42]证实该手术可有效减轻体重，从术后第1年的减少超重量的59%到术后第6年的减少超重量的50%不等。死亡率为0.33%，很少发生胃漏（1.1%）、出血（1.8%）和狭窄（0.9%）的严重并发症。第二次共识会议表明，专家认为需要在袖状胃切除术前对GERD进行彻底评估，但不一定代表GERD是完全禁忌证。这也表明，与非专家外科医生相比，专家外科医生更有可能将GERD视为进行LSG的禁忌证[48]。

前瞻性随机研究表明，LSG能极好地解决医学问题和减重。5年的STAMPEDE研究表明，24%的患者在LSG术后出现了2型糖尿病消退，而采用药物治疗方式的患者中仅为5%[49]。瑞士的随机试验[46]证实LSG的减重效果与LRYGB相当。最近对文献的回顾表明，虽然前瞻性试验仍然显示LRYGB在该疾病上的优势，但LSG可以达到与LRYGB相同的2型糖尿病缓解率[49]。

（三）并发症

LSG的发病率和死亡率极低。最近的一个大型数据库报道，30天死亡率为0.1%，严重发病率为3.8%。再手术率为1.6%[50]。

LSG术后最常见的并发症是吻合线渗漏和出血。据报道，吻合线出血通常在1%的范围内，而使用支撑材料的吻合线出血的比率从1.0%降至0.75%。也有报道指出，吻合线瘘率在1%的范围内，而使用支撑材料的吻合线瘘率实际上有可能从0.65%上升至0.96%[51]。

吻合线狭窄是LSG术后唯一常见的其他主要并发症，发病率一般为1%~2%。如果扩张不能充分缓解梗阻症状，则需要再手术。

对于某些患者，很难调整LSG解剖结构。我们观察到一小部分患者（4%~6%）在手术后长达3个月的时间内出现持续的恶心，尽管术后确认无梗阻性解剖结构。

LSG术后多月，患者出现后期并发症的发生率相对较低。与LRYGB相比，尤其如此，LRYGB具有肠梗阻和边缘性溃疡的长期问题。LSG术后可能再次出现GERD，估计发生率为8%[47]。

将LSG后体重恢复的数据与开始施行手术案例以来近10年的各种手术系列进行了比较。早期的数据并未表明LSG术后体重恢复率会比LRYGB高得多。

四、十二指肠转位术

Marceau[24]和Hess[25]针对Scopinaro[23]及其追随者推广的BPD手术后出现的高边缘性溃疡

率，进行了十二指肠转位术并做了描述。BPD 涉及远端胃部分切除术，并留有大量的近端胃囊。在靠近回盲瓣 200cm 处将回肠切开并吻合至胃囊。根据患者的人口统计学，将剩余的近端肠在回盲瓣近端 50cm 或 100cm 处与回肠吻合。在意大利北部，该地区的居民摄取蛋白质较多，因此 Scopinaro 选择在回盲瓣近端 50cm 处将近端肠与回肠进行吻合，而对于意大利南部患者人群，由于该地区居民摄取意大利面较多，而蛋白质较少，因此 Scopinaro 选择在距回盲瓣近端 100cm 处建立一个共同通道。Marceau 和 Hess 都使用相同的远端肠设计，但主张建立更长的共同通道。然而，对于 DS 而言，通过创建胃弯曲度较小的胃袖来缩小胃的大小，这是袖状胃切除术的首要性能。而十二指肠则是在远端的第一部分切开并连接远端回肠，形成缩短的消化道。

腹腔镜 DS 的性能在过去和现在一直都具有挑战性。Gagner 研究团队的初步报道[21]显示，体重更重通常相应地有更多的相关医学问题，有必要进行吸收不良型手术的这些患者，DS 术后的发病率和死亡率更高。袖状胃切除术的分离是手术第一步，然后再进行吸收不良型手术，这使患者和外科医生认识到，袖状胃切除术是一种有效的独立手术。

已经描述了 DS 的各种手术变化，包括更长的消化道支和更长的共同通道。图 63-17 显示了最常用的 DS 版本。施行 DS 的适应证包括与任何标准减肥和代谢手术相同的适应证。

无论是过去的开腹 DS 还是现在的腹腔镜 DS，DS 术都不是患者的普遍选择。当前的统计数据表明，DS 在美国每年进行的减肥手术中占比不超过 1%。相比其他更流行的治疗方法，可能更适合采用这种治疗方法的患者包括那些限制性治疗失败，但体重特别高或患有严重代谢综合征或高脂血症或糖尿病的患者。希望减少饮食限制但理解吸收不良型手术会造成肠蠕动增多的患者也将是 DS 的良好候选者。

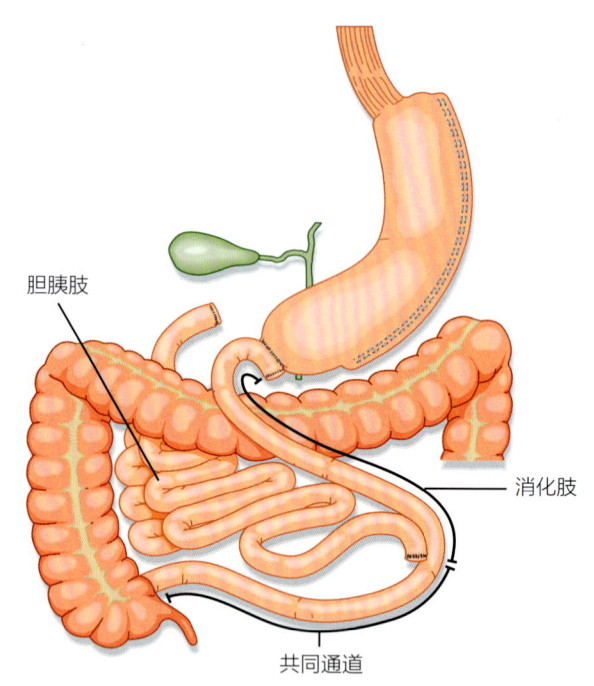

▲ 图 63-17 十二指肠转位术示意

引自 Poirier RF. Complications of bariatric surgery. In : Adams JG, Barton ED, Collings J, eds. *Emergency Medicine*. Philadelphia : Saunders；2008.

吸收不良型手术需要细心随访，以监测潜在的营养并发症。DS 患者每年还需要补充大量的维生素和矿物质，这可能是一笔可观的自付费用。患者应意识到这一潜在的费用，并愿意且有能力支付该费用。

（一）手术步骤

手术从袖状胃切除术开始。戳卡口置于中上腹部，以及肝牵开器置于上腹部。先行袖状胃切除术，如本章前面所述。袖状胃切除术完成后，在距幽门远端几厘米的位置仔细解剖十二指肠。超声刀等工具有助于组织止血，然后在十二指肠下面创建一个隧道，用吻合器沿十二指肠将其牢固地缝合并安全地分开。

现在将注意力转向回肠远端和回盲部。从盲肠向后测量远端回肠，并确定所需的消化道距离，通常为 250cm，但有些外科医生则选择 300cm。在这个位置，用线性吻合器将回肠分开，并将该肠的远端进行标记以连接十二指肠。

然后进行肠肠吻合术，将横断肠的近端与

距回盲瓣近端100～150cm处的肠管进行吻合，施行标准的侧对侧吻合术。手术可以采用单钉或双钉缝合技术，但要注意避免吻合口狭窄，用缝线闭合吻合口缺损，肠系膜缺损也随之闭合。

现在将回肠抬起至十二指肠的第一部分。大多数外科医生会截断十二指肠的吻合线，并进行十二指肠到回肠的端到侧手缝吻合术。圆形吻合器吻合也是可行的。只有当十二指肠残端长度在5cm以上时，才可采用线性吻合，而这种情况往往并非如此。完成吻合并进行安全性测试后，手术完成，但此时端口位还未闭合。

虽然不是所有外科医生都提倡，但大多数施行DS的外科医生还会对患者施行同步腹腔镜胆囊切除术，以预防术后胆囊结石的形成。胆汁盐池减少，加上快速减肥，使这项手术与术后胆石症的高发率有关。腹腔镜胆囊切除术合并DS的性能尚未就其可能引起其他发病率进行很好的审查。然而，我们的研究团队已经表明，施行LRYGB合并进行腹腔镜胆囊切除术时，其他发病率相当低。

（二）结局

与其他减肥手术相比，DS可提供最持久、最大、最长期的减肥效果[12]。患者每天摄入更多的热量，但手术的吸收不良会产生更大的减重效果。通常报道5年或更长时间后减重超过70%。该手术是解决2型糖尿病和高脂血症及其合并症的最佳手术之选。该手术在解决其他与代谢无关的疾病（如阻塞性睡眠呼吸暂停）方面的效果与LRYGB一样好甚至更加。通常，该手术在解决GERD方面的效果与SG术后相当，但不如LRYGB术后的效果。

（三）并发症

接受腹腔镜DS的患者与接受LRYGB手术的患者有类似的术后早期并发症风险。吻合口瘘、出血、吻合口狭窄和早期梗阻的可能性是相当的，并且发生率相似。此手术后，发生晚期小肠梗阻的发生率与LRYGB术后发生率相近，在大多数系列中，其发生率为3%～7%。大多数外科医生在施行DS时都会考虑同时进行胆囊切除术。然而，如果不切除胆囊，胆盐池减少，会导致术后胆囊结石发生率显著增加。在DS术后长期观察到该患者人群中胆囊切除术的发生率很高。

与本章所述的其他手术相比，DS后的营养问题更受关注，因为它是美国目前进行的唯一主要的吸收不良型手术。共同通道的长度对于确定蛋白质热量营养不良的风险很重要。对于小于100cm的常见通道长度，此发生率比较显著并大于5%。然而，大多数外科医生都倾向采用大于100cm的共同通道长度，通常在150cm范围内。在DS术后最关注的营养并发症中，蛋白质热量营养不良的总发生率在大多数已发表的并发症需要手术干预的系列文章中为0.5%～4.9%[53]。不太严重的蛋白质缺乏症发生率可能更高。轻度的蛋白质热量营养不良症状可以通过全肠外营养充分治疗，以扭转症状。然而，反复需要这种治疗是再次手术和延长共同通道的适应证。很少有数据表明延长多少长度是合适的，并且可能因情况而异。如果需要再次手术，目标是确保吸收肠的长度充足。预防DS术后营养并发症的标准预防措施包括肠外更换脂溶性维生素，以及补充铁、维生素B_{12}还有钙。正在考虑DS的患者应该意识到完全遵守这一方案的潜在自付费用，每年可能超过1000美元。

五、尚未标准化的术式

（一）单吻合口胃旁路术

单吻合口胃旁路术最初在文献中被描述为"小型胃旁路术"，多年来，这种手术已经经历了一些修改，现在正在逐渐普及。尽管在文献中显示使用该手术成功治疗的患者人数在持续增加，但迄今为止，其尚未成为保险报销范围内的标准手术。国际肥胖症和代谢紊乱外科联合会（the International Federation of Societies for Obesity，IFSO），最近采纳了单吻合口胃旁路术（one-anastomosis gastric bypass，OAFB）这一手术术语。该手术方法最初由 Rutledge[54] 引入，随后被其他人修改，增加胃囊长度，以防止胆汁反流性食管炎（图 63-18）。

SAGB 的适应证与胃旁路术适应证相似。与 LRYGB 相比，该手术吸收不良的概率更高，但与蛋白质热量营养不良的显著发生率无关。患有代谢合并症的患者似乎可以很好地接受这项手术。先前接受过肠切除术、吸收不良的肠病及严重的肝病均可能是该手术的禁忌证。

（二）手术步骤

该手术第一步是创建一个近端胃囊，所需时间比胃旁路创建胃囊的时间长。将胃小弯整体作为胃囊，胃囊应足够长，以防止胆汁反流到食管，这一点很重要，并且也是所述的第一步手术中的一个弱点[54]。因为胃小弯能抵抗术后扩张，因此对胃小囊很重要。然后，可以使用吻合器或手工缝合的吻合技术，在 Treitz 韧带远端 200cm 处进行胃空肠造口术。

（三）结局

在一项小型胃旁路术与标准胃旁路术的前瞻性随机试验中，各组的减重情况略微支持采用小型胃旁路术[55]。最近对手术结局的描述显示，小型胃旁路术具有良好的减肥效果，并在解决合并症问题方面的效果与 LRYGB 术后效果近似。随着胃囊延长技术的改变，最初对术后出现的胆道反流性食管炎的关注已逐渐降低。手术的其他并发症发生率通常与 LRYGB 术后并发症的发病率相似。Kim 等的研究已经显示出小型胃旁路术具有良好的疗效[56]。最近发表的针对 1200 例患者 12 年术后经历显示，长期减重为 70%，死亡率仅为 0.16%，无长期代谢并发症报道[57]。

当前，强烈倡导将该手术作为代谢和减肥手术的标准手术，但到目前为止，积累的数据还未能充分动摇专家和社会的普遍意见，使其成为标准手术。但是，随着累积数据的不断完善，其纳入标准术式的可能性在不断提升。

（四）单吻合口十二指肠转位术

单吻合口 DS 是标准 DS 的一个类似修正术。单个十二指肠与回盲瓣近端 200cm 处吻合，已实现极佳的减肥效果（术后 5 年减重 > 90%）和极佳的 2 型糖尿病控制效果（术后 5 年，70% 的胰岛素依赖型糖尿病患者和 84% 的口服药物患者的 HbA1c < 6.0）[58]。这些结果来源于一个中心，并由 ASMBS 临床问题委员会手术进行了审查，得出结论是没有足够的证据建议将该手术作为标准术式[59]。

（五）内镜手术

作为肥胖症及其医学相关病症的整体治疗

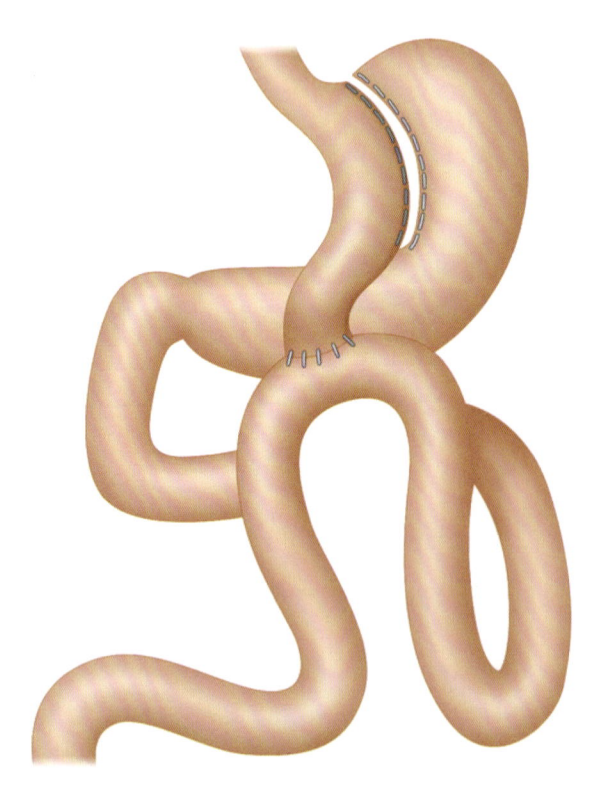

▲ 图 63-18　单吻合口胃旁路术示意

方法的一部分，内镜手术在不久的将来可能会变得非常重要。目前，只有 1%～2% 的合格患者接受了手术治疗病态肥胖症。在过去的 40 年中，在采用腹腔镜手术的情况下，此类手术次数发生了唯一重大增加。引入内镜治疗方案可能会促进患者使用手术的数量发生类似的增加，以帮助他们解决病态肥胖症的问题。此外，内镜手术的受众可能要多于标准外科手术，因为迄今为止，内镜手术的适应证是 BMI 为 30～40kg/m^2 的患者人群，这一群体比 BMI > 40kg/m^2 的患者人群更大。

（六）胃内球囊

FDA 于 2015 年夏批准了两个胃内球囊品牌在美国使用。Obera 球囊是一个单球囊系统，而 Reshape 球囊有两个较小的球囊连接在一起。这两种方法的原理都是创造一个大的占位物体来填充大部分胃腔[60]。在过去的 15 年里，在其他国家使用生物球囊有很多经验。Meta 分析表明，使用球囊系统的患者在术后 1 年，平均产生 15kg 或超重量 32% 的减重量[61]。然而，研究胃内球囊术后结果的少数长期研究表明，术后 5 年体重恢复的发生率很高[62]。这些球囊系统都是在内镜下进行球囊放置并在 6 个月后取出球囊。目前，美国正在试验无内镜的球囊置入术。

（七）其他内经缝合手术

现在已经有了使用完全内镜下进行标准减肥和代谢手术的潜力。在过去的 10 年中，已经尝试了许多内镜手术来再现标准减肥手术的限制或吸收不良。不幸的是，其中多数已被放弃，或者用于施行这些手术的仪器已被市场淘汰。事实证明，使用 EndoCinch 手术进行限制性手术不能有效地维持缝合线的完整性，因此已被淘汰。内镜套管法 EndoBarrier[63] 实现了从十二指肠吸收分流食物，但由于肝胀肿的发病率增加，目前已退出市场。经 FDA 批准的 AspireAssist 设备本质上是一个胃造口管，可在餐后打开以允许胃内容物排出[64]。

目前所有内镜手术中最有前途的是内镜袖状胃切除术或 ESG 手术。手术是通过使用 Overstitch 装置进行，通过对胃内容物进行管腔大小限制，缝合胃成形术，大致再现袖状胃切除术的结构。迄今公布的数据显示，该手术 18 个月的平均总体重下降为 20%，且安全性能良好[65]。

虽然没有一种内镜手术能像标准的代谢和减肥手术一样有效或持久，但仍然只有大约 1% 的合格患者选择进行代谢和减肥手术。尽管标准手术最近有非常安全的记录，但仍存在这种情况。因为患者觉得内镜手术的侵入性较小，也可能使其更容易接受，因此这些患者先接受内镜手术，然后再进行手术，帮助其对抗严重的肥胖疾病。

六、结论

在美国乃至全球范围内，最常见的减肥手术是 LSG 和 LRYGB。两者均具有出色的持久减肥效果和相关并存病治疗效果。此外，这些手术的安全性更高，因此与除阑尾切除术以外的所有腹腔内手术相比，它们的患病率和死亡率均较低。但由于长期疗效差，LAGB 普及性正迅速减低，而患者很少选择 DS 和其他吸收不良型手术。最后，尽管仍未确立其长期疗效和耐用性，但新的内镜和微创手术可实现微创减重机制。

第 64 章
胃肠异物和结石
Foreign Bodies and Bezoars of the Stomach and Small Intestine

Stephanie Scurci　Robert Kozol　著
陈应泰　赵璐璐　王晓晴　译

摘要　包括胃肠结石在内的异物，是胃肠病学专家和外科医生遇到的常见问题。大多数情况下，无须采取干预措施，异物可自行排出体外；但是，外科医生必须了解哪些情况需要进行干预。异物吞食及其处置因吞食的具体物品及患者人群（成人或儿童）而不同。大多数吞食的异物无须干预即可通过胃肠道排出体外。10%～20% 的病例需要在内镜下取出异物，约 1% 的患者需要采取手术干预。同样，对于未消化物质结合而成的胃肠结石，也可根据其成分采取相应的处置措施。大多数患者需要在内镜下进行碎石，很少需要手术干预。

关键词：穿孔；肠梗阻；异物；胃石

一、异物吞食

（一）儿童异物吞食

异物吞食并不常见，可能是有意为之，也可能是误食。临床可通过以下方法对异物吞食进行分类和评估：一种是根据异物的类型（大小和形状），另一种是根据患者年龄段。一般情况下，80%～90% 的吞食异物在无须干预措施的情况下即可通过胃肠道排出体外，10%～20% 需要进行内镜下取物，只有大约 1% 需要手术干预[1]。

观察到儿童吞食异物通常可以迅速处理。如果是误食且未意识到，其临床表现会因异物在体内所处位置不同而异。例如，若异物在咽部，通常会出现窒息和流涎等直接症状。若异物在食管，吞食早期通常会出现吞咽困难或吞咽痛，应立即进行内镜下取物。北美儿科胃肠病学、肝病学和营养学学会已经发布了儿童内镜治疗的详细指南[2]。胃中的异物通常会进入小肠，但是，如果异物滞留在胃中，可能会引起恶心和（或）呕吐，但也可能在相当长一段时间内没有任何症状。小肠中的异物通常会进入结肠，异物滞留可对小肠任何部位造成损伤，但由于回肠远端管径较小，异物常滞留于此。小肠损伤通常包括穿孔和肠瘘。本章将详细介绍这些问题。

（二）探索性异物吞食

探索性异物吞食是指儿童在探索身边环境时吞食异物[3]。此类情况通常不能被及时发现。高风险年龄段为 6 月龄至 3 岁。常见的吞食物品包括硬币、电池、药丸和别针。就大小和形状而言，几乎所有硬币、鹅卵石和小石子都可以自行排出体外。极少数情况下，此类异物会滞留在回肠末端，引起小肠梗阻。如前所述，异物滞留在食管中可能会导致食管穿孔，需要行开胸手术并修复，因此，对任何滞留在食管中的异物，都应立即借助内镜取出[4]。虽然异物进入胃中可能会自行通过并排出，但对于形状尖锐、过长（＞6cm）或过大（＞2.5cm）的异物，则应在内镜下取出。异物进入小肠的患者必须收治入院进行影像观察，因为15%～35%的病例会发生穿孔[1]。若出现梗阻或穿孔迹象，应急诊手术处理。

（三）磁铁

有几种儿童吞食的异物类型需要特别注意。吞食多块磁铁的情况虽少见，但很危险，会使儿童有穿孔和（或）肠瘘的风险[5]。大多数情况下，单独一块磁铁能在体内自行移动并排出体外，但若X线片显示食管或胃部有多块磁铁，则应借助内镜取出。对于吞食多块磁铁但无症状的儿童，可通过连续X线片检查确定磁铁在小肠中的位置。相邻肠襻中有多块磁铁或单块磁铁吸有其他金属异物可能会侵蚀肠襻，导致穿孔或肠瘘（图64-1），此类患者需要采取手术干预。

（四）洗衣凝珠

五颜六色的洗衣凝珠看起来像糖果，是引起儿童异物吞食问题的新物品。在此类患者中，4%～5%需要住院治疗[6]。吞食洗衣凝珠可导致代谢性酸中毒，并增大阴离子间隙，症状包括恶心、呕吐和嗜睡。此类患者可能需要气管插管和呼吸机支持。已报道至少有1例死亡病例[7]。

（五）电池

吞食圆柱形电池通常无大碍，但吞食纽扣电池却比较严重。纽扣电池含有碱性电极，会引起组织快速液化坏死。电池内容物泄漏或产生电流也可能会造成伤害。据报道，85%的患

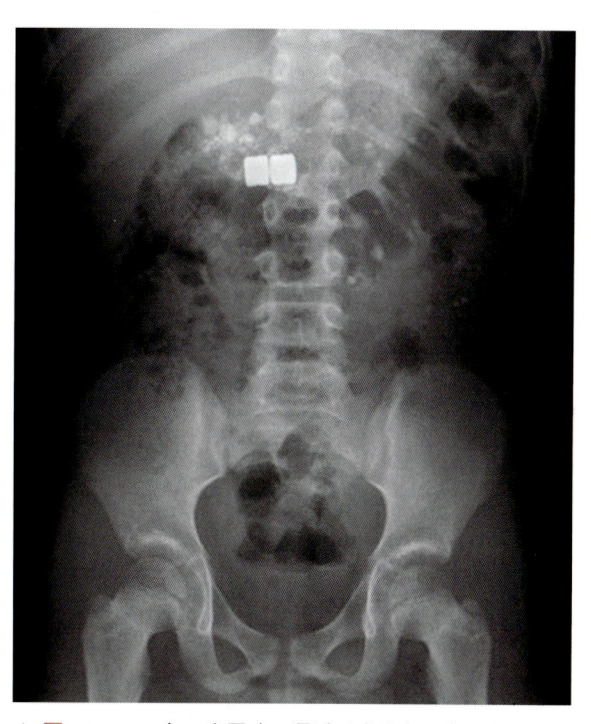

▲ 图64-1 一名7岁男孩，通过手术从小肠中取出两块磁铁。X线显示，两块磁铁之间有空隙，表明肠壁被夹住
经许可转载，引自 Guelfguat M, Kaplinskiy V, Reddy SH, DiPoce J. Clinical guidelines for imaging and reporting ingested foreign bodies. *AJR Am J Roentgenol*. 2014; 203: 37.

者吞食电池后能够自行排出体外而不会引起问题[8]。但较大的纽扣电池可能会滞留在食管中。尺寸大小和是否为锂电池似乎很重要，因为吞食＜20mm的锂电池的结果与其他电池类型相当[9]。吞食此类电池会导致穿孔、气管食管瘘、纵隔炎、颈动脉糜烂，甚至死亡[10]。通常借助X线片便能确定电池位置。对于滞留在食管中的电池，必须立即借助内镜取出。食管远端的电池通常能够自行排出体外。

（六）青少年

在青少年中，食管食物嵌塞最常见[11]。这种情况可能是由突然事件（如机动车事故）引起的。故意吞食异物可能继发于精神疾病，也可能是为了其他目的。前者有一种广为人知的案例，医学上称为食毛症，即长期吞食自己的毛发，好发于十几岁的女孩。这可能会导致毛粪石症，相关内容将在本章后文详细介绍。

（七）成年人

1. 故意吞食 故意吞食异物以此获得其他目的的例子包括囚犯拆除马桶并吞食马桶部件，目的是被转移到医疗机构。作者曾多次治疗过此类患者，采用灵活的内镜便可取出卡在胃里的马桶部件。囚犯或 Munchausen 综合征患者还可能吞食用厚纸包裹的刀片。通过 X 线片看不到包裹物，因此需要对患者进行手术。

2. 毒品：体内携毒者 体内藏毒是将毒品藏于体内进行运输。自九一一事件以来，边境安检不断加强，此类藏毒案例不断增加[12]。最常见的毒品包括海洛因、可卡因和苯丙胺类毒品。携毒者在运输过程中可能会使用抗蠕动药物（洛哌丁胺），而到达目的地后又可能使用促胃肠动力药（甲氧氯普胺）。许多体内携毒者是无症状的，但有些携毒者会出现恶心、呕吐、腹痛和梗阻的症状。采用计算机断层扫描可以准确定位藏毒位置，但大多数情况下，会采用 X 线片来进行诊断（图 64-2）。

在大多数情况下，可以给予患者灌肠治疗，并观察直至所有毒包排出[13]。如今毒品包装更为精细，降低了破裂风险。一旦毒包在体内破裂，可能会致命，因此不建议采用内镜取物。如果毒包破裂，引起小肠阻塞，或未能通过胃肠道排出，则需要进行手术干预。最后采用台式 X 线设备确认所有毒包均已成功排出体外。

3. 误食

(1) 牙签：成年人常见的误食异物是牙签[14,15]，经常咀嚼牙签的人常会出现此情况，患者可能会意识到这种误食。第二种情况是用餐者在饮酒的情况下，用牙签扎取小点心或三明治时误食牙签，他们通常未意识到自己吞食异物。牙签和动物骨骼之类长而尖锐的异物容易引起胃肠道穿孔。最常见的穿孔部位是回肠末端和直肠乙状结肠。此类患者会出现腹痛并可能导致败血症。X 线片可显示患者的膈下或异物导致损伤的邻近部位可能存在游离空气。CT 扫描显

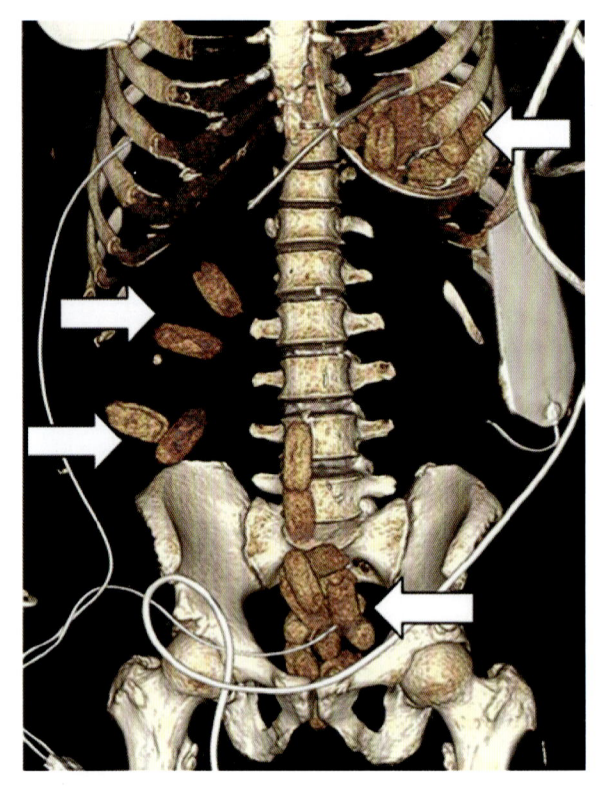

▲ 图 64-2　三维容积重建 CT 影像显示了胃、升结肠和直肠乙状结肠（箭）中存在的异物，其中大部分异物在 X 线片上无法显示

引自 Esterson YB, Vihas P, Nicastro J, Friedman B. Plain radiography may underestimate the burden of body packer ingestion : a case report. *Clin Imaging*. 2017; 44: 57-60.

示，回肠末端的穿孔经常有脂肪堆积，肠壁和肠系膜增厚。借助 CT 可对阑尾炎、克罗恩病或淋巴瘤穿孔进行鉴别诊断。通常只有在手术时才能作出精确诊断。如果 X 线片显示直肠或回肠末端（极少数情况下）异物穿孔，则可以借助内镜取出异物，并进行抗生素治疗。

(2) 义齿：老年人最常吞食的异物是义齿[16]。大多数局部义齿修复基托采用聚甲基丙烯酸甲酯（PMMA）制成，其射线可透性给诊断增加了难度。义齿的金属基托可从影像中识别。患者可能表现出非特异性症状或无法提供准确病史。义齿最常见的嵌塞部位是食管，首选治疗方案是借助内镜取出[17]。食管穿孔、梗阻或无法通过内镜取出的情况下，需要采取手术干预。

(3) 非食入性异物：现代医学所用的胆胰支架是由医生有目的性置入的异物。在过去几十

年中，支架在梗阻性胆道和胰腺疾病中的使用量显著增加。支架材质可以是金属或者塑料。在预期寿命较短的患者中，支架可能会一直存在于体内，但对于痊愈的患者，大多数情况下可能需要移除支架。5%～10%的患者出现了支架向远端迁移[18]。由于支架会通过胃肠道，因此大多数此类情况可以得到预期控制。若支架导致小肠梗阻或穿孔，则需要采取手术干预。借助内镜移除向近端迁移的胆道支架，成功率在80%以上[19]。支架在向胆道远端迁移的过程中，通常能自行通过胃肠道，但有时也会卡在胃肠道中，从而可能导致肠梗阻或穿孔[20]。

二、胃石

胃石是胃肠道中不可消化物质的聚集体。胃石（bezoar）一词来源于阿拉伯语的 bazahr 或 badzehr，意为"解毒剂"或"抗毒剂"。几个世纪以来，人们一直相信动物的胃石——牛黄石具有解毒功效。但在19世纪，其药用价值被否定。

胃石很少见，发病率约为0.5%[21]。结石可见于胃肠道的任何位置，但最常见的是胃部。胃的弯曲形状和狭窄的幽门促使胃石的形成。

使患者易形成胃石的多种危险因素包括胃轻瘫、精神疾病（如异食癖）、戴义齿及使用抗胆碱药物和阿片类药物。胃部手术也可能会促使结石形成，最常见的是胃切除术、迷走神经切断术和限制性减肥手术（包括Roux-en-Y胃旁路手术和袖状胃切除术）。

根据成分，胃石可分为植物性胃石、药物性胃石、毛发性胃石或胃乳石（表64-1）。植物性胃石最常见，由未消化的纤维类蔬菜或水果积累而成（图64-3）。吞食柿果会在体内形成一种坚硬且不易消化的植物性胃石，称为柿石[21]。

药物性胃石是由药物积聚而成，特别是那些具有抗消化性能的缓释肠溶衣。毛发性胃石通常是由人类毛发构成，由于头发具有耐酶角质层，因此难以消化。此类胃石好发于患有精神疾病的年轻女性患者。

表64-1 各种胃石列表

植物性胃石	毛发性胃石	药物性胃石
芹菜	头发	硝苯地平
南瓜	地毯纤维	普鲁卡因胺
葡萄皮	毛线	维拉帕米
西梅	衣物	茶碱
葡萄干		考来烯胺
韭菜		甲丙氨酯
甜菜		硫糖铝
柿子		聚磺苯乙烯
		瓜尔胶
		肠饲配方
		维生素C
		维生素B_{12}
		卵磷脂
		硫酸亚铁

引自Pfau PR，Ginsberg GG. Foreign bodies and bezoars. In: Feldman M, Friedman LS, Sleisenger MH, et al, eds. *Gastrointestinal and Liver Disease*. Philadelphia：Saunders；2002：386.

（一）诊断

大多数胃石不会引起完全梗阻，因此患者没有症状。出现症状的病例往往是非特异性的，并且症状较为隐蔽。相关症状包括腹痛、恶心、呕吐、早饱、体重减轻和厌食症。晚期症状可能包括由于胃溃疡引起的胃肠道出血[22]。

胃石很少会导致幽门梗阻。但如果胃石进入小肠，可能会引起小肠梗阻。尽管偶尔会触及明显肿块，但体检往往显示正常。可采用X线片或上消化道造影对严重的阻塞性病变进行诊断。

CT扫描的诊断结果更精确，可以通过图像中的与气泡影类似的影像学表现和周围的阴影来确定胃石位置[23]。内镜检查仍然是诊断和治疗胃石的黄金标准，还可用于排除恶性肿瘤。

（二）治疗

胃石经确诊后，可采用药物治疗、内镜下移除或手术等治疗方案。症状较轻时可以先对

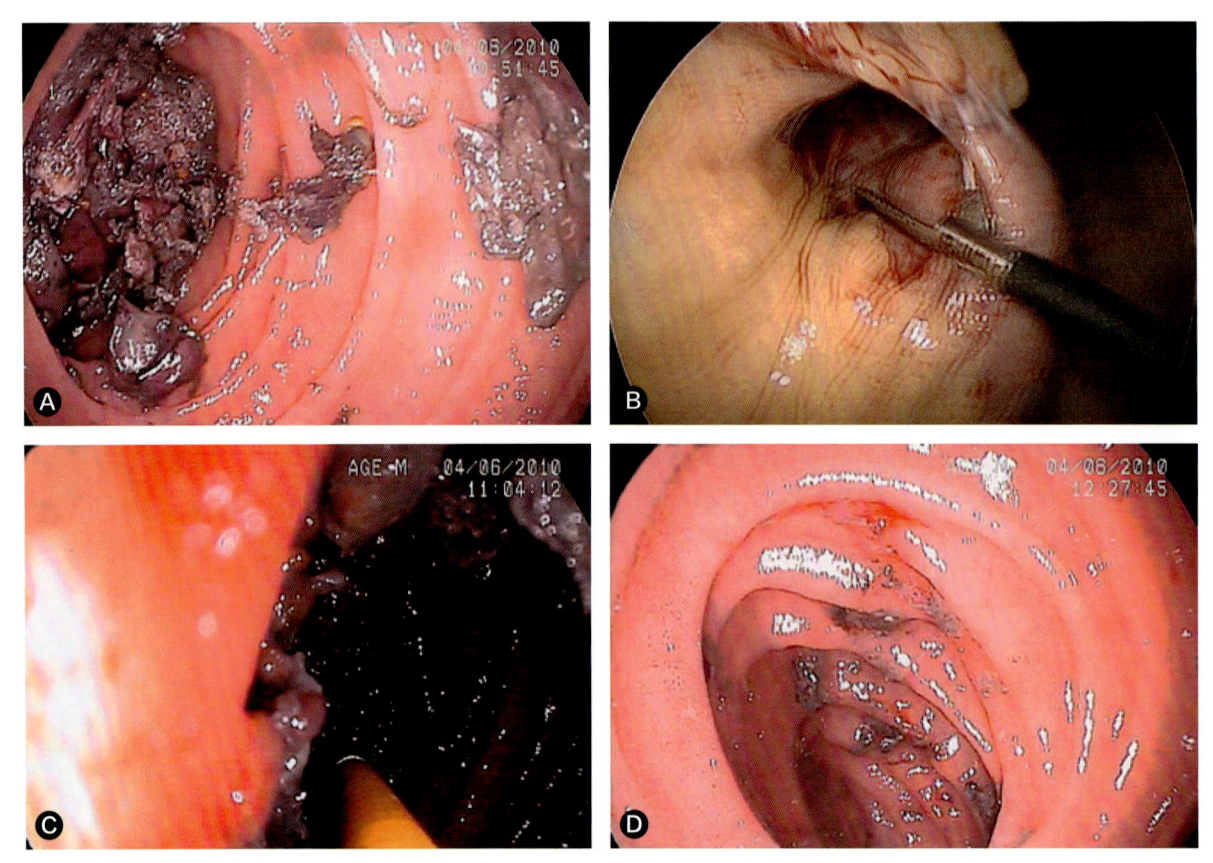

▲ 图 64-3 A. 胃空肠吻合口远端的植物性胃石；B. 结肠系膜窗口通畅；C. 内镜下用活检钳将胃石切开；D. 内镜下碎石后 Roux 肠襻通畅

引自 Powers WF, Miles DR : Phytobezoar causing small bowel obstruction seven years after laparoscopic Roux-en-Y bypass. *Surg Obes Related Dis*. 2011；7：e3-e5.

胃石进行化学溶解。据报道，采用可乐、纤维素酶、木瓜蛋白酶和 N- 乙酰半胱氨酸治疗胃石的结果各有不同，成功率达 40%～70%，且患者对大多数治疗的耐受性良好[24]。

使用甲氧氯普胺（Reglan®）等促胃肠动力药可缩短胃石溶解时间[25]。未完全消化的胃石可能会进入小肠并引起肠梗阻，通常需要手术治疗。

大多数胃石需要在内镜下进行机械碎石处理。通常采用水射流，然后使用抽吸器、圈套器或镊子将碎石取出。单独进行内镜下治疗的成功率接近 80%～90%[23]。当化学溶解和内镜治疗失败时，需要进行手术治疗。相关并发症可能包括难治性出血、梗阻或穿孔。通常最先尝试使用腹腔镜，并在术中通过内镜进行定位。胃石清除后，应采取措施预防复发，并酌情考虑进行精神病学评估。

第65章
胃肠动力障碍
Motility Disorders of the Stomach and Small Intestine

Justin Barr　Rebekah R. White　著
陈应泰　赵璐璐　牛鹏辉　译

摘要

胃肠动力障碍是由胃、小肠或大肠功能失调引起的一系列严重症状。除器质性病变引发的梗阻外，胃肠梗阻的病因包括糖尿病、帕金森症及其他特殊肌肉病变，但最常见的还是特发病。患者通常表现为上腹痛、恶心、呕吐、早饱和经口摄食不足；便秘是胃肠道动力障碍的标志之一。症状从轻微至需要行空肠造口营养摄入，甚至行全肠外营养支持以维持生命。CT扫描、EGD和钡餐检查有助于排除器质性病因，但需要经核医学胃排空研究才能作出诊断。目前可以选择的治疗方案有限。轻症患者可以通过各种抗恶心药物缓解症状。甲氧氯普胺仍然是唯一一种经FDA批准的治疗胃轻瘫的药物，但其不良反应较大。其他干预措施，如注射肉毒杆菌和植入胃起搏器，均缺乏确凿的疗效证据。对于极其严重的病例，建议采取如幽门成形术、空肠造口管饲、小肠移植等手术疗法。

关键词： 胃动力；肠动力；胃轻瘫；甲氧氯普胺；胃电刺激；动力障碍；肠梗阻；慢性假性肠梗阻

一、胃动力

（一）解剖生理学

胃底、胃体、胃窦和幽门必须张弛有度，才能实现良好的胃功能和胃排空（图65-1和图65-2）。较薄的胃底通过松弛来容纳食物和液体，然后收缩排空液体。胃起搏器可置于胃体大弯侧，刺激食物进入胃体并在胃窦混合。幽门闭合时，胃窦通过强劲地周期性收缩将固体食物研磨成颗粒状。胃窦的蠕动频率大约为每分钟3次，并在幽门打开时将颗粒状食物与液体推入十二指肠。胃有三个生理运动区域，可以协调进行胃排空。胃底进行规律的松弛和收缩，刺激食物进入并混合。胃幽门十二指肠复合体会将食物研磨成颗粒状，并在幽门括约肌打开时，将颗粒状食物推入十二指肠。

胃起搏点每分钟发出3次非收缩性胃慢波，沿周向及纵向传播[1]。肠肌丛Cajal间质细胞网络（ICC）发出胃慢波，然后通过诱导去极化将其传导至胃平滑肌层。肌内ICC的较深区域位于固有肌层。通过激活钙通道（导致肌肉收缩），ICC可增强胃慢波信号以达到动作电位水平。因此，肠肌丛ICC向平滑肌发出慢波，肌内ICC传导慢波，并促使胃肠蠕动[2]。

胃排空受神经和激素控制。肠神经系统（也称为"第二脑"）沿胃肠走行运动，含有超过1亿个神经元，并能独立于中枢神经系统发挥作用。ENS由两个神经丛组成，即黏膜下神经丛（迈斯纳神经丛）和肠肌间神经丛（奥尔巴赫神经丛），有助于对平滑肌进行调控。迷走神经连接ENS和CNS。其他激素，如胃泌素、胆囊收缩素、GLP-1和GLP-2、肽YY等，也会影响胃动力；对这些激素的详细说明，将在其他章节另行介绍[3]。

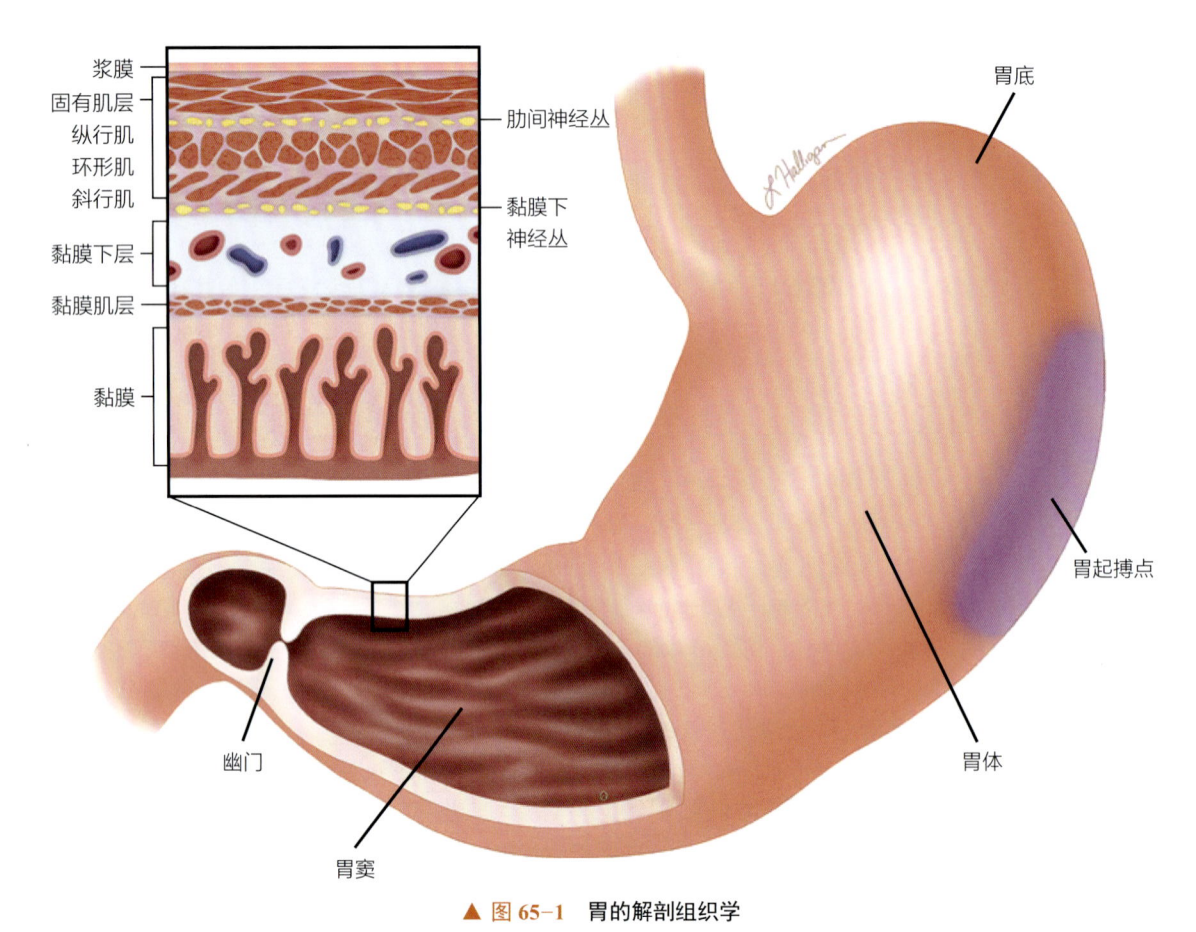

▲ 图 65-1　胃的解剖组织学

引自 *Lauren Halligan, MSMI; copyright Duke University 2016*

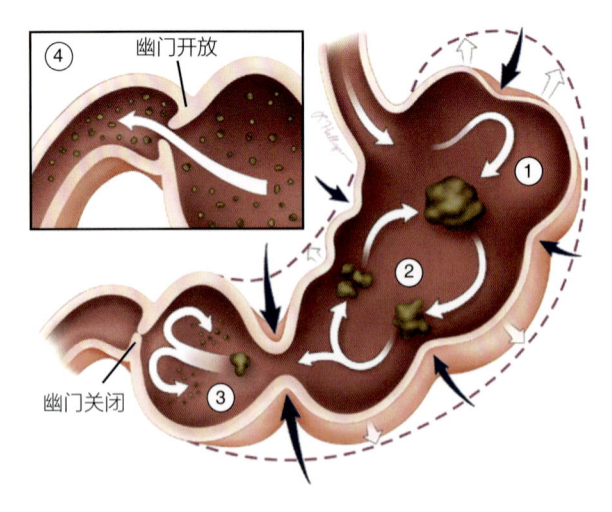

▲ 图 65-2　胃蠕动

①胃底松弛以容纳食物；②食物进入胃体并混合；③幽门闭合，胃窦收缩，促进消化；④幽门有节律地周期性打开，胃窦收缩，将食物推入十二指肠（引自 *Lauren Halligan, MSMI; copyright Duke University 2016.*)

（二）胃轻瘫

从客观上来讲，在未发现器质性病变（如狭窄、溃疡、肿瘤或机械性梗阻）且没有其他原因（如功能性消化不良、反刍综合征、周期性呕吐综合征或贪食症/神经性厌食症）的情况下，胃轻瘫是一种胃排空延迟。但需要在客观确认胃排空延迟及相关的恶心、呕吐、腹胀和疼痛症状之后才能确诊。

1. 机制　最新研究表明，多种机制可以协同导致胃轻瘫。胃轻瘫患者通常会出现异常的蠕动收缩和异常电慢波。糖尿病患者通常表现为胃窦动力减弱，这可能是反映 ICC 缺失的神经病变过程，且有证据表明，与帕金森症相关[4]。胃底的收缩幅度很小，其紧致性可促进食物向胃体移动；迷走神经切断术和糖尿病会导致胃底松弛，延缓了食糜向胃体移动。而好发于1型糖尿病患者的幽门松弛会导致胃中内容物滞留。胃和十二指肠必须共同作用，胃窦收缩时，幽门和十二指肠会放松。协同作用中断及协调该过程的各种神经激素因素都有可能导致胃动力障碍。

2. **流行病学和发病原因** 每10万美国人中，有24人患有胃轻瘫。女性患者多于男性（4∶1），平均发病年龄为34岁。2009年，有16 736例患者因胃轻瘫住院治疗（比1994年增长了18倍），平均治疗费用为25 000美元[5]。

然而，半数胃轻瘫患者的发病原因具有特发性。糖尿病导致的胃轻瘫约占25%。患糖尿病达10年或更久的患者通常会出现胃轻瘫；患者通常会出现各种自主神经功能障碍，且微血管疾病的发病率增加[6, 7]。在社区中，约5%的1型糖尿病患者和1%的2型糖尿病患者会出现胃轻瘫（在三级中心接受护理的疾病晚期患者人数较多，分别为40%和15%）[7]。通过治疗，虽然血糖得到控制，但似乎不能缓解胃轻瘫症状，且胃排空时间并未改善[8]。胃轻瘫虽然不会导致糖尿病患者的死亡率上升，但确实是发病率和死亡率增加的标志，这可能是由于微血管疾病的共同影响所致。

术后（尤其是预期或非预期迷走神经切断术）并发症导致的胃轻瘫大约占13%。其余患者的发病原因则不太常见，包括辐射、病毒性疾病（如诺瓦克病毒）、结缔组织疾病（如硬皮病）、副肿瘤综合征、浸润性疾病（如淀粉样变性），以及神经系统障碍（如帕金森症，约占7.5%）[9]。本章未对上述不常见病因的特异性疗法做详细介绍。

3. **临床表现** 无论病因如何，主要症状都是相似的：恶心（80%~92%）和呕吐（66%~85%）、腹胀（55%~75%）和早饱（54%~60%）[10]。近90%的患者存在上腹痛，进食后加重（72%），发生在夜间（74%），导致睡眠紊乱（66%），这些早期症状通常被忽略。胃电刺激或促胃动力药物通常不能有效缓解腹痛[11]。有研究表明，糖尿病患者多出现呕吐，而特发性患者则出现饱腹症状较多，但差异不显著，不足以影响诊断或治疗。胃轻瘫的症状经常与功能性消化不良的症状重叠，因为两者具有相似的病理生理学和症状表现，即使进行检查也可能难以区分[12]。胃轻瘫主要症状指数（GCSI）是一种经验性的用来评估患者症状严重程度的方法[13]。这些症状的鉴别诊断包括胃轻瘫、倾倒综合征、功能性消化不良、胃溃疡、恶性肿瘤、胃食管反流病、反胃综合征、周期性呕吐综合征、贪食症和机械性胃出口梗阻。

4. **诊断** 胃轻瘫的诊断通常需要先排除其他器质性病变。上消化道内镜活检和上消化道造影检查实施，以排除器质性原因。如果还无法确诊，则可通过胃排空扫描的方法。在不伴有胃出口梗阻的情况下，核医学固体食物胃排空试验是目前诊断胃轻瘫的金标准。如果进食2h后，胃内固体食物剩余50%以上，或在进食4h后，固体食物剩余10%以上，则可能被诊断为胃轻瘫。液体排空在诊断胃轻瘫时的准确性较差，因为即使固体排空出现异常，液体也可能正常排空。最新研究表明，尽管临床意义尚不清楚，但相对于固体食物而言，延迟排空液体可以提高检测灵敏度，尤其是在非糖尿病患者中[14]。应用放射性核素标记的纯固体试餐（250kcal和低脂）行胃排空扫描显像[15]。患者应在测试前48h避免使用诸如促胃肠动力药、抗胆碱能药物和阿片类药物。糖尿病患者应控制血糖，血糖高于275mg/dl时（1mg/dl=18mmol/L）严禁进行此项检查[16]。

呼气测试在临床中不常使用，但可以在固体食物中添加^{13}C标记的辛酸酯或蓝绿藻（螺旋藻）进行胃轻瘫的呼气测试，这些物质会在胃排空后被小肠吸收。其代谢成为$^{13}CO_2$，然后呼出，进行呼气测试[6,11]。

胃窦、幽门和十二指肠动力也可通过胃

十二指肠测压法进行评估。该操作可在三级医疗中心进行，并且需要进行 X 线片检查、插管，一些患者会出现不适。另外还可采用无线动力胶囊技术来表征胃窦和十二指肠的收缩次数和动力指数[6]。患有胃轻瘫的糖尿病患者胃肠收缩次数明显低于正常患者，而特发性胃轻瘫患者与正常患者相比则无显著差异[17]。

5. 药物治疗 应首先通过纠正体液和电解质异常、营养缺乏、识别和治疗基础疾病及抑制恶心和呕吐症状来治疗胃轻瘫。需要改变饮食、摄取较软的固体食物、补充更多的液体，以及少食多餐。多摄取低脂和低纤维饮食，忌碳酸饮料、酒精和吸烟对胃轻瘫均有帮助[18, 19]。在糖尿病患者中，尽管长期获益存在争议，且某些降糖药（如 GLP 类似物和胰淀素类似物）可以延长胃转运时间，但由于高血糖已被证明会加重胃轻瘫症状，因此必须严格控制血糖。药物治疗胃轻瘫的主要方法是同时使用止吐药和促胃肠动力药物[11]。但目前许多用药建议都是根据几十年前进行的研究提出的。

针对症状的治疗包括缓解恶心、呕吐和疼痛。常用止吐药包括多巴胺受体拮抗药的丙氯拉嗪（康帕嗪®）和三甲氧苯酰胺（Tigan®）。具有组胺（H_1）-受体拮抗药特性的抗组胺药包括苯海拉明（苯那君®）、异丙嗪、昂丹司琼（枢复宁®）、格雷司琼（凯特瑞®）和多拉司琼（Anzemet®）。其他药物包括抗胆碱能药物东莨菪碱，以及 P 物质 / 神经激肽 1 受体拮抗药阿瑞匹坦（Emend®）。经证明，屈大麻酚对部分患者有效[20]。原则上应避免或严禁使用阿片类药物进行镇痛，因为此类药物会降低胃肠动力。选择性 5-羟色胺再摄取抑制药（SSRI）和三环抗抑郁药（TCA）也可用于治疗胃轻瘫，TCA 可以在一定程度上缓解恶心和呕吐，阿米替林也具有显著的抗胆碱能作用，可延缓胃排空[21]。所有这些药物都是根据经验使用的，几乎没有可靠证据来支持哪种药物疗效更好。

甲氧氯普胺是 FDA 批准的唯一用于治疗胃轻瘫的药物，也是首个尝试选用的促动力药。作为多巴胺 D_2 受体拮抗药和 5-羟色胺（5-HT_4 受体激动药），甲氧氯普胺通过释放乙酰胆碱增加胃动力，并通过脑干的受体缓解恶心（关于多巴胺和 5-羟色胺的更多信息，见本章后面的内容）。该药物具有严重的不良反应，包括急性肌张力障碍（发病率为 0.2%），其中 1% 为迟发性运动障碍。不太严重的并发症包括中枢神经系统不良反应，如嗜睡、失眠和疲劳（发病率为 20%）。剂量增加、疗程延长和患者为女性，均与不良反应的风险增加有关[22-24]。

在过去几十年中，多项包括安慰剂对照的随机临床试验证明了甲氧氯普胺的有效性[25, 26]，患者胃排空时间加快，且恶心和呕吐症状改善。但由于不良反应风险较大，大多数研究在 4 周后终止，因此甲氧氯普胺的长期疗效尚需要进一步研究，目前基本上是根据经验使用[27]。近期研究表明，甲氧氯普胺经鼻给药有望缓解症状并可长期使用，且不良反应风险较低[28]。

多潘立酮是另一种 D_2 受体拮抗药，安慰剂对照和一对一临床试验表明，其作用与甲氧氯普胺类似，可缓解恶心和呕吐症状[29, 30]。起始剂量为每次 10mg，每天 3 次，随后增至每次 20mg，每天 3 次，睡前服用。由于多潘立酮无法穿过血脑屏障，因此不会对患者的 CNS 产生不良反应，而甲氧氯普胺则会对 CNS 产生影响。但多潘立酮会延长 QTc 间隔，并与心脏性猝死有关[31]。该药物未经 FDA 批准，因此不能在大多数美国药房进行销售；医生可为患者开具处方，以便患者在调制药房或国际药房中配药。

红霉素可作用于胃窦和十二指肠近端的胃动素受体。虽然研究表明该药物可在短期内改善胃动力，但并未证实长期获益。该药物的抗菌特性可能会改变肠道菌群，对胃肠动力产生不同的影响；该药物对心脏的不良反应（延长复极时间）使用药变得复杂化[32]。米坦西那是一种红霉素衍生物胃动素激动药，已在特发性和糖尿病胃轻瘫患者中对其疗效进行了测试。

虽然该药物确实能够改善胃轻瘫症状，但与安慰剂，没有统计学显著意义[33]。

胃饥饿素主要由胃底和十二指肠的神经内分泌细胞进行表达。结构上类似于胃动素，其受体类似于胃动素受体。胃饥饿素和胃动素由十二指肠和空肠近端的同一细胞产生[34]。基础科学研究表明，高剂量胃饥饿素能够刺激胃动力，增加胃张力，并加强小肠移行性复合运动[35]。胃饥饿素本身的半衰期较短，不适合临床应用，因此研究人员研发出了各种合成类似物。早期的随机双盲临床研究未能证明其疗效优于安慰剂[36]。但新制剂（RM-131）在缓解症状方面效果显著，有待进一步研究[37]。

6. 幽门内注射肉毒杆菌毒素 幽门痉挛可能是胃排空延迟的原因之一。幽门内注射肉毒杆菌毒素（作为神经抑制药）可防止肌肉收缩。尽管非随机试验报告了患者症状改善，但两项前瞻性盲法随机临床试验均表明，胃排空加速，症状却没有得到缓解[38]。因此，尚无证据证明幽门内注射肉毒杆菌毒素的疗效。开放性试验表明，安慰剂的某一种效应对功能性胃肠疾病疗效显著[39]。

7. 胃电刺激 胃电刺激试图通过诱导肌肉收缩来增强胃动力。胃电刺激的证据一直存在争议。最初采用高能低频电流来捕获并调节慢波，从而使固有胃电正常化，理想情况下，还能调节胃动力功能。随后的研究证明了该治疗方法的主观获益，但没有证据表明胃动力功能得到改善[40]。最新技术采用低能高频胃电刺激，这种刺激不仅不影响慢波，还可以调节胃神经活动。2000 年，FDA 批准了美敦力公司（Minneapolis，Minnesota）生产的一款治疗胃轻瘫的医疗器械。

该装置由一个美敦力 Enterra 胃肠电刺激器（大小类似于心脏起搏器）和两个绝缘导线电极组成，导线电极带有未绝缘的金属尖端电极，电极与直针上的单丝缝合线相连（图 65-3）。沿胃大弯前部将两个电极的尖端部分插入肌层[41]。

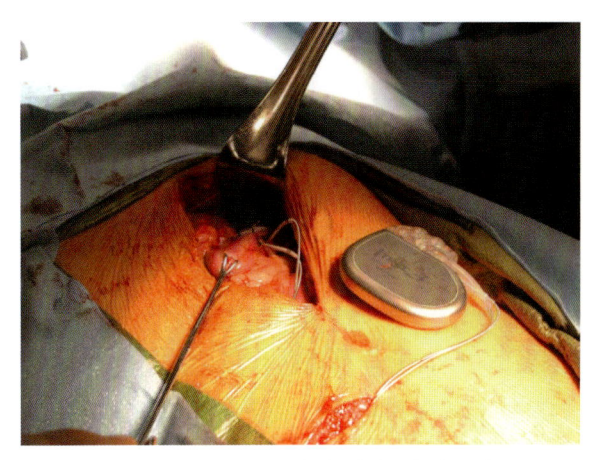

▲ 图 65-3 Enterra 胃肠电刺激系统，带有两条 Enterra 引线、一个引导杆、塑料盘和 Enterra 刺激器

可以通过腹腔镜或较小的上中线切口放置电极[42]。在放置电极时进行上消化道内镜检查，避免电极穿透整个胃壁。将刺激器放置在腹壁的皮下胃囊中，位置选择要符合患者意愿、考虑以前做过手术及将来需要饲管的潜在需要。然后将两个电极穿过腹壁并连接到刺激器。测量通过胃壁的电路电阻。典型阻抗值最好小于 800Ω。如果阻抗较大，则可能需要重新放置电极。

与胃电刺激器相关的风险包括放置时电极穿透整个胃壁或随后侵蚀有感染或脓肿的胃腔，在此类情况下应移除电极[43]。腹中存在两个环形电极可能导致肠梗阻，尤其是在既往有腹部手术史的患者中。皮肤刺激器放置部位若出现感染或脓肿，必须移除该刺激器。即使没有蜂窝织炎，刺激器也会穿透皮肤侵蚀，此时也需要移除刺激器。放置刺激器后无法进行磁共振成像。在医院中，放置刺激器后的死亡率为 0.8%～2.4%。根据 10 年的随访情况，在植入刺激器后由于设备问题需要再次进行手术的占比为 11.1%，刺激器移除率为 8.4%[44]。

疗效相关证据各不相同。FDA 批准的初步试验包括一项报道较广泛症状改善的开放性研究；一项样本量不足的双盲随机交叉试验（仅纳入了一半预期参与者），该研究表明，患者每周的呕吐频率有所改善，但不适用于特发性疾病患者[41]。随后的大多数试验都是开放标签和

（或）未设置对照。但这些试验足以证明，患者（特别是患有糖尿病的胃轻瘫患者）症状得到持续改善，且呕吐的次数在持续减少。

然而，针对评估胃电刺激的临床试验所进行的 Meta 分析表明，并未发现任何持续的症状缓解[44]。在 185 例患者中进行的五项随机临床试验证明了该分析结果，作者认为与开放性试验得出的结论差异显著。作者将这些差异归因于安慰剂效应和均值回归计算，并指出症状最严重的患者报告的主观获益最大。其他研究表明，外科手术比药物具有更强大的安慰剂效应，这也许可以部分解释所报道的胃电刺激的治疗效果优于药物治疗[45]。鉴于再次手术的风险为 11%，反射性植入术暂停，还需要进一步研究。

8. 其他手术干预 当促动力药和止吐药治疗不足以维持体重时，可使用通气管和肠胃管。单独使用经皮胃造口管，可以通过间歇性排气或将胃造口管置于连续的外部引流处来降低呕吐发生率。经胃的胃空肠组合管可以排空胃，也可用于近端空肠管饲。空肠造口管插管可以为患者提供足够的营养和液体，并且降低住院进行静脉输液的概率，但症状得不到改善。放置用于排气的胃造口管和用于输液和营养的空肠造口管可以改善部分胃轻瘫患者的症状并提高生活质量。肠内营养优于肠外营养，总体成本较低，避免了中心静脉通路带来的并发症。通过空肠造口管进行肠饲可维持数月或数年。空肠造口肠饲的潜在并发症包括管移位伴造口闭合、感染和蜂窝织炎，以及随着肠道扩大而出现泄漏，因此需要一个更粗的饲管。若出现小肠动力障碍伴胃轻瘫，则可能由于恶心、疼痛或腹胀而需要限制管饲速率。如果随后出现持续的体重减轻，则可能需要通过经皮留置中心静脉导管或隧道式中心静脉导管进行全胃肠外营养支持。

此外，临床还研究了更多积极的手术干预措施，包括胃空肠造口术、幽门切除术及全胃或胃大部切除术。引流手术包括幽门成形术或幽门肌切开术，针对 28 例患者的前瞻性收集数据进行的回顾性调查结果显示，术后 3 个月时患者的恶心、腹胀和疼痛症状均显著改善。胃通过时间从平均 320min 缩短至 112min。糖尿病患者的改善程度低于其他患者群体[46]。由于采用了微创技术，住院时间更短，最大限度地降低了发病率，该方法值得更深入的研究。对于术后胃轻瘫，最常采用全胃或胃大部切除术。对于近全胃切除术，可通过垂直吻合线构造一个小的近端胃囊，类似于胃旁路手术。应进行短 Roux 肠襻胃空肠吻合术和喂养空肠造口术[47]。

二、肠动力

在禁食状态下，肠动力由 MMC 控制，MMC 表现为三个阶段。第一阶段是静止期，占整个周期时长的 20%～30%。第二阶段占总周期时长的 40%～60%，会出现间歇性和不规则性收缩。在第三阶段，剧烈的节律性收缩会在 5～10min 从肠的近端发展至远端。在消化期间，大约每 90 分钟完成一次 MMC。然而，这种空腹肠道运动模式在饭后改变为餐后模式，具有不规则幅度的间歇性相动性收缩，类似于 MMC 的第二阶段收缩[48]。当一部分环状肌由于兴奋性运动神经元而收缩，而同时抑制性神经元使收缩段的小肠末段松弛时，就会发生蠕动[49]。

众所周知，ICC 是胃肠动力的重要调节因子，似乎起着胃肠道起搏细胞的作用，并起到神经调节作用。ICC 靠近平滑肌细胞和 ENS 元素。慢波由奥尔巴赫神经丛（肠肌神经丛）发出，这是 ICC 网络的固有特性，会产生横向和纵向肠收缩[49]。在许多胃肠道疾病（如慢性假性肠道梗阻）中，ICC 异常的发生频率越来越高，表现为 ICC 减少或 ICC 网络异常[50,51]。涉及小肠的外科手术会破坏肠肌和深层肌丛的 ICC 网络，从而导致慢波损失和相对性收缩。然而，这种肠动力缺失在手术后 24h 内可得到部分恢复[52]。

由于肠动力受平滑肌、肠神经、外源性神

经和体液因素之间的相互作用控制，因此这些区域的任何异常都可能导致肠动力功能障碍。小肠动力功能障碍症状包括腹胀、胃胀气、疼痛、恶心和呕吐。引起小肠动力功能障碍的原发性疾病包括以平滑肌变性为特征的家族遗传性内脏肌病和以肠道神经变性为特征的家族性内脏神经病变。小肠动力功能障碍的次要发病原因包括肌病性病变过程（硬皮病、肌营养不良、淀粉样变性病）、神经系统疾病（帕金森症、神经纤维瘤病、Chagas 病）、内分泌紊乱（糖尿病、甲亢、甲状腺功能减退、甲状旁腺功能减退）、乳糜泻和药物治疗（抗帕金森药物、吩噻嗪、TCA、麻醉药）[53]。

平滑肌疾病（如硬皮病）通常会影响胃肠道，大约 40% 的此类患者会出现小肠动力功能障碍。近端受累导致小肠出现巨十二指肠症或宽口憩室，从而导致胃肠传输延迟、细菌过度生长和吸收不良。奥曲肽可用于治疗食物滞留和细菌过度生长。肌营养不良会影响整个肠道的动力；虽然钡剂检查可能不会显示异常，但小肠测压可能显示出肌源性改变。淀粉样变性可同时引起平滑肌和自主神经的浸润，并影响整个胃肠道的动力[53]。神经系统疾病最常见于帕金森症，ENS 变性和抗帕金森药物会抑制肠道动力。神经纤维瘤可能由于胃肠道肿瘤形成的机械梗阻而导致动力障碍，但也与 ENS 的神经元发育不良有关。Chagas 病（克氏锥虫感染）会导致神经元损伤，并表现为巨十二指肠症、巨空肠症或假性梗阻[53]。先天性巨结肠病或其相关疾病、神经节减少症和肠道神经元发育不良可能导致小肠动力障碍[54]。

内分泌紊乱也可能引起肠动力障碍。甲状腺功能减退会导致胃肠传输延迟、便秘和假性梗阻，可以通过甲状腺激素替代治疗来逆转。甲状旁腺功能减退可能会引起小肠动力障碍和假性梗阻，随着钙的补充症状会得到改善。糖尿病合并自主神经病变的小肠并发症包括胃肠传输延迟伴细菌过度生长和腹泻。腹腔灌肠会产生腹痛、扩张和吸收不良，并导致胃肠传输延迟、细菌过度生长和假性梗阻[55]。无麸质饮食可改善绒毛损伤和小肠动力障碍[53]。

通过刺激肠道感觉神经上独有的 5-羟色胺（5-HT）受体，可以增强胃肠动力。在肠内的机械和化学刺激下，肠黏膜嗜铬细胞会释放 5-HT。5-HT 激活肌间神经丛神经突触上的 $5-HT_4$ 受体，导致运动反应，加速蠕动和肠通过[52]。替加色罗是选择性 $5-HT_4$ 部分激动药，可显著加速小肠通过和胃排空[56]。

（一）肠动力障碍的诊断

在病史、体检和常规放射学检查表明可能存在肠动力障碍后，应进行上消化道检查，记录小肠通过时间。检查结果可以证明是否有阻塞病变的可能性，如肿瘤、狭窄、憩室或粘连；在没有病变的情况下可能会识别出一般的小肠动力障碍。然后，可以通过小肠闪烁扫描术来评估小肠通过情况，并在摄入放射性标记餐后最多 6h 内进行影像学检查。闪烁扫描对动力障碍的诊断具有高达 75% 的特异性，但不能区分肌源性和神经源性原因。

如果发现小肠通过异常，可进行小肠测压。在消化间期，监测 MMC，确定完成一次 MMC 所需时间（第三阶段事件间隔时间）、每个阶段的持续时间（包括第三阶段的振幅和传输速度）、第三阶段的收缩率。动力障碍表现为相性活动的异常爆发、低振幅收缩、协调活动不良或第三阶段活动缺失、不完整或逆行。进食后，预期典型的餐后活动会发生变化，随着肠道内容物的混合和向远侧推进，出现不同振幅的不规则相性收缩。餐后约 4h 后，肠道又变回消化间期运动模式。虽然短期（2h）测压研究可以在患者处于进食或餐后状态下诊断出异常，但更长时间的测压研究更有助于消化间期的研究。这一观念已应用于门诊研究系统，以提高诊断准确性。测压也有助于区分动力障碍的肌源性病因和神经性病因。

（二）术后肠梗阻

肠动力障碍最常见的病因之一是术后肠梗阻，定义为腹部或盆腔手术后肠动力不足。术后生理性胃肠道功能障碍与病理性肠梗阻之间的模糊区分使术后肠梗阻的概念定义变得复杂，并对该病的临床和流行病学调查造成影响。确切的病理生理学也尚不清楚，研究人员认为炎症介质、神经递质的中断及如麻醉和阿片类药物的医源性因素可协同抑制肠蠕动[57]。肠道手术的增加和血液或粪便溢出引起的肠道刺激增加了该疾病的发病率和严重程度[58]，但手术切口长度的影响不大[59]。小肠在术后12~24h恢复最快，胃在术后24~48h恢复最快，而大肠在术后3~5天恢复最快。

尽管在理论上存在困惑，但大多数外科医生都能很容易地判断患者的病情。术后肠梗阻表现为肠功能缺乏，并且在没有任何机械性梗阻的情况下对经口摄入不耐受。临床表现包括无症状的动力障碍、抽筋、恶心和呕吐等。患者通常有腹胀症状；早期研究认为肠鸣音是肠梗阻的一种特殊迹象，但最新研究并未证实肠鸣音与病情或其最终缓解存在相关性[60]。尚无客观指标可以明确诊断术后肠梗阻。X线片显示的肠襻扩张属于非特异性结果。对比计算机断层扫描有助于区分机械梗阻和普通肠梗阻[61]。

术后肠梗阻的治疗方案选择仍然有限，在过去100年中基本没有创新。20世纪早期的治疗方法涉及肠造口术，死亡率高达40%左右。在20世纪30年代，Owen Wangensteen主张使用鼻胃管对胃肠道进行减压，加速愈合，此后，这种治疗方法开始流行并成为常规疗法[62]。后来的前瞻性研究表明，术中插管在预防肠梗阻方面无效，但对有症状的患者而言，这是一种常见的术后干预措施。每种已知的促胃肠动力药物都经过了药物治疗试验，但没有一种药物能更快地恢复肠道功能。Cochrane综述研究发现，咀嚼口香糖可以减少腹胀气，并使术后首次排便的时间缩短了约12h，将住院时间缩短了将近1天，经研究，对结直肠病患者的疗效更为显著[63]。术后肠梗阻会对患者术后进食的时间产生复杂影响。在20世纪的大部分时间里，大多数临床医生要求患者肠功能恢复，即排气或排便后再进食[64]。最新的前瞻性随机临床试验表明，术后早些进食不仅安全，还能加速肠功能恢复，同时降低吻合口瘘风险，至少在直肠外科手术中是如此[65]。通过加速康复外科途径，术后提早进食已成为结直肠病患者的护理标准，并迅速应用于其他患者群体。

（三）药物治疗

肠动力障碍的药物治疗在很大程度上与胃动力障碍的治疗相似。加入低剂量红霉素（一种胃动素激动药）可刺激胃排空和肠道收缩。替加色罗是一种5-HT$_4$部分激动药，可加速小肠通过时间、胃排空和结肠胃肠通过[53, 56]。一些药物可针对性治疗小肠疾病。例如，已证明奥曲肽可有效治疗硬皮病引起的动力障碍[67]。阿维莫潘（Entereg®）是一种创新药，通过阻断胃肠道的中阿片μ受体来预防阿片类药物诱导的肠梗阻；其被全身吸收的程度有限，且无法跨越血脑屏障，使麻醉药能够持续发挥作用。患者必须在手术前服下药物才有效。多项随机临床试验证明，阿维莫潘可加速肠功能恢复[68, 69]。最近的一项大规模研究证实了该药物在结直肠病例中的临床疗效，显示术后住院时间缩短了1天，并且住院费用减少了约600美元[70]。甲基纳曲酮（Relistor®）通过阻断外周μ受体发挥作用，FDA批准用于治疗接受姑息治疗的患者中阿片类药物导致的便秘服用泻药无效[71]。使用阿维莫潘治疗阿片类药物引起的终末期便秘或甲基纳曲酮治疗术后急性肠梗阻似乎获益不大，同时有可能造成重大损害[72]。

（四）手术治疗

用于治疗非机械性小肠动力障碍的手术选

择有限。相反，机械性小肠动力障碍则很容易选择手术干预方案。因此，应该对机械病理进行更深入研究，包括根据需要进行轴向成像和钡剂研究。内镜检查也可提供有用信息，同时从胃、十二指肠和近端空肠黏膜中采集活检样本进行病理检查。可通过小肠测压评估 MMC。如果上述所有方法均无法确诊，则可能会要求外科医生进行诊断性腹腔镜检查，或行剖腹手术。手术过程中须检查整个肠道。外科医生还可以进行全层空肠活检，评估小肠动力障碍和慢性假性肠梗阻塞的肌源性病因或神经源性病因[73]。虽然有些研究结果可能证明部分肠切除可行，但小肠切除术并不常见。可通过引流或十二指肠次全切除术治疗单独的巨十二指肠症（Ⅰ型家族性内脏肌病），保证后胆胰十二指肠壁完整，且将近端空肠作为上层补片[53, 74]。据报道，在持续假性梗阻的情况下，原发性淀粉样变性仅存在于小肠，并可通过部分空肠切除术进行治疗[75]。

（五）移植

在某些情况下，小肠移植是唯一的治疗方法，最常用于机械短肠患者。对于永久依赖肠外营养治疗肠动力障碍的患者，应考虑移植。包括慢性假性肠梗阻，一组异质性的神经源性或肌源性病理之类的病症（如先天性巨结肠病），这些病症会导致平滑肌收缩无效和肠动力障碍。好发于儿童，成人中也可见[76]。

一旦需要永久性 TPN，应考虑尽早进行移植。此类患者中约有一半需要进行减压胃造口术/空肠造口术以进行对症治疗。超过 70% 的儿童患者需要 TPN 超过 5 年，这一比例远远高于机械短肠患者。目前为止，没有一例患者能够在没有移植的情况下成功脱离 TPN[77]。而进行了小肠移植的患者则不再需要 TPN，同时提高了存活率[78]。慢性假性肠梗阻成人患者也可以通过小肠移植获益，小肠移植通常可作为成人胃部常见病变多器官移植手术的一部分。在一项研究中，5 年的移植率和患者生存率分别为 60% 和 70%，10 年分别为 45% 和 56%[79]。

三、结论

胃和小肠动力障碍对临床医生和患者来说都极具有挑战性。各不相同的情况、重叠的临床表现及极少的独特客观体征，使诊断变得复杂。医生必须仔细整理病史、背景并甄别检查结果，对疾病进行判断。一旦确诊，简单疗法可能不适用于大多数疾病。尽管最新研究正在确定新的治疗方案，但大多数药物干预措施可以追溯到数十年前，并且疗效有限和（或）不良反应严重。通过植入装置或改变解剖结构的手术干预在多数情况下疗效有限，且风险较大。胃肠动力障碍给成千上万的患者带来影响，且发病率较高。该领域有待进一步深入研究。

致谢

感谢 John E. Meilahn 在第 7 版中对本章所做的贡献，并在该版本基础上进行更新。

第 66 章
胃、十二指肠和小肠的其他良性病变
Miscellaneous Benign Lesions and Conditions of the Stomach, Duodenum, and Small Intestine

David B. Adams　Katherine A. Morgan　著
陈应泰　赵璐璐　牛鹏辉　译

摘要

胃、十二指肠和小肠的基因突变和环境因素会导致前肠出现良性病变。胚胎时期的解剖变异和细胞变异，使成人前肠易发生梗阻和肿瘤。十二指肠蹼、狭窄和重复畸形、各种异位等病变较为罕见，且在成年前可能不会出现症状。基因突变和环境压力因素与增生和良性肿瘤有关。药物、饮酒和吸烟等因素会导致前肠炎性改变和黏膜损伤。多数情况下，前肠良性病变通常是在内镜或放射学检查中偶然发现，且无须手术治疗。在为其他前肠疾病进行手术时偶尔也会发现前肠的各种良性病变，需要决定是否及如何进行组织活检。诊断性上消化道内镜检查、胶囊内镜检查和腹部计算机断层扫描的广泛应用使许多此类良性疾病被发现。超声内镜检查改善了前肠疾病的管理，根据超声影像诊断标准、超声导向穿刺活检结果及内镜黏膜或黏膜下切除进行更准确的诊断。先天性前肠异常可能在婴儿期无法诊断。肠套叠、先天性十二指肠蹼及胃、十二指肠和小肠重复畸形在成人中很少见，并且通常症状较为模糊，采用现代及传统影像技术难以诊断。

关键词：胃部良性病；十二指肠良性病变；小肠良性病变；胃肠道黏膜下肿瘤；成人十二指肠蹼；成人胃肠重复囊肿；胃肠套叠；胃积气；肠积气

在其他章节中还将介绍炎性胃病、胃肠道息肉病综合征、胃肠道间质瘤和类癌瘤。前肠肠套叠、先天性十二指肠蹼和重复畸形在其他章节中另有介绍，但在本章关于成人胃、十二指肠和小肠的各种病变讨论中具有重要意义。在儿童中很少出现先天性前肠解剖变异的病例，在成人中则更少，并且通常症状较为模糊，采用现代及传统影像技术都难以诊断。

一、胃、十二指肠和小肠的良性病变

（一）胃良性病变

胃良性病变包括异位胰腺、胰腺腺泡化生、胃腺肌瘤、慢性胃炎、急性胃炎、胶原性胃炎、嗜酸性胃炎、肉芽肿性胃炎、软斑病、巨细胞病毒感染、真菌感染、移植物抗宿主病、消化性溃疡、胃重复畸形、憩室、囊肿、增生性息肉、腺瘤、脂肪瘤、胃底腺息肉、息肉综合征、炎性纤维样息肉、Ménétrier 病、胃窦血管扩张症、毛细血管扩张症、神经源性肿瘤、血管球瘤等。在一项为期 12 年的研究中，纳入了 10 000 个胃标本，其中包括 8579 例良性标本（表 66-1）[1]。最常见的胃部炎性疾病是慢性胃炎和消化性溃疡，大多数标本中均可见幽门螺杆菌。其中 2%～3% 的病例为腺窝上皮型增生性息肉，具有恶性病灶和腺体不典型增生的特征，提示从不典型增生向癌症转变的风险。胃底腺息肉属于良性病变，既无临床意义，也无恶变风险。异位胰腺在内镜下具有特征性外观，除非进行深活检，否则可能被误诊为腺癌。胰腺腺泡化生是一种通过镜检偶然发现的病变，若被误诊为癌症则会造成不良后果。胃淀粉样变性是全身性疾病的一种表现，常与多发性骨髓瘤和慢性炎性疾病有关。

表66-1 8579例胃不同良性病变的患病率[1]

良性病变	病例数（%）
正常胃	74（0.9）
慢性胃炎	4374（51.0）
良性消化性胃溃疡	2195（25.6）
腺窝上皮型增生性息肉	1004（11.7）
胃底腺息肉	421（4.9）
腺瘤	487（5.6）
异位胰腺	9（0.1）
胰腺腺泡化生	8（0.1）
淀粉样变性	7（0.1）

（二）十二指肠良性病变

十二指肠良性病变包括异位胰腺、胃黏膜异位、重复畸形、闭锁、憩室、乳糜泻、热带口炎性腹泻、Whipple病、淀粉样变性、寄生虫感染、十二指肠溃疡、十二指肠炎、获得性免疫缺陷综合征相关炎性疾病、真菌感染、巨细胞病毒感染、放射性十二指肠炎、布伦纳腺增生、布伦纳腺瘤、腺瘤、错构瘤性息肉、子宫内膜异位症、炎性纤维瘤、脂肪瘤、血管瘤、淋巴管瘤、毛细血管扩张、神经纤维瘤、神经节瘤和先天性纤维瘤。对10年来收集的615例十二指肠标本的病理报告进行了回顾性研究，其中包括567例良性病变和48例恶性病变[2]。良性病变中包括334例（60.0%）慢性非特异性十二指肠炎，101例（17.8%）十二指肠溃疡，81例（14.3%）胃黏膜异位，16例（2.8%）息肉增生，14例（2.5%）布伦纳腺增生，8例（1.4%）布伦纳腺瘤，5例（0.8%）淋巴息肉，4例（0.7%）管状腺瘤，2例（0.4%）淋巴管瘤，1例（0.2%）内分泌细胞微小癌巢，以及1例（0.2%）淀粉样变性。

与胃相似，十二指肠最常见的良性病变为十二指肠炎和溃疡。胃黏膜异位较为罕见，可以是先天性或获得性病变，可分为两种类型，包括腺窝上皮型和胃底腺型。应重视手术治疗，因为胃黏膜异位在极少情况下也会发展成腺瘤和腺癌。增生性息肉通常出现在十二指肠的第一和第二段，且极少会发生恶变。布伦纳腺增生通常见于十二指肠的第一和第二段，有可能会发展成腺瘤和腺癌，但极为罕见[2]。淋巴息肉并不常见，但需要与淋巴瘤进行鉴别诊断。

（三）小肠良性病变

小肠良性肿瘤并不常见，但无线胶囊内镜和推进式肠镜检查的使用，使其确诊率越来越高。小肠良性肿瘤发生恶变的可能性极低。通过内镜手段或轴向成像很难识别小肠肿瘤，因此通常难以诊断。小肠良性肿瘤可能伴有出血或肠梗阻，但通常无症状，且往往直至在进行其他适应证剖腹手术时才会偶然发现，并得以诊断。小肠良性肿瘤的类型主要包括腺瘤、平滑肌瘤和脂肪瘤，越向小肠远端，这些病变的发生率越高。一般情况下，腺瘤可在内镜下切除，而推进式肠镜检查则增加了内镜下切除较小近端肿瘤的概率[3]。较大病灶或不适合内镜切除的病灶应通过腹腔镜切除。

（四）胃、十二指肠和小肠黏膜下肿瘤的诊断和治疗

黏膜下肿瘤（SMT）是一类起源于黏膜肌层、黏膜下层和固有肌层，位于黏膜层下方的胃肠道病变。SMT包括平滑肌瘤、间质瘤、脂肪瘤和神经源性肿瘤。赘生性SMT通常为非上皮性肿瘤。非上皮肿瘤又细分为间质瘤和淋巴瘤，如黏膜相关淋巴样组织（MALT）和恶性淋巴瘤。间质瘤包括胃肠道间质瘤（GIST）、肌源性肿

瘤（如平滑肌瘤和平滑肌肉瘤）、神经源性肿瘤（包括神经鞘瘤和神经纤维瘤）和血管肿瘤等。SMT 患者可能会出现出血或梗阻，但通常无特殊症状，多数情况下是在内镜检查偶然发现的。胃肠道 SMT 通常为良性，只有一小部分为恶性。SMT 的特征性内镜下表现是一个覆盖完整黏膜的突起病灶。根据内镜下病灶的大小、形状、硬度、表面颜色和整体外观，可以判断病灶性质，但无法进行组织学诊断。超声内镜能够根据病灶的起始层、大小和内部回声来确定其性质（图 66-1），内超引导下细针穿刺术（EUS-FNA）在 SMT 治疗中起着重要作用[4,5]。

大多数情况下，采用内镜黏膜下切除术治疗胃和十二指肠中直径小于 2cm 的胃肠道 SMT。一些专业的医学中心采用内镜刀技术进行内镜全层切除（EFTR）和内镜下闭合治疗，切除早期胃肠道癌和癌前病变。但与腹腔镜辅助的全层和部分层切除术相比，EFTR 有时并无优势[6]。

由于 EUS 和 EUS-FNA 不适用于小肠 SMT 的跟踪治疗，因此即使小肠 SMT 较小，也建议手术切除。大多数良性 SMT 可以进行微创手术切除，且是没有术前诊断的情况下。SMT 的高风险特征包括边界不规则、内部回声不均匀和造影不均匀强化。有症状的 SMT 应进行手术切除。对于不断增大的 SMT，即使无症状且尺寸较小，也应手术切除[4]。对于因大小或位置不适宜进行 ESR 或 EFTR 的胃 SMT，建议在内镜引导下行传统腹腔镜切除术，术中通过内镜检查确定病灶，并使用腹腔镜切割和吻合装置在腹腔内对病灶进行全层切除。对于较大的病灶及在不损害胃腔的情况下不容易切除的病灶，适合采用经胃腹腔镜和内镜联合疗法进行切除。胃食管交界处的病灶很难通过内镜切除，因此也适合采用上述联合疗法[7,8]。此疗法需要在内镜下放置 3 个 5mm 的经胃球囊固定端口，这些端口可以进入胃腔，采用腹腔镜技术行黏膜下肿瘤切除术。虽然可以借助内镜识别肿瘤，但如果使用 5mm 经胃腹腔镜进行切除则更容易。采用经胃腹腔镜缝合使黏膜重新对合，并在内镜下经口取出肿瘤。

二、胃、十二指肠和小肠良性疾病

（一）胃、十二指肠和小肠套叠

成人胃肠套叠是一种罕见疾病，仅占所有肠套叠的 5%。任何改变蠕动的病理损伤都可能发展成肠套叠。大约 90% 的成人肠套叠病例都有一个可识别的病理损伤（通常为肿瘤）作为引导端。肠套叠常会出现在乳糜泻、腹部创伤、腹部术后及获得性免疫缺陷综合征相关的肠道疾病患者中。与儿童肠套叠不同，成人肠套叠的体征和症状通常比较模糊，术前很难诊断[9]。

胃十二指肠套叠也比较罕见，通常是由良性胃肿瘤脱出进入十二指肠，随后部分胃壁内陷引起的。已知腺瘤、平滑肌瘤、脂肪瘤、错构瘤炎性息肉、腺癌和平滑肌肉瘤均可引起胃十二指肠套叠。临床表现可能与其他疾病相似，不具特异性。建议通过 CT 或磁共振成像进行诊断。治疗方法包括内镜下切除术或行剖腹手术切除引导端[10]。

由于十二指肠固定位于腹膜后，因此十二指肠套叠十分罕见。十二指肠肠套叠的病例多为胃十二指肠或十二指肠远端空肠肠套叠。由于具有长期、间歇性和非特异性症状，十二指肠套叠的诊断通常被延误，大多数病例是在紧急剖腹手术中确诊的。十二指肠肠套叠也

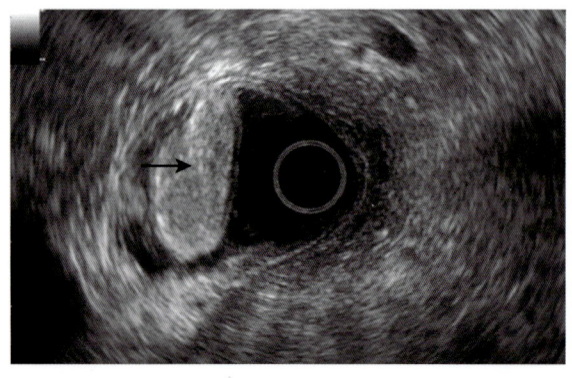

▲ 图 66-1 黏膜下胃脂肪瘤（箭）的超声内镜影像

第 66 章 胃、十二指肠和小肠的其他良性病变
Miscellaneous Benign Lesions and Conditions of the Stomach, Duodenum, and Small Intestine

需要与成人胃出口梗阻、胰腺炎和梗阻性黄疸进行鉴别诊断[11]。

成人小肠套叠通常具有长期临床表现，并且大多数患者表现出肠梗阻的非特异性症状。最常见的症状为腹痛，其次是呕吐和直肠出血。通常采用放射检查对肠套叠患者进行评估。仅通过腹部 X 线平片很难确诊小肠套叠，经常会出现肠梗阻的非特异性征象，通过 CT 则更容易确诊。肠套叠肿物由水肿的肠壁和肠系膜组成，肿块致密，使其呈现特征性"靶"征或香肠状外观[12]。

成人肠套叠的最佳治疗方案仍存在争议。争议点在于，是进行原发性整块切除还是先复位再进行限制性切除。若术前或术中无法确定肠套叠的病因是恶性还是良性，则应切除肠套叠而不进行复位。考虑到肠套叠位置的影响或恶性引导端的可能性，建议进行选择性切除。在创伤后和未发现病理原因的特发性肠套叠中，可以只进行复位治疗[12]。通过 CT 影像，发现良性、偶发性小肠套叠的发生率越来越高。当肠套叠自发复位并且症状得到缓解时，既没有相关的引导端，也没有手术指征，这通常与 CT 扫描的指征无关。在这种情况下，可能会提示使用胶囊内镜进行检查，但可能无法确定引导端。

（二）十二指肠狭窄和蹼

胚胎十二指肠闭锁可导致多种先天性十二指肠蹼。若完全闭锁，在婴儿期便可诊断出来。若是不完全闭锁，患者可能一直无症状，直至成年误诊为获得性胃酸性狭窄时才有可能被发现。正确诊断的关键在于十二指肠降部狭窄的位置（图 66-2）。成人中会出现蹼中央或偏心穿孔，由于位于近壶腹位置，手术或内镜摘除可能存在风险。萨顿定律指出，"先天性梗阻和消化道狭窄总是发生在胚胎事件中[13]"，这提醒我们，当出现十二指肠蹼时，可能并存胰胆管汇合异常。当成人诊断出十二指肠狭窄时，

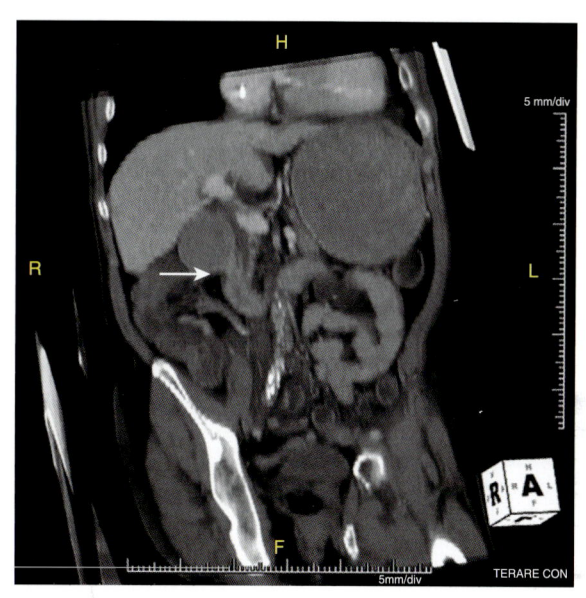

▲ 图 66-2　成人近壶腹位置十二指肠蹼（箭）CT 影像

就会产生一个疑问，为什么在婴儿或儿童时期没有出现症状。原因是胃的推进力很强，只有在胃和十二指肠近端蠕动力失代偿时才会出现症状[14]。随着胃和十二指肠的扩张，蹼本身可以伸展并产生所谓的风袋样畸形，可能在内镜下呈现息肉样外观。

十二指肠蹼的常规疗法是纵向十二指肠切开术，部分切除或近完全切除蹼，并横向闭合十二指肠。进行蹼切除时，应注意保护胰胆管括约肌避免切除蹼的近壶腹部分，或进行总管插管以保护胰胆管。应检查十二指肠远端蹼，方法是向远侧通一条 Foley 导管，随后与球囊一起取出。在内镜下开一切口并采用腹腔镜的手术方法切除蹼，但必须要保证胆道和胰管与十二指肠的正常汇合[15]。

（三）胃、十二指肠和小肠重复囊肿

从口腔至肛门，都有可能出现胃肠道重复囊肿，在儿童和成人中都很少见，也很少表现出症状，这为诊断和治疗带来困难。重复囊肿位于肠系膜侧胃肠道壁或紧邻胃肠道壁，通常不与管腔相通[14]。重复囊肿具有肌层，并且可能包含胃、胰腺和呼吸系统组织。当包含呼吸系统组织时，从严格意义上来说，

该囊肿不属于胃肠道重复囊肿，但应遵循类似的治疗原则[16]。

胃重复囊肿和前肠囊肿通常无症状，体检结果很少提示有肿块。成人患者若出现出血、梗阻和穿孔等并发症，则需要进行手术。由于囊肿位于胃肌层内，与胃腔并未完全相通，许多病变在术前被误诊为壁内 GIST 或平滑肌瘤。可以通过 CT 检测腹部肿块，但由于囊壁较厚，通常无法识别其性质。EUS 有助于确定胃肠道的壁内或壁外关系（图 66-3）。CT、MRI 和超声检查均可识别肿块，但无法确诊。EUS-FNA 可以提供细胞学信息。尽管大多数患者因出现症状才进行治疗，但建议对无症状囊肿进行预防治疗。与胃腔相通的囊肿可引起穿孔、出血、梗阻和恶变，建议进行部分胃切除术。对于并未与胃相通的囊肿，可在不切开胃的情况下采用腹腔镜切除[16]。

十二指肠重复囊肿常见于儿童，但也有可能直至成年才会出现症状。超过 1/3 的人在 20 岁后才被诊断出重复囊肿。十二指肠重复囊肿通常位于十二指肠降部后内侧，与胰胆管系统密切相关。该囊肿通常为球形且不相通，并有发育良好的平滑肌被膜。在少数病例中，囊肿与局部十二指肠共用一个与管腔相通的壁。最常见的症状是非特异性腹痛、恶心和呕吐。其他症状包括消化道出血、肠套叠、梗阻、黄疸和胰腺炎。十二指肠重复囊肿的并发症包括肠梗阻、胆管梗阻和胰腺炎、出血、肠套叠和恶性肿瘤。此类囊肿可能内衬异位胃上皮细胞，易发生溃疡、出血和穿孔[17, 18]。

成人肠道重复囊肿非常罕见，通常都是在发生梗阻、穿孔或出血时，才会引起注意进而进行手术切除。在非特异性症状患者中，可借助超声、CT 扫描和 MRI 进行诊断。重复囊肿很少会发生癌变，包括类癌、鳞状细胞癌和腺癌。肠重复囊肿的手术指征与胃和十二指肠相同：出血、梗阻、穿孔、难治性或疑似恶性肿瘤。开腹或腹腔镜下袖状切除是首选治疗方法。

（四）胃和小肠积气

胃积气可表现为从良性病变、感染性休克到死亡的一系列症状。在病变为良性但危及生命的情况下出现的黏膜、黏膜下或浆膜下含气小囊肿，可以通过影像学或肉眼识别积气。当积气与肝门静脉气体相关时，则需要紧急手术探查[19]。随着 CT 影像的广泛应用，有关胃积气良性原因的报道越来越多（图 66-4）。胃积气分为两种类型，气肿性胃炎和胃气肿。气肿性胃炎可通过胃黏膜直接接触产气细菌或血源

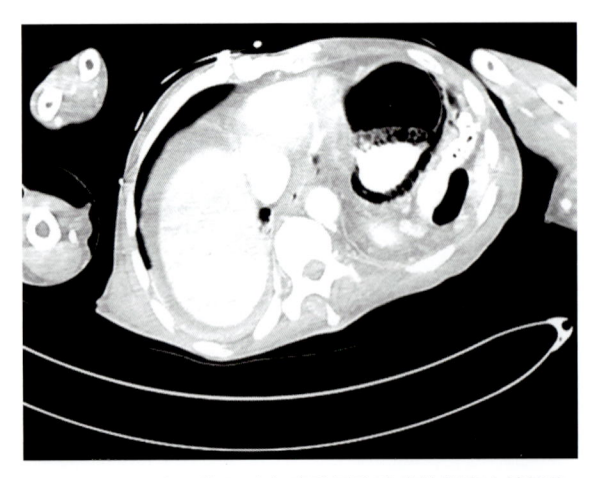

▲ 图 66-3　十二指肠重复囊肿导致腺癌的超声内镜影像

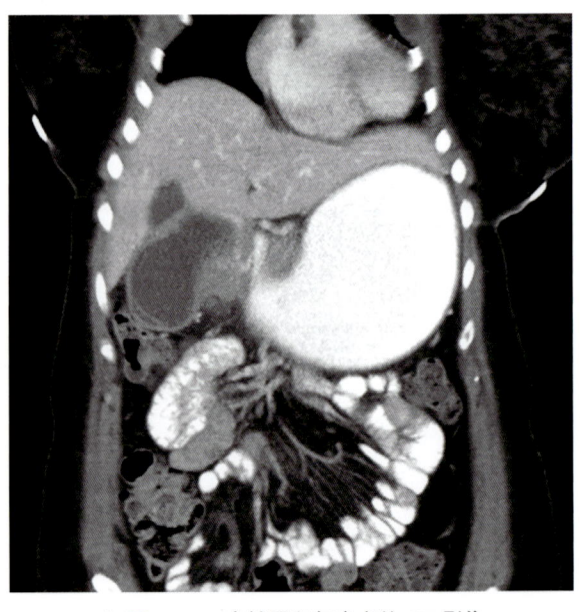

▲ 图 66-4　良性胃积气患者的 CT 影像

性传播发生。产气荚膜梭菌、大肠杆菌、铜绿假单胞菌、链球菌、葡萄球菌和肠杆菌是最常见的病原体。常见诱因包括免疫抑制、糖尿病、吞食腐蚀性物质、酗酒和摄入非甾体抗炎药[19]。患者通常伴有剧烈腹痛、腹膜体征、白细胞增多，常导致暴发性脓毒症。胃气肿无传染性，主要是由腔内空气从创伤性、阻塞性和肺源性来源进入胃壁而导致。

食管胃十二指肠镜检查、严重呕吐和心肺复苏后，因黏膜损伤，空气透壁扩散，可引起外伤性胃气肿。由于胃癌、胃扭转、十二指肠梗阻和肥厚性幽门狭窄而导致胃出口阻塞的患者，也可能出现梗阻性胃气肿。理论上讲，肺胃气肿是由肺泡破裂且空气通过纵隔走行到胃壁所致。胃气肿的临床表现具有非特异性，患者可能会出现恶心、呕吐、上腹部不适或腹痛，如果诊断准确，这些症状将有一个良性发展过程，随后自行缓解且无后遗症[19]。

气肿可以影响胃肠道的任何部分，更为常见的是累及小肠而非胃。不同的机械、细菌或生化病理条件会产生不同的机制。肠壁积气通常出现在50—80岁成人中，15%的患者为特发性，85%的患者则为继发性。将空气吹入已经做过黏膜切口的肠段，可以通过实验模拟积气。另外，产气微生物侵入黏膜下层也会导致积气。CT扫描比腹部X线片敏感得多，并且可能提示潜在病因。临床上面临的挑战是如何区分良性积气与需要紧急手术的病症（肠缺血、梗死、梗阻和穿孔）。对于有急腹症病史或经体检和实验室检验存在急腹症的患者，应进行腹部探查。在确诊为良性积气的患者中，CT变量提示是否需要进行进一步探查。CT检查结果若为肠壁增厚、腹膜液游离、肠周围软组织呈条索状和大范围胃积气，应引起重视。积气的位置和腹膜存在游离空气可能并不能代表疾病的严重程度。食管空肠造口术、胃造口术、食管胃十二指肠镜检查、结肠镜检查和内镜逆行胰胆管造影（ERCP）均可引起良性胃积气。与胃积气相关的其他病症包括感染、肺部疾病、机械通气、哮喘、囊性纤维化、免疫功能低下、炎性肠病、消化性溃疡、癌症、糖尿病、硬皮病、先天性巨结肠病、假性肠梗阻、淀粉样变性和胶原血管病变。大多数特发性胃积气患者不会引起临床医生的注意[20]。只有在影像学检查中发现非特异性胃肠道症状时，医生才会关注。但是，在急诊科就诊的胃积气患者很有可能被误诊为肠缺血。关键问题在于，是采取保守治疗还是进行紧急剖腹探查。对于临床表现与急腹症症状不相符的患者，应选择保守治疗并寻找其他致病因素。

三、结论

胃和小肠的良性病变具有多样性。外科医生应具备与这些疾病的诊断和治疗方式相关的知识。由于许多此类病变并不常见，因此，治愈此类患者往往需要更丰富的经验和医疗技术。我们应避免对偶发情况进行过度治疗，但更应警惕恶变的可能。

第 67 章
婴幼儿及儿童胃、十二指肠外科疾病
Surgical Disease of the Stomach and Duodenum in Infants and Children

Paul M. Jeziorczak　Alice King　Brad W. Warner　著
陈应泰　赵璐璐　牛鹏辉　译

摘要

儿科人群中胃和十二指肠疾病的范围很广泛。除了掌握独特的生理和病理过程外，对儿科患者进行手术治疗还需要对发育生物学有深入的了解。胃和十二指肠的许多先天性异常是在产前或新生儿期诊断的，也有其他病变是后天形成的，可能在儿童期和青春期出现症状。

关键词：婴幼儿肥厚性幽门狭窄；旋转不良；扭转；肠重复畸形；胃石；异物；儿科；胃肿瘤；胃出口梗阻；十二指肠梗阻

本章介绍了婴幼儿和儿童在 20 岁之前出现的一些较常见外科疾病的评估和治疗方法。

一、胚胎学

在妊娠的第 4 周，前肠会快速生长，近端扩张成胃。在接下来的几周里，前肠的后壁比前壁生长更快，形成胃大弯和胃小弯。同时，近端前肠绕纵向和前后轴（AP）旋转。绕前后轴旋转使尾端位置右移，并高于幽门的正常位置，头部移至左下方。

十二指肠出现在前肠和中肠的交界处。在妊娠的第 5 周，由于上皮细胞增殖，十二指肠管腔消失。在妊娠第 8 周前后空泡的形成使再通发生，通常在第 11 周后恢复通畅。若再通过程中出现问题，可能会导致近端小肠梗阻。

在妊娠的第 5~11 周，十二指肠从中线发生位移，自由移动至腹膜后上部并固定。十二指肠的发育与胰腺密切相关。胰腺是由背侧和腹侧的胰芽形成的，胰芽起源于十二指肠的内胚层细胞，正好位于胃的远端。腹侧胰腺围绕十二指肠向背侧胰腺旋转。随着胰腺大小的增加和胃旋转的完成，十二指肠向左移动并形成特征性的 C 形襻[1]。

大约每 500 例活产婴儿中就有 1 例发生肠道旋转不良或未旋转。出现胆汁性呕吐的婴儿应高度怀疑旋转不良和扭转可能。上消化道快速造影检查对于确定十二指肠特征性 C 形襻和确定 Treitz 韧带横穿中线左侧并返回幽门水平的位置至关重要。旋转不良是由于肠系膜蒂狭窄导致婴儿发生肠扭转的一种解剖学上的异常，可导致肠梗阻。中肠扭转是一种外科急症（图 67-1）。

二、产前诊断

从妊娠第 9 周开始，在产前超声图像上可见胎儿胃部，其为腹部左上象限的囊性结构。肠在孕晚期才会出现均匀回声，此时大肠可能会出现更明显的胎粪填充。

第 67 章 婴幼儿及儿童胃、十二指肠外科疾病
Surgical Disease of the Stomach and Duodenum in Infants and Children

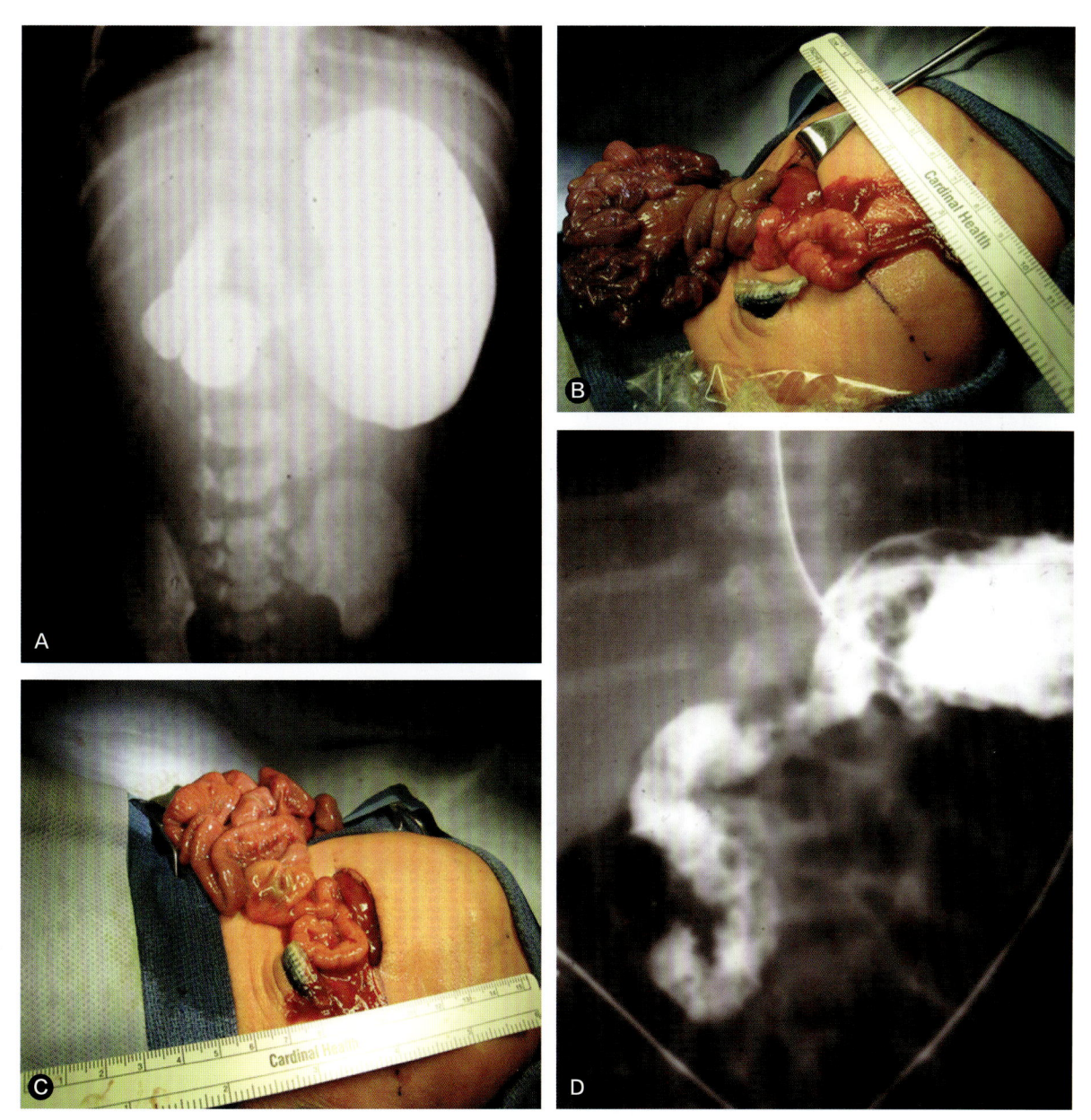

▲ 图 67-1 A. 上消化道检查显示旋转不良，中肠扭转；B. 术中照片显示肠道旋转不良，中肠扭转；C. 术中照片显示扭转复位术后肠道旋转不良；D.UGI 检查显示旋转不良，Treitz 韧带位于中线右侧，无扭转迹象

可通过超声或磁共振成像在产前发现多发性发育异常。可以在妊娠 20~25 周发现异常的囊性结构，观察到如十二指肠闭锁等近端梗阻。此类梗阻通常因羊水过多导致，胎儿无法吞咽或吸收过多羊水。

相关异常的发生率将取决于潜在的发育异常。产前诊断前肠病理诊断一般用来进一步评估相关异常。例如，大约一半的十二指肠闭锁患者会出现相关异常，包括 21 三体综合征、旋转不良、骨骼及其他胃肠道异常[1]。

三、先天性病变

（一）胃和十二指肠

肠重复畸形

(1) 发病率和病因：肠重复畸形可能发生在胃肠道的任何部位。在 Iyer 和 Mahour 持续 31 年的一系列研究中，胃和十二指肠重复畸形约占总数的 15%，其余的肠重复畸形发生在远端

143

小肠、结肠和直肠。多种发病机制包括持续的胎儿肠憩室，十二指肠发育过程中管腔闭塞后不完全再通，以及"脊索纵裂"理论，即外胚层和内胚层之间持续存在异常黏附，导致椎体间卵黄囊突出，导致肠道局部重复畸形。重复畸形可能呈囊状或管状，可位于肠壁的肌间、黏膜下层或浆膜下层。它们主要发生在受累节段的肠系膜侧，与相邻肠腔的连通程度不同。组织学检查显示肠壁和黏膜内衬中的平滑肌[1,2]。

(2) 临床表现和诊断：2/3 的患者是在出生后第 1 年确诊，而许多无症状患者或轻症患者可能直到成年后才被诊断出来。许多症状是由于黏膜分泌物累积导致肠重复畸形范围变大而产生的肿块引起的。患者可能表现出症状不明显的活动性肿块或腹围增加。肠重复畸形可能导致内脏疼痛或邻近结构受压而梗阻。十二指肠和胃重复畸形可导致胃出口梗阻。近一半肠重复畸形包含胃黏膜，可导致胃溃疡和胃肠道出血。十二指肠重复畸形部位中的消化性溃疡可引起胰腺炎和穿孔。极少数病例出现恶性肿瘤[2]。

肠重复畸形可通过肠造影进行诊断。随着常规产前影像检查的完善，越来越多的患者在产前得到诊断。产前超声和 MRI 都已用于检测这些病变。MRI 在评估心脏、肺和脊柱缺陷等相关异常指标方面具有重要价值。一旦在产前确诊，必须进行监测，确定子宫内对邻近结构产生影响的肿块快速增大的原因（图 67-2A）[3-5]。

(3) 治疗：手术切除是治疗肠重复畸形的主要方法，手术要及时缓解患者症状。无症状、产前已确诊的新生儿可在出生后 6 个月内进行选择性切除。由于其他原因通过影像学偶然确诊的患者，鉴于随时有可能出现并发症，应进行选择性切除。可以通过开腹或腹腔镜下手术切除。肠重复畸形可以单独切除，但必须注意保持邻近肠的正常供血。由于十二指肠靠近肝胆和胰腺结构，选择性切除十二指肠重复畸形有时比较困难。该病的手术治疗方法包括黏膜剥离和囊肿切除或 Roux-en-Y 囊肿空肠吻合术（图 67-2B）[6,7]。

（二）胃

1. 胃扭转

(1) 发病率和病因：胃扭转在儿科患者群中很罕见，在 78 年中仅报道 581 例。尽管如此，它仍是一种重要的疾病类型，必须尽早发现并治疗，以获得理想的治疗结果。正常情况下，胃通过多个点固定，通常包括胃结肠、胃脾、胃肝、胃脾韧带及食管胃交界处和幽门，以防止胃异常旋转。韧带发育不全、松弛或破裂可能会造成胃固定失败，且可能导致病理性胃旋转。胃肿瘤、肠道旋转不良及膈肌、脾脏、横

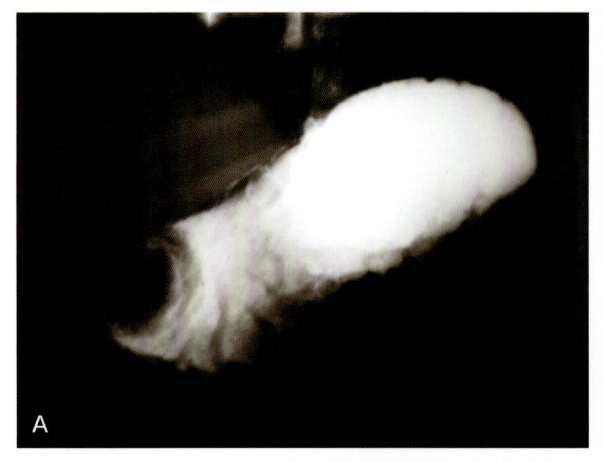

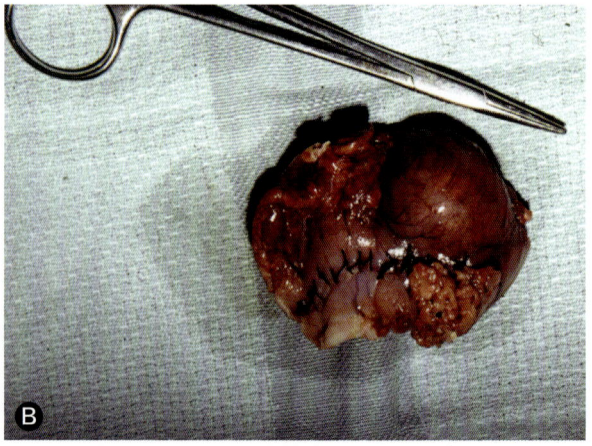

▲ 图 67-2　A. 上消化道检查显示胃窦部位有胃重复畸形；B. 从胃窦区域切除的 UGI 检查显示的胃重复畸形标本

结肠和肝脏的发育异常也可能导致胃扭转[8]。

胃可以沿着两个平面旋转。当胃围绕食管胃结合处与幽门之间的平面旋转时,沿纵轴发生器官扭转。胃有可能出现胃大弯和胃小弯的解剖位置颠倒。胃也可能沿中轴扭转或 AP 平面旋转,导致胃窦和幽门位于食管胃交界处前部并高于食管胃交界处;也可能出现沿中轴扭转及 AP 平面旋转[9]。

(2) 临床表现和诊断:小儿胃扭转包括急性或慢性两种,症状取决于扭转角度和锐度。急性胃扭转最常见于 5 岁以下的婴幼儿,有非胆汁性呕吐、上腹痛、腹胀、呼吸窘迫、发绀和呕血的症状。随着意识和诊断及时性的改善,死亡率明显降低,存活率超过 90%。急性胃扭转常与邻近器官异常有关。慢性胃扭转的诊断更加困难,并且间歇性扭转的症状更细微。1 岁以下婴儿中,慢性胃扭转最常见的症状包括非胆汁性呕吐、喂养不耐受、腹痛和呼吸窘迫[8,9]。

X 线片可显示位于或高于横膈膜水平的胃扩张轮廓。如果沿器官轴轴向扭曲,则胃的方向可以是水平的,如果沿中轴轴向旋转,胃的方向可以是垂直的。需要根据 UGI 检查确诊[8]。

(3) 治疗:根据胃扭转可能的病因来选择采用药物治疗还是手术治疗。急性胃扭转可能会危及生命,必须尽快治疗,须通过经鼻或经口进行液体复苏和胃减压。手术的目的是缓解扭转,进行胃固定,并修复导致胃扭转的所有相关腹内因素。

慢性原发性胃扭转可在进食后采用俯卧或右侧卧位的非手术治疗方式。在美国,大多数慢性扭转是通过胃固定术或胃造口置管对胃进行固定来治疗的。

2. 食管裂孔疝

(1) 发病率和病因:尽管胃底折叠术后可能出现食管旁疝,但先天性食管旁疝是一种罕见病,仅占所有裂孔疝的不到 5%。大约 1/3 的患者会出现相关异常,如肠道旋转不良、小胃或 21 三体综合征。食管裂孔疝可分为四种类型。

Ⅰ型裂孔疝是累及胃贲门的滑动型食管裂孔疝,Ⅱ型、Ⅲ型和Ⅳ型则是食管旁疝。在Ⅱ型疝中,胃食管连接处保持在正常位置,同时伴有胃底疝。在Ⅲ型疝中,胃食管连接处与胃底一起疝入胸腔,Ⅳ型疝则会累及其他腹腔器官(如结肠、脾脏、小肠或大网膜)[10]。

(2) 临床表现和诊断:食管裂孔疝最常见的临床表现为呕吐,并同时诊断为胃食管反流病。在大约 70% 的Ⅲ型和Ⅳ型裂孔疝患者中,呼吸窘迫会伴随胃肠道症状。可以通过胸部侧位 X 线片进行诊断,以区分 Bochdalek 疝和 Morgagni 疝,并根据 UGI 检查或 CT 扫描进行确诊[11,12]。

(3) 治疗:先天性食管裂孔疝可通过手术治疗,减少胃和胃食管与腹腔的连接,并通过胃底折叠术修复裂孔。多余的疝囊可能附着在胸部。应该尝试切除疝,因为疝囊可能会束缚腹内内容物并阻止其成功复位,可以通过腹腔镜或开腹手术进行修复。治疗儿科患者的食管裂孔疝应避免使用生物或网状材料来闭合裂孔疝。在闭合食管裂孔和胃底折叠过程中,可以用食管探条固定食管,以免其过度狭窄[10,13]。

3. 无胃和小胃

(1) 发病率和病因:先天性小胃是一种罕见病,仅报道 63 例。小胃是指一个小的、发育不全的胃,而无胃则是一种极端情况,指完全没有胃。小胃通常伴随其他异常,包括无脾、食管闭锁、肠道旋转不良、心脏缺陷、肾畸形、中枢神经系统异常、喉气管狭窄、支气管裂口和肢体不规则[14]。

(2) 临床表现和诊断:发育不全的胃无法贮存食物,会导致进食耐受和频繁呕吐、影响身体发育、胃食管反流,以及反复出现呼吸道感染。若 UGI 检查显示有一个横向小管状胃,且出现近端食管扩张,则可以确诊[14]。

(3) 治疗:治疗小胃,最初是通过小剂量鼻饲,并用药物控制相关反流。药物治疗失败会导致短期和长期后遗症,包括生长不良、认知延迟和胃倾倒综合征。小胃的权威疗法尚未确定，因为患者常常伴有其他病症。外科手术的最初目的是优化营养和生长，如采用胃空肠造口术、饲管空肠造口术或Roux-en-Y饲管空肠造口术。由于持续的生长和发育不良及胃倾倒综合征的高发，这些治疗方法效果有限。1980年的研究首次证明了空肠Hunt-Lawrence袋作为Roux-en-Y肠襻是先天性小胃的最佳手术疗法，可缓解胃倾倒症[14,15]。

4. 先天性胃出口梗阻

(1) 发病率和病因：有几种病变可能导致原发性先天性胃出口梗阻，包括邻近肠重复畸形或肿瘤引起的肿块效应。先天性幽门闭锁是胃出口梗阻的一种罕见病因，发病率为1/100 000。幽门闭锁分为三种类型。Ⅰ型是一个简单的管腔蹼或隔膜，Ⅱ型是由纤维带隔开的完全闭锁，Ⅲ型是完全分离并产生间隙。40%的先天性幽门闭锁伴有其他疾病，最常见的是肠道闭锁和大疱性表皮松解症（图67-3）[16,17]。

(2) 临床表现和诊断：先天性胃出口梗阻最常见的临床表现为新生儿非胆汁性呕吐。通常可以在妊娠24周时通过超声或MRI确定胃扩张及羊水过多，从而进行产前确诊。确诊婴儿的X线片显示胃扩张，胃中充满空气，而远端气体相对较少（图67-4）。可以通过UGI检查进行确诊[16,18]。

(3) 治疗：幽门闭锁需采用手术治疗，并对相关疾病进行评估和治疗。先通过鼻胃或口胃管置管来进行胃减压，再进行液体复苏以纠正电解质异常。Ⅰ型幽门闭锁的膜性蹼是由两层黏膜组成的有孔膜。如果病灶距幽门1cm以内，则采用Heineke-Mikulicz幽门成形术环向切除该膜。Ⅱ型幽门闭锁的最佳治疗方法是切除梗阻的纤维段，并行胃十二指肠吻合术。Ⅲ型幽门闭锁可采用胃吻合术或胃十二指肠吻合术治疗[19]。

5. 右位胃

(1) 发病率和病因：右位胃是一种罕见病症，

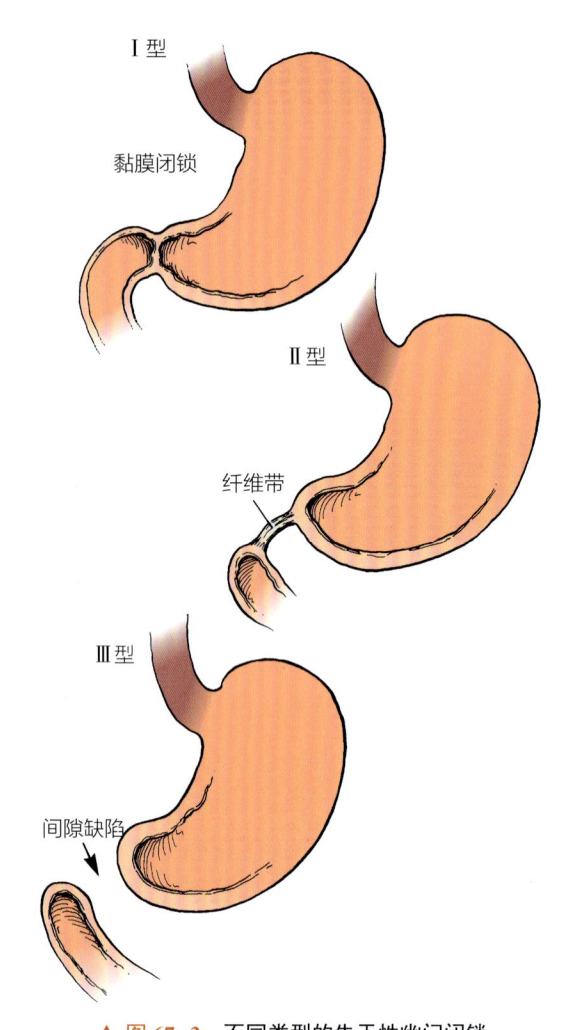

▲ 图67-3　不同类型的先天性幽门闭锁
引自 O'Neil JA Jr, ed. *Principles of Pediatric Surgery*. 2nd ed. St. Louis：Mosby；2003：486.

文献中仅描述了80例。右位胃总是与其他异常相关联。最常见的情况包括内脏异位、逆位，或伴有明显的心脏缺陷，如大动脉转位、肺动脉闭锁、全肺静脉回流异常、肥厚型心肌病。无脾症也与右位胃相关[20,21]。

(2) 临床表现和诊断：右位胃通常无症状，属于偶然发现。可以通过产前超声进行诊断，并分别根据超声心动图和腹部影像针对相关的心脏和脾脏异常做进一步检查[18,20,21]。

(3) 治疗：对于旋转不良是否需要进行选择性检查及随后是否需要采取选择性手术矫正颇具争议。鉴于右位胃通常伴有心脏合并症的重大风险，Versteegh等主张采用期待性疗法，仅对出现症状的旋转不良进行治疗。右位胃伴无

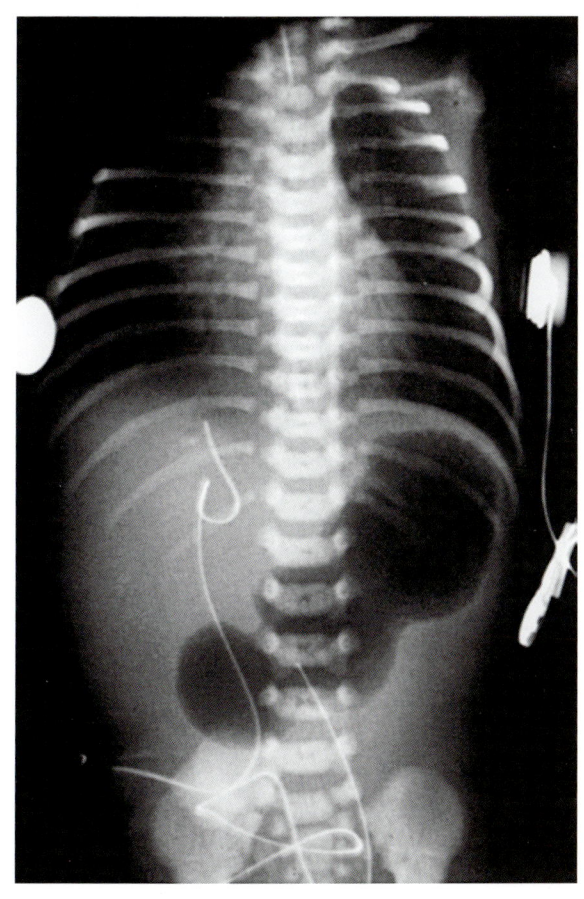

第67章 婴幼儿及儿童胃、十二指肠外科疾病
Surgical Disease of the Stomach and Duodenum in Infants and Children

▲ 图 67-4 普通 X 线显示胃出口梗阻

脾或多脾的影响尚不清楚，一些中心根据经验开始应用抗生素和接种疫苗预防[21]。

（三）十二指肠

1. 十二指肠闭锁

（1）发病率和病因：先天性十二指肠闭锁的发病率在活产婴儿病例中为 1/10 000，首次报道于 1931 年。多达一半的患者仅存在十二指肠闭锁，其余患者可能存在相关的心脏和肾脏缺陷。约 30% 的十二指肠闭锁患者伴有染色体异常，最常见的是唐氏综合征。而只有 2.5% 的唐氏综合征患者会有十二指肠狭窄。十二指肠闭锁被认为是继发于十二指肠实索期再通失败。这一机制与空肠远端肠闭锁形成对比，后者被认为是由子宫内血管破裂所致。十二指肠闭锁分为三种类型。Ⅰ型最为常见，约占 2/3。十二指肠壁完整，但管腔有梗阻蹼。当十二指肠蹼变大并在腔内延伸时，即会发生常见的"风袋样"改变，起源点远端会出现梗阻。在Ⅱ型十二指肠闭锁中，近端和远端被纤维索带隔开，而在Ⅲ型十二指肠闭锁中，近端和远端完全分离，肠系膜缺损（图 67-5）[22, 23]。

（2）临床表现和诊断：大多数十二指肠闭锁患者在出生后早期因呕吐和喂养不耐受被确诊。可根据超声检查显示特征性的"双泡"征象，进行产前诊断（图 67-6）。

腹部 X 线片也可能显示这一征象，这是由于胃扩张和十二指肠靠近梗阻的第一部分扩张所致。在超过 50% 的十二指肠闭锁患者中，超声检查通常发现母体羊水过少。在完全闭锁的情况下，腹部其他部位将缺乏气体。UGI 检查结果显示，穿孔的蹼或狭窄的十二指肠闭锁将显示部分梗阻区域，并伴有少量空气或远端对比剂通过[23]。

（3）治疗：十二指肠闭锁需通过手术治疗；然而，在手术之前，必须先确定并处理相关异常。除了染色体检查外，还可采用超声心动图和肾超声检查。先进行鼻胃或口胃管置管进行胃减压，再进行液体复苏以纠正电解质异常。修复十二指肠闭锁最常用的是右上象限横向开腹手术。采用 Kocher 法游离十二指肠。检查整个小肠，确认是否有其他闭锁部位。可以将导管穿入远端段并注入生理盐水。若观察到生理盐水进入结肠，则可排除其他部位狭窄或闭锁。然后通过一条带小球囊端的导管，球囊会在退出管子时膨胀，从而确定穿孔的蹼，以识别并修复十二指肠闭锁的"风袋样"改变（图 67-7）。如 Kimura 所述，可通过十二指肠吻合术修复十二指肠闭锁。在近端扩张节段中行横向十二指肠切开术，并沿远端肠襻行纵向十二指肠切开术以形成菱形。侧对侧十二指肠吻合术，以及十二指肠空肠吻合术也被称为安全技术。手术时必须注意避免损伤胰腺或胆总管（图 67-8）[24]。

采用腹腔镜方法也可以修复十二指肠闭

147

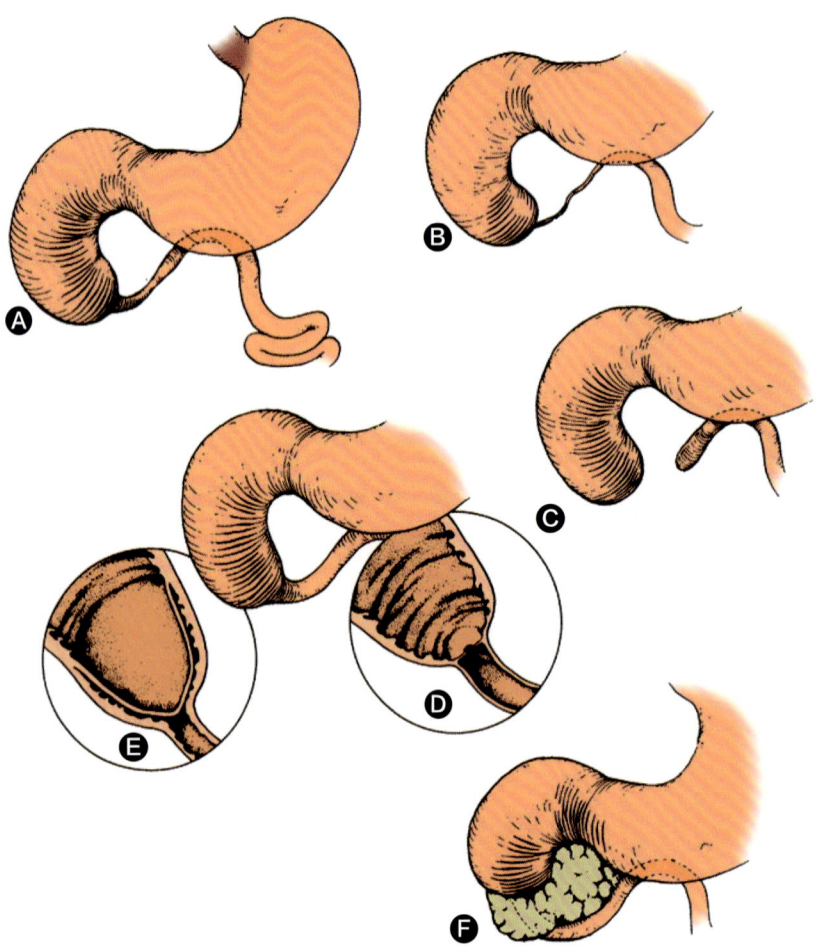

Shackelford 消化道外科学（原书第 8 版）
胃及小肠外科学卷

◀ 图 67-5　十二指肠闭锁的分类
A. Ⅰ型闭锁，具有完整的膜，在近端和远端节段之间存在明显的大小差异；B. Ⅱ型闭锁，十二指肠盲端通过纤维索带连接；C. Ⅲ型闭锁，盲端分离，且分离处肠系膜缺失；D. 腔内膜穿孔；E. 风袋样异常，扩张段远端的切口仍超出梗阻；F. 环状胰腺（引自 O'Neil JA Jr, ed. *Principles of Pediatric Surgery*. 2nd ed. St. Louis：Mosby；2003：472.）

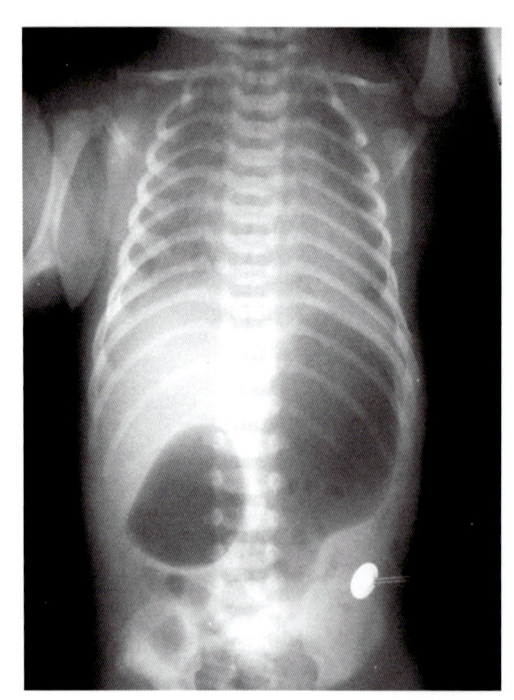

▲ 图 67-6　普通 X 线显示十二指肠闭锁患者的"双泡"征象
图片由 Dr. Polly Kochan 提供

锁。已有多项回顾性队列研究，这些研究表明，在手术时间、初始肠内喂养的时间或完全肠内喂养的时间及住院时间方面，开腹手术和腹腔镜手术没有差异。研究还表明，由技术娴熟的术者施行腹腔镜手术修复十二指肠闭锁可行且安全，但仍需要更大样本量的进一步研究来确定开腹手术或腹腔镜手术哪个更具优势（图 67-9）[24, 25]。

2. 环状胰腺

（1）发病率和病因：环状胰腺的确切发病率尚不清楚，因为许多患者并无症状。在尸检中发现，每 10 万成年人中有 15 个人存在环状胰腺。环状胰腺可能是先天性十二指肠梗阻的致病因素，并且与其他先天性异常有关，如唐氏综合征、十二指肠闭锁和肛门闭锁。这种异常是由于腹侧胰芽未能在十二指肠后旋转，导致胰腺组织完全包围十二指肠的第二部分而引起的[26, 27]。

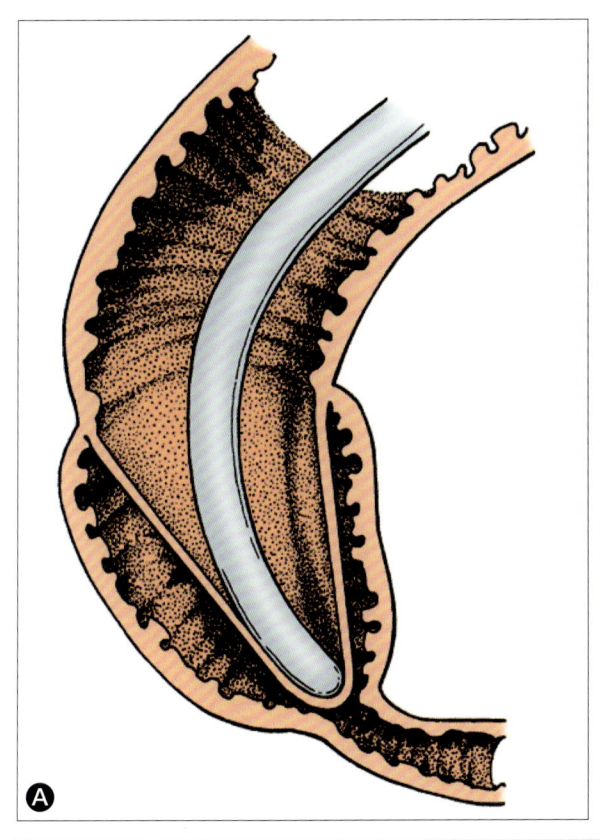

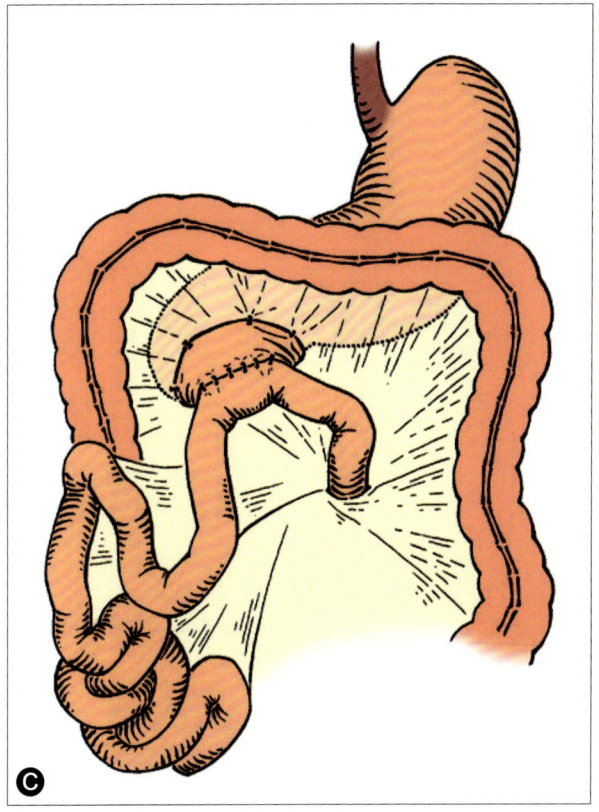

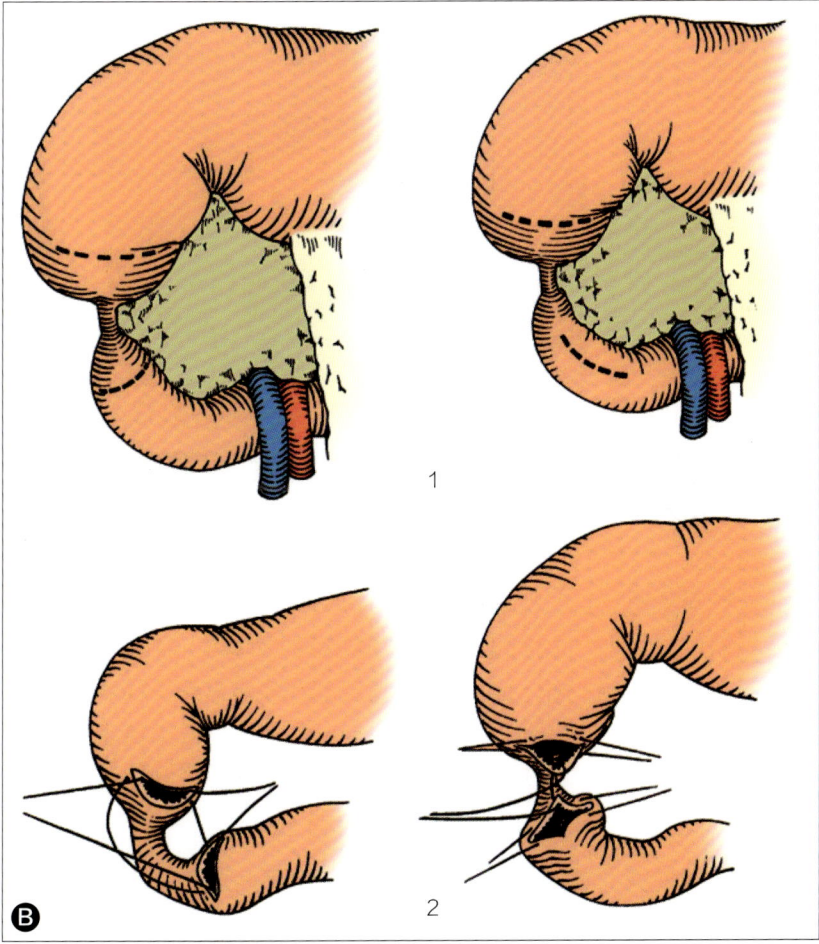

第 67 章 婴幼儿及儿童胃、十二指肠外科疾病
Surgical Disease of the Stomach and Duodenum in Infants and Children

▲ 图 67-7 A. 向蹼底部管施压会在十二指肠壁产生压痕，表明该位置是蹼的尖端，应在该位置做一个切口；B. 十二指肠吻合术，1 为标准的侧对侧吻合，2 为菱形十二指肠吻合术；C. 十二指肠空肠吻合术。近端空肠的一个襻通过横结肠系膜的一个开口，并与十二指肠梗阻的最严重部分吻合。只在对十二指肠进行直接吻合不可行时才使用该方法

引自 O'Neil JA Jr, ed. *Principles of Pediatric Surgery*. 2nd ed. St. Louis：Mosby；2003：474.

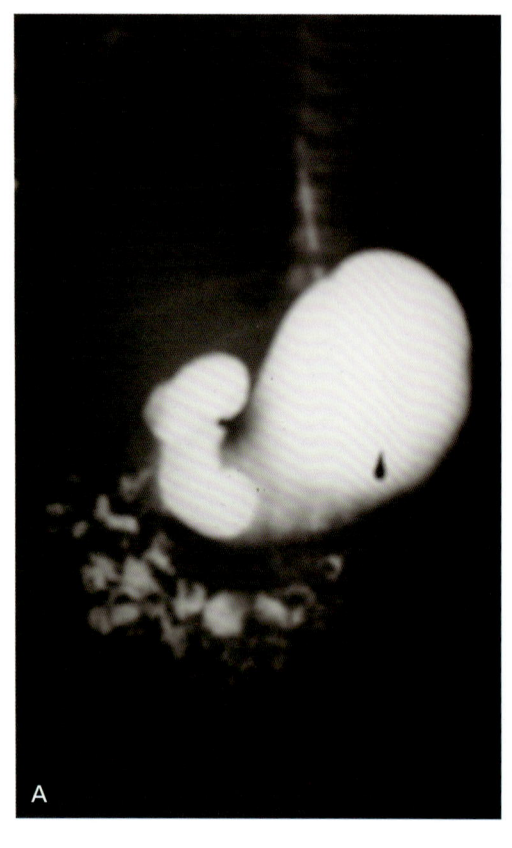

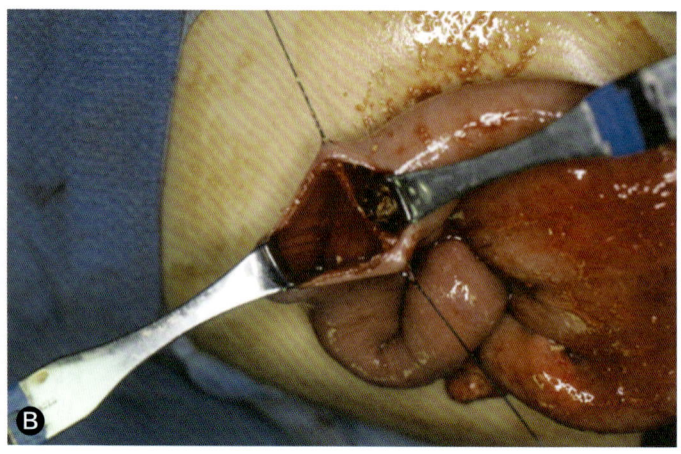

▲ 图 67-8　A. 上消化道检查显示先天性 Ⅰ 型十二指肠蹼伴十二指肠不完全梗阻；B. 十二指肠切开术中照片显示先天性 Ⅰ 型十二指肠蹼伴十二指肠不完全梗阻

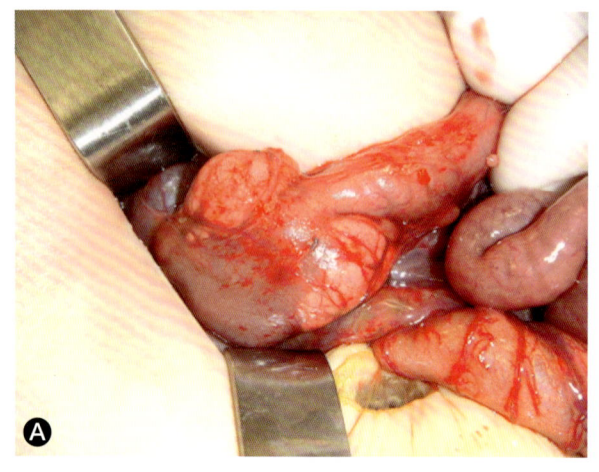

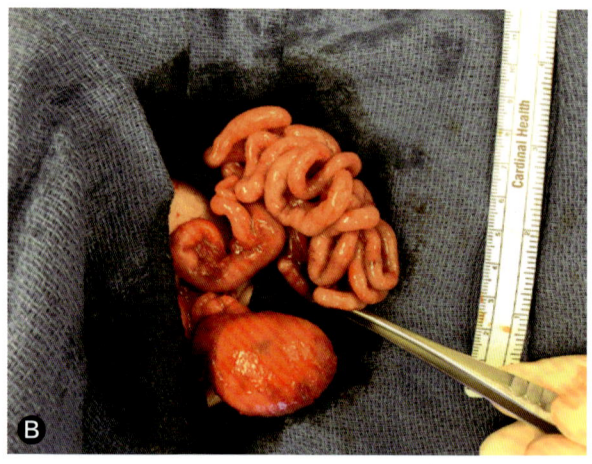

▲ 图 67-9　A. 术中照片显示十二指肠狭窄；B. 术中照片显示十二指肠闭锁伴"苹果皮样"远端空肠

(2) 临床表现和诊断。许多环状胰腺患者可能无症状；但即使有症状，也是模糊的胃肠道症状，需要与十二指肠闭锁、幽门狭窄和肠道旋转不良进行鉴别诊断。患者将表现出喂养不耐受，包括频繁呕吐，甚至近端完全梗阻并伴胃扩张和呕吐。梗阻可发生在壶腹后（80%）或壶腹前（20%）；因此，呕吐可能是胆汁性或非胆汁性。新生儿的诊断影像将提示环状胰腺，但通常无法明确区分是病理性还是十二指肠闭锁所致。在超声检查中"双泡"征象可能较清晰，而腹部 X 线片也可能会显示。UGI 检查显示十二指肠第二部分变窄。但由于所有患有部分或完全十二指肠梗阻的新生儿都需要手术治疗，因此将通过进一步探查确诊 [26, 27]。

(3) 治疗：有症状的环状胰腺可采用手术治疗。先确定并处理相关异常，再用口胃或鼻胃管置管进行胃减压，并通过液体复苏纠正电解质。胰腺保持完好无损，以免对胆胰管引流造成潜在影响，并采用十二指肠吻合术绕过梗阻，方法如先前十二指肠闭锁中所述（图 67-10）[26]。

3. 十二指肠前门静脉

(1) 发病率和病因：十二指肠前门静脉是一种罕见异常，因为门静脉由前穿过十二指肠而不是由后穿过，可能会导致十二指肠梗阻。这种异常于 1921 年首次被提出，认为是由于卵黄静脉发育异常所致。在妊娠 6 周时，两条平行的卵黄静脉通过两条肝外交通连接在一起，其中近头侧分支位于十二指肠后，近尾部分支位于十二指肠前。随着胎儿的发育，左侧近头和右侧近尾部卵黄静脉走行在十二指肠后方形成 S 形门静脉。卵黄静脉的异常萎缩可导致十二指肠前门静脉，从而致使十二指肠梗阻[28, 29]。

(2) 临床表现和诊断：患者可能无症状。有症状的患者则表现出十二指肠梗阻，并且超声图像和腹部 X 线片上可能出现"双泡"征象，应与十二指肠蹼、环状胰腺进行鉴别诊断[30]。

(3) 治疗：十二指肠前门静脉的治疗与小儿十二指肠梗阻的其他病因治疗相似。采用口胃或鼻胃管置管对患者进行胃减压和液体复苏。门静脉保持完整，并行十二指肠吻合术绕开梗阻，避免损伤胆胰管引流，方法如前所述（图 67-11）[28]。

四、获得性病变

胃

1. 肥厚性幽门狭窄

(1) 发病率和病因：在考虑导致新生儿期非胆汁性呕吐和喂养不耐受的疾病范围时，肥厚性幽门狭窄（hypertrophic pyloric stenosis，HPS）仍然是胃和十二指肠最常见的获得性病变。与非裔美国人和亚洲人相比，这种疾病在白种人和西班牙裔婴儿中更常见。男性和女性患者比例为 4∶1，每 1000 例活产婴儿中约有 2 例

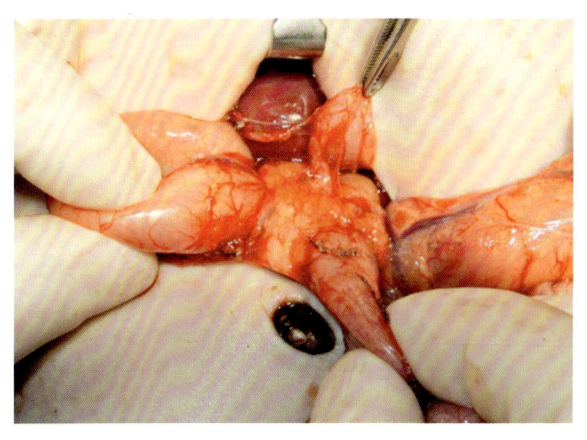

▲ 图 67-10 术中照片显示环状胰腺

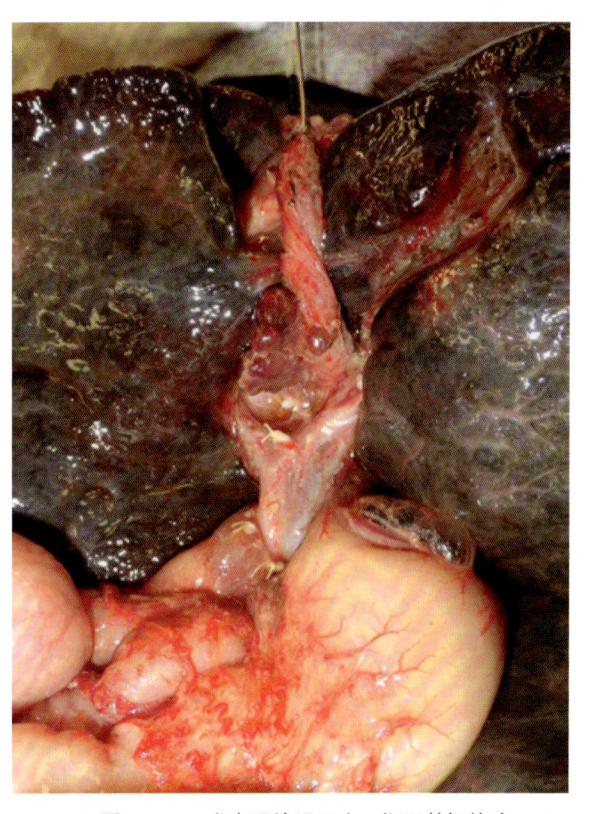

▲ 图 67-11 术中照片显示十二指肠前门静脉

患病。目前尚不清楚 HPS 的遗传机制，但患病婴儿的家人患病风险增加[31]。

从解剖学的角度来看，这种疾病过程会导致获得性胃出口梗阻。幽门肌进行性同心和纵向肥大被认为是疾病进展的原因。关于疾病进展的本质有多种说法。有一些研究探讨了促使 HPS 发展的环境因素。在动物模型和通过母乳喂养直接或间接接受红霉素的婴儿中，显示红

霉素可以诱发幽门狭窄，但机制尚不清楚[32]。

此外，幽门肌内一氧化氮合成酶失调被认为是这一疾病进展的病理机制之一。研究人员已在许多疾病进展过程中对 NO 通路和平滑肌松弛丧失做了大量研究。HPS 中缺乏 NO 会导致幽门痉挛。关于该病的其他理论集中在调节消化的多种激素通路的失调，以及如胃泌素、分泌素、胆囊收缩素和生长抑素等物质从胃进入十二指肠的通路失调。信号通路和 Cajal 间质细胞也参与平滑肌复合体的复杂神经支配失调。HPS 的进展中可能有多种通路，表明该疾病进展可能受多种因素影响[32]。

(2) 临床表现和诊断：许多婴儿可能存在喂养问题，这可能给家庭带来巨大压力。典型的临床表现是餐后喷射性非胆汁性呕吐。婴幼儿可在出生 1 周内出现 HPS，6～8 周出现的情况最为普遍。大龄儿童中出现 HPS 的较少。在婴儿期，父母通常会多次尝试改变喂养配方，并添加抑酸药物来治疗反流。尽管采取了这些措施，儿童仍出现呕吐[33]。

检查时会发现儿童出现皮肤肿胀和囟门凹陷，儿童发育滞后，往往看起来比较消瘦且无精打采。在这些儿童中，通常比较容易触及幽门肌肉（又称为"触及橄榄体"），这往往是由于患儿的腹部肌肉张力丧失，以及幽门肌肉通常更肥厚所致。应高度警惕严重电解质异常与持续胃损伤有关。

首选诊断方式是由技巧娴熟、在该疾病进展诊断方面拥有丰富临床经验的医生行幽门肌肉超声检查。HPS 的阳性检测结果通常出现在 6～8 周龄的婴幼儿中，肌肉厚度 > 3.5mm，通道长度 > 14mm。此外，超声有助于识别多个蠕动波及穿过幽门通道的内容物的损失情况。其他影像学辅助检查包括针对大胃泡进行的 X 线片检查及对上消化道造影进行评估，这些评估同样显示了内容物未能进入十二指肠及幽门窦边界突出（称为肩突）（图 67-12）[34-36]。

(3) 治疗：虽然人们经常关注 HPS 的结构问

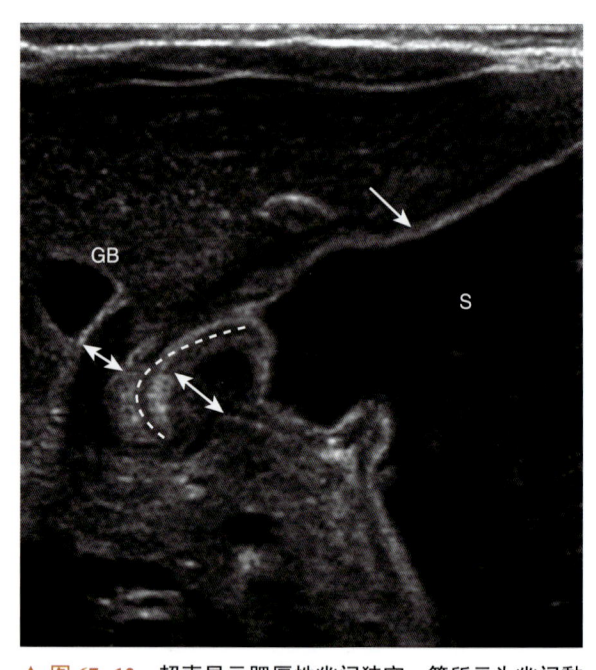

▲ 图 67-12 超声显示肥厚性幽门狭窄。箭所示为幽门黏膜两侧的肌肉厚度，上箭指向胃黏膜
GB. 胆囊；S. 胃（引自 Lichtor JL, Shiveley TJ, Wallace EC. Images in anesthesiology：pyloric stenosis. *Anesthesiology*. 2010；112：1270.）

题，但术前纠正电解质异常非常重要。患儿存在低钾低氯代谢性碱中毒，并伴有反常性酸性尿。初步治疗包括建立静脉通路，并以 20ml/kg 的剂量滴注生理盐水。应检查电解质紊乱的严重程度，并评估是否适合进行液体复苏。初次滴注后，在不含钾的 0.45% 生理盐水中加入 1.5 倍维持率为 5% 葡萄糖。对儿童进行密切监测，在极端情况下应考虑使用遥测床边监护系统或重症监护床。应根据儿童的体征和尿量来确定何时可以停止液体复苏。纠正电解质并将碳酸氢盐水平降至 30mEq/L 以下，可以降低围术期并发症（如心律失常和术后呼吸暂停）的发生率[37]。

针对该疾病的手术治疗有多种方法。现代方法由 Conrad Ramsted 研究提出，即在纵向切口后将黏膜暴露在外。Ramsted 幽门肌切开术通常通过右上象限切口进行，是治疗该疾病的一种安全手段（图 67-13）。改良方法包括一种环脐开腹手术，Alain 等于 1991 年成功进行一

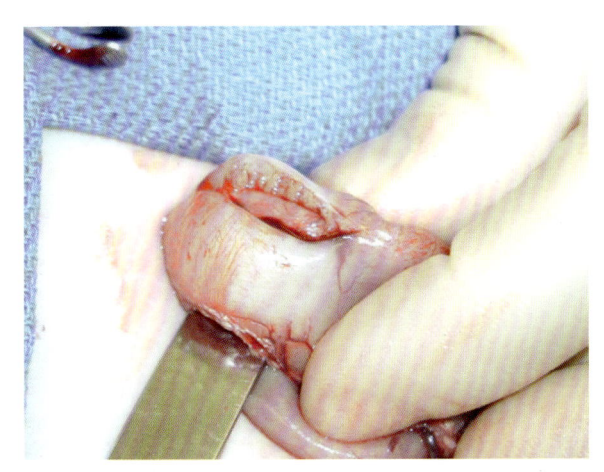

第 67 章　婴幼儿及儿童胃、十二指肠外科疾病
Surgical Disease of the Stomach and Duodenum in Infants and Children

▲ 图 67-13　术中照片显示开腹幽门肌切开术

系列手术后，腹腔镜手术也广泛应用[38]。

多项研究对幽门狭窄的最佳治疗方法进行了评估。Perger 等对 622 例患者在 8 年时间里分别采用这三种方法的治疗的结果进行分析，环脐组在伤口并发症和手术时间方面有显著差异。腹腔镜组在减少呕吐方面更突出。但值得注意的是，三组在住院时间方面并无差异[39]。

尽管进行了许多前瞻性试验和 Meta 分析，但在术后并发症或喂养不耐受方面，三组之间没有显著差异。腹腔镜手术方法有一个陡峭的学习曲线，术者大约需要操作 30 例手术方能熟练掌握。这种学习曲线也可以说明腹腔镜组不完全幽门切开术和麻醉持续时间增加（分别为 91min vs. 82min，P=0.02；30min vs. 23min，P=0.0001）的原因。此外，还有证据表明，开腹手术会增加伤口并发症的风险。但这些并发症的发病率似乎不太高，也不会显著影响住院时间。

2009 年一项最新的双盲随机多中心国际试验对 180 例患者的开腹和腹腔镜幽门切开术进行了评估。腹腔镜组患者达到完全肠内喂养的中位时间显著缩短，术后住院时间也明显缩短。术后呕吐和围术期并发症的差异并无统计学意义[40-42]。

在进行了大量研究之后发现，开腹手术和腹腔镜手术均安全、有效。应根据外科医生的

经验选择手术方法。在没有技术娴熟的外科医生的情况下，应考虑将患者转移至具有儿科手术能力的医院（图 67-14）。

2. 异物和胃石

(1) 发病率和病因：人们经常会关注儿童异物吞食的情况。在许多情况下，异物吞食会导致上呼吸道受损，这是在上呼吸道损伤的背景下描述的，其超出了本章的论述范围，但需要明确快速识别和清除异物至关重要。根据吞食的特定物体和从吞食到出现症状的时间长短，可能会有不到 1% 的患者出现严重病征，在美国，每年约有 1500 人死于异物吞食。所有年龄的儿童都有可能出现异物吞食，而在出生后前几年里发生率最高[43,44]。

胃石是一个复杂的临床概念。该术语是指由胃和肠内摄取的异物和内在物质结合所产生的物质。胃石可根据其组成成分来命名：毛发性胃石（最为常见），由毛发组成；植物性胃石，由植物纤维、种子和蔬菜皮组成；或由石块和污垢组成的其他胃石。患有精神疾病的儿童会出现毛发性胃石，女孩更为常见，与拔毛症（一种拔除毛发随后吞食的疾病）有关。被拔除并吞食的毛发聚集在胃里并产生毛发团。累积成团块后在胃内无法排出，则导致胃出口梗阻[45,46]。

(2) 临床表现和诊断：在患者被目睹吞食异物后，对其进行评估。通常患者没有或很少有症状。根据吞食异物的类型，可对多数患者物仅做安全观察。但如果担心患者呼吸道受损，出现持续性吞咽困难或腹膜体征，则需要快速确定异物并进行干预。应根据详尽的病史记录和身体状况来确定吞食异物的类型和吞食时长。

用于许多家庭用品的纽扣电池及磁铁是需要及时清除的异物之一。纽扣电池可能会因电化学损伤而导致严重的黏膜灼伤。若误吞数枚磁铁，也会造成严重问题。多枚磁铁可以磁性相吸穿过邻近肠襻，导致压迫坏死和瘘管形成。因此，吞食任一异物都应该及时尽力清除[47]。

X 线片和超声检查可以帮助确定异物位置。

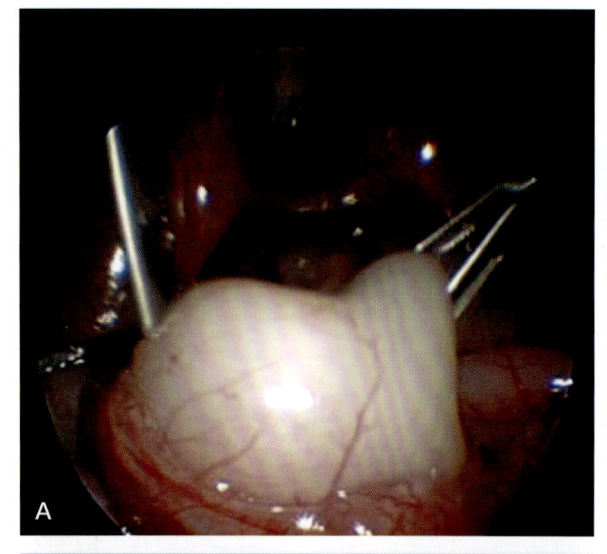

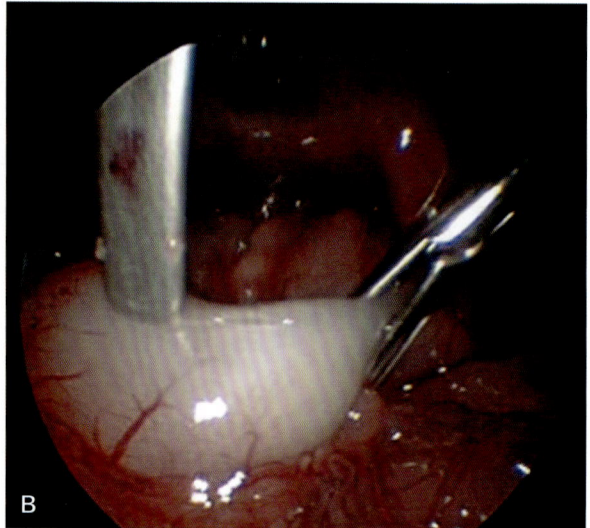

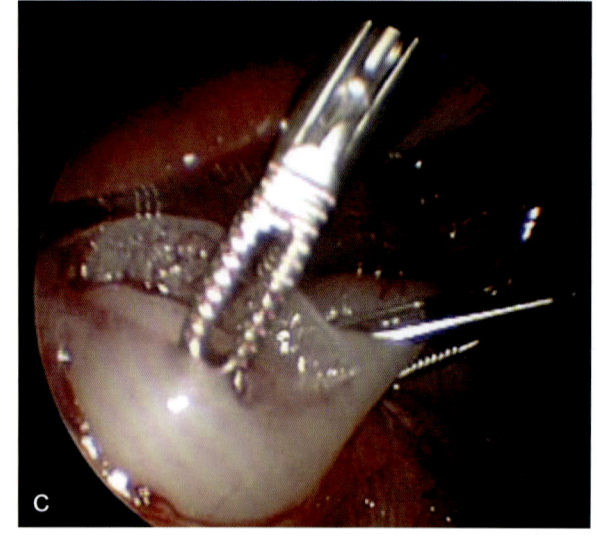

▲ 图 67-14 A. 腹腔镜视野下的肥厚性幽门；B. 沿幽门长度进行腹腔镜下浆膜肌切口；C. 腹腔镜下幽门切开术。注意黏膜下层从展开切口内隆起

大多数异物进入胃后将继续进入胃肠道的其他部位，一般情况下无须干预。若担心患者损伤、吞食放射性异物或持续出现症状，可以通过内镜判断异物位置并进行治疗。

(3) 治疗：若吞食了可以无阻碍通过胃肠道的异物，可以在门诊对患者进行安全观察。截至目前，尚无数据建议使用通便药或其他导泻药来加速异物排出。近端异物可通过柔性或刚性食管镜清除。对于进入十二指肠水平部的异物，必须决定是继续观察还是通过手术清除。应监测儿童梗阻或腹膜症状的进展。大多数远端梗阻发生在回盲瓣水平处，甚至在阑尾口。可以使用腹腔镜安全地清除此类异物。

可以尝试通过腔内入路去除胃石，但通常情况下还是需要手术切除（图 67-15）[43, 47, 48]。

3. 胃穿孔

(1) 发病率和病因：据文献记载，关于新生儿期胃穿孔是自发性还是继发于如坏死性小肠结肠炎（NEC）之类的基础疾病一直颇具争议。与 NEC 一样，早产儿出现胃穿孔的频率较高，并且可能与胃积气有关。新生儿的胃穿孔可继发于医源性和非医源性原因。气管插管和鼻胃管置管过程中可能发生胃穿孔。在接受类固醇或非甾体抗炎药治疗的 NEC 患儿，以及患有梗阻病症（如闭锁、内疝或肠扭转）的新生儿中，也可见此病症。尤其在管饲喂养婴儿中，可能

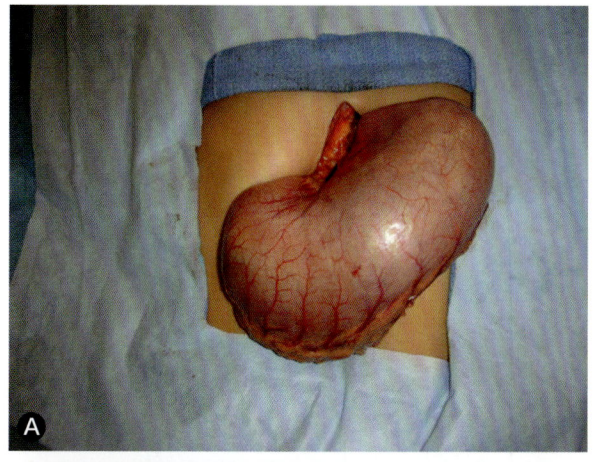

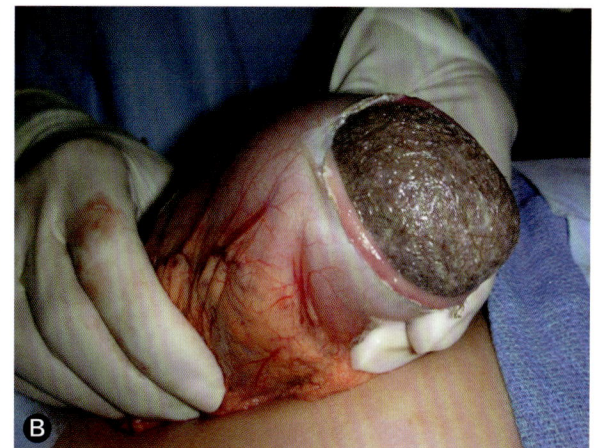

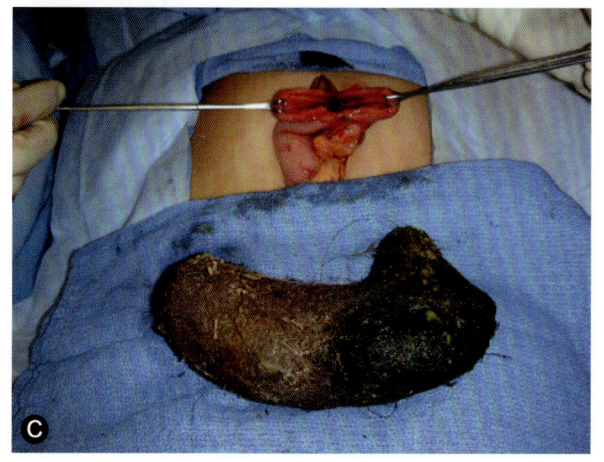

第 67 章 婴幼儿及儿童胃、十二指肠外科疾病
Surgical Disease of the Stomach and Duodenum in Infants and Children

▲ 图 67-15 **A.** 术中照片显示胃中含有较大毛粪石；**B.** 术中照片显示胃切开术后露出部分毛粪石；**C.** 经手术切除引起胃梗阻的大型毛粪石

导致过度扩张和穿孔[49]。

(2) 临床表现和诊断：与成年人一样，新生儿胃穿孔最严重会导致休克和血小板减少。此外，还会伴有腹胀、进食不耐受、嗜睡、腹壁红斑、血便或鼻胃出血和呼吸窘迫等症状。腹部 X 线片足以诊断胃穿孔。采用侧卧位并同时鉴别游离空气和腔外气液水平可以帮助诊断。此外，该方法还可以诊断并发的肠道 NEC。与治疗败血症一样，尽早进行液体复苏使电解质达到目标水平非常重要[49]。

(3) 治疗：根据新生儿的状况、当前体重和合并症，可以选择适当方法从源头进行治疗。对于那些临床上不允许剖腹或开腹手术的儿童，应进行床旁引流手术。这需要将 Penrose 或其他类似的引流管穿过腹壁，使空气和液体排出。新生儿在进行剖腹手术前，应对其肠胃进行全面评估。一旦发现胃穿孔，应注意保护周围组织以便进行修复。与成年人不同，新生儿的网膜非常娇嫩，难以作为补片。通常通过修复和冲洗就可以对穿孔边缘进行清创。如果手术过程中出现了问题，应临时闭合打开的腹部，或临时做个 Silo 袋，以便进行第二次剖腹手术[49]。

4. 胃肿瘤

(1) 这种临床疾病在儿科人群中非常罕见：由于食品处理和保存得到改善，胃癌的死亡率和发病率持续下降。在所有胃癌病例中，18 岁以下儿童占不到 0.5%。其他与胃相关的肿瘤包括继发于幽门螺杆菌感染的胃淋巴瘤、胃肠道间质瘤、畸胎瘤、神经鞘瘤和横纹肌瘤[50, 51]。

(2) 临床表现和诊断：大多数儿童会出现非特异性症状。其中可能包括一系列的上腹部不适、体重减轻和食欲不振。据报道称，一些患者的排便习惯也发生了变化，并伴有持续的恶心和呕吐。

除了病史和体检外，实验室评估还可以诊断出贫血。在胃淋巴瘤病例中，对于有消化性溃疡病史或先前有幽门螺杆菌感染的儿童，应筛查感染是否消退。X线片可在口服或不口服对比剂的情况下诊断胃出口梗阻。通过横截面成像可以获得更多信息。内镜检查是观察肿瘤、进行活检及评估任何潜在出血最佳疗法[50,52]。

(3) 治疗：大多数胃肿瘤主要是通过手术切除的方法来治疗，切缘较宽。预后取决于最初的病理、疾病阶段和治疗反应。由于儿科人群中胃肿瘤比较罕见，大多数治疗算法均基于成人数据（图67-16）[50,53]。

5. 肠系膜上动脉综合征

(1) 发病率和病因：肠系膜上动脉综合征最早由Carl von Rokitansky于1842年提出。它是UGI梗阻的原因之一，因为主动脉和SMA之间的十二指肠第三部分压迫而导致十二指肠梗阻。其发病率约为0.3%，女性患者更为常见，10—18岁患病率最高。该病又称为Wilkie综合征、主动脉十二指肠压迫和Cast综合征，通常被视为继发于饮食失调、甲亢、化疗和严重胃肠炎患者的快速减重。在对脊柱侧凸进行手术矫正及髋人字石膏固定的情况下，在整形外科手术和神经外科手术后也可能出现肠系膜上动脉综合征[54,55]。

(2) 临床表现和诊断：SMA综合征有多种临床表现。近期体重迅速下降的儿童应保持高度警惕。呈现的症状也可能是不明的上腹部疼痛及恶心和呕吐，最常见的是胆汁性呕吐，通常会出现间歇性或餐后腹部不适。一些患者可以通过将膝盖抬高至胸前或腹部向上仰卧以打开主动脉肠系膜角度，由此来缓解症状[54]。

临床可通过症状和影像学进行诊断。上消化道透视检查可判断是否存在十二指肠梗阻。CT血管造影（口服或不口服对比剂）是最佳成像方式。该综合征的影像学证据包括肠系膜上动脉在十二指肠第三部分受压，其主动脉间膜角度小于22°（正常为38°~65°），主动脉间距离小于8mm（正常为10~28mm）[54,56]。

(3) 治疗：在无须手术干预的条件（如肿块或血管瘤）下，可采用保守治疗的方法。儿童保持NPO（禁食禁饮），如果在短时间内有明显呕吐症状，可以采用鼻胃管减压。正如其他章节所述，纠正电解质异常至关重要。应向儿童提供营养支持，在可能的情况下，应先优先进行鼻空肠喂养，并为特定病例保留全肠外营养[54]。

在保守治疗失败的情况下，可采用开腹和腹腔镜手术。所有手术的目的都是为改善狭窄的主动脉肠系膜角。Strong手术包括移动十二指肠第四部分并离断Treitz韧带，该手术的优势是无须进行肠吻合。其余的手术方法则需要采用十二指肠空肠吻合术或胃空肠吻合术创建一个手术旁路[57]。

6. 十二指肠旁疝

(1) 发病率和病因：十二指肠旁疝是最常见的先天性内疝（盲肠旁疝排名次于其后）。与外疝相反，内疝在胸腹腔内。大多数内疝是先天性肠旋转和腹膜附着异常所导致。十二指肠旁疝是由中肠旋转不完全所致。旋转失败导致十二指肠穿过小肠肠系膜根部的Waldeyer窝时被夹在结肠系膜。75%的十二指肠旁疝发生在左侧，25%发生在右侧[58,59]。

(2) 临床表现和诊断：大多数患儿无症状，在其他评估中，十二指肠旁疝往往也是偶然被发现。但这也可能出现间歇性中腹不适、急性

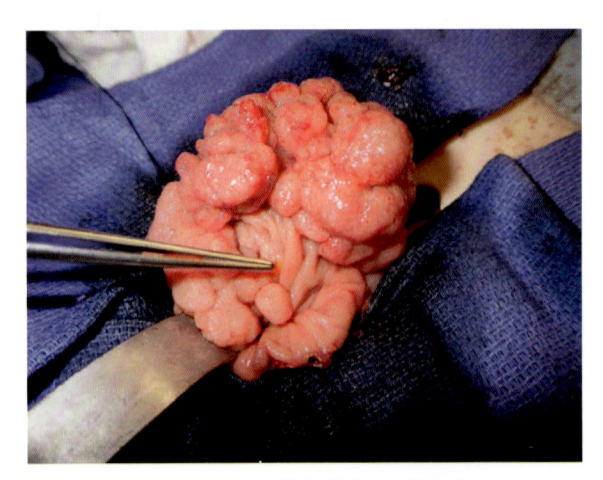

▲ 图 67-16　术中照片显示胃息肉

肠梗阻，甚至绞窄。

持续的慢性腹部症状可能表明疝肠存在间歇性梗阻。与其他疝一样，快速诊断对于防止绞窄和肠损失很重要[60,61]。

只有通过放射影像检查才能对十二指肠旁疝进行术前诊断。最有效的方式是横断面成像，在症状期识别率较高。X线片可能会显示近端肠梗阻，提示需要进行UGI检查。放射学检查显示闭环梗阻，即传入和传出襻均被肠系膜蒂所束缚。在右侧十二指肠旁疝中，左侧正常空肠动脉发生逆转。CT检查显示空肠动脉分支和静脉支流出现异常，以及中腹聚集多个小肠襻[62]。

(3) 治疗：在无法确诊的情况下，适合行诊断性腹腔镜或剖腹手术。确定后可采用与其他疝相同的治疗方法。手术原则要求减少疝内容物，彻底检查以评估生存能力，并闭合疝缺损。应切除受损肠段，控制大范围溢出，并根据患者状况决定是否进行一期吻合术，或在进行充分的液体复苏后再进行二次手术。在左侧十二指肠旁疝的情况下，肠蠕动很容易受到影响，腹膜缺损也很容易重新对合。右侧十二指肠旁疝通常更难处理，因为疝内容物可能存在腹膜后。需要谨慎进行解剖和扭转。从外侧到内侧的手术方法最安全，可避免对肠系膜上动脉、回结肠动脉和右结肠静脉造成伤害[63-65]。

7. 炎性肠病

(1) 发病率和病因：炎性肠病、溃疡性结肠炎及克罗恩病通常位于远端小肠、结肠和直肠。此类疾病包括胃炎、胃十二指肠溃疡、十二指肠炎和绒毛萎缩。许多研究尝试确定导致这种慢性炎症过程的异常免疫调节反应的环境和遗传因素。但临床上显著的胃十二指肠疾病通常是克罗恩病，发病率为0.5%~4%。大多数患者会持续累及胃的远端部分、幽门和十二指肠[66,67]。

(2) 临床表现和诊断：大多数患有克罗恩病的儿童会出现肠蠕动改变和不明原因体重减轻的典型症状。在胃十二指肠受累的患者亚群中，常见症状可能是伴或不伴微带血性呕吐的上腹部疼痛。对这些患者进行的实验室评估显示蛋白质丢失性肠病和营养缺乏。内镜检查仍是主要的治疗方法。多次活检评估胃和十二指肠对于诊断很重要。经评估，若黏膜具有不规则性，呈现典型的鹅卵石外观，并在随后的组织学鉴定中发现非干酪样肉芽肿，则可确诊[67]。

(3) 治疗：治疗炎性肠病的主要方法仍然是免疫调节疗法。对于患有胃十二指肠克罗恩病的儿童，许多研究表明，高强度抑酸和根除幽门螺杆菌感染可使患者获益。当与克罗恩病的标准疗法结合使用时，疗效显著。经诱导皮质类固醇激素治疗后，大多数儿童转为使用氨基水杨酸酯、免疫抑制药（如6-MP）、甲氨蝶呤或单克隆抗体来抑制促炎性细胞因子和肿瘤坏死因子[68,69]。

对于狭窄、梗阻或出血的病例仍采用手术干预。在某些情况下，可以采用内镜下球囊扩张术治疗狭窄，可使穿孔率降至可接受水平。治疗狭窄的手术方法包括十二指肠狭窄成形术和经十二指肠吻合术或胃空肠吻合术的正规旁路手术。术后并发症包括吻合口瘘、近端高输出肠皮瘘、腹腔内脓肿和狭窄复发。持续肠内喂养和营养支持对所有患者都非常重要[70,71]。

第 68 章
十二指肠的解剖学和生理学
Anatomy and Physiology of the Duodenum

Brian Shames　著

陈　昊　白玉萍　译

摘要　十二指肠是幽门和十二指肠悬韧带（Treitz 韧带）之间的小肠，虽然只有 20～30cm，但是它是控制食物从胃到空肠通道的"门"[1]。十二指肠这个名字来源于拉丁语"intestinum duodenum digitorum"，或"intestine of twelve digits"。这个拉丁语可能来自希腊医生 Herophilus（公元前 334—公元前 280 年）的著作。十二指肠虽然是小肠最短的部分，但它却是最早接触胃分泌物及胆管和胰腺分泌的胆汁、消化酶。因此，它在必需微量营养素和大量营养素消化、吸收及肠道运动的调节过程中起着重要作用。由于十二指肠与上腹部主要结构的关系密切，使得它在大量胃肠道手术中都处于暴露状态。因此，了解与消化外科相关的十二指肠的结构和功能很重要。

关键词：十二指肠；胆囊收缩素；生长抑素；胚胎学；钙；铁；促胰液素；血清素；迷走神经

一、胚胎发生

在成人中，十二指肠在上腹部的位置遵循胚胎肠道的正常发育和旋转。这一过程始于胚胎发育的第 3 周，前肠与中肠和后肠的原始分界。在妊娠的第 2 个月早期，胚胎中肠向腹侧迁移下降到卵黄囊。该环的顶点由脐肠系膜导管（卵黄囊）标记，其轴围绕肠系膜上动脉，卵黄囊原始血液供应（卵黄动脉）的近端部分。在接下来的几周里，中肠的增长速度比腹腔的扩张速度快，从而使中肠扩大继续突入脐带中的。当这种情况发生时，中肠围绕肠系膜上动脉逆时针旋转 90°，形成"动脉前"和"动脉后"两半。在这个旋转之后，中肠的头端（"动脉前"）部分（未来的十二指肠和近端小肠）位于尾端（"动脉后"）部分（未来的结肠）的右侧。头端（"动脉前"）部分继续延伸至脐带，直到妊娠第 10 周，之后中肠回到腹部。头侧肢首先移回腹部，导致十二指肠通过肠系膜上动脉的后面。

尾侧肢跟随盲肠和末端回肠最后进入。在它返回的过程中，中肠再旋转 180°（总旋转度 =270°）。在这些运动完成时，结肠位于肠系膜上动脉的前面，盲肠位于髂嵴的水平。从妊娠第 12 周到出生后，结肠拉长，而盲肠保持在原来的位置。结肠的生长有效地产生了肝曲向右上象限的"上升"，就像盲肠的"下降"[2]。

十二指肠、肝脏和胰腺之间的解剖关系也由早期发育决定。未来的十二指肠位于腹侧肠系膜（未来的肝脏原基、胆管和腹侧胰腺芽）和背侧肠系膜（未来的背侧胰腺芽）的横隔之间。中肠旋转完成后，肝实质和肠增生，胰腺背侧和腹侧芽融合，形成十二指肠的最终解剖位置（图 68-1）。

第 68 章 十二指肠的解剖学和生理学
Anatomy and Physiology of the Duodenum

最初，十二指肠由单层内胚层细胞组成，周围是未分化的间充质细胞。妊娠第 4 周时，十二指肠黏膜开始沿着靠近肝憩室起源处的腹壁增生。在中肠旋转期间，十二指肠第一部分以外的间充质组织沿着十二指肠背侧增加，固定在腹膜后超过此点。在固定过程中，这个背侧肠系膜转变成一个松散结缔组织的无血管平面，称为 Treitz 筋膜（避免与 Treitz 韧带混淆）。

在 Kocher maneuver 手法中，十二指肠向内侧提起时进入该平面[3]。在妊娠第 3 周结束时，肝原基、胆囊和胆管（均起源于胆囊芽）从前肠远端向腹侧生长。

然后（妊娠第 5 周）肝憩室和十二指肠之间的连接元件形成胆管，最终形成胆囊管和胆囊。

在妊娠第 9 周左右，由于肝脏的造血功能和多发性肝窦的形成，肝脏迅速生长。肝脏的生长，加上中肠的伸长，将十二指肠推到肝脏下方。此时，腹侧肠系膜产生小网膜、镰状韧带和肝十二指肠韧带；这些结构包裹着从肝脏

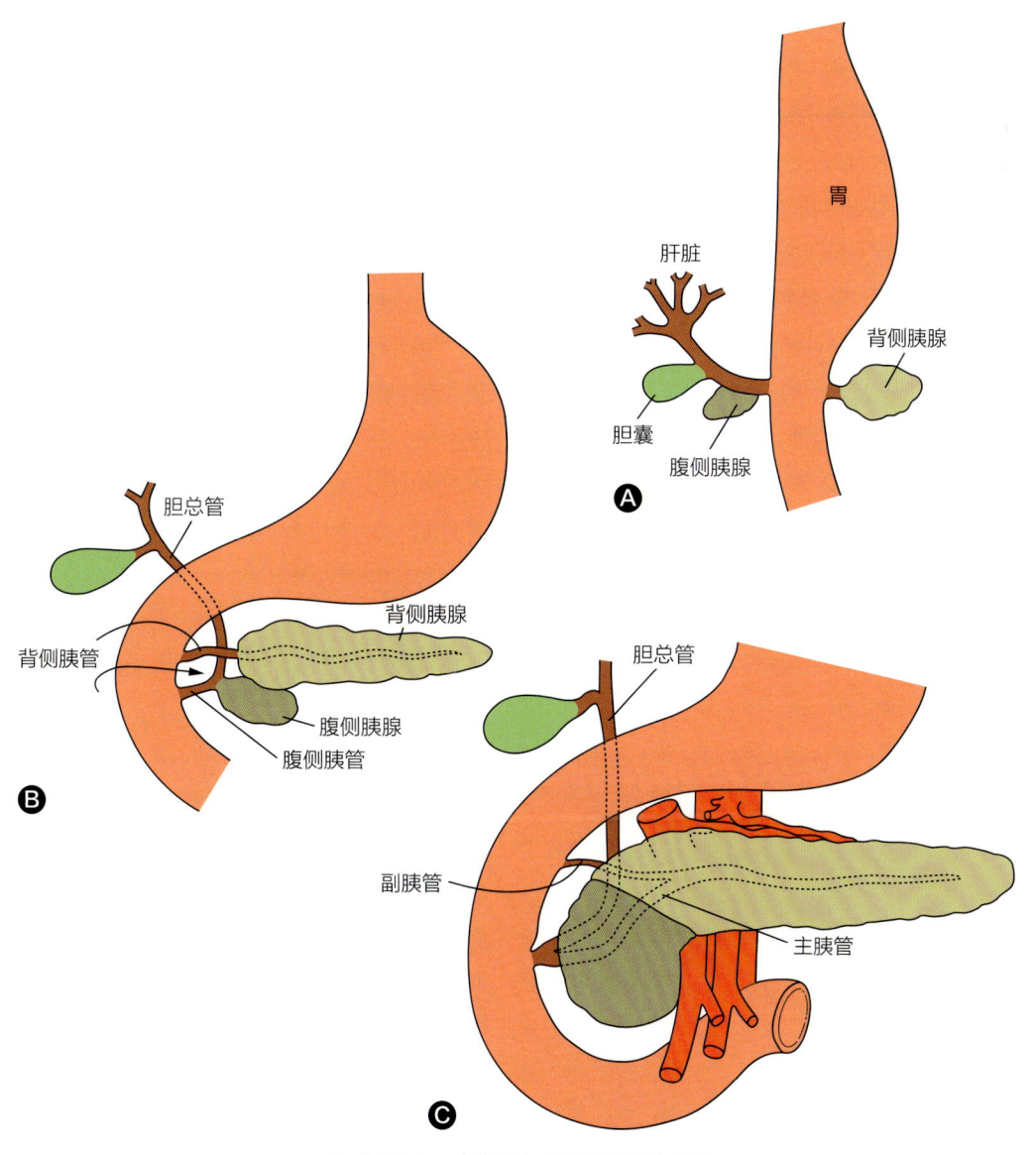

▲ 图 68-1 **胰腺和十二指肠的胚胎关系**
A. 背侧和腹侧胰腺原基的形成；B. 胰腺腹侧旋转；C. 原始胰腺融合形成成人胰腺（改编自 Androulakis J, Colborn GL, Skandalakis PN, Skandalakis LJ, Skandalakis JE. Embryologic and anatomic basis of duodenal surgery. *Surg Clin North Am*. 2000；80：172，figure 1.）

延伸出来的门静脉三联体。

门静脉三联体内的其他结构包括肝动脉和门静脉。在空间上，门静脉在十二指肠发育期间与十二指肠复杂相关。门静脉是从卵黄囊中出现的成对的卵黄卵原始静脉发育而来，并经过体柄进入发育中的心脏。配对的血管之间形成了两个肝外交叉连接：头端吻合位于十二指肠后方，而尾端吻合通过十二指肠前方。正常情况下，随着门静脉和尾端吻合的消失，十二指肠头端吻合仍然存在。这种十二指肠头-尾部吻合口可以伴随门静脉持续存在，导致罕见的并发症先天性异常称为十二指肠前门静脉[4,5]。

在妊娠第4周结束时（图68-1），发育中的十二指肠与胰腺背原基相连。1周后，肝憩室底部出现腹侧胰腺原芽。在第6周结束时，这两个原基融合，因为腹侧胰腺移到胰腺背段的下方和后面；这些变化形成成人胰头和钩突的一部分。融合后，主胰管融合，通常与腹侧胰管融合在背侧胰管的中部。腹侧管与融合的中远侧背侧管结合形成Wirsung管。该管与胆总管相连，在胆总管进入十二指肠的部位形成肝胰壶腹。融合后，胰腺背侧导管（Santorini管）的近端部分通常会退化为Wirsung导管支配地位。随着中肠的扩张和旋转，十二指肠沿着腹膜后到达其最终位置，第一部分和第二部分位于侧面，而其余部分位于融合的胰腺原基下方（图68-2）[6]。

胰腺原基融合失败导致胰腺分裂。在这种情况下，Wirsung管和Santorini管分别引流入十二指肠。环状胰腺也可能在异常胰腺融合后发育；在这种发育异常中，正常胰腺组织的一条薄而平的带包围十二指肠的第二部分，并连接到胰头的两侧。十二指肠周围形成的环可引起十二指肠狭窄。虽然这种异常在儿童中有描述，但在尸检偶然发现之前，它可能是完全无症状的[7]。

二、大体解剖与局部解剖关系

十二指肠分为四段：十二指肠球部或帽状部，第二垂直部或下降部，第三水平部或横向部，第四斜部或上升部（图68-3）。十二指肠开始于胃幽门的末端，位于第1腰椎水平。从第二部分开始，沿着胰头呈C形曲线下降。十二指肠的第三部分位于第2腰椎水平的肠系膜上动脉下方，位于肠系膜上动脉与主动脉形成的夹角处，穿过中线与十二指肠第四部分相连，后面与空肠相连。

十二指肠位于肝脏和胆囊的前方，位于网膜孔的上方，位于胰头的侧面（第二部分）和下方（第三部分），以及位于胆总管、门静脉、下腔静脉和胃十二指肠动脉后方。由少量结缔组织从下腔静脉侧面分离。

（一）十二指肠第一部分（大约5cm长）

十二指肠的第一部分从幽门向上穿过胆囊颈。近半部分可以移动，即十二指肠球部或十二指肠帽；远半部分是固定的。大多数（90%）十二指肠溃疡发生在十二指肠球部。临床上，十二指肠球部的活动性有助于幽门和十二指肠的手术，尤其是在Kocher maneuver手术后。它的纵向肌肉皱褶可以在上内镜下观察到，并在进入第二部分之前作为一个标志，在第二部分可以看到横向皱褶。

小网膜肝十二指肠部分附着于十二指肠上端起始部2.5cm内，大网膜附着于该节段的下界。由于远端2.5cm被腹膜覆盖，导致后表面紧密接触门静脉三联体和胃十二指肠动脉。

这一段与胃十二指肠动脉的关系解释了后消化性溃疡侵蚀时动脉易出血的原因。遇到这种情况时，外科医生应记住，胃十二指肠动脉高出十二指肠第一部分上缘15～30mm，动脉起点与幽门之间的距离为5～50mm[8]。最后，十二指肠靠近胆囊有利于胆囊十二指肠瘘和胆结石在严重胆囊炎发作后进入肠道。

（二）十二指肠第二部分（大约7.5cm长）

十二指肠的这部分从胆囊颈延伸到第4腰

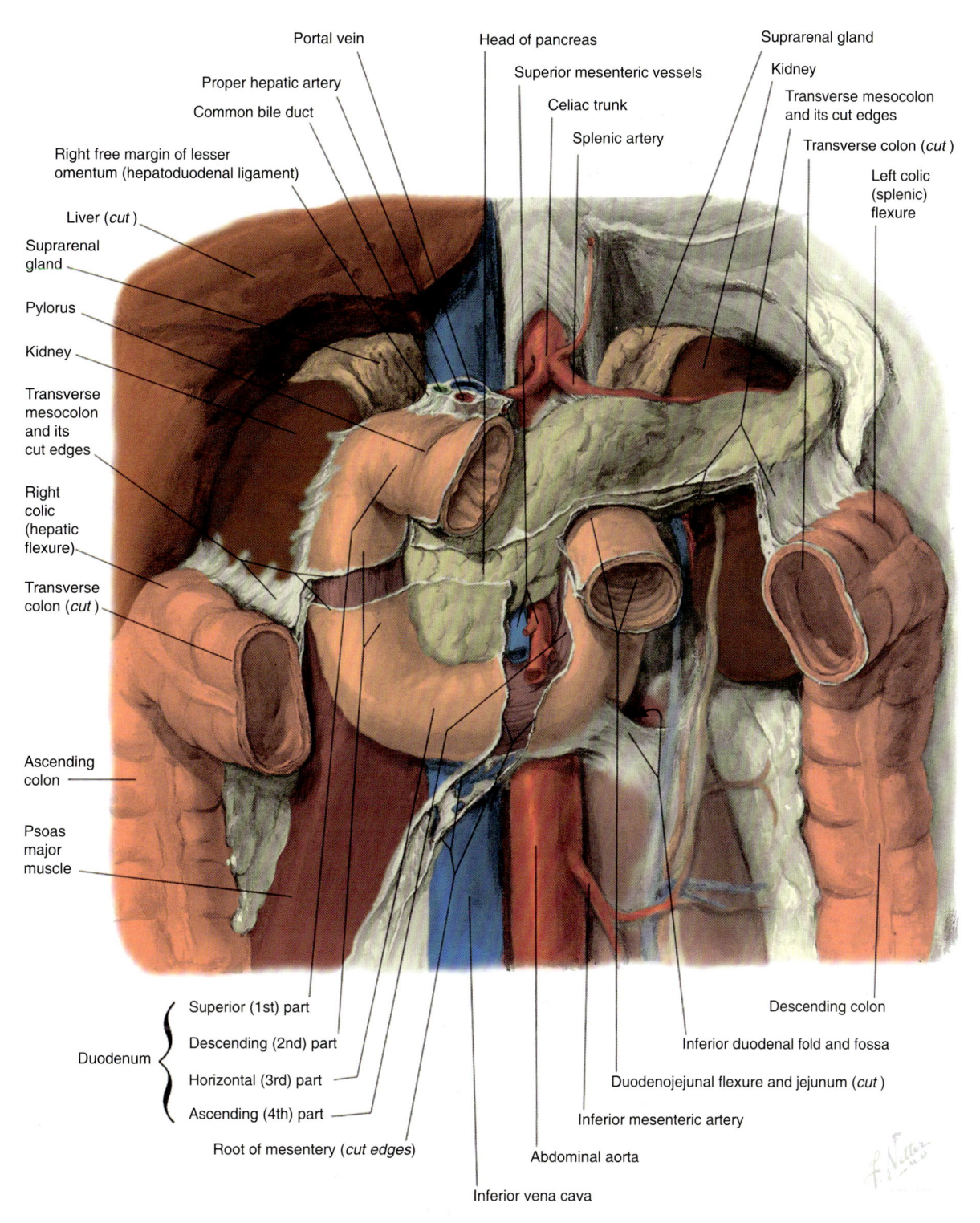

第 68 章　十二指肠的解剖学和生理学
Anatomy and Physiology of the Duodenum

▲ 图 68-2　The abdominal contents as seen after removal of the stomach, jejunum, and ileum. The branches of the superior and inferior mesenteric arteries are shown. (From Netter FH. Atlas of Human Anatomy. East Hanover, NJ: Novartis Medical Education; 1989, Ciba-Geigy, plate 261. Copyright 1999, ICON Learning Systems, LLC, a subsidiary of Havas MediMedia USA Inc. Reprinted with permission from ICON Learning Systems, LLC, illustrated by Frank H Netter, MD. All rights reserved.)

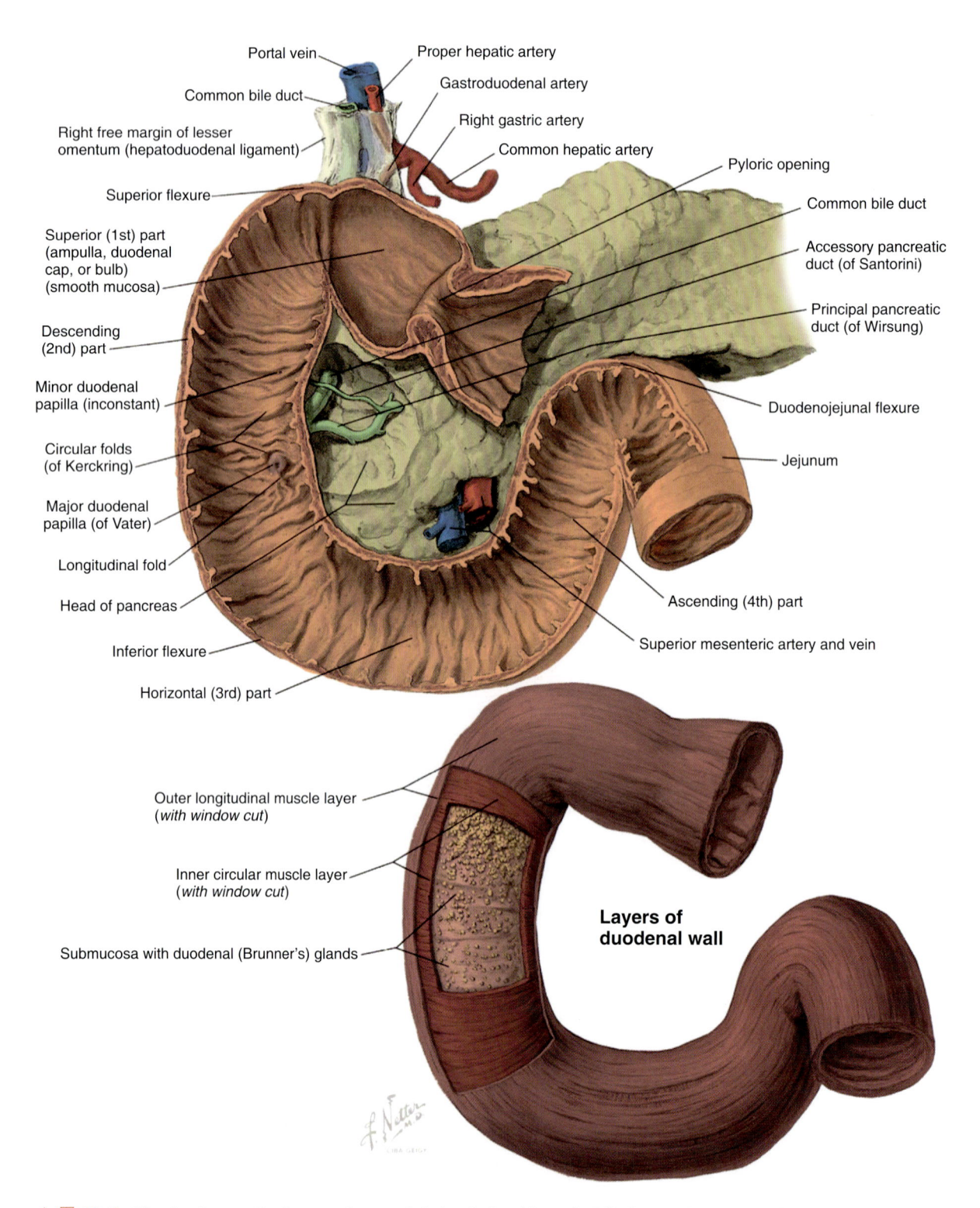

▲ 图 68-3 The duodenum, the four portions, and their relationship to the bile duct and pancreas. (From Netter FH. *Atlas of Human Anatomy*. East Hanover, NJ: Novartis Medical Education; 1989, Ciba-Geigy, plate 262. Copyright 1999, ICON Learning Systems, LLC, a subsidiary of Havas MediMedia USA Inc. Reprinted with permission from ICON Learning Systems, LLC, illustrated by Frank H Netter, MD. All rights reserved.)

椎的上缘。它在第1腰椎的右侧与十二指肠的第一部分相连，位于肋缘的后面，略高于第9肋软骨的顶端，位于其内侧。在这个连接点之外，十二指肠通过其外侧内脏腹膜与后外侧腹膜的融合而成为腹膜后壁结构。在与十二指肠上曲形成锐角后，第二部分从胆囊下降，形成一个襻穿过右肾门、肾上腺、腰大肌和下腔静脉边缘。同时，它通过右肝叶、结肠肝曲、部分横结肠和空肠。腹膜皱襞在十二指肠段上下穿过形成结肠系膜。在对近端结肠进行外科治疗时，在调动肝曲时，必须考虑十二指肠、肝曲和结肠系膜之间的关系。

在内侧，胰头与十二指肠C环密切相关。胃十二指肠动脉的胰十二指肠上支在两个结构之间的沟中。大约在C环的中点，胰胆管在十二指肠第二段的凹面处后内侧与Vater乳头相通。

(三)十二指肠第三部分(12~13cm长)

十二指肠的第三部分从第3或第4腰椎的右侧延伸到主动脉的左侧。当该段从右向左穿过输尿管、腰大肌、下腔静脉和主动脉前中线时，它仍然位于肠系膜上血管的后方。胰头和钩突与十二指肠上部之间有一个包含胰十二指肠下动脉的凹槽。此节段止于第3或第4腰椎左侧，靠近小肠肠系膜根部。

(四)十二指肠第四部分(大约2.5cm长)

十二指肠的第四部分开始于第2腰椎的左上缘。在向上和斜向上升后，它到达横结肠系膜根部的十二指肠空肠角，大约在第9肋软骨的下方和内侧4cm处向左下降形成十二指肠空肠曲，十二指肠悬韧带（Treitz韧带）附着于肠系膜。

这条韧带是肠系膜背侧的残余，从十二指肠空肠曲一直延伸到右膈脚。其末端与肠系膜下静脉、左输尿管和左肾的末端非常接近[9]。

三、动脉血供

十二指肠的第一部分由胃十二指肠动脉的胰十二指肠后上支供应，也可由十二指肠上动脉和十二指肠后动脉供应（单独或组合）。在一些患者中，胃右动脉的分支也供应十二指肠的第1厘米。胃十二指肠动脉位于十二指肠的第一部分和胰头之间，终止于右胃上膜动脉和胰腺上十二指肠前上动脉[10]。由于十二指肠周围动脉吻合网络丰富，临床治疗十二指肠后溃疡出血常常以失败告终。

十二指肠其余部分的动脉供应来源于腹腔动脉和肠系膜上动脉之间的主要动脉吻合。如前所述，胰十二指肠前上动脉起源于胰腺腹侧的胃十二指肠动脉。胰十二指肠后上动脉在胆总管前交叉，后螺旋到达胰头。胰十二指肠前下动脉和后下动脉从肠系膜上动脉或其第一空肠支，单独或通过一个共同的起源。这两条动脉在十二指肠降段和横断段与胰头之间的后沟和前沟中分裂并运行，它们在那里连接形成连续的前后拱廊。通过这些动脉弓，十二指肠与近端胰腺共享其血液供应（图68-4）。因此，单纯切除十二指肠或胰腺在技术上具有挑战性和潜在的危险性。

四、静脉供血

胰十二指肠静脉平行于胰十二指肠动脉，伴行于胰十二指肠前弓和后弓（图68-5）。外科医生通常会遇到这些浅静脉的血管类似物。近端十二指肠球部的下部流入右侧胃网膜静脉，上部通过几个幽门上静脉流入门静脉或胰十二指肠后上静脉。后弓位于门静脉上方，肠系膜上静脉下方。胰十二指肠后上静脉可沿伴行动脉行于胆管前，但通常在胆管后。该静脉在肠系膜上静脉左缘的下方终止。此处可由空肠静脉或胰十二指肠前下静脉连接。

五、淋巴引流

十二指肠的淋巴引流通常与其脉管系统伴行。前淋巴管引流至胰结前池，后淋巴管引流至胰头后池。虽然原发性十二指肠癌可直接侵

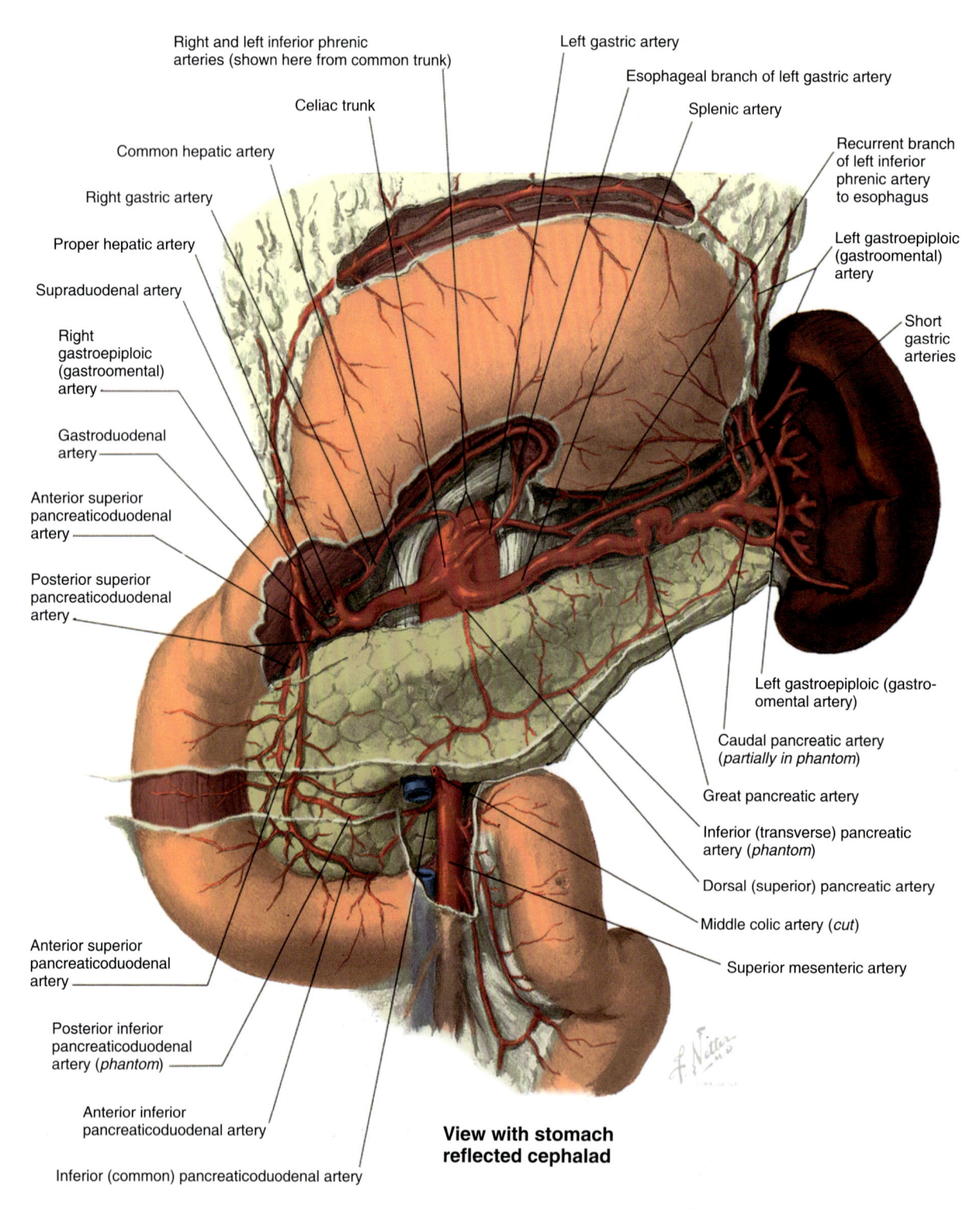

▲ 图 68-4 View of the arteries of the duodenum and pancreas, with the stomach reflected cephalad. (From Netter FH. *Atlas of Human Anatomy*. East Hanover, NJ: Novartis Medical Education; 1989, Ciba-Geigy, plate 283. Copyright 1999, ICON Learning Systems, LLC, a subsidiary of Havas MediMedia USA Inc. Reprinted with permission from ICON Learning Systems, LLC, illustrated by Frank H Netter, MD. All rights reserved.)

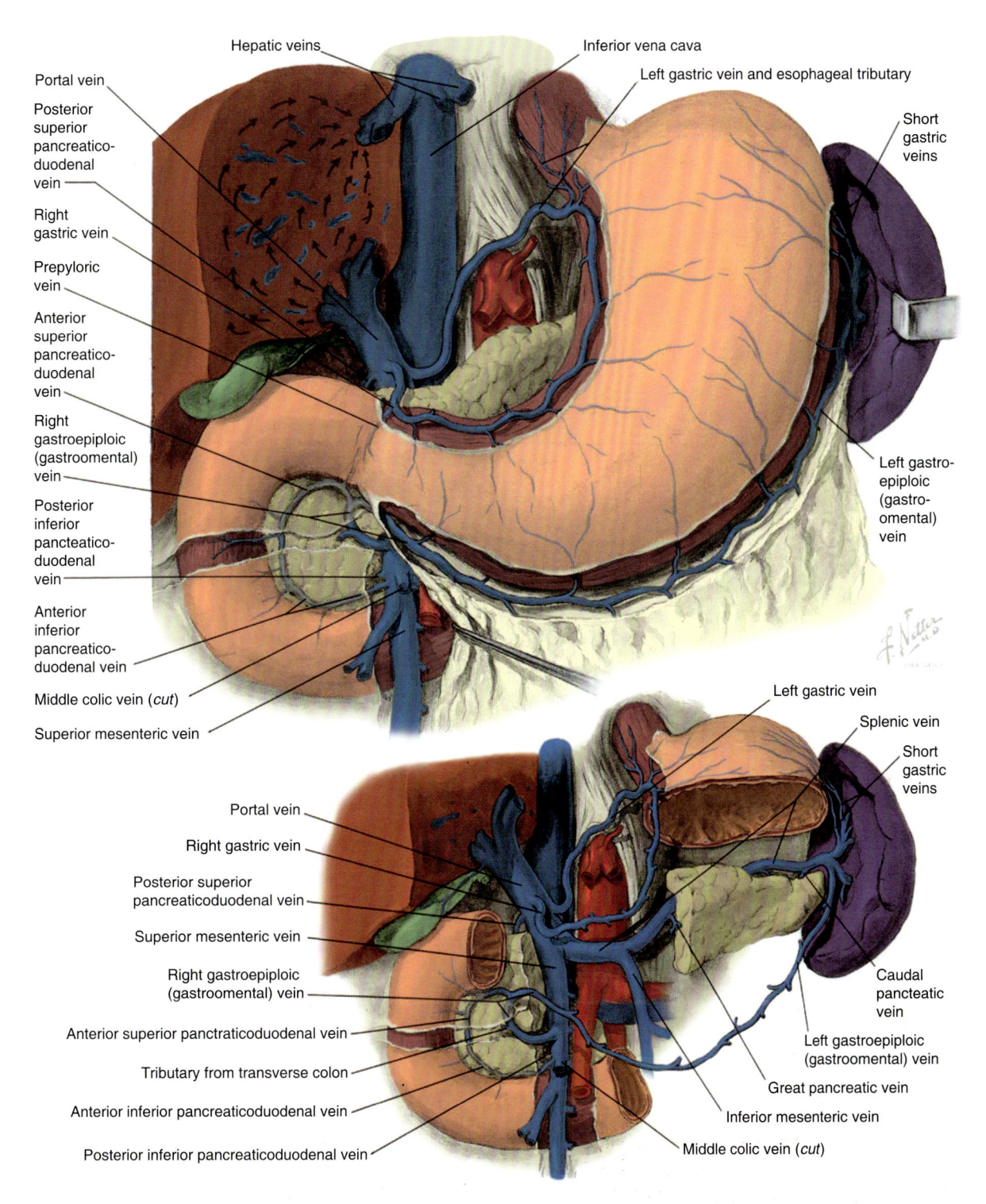

第 68 章 十二指肠的解剖学和生理学
Anatomy and Physiology of the Duodenum

▲ 图 68-5 View of the veins of the duodenum and pancreas, with the stomach removed. (From Netter FH. *Atlas of Human Anatomy*. East Hanover, NJ: Novartis Medical Education; 1989, Ciba-Geigy, plate 294. Copyright 1999, ICON Learning Systems, LLC, a subsidiary of Havas MediMedia USA Inc. Reprinted with permission from ICON Learning Systems, LLC, illustrated by Frank H Netter, MD. All rights reserved.)

犯胰腺或淋巴浸润，但通常先扩散至十二指肠周围淋巴结和肝脏。

六、神经支配

十二指肠的外在神经支配（图 68-6）是副交感神经，起源于前迷走神经和腹腔迷走神经支，交感神经来自腹腔神经节的内脏神经（$T_{6\sim12}$）。内在神经支配来自奥尔巴赫肠系膜和迈斯纳黏膜下丛。这些神经元在支配其目标（如平滑肌、分泌和吸收性细胞）过程中，也与感觉连接受体并与丛中内外产生的其他神经过程相互指合。

七、组织学

十二指肠壁由四层组成，包括腹膜外层的浆膜，由纵向和环形纤维组成的肌层，黏膜下层，以及形成其内层的黏膜层（图 68-7）。浆膜是腹膜的延伸，由单层扁平的间皮细胞覆盖在疏松的结缔组织上。十二指肠后壁和外侧壁的腹膜后部分缺少腹膜或浆膜。

肌层由两层平滑肌组成，包括外层（纵向）和内层（环形），奥尔巴赫肌间神经丛位于这两层之间。迈斯纳神经丛位于黏膜下层，并伴有一个松散的结缔组织网富含淋巴管和小血管（图 68-7）。

布伦纳腺体是哺乳动物十二指肠特征性的组织学表现，见于黏膜下层；这些腺体通过小的分泌管排入 Lieberkühn 的隐窝（图 68-8）。布伦纳腺分泌物呈黏稠状，碱性（pH 8.2～9.3）且透明。这些黏液样、黏稠的碱性分泌物有助于保护十二指肠黏膜免受胃液的腐蚀。

肠黏膜形成许多手指状突起或绒毛，极大地增加了黏膜的表面积（图 68-7）。绒毛上皮细胞内有黏液和分泌 HCO_3^- 的表面细胞及柱状排列的吸收细胞。黏膜衬里的隐窝和绒毛可分为三层：黏膜肌层（深）、固有层（中）和一个连续片柱状上皮细胞构成的内层。

隐窝上皮的主要功能包括：①细胞更新；②外分泌、内分泌、水和离子分泌；③盐、水和特定营养素的吸收。隐窝上皮至少由四种不同的细胞类型组成：盘状细胞、杯状细胞、未分化细胞和内分泌细胞。

八、生理功能

十二指肠的主要功能是：①使酸性食糜碱化，从而保护其黏膜，促进消化；②吸收钙和铁；③进一步分解食物；④对上消化道的运动和分泌进行神经内分泌控制。

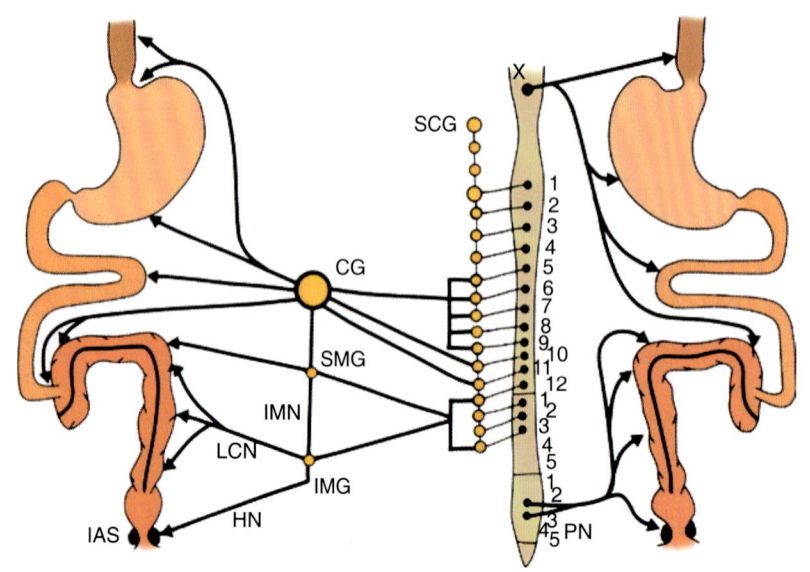

◀ 图 68-6 显示交感神经支配（左）和副交感神经支配（右）的肠道外部传出神经支配示意。这种表示是对各种数据的综合，可能会根据不同的物种而呈现变化

CG. 腹腔神经节；HN. 下腹神经；IAS. 肛门内括约肌；IMG. 肠系膜下神经节；IMN. 肠系膜间神经；LCN. 腰结肠神经；PN. 盆神经；SCG. 颈上神经节；SMG. 肠系膜上神经节；X. 迷走神经背侧运动核和迷走神经（引自 Roman C, Gonella J. Extrinsic control of digestive tract motility. In: Johnson LR, ed. *Physiology of the Gastrointestinal Tract*. 2nd ed. New York: Raven Press; 1987: 507.）

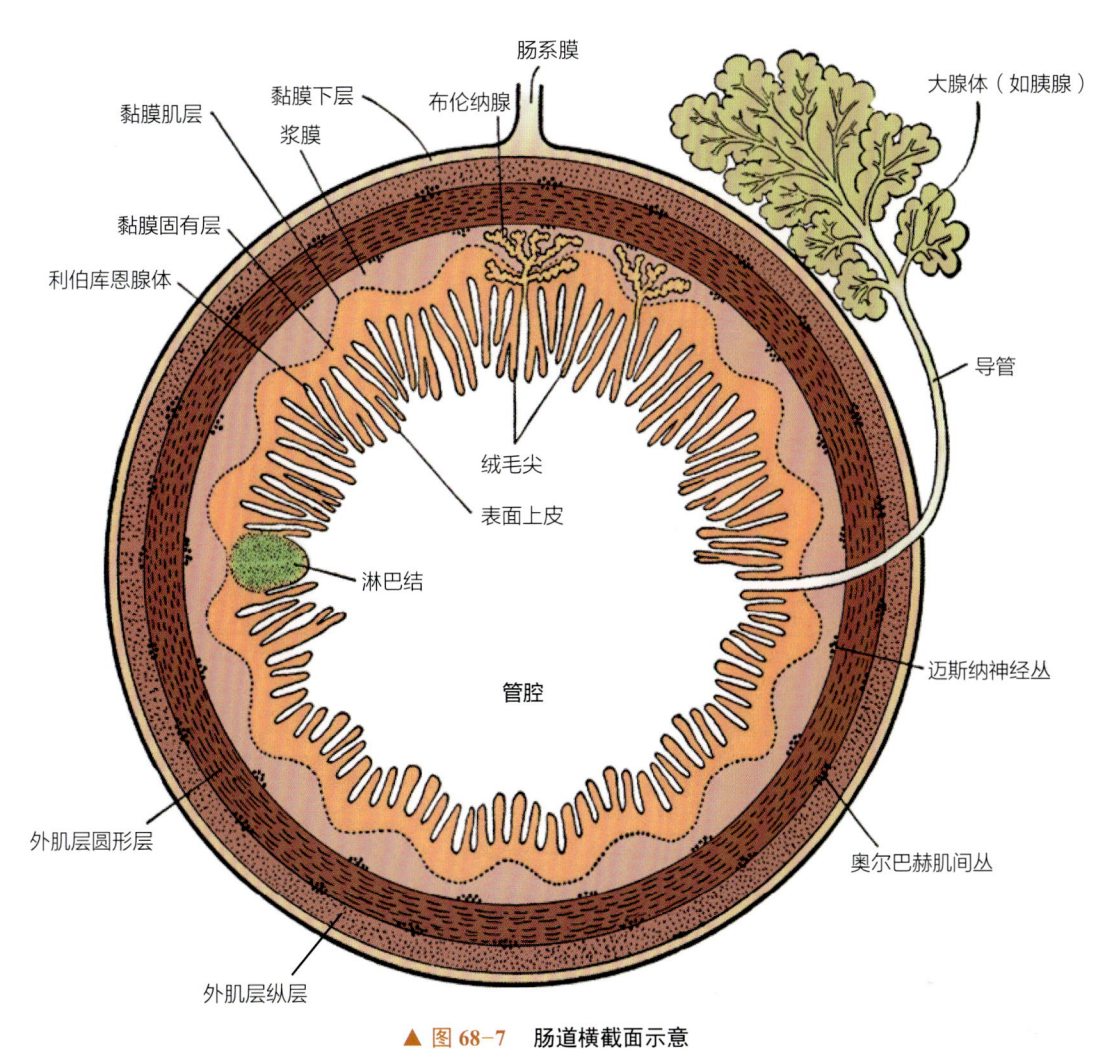

第 68 章 十二指肠的解剖学和生理学
Anatomy and Physiology of the Duodenum

▲ 图 68-7　肠道横截面示意

引自 Bloom WN, Fawcett DW. *A Textbook of Histology*. Philadelphia：Saunders；1968.

（一）碱化与十二指肠黏膜防御

十二指肠管腔的 pH 在 2～7 快速波动，表现为碳酸氢盐和胃酸的混合分泌[11]。预防黏膜损伤需要通过调节黏膜前、黏膜和黏膜下成分进行协调防御。这些成分包括黏液和碳酸氢盐（HCO_3^-）分泌、细胞内缓冲、神经元激活和血流量增加。十二指肠具有独特的管腔化学感应能力，使黏膜对酸产生反应。十二指肠管腔酸化后，许多化合物刺激肝脏、胰腺和十二指肠的碳酸氢盐分泌，包括分泌素、迷走神经产生的乙酰胆碱、血管活性肠肽（VIP）、垂体腺苷酸环化酶激活肽（PACAP）、褪黑素[12]和胃动素[13]。这一过程也可能是介导的反馈环路涉及管腔三磷酸腺苷和肠道碱性磷酸酶活性[14]。然而，促进十二指肠黏膜防御的主要成分涉及十二指肠球部小肠上皮的 HCO_3^- 分泌[15]。

十二指肠黏膜碳酸氢盐分泌受到一系列复杂介质的刺激，这些介质导致酸从十二指肠腔流入细胞外间隙，细胞外 HCO_3^- 流出管腔（图 68-9）。这一过程被认为是从分泌的 HCO_3^- 中和管腔 H^+ 开始的。细胞外结合的碳酸酐酶促进了这一过程[16]。细胞内 pH 值的降低促进 H^+ 通过基底外侧 Na^+/H^+ 交换器 1（NHE1）活性挤出到上皮下间隙，细胞外碳酸氢盐通过基底外侧 Na^+/HCO_3^- 转运通道（NBC）进入细胞。这种新的细胞内 HCO_3^- 随后通过刷状边界 $Cl^-/$

167

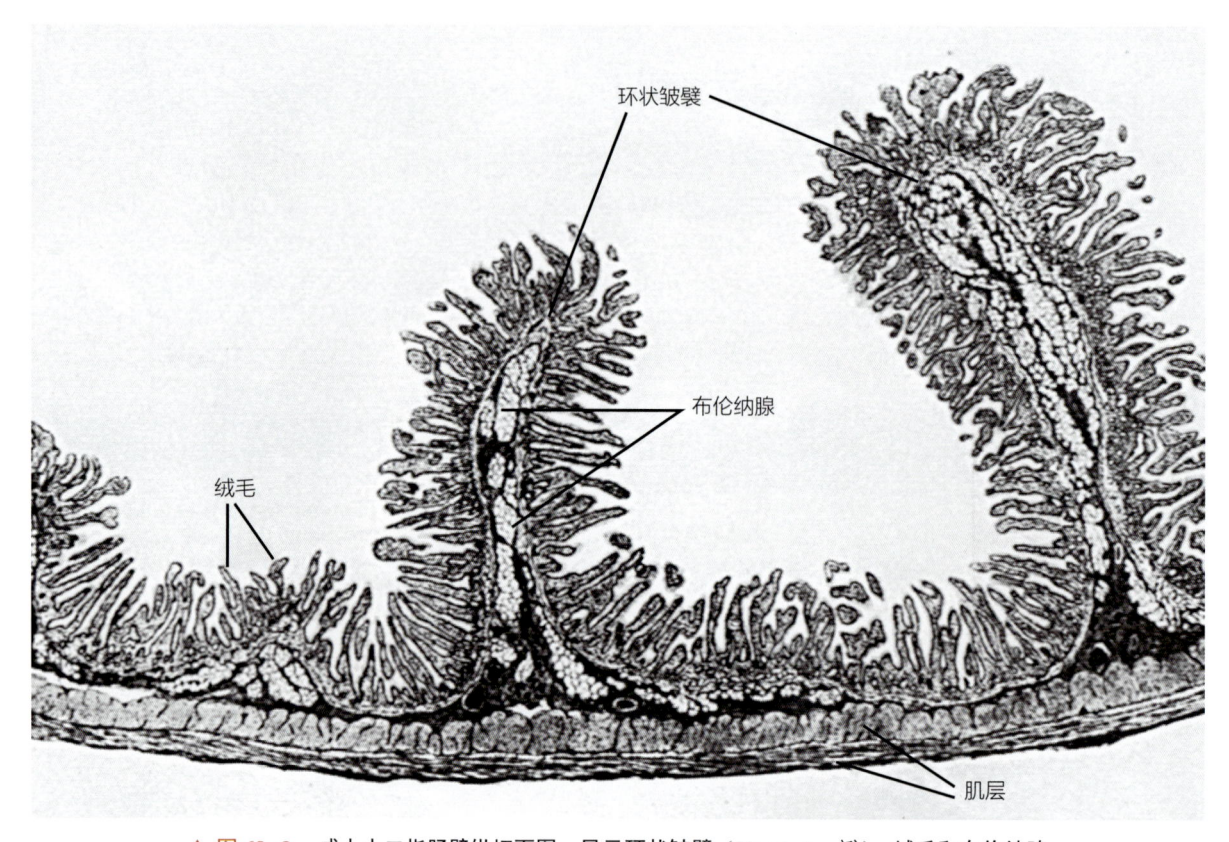

▲ 图 68-8 成人十二指肠壁纵切面图，显示环状皱襞（Kerckring 瓣）、绒毛和布伦纳腺
引自 Bargmann W. *Histologie und Mikroskopische Anatomie des Menschen*. 6th ed. Stuttgart，Germany：Georg-Thieme Verlag；1962.

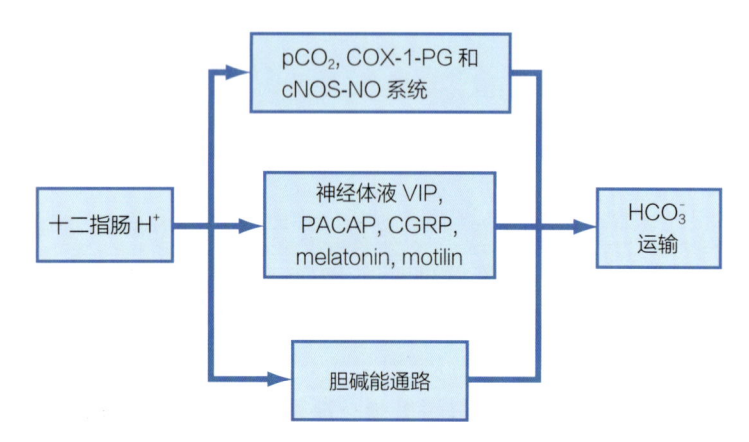

◀ 图 68-9 大鼠十二指肠 HCO_3^- 分泌机制对胃 H^+ 的反应涉及多种神经递质，pCO_2、环氧化酶 -1- 前列腺素（COX-1-PG）和组成型一氧化氮合酶 - 一氧化氮（cNOS-NO）系统
CGRP. 降钙素基因相关肽；PACAP. 垂体腺苷酸环化酶激活多肽；VIP. 血管活性肠多肽（引自 Konturek PC，Konturek SJ，Hahn EG. Duodenal alkaline secretion：its mechanisms and role in mucosal protection against gastric acid. *Dig Liver Dis*.2004；36：505.）

HCO_3^- 阴离子交换器与囊性纤维化跨膜电导调节器（CFTR）一起分泌到十二指肠腔（图 68-10）[14, 17, 18]。

通过环状腺苷单磷酸和 Ca^{2+} 介导的过程，通过独特的十二指肠 G 蛋白耦联受体 EP3 和 EP4 产生黏液和分泌碳酸氢根[13, 19]。辣椒素敏感的传入神经和环氧合酶活性也被营养素专用传感器（谷氨酸，提供"鲜味"的营养素和膳食蛋白中的主要游离氨基酸）激活。l- 谷氨酸盐还独立激活胃迷走神经传入神经，导致 NO 和 5-HT 的释放，这两者都会增加管腔黏膜的厚度和细胞内 pH[16]。

这些因素一并稳定了 pH 梯度，增加了 NO 介导的血管舒张和随后的局部血流量，并增加了杯状细胞和布伦纳腺的黏液产生。后一种作用产生了由水、黏蛋白糖蛋白、碳酸氢盐和三

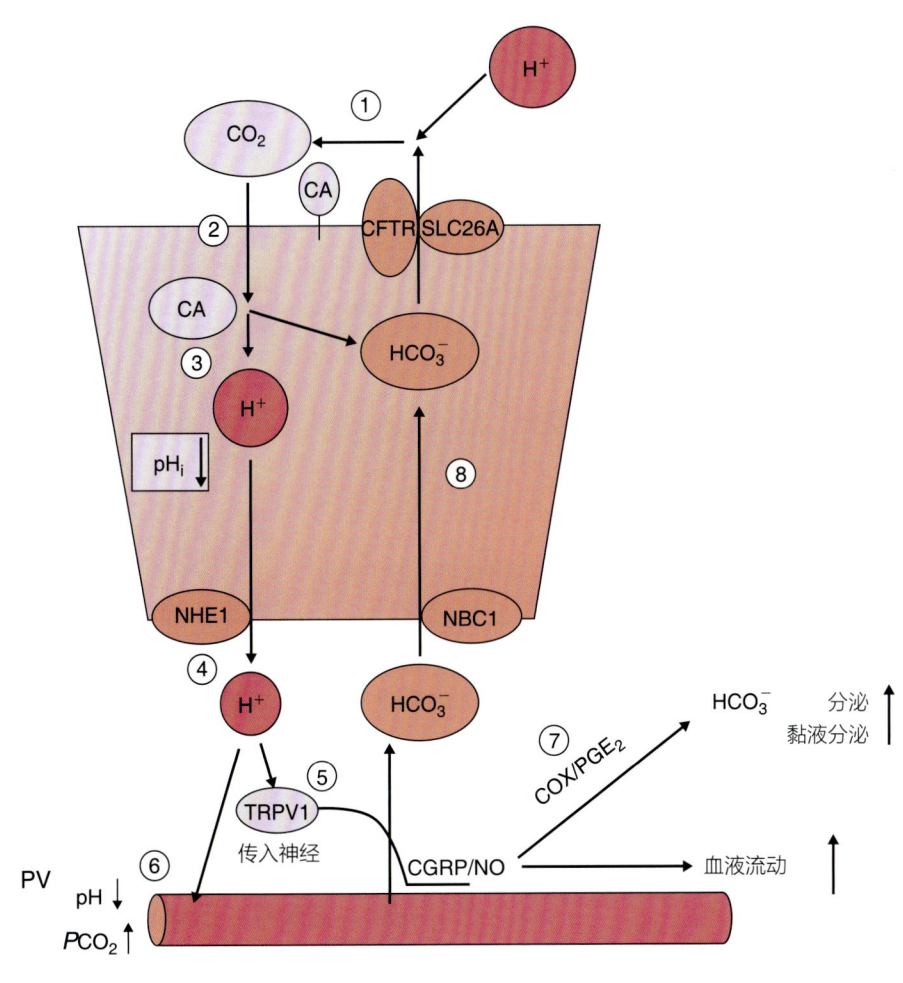

◀ 图 68-10 十二指肠酸/二氧化碳传感机制模型。酸的净运动是从管腔到黏膜（吸收），而碳酸氢盐的净运动是从黏膜到管腔（分泌）

1. 来自胃的管腔 H^+ 被细胞外碳酸酐酶（CA）中和，产生 CO_2；2. 二氧化碳穿过顶膜；3. 细胞溶质 CA 将 CO_2 转化为 H^+ 和 HCO_3^-；4. H^+ 使细胞酸化，并通过 Na^+/H^+ 交换器 1（NHE1）挤入上皮下层；5. H^+ 刺激瞬时受体电位香草醛 1（TRPV1），随后释放降钙素基因相关肽（CGRP）和一氧化氮（NO），增加血流量；6. H^+ 使门静脉（PV）血液酸化；7. 同时，环氧合酶（COX）产生前列腺素 E_2（PGE_2），这是 HCO_3^- 和黏液分泌的信号；8. 细胞质 HCO_3^- 通过 Na^+/HCO_3^- 共转运蛋白（NBC1）装载，通过顶端溶质载体家族 26Ax（SLC26A）阴离子交换剂或囊性纤维化跨膜电导调节器（CFTR）分泌（改编自 Akiba Y, Kaunitz JD. Luminal chemo sensing and upper-gastrointestinal mucosal defenses. *Am J Clin Nutr*. 2009；90：S827，figure 68.1.）

叶因子家族肽组成的增稠黏膜衬里。这种增厚的黏液衬里形成了一个低湍流区域，该区域缓冲了十二指肠腔，允许少量的碳酸氢盐帮助中和大量的胃酸[15, 17]。

（二）钙吸收

钙的平衡取决于整个肠内钙的净吸收量及通过肾脏、皮肤和骨组织的钙的调节损失。吸收是两个系统的功能：不饱和的主动转运（跨细胞）系统，在口服摄入量低时可吸收高达80%～100%的钙摄入量；不饱和的被动扩散（旁细胞）系统，在高钙摄入量中占主导地位。十二指肠是主动运输的主要部位，而被动运输主要发生在空肠中。

十二指肠主动转运系统由维生素 D 内分泌系统介导并涉及三个阶段[20]。活化的维生素 D[胆钙化固醇、$1α,25(OH)_2D_3$] 触发维生素 D 受体，从而上调所有三个步骤中涉及的介质（TRPV5 和 6、CaBP 和 PMCA1b）（图68-11）。钙化固醇与核维生素 D 受体的相互作用需要 6～8h 才能形成效应蛋白，而影响钙稳态的过程则需要近 12h[21]。

研究人员还发现了一种维生素 D 受体，它能在数分钟到数小时内影响钙的含量。这种受体引起的反应，诱导快速肠道吸收钙（也称为Transcalachia）；这一过程可能是通过不同的胆钙化醇配体与富含小窝的质膜上的受体相互作用而激活的[22]。尽管钙也可以通过小肠旁的细胞旁途径被吸收，但是这种机制效率较低，只能容纳口服钙摄入量的 20%～60%。这个过程取决于时间和浓度梯度，在高水平饮食钙摄入或缓慢肠道运输时间方面最有效[23]。然而，这种细胞旁系统的存在确保了在缺乏维生素 D 的情况下钙的吸收。

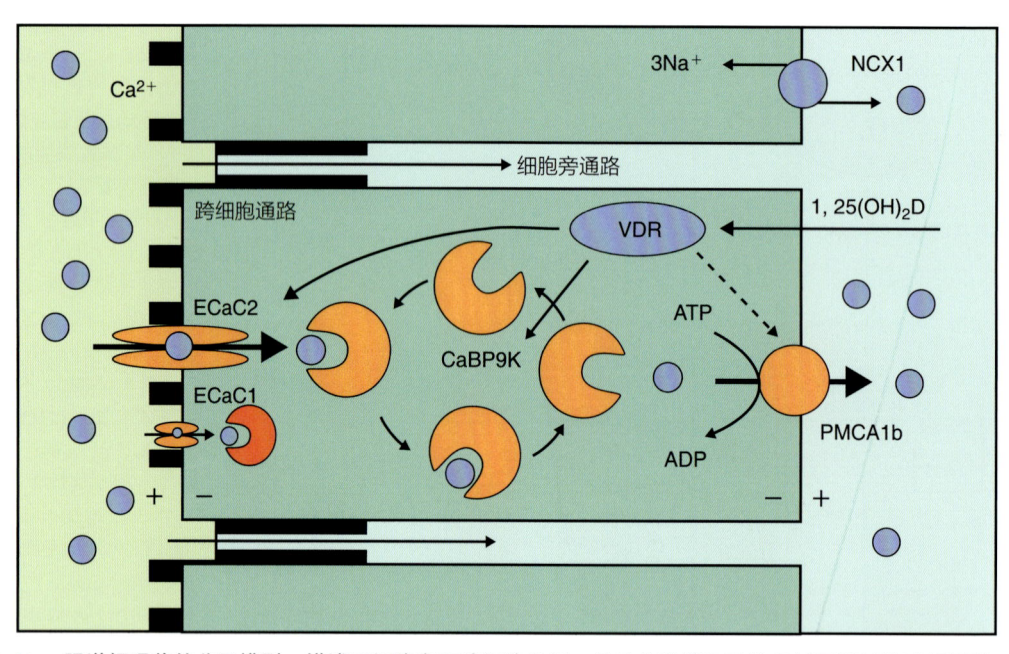

▲ 图 68-11 肠道钙吸收的分子模型，描述了细胞旁和跨细胞机制，具体来说跨细胞途径涉及通过特殊钙通道（ECaC2、ECaC1）进入，与 CaBP9K 结合时的细胞内转运，以及通过三磷酸腺苷驱动的机制从 PMCA1b 挤出
引自 Bouilon R, Van Cromphaut S, Carmeliet G. Intestinal calcium absorption: molecular vitamin D mediated mechanisms. *J Cell Biochem*. 2003; 88: 333, figure 68.1.

（三）铁吸收

几乎所有膳食铁的吸收都发生在十二指肠内（1～2mg/d）。十二指肠细胞的顶膜上吸收膳食来源中血红素（10%）和非血红素（90%）的铁[24]。附着在血红蛋白上的铁是生物利用度最高的形式，其后依次是还原态（Fe^{2+} 态）和未还原态（Fe^{3+} 态）铁。血红素铁通过膜结合蛋白（可能是血红素载体蛋白 1）吸收。吸收的血红素铁可以直接作为血红素获得，也可以通过血红素加氧酶的活性以亚铁的形式释放到细胞内。最初以 Fe^{3+} 形式存在的非血红素铁，首先通过二氧化亚铁还原酶（Dcytb）还原为 Fe^{2+}，然后由二价金属转运蛋白 1（DMT-1）转运通过根尖膜。在这两种情况下，一旦 Fe^{2+} 进入细胞内，它要么被存储在铁蛋白中，要么被 Ferroportin-1 跨基底外侧膜输出。后一种过程是通过称为 Hephaestin 的多铜氧化酶蛋白将亚铁转化为 Fe^{3+} 来促进的（图 68-12）。一旦进入细胞外空间，铁便被血浆转铁蛋白结合，最终转运至红系细胞、免疫细胞和肝细胞[24]。

非血红素铁的吸收可通过胃酸不足（如质子泵抑制药的施用、抗酸剂）、高纤维饮食及咖啡和茶的摄入而减少。幽门螺杆菌感染会引起胃萎缩，这也会导致严重的缺铁性贫血。

身体没有有效的铁排泄手段。铁的流失仅通过肠脱落、月经或其他形式的失血而发生。因此，十二指肠在铁的止血中起着至关重要的作用，特别是在满足骨髓对红细胞生成的要求

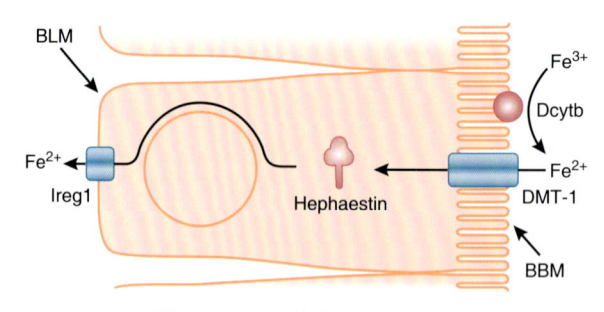

▲ 图 68-12 肠道铁吸收途径的组成

1. 管腔 Fe^{3+} 被 Dcytb 还原为 Fe^{2+}；2. Fe^{2+} 通过二价金属转运蛋白 DMT-1 在细胞内通过刷状缘膜转运（BBM）；3. 亚铁氧化酶（Hephaestin）促进 Fe^{2+} 在基底外侧膜（BLM）的转运和氧化；4. Fe^{2+} 通过 Ireg1 穿过 BLM 转移到体内（引自 Frazer DM, Anderson GJ. The orchestration of body iron intake: how and where do enterocytes receive their cues? *Blood Cells Mol Dis*. 2003; 30: 288.）

（20～30mg/d）的同时，还要避免吸收过多的铁。提出了两种十二指肠铁调节的机制：隐窝编程模型和铁调素模型。隐窝编程模型涉及一种反馈机制，该机制可调节隐窝肠上皮细胞从十二指肠隐窝迁移到吸收性刷状边界时的铁吸收能力。隐窝细胞内的细胞内铁储存对应于体内的储存水平。

在低铁状态下，十二指肠隐窝细胞内的铁调节蛋白增加了铁转运的几种效应子的翻译，从而增加了细胞对铁的吸收能力[25]。当这些细胞向上迁移成为刷子边缘的吸收性细胞时，这些增强的细胞会吸收更多的膳食铁[26]。相反，在铁储存量高的时期，隐窝细胞内转运效应子的翻译是静止的。在细胞迁移之后，导致刷状边缘铁吸减少。

第二种模型涉及在铁过量期间肝脏产生的富含半胱氨酸的肽（铁调素）。Hepcidin 与 Ferroportin-1 结合，导致该转运蛋白被内化。因此，铁调素通过降低 Ferroportin-1 的活性来减少基底外侧膜的铁释放[27]。

铁调素可能影响更多成熟的肠上皮细胞，而隐窝编程发生在较年轻的隐窝细胞的顶膜。可能需要两种控制机制才能实现铁吸收的急性（铁调素）和延迟（隐窝编程）调节[27]。

（四）营养吸收和消化

十二指肠细胞的刷状边界开始吸收从胃中排空的大部分未消化的食物颗粒的营养。作为食物团和胰胆管分泌物之间相互作用的最初部位，十二指肠有助于启动淀粉水解，蛋白质消化和脂肪吸收。

1. 碳水化合物 人类消耗碳水化合物的形式包括淀粉（直链淀粉和支链淀粉）和二糖（蔗糖和乳糖）。直链淀粉是由 α-1,4- 糖苷键组成的多糖；支链淀粉是由 α-1,4 键和分支点 α-1,6- 糖苷键组成的多糖，每 20～25 个葡萄糖单位出现一次。在十二指肠中，食糜与胰 α- 淀粉酶混合，后者会水解内部的 α-1,4 键形成淀粉，产生麦芽糖、麦芽三糖和 α- 极限糊精。一旦碳水化合物负荷达到空肠早期，这个分解过程就几乎完成了[28]。然后，进一步添加了麦芽糖、麦芽三糖和 α- 极限糊精，以及饮食中的二糖。空肠和回肠的绒毛细胞中的刷状边界酶将其分解为单糖（葡萄糖、半乳糖和果糖）。葡萄糖和半乳糖的最终吸收是由主动转运这些糖的载体蛋白（钠依赖性葡萄糖转运蛋白）介导的。促进扩散还涉及通过葡萄糖转运（GLUT）的载体。与葡萄糖和半乳糖不同，果糖的吸收需要通过与 GLUT-5 的相互作用促进扩散。然后通过 GLUT-2（所有三种糖）或通过胞吐作用将细胞内单糖跨基底外侧膜递送，进入全身系统（仅葡萄糖）[29]（图 68-13）。

2. 蛋白质类 蛋白质由肽链连接的长链氨基酸构成。多达 20% 的肽键在胃中被裂解。其余的肽键通过胰内肽酶（胰蛋白酶、胰凝乳蛋白酶和弹性蛋白酶）在肠近端被切割。

十二指肠细胞刷状缘酶肠肽酶（肠激酶）将胰蛋白酶原转化为胰蛋白酶，胰蛋白酶反过来激活所有其他胰腺酶原[30]。蛋白质水解后，大部分氨基酸消化通过十二指肠和空肠中发现的二肽和三肽质子耦联共转运蛋白（PepT1）进行[31]。摄入的蛋白质中有多达 50% 被十二指肠消化和吸收。

3. 脂类 大部分膳食脂肪在十二指肠和空肠上部被吸收。进入十二指肠的脂肪刺激胆囊收缩素（CCK）的分泌，进而促进胰脂肪酶的释放。十二指肠对膳食脂类、胆汁磷脂和胆固醇的水解是通过磷脂酶 A2 和胆固醇酯酶活性进行的，胆固醇是通过磷脂酶 A2 和胆固醇酯酶活性进行水解的。胆汁酸促进了这些过程从十二指肠开始溶解，产生混合胶束和脂质体。一旦这些物质被输送到刷状缘，它们的脂质含量就会通过脂肪酸转运蛋白被动扩散。

（五）内分泌腺生理学

十二指肠产生各种胃肠道激素，这些胃肠

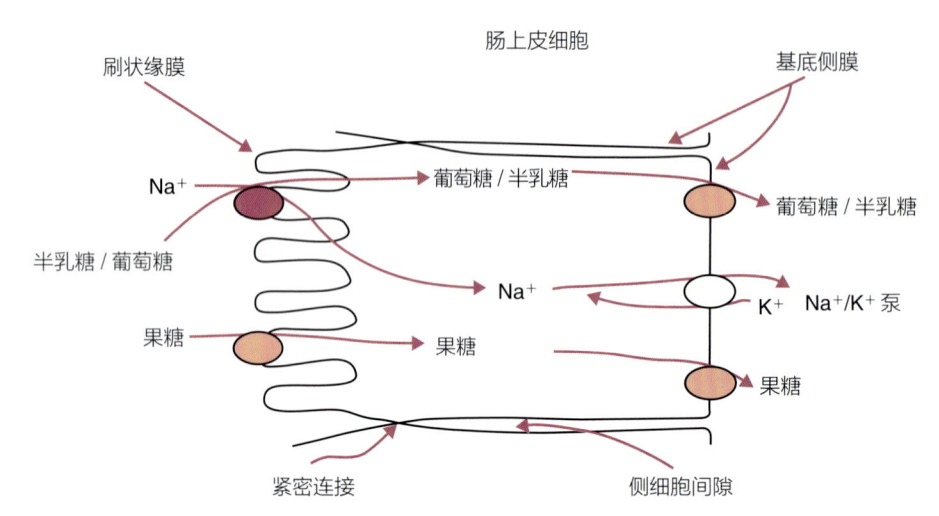

▲ 图 68-13 糖跨肠细胞转运模型。葡萄糖和半乳糖通过钠 - 葡萄糖共转运蛋白（主要是 SGLT-1）转运到细胞中。果糖通过 SGLT-5 被动地运输过刷状缘。葡萄糖、半乳糖和果糖也通过基底外侧膜被动转运。果糖和葡萄糖也可以通过 GLUT-2 转运，果糖也可以通过 GLUT-5 转运

引自 Wright EM, Martin MG, Turk E. Intestinal absorption in health and disease: sugars. *Best Pract Res Clin Gastroenterol*. 2003; 17: 954, figure 68.1.

道激素对于整个小肠内营养的协调消化和吸收至关重要。这些神经内分泌因子与中枢神经系统和周围神经系统结合，在十二指肠和远端小肠内引发复杂的生理过程级联。尽管某些 GI 激素的生物学作用已得到公认，但其他在十二指肠和小肠中的作用仍然存在不清楚。下面是与十二指肠相关的主要胃肠激素的简要说明。表 68-1 提供了在十二指肠中发现的这些及其他胃肠激素的完整列表。

分泌素由十二指肠和近端空肠中含有分泌素的细胞（S 细胞）产生。胃酸进入十二指肠腔后，S 细胞释放分泌素；这种作用由分泌释放肽介导，并受迷走神经传入系统控制[32]。分泌素受体的靶细胞分布于多个器官，但主要表达于胰腺（导管和腺泡细胞）、胃、肝、肾和结肠。

分泌素的主要生理作用包括与 CCK 协同刺激胰腺分泌水和碳酸氢盐。另外，促胰液素抑制胃分泌和排空，刺激胆汁分泌，并增强胃和肠黏膜中胃蛋白酶和黏液的产生。

CCK 由十二指肠和小肠 I 细胞分泌。脂质和蛋白质摄入及十二指肠腔酸化可引发 CCK 释放。CCK 与促胰液素共同通过 VIP 和 NO 调节的途径刺激胰腺酶分泌和松弛奥迪括约肌。CCK 通过乙酰胆碱介导的机制激活胆囊收缩[33]。在小肠中，CCK 主要通过松弛食管下括约肌，增强胃排空和通过迁移运动复合体的中断来抑制肠运输来调节运动。CCK 可能会导致饱腹感[34]。

胃抑制性多肽（GIP，也称为葡萄糖依赖性促胰岛素肽）是结构上类似于促胰液素的多肽。GIP 与胰高血糖素样肽 1（GLP-1）一起可增强餐后胰岛素的分泌。十二指肠和小肠近端的腔内葡萄糖和脂质直接与肠黏膜中的 K 细胞和 L 细胞相互作用，分别诱导 GIP 和 GLP-1 的分泌。这些内分泌肽以葡萄糖依赖性方式刺激胰岛素分泌。因此，它们被称为肠降血糖素。肠降血糖素功能受损可能与 2 型糖尿病的发展有关[35]。GIP 和 GLP-1 还可增强胰岛 β 细胞的增殖和对细胞凋亡的抵抗力[36]。

生长抑素由十二指肠、空肠近端和胃中的壁内肠神经细胞和 D 细胞产生。胃和十二指肠中摄取的脂肪和蛋白质及降钙素基因相关肽和儿茶酚胺可刺激生长抑素的分泌。乙酰胆碱可以抑制生长激素释放。

生长抑素影响多种胃肠道过程。在胃中，它抑制胃泌素和胃蛋白酶的表达。在十二指肠

表 68-1 胃肠激素的生理功能

活性物质	起源/分布	靶器官	功　能	临床意义
分泌素	S 细胞 十二指肠、小肠和大肠	胰腺 胃 肝脏 食管 结肠	刺激胰腺外分泌 抑制胃液分泌和胃运动 刺激胃蛋白酶释放 刺激胆汁分泌 碳酸氢盐、氯化物和水 降低胆盐浓度 降低结肠张力和结肠运动	Zollinger-Ellison 综合征的诊断 胃泌素瘤的定位 MRCP/ERCP 中的胰腺刺激
CCK	I 细胞 十二指肠和小肠	胆囊 胰腺 食管 小肠 胃 大脑	刺激胆囊收缩 刺激胰酶分泌 引起奥迪括约肌松弛 刺激胰腺生长 降低 LES 音调 抑制胃排空 引起饱腹感 减缓肠道运输 神经递质	空肠胆囊收缩素拮抗剂用于治疗肥胖、厌食和贪食症 胃肠溃疡的治疗
胃抑制多肽（葡萄糖依赖性促胰岛素肽）	K 细胞（GIP） L 细胞（GLP-1） 十二指肠和近端小肠	胰腺 心脏 骨 胃 下丘脑	促进胰岛素分泌 调节胃排空	潜在治疗靶点：DM、HTN、心肌梗死、骨质疏松症、帕金森和阿尔茨海默病
生长抑素	D 细胞 δ 细胞 十二指肠和小肠 肠壁内神经系统	胃 十二指肠 小肠 胰腺 胆囊 结肠	抑制胃泌素和胃蛋白酶的运动和分泌 抑制氨基酸的吸收 抑制水和电解质的分泌 抑制胰酶的分泌 抑制胆囊收缩 延长大肠传输时间	肝硬化、静脉曲张出血、消化性溃疡病、胰瘘、胰腺炎和其他疾病的治疗
胃动素	非嗜酸性细胞 小肠黏膜	胃 胰腺 胆囊	启动 MMC 的 III 期收缩 刺激胃排空和胃蛋白酶分泌 激活胰酶的分泌 刺激胆囊收缩	胃动素受体激动药用于治疗胃轻瘫
5-HT	肠嗜铬细胞 十二指肠、近端小肠	胃 小肠	引起胃松弛 增加肠道运动	5-HT 拮抗药用作止吐药 5-HT 受体激动药用于治疗腹泻、肠易激综合征（IBS）
一氧化氮	肌间神经丛 十二指肠、小肠	食管 胃 小肠 胆囊	松弛肌肉 松弛胃肠道和胆道系统的平滑肌细胞	作为 PUD 治疗中胃黏膜保护剂的应用前景
血管活性肠肽	肠神经丛	胃 小肠 胆囊 胆道系统 肝脏	抑制胃蛋白酶的产生 促进水和电解质的分泌 抑制肠道吸收 引起胆囊松弛 肝内糖原分解作用	在治疗 IBD、免疫抑制和呼吸系统疾病，如哮喘和 COPD 的潜在益处

表 68-1 胃肠激素的生理功能（续）

活性物质	起源/分布	靶器官	功能	临床意义
神经降压素	N 细胞 十二指肠、小肠、脑	胃 胰腺 结肠 下丘脑	降低胃动力 增加胰腺分泌 刺激结肠收缩 刺激中枢神经系统	在药物滥用、精神分裂症、帕金森病治疗中的潜在作用
P 物质	肠感觉神经末梢	胃 小肠 胆道系统 胰腺	增加胃肠道运动 刺激 CCK 释放 增加胆囊收缩 增加胆汁流量 减少胰腺血流	阻断 P 物质受体在治疗慢性炎性疾病和疼痛中具有潜在作用
胃泌素释放肽	迷走神经节后纤维	胃 小肠 下丘脑	调节胃酸、胃泌素和肽 胃肠道分泌物 刺激 CCK 释放 调节昼夜节律信号	参与肺、结肠、胃、胰腺、乳腺和前列腺肿瘤的癌变
生长素	胃黏膜和胰腺 P/D1 细胞	胃 下丘脑	增加胃酸分泌 加速食物摄入	生长素激动药和拮抗药在恶病质与肥胖治疗中的潜在作用
内啡肽和脑啡肽	肠肌间丛	胃 小肠 大肠	降低运动能力	拮抗药治疗术后肠梗阻
肽 YY 与胰多肽	内分泌细胞 L 细胞 回肠、结肠	胃 小肠 胰腺 胆道系统	刺激胃、胰腺和肝脏的分泌 增加胃肠道运动 引起饱腹感	肽 YY 作为减肥药正在研究中
褪黑素	EC 细胞 肠道、松果体	十二指肠 小肠	刺激 HCO_3^- 抗氧化剂的分泌	在各种胃肠道疾病治疗中的潜在作用，包括消化道疾病、溃疡、食管炎和胃炎
胃泌素	G 细胞 胃	胃 小肠胰腺 胆道系统	刺激胃酸分泌 促进胃运动 松弛回盲瓣 诱导胰腺分泌和胆囊排空	五肽胃泌素用于高胃泌素血症的诊断

5-HT.5- 羟色胺；CCK.胆囊收缩素；COPD.慢性阻塞性肺疾病；DM.糖尿病；ERCP.内镜逆行胰胆管造影；GIP.胃抑制多肽；HTN.高血压；IBD.炎症性肠病；LES.食管下括约肌；MMC.移行性运动复合体；MRCP.磁共振胰胆管成像；PUD.消化性溃疡病

中，生长抑素会减少氨基酸的吸收并减弱水和电解质的分泌。在胰腺中，它抑制酶的释放并拮抗促胰液素和 CCK。

生长抑素类似物可用于治疗多种疾病，包括肝硬化、静脉曲张破裂出血、消化性溃疡疾病、胰瘘、急慢性胰腺炎、倾倒综合征、小肠瘘、牛皮癣和植物性低血压[37, 38]。

胃动素是位于十二指肠和近端空肠的内分泌细胞分泌的多肽胃动素，它的主要功能是启动胃动素的第三阶段，同时刺激胃蛋白酶和胰腺外分泌，刺激胆囊收缩和奥迪括约肌张力，增加血清中胰多肽和胰岛素的浓度。十二指肠中脂肪的存在抑制胃动素的分泌，减缓上消化道。红霉素对胃肠道的促动力作用被认为是通过胃动素介导的受体，据报道，非抗生素胃动素受体激动药 Mitemcinal 可减轻胃轻瘫症状[39,40]。

羟色胺由位于十二指肠、小肠和直肠黏膜绒毛顶端的肠嗜铬细胞分泌。血清素是一种神经递质和信号分子，调节黏膜细胞间的相互作用。十二指肠扩张和肠内营养物质的存在引起其释放。5-HT 可以使胃部松弛并增强肠分泌和运动能力。

一些传染源和化疗方案（特别是那些涉及顺铂和环磷酰胺）通过 5-HT$_3$ 受体发挥作用，导致腹泻、恶心和呕吐。因此，5-HT$_3$ 受体拮抗药能显著减少顺铂和环磷酰胺引起的恶心呕吐。5-HT 受体拮抗药也被广泛用作止吐药（5-HT$_3$）或止泻药（5-HT$_4$），用于治疗多种胃肠道疾病，包括类癌和肠易激综合征[41]。

NO 是胃肠道中主要的非肾上腺素能、非胆碱能神经递质之一。它是由一氧化氮合酶将 l- 精氨酸转化为 l- 瓜氨酸产生的，一氧化氮合酶是一种以诱导型和组成型亚型形式存在的酶。NO 受肌间神经丛和迷走神经刺激支配而释放，可松弛胃和肠道平滑肌，在肠道的神经调节中起重要作用。此外，NO 调节下食管括约肌、奥迪括约肌、幽门括约肌、胆囊和肛门的生理张力[42]。

（六）活动性

十二指肠运动的调节是内源性和外源性旁分泌、内分泌和神经元调节的最终结果。十二指肠运动包括多种运动模式，包括蠕动和消化间期运动循环 / 移行运动复合体。

1. 内在控制 将胃窦和幽门与十二指肠分隔开的纤维隔膜阻止了大多数胃窦幽门电刺激到达十二指肠或小肠。因此，肠神经系统是十二指肠和小肠运动的重要调节器。十二指肠有一个不同于幽门的自主电起搏器，该起搏器的主要收缩频率约为每分钟 12 个周期（cpm），慢波传播速度为 15cm/min。十二指肠的收缩模式也不同于远端空肠的收缩模式（约 10cm/min）。这些不同的收缩模式有助于沿着十二指肠快速推进大型营养物质，并在远端肠内延长推进时间，促进消化。

肠神经系统包含多达 1 亿个神经元，比迷走神经或内脏神经的纤维多得多。它由两个神经系统组成网络，即肌间神经丛和黏膜下神经丛。肌间神经丛向肠壁内的环肌层和纵肌层提供抑制和刺激信号。此外，上升和下降的中间神经元沿胃肠道束调节细胞间信号传导。在黏膜下神经丛中，分泌性运动神经元调节体液和电解质的分泌、血流和黏膜肌层的收缩。

十二指肠运动的神经内分泌调节很复杂。十二指肠平滑肌细胞表达大量参与十二指肠收缩的神经内分泌受体，这些包括 CCK、胃泌素、P 物质、铃蟾素、乙酰胆碱等。其他药物已被确认为平滑肌松弛药，包括 VIP 和三磷酸腺苷[43,44]（表 68-2）。

2. 外在控制 十二指肠运动的外在控制主要受自主神经系统调节[45]。迷走神经纤维的传入和传出神经支配整个小肠，包括十二指肠。交感神经由源自 T$_9$ 和 T$_{10}$ 的神经节前神经元过程组成。它们在内脏神经中运行并与腹腔神经节突触。因此，十二指肠从腹腔（近端十二指肠）

表 68-2 参与调节十二指肠运动的主要神经激素

十二指肠运动	
兴奋性	抑制性
乙酰胆碱	降钙素基因调节肽
铃蟾素	神经降压素
胆囊收缩素	肽 YY
胃泌素释放	生长抑素
多肽	分泌素
胃动素	血管活性肠肽
血清素	一氧化氮
P 物质	降钙素基因调节肽

和上肠系膜（远端十二指肠）神经节获得其交感神经。这些纤维由胆碱能和去甲肾上腺素能神经元组成。但是，胃和十二指肠的交感神经支配性受到很大的抑制。

迷走神经节前传出神经元在肠神经支配前有胆碱能兴奋性和抑制性神经间联系。因此，迷走神经能在胃和十二指肠引起多种反应。

迷走神经活动的净刺激效应和抑制效应之间存在微妙的相互作用。在胃中，迷走神经刺激胃酸分泌；切断迷走神经干导致胃窦收缩不协调，感受性放松丧失，胃排空迅速。在十二指肠，迷走神经刺激抑制十二指肠运动。

致谢

感谢 David A.McClusky Ⅲ、Max Yezhelyev 和 Aaron S.Fink 在第 7 版对本章的贡献。

第 69 章
小肠腺癌
Adenocarcinoma of the Small Intestine

Shrawan G. Gaitonde　Anton J. Bilchik　著

陈　昊　齐文博　译

摘要　虽然与其他胃肠道恶性肿瘤相比不常见，但与小肠腺癌相关的长期预后不良会给如今的医疗带来很大的负担。尽管在其他网站上取得了进展，但十二指肠、空肠和回肠腺癌的准确生物行为仍然不容易理解，并反映在最佳治疗策略上缺乏共识。对风险因素、临床表现和诊断方法的全面了解是建立早期诊断的重要方法，为长期的有意义的生存提供了最好的机会。

关键词： 十二指肠腺癌；空肠腺癌；回肠腺癌；小肠腺癌

虽然小肠是胃肠道癌的罕见部位，但在过去几十年里，小肠癌的发病率显著增加，主要是由于腺癌，特别是小肠神经内分泌肿瘤发病率升高；这些癌症总和占所有小肠恶性肿瘤的 2/3。2016 年，估计有 10 090 名美国人被诊断出患有小肠癌，其中约 1/3 将是腺癌[1]。近期在胃和其他胃肠道恶性肿瘤的治疗方面取得了进展[2, 3]，但小肠腺癌的生物学行为和最佳治疗策略仍不清楚。

一、发病机制和危险因素

小肠和大肠在结构和功能上有相似之处，但表现出截然不同的恶性肿瘤模式。十二指肠和小肠占消化系统吸收面的 90% 以上，约占消化系统长度的 75%，但这一区域的恶性肿瘤发生率约为结直肠的 50 倍[4]。人们提出了几种假设来解释这种差异性。首先，当穿越小肠时，细菌浓度增加，但仍远低于结肠中的细菌浓度。肠道微生物群的变异赋予不同的致癌潜力[5]。此外，在健康的个体中，小肠中的转运时间比在大肠中更快，因此减少了黏膜接触潜在有害细菌的机会。虽然消化酶在胃肠道的某些部分具有保护作用[6]，但消化酶浓度最高的是近端小肠，即十二指肠，它是小肠腺癌发病率最高的地方。胰腺、胆道和胃分泌的相互作用与十二指肠腺癌的高发病率有关，可能是通过胆汁酸受体活化过程中活性氧的产生而引起的。虽然这种情况发生在整个小肠，但与空肠和回肠相比，十二指肠中酸含量的巨大差异使其修复细胞损伤的能力更弱[7]。另外，饮食和行为习惯风险因素也被研究。在一些队列中，大量饮酒会增加罹患小肠腺癌的风险[8]。目前已对吸烟、肥胖、膳食纤维摄入和膳食脂肪摄入进行了调查，结果各不相同[9]。

对国家和多机构数据库的分析表明，克罗恩病小肠癌的发生风险增加了约 60 倍[10]。在一篇超过 12 000 例克罗恩病患者的综述中，克罗恩病症状的出现和癌症的诊断之间的平均间隔为 9 年，然而克罗恩病患者罹患小肠癌的绝对风险仅比非克罗恩病患者略高[11]。

家族性腺瘤性息肉病（FAP）反映了大肠腺瘤性息肉病（APC）基因的种系突变。事实上，所有患有FAP的患者都会发展成十二指肠息肉，并且FAP患者发生十二指肠癌的风险是非FAP患者的100～330倍[12]。事实上，十二指肠息肉患者的FAP患者患十二指肠癌的累积风险为5%～10%。这些肿瘤是腺癌或骨髓瘤。越来越多的人意识到FAP和结肠癌之间的联系已经增加了预防性结肠切除术的增加，因此，十二指肠癌是FAP患者死亡的最高风险[13]。针对FAP患者提出了几种治疗策略。内镜检查可以增加息肉的识别性，但不能提高整体生存率，因为最佳的治疗策略仍有争议[14]。在这方面存在几个问题，主要是因为大多数十二指肠息肉是广泛性的，因此不像结肠息肉那样适合内镜切除。因此，许多临床医生需要决定在没有恶性肿瘤的情况下是否需要十二指肠切除术。Spigelman分类法将十二指肠息肉病的严重程度为0～Ⅳ期。根据该评分系统，Ⅱ期、Ⅲ期和Ⅳ期患者发生十二指肠恶性肿瘤的风险分别为2.3%、2.4%和36%[15]。

其他高危因素包括乳糜泻，然而，风险增加的确切程度尚不清楚。在30多年前进行的一项合作研究中，Rampertab等确定，乳糜泻患者患小肠腺癌的风险与正常人群患结肠癌的风险相等。然而，这项研究中的许多患者可能没有遵守无谷蛋白饮食。尽管如此，乳糜泻仍然是腺癌发展的一个被广泛接受的危险因素[16]。

二、十二指肠腺癌

（一）临床表现

十二指肠病变的临床表现通常包括恶心、呕吐和腹痛等梗阻性症状，也可发生出血继发贫血。十二指肠是小肠腺癌最常见的部位，十二指肠病变多发生在十二指肠中部和末端，只有15%在十二指肠球部和经后通道[4]。如果病变位于壶腹周围区域，可出现与胆道或胰管梗阻相符的症状，特别是黄疸和（或）胰腺炎。

（二）诊断

十二指肠肿瘤的诊断方法是上消化道内镜检查，可以看到并活检这些病变。尽管包括横断面成像和动态吞咽研究在内的对比增强成像可以显示充盈缺损，但在决定治疗方案之前需要对组织进行诊断。只有1/3的十二指肠病变患者的肿瘤标志物升高，血清碳水化合物相关抗原（CA19-9）和癌胚抗原（CEA）升高的发生率相同[17]。最近的研究未能证明十二指肠癌特异性的新标志物。

转移性检查与大多数其他胃肠道腺癌的检查相类似，包括胸部、腹部和骨盆的计算机断层扫描，以排除远处转移性疾病。如果肿瘤有可能侵犯局部血管结构，建议使用超声内镜检查，以评估是否可切除。

对于高危患者，如FAP患者，建议采用内镜筛查，以便早期诊断。内镜检查频率可根据Spigelman分期：0期为4年，Ⅰ期和Ⅱ期为2～3年，Ⅲ期为6个月，考虑早期手术干预。在没有绝对手术禁忌证的情况下，Ⅳ期息肉病患者应该进行切除，不建议进一步筛查[15]。

（三）治疗

十二指肠腺癌的手术切除是治疗的选择，通常被推荐用于诊断。某些队列的5年生存率高达45%～71%，比其他壶腹周围恶性肿瘤的生存率更高[17]。

手术切除的范围是由肿瘤的确切解剖位置决定的。大部分十二指肠近端和中端病变需要行胰十二指肠切除术。可以切除而不牺牲壶腹的远端病变具有同等的长期肿瘤预后[18]。切除后预后取决于淋巴结受累程度，神经周围/血管周围浸润、肿瘤分化、切除后边缘状态和肿瘤部位或浸润深度（T期）与生存率无关。最大的十二指肠腺癌研究检查了122例患者的记录，发现肿瘤浸润淋巴结的数量可以预测生存，一个足够的标本至少包含10个淋巴结[17]。

这与目前美国癌症联合委员会的分期系统形成了鲜明的对比，AJCC认为充分的淋巴结取样至少应该检查6个淋巴结[21]。根据分期估计的生存期见表69-1。小型研究显示保留幽门和经典胰十二指肠切除术的结果相同，但这些研究并不局限于壶腹外肿瘤。对于FAP患者，不应该进行幽门保留手术，因为十二指肠球部仍有可能出现新的息肉[22]。

没有随机试验检验专门用于十二指肠腺癌的化疗的疗效。ESPAC 3是一项随机Ⅲ期研究，目的是确定辅助化疗（吉西他滨或者氟尿嘧啶为主）是否给予过度观察总生存优势。该试验包括壶腹周围腺癌，但不包括壶腹外病变。初步分析显示辅助化疗治疗壶腹周围腺癌与总生存期改善无关，但在校正预后因素后，多因素亚组分析显示生存期改善。一些小规模研究已经检查了常用的治疗方案，如亚叶酸钙＋氟尿嘧啶＋奥沙利铂（FOLFOX）和其他基于铂和吉西他滨的治疗近端胃肠道和肝胆恶性肿瘤的策略[17,24,25]。这些研究表明，晚期疾病的化疗可以减缓疾病进展并提高总生存率。在辅助治疗中，全身治疗对晚期疾病患者最有帮助。最近一项基于国家癌症数据库的研究发现，术后辅助治疗可以显著提高Ⅲ期患者的生存[26]。

分子医学的进展已经发现了其他胃肠道恶性肿瘤中癌变细胞途径的改变，并已成功地对这些癌症进行靶向治疗。它们对肿瘤细胞作用的特定部位应该使这些治疗更有效，毒性更小。

目前的Ⅱ期研究正在检查治疗方法，如间质淋巴瘤激酶（ALK）抑制药塞瑞替尼（Ceritinib）和BRAF抑制药达拉非尼（Dabrafenib）用于罕见胃肠道恶性肿瘤的治疗[27,28]。空肠和其他低发生率恶性肿瘤，需要多学科的研究和临床试验的考虑。

三、空肠和回肠腺癌

（一）临床表现

空肠和回肠腺癌临床表现与十二指肠癌不同，Treitz远端腺癌早期往往无症状。即使有症状，与早期疾病相关的症状通常是非特异性的（腹痛、不适、腹胀）。因此，诊断可能会延迟数月至数年；同时，患者也经常被误诊为非特异性结肠炎和肠易激综合征[29]。未经治疗的患者通常在6—7岁时就会有症状。晚期疾病通常产生梗阻性症状、消化道出血或穿孔[30]。

（二）诊断

与上消化道的恶性肿瘤不同，并不是所有的空肠回肠病变都可以通过内镜早期诊断出来。筛查策略包括造影增强随访研究、X线片、CT或磁共振肠镜检查。CT的整体敏感性接近45%，但取决于肿瘤的大小和分期[31]。对于高风险的患者，如克罗恩病患者，应该采取积极的筛查方法，有长期疾病和非特异性胃肠道疾病的患者高度怀疑隐匿性小肠恶性肿瘤。检查包括气囊辅助小肠镜和胶囊内镜。对于有隐匿性消化道出血的住院患者，球囊小肠镜通常能发现胶囊内镜漏诊的病变，如果胶囊检查不能诊断，建议使用球囊小肠镜[32,33]。由于空肠和回肠腺癌的相对罕见，因此没有公认的筛查时间表。

（三）治疗

一旦确诊或怀疑确诊，治疗包括手术切除和淋巴结切除术。45%～70%的患者可行根治性切除术，其余患者可能有广泛的局部病变、

表69-1 不同分期的小肠腺癌发生率和5年生存率

分期[21]	发生率（%）[4]	5年生存率（%）[21]
Ⅰ	11.8	55
Ⅱ	30.1	35～49
Ⅲ	26.9	18～31
Ⅳ	32.2	5

广泛的淋巴受累和（或）远处播散[34]。因为空肠回肠腺癌被认为是放射耐药的，放射治疗仅限于姑息治疗。

最近一份来自单一机构近30年的病例回顾评估了54例接受负切缘手术切除的患者；接受化疗的患者通常接受以氟尿嘧啶为基础的方案，通常与其他治疗相结合。辅助治疗可以提高无病生存率，但不能提高总生存率[35]。几项回顾性研究检查了化疗对局部晚期或不能切除疾病患者的效果（表69-2）。与单独观察相比，大多数都表现出总体生存优势。

四、结论

由于小肠腺癌与近端胃肠道和结直肠腺癌相比是不常见的，对高危患者进行提示症状的检查是重要的。最佳的治疗方法还不清楚，但如果可以切除，应尽一切努力获得足够的手术边缘和淋巴取样。尽管辅助治疗是有限的，一个协调的多学科方法提供了延长生存率的最佳机会。图69-1演示了在这些情况下考虑的逐步算法方法。分子/基因筛查工具的增加将有助于开发更好的诊断方式和风险分层指南。小肠腺癌的免疫表型分析取得了有希望的结果。ERBB2、KRAS、VEGF和HER2是突变的，可能代表了未来靶向治疗的机会[44, 45]。在大约50%的十二指肠腺癌中Beclin-1过表达，它的过表达与化疗的更高应答率和提高总生存率有关[46]。这些新发现为未来的研究提供了方向，以改善这些不常见但通常是毁灭性的恶性肿瘤的治疗。

表69-2 近10年发表的小肠腺癌化疗的研究

作 者	国家	年 份	研究类型	分 期	化疗方案	RR（%）	中位总生存期（个月）
Czaykowski[24]	加拿大	2007	16	回顾性	晚期	氟尿嘧啶为基础	6	15.6
Fishman[36]	加拿大	2006	44	回顾性	晚期	不同的方案	36	18.6
Overman[37]	美国	2008	29	回顾性	晚期	氟尿嘧啶+顺铂	41	14.8
			51			其他方案	16	12
Overman[37]	美国	2009	30	回顾性-二阶段	晚期	Capecetabine+顺铂	50	20.4
Ono[39]	日本	2008	10	回顾性	晚期	顺铂+伊立替康	12.5	17.3
Suenaga[4]	日本	2009	10	回顾性	晚期或复发	氟尿嘧啶为基础	10	12
Zaanan[41]	法国	2010	6	回顾性	晚期	甲酰四氢叶酸+氟尿嘧啶	0	13.5
			38	—	—	FOLFOX	34	17.8
			11	—	—	FOLFIRI	9	10.6
			13	—	—	甲酰四氢叶酸+顺铂	31	9.3
Koo[42]	韩国	2011	40	回顾性	晚期	氟尿嘧啶为基础	11.1	11.8
Tsushima[43]	日本	2012	60	回顾性	不可切除或复发	氟尿嘧啶单药	NR	13.9
			17	—		氟尿嘧啶+顺铂	NR	12.6
			22	—		氟尿嘧啶+顺铂	NR	22.2
			11	—		氟尿嘧啶+伊立替康	NR	9.4
			22	—		其他方案	NR	8.1

NR. 没有报道；RR. 反应率；FOLFOX. 氟尿嘧啶+奥沙利铂+亚叶酸钙；FOLFIRI. 氟尿嘧啶+亚叶酸钙+伊立替康

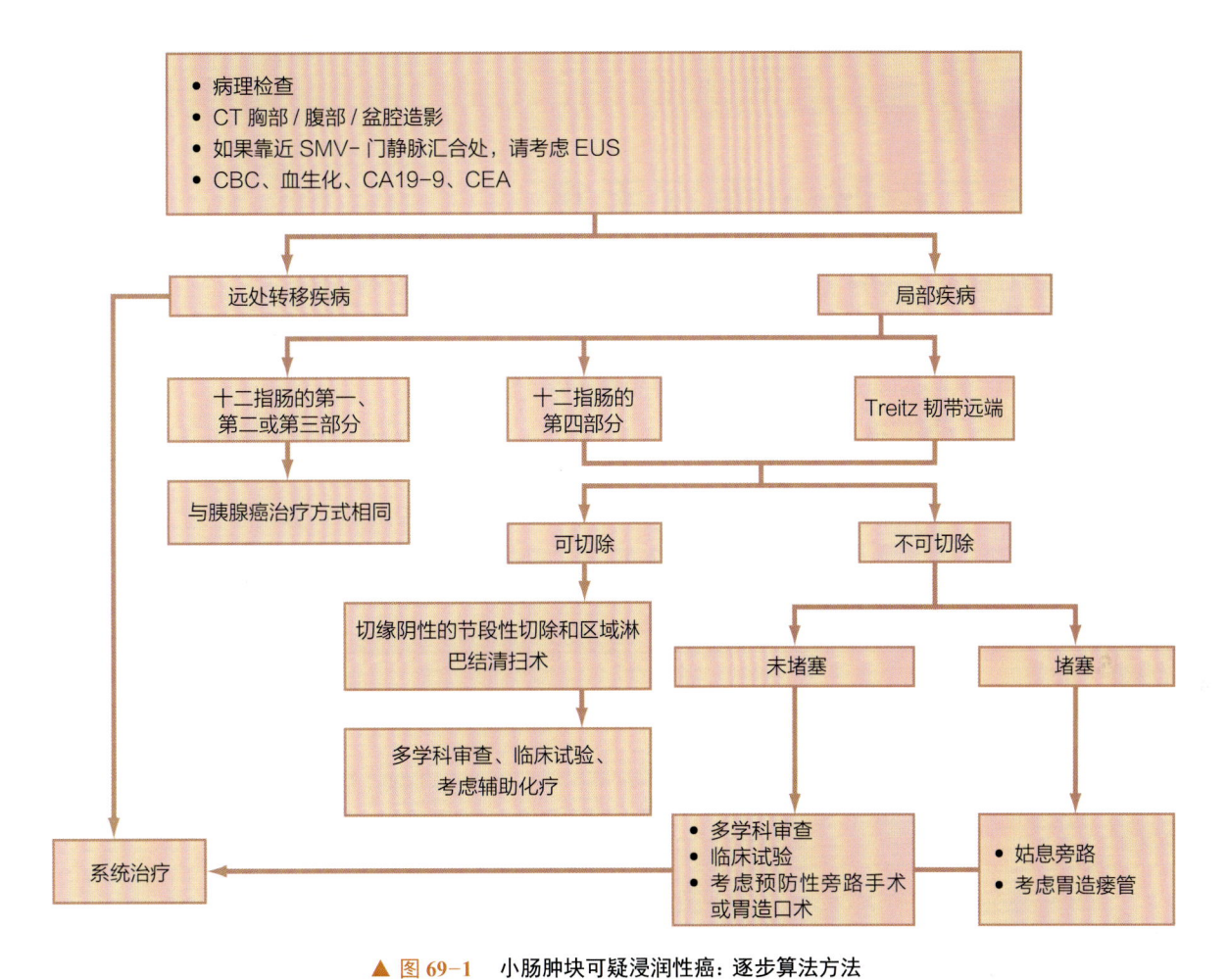

第 69 章 小肠腺癌
Adenocarcinoma of the Small Intestine

▲ 图 69-1 小肠肿块可疑浸润性癌：逐步算法方法

CBC. 全血细胞计数；CEA. 癌胚抗原；CT. 计算机断层扫描；EUS. 超声内镜；SMV. 肠系膜上静脉

第 70 章
胃和十二指肠的再次手术
Reoperations on the Stomach and Duodenum

Morgan Bonds　Alessandra Landmann　Russell Positer　著

陈　昊　谷保红　顾艳梅　译

摘要　　胃和十二指肠的手术主要有 6 个原因，即肿瘤、胃食管反流疾病、肥胖、消化性溃疡病、创伤和先天缺陷。由于这些原因而进行的任何手术都可能导致需要再次手术的长期并发症。再手术的原因取决于主要的病理生理和重建方法，包括消化性溃疡疾病、胃切除术后综合征、胃轻瘫、输入综合征、胃食管反流，还有胆汁反流性胃炎。本章描述如何通过注意第一次手术的细节来避免这些并发症，以及如何通过腹腔镜或开放式技术来处理这些并发症。

关键词：再手术；胃；十二指肠；前肠；复发性溃疡；胃出口梗阻；吻合口溃疡；倾倒；胃瘫；Roux 滞留综合征；胃食管反流病；输入襻综合征

　　肿瘤、胃食管反流病、肥胖、消化性溃疡疾病、创伤和先天性缺陷是胃和十二指肠手术的主要六个原因。由于这些原因所做的任何手术，无论是腹腔镜还是开放式，都可能导致需要再次手术的长期并发症。本章将描述如何通过注意第一次手术的细节来避免这些并发症，以及如何使用腹腔镜或开放式手术来处理这些并发症。与肥胖相关的再手术将在讨论减肥手术的章节中讨论。

　　再手术面临的挑战之一是再次进入腹部。如果初次手术是通过腹腔镜进行的，或者在开放手术的切口下放置一个生物可吸收的屏障，这将会变得更容易。再手术的相对较少和这些屏障的高成本限制了它们的使用[1-4]。

　　某些原则可以应用在再手术中，以促进手术的安全。如果在剑突下方中线开始剥离，则再进入腹膜腔对下方小肠或结肠造成损伤的可能性较小。肝脏和胃位于该区域下方，与小肠或结肠相比，它们更不易受伤，也更容易修复。细致的尖锐解剖是获得充分暴露的必要条件。腹腔内所有粘连的松解是不必要的，松解可能增加医源性小肠或结肠损伤的可能性。解剖应限制在完成计划程序所需的暴露范围内。由于粘连的存在，早期再手术是最困难的，粘连在最初手术后的前几周最为强烈。随着时间的推移，这些粘连都不会发生再吸收，因此，如果可能的话，在初次手术和再次手术之间至少等待 6 个月。

　　在进行再手术之前，尽可能多地获取关于初次手术的信息是很重要的。应获得初次手术报告并进行审查，以便对改变的解剖结构有良好的了解。这可以通过回顾既往成像或内镜检查或在必要时获得额外的检查来进一步增强理解。对解剖结构的准确理解，包括肠道的放置，将大大有助于设计一个有效和成功的再手术。

　　胃和十二指肠手术的许多并发症需要再手术治疗，再手术治疗会导致严重的营养不良。

在再次手术之前，要尽可能纠正营养不良。几乎在所有情况下，全肠外营养都可以做到这一点。然而，如果小肠顺畅，肠内营养有一些优势。总之，在任何情况下，测量前白蛋白水平和其他营养评估参数，并推迟手术直到它们恢复正常或接近正常值，可以降低发病率，更快地康复，以及获得总体上更好的结果。

一、消化性溃疡疾病

（一）复发性溃疡

复发性溃疡最常见的原因是持续使用致溃疡药物、幽门螺杆菌感染或初次手术时不完全迷走神经切断术[1]。在美国，非甾体抗炎药的使用和幽门螺杆菌感染是导致消化性溃疡的主要原因，分别占24%和48%。在复发性溃疡疾病或初期手术后症状持续的情况下，重要的是排除类似的原因作为潜在的病因[5]。

在未使用非甾体抗炎药或幽门螺杆菌感染的情况下，不完全迷走神经切断术可解释复发性溃疡。持续产酸和复发性溃疡之间的关系可通过pH监测增加的产酸量得到支持。然而，对于非甾体抗炎药引起的溃疡，酸的产生量可能会有正常或减少，因为药物产生的溃疡与酸的产生无关。这可以通过使用抑制酸性分泌物的非甾体抗炎药的患者的溃疡形成来证明。持续使用非甾体抗炎药使80%~90%的患者有复发溃疡的风险[6]。

在没有持续使用非甾体抗炎药、迷走神经不完全切断术或复发的幽门螺杆菌的情况下，应寻找酸分泌增加的异常原因。可能的原因包括保留的胃窦或胃腺瘤。术前行BillrothⅡ型胃空肠吻合术，术后出现高胃泌素血症的患者应怀疑有保留的胃窦。在这种情况下，剩余的窦残端被十二指肠和胰腺的碱性分泌物持续浸泡，导致胃泌素分泌增加。当怀疑这一诊断时，应测定空腹血清胃泌素水平。如果升高，分泌素刺激试验将显示在给予分泌素后胃泌素水平下降，这证实了诊断。此外，^{99m}Tc扫描可以帮助识别剩余的窦腔。

另一个不常见的高胃泌素血症和复发性溃疡的原因是胃泌素瘤，它也可以在手术后出现。患者可能主诉腹泻和腹痛。他们也可能有反流症状、胃肠出血或体重减轻。家族史也可能提供诊断线索。应进行空腹血清胃泌素或总血钙检测（多发内分泌瘤1型、甲状旁腺功能亢进）。应进行分泌素刺激试验以排除其他高胃泌素血症的原因。在胃泌素瘤的情况下，分泌素刺激血清胃泌素急剧上升，正常胃细胞的分泌素会抑制这种反应。内镜检查可出现明显的肥大。诊断是通过空腹血清胃泌素和空腹pH水平。如果先前的研究不明确，可以用分泌素刺激进行验证性试验。治疗方式包括尽可能切除胃泌素瘤，如果没有，则需要终身、高剂量的质子泵抑制药[6]。

检查复发性胃溃疡的第一步包括内镜下食管、残胃和十二指肠的评估。内镜检查允许鉴别多发性溃疡、吻合口狭窄或结石。获得任何溃疡的活检标本是很重要的，因为肿瘤性疾病可表现为复发性溃疡，许多报道称有胃手术史的患者发生肿瘤转化的风险增加。

上消化道造影成像可以有助于识别运动性或排空障碍。然而，胃出口梗阻在出现复发性溃疡疾病时往往是潜在问题的结果，而不是病因。在解剖结构不确定或既往手术不清楚的情况下，造影是必要的[6]。

复发性溃疡的治疗始于停用任何刺激性药物，包括所有非甾体抗炎药和吸烟。抗分泌药物，如PPI或H_2受体拮抗药，应至少开始使用12周。经活检、血清学或尿素呼吸测试确认后，进行幽门螺杆菌检测，然后进行适当的治疗。医疗管理有可能解决这些患者的复发性溃疡，一份报道显示40%的患者通过分泌疗法得到改善。然而，大多数研究是在PPI开发之前进行的。一旦内镜检查发现溃疡愈合，患者可以根据需要恢复使用对乙酰氨基酚或非甾体抗炎药。

对于出现持续症状的患者，应进行额外的检测以排除其他原因。手术干预在很大程度上仅限于胃出口梗阻的患者（稍后讨论）。然而，对于尽管进行了最大限度的药物治疗，但仍有复发性溃疡症状的患者，或无法配合药物治疗的患者，或在病因消除后，手术干预将取决于初始指标手术。

- 胃窦切除术或部分胃切除术：对于既往行前胃窦部切除术或部分胃切除术的患者，重复手术的传统方法是次全或全胃切除术。这应该应用于那些尽管进行了最大限度的药物治疗但未能改善的患者，因为发病率和死亡率显著高于标准术式；20%～40% 的患者术后出现明显症状[6]。

- 胃窦潴留综合征：胃窦潴留综合征的治疗是修正手术以切除剩余的组织。应进行冷冻切片以在远端切除边缘寻找 Brunne 腺体或十二指肠腺体，并确保在进行吻合之前去除任何保留的胃窦。

- 胃泌素瘤：对于 Zollinger-Ellison 综合征或 MEN 综合征的胃泌素瘤，应尽可能手术切除产生胃泌素的肿瘤。

- 失败的迷走神经切断术：在失败或不完整的情况下，通过幽门成形术和充分的胃引流术进行迷走神经切断术，许多患者可以用抗分泌药物治疗。然而，对于医疗管理不成功或不能耐受医疗管理方案的罕见患者亚群，可以进行再次手术以完成迷走神经切断术。这可以通过腹部或胸部接近，具体取决于外科医生。在离开手术室之前，应进行展示神经组织的冰冻切片。

（二）幽门或十二指肠溃疡手术后胃出口梗阻

幽门或十二指肠手术后的胃出口梗阻可能在术后数月至数年发生。患者预后和时间将在很大程度上反映初次手术，这也将决定治疗方式，即伴或不伴迷走神经切断术的窦切除术和 BillrothⅠ、BillrothⅡ或 Roux-en-Y 重建。最初的非手术治疗包括鼻胃减压、液体复苏和抗分泌治疗[9]。

有时，由于幽门肥大会发生胃出口梗阻，这可能发生在没有通过减酸手术进行胃引流手术的患者中，如带或不带网膜贴片的迷走神经切断术。内镜球囊扩张可以提供适度的短期结果，并且疼痛和恢复时间最小。这可以允许胃内容物暂时通过狭窄的幽门。然而，大多数患者会出现症状复发，需要手术以充分排空胃[10]。

如果患者在手术中进行了胃吻合术，如 Roux-en-Y 或 BillrothⅡ，潜在原因可能是吻合口狭窄，这将在本章后面讨论。

（三）胃空肠吻合术部位的胃出口梗阻

胃空肠吻合术部位的吻合口狭窄可由于胃排空不完全而导致胃出口阻塞，伴有腹胀、恶心和非胆汁性呕吐的症状[11]。据报道，Roux-en-Y 手术的患者中有 20% 发生这种情况，在 BillrothⅡ重建中可能更高，因为这些吻合口更容易形成狭窄[12]。通过上消化道造影诊断，着重于正面和侧面图像来评估吻合口狭窄的宽度和长度[11]。保守治疗可选择鼻胃肠减压和静脉补液和球囊扩张术，据报道高达 89% 的患者可获得成功[13]。然而，频繁复发和对扩张术的反应有限是手术修复的指征。

（四）胃出口处结石梗阻

手术胃的生理变化可能导致胃酸分泌减少和胃酸淤积，从而导致摄入的纤维物质形成粪石[8]。由于肿块效应，这种巨大的肿块可能导致胃出口梗阻，如果纤维物质不能远端通过，则可能导致小肠梗阻。除了空气滞留在质量和推测表面之外。治疗包括切除侵犯性肿块，内镜下切除通常是成功的，但也可能需要手术切除[11]。

（五）吻合口溃疡

胃肠吻合处的溃疡可由多种原因引起，包括与复发性溃疡相关的原因（前面讨论过）和与解剖结构改变相关的原因，如缺血、异物的存在（如永久缝线或钉）或胃贮液的高酸含量[14]。胃窦切除术切除加 Roux-en-Y 胃空肠造口术是一种致溃疡的手术。在这类患者中，溃疡可能发生在胃吻合口远端空肠。这是由于空肠不断地浸泡在酸性环境中而不是碱性环境中[12, 15]。充分的胃引流和少量的胃残体有助于减轻症状。患者可能多年无症状，在一项研究中，症状发展的平均时间是 12 年[16]。需要进行包括上消化道内镜检查在内的综合评估，包括溃疡的位置、大小和深度，并调查可能存在的异物。此外，应排除复发性溃疡的原因，如之前讨论过的，使用非甾体抗炎药、幽门螺杆菌感染、胃窦保留和胃泌素瘤。重要的是也要评估患者可能的残胃癌，这可以有许多不同的表现。

医疗管理是主要治疗方法，包括 PPI 抗分泌治疗、给予硫糖盐、戒烟。尽管使用了最大限度的药物治疗，但仍推荐手术治疗[14]。手术方法包括切除溃疡和建立胃肠吻合术。

二、胃切除术后倾倒综合征和腹泻

（一）倾倒综合征

胃切除术后倾倒是指胃内容物过快到达小肠，导致大量液体进入肠腔，导致小肠迅速膨胀的一系列症状和体征。1913 年由 Hertz 首次描述[18]，10%～50% 的患者报告术后早期症状与胃切除术后倾倒相符[17]。在进行减肥手术的患者中，这种频率甚至更高，高达 75%，被认为是这部分患者希望看到的促进减肥的不良反应[19]。这种症状分为早期倾倒综合征，发生在饭后 10～30min；晚期倾倒综合征，发生在进食后 2～3h。早期倾倒综合征症状包括腹痛、腹泻、腹胀和恶心。患者还经常主诉血管舒缩症状，如脸红、心悸、心动过速、低血压或晕厥。晚期倾倒症状包括低血压、心慌、饥饿、震颤和晕厥，这是由于高碳水化合物饮食导致胰岛素分泌过多而导致随后的低血糖[17]。早期倾倒综合征比晚期倾倒综合征更常见。倾倒综合征通常可以根据病史和症状进行诊断。口服糖耐量试验可作为诊断的参考，使用 75g 葡萄糖和观察症状。在这种情况下，葡萄糖剂量很重要，因为更高的剂量可以模拟倾倒综合征，即使在非倾倒综合征状态下[20]。对倾倒综合征的治疗包括饮食调整。每天六顿小餐，限制碳水化合物摄入量，吃完后躺下[18]。尽管饮食有所改变，但仍有 3%～5% 的患者会继续出现严重症状。在餐前或餐后 30min 给予奥曲肽可改善部分患者的症状。在考虑修正手术前，需要住院观察倾倒症状的严重程度。这也将允许直接观察患者的饮食依从性。在考虑再次手术之前，建议采用药物治疗、饮食疗法和行为改变等保守措施的试验[21]。因为胃是食物的储蓄池，在正常解剖中，食物通过幽门的时间延迟。延缓食物进入小肠的手术将改善症状。干预措施包括缩小吻合口，将 Billroth Ⅱ 式变为 Billroth Ⅰ 式，变为 Roux-en-Y。如果幽门完整，也可以进行幽门重建程序，这可能比创建另一个吻合术更容易[22]。此外，可以在空肠放置一个 10cm 的滤片来延迟食物通过[18, 20, 21]。尽管进行了修正手术，但仍有顽固性症状的患者，可进行空肠补食造口术，以保证水合和营养[18]。

（二）腹泻

由于食物从胃进入小肠的运输增加，胃切除术后腹泻可与倾倒同时发生，或作为一个单独的疾病实体。当单独发生时，该综合征是由于小肠中未结合的胆盐的增加，刺激结肠收缩，导致腹泻。这种情况存在于多达 30% 的患者中，通常是自我限制的，但可以用口服胆碱治疗，这有助于胆盐结合。对于难治性的腹泻，抗肠蠕动可能会减缓胃肠道运输，并可能改善症状[12]。

三、胃轻瘫和运动障碍

（一）胃轻瘫

正常的胃排空涉及复杂的激素、肌肉收缩、

神经输入、膳食内容和功能放松的十二指肠。

胃轻瘫发生在没有机械原因的胃排空延迟[23]。胃轻瘫患者主诉恶心、呕吐、早期饱腹、腹痛和饱腹[24]。患者通常会在进食后不久感到肋缘的左上象限或以上的位置特有的疼痛。胃轻瘫通过固体相胃排空研究得到证实，可能存在慢性胃弛缓和副交感神经张力缺乏作为潜在原因[25]。诊断的关键是确认胃排空异常，这是该综合征的基础，因为这些症状可以由各种其他的胃切除术后问题引起。由于干预不是良性的程序，充分记录减少过境时间是重要的。已知的导致胃轻瘫的手术包括 Nissen 眼底折叠术、溃疡性疾病的迷走神经切断术[27]、BillrothⅠ、Ⅱ型胃癌重建术、胰十二指肠切除术、迷走神经去支配胃残体可以减少排空[28]。在评估时，应使用内镜检查来确认幽门是否有适当的功能，或是否存在解剖或机械上的原因。此外，甲状腺功能减退应作为胃排空延迟的一个可能的医学原因进行调查。如果内镜和放射性核素显像未能确定病因，应使用小肠造影研究来评估适当的向前推进进食，并排除其他罕见的原因，如空肠胃套叠或出肠肢体梗阻。由于许多胃手术导致胃排空短暂延迟，大多数作者建议在再次手术前至少进行 1 年的保守药物治疗试验[25]。一般的原则是维持水分和营养，改善糖尿病患者的血糖控制[23]。

（二）促动力疗法

大多数患者都可以尝试采用促动力疗法，如红霉素或甲氧氯普胺，但推荐使用时间不应超过 12 周。

甲氧氯普胺治疗的不良反应，包括肌张力障碍、迟发性运动障碍和高催乳素血症，可困扰多达 20% 的患者，并导致停止治疗[23]。

（三）肠内营养

对于无法耐受足够的经口摄入以维持水合作用和营养的患者，可能需要放置空肠造口管。与胃空肠管相比，经常呕吐的患者对这些药物的耐受性要好得多，后者可能会因频繁呕吐而脱落[23, 26]。可以对患者进行鼻空肠喂养试验，对于那些可以耐受目标喂养的患者，放置空肠造口管[26]。

（四）胃电刺激

胃电刺激目前正在非随机病例系列研究中[23]。许多系列报道短期改善；然而，研究未能证明改善胃排空功能[26]。

（五）手术治疗

对于症状严重且药物治疗无效的患者，一般采取手术治疗[29]。手术干预包括全胃或近全胃切除术和胃十二指肠或胃空肠重建[25, 26]。在一些研究中，40%～67% 的患者报告近全胃切除术后症状改善[26, 27, 30]。预后不良的预测因素包括术前需要全肠外营养（TPN）和内镜下保留食物。这些患者很少能从既往手术的修改或有限的胃切除术中获益。近全胃切除术在 40%～78% 的患者中获得了成功[25, 30, 31]。然而，如果之前没有放置空肠造口管，我们建议在修正手术中放置以维持营养。

四、胃空肠吻合综合征

胃空肠吻合综合征是接受 Roux-en-Y 手术的患者出现一系列严重恶心、呕吐、腹痛和粪石形成的症状。其原因尚不清楚，但目前认为与迷走神经功能缺失、弛紧性胃残体和（或）吻合口的运动异常有关[25, 29]。目前还存在许多假说，如酸的产生引起运动障碍和胃肠道起搏器的丧失，这种情况被认为是由 Roux 肢长超过 45cm 引起的[22]，报道 92 例 Roux 肠襻短至 20cm，以减少阻塞和成角成功地消除了症状。为了避免该综合征的发生，建议采用宽口端侧吻合[19]。

潜在的原因被认为是食物向胃的推进，而不是远离胃[12]，由此产生的一系列迹象和症状是这种疾病的特征。有人认为，维持迷走神经输入到胃残体以促进前传导和胃肠道起搏器[19]。药物治疗包括使用甲氧氯普胺或红霉素等促动力学药物。若对药物治疗无效，可进行手术翻修，包括近全胃切除以移除胃的弛缓部分和缩短 Roux 肠襻[19, 23]。

五、胃食管反流

胃食管反流是美国一种常见的胃肠疾病。20 世纪 90 年代中期，抗反流手术的数量有所增加。但在过去 10 年里，随着减肥变得更加突出，这种情况有所下降[34]。然而，外科医生继续看到相当数量的患者在接受抗反流手术后出现症状。了解胃底折叠失败的解剖原因是必要的，以有效地纠正这些患者。

失败的抗反流治疗的定义是有争议的。一些外科医生将术后影像学上的解剖异常定义为一种失败，而不考虑术前的症状，仅将术前的症状定义为失败。在我们看来，在判断前一个程序的有效性之前，有必要结合客观的证据。提示患者在初次抗反流治疗后寻求重新评估的最常见症状是：①持续反流或烧灼；②吞咽困难；③胀气[35, 39]。Papasavas 等发现，重复手术的中位时间为 12.5 个月，其中 85% 的患者在 2 年前进行了再次手术。这表明，大多数对抗反流治疗不满意的患者会在前 2 个月出现症状，这使这个时间点成为一个合理的最小随访间隔。

抗反流手术后患者的术前评估与反流患者的初始评估相似。上消化道造影研究通常是评估的第一步，这可以有效确定位置和确定是否阻碍液体进入胃。食管胃十二指肠镜检查应在再次手术前进行，特别是如果食管炎是一个可能的原因的症状。如果前两项检测被证明不能诊断，那么就应该进行 pH 值研究，以证明食管中有酸性物质回流[40]。重要的是，如果患者有吞咽困难和（或）疼痛，需要重复测压。Hunter 等发现，10% 的胃底褶皱矫正患者实际上患有贲门失弛缓症，建议在再次手术干预前，将食管和胃运动障碍排除为出现症状的原因，特别是在上消化道造影、EGD 和 pH 检查正常的情况下，因为在这些情况下，翻修胃底折叠并不能改善症状。

在决定修改抗反流手术后，确定初次手术失败的原因是很重要的。胃底手术失败的原因主要有四个[37]。

1. **纵隔疝** 这是由于裂孔疝不完全复位或脚修复破裂造成的。经膈疝可通过确保裂孔疝囊的完全分离和无张力接近脚来补救。

2. **短食管** 短食管在胃食管（GE）连接处产生向上牵引力，破坏膈肌产生的正压区。术前评估，特别是测压，可以帮助确定 GE 连接点的位置。术中，GE 连接脂肪垫的识别将有助于评估食管长度。任何被认为太短而不能留在腹膜腔内的食管都应手术延长。

3. **构造较差的基底折叠** 同样，正确识别 GE 连接对于构建功能性胃底折叠术是必要的。吞咽困难通常是由胃底皱褶过紧或过长引起的，而回流是由包裹构造过松引起的。这些发现可以在上消化道造影中看到，以协助计划翻修手术。

4. **其他** 包括在先前的手术过程中导致胃排空不良和食管运动障碍的迷走神经损伤。

翻修时会发现 4 处解剖异常。先前抗反流手术失败的最常见原因是包扎的横膈膜移位、包扎错位、胃底折叠术中断和胃底折叠术太紧[35, 41, 42]。

修正抗反流手术的手术方法是有争议的。有些人认为只有在主要手术是微创的情况下才应该尝试腹腔镜检查。然而，对 20 项调查抗反流手术修正的研究的系统回顾发现，这些病例中有 92.8% 可以通过腹腔镜完成，尽管它们需要更长的时间才能完成[43]。此外，埃默里大学的一项研究证实之前的开放胃底折叠术并不禁止尝试腹腔镜重做抗反流手术[41]。应该预期会发现肝左叶和胃之间的致密粘连，包括处理这一障碍在内的入路技术将取决于外科医生的经验。我们认为，如果手术外科医生对这种方法有经验或对这种方法感到满意，则应首先尝试微创方法。

进行翻修抗反流手术需要相同的步骤，无论是开腹手术还是腹腔镜手术。一旦进入腹腔，应确定先前的胃底折叠术。如前所述，初次抗反流手术功能障碍的原因通常很明显。如果一个重大的中断存在疝气，应缩小疝气，彻底切除疝囊。胃底折叠术应该是完全拆除并恢复正常解剖结构，评估失败的原因；这包括完整的解剖胃底以实施新的胃底复制。在确定了所有解剖结构后，腹部应评估静息食管长度。应该腹部有至少 2cm 的无张力食管。识别 GE 交界处是否有阻塞，术中内镜检查会有所帮助。Collis 胃成形术是一种可用于延长腹内食管并增加修正抗反流手术成功可能性的选择，但很少使用。最后，在没有张力的情况下重接膈脚，并使用探条（54～60F）进行胃底折叠术。修正抗反流手术最重要的原则见框 70-1。

> **框 70-1　修正抗反流手术的重要原则**
>
> - 处理肝左叶和胃之间的粘连。
> - 确定先前抗反流手术失败的原因：包膜破裂、复发性膈疝、包裹错位或联合。
> - 通过切除以前的胃底折叠重建正常解剖结构。
> - 确认 2cm 长的腹内食管。
> - 重建膈脚并进行胃底折叠术。
> - 检查有无泄漏和器官损伤。

复发性食管裂孔疝给修复带来了独特的挑战。大的复发性疝气很难修复，可以通过胸部或腹部使用开放式或微创技术进行治疗。Haider 等发现剖腹手术和腹腔镜修复复发患者的症状结果，出现相同的裂孔疝，但他们也注意到两组之间确实存在选择偏差[44]。在既往多次行上腹部手术的情况下，经胸方法可能更容易修复。通过左侧开胸手术或胸腔镜手术可以切除疝囊并修复膈肌缺损。胸部修复和腹部修复的原则保持不变。

在选定的一组患者中，生物补片已被用于修复大面积复发性疝[45]。在该组中，没有发生网片侵蚀，也没有针对手术部位的粘连增加网片。然而，裂孔网的使用与并发症有关，如侵蚀、食管切除术[46]。生物补片的替代方法是在裂孔的侧面创建一个反向（"松弛"）切口，以进行简单的缝合修复。无论选择哪种技术，食管裂孔修复最重要的方面是在没有张力的情况下完成。

有时，在进行翻修手术时应考虑采用非常规的抗反流手术。这个决定应该使用前面描述的术前研究结果做出。测压时下食管括约肌没有松弛的患者需要进行膈肌切开术以缓解症状。其他人可能会发现，通过更广泛的程序进行改进。一项研究表明，与重做胃底折叠术相比，Roux-en-Y 重建在食管动力障碍、胃排空延迟和病态肥胖的亚组患者中提供了更好的症状结果[46]。与进行抗反流修正手术的患者讨论这些替代方案很重要，因为术后并发症的情况有很大的不同。

与大多数修复手术一样，重做抗反流手术比目标手术更复杂。重做胃底折叠术的并发症情况与原发性胃底折叠术相似，但发生频率更高。在威斯康星大学的一系列研究中，翻修胃底折叠术的并发症率为 18.4%，而初级胃底折叠术的并发症率为 0%[47]。最常见的并发症包括胃和食管损伤、气胸、术后持续恶心和术后吞咽困难。此外，腹腔镜修复抗反流手术更可能需要转换为开放手术，并且住院时间比接受初级腹腔镜胃底折叠术的患者更长。

修复抗反流手术的结果通常相当好。然而，它们往往达不到初级抗反流手术所达到的效果。在一项对 275 例患者的回顾性研究中，1 年、2 年和 5 年再次胃底折叠术成功的概率分别为 95%、93% 和 84%；作者还展示了多次重复手术与失败相关的趋势[42]。比较开腹与腹腔镜修复时，开腹组的反流控制率略好（91% vs. 87%），但腹腔镜组更常见无吞咽困难（91% vs.

70%)[41]。Papasavas 等证明在患者因胃底折叠失败而接受重做抗反流手术后患者的生活质量和活动评分有所改善，此外，大多数患者能够因反流而停止药物治疗[35]。这些发现表明，尝试修复失败的胃底折叠是一种值得努力的做法，因为它在改善患者症状和生产力方面非常成功。

总之，抗反流手术失败的再次手术可以取得良好的结果，尽管成功率低于初次手术。无论是开腹手术还是腹腔镜手术，都可以安全、成功地进行修复手术。考虑将这些病例转诊到规模较大的中心很重要，因为它们的并发症较少，包括死亡率较低和住院时间较短[34]。最后，充分的术前检查和选择适当的方案是获得满意结果的必要条件。

六、胆汁反流性胃炎

胃黏膜可以在不发生胃炎的情况下容纳一定量的胆汁反流。当超过这种适应能力极限时，就会出现症状。由于解剖结构的改变或神经输入的中断，先前做过胃和（或）十二指肠手术的患者更容易患胆汁反流性胃炎。胆汁反流性胃炎最常见的症状是上腹痛、恶心和胆汁性呕吐，生活质量经常受到严重影响，需要再次手术。

限制回流到胃中的胆汁量可以防止胃癌的发展。1993 年的一项研究表明，胃中高胆汁浓度与胃黏膜的肠化生及黏膜萎缩之间存在正相关关系[43]。后来一项包含 2283 例受试者的研究证实了这些发现；然而，化生和黏膜萎缩仅与胃胆汁浓度的上四分位数（超过 330nmol/ml）相关[50]。肠化生被认为是进展为恶性肿瘤的一部分，应采取措施限制这种潜在的致癌性暴露。这一证据表明，对于有明显胃反流及有症状的患者，可能需要进行修复。

详细的病史和体格检查通常会有助于胆汁反流性胃炎的诊断。然而，客观地确认这一诊断可能具有挑战性。首先必须排除出现症状的其他原因。模拟肠胃反流的过程有输入襻综合征（稍后讨论）、传出襻阻塞、远端小肠梗阻和胃轻瘫，尤其是在迷走神经被破坏的情况下。初始检查应包括：①上消化道和小肠随访以评估胃排空并排除可能的梗阻；②上消化道内镜活检以评估胃黏膜有无化生，以及胃内胆汁测量以量化肠胃反流。肝胆显像可用于评估胆汁反流的数量。Chen 等将闪烁扫描与胃内胆汁浓度进行比较，发现闪烁扫描是更敏感和更特异的测试[51]。应通过这一系列测试找到患者症状的原因，然后采取适当的措施。

一旦确诊为真正的胆汁反流性胃炎，手术干预取决于现有的解剖结构。先前的胃空肠造口术允许创建 Braun 肠肠造口术，用于直接从输入端引流胆汁。与对照组相比，该技术已被证明可以在客观和主观上改善十二指肠胃反流[52]。Braun 肠肠造口术距离胃空肠造口术约 30cm，可以使用手工缝合吻合或胃肠吻合器完成。另一种手术治疗选择是转换为 Roux-en-Y 引流。在近端器官中测量到胆汁反流，Roux 肢体测量 60cm，一些患者有症状。已证明将前端延长至 110cm 可改善胆汁反流和现有 Roux 肢体重建患者的胆汁反流[53]。应注意避免在消化道中建立太远的肠肠造口术，因为这可能导致显著的体重减轻。

七、输入襻综合征

输入襻综合征是由胃空肠造口术重建的输入襻或胆胰襻阻塞引起的罕见病。该综合征是由胆汁和胰腺分泌物滞留在传入环中引起的。一旦输入襻建立压力以允许减压进入胃，就会发生胆汁性呕吐。这种生理功能与该综合征相关的症状相对应。随着胆汁和胰液的积聚，患者会在饭后出现上腹痛，然后胆汁的呕吐会缓解疼痛和腹胀。慢性腹泻也可由受阻传入端中的细菌过度生长引起。

输入襻的阻塞可能是恶性或良性原因的结果。防止这个问题的最好方法是使输入襻尽可能短，从而限制肠道发生粘连阻塞的可能性。

输入襻综合征的早期表现很可能是由胃空肠吻合术失败造成的。晚期就诊可能由多种原因引起，包括但不限于粘连、放射性肠病、慢性肠扭转、梗阻性内疝或复发性恶性肿瘤。这些原因导致的输入襻综合征已在胰十二指肠切除术患者中得到证实，发生的中位时间为 1.2 年[54]。在这种情况下，癌症复发通常是原因。Roux-en-Y 重建也可发展为输入襻综合征，但其发生率低于 Billroth Ⅱ 重建（0.2%vs.1.0%）[55]。

输入襻综合征的诊断通常是临床上的。一些患者会表现出血清胆红素和淀粉酶升高，继发于胆汁和胰腺分泌物在输入襻中的淤滞。如果对症状来源有任何疑问，可以进行腹部 CT 口服对比剂或上消化道 X 线片检查。腹部 CT 将显示一个充满液体的大肠环，右上腹有少量空气。

输入襻综合征的诊断需要及时的手术修正。在某些情况下，可能只需要简单的粘连松解即可解除阻塞。粘连松解和输入襻缩短是首选的修正手术。

第 71 章
小肠的解剖与生理
Anatomy and Physiology of the Small Intestine

Jacob Campbell　James Berry　Yu Liang　著
陈　昊　李雪梅　译

摘要　小肠是胃肠道中最长的器官，负责营养物质的吸收，维持水和电解质的平衡，提供免疫屏障和内分泌功能。

关键词：小肠胚胎；小肠解剖；小肠血供；十二指肠；消化；营养和电解质的吸收；肝肠循环；小肠蠕动；小肠免疫防御

一、胚胎发育

在妊娠的第 4 周，扁平胚胎内胚层在中线折叠并融合形成肠管。肠管由前段、中段和后段三部分组成。中肠位于肠管中间，发育成为远端十二指肠、空肠和回肠，并连接卵黄囊。在发育过程中，中肠和卵黄囊之间的连接会关闭并形成卵黄管，当卵黄管部分未闭时则会形成梅克尔憩室。内胚层发育成消化道上皮，而中胚层则发育成肠壁肌、结缔组织和腹膜成分。

在整个妊娠过程中，小肠会变长并发生旋转。妊娠第 5~7 周的时候，中段肠管容量会超过腹腔的容量，迫使它形成一个发夹状的环状结构，然后突入脐带。当其突出时，逆时针旋转 90°并在腹部左侧形成回肠。妊娠第 10~12 周的时候，中肠回缩到腹部并再次逆时针旋转 180°。到妊娠第 12 周结束时，中肠以肠系膜上动脉为中心轴，进行逆时针旋转 270°（图 71-1）。肠道的旋转对确定腹部脏器的固定位置非常重要。空肠近端位于腹部左侧，其余肠襻将移至腹部右侧。中肠旋转运动发生障碍会导致先天性旋转不良，脐膨出就是由中肠旋转障碍返回腹腔所致。

十二指肠的位置受胃旋转和胰腺发育的影响。在妊娠期，随着胃的旋转，十二指肠向腹部右侧移动，并向上靠胃后壁进入腹膜后区。胰腺腹侧和背侧的融合使十二指肠横向移位并形成特征性的 C 环[1, 2]。

细胞分化

众所周知，肠道沿着四个不同的轴发育：①前－后；②背－腹；③左－右；④径向。不同区域肠道的发展与分化取决于内胚层和脏中胚层之间的相互作用。在发育初期，肠道由内胚层的单层柱状上皮覆盖。妊娠第 6 周时，内胚层上皮增生并完全堵住管腔。在接下来的 2 周，囊泡发育并形成一个中空管，此过程称为再通。再通发生障碍时则形成肠道囊肿和肠道狭窄。再通完成后，随着中胚层的上皮细胞的聚集，黏膜层将形成绒毛。黏膜下层结缔组织和平滑肌层则来自肠管的中胚层涂层。

在绒毛的形成过程中，绒毛底部会形成凹陷隐窝。上皮干细胞位于隐窝内，经过快速的有丝分裂后产生整个肠道的上皮细胞。每个隐窝中的上皮细胞都是单克隆起源的。干细胞分裂成子细胞，一个子细胞会固定在隐窝中，而另一个继续分裂并沿着隐窝的一侧迁移到绒毛上。这种分裂和迁移使得肠道内膜可以实现快速更新。在子宫内，干细胞分化为四种主要的上皮细胞类型之一：潘氏细胞、肠内分泌细胞、杯状上皮细胞或肠上皮细胞（每种细胞的功能将在后面的章节中讨论）（图 71-2）。

在妊娠 12 周时，细胞分化已经开始，但在胎儿期和婴儿期前几个月仍会继续发育。这些细胞只有接触到食物才会发挥消化功能。第一种粪便是胎粪，其实际上是胎毛，是皮肤上的角蛋白、肠道中的脱落细胞和胆汁的混合物。

二、解剖

小肠长约 7m，起自胃幽门，止于回盲瓣（ICV），分为十二指肠、空肠和回肠三个部分。十二指肠大部分位于腹膜后，而空肠和回肠则位于腹膜内。

小肠肠腔内结构复杂，主要负责营养吸收。每个结构都增加了肠道的表面积，以促进营养物质的消化和吸收。这些结构使肠腔表面积增加 600~1000 倍，即增加了 250~400m^2。小肠上皮每 3~6 天更新一次，且更换速率受多种因素影响。这种上皮细胞的快速更换和高速有丝分裂使肠壁对放疗和化疗更加敏感。

小肠肠壁主要由四层组成：黏膜层、黏膜下层、固有肌层和浆膜层。最内层为黏膜层，由上皮层、固有层和黏膜肌层三部分组成，黏膜是肠腔吸收营养和水分的部位。黏膜下层是肠壁的巩固层，由致密结缔组织组成。完成肠吻合时，重要的是通过这层组织并进行缝合，以确保吻合的完整性。血管和淋巴管包括派尔集合淋巴结和布伦纳腺，即位于肠壁黏膜下层。此外，肠神经系统的组成部分黏膜下神经丛也位于黏膜下层，主要负责调节肠蠕动和黏膜层的分泌功能。固有肌层由内环行和外纵行两层

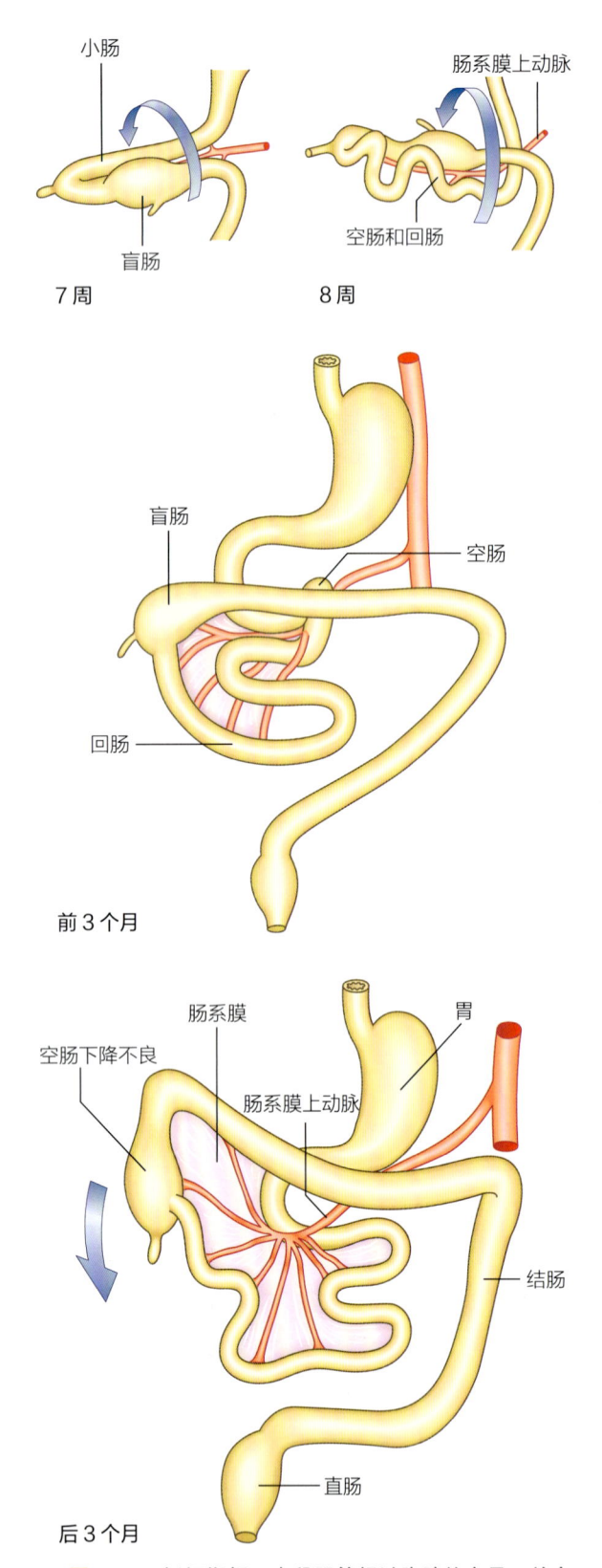

▲ 图 71-1 妊娠期间，中段肠管超过腹腔的容量，并突入脐带，逆时针旋转 90°。中段肠管在妊娠的第 10~12 周缩回腹部，从而再旋转 180°，因此总共旋转 270°
引自 Mitchell B. Embryology：*An Illustrated Color Text*. 2nd ed. Oxford：Churchill-Livingstone；2005，Fig. 7.11，p. 45.

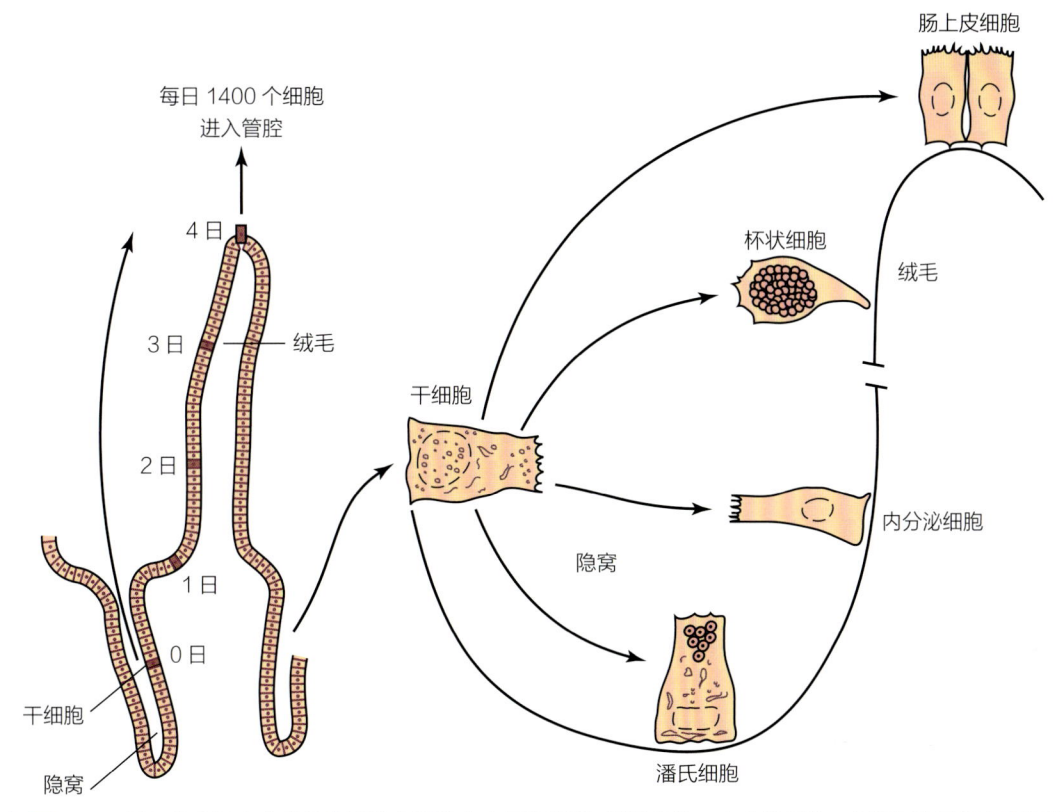

▲ 图 71-2　干细胞在子宫内分化为四种主要的上皮细胞类型：潘氏细胞、内分泌细胞、杯状细胞及肠上皮细胞
引自 Carlson B. Human Embryology and Developmental Biology. 2nd ed. St Louis：Mosby；2004，Fig. 14.10, p. 331.

平滑肌组成。肠肌层或奥尔巴赫神经丛，即位于这两层肌肉之间。像迈斯纳神经丛一样，其主要调控肠道蠕动和分泌功能。浆膜是肠壁的最外层，是单层间皮细胞（图71-3）。

环状皱襞是黏膜和黏膜下层的横向皱襞，可使小肠表面积增加3倍来促进营养物质的吸收。即使在小肠扩张时，肉眼和X线片上也能看到这些皱襞。

绒毛是指状的黏膜突出物，分布于整个小肠肠腔。十二指肠绒毛最长，是消化吸收最主要的地方，而回肠远端绒毛最短，这些绒毛共增加了10倍的吸收面积。绒毛层由肠上皮细胞的柱状上皮细胞所覆盖，肠上皮细胞之间分布着分泌黏液的杯状细胞。当食糜和未消化的食物通过时，黏液会起到润滑和保护肠壁的作用。此时，杯状细胞在整个小肠中的作用变得更加突出。

在每个绒毛基底部都有0.3~0.5mm的肠黏膜凹陷，称为肠隐窝或Lieberkühn隐窝。隐窝细胞负责有丝分裂和分泌液体及电解质。每个隐窝细胞都是单克隆的，只包含一种干细胞类型。干细胞分裂成子细胞，一个子细胞会固定在隐窝中，而另一个继续分裂并沿着隐窝的一侧迁移到绒毛上。在绒毛上，子细胞可分化为杯状细胞、肠上皮细胞或肠内分泌细胞。肠上皮细胞在向绒毛顶端迁移的过程中会继续分化成熟，其消化和吸收能力也会增强。肠道内分泌细胞可产生激素，通过改变分泌功能和肠道运动来调节消化过程。其他细胞可能迁移到隐窝底部成为潘氏细胞。潘氏细胞的功能将在免疫学部分详细讨论。

每个绒毛内都有供应丰富的小动静脉血管，形成毛细血管网络，也可见乳糜状毛细淋巴管贯穿绒毛。乳糜状淋巴管可以吸收含有脂类和脂溶性维生素的较大颗粒（图71-4）。这些颗粒被称为乳糜微粒，是由邻近的肠上皮细胞在吸收和处理脂质时产生的。

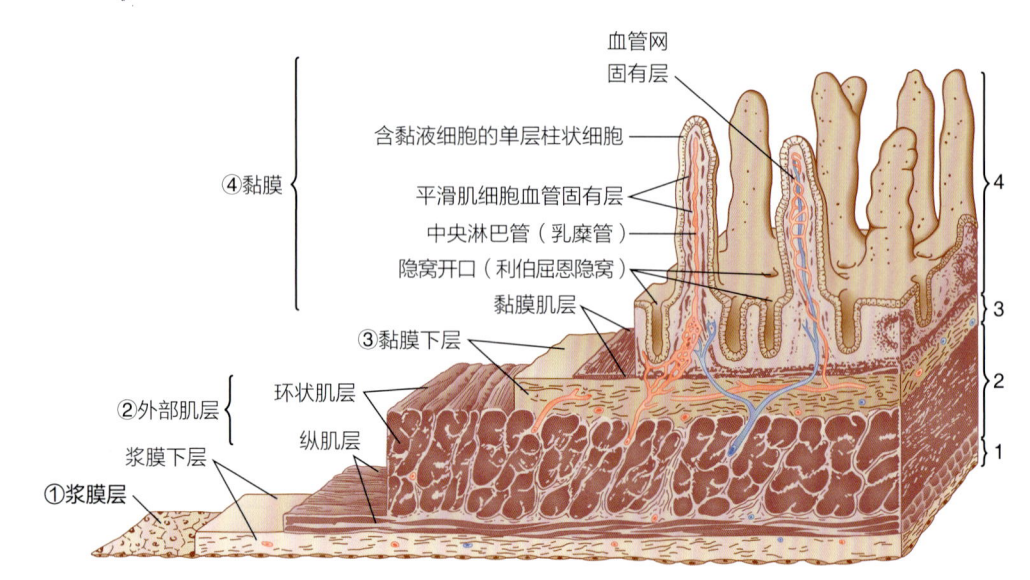

▲ 图 71-3 小肠有四层，最外层是浆膜及浆膜下层，其次是由外部纵肌层和内部环肌层构成的固有肌层，然后是黏膜下层，最内层是黏膜层，由肠绒毛组成

引自 Sobotta J，Figge FHJ，Hild WJ. *Atlas of Human Anatomy*. New York：Hafner；1974.

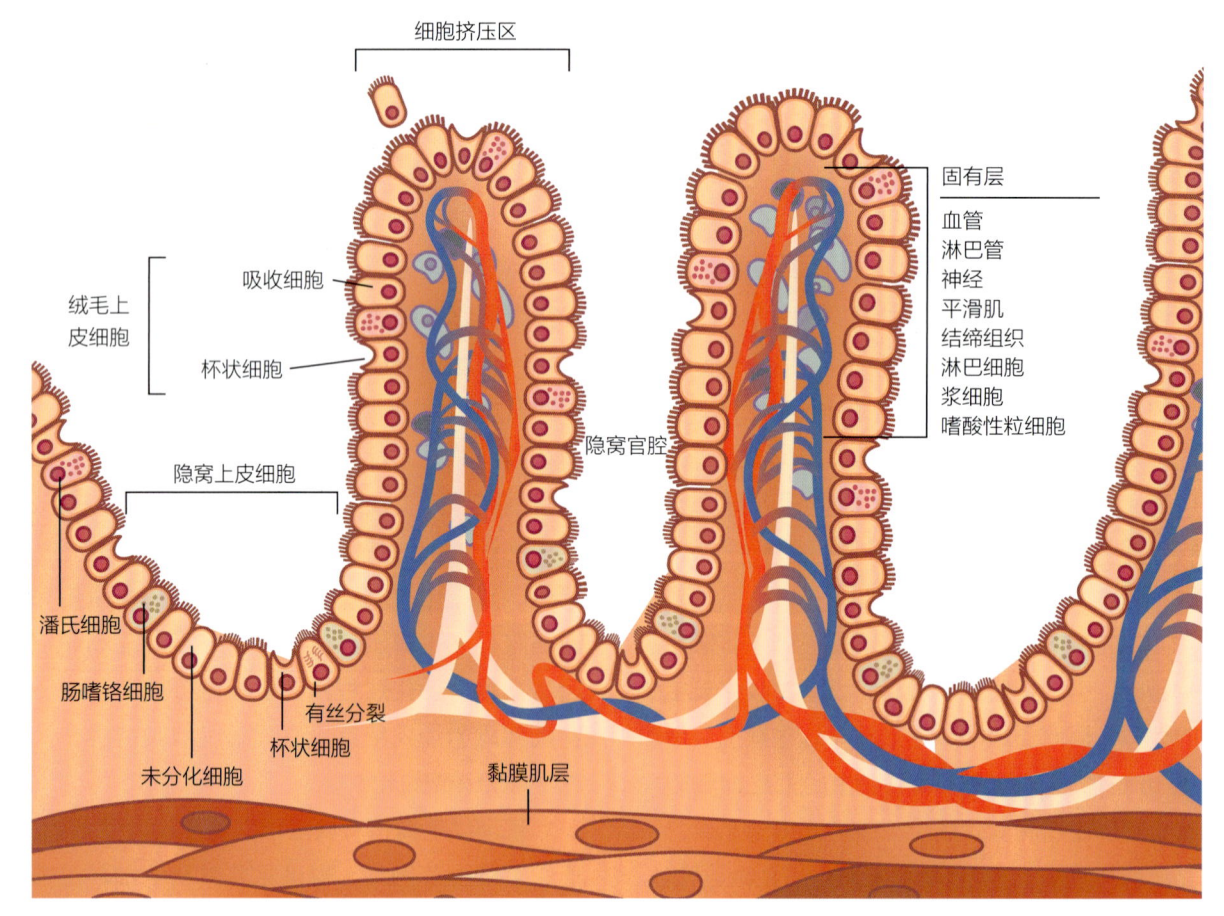

▲ 图 71-4 小肠黏膜示意

引自 Townsend C，Beauchamp RD，Evers BM，et al.，eds. Sabiston Textbook of Surgery. 18th ed. Philadelphia：Saunders；2008；改编自 Keljo DJ，Gariepy CE. Anatomy，histology，embryology，and developmental anomalies of the small and large intestine. In：Feldman M，Scharschmidt BF，Sleisenger MH，eds. *Sleisenger & Fordtran's Gastrointestinal and Liver Disease：Pathology/Diagnosis/Management*. Philadelphia：Saunders；2002：1646.

微绒毛是排列在肠上皮细胞顶端边缘的质膜上的微小突起。微绒毛被一层厚厚的多糖荚覆盖，有助于营养吸收，并起到保护屏障的作用。此外，许多消化和吸收所必需的酶即绒毛膜酶，包括核苷酶、肽酶和双糖酶在这一层被释放出来。很多微绒毛组成了毛刷的边缘，并再次使肠道表面积增加了20倍。

布伦纳腺为腺泡管状腺，多见于十二指肠近端2/3处。它们可以分泌一种碱性黏液样物质，以保护十二指肠免受胃产生的酸性食糜的损害。这种黏液样物质还能润滑肠道，并提供碱性环境，这对于激活消化和吸收相关的酶至关重要。在布伦纳腺的分泌物中还发现了许多保护因子，包括人表皮生长因子（β-胃抑素），是一种抑制胃酸分泌的抑制药。此外，还可见溶菌酶和胰腺分泌性胰蛋白酶抑制药（PSTI）[3]。

派尔集合淋巴结是淋巴滤泡在固有层的特殊聚集物，主要分布在小肠系膜边缘，在回肠最为丰富。派尔集合淋巴结可以识别和加工抗原，在黏膜免疫中起着重要的作用。生发中心有B淋巴细胞，T淋巴细胞位于滤泡间区。在淋巴滤泡上的上皮中还可以发现一种特殊的免疫细胞，即微折叠细胞或M细胞。这些细胞通过将抗原从管腔表面运送到抗原提呈细胞并进入淋巴滤泡，从而在被动免疫中发挥着非常重要的作用。

（一）十二指肠

十二指肠是小肠的第一部分，起自幽门，止于Treitz韧带，全长约25cm。十二指肠大部分位于腹膜后，与胰腺解剖关系密切。十二指肠分为四个部分：第一部分为球部，第二部分为降部，第三部分为水平部，第四部分为升部。

第一部分球部，起自胃幽门，由幽门前静脉划分，长约5cm。这部分十二指肠后壁直接与胃十二指肠动脉（GDA）、胆总管和门静脉相连。十二指肠起始部的上缘通过肝十二指肠韧带与肝门相连，肝十二指肠韧带包裹着肝门三联管。十二指肠的这一部分始于环绕胰头的C环（图71-5）。

第二部分降部位于腹膜后，长约10cm。这段位于右肾、输尿管和下腔静脉外侧边界的前面，内侧边界直接与胰头相连。评估十二指肠降段后表面、胰头后表面和胆总管需要使用Kocher手法旋转十二指肠降段内侧。主胰管、Wirsung管和胆总管与降十二指肠中段的后内侧壁相连，开口称为肝胰壶腹。胰腺小导管、Santorini导管也可作为小乳头进入十二指肠（图71-6和图71-7）。

第三部分水平部也位于腹膜后，其上方是胰腺钩突，前方是结肠肝曲。十二指肠与结肠的关系是结肠切除术中肝曲活动的重要影响因素，必须小心避免损伤十二指肠。肠系膜上血管位于十二指肠水平部的前方，右侧输尿管、右侧性腺血管、下腔静脉和主动脉则位于十二指肠水平部的后方。

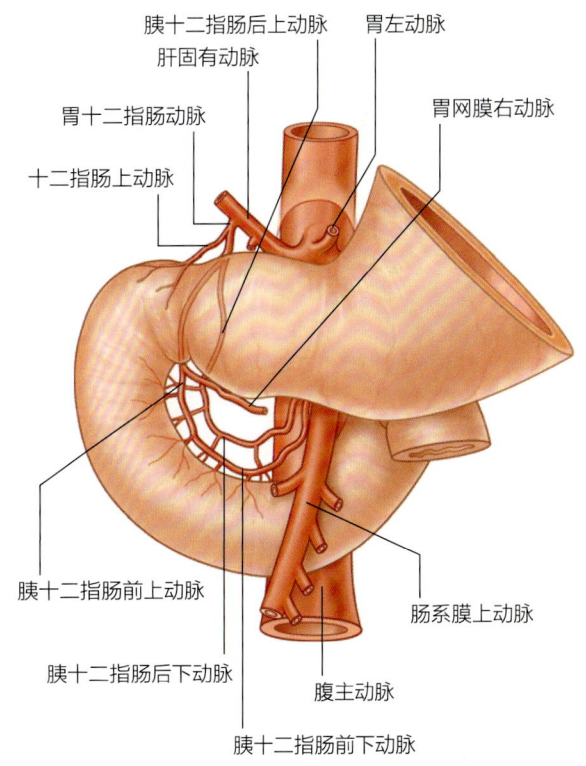

▲ 图71-5 十二指肠动脉供应

引自 Drake RL, Vogl AW, Mitchel AWM. *Gray's Anatomy for Students*. 2nd ed. Philadelphia: Churchill Livingstone; 2009, Fig. 4.64.

第四部分升部上至主动脉左侧，下至胰腺颈部，其末尾是 Treitz 韧带。该韧带在肠旋转时起固定作用，从右膈脚出发，在十二指肠空肠弯曲处附着于肠壁。

（二）空肠和回肠

空肠和回肠位于腹膜内，并通过广泛肠系膜固定在腹膜后。空肠和回肠的平均长度为 5m，空肠占 40%，回肠占 60%。空肠起自于 Treitz 韧带，回肠止于 ICV。空肠位于腹部中央，而回肠大多位于胃下区和盆腔。从空肠结束到回肠起始没有明确的解剖标志，所以，以其他解剖学特征来区分空肠和回肠。空肠黏膜内膜及肠壁较厚、直径较大、脂肪肠系膜较少、直小血管较长较直。另一个显著特征是小肠黏膜内的环状皱襞，是黏膜层和黏膜下层的横向皱襞，通过增加小肠的表面积来帮助营养物质的吸收。这些皱襞较深，即使在小肠扩张时肉眼也能看到（图 71-8）。它们在近端小肠内明显，贯穿整个小肠内逐渐减少。环状皱襞在 X 线片上也可见，大肠内没有这些皱襞，这可以用来区分小肠和大肠。

（三）回盲瓣

ICV 是小肠的一个显著特征，独立于回肠或结肠发挥作用。回盲瓣能阻止结肠中的粪便内容物进入小肠并控制内容物从小肠进入结肠的量，ICV 这种收缩功能也有助于预防吸收不良和腹泻。瓣膜是由小肠或结肠的膨胀所引起，

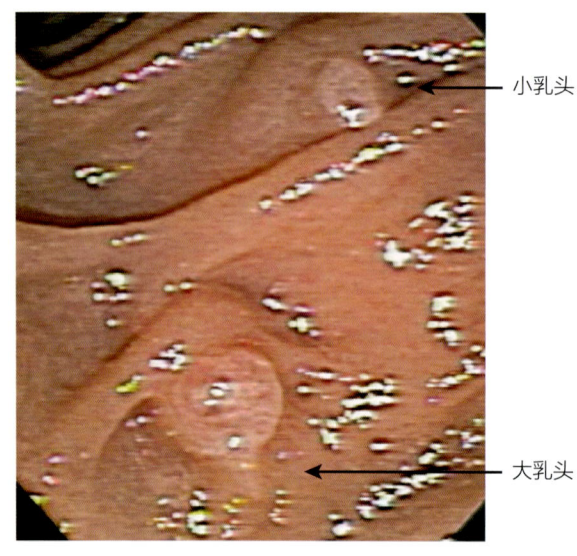

▲ 图 71-6　大乳头和近端小乳头的内镜图像

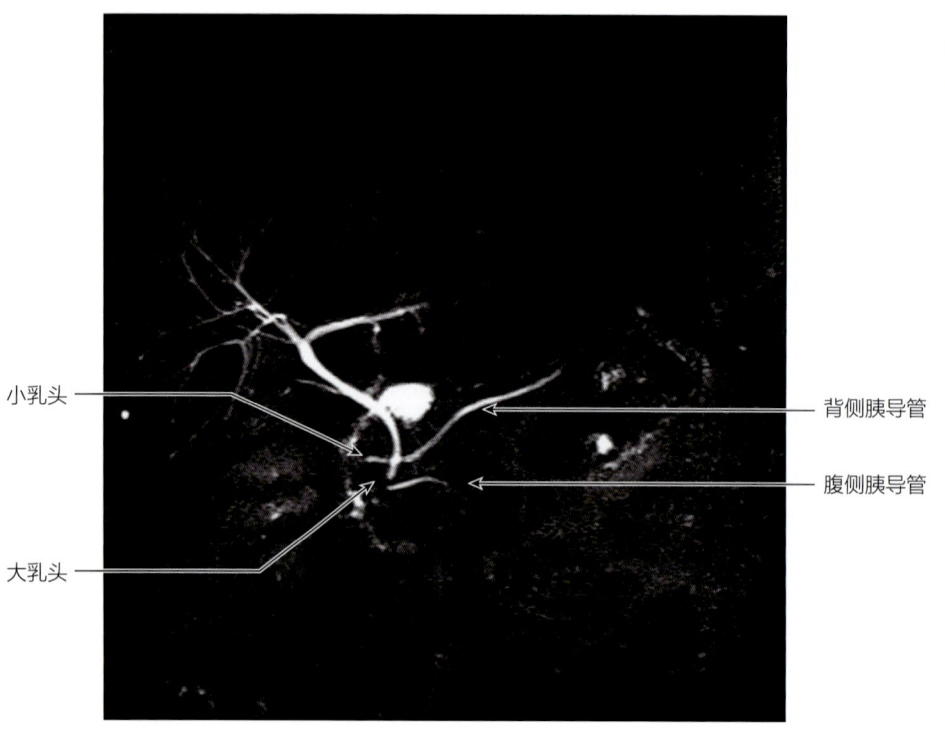

◀ 图 71-7　磁共振胰胆管造影图像显示胰腺分离，背侧导管通过小乳头引流

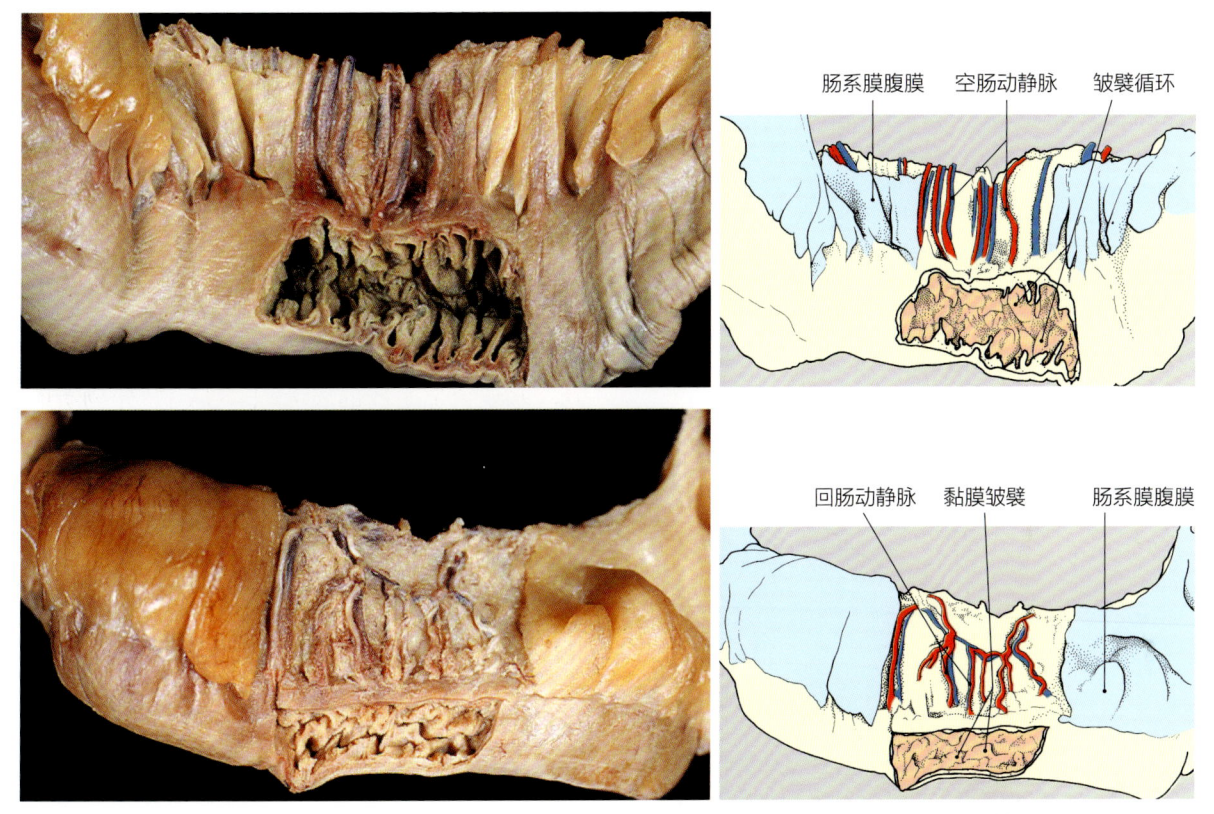

第 71 章 小肠的解剖与生理
Anatomy and Physiology of the Small Intestine

▲ 图 71-8 环状皱襞是黏膜和黏膜下层的横向皱襞，有助于吸收。肉眼可见，褶皱较深

如果回肠膨胀，瓣膜就会松弛并允许小肠内容物进入结肠。然而，如果结肠膨胀，瓣膜就会关闭并通过增加张力阻止结肠内容物进入回肠。

ICV 的结构和神经调控目前仍在研究中。最近的研究表明，瓣膜是由回肠肠套叠进入盲肠形成的，瓣膜内存在肌肠和黏膜下神经丛及 Cajal 间质细胞。回肠和盲肠之间有连续的外行肌、内行肌和纵行肌，表明了运动从回肠传播到盲肠的机制[4]。

三、动脉血管供应

小肠来源于前肠和中肠的胚胎肠管区。腹腔动脉供应前肠，肠系膜上动脉供应中肠。十二指肠为前肠及中肠结构，因此接受双重血液供应。空肠和回肠为中肠结构，因此只接受 SMA 的血液供应（图 71-9）。

腹腔干产生肝总动脉，肝总动脉包括肝固有动脉和 GDA。GDA 支配十二指肠、胃和胰腺的分支。胰十二指肠前上动脉和后上动脉起源于 GDA，为十二指肠的第二和第三部分及胰腺供血。

SMA 直接从主动脉分叉，向胰腺和十二指肠的后半部分及中间横结肠供血。SMA 产生了几个在外科手术中很重要的分支。胰十二指肠后下动脉和胰十二指肠前下动脉与胰十二指肠上动脉吻合，向十二指肠和胰腺供血。肠动脉是 SMA 的分支，它创造了一个独特的拱形动脉网络，为空肠和回肠供血。被称为直小血管的动脉分支从拱形网络走向肠壁，这些动脉分叉并沿着肠壁移动以提供足够的血液供应。直小血管是另一种解剖学变异，也有助于区分空肠和回肠。空肠的直小血管长而直，而回肠直小血管短且多见分支（图 71-8）。回盲动脉向回肠、盲肠、右结肠和阑尾供血。

（一）静脉回流

小肠的静脉引流反映了动脉的血液供应。

▲ 图 71-9 小肠动脉解剖

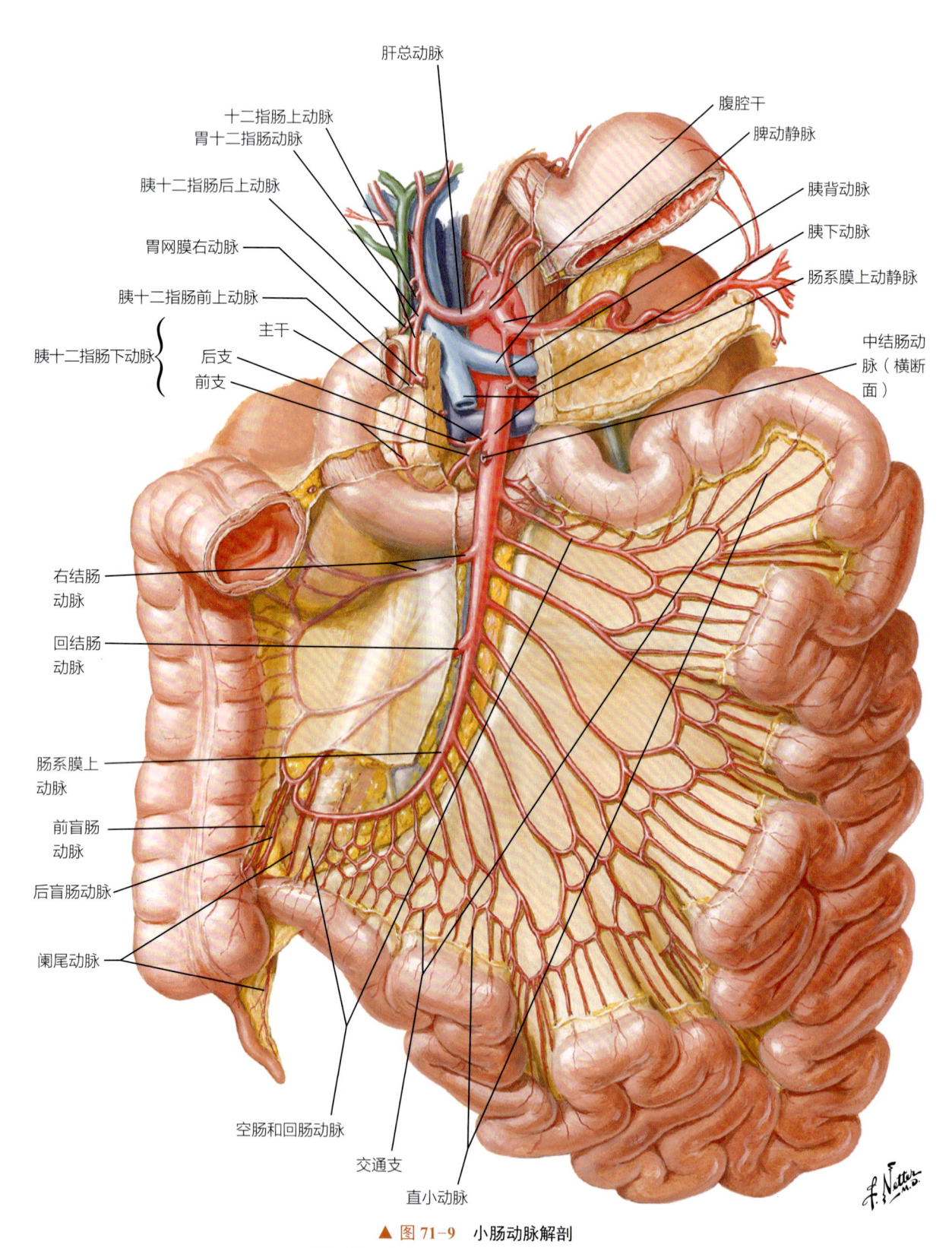

Elsevier Inc. 版权所有，引自 http://www.netterimages.com，所有权利保留

第 71 章 小肠的解剖与生理
Anatomy and Physiology of the Small Intestine

十二指肠排出进入胰十二指肠、右胃网膜和门静脉。空肠和回肠由肠系膜上静脉排出，肠系膜上静脉与脾静脉连接进入门静脉（图 71-10）。

（二）淋巴管

小肠有不同级别的淋巴引流，沿脉管系统而行。淋巴引流进入邻近肠壁的淋巴结，然后进入肠系膜淋巴结。淋巴管从肠系膜淋巴结沿着脊状肌的主干并与两个腰椎淋巴管相连汇入乳糜池。乳糜池位于横膈膜下方，即腰椎前、主动脉后的胸导管末端。一旦淋巴聚集在乳糜池，它就会穿过横膈膜的主动脉开口流入主胸

图中标注：
- 肝门静脉
- 胃左静脉
- 脾静脉
- 肠系膜上静脉
- 空肠和回肠静脉
- 交通支
- 直静脉（直小静脉）
- 胃右静脉
- 中结肠静脉（横断面）
- 右结肠静脉
- 回结肠静脉
- 横结肠（升部）
- 横结肠系膜
- 肠系膜上动静脉
- 空肠和回肠静脉

肠系膜上动静脉在肠系膜根部的关系

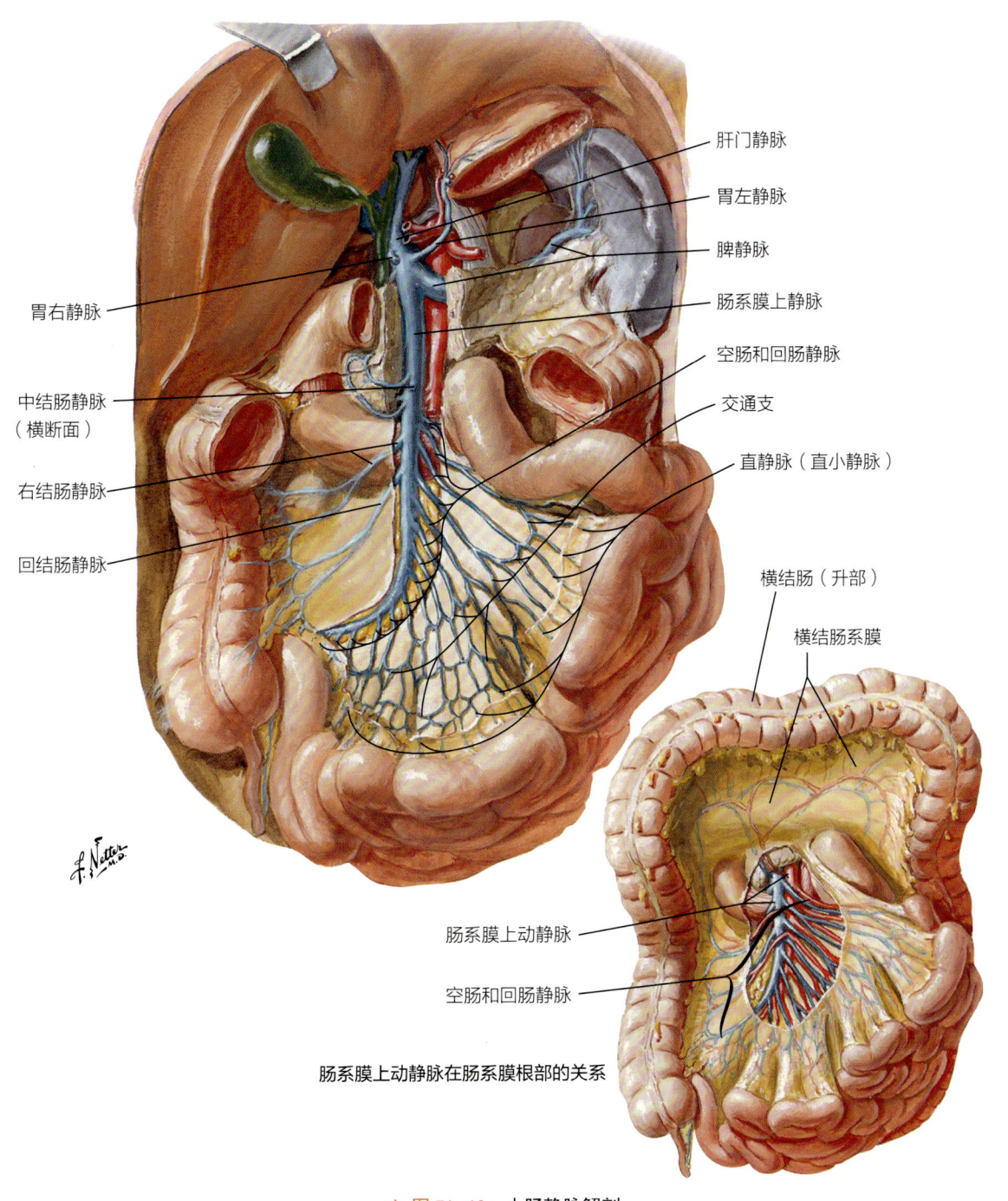

▲ 图 71-10　小肠静脉解剖
Elsevier Inc. 版权所有，引自 http://www.netterimages.com，所有权利保留

导管。胸导管与主动脉平行，进入左锁骨下静脉并与颈静脉相连（图71-11）。

四、神经分布

小肠的神经支配由两个独立的系统组成，它们各自独立地发挥作用。自主神经系统（ANS）来源于中枢神经系统（CNS）。ENS是一种仅存在于胃肠道的特殊神经系统，该系统由位于肠壁内的神经元组成，这些神经元对局部和全身的刺激做出反应。副交感神经和交感神经纤维由中枢神经系统相连接，可调节中枢神经系统对外界刺激的反应。ENS也可以独立运作，对内在刺激的反应调节自身的功能。在肠壁上也有感觉神经元，它们向ENS、交感系统、脊髓和脑干提供反馈。

（一）自主神经系统

神经根由交感神经和副交感神经纤维组成。肠的交感神经来源于胸腰椎脊髓T_5段和L_2段之间的神经纤维。椎旁神经节位于脊柱两侧并跨越脊髓长度。椎前神经节包括腹腔、肠系膜和胃下神经节，沿主动脉及其分支分布。交感神经通过节前和节后纤维传播。交感神经系统分泌去甲肾上腺素，可以直接抑制平滑肌。它也可以通过刺激ENS的抑制反应间接起作用。刺激交感神经系统导致肠道运动减少、分泌减少及血管收缩。

副交感神经系统由经脑神经和骶脊神经离开中枢神经系统的神经纤维组成。成对的迷走神经（脑神经X）为胸、腹腔脏器（包括幽门括约肌和小肠）提供副交感神经支配。副交感神经系统与交感神经系统一样，有节前和节后神经元。这些神经纤维和神经元的长度和位置是副交感神经系统和交感神经系统区别的特征。神经节前副交感神经纤维相对较长，不间断地从中枢神经系统到达内脏。在小肠内神经节后神经元位于肠壁内，是肌间神经丛和黏膜下神经丛的一部分。节后神经纤维很短，因为它们只有很短的距离来支配周围的组织。当肠道受到副交感神经刺激时，肠道运动增强、分泌增加。

（二）肠道神经系统

ENS是一个独立的功能系统，可以影响小肠的运动、分泌、血管张力和激素释放。这个系统来源于神经束，由超过1亿个神经元组成。迷走神经束是产生ENS前体的来源[5]。骶神经束细胞也在远端肠中发挥作用。然而，它们的作用仍未完全明确。神经嵴细胞主要通过两种途径进入肠道：RET/GFRα1/GDNF途径和EDNRB/内皮素-3途径。因为RET基因的功能丧失突变与巨结肠疾病相关，而功能获得突变与神经内分泌肿瘤相关，所以此途径具有重要作用[6]。细胞体位于肠壁内，并驻留在两个神经丛内。肌肠丛或奥尔巴赫神经丛位于纵肌层和环形肌层之间，黏膜下丛位于肠壁的黏膜下层，介于环肌层和黏膜层之间。一旦肌间神经丛被神经嵴细胞填充，它们就向内迁移填充黏膜下神经丛，此过程是由神经导向因子所驱动的[7]。

肌间神经丛贯穿整个肠壁并为肌层提供神经支配，它的主要功能是控制肠道运动。刺激肌肠神经丛可产生兴奋或抑制作用。兴奋性作用包括肠壁张力增加、节律性收缩的强度和频率增加、兴奋波的速度增加，从而导致肠蠕动增加。而释放的抑制肽主要作用于幽门部和ICV。

黏膜下神经丛为肠腺、内分泌细胞和血管提供神经支配。它在局部水平上控制小肠的分泌、吸收和收缩[8]。

五、小肠运动

小肠运动是由肌源性、神经和激素因素共同调节的。在这三种因素中，肌生成因子是最重要的。神经和激素可改变肌源性运动模式。即使完全阻断神经信号，肠道运动仍可持续。

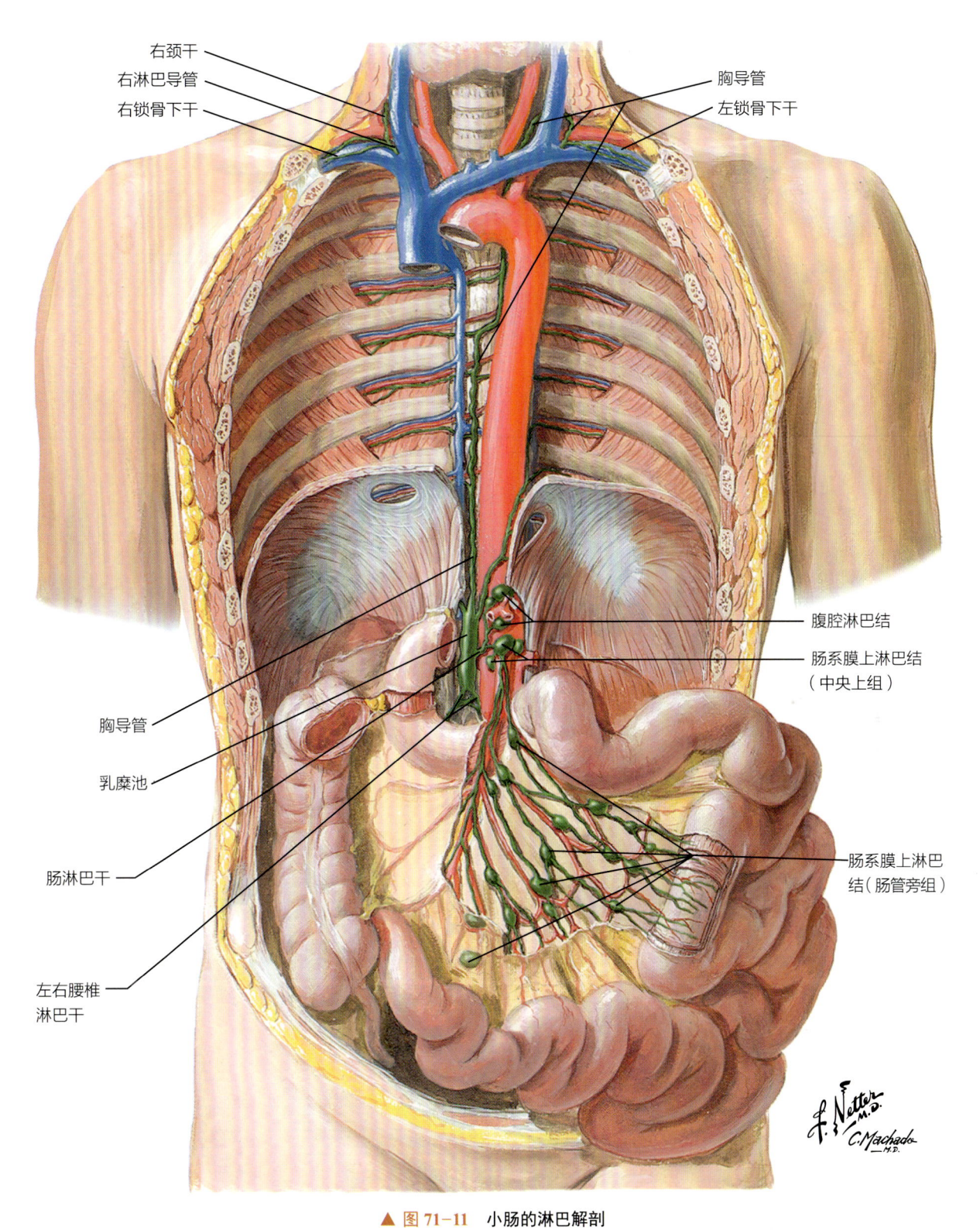

第 71 章　小肠的解剖与生理
Anatomy and Physiology of the Small Intestine

▲ 图 71-11　小肠的淋巴解剖

Elsevier Inc. 版权所有，引自 http://www.netterimages.com，所有权利保留

肠道运动存在于两个阶段：进食状态和禁食状态（消化间期状态）。在饱腹状态下，食物通过分割和蠕动沿着肠道移动。分割的特点是短距离传播的压力波模式，有助于混合食糜并加强其与绒毛表面的接触。蠕动模式通过食物近端的肌肉收缩和食物远端的肌肉松弛使得食物沿肠道移动[9]。

在消化间期，运动通过迁移运动复合体继续进行。这种活动的目的是推动未消化的物质通过小肠进入结肠，它还可以防止细菌从结肠回流到回肠末端。MMC 从胃开始移动到远端，当这些 MMC 电尖峰叠加在内在起搏器电位上时，就会发生蠕动[10]。MMC 有四个阶段：第一阶段的特征是没有运动发生；第二阶段由无序的高压波组成，这些高压波不断加速并间歇性发生；第三阶段的特征是连续的高节奏收缩；而在第四阶段，收缩再次成为间歇性的。这个循环每 1.5~2h 重复一次（图 71-12）。

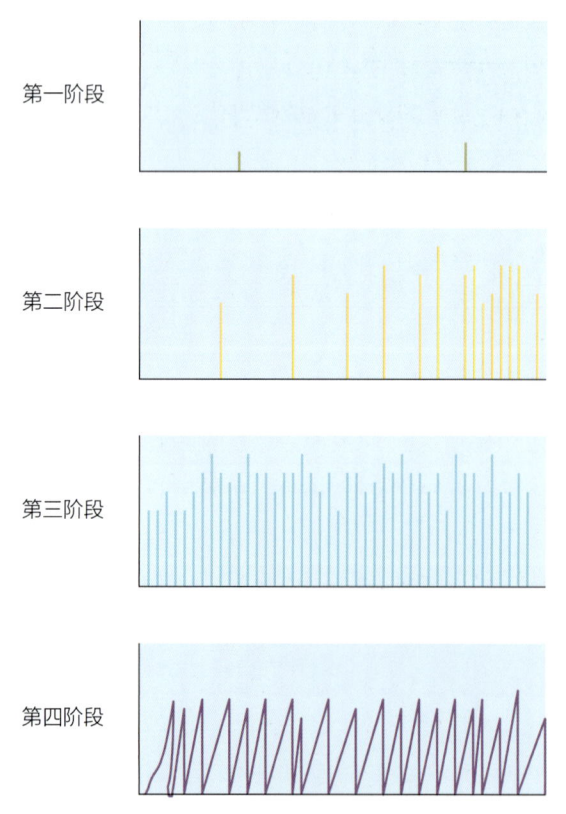

▲ 图 71-12 迁移运动复合体的四个阶段的示意图，显示幅度随时间变化

（一）自主神经系统控制运动

交感神经控制小肠神经突触，直接支配平滑肌、内分泌细胞和分泌细胞。当交感神经系统受到刺激时，消化和分泌功能受到抑制。研究表明交感神经张力主要作用于降低推进力。α肾上腺素受体（其中 α1 最为重要）已经被证实可以抑制人类和动物的肠道运动[11,12]。新斯的明通过抑制神经肌肉连接处的乙酰胆碱酯酶来促进肠道运动。甲氧氯普胺可使组织对乙酰胆碱敏感，从而增加上消化道运动。

副交感神经支配是由 ENS 神经元上的节前神经纤维介导的，能释放肽，如 P 物质、胃动素和血管活性肠肽（VIP）。与交感神经系统一样，副交感神经系统也有传出和传入纤维，在小肠和中枢神经系统之间来回传递信息。迷走神经负责向小肠输送副交感神经，它是由大约 75% 的传入纤维和 25% 的传出纤维混合而成的神经。

（二）肠神经系统控制小肠运动

ENS 在运动中有独立的作用，也有助于交感神经和副交感神经信号的执行。ENS 从肠壁内的机械感受器和化学感受器接收信息，然后通过平滑肌细胞、分泌细胞和内分泌细胞的直接神经支配做出反应。

肠阶段性蠕动涉及相邻肠段的相互抑制和神经抑制，这种方式很可能已预先编入肠道神经回路，并具有稳定的爆发型活动作为发生器。在人体中，阿片类药物会导致一种连续的非推进性和迟滞的分割模式。

肠道扩张会触发蠕动反射，蠕动反射由相互作用组成，可推动食糜沿着小肠蠕动。在推动发生后，纵行肌舒张并延长，而环形肌收缩。在推动发生前，纵行肌收缩并扩张管腔，而环状肌舒张（图 71-13）。与分割相比，这种运动模式更加精确并具有顺序性，这表明此过程所需的神经模式更为复杂。肌肉收缩被认为是由乙酰胆碱和 P 物质介导的，而舒张是由 VIP 和

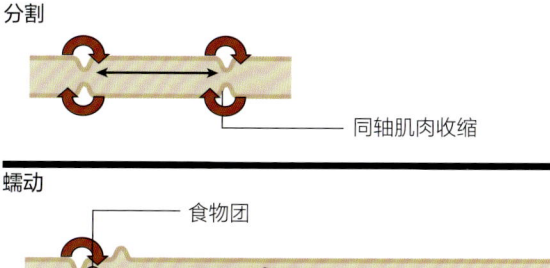

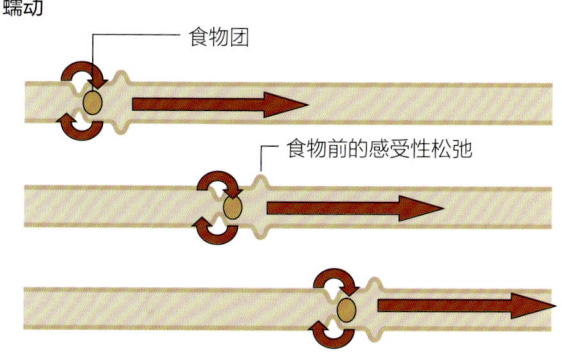

图 71-13 蠕动的机制。通过食物团附近的肌肉收缩使食物沿着肠移动，而远端肌肉舒张

改编自 http：//leavingbio.net/Human%20Nutrition/ Human%20Nutrition_files/image018.jpg.

一氧化氮介导。一些证据表明血清素和 P 物质参与了肠运动的启动和蠕动的维持[13]。向回肠中注射部分消化的甘油三酯会抑制空肠运动，并增加小肠吸收的时间，即回肠反射。当近端小肠的吸收能力因转运加速或黏膜疾病而受到限制时，为营养吸收提供了更多的时间。回肠内分泌细胞释放的多肽 YY 被认为可能是这种反射的效应，实验发现它与空肠蠕动的降低显著相关[14]。

（三）激素控制小肠运动

多种激素在改变小肠的运动中发挥作用。所有这些行为都是通过改变电位和收缩模式发挥作用。小肠起搏活动与十二指肠近端起搏活动一致，近端起搏的周期频率比远端起搏细胞的周期频率高，因此以更高的频率覆盖并驱动远端起搏活动。在远端空肠和回肠中，以较高速度过度驱动起搏的能力下降，导致起搏活动在远端逐渐减慢。

胃肠道激素如何调节小肠内在起搏仍在研究中。许多胃肠道激素，包括胃泌素、胆囊收缩素和分泌素，在 20～40min 快速上升到峰值水平，然后开始下降（表 71-1）。

大多数证据一致认为，胃泌素会增加小肠的收缩次数，但其对肠道运输时间的影响不太清楚。然而，一项关于功能性肠道疾病患者血清胃肠激素水平的研究结果表明，在那些以便秘为主要症状的患者中，胃泌素峰值水平和总反应受到抑制[15]。

CCK 使平滑肌的动作电位与起始电位同步增高。总的来说，这增加了肠腔内内容物的混合并加快了通过小肠的速率。然而，在小肠的奥迪括约肌区域，CCK 却可以使平滑肌舒张[16]。

胃动素的作用类似于胃泌素和 CCK。胃动素增加小肠动作电位但不增加起始活动速率。然而，它的刺激作用在近端最强，并逐渐减弱到十二指肠后。胃动素通过增加小肠推进性收缩来加速小肠内容物运输，但其效力只有 CCK 的一半左右。

在一些研究中，血管活性肠肽已被证明可引起十二指肠肌肉收缩，但其具体效果尚不清楚。小剂量血管活性肠肽可引起肌肉反应，而大剂量则导致双相反应，即最初的放松伴随着肌肉张力的增加和持续的收缩。证据表明 VIP 对肠道运动有刺激作用。

与胃动素相比，分泌素可降低小肠的收缩力和动作电位，但对十二指肠起搏器没有显著影响。这种对收缩力的抑制作用在近端最强，

表 71-1 小肠运动的激素调控

	激 素	运 动
促进运动	胃泌激素	收缩率增加
	CCK	平滑肌收缩；肠内容物混合增加，肠运动增加
	胃动素	肠蠕动增加
	VIP	十二指肠收缩，运动性增强
抑制运动	促胰液素	收缩力降低，在十二指肠更明显
	胰高血糖素	抑制整个肠道

CCK. 缩胆囊素；VIP. 血管活性肠肽

远端逐渐减弱。分泌素也会抑制 CCK 的作用，并能防止 CCK 引起的宫缩，但这种抑制作用可以通过大量 CCK 逆转。

目前普遍发现胰高血糖素对小肠运动有抑制作用。然而，其在低剂量下可刺激小肠动作电位的发生[16, 17]。

前列腺素 E₁ 也被发现可以加速胃肠道运动，口服后可导致腹部绞痛和腹泻的迅速发展[18]。

激素对小肠运动综合模式的影响 胃动素被认为是 MMC 运动模式的起始因子，CCK 和胃泌素则相反。在胃和十二指肠的动作电位爆发和收缩开始时，血浆胃动素水平升高；当动作电位通过小肠远端时，血浆胃动素水平下降。外源性 CCK 可以干扰这种运动模式的启动和传播，而分泌素则延迟爆发型电活动的启动并减少了动作电位的数量，而不影响远端电活动的传播（图 71-14）[16]。

无论是在进餐后还是饱餐后，小肠均大量分泌并储存血清素。神经元、内皮细胞和平滑肌细胞上都有 5- 羟色胺受体，5- 羟色胺在消化过程中具有重要的生理作用，可导致肠道充血、运动和分泌。在肠易激综合征患者中，选择性 5- 羟色胺受体激动药或拮抗药通过调节 5- 羟色胺水平可以成功治疗便秘和腹泻为主的疾病[19, 20]。

胃饥饿素是一种与胃动素有 50% 同源性的蛋白质，它刺激 MMC 并导致小肠运动增加[21, 22]。

（四）影响小肠运动的因素

1. 全身性疾病 众所周知，某些消化系统疾病患者的小肠运动发生改变。1977 年人们意识到，小肠细菌过度生长的患者也会发生小肠运动障碍[23]。大多数肠易激综合征患者最初被诊断为小肠细菌过度生长。然而，由于诊断时使用的乳果糖呼吸试验的敏感性较低而存在争议。在肝病和门静脉高压症患者及非酒精性脂肪性肝炎（NASH）患者中，小肠运动紊乱已被证实。随后的一项研究发现，大约 1/3 的肝硬化患者存在小肠细菌过度生长。另一项研究发现 NASH 患者的乳果糖呼吸测试中氢基线水平更高。在慢性肾衰竭患者中也发现小肠运动异常[24]。

2. 结肠扩张 功能性肠病患者在上消化道运动障碍和结直肠功能障碍之间存在关联。这可能反映了内脏反射存在异常激活。一项人体研究发现，在禁食状态下的直肠膨胀会增加 MMC 的发生率并降低十二指肠收缩力；而在进食状态下，小肠运动的速度明显减慢，这对降低肠道运动速率的影响更加深远[25]。

3. 肥胖 肥胖也被认为是调节小肠运动速率的一个因素。考虑到小肠运动速率对食物摄入、饱腹感、消化和营养物质吸收的速率均起着至关重要的作用，所以肥胖与小肠运动障碍之间是否存在关联一直受到质疑。然而，这个争议还没有得到彻底解决。有报道称，肥胖患者存在 MMC 功能失调，导致在肥胖受试者禁食状态下小肠的收缩作用更加明显。肥胖患者的小肠收缩能力明显增强，这与中性介导的病因一致。这种增强的收缩能力可能导致更快的营养吸收和餐后饱腹感的丧失[26, 27]。

4. 昼夜节律紊乱 昼夜节律促进细胞增殖及胃肠道和肝脏的运动和分泌活动。睡眠 - 觉醒周期的中断已被证实可导致许多胃肠道疾病的发生，包括肠易激综合征（IBS）、胃食管反流病（GERD）和消化性溃疡（PUD）。昼夜节

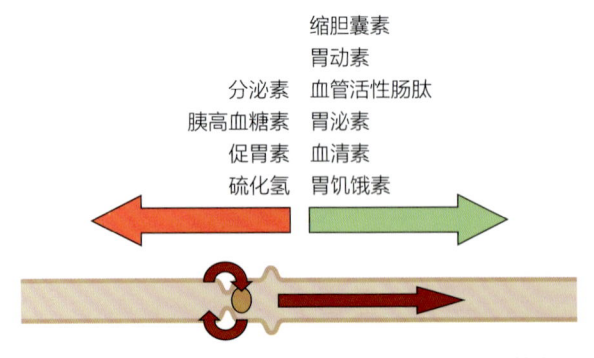

▲ 图 71-14　激素对小肠运动模式的综合影响。绿箭表示促进作用，红箭表示抑制作用

第 71 章　小肠的解剖与生理
Anatomy and Physiology of the Small Intestine

律中断也会加速衰老和促进胃肠道肿瘤的发生。褪黑素已显示出对胃肠道黏膜的保护作用，并可改善功能性胃肠道疾病患者的症状[10]。

六、小肠分泌功能

小肠有多种分泌功能，分泌功能的破坏可明显导致某些胃肠道疾病的发生。分泌物可以通过被动或主动运输。被动运输是由电化学梯度驱动的，而主动输运是一个需要能量的梯度过程。小肠分泌物包括黏蛋白、碳酸氢盐和水。

（一）黏蛋白分泌

黏液层由杯状细胞组成，是胃肠道先天免疫的重要组成部分。它的产生受到免疫介质白三烯、干扰素、IL-9 和 IL-13 的调节[28]。胃和十二指肠的黏蛋白层厚 80～280μm，其 pH 梯度可保护黏膜（图 71-15）。黏液还会产生一种抗菌性屏障。黏液糖蛋白对许多细菌具有毒性作用，黏蛋白晶格为免疫球蛋白 A（IgA）和抗菌肽提供了锚定作用。其他保护措施包括产生有效的血管扩张药、一氧化氮和前列腺素，以及血管生成生长因子，以帮助维持足够的血液流向肠黏膜[29, 30]。与黏蛋白一样，肠道碳酸氢盐是抵御酸和胃蛋白酶对黏膜损伤的第一道防线。十二指肠每单位面积分泌碳酸氢盐的比率最高。据估计，十二指肠产生的碳酸氢盐可以中和大约 40% 的餐后总酸负荷，以确保在所有胃酸条件下，十二指肠黏液的 pH 保持在中性状态。但调节十二指肠酸碱度的确切机制仍未明确。

十二指肠碳酸氢盐分泌是由囊性纤维化跨膜电导调节器（CFTR）和顶端阴离子传导通路驱动的（图 71-16）。CFTR 运输过程需要消耗能量，碳酸酐酶的作用也需要高效的 HCO_3^- 运输。十二指肠的 HCO_3^- 分泌受 ENS 和 CNS 的旁分泌、激素和神经因素调控。尽管这两个器

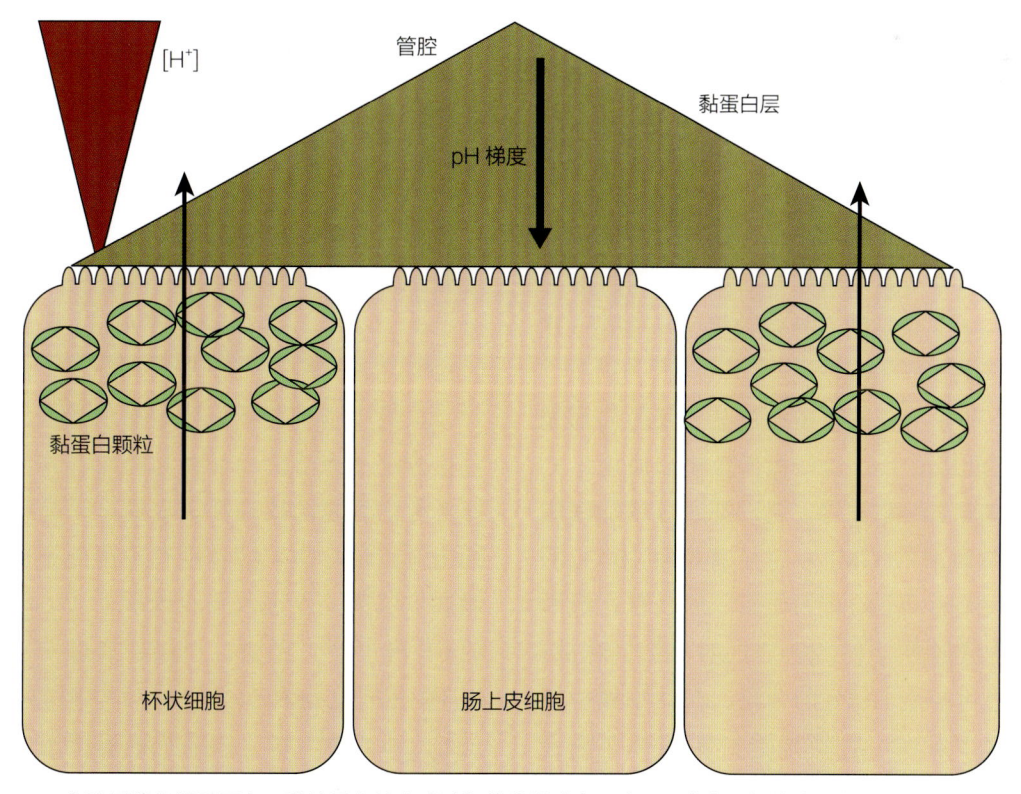

▲ 图 71-15　小肠近端分泌黏蛋白。黏液蛋白结合碳酸氢盐分泌建立一个 pH 梯度，保护黏膜表面免受酸性腔内内容物的损害

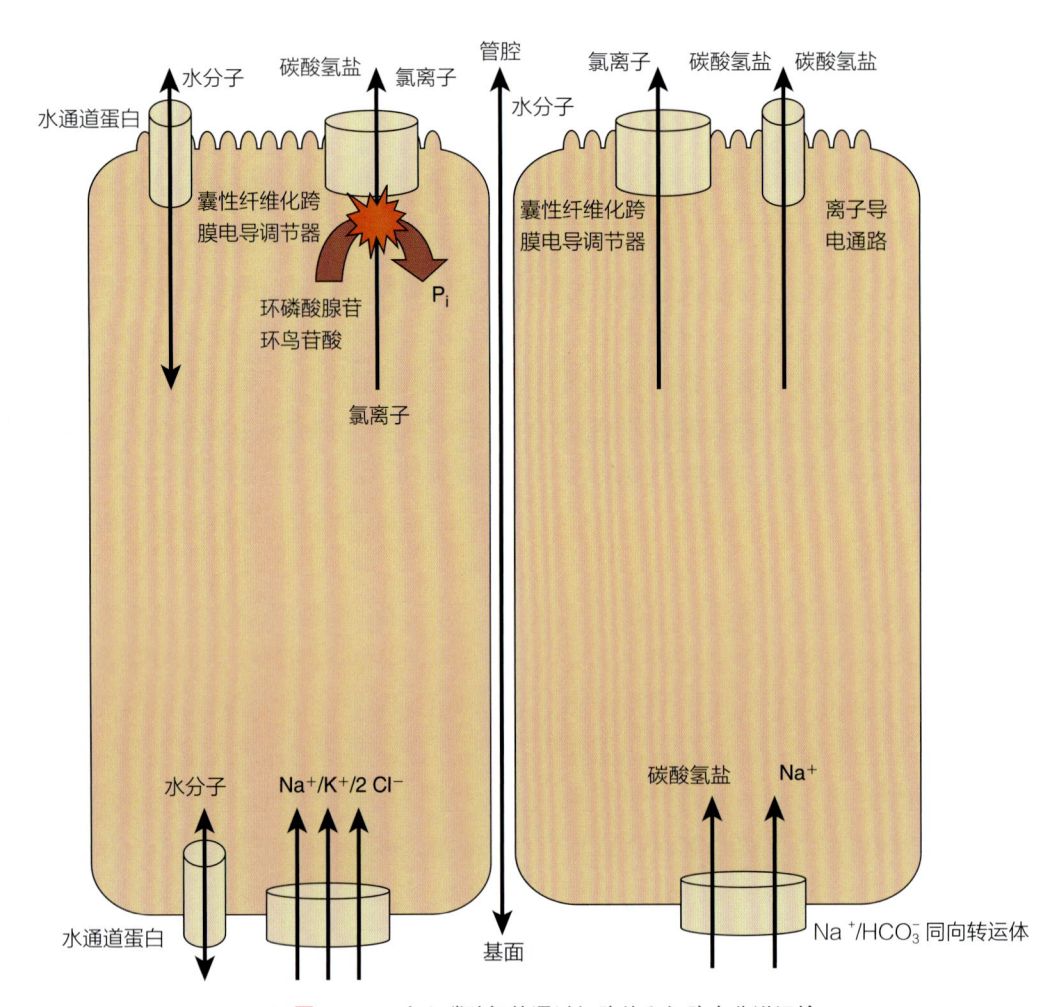

▲ 图 71-16 水和碳酸氢盐通过细胞外和细胞旁分泌运输

官靠近胃，但它们以不同的方式实现分泌调控。由于十二指肠酸性物质的存在，导致十二指肠的碳酸氢盐分泌显著增加。这是由神经反射和前列腺素分泌介导的。神经效应因子包括 VIP 和乙酰胆碱。

鸟苷和尿鸟苷肽在碳酸氢盐分泌的局部调控中起着重要作用，这些内源性蛋白质由十二指肠的肠嗜铬细胞分泌。它们都通过增加细胞环鸟苷单磷酸（cGMP）而显著增加 HCO_3^- 的分泌，从而驱动 CFTR 的作用。尿鸟苷在近端小肠中含量最多，十二指肠低 pH 刺激其释放。多巴胺也可控制 HCO_3^- 的分泌。在动物模型和人体研究中发现，D_1 受体而非 D_2 受体刺激会导致 HCO_3^- 的分泌。

交感神经系统在调节十二指肠 HCO_3^- 分泌过程中也发挥了重要作用。总的来说，交感神经系统对十二指肠分泌 HCO_3^- 有很强的抑制作用，这可能导致了酸性物质对黏膜内膜的损伤[29]。

（二）小肠水分泌

虽然小肠具有吸收和运输水能力，但它同时也分泌水来溶解和稀释肠腔内营养物质并保持肠腔内容物的流动性。水的运动是跨细胞和细胞旁路进行的。尽管没有确凿的证据，但普遍观点认为，水进入肠腔内取决于 CFTR 建立的 Cl^- 梯度[31]。最近，小鼠研究进一步支持了 CFTR 在建立这种负离子梯度方面的作用[32]。与 Cl^- 异常转运有关的某些疾病状态为这一假说提供了证据。囊性纤维化患者 CFTR 蛋白存在缺陷，导致其功能低下或无功能，其分泌物异常丰富。虽然最常见的是肺部疾病，但这些患者胰腺碳酸氢盐分泌也存在障碍，并伴有明显脱水。

水通过两种方式在渗透梯度被动平衡。水分子很容易通过细胞间的紧密连接在细胞旁移动，而水通道蛋白则促进了水的跨细胞移动。来自霍乱弧菌（霍乱病原体）感染的信息表明，水的渗透性和分泌性不仅受到肠上皮细胞内离子通道的影响，还受到紧密连接的影响[31, 33, 34]。

多种效应因子对水的分泌有重要的调节作用，激素因子和 ENS 信号都是必需的。血清素和 VIP 是两种最重要的激素效应因子，血清素也被发现可以触发 VIP 的释放[35]。

（三）分泌调节

ENS 参与了分泌的调节。霍乱毒素使肠嗜铬细胞释放 5- 羟色胺，并刺激环磷酸腺苷（cAMP）水平的增加。P 物质长期以来也被认为是一种强大的分泌物，可增加血液流动、水交换和肠道运动。左旋色氨酸是血清素的代谢前体，它也能刺激肠道分泌。组胺可影响调控小肠分泌功能的 H_2 受体的水平。前列腺素特别是前列腺素（PG）E_1 和 E_2 也参与肠道分泌的调节。其他一些分子，包括 CCK、鸟苷和甘丙肽，都可促进肠道分泌。

多肽 YY 是主要的抗分泌激素，可减慢肠道运动、延长管腔内容物与吸收上皮内膜接触的时间，并与回肠运动有关（回肠运动是减慢食物通过肠道的主要抑制性反馈机制）[36]。此外，它也能抑制胃、胰腺及氯离子的分泌。最近发现的一种抗分泌因子的神经肽是另一种有效的效应因子，它可以被某些类型的水解复合碳水化合物所诱导，这对炎症性肠病患者有重要的临床意义。在给患者食用含有部分水解复合碳水化合物的谷物试验中发现，抗分泌因子的合成被触发，且大多数患者主管反映得到改善（表 71-2 和图 71-17）[34, 35, 37-39]。

小肠的分泌和吸收必须受到严格的调节，因为这种平衡的任何紊乱都可能产生严重的后果，就像霍乱的发生一样。小肠对一氧化氮（NO）的处理是调节程度的重点，NO 在化学上表现为一种自由基，但其作用只持续几秒钟。这是一个理想的调节机制，通过激素或神经信号可以迅速打开和关闭调节系统。NO 合成的调控可以说是多个信号通路交汇的结果，包括神经激素、细胞因子和环核苷酸。证据表明，小肠内 NO 合成的平衡可能是总前吸收状态的原因。NO 前体左旋精氨酸水平的实验研究揭示了其对 NO 分泌的影响。腔内低水平的左旋精氨酸可导致水、葡萄糖和电解质的吸收增加，而高水平的左旋精氨酸则导致体液交换减少。除渗透作用外，硫酸镁和比沙可啶等泻药也可增加 NO 的合成。由于清除或螯合而导致的 NO 肠腔内水平降低可能是可溶性和难溶性纤维及碱式

表 71-2 小肠分泌的激素调控

	激 素	作 用
促进分泌	血清素	Ca^{2+} 流入增加，cAMP 和 cGMP 生成，氯离子通道开放
	VIP	Ca^{2+} 流入增加，cAMP 和 cGMP 生成，氯离子通道开放
	霍乱毒素	血清素水平增加，cAMP 水平增加
	垂体腺苷酸环化酶激活蛋白	与 VIP 同源；回肠受体
	P 物质	打开水通道；影响 CFTR
	左旋色氨酸	血清素的代谢前体
	PGE_1 和 PGE_2	血清素的代谢前体
	缩胆囊素	血清素的代谢前体
	鸟苷素	血清素的代谢前体
	甘丙肽	血清素的代谢前体
抑制分泌	神经肽 Y（肽 YY）	吸收时间增加，胃和胰腺分泌减少
	抗分泌因子	抑制整个小肠分泌

cAMP. 环磷酸腺苷；cGMP. 环磷酸鸟苷；CFTR. 囊性纤维化跨膜电导调节剂；PGE1. 前列腺素；PGE2. 前列腺素；VIP. 血管活性肠肽

促分泌因素
P 物质
血管活性肠肽
5- 羟色胺
细菌性肠毒素；
缩胆囊素，鸟苷蛋白
分泌性白细胞介素

抗分泌因素
神经肽 Y（P 物质）
抗分泌因子
胰高血糖素样肽 -2
5- 羟色胺受体拮抗药
σ 受体拮抗药
钙通道拮抗药
脑啡肽

肠上皮细胞

▲ 图 71-17　小肠分泌的调节器

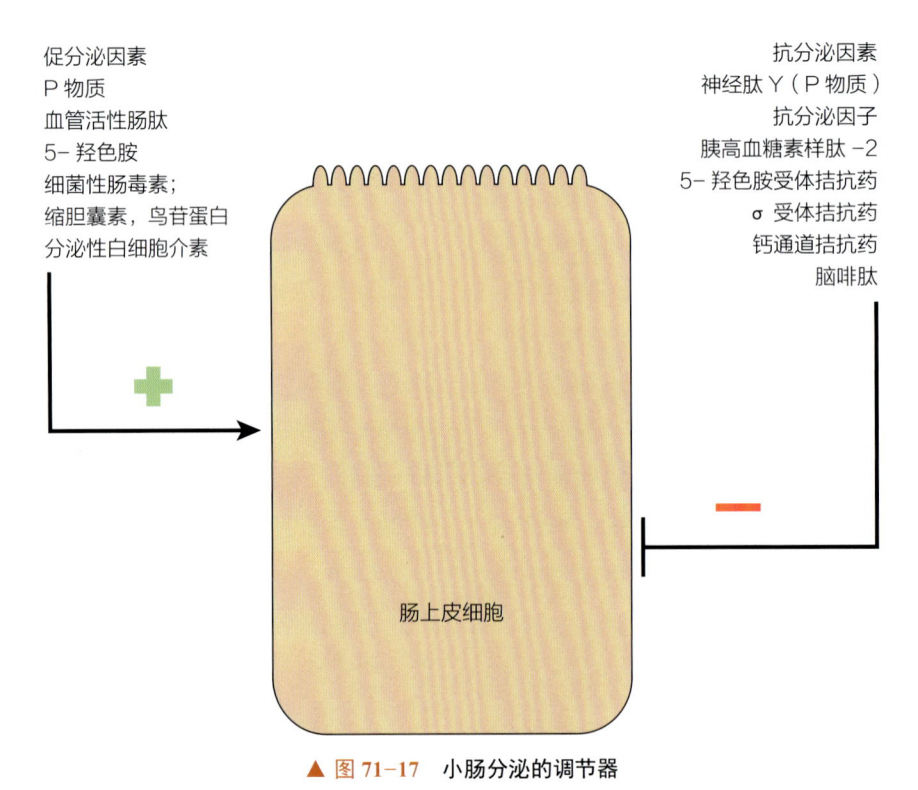

改编自 Wapnir RA，Teichberg S. Regulation mechanisms of intestinal secretion：implications in nutrient absorption. J *Nutr Biochem*. 2002；13：190.

水杨酸铋和高岭土的抗分泌作用的原因。NO 还与环状核苷酸代谢密切相关[31]。

七、小肠黏膜免疫

小肠在身体的上皮表面和身体内部之间提供了最大的免疫屏障，它构成庞大，并与外来蛋白质、病毒、细菌和细菌毒素及环境中的有害化学化合物密切接触，因此，人体的黏膜表面形成了与之相匹配的免疫补体。总的来说，黏膜相关淋巴组织（MALT）约占健康人体内所有免疫细胞的 80%，或占免疫细胞总数的 70%，属于肠相关淋巴组织（GALT）。

小肠的黏膜免疫系统具有三个主要功能：①保护黏膜表面免受有害微生物的定居或入侵；②为未消化的外来抗原提供屏障，包括来自摄入物质的抗原和由非致病共栖菌群产生的抗原；③防止对可能对宿主有害的抗原免疫反应的发生。处于免疫监视下的其他人体部位大多都是无菌的，然而，黏膜表面却始终接触外来物质，因此 MALT 必须选择合适的效应机制和对外来抗原的反应强度，以避免反应的自我伤害。

小肠的黏膜免疫系统由先天免疫和适应性免疫的多种成分组成，IgA 分泌可能是黏膜免疫中最被认可的成分。它是多样的，包括专门的抗原呈递细胞、黏膜巨噬细胞、从上皮细胞分泌的抗菌蛋白及特定的 B 细胞和 T 细胞（图 71-18）。

（一）潘氏细胞

接收到炎症信号后，潘氏细胞通过杀菌颗粒的胞吐作用提供强大的先天黏膜免疫（图 71-19）。潘氏细胞来源于隐窝干细胞，分化后，它们向下迁移到 Lieberkuhn 的隐窝与干细胞相邻，潘氏细胞还能产生原表皮生长因子和信号分子以维持隐窝干细胞的活性。潘氏细胞平均寿命为 20 天，它们在小肠中的分布是不均匀的，逐渐向远端增加，这使得末端回肠中的潘氏细胞积聚。它们出现在大肠的其他部位

第71章 小肠的解剖与生理
Anatomy and Physiology of the Small Intestine

▲ 图 71-18 小肠免疫防御示意

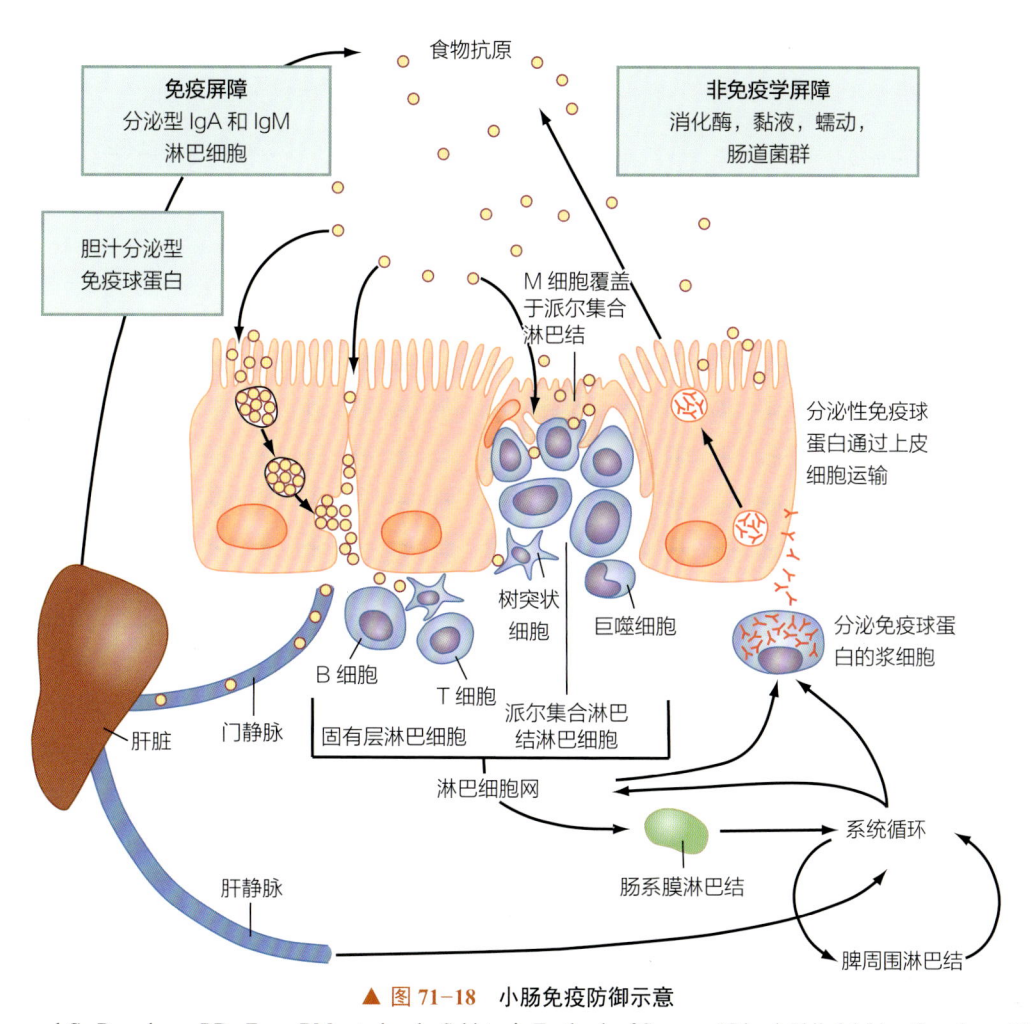

引自 Townsend C，Beauchamp RD，Evers BM，et al, eds. Sabiston's Textbook of Surgery. 18th ed. Philadelphia：Saunders；2008，Fig. 48.11；改编自 Duerr RH, Shanahan F. Food allergy. In：Targan SR, Shanahan F, eds. *Immunology and Immunopathology of the Liver and Gastrointestinal Tract*. New York：Igaku-Shoin；1990，p. 510.

被认为是潘氏细胞化生，是炎症性肠病的公认特征（IBD）。潘氏细胞的颗粒含有几种抗菌蛋白，包括溶菌酶、α-防御素和磷脂酶。溶菌酶通过攻击和水解细菌细胞壁肽聚糖中发现的糖苷键来抑制细菌生长，它存在于细胞质颗粒中，在对细菌的反应中，通过胞吐作用被直接释放出来。

α-防御素构成了潘氏细胞的大部分分泌颗粒，它们的功能是攻击管腔内的细菌和真菌病原体。在人体中只有两种α-防御素，即HD5和HD6。重组HD5对白色念珠菌和几种细菌有效，HD5能够破坏目标微生物的细胞膜，HD6自组装形成缠绕细菌的原纤维和纳米网。体内研究表明，HD5在形成肠道菌群的组成中起着重要作用。对人类的研究表明，HD5/6表达减少是回肠克罗恩病的一个核心特征，这种联系被认为是由于黏膜防御的减弱和共生细菌群的改变[42]。

分泌型磷脂酶A2型ⅡA（sPLA2-ⅡA）是潘氏细胞、巨噬细胞和血管平滑肌细胞释放的另一种重要产物，腔内sPLA2-ⅡA能够降解细菌膜磷脂，刺激白细胞，并改变循环磷脂，促炎信号如细菌脂多糖、白介素-1、肿瘤坏死因子-α和干扰素-γ能够显著刺激其表达。sPLA2-ⅡA基因敲除小鼠是人类家族性腺瘤性息肉病（FAP）的模型，更易发生结肠直肠肿瘤，

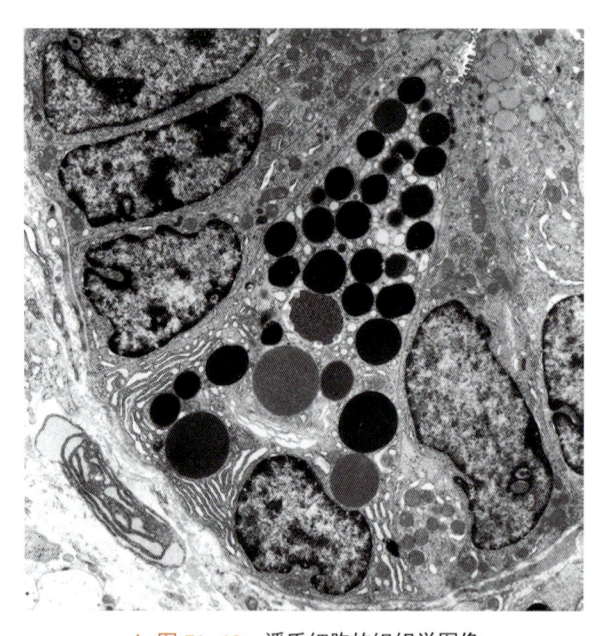

▲ 图 71-19 潘氏细胞的组织学图像

引自 Gartner LP. *Color Textbook of Histology*. 3rd ed. Philadelphia：Saunders；2007，Fig. 17.18，p. 404.

这表明 sPLA2-ⅡA 参与了肠道肿瘤抑制[43, 44]。

潘氏细胞还能够以一种诱导的方式表达肿瘤坏死因子 -α，这是一种多效性炎症介质，它在潘氏细胞中的具体功能尚不清楚。有一些证据表明，它在隐窝再生中起作用，在潘氏或隐窝细胞群受损后被诱导表达。有趣的是，组成型肿瘤坏死因子 -α 表达的转基因小鼠会出现类似克罗恩病和类风湿关节炎的病变，抗肿瘤坏死因子 -α 抗体（英夫利昔单抗）是一种治疗克罗恩病和类风湿关节炎非常有效的方法。

核苷酸寡聚化结构域 2（NOD2）是细胞内信号分子的一部分，结合来自细菌的肽聚糖并激活炎症级联。可以认为它是一种类似于 Toll 样受体的微生物模式的细胞内传感器。NOD2 是第一个被确定与克罗恩病风险相关的基因，具有纯合子 NOD2 突变的个体罹患克罗恩病的风险增加了 40 倍。克罗恩病发病机制的可能与紊乱的黏膜防御有关，这突出了小肠生理过程之间相互关系的重要性[45-47]。

（二）微褶皱细胞

微褶皱（M）细胞是一种特定的细胞，通过对腔内内容物进行病原体和外来抗原采样，形成宿主黏膜防御的重要部分。它们位于派尔集合淋巴结周围的滤泡相关上皮，以及孤立的滤泡、阑尾和肠外 MALT 中。M 细胞之所以如此命名，是因为其顶端表面存在微褶皱。M 细胞来源于肠隐窝中的干细胞，与肠细胞、杯状细胞、肠内分泌细胞和潘氏细胞共享一个共同的前体。M 细胞具有基底外侧表面的特征性形态，它们有一个明显的凹陷，可以与抗原呈递细胞紧密接触[28]。

M 细胞的功能是跨细胞运输，它们从肠腔内吸收物质，并通过上皮屏障将其转运到基底膜，在那里可以与免疫细胞发生相互作用。M 细胞已被证明可以运输各种颗粒，从惰性物质如乳胶珠到微生物。M 细胞内化各种分子和微生物的精细步骤因物质的大小、酸碱度、化学性质及特定 M 细胞受体的存在与否而异，虽然内化物质穿过 M 细胞的细胞质，但它们不经历主要的加工过程。

多种病原体可以利用 M 细胞对外来分子和生物体的亲和力及它们快速的跨上皮运输特性，这些病原体将 M 细胞作为入侵宿主的目标。许多这些病原体将 M 细胞作为优先甚至是唯一的选择，其中最重要也是研究最多的是沙门菌。M 细胞是这种病原体的主要进入途径，其摄取与滤泡区的广泛损伤有关，导致无限制的侵袭和溃疡形成。耶尔森菌、志贺菌、霍乱弧菌、埃希杆菌（O157：H7）的致病菌株、脊髓灰质炎病毒、人类免疫缺陷病毒 1 型和朊病毒疾病都利用 M 细胞来便于入侵宿主。此外，一些病原体可以通过促进 M 细胞分化来增加 M 细胞密度[48, 49]。

（三）肠巨噬细胞

巨噬细胞在体内无处不在，在免疫反应中起着重要作用。功能上，黏膜巨噬细胞对细菌清除、维持体内平衡和保护性免疫具有重要作用。小肠内充满了常驻的巨噬细胞，可以在固有层和派尔集合淋巴结中找到，小肠巨噬细胞来源于产生单核细胞、巨噬细胞和树突状细胞的常见的骨髓前体细胞。小肠巨噬细胞与循环巨噬细胞的不同之处在于，其表达的表面标志物在黏膜防御中的独特作用（表71-3）。众所周知，黏膜环境中的介质能够修饰和调节肠道中的树突状细胞，并赋予调节性T细胞肠归巢的特性，在黏膜巨噬细胞的发育中有可能也是如此。

肠道巨噬细胞和循环巨噬细胞一样具有很强的吞噬能力，它们靠近固有层的位置使它们非常适合遇到已经穿过肠上皮屏障的腔内细菌，也可能会遇到上皮细胞转移的病原体。

黏膜巨噬细胞防止肠道的病理性炎症，它们具有很强的吞噬能力，并表现出很强的杀菌活性，可以清除细菌而不激活炎症途径。黏膜巨噬细胞不分泌促炎信号，如白介素-12、白介素-23、肿瘤坏死因子-α或白介素-1，它们也不表达或上调共刺激分子，如CD80或CD86。但是黏膜巨噬细胞能够组成性地释放抗炎细胞因子IL-10，白细胞介素-10的缺失或抑制会导致小鼠自发性结肠炎。此外，它们还能产生转录因子过氧化物酶体增殖物激活受体-γ（PPAR-γ）来抑制促炎基因的表达[50, 51]。

（四）小肠内的树突状细胞

小肠中的树突状细胞在促进共生细菌的耐受性环境中起着重要的相互联系的作用，但是与此同时仍然允许病原体引起的强大免疫激活。它们存在于几个区域，特别是小肠的派尔集合淋巴结、孤立的淋巴滤泡和肠系膜淋巴结。遇到外来物质时，派尔集合淋巴结和固有层树突状细胞迁移到肠系膜淋巴结，在那里它们向T细胞呈递抗原。

小肠中树突状细胞的起源似乎来自单核细胞前体，小肠GALT树突状细胞的基本亚型与体内其他淋巴器官相似，包括常规树突状细胞和浆细胞样树突状细胞。树突状细胞产生的视黄酸似乎对维持小肠免疫环境的平衡很重要，在受树突状细胞影响的通路中，一氧化氮似乎也起着递质的作用，一氧化氮对于在MALT中树突状细胞的迁移很重要。

（五）小肠内的T细胞

T细胞在小肠中循环，与在身体其他区域循环的T细胞具有重要的不同性质和差异。T细胞有特异的趋向性，这是因为树突状细胞的呈递作用。T细胞存在于小肠的不同解剖层次，广义上讲有两种分群：上皮内淋巴细胞和固有层淋巴细胞。固有层T淋巴细胞由百分比基本相等的$CD4^+$和$CD8^+$细胞组成，上皮内T淋巴细胞主要是$CD8^+$细胞，其由两个群体组成：具有αβ TCR的CD8 αβ细胞和较少的CD8 αα细胞。这些数量相对较少的CD8 αα细胞很少在其他组织中发现，其主要存在于小肠中[52]。

（六）小肠内的免疫球蛋白

IgA是人体中最普遍的免疫球蛋白，肠道合成和分泌IgA可能是小肠黏膜免疫最公认的特征之一。在稳态条件下，每天产生40~60mg/

表71-3 循环和小肠巨噬细胞之间的差异

巨噬细胞的类型	Toll样受体	CD14（LPS识别）	FcαR（IgA识别）	Fcγ R1和Fcγ RⅢ（IgG识别）	补体受体CR3，CR4
小肠巨噬细胞	+ 或 -	-	-	-	-
循环巨噬细胞	++++	+++	+	+	+

Ig. 免疫球蛋白；LPS. 脂多糖

kg 的 IgA，据估计约 80% 的 IgA 在肠道中产生。人类 IgA 由两种形式组成：IgA₁ 和 IgA₂。IgA₁ 是小肠中的主要形式，IgA₂ 在结肠中普遍存在。

IgA 的合成只发生在 MALT 中，能够产生 IgA 的 B 细胞大多数在固有层中，但其迁移到派尔集合淋巴结生发中心才进行 IgA 合成，但是也有报道在分离的淋巴滤泡和固有层中有滤泡外 IgA 合成。

IgA 有多种功能，一般来说，由非 T 细胞途径或在肠腔中含有共生细菌时产生的低亲和力 IgA 抗体在免疫排斥中起作用，而由依赖 T 细胞途径产生的高亲和力 IgA 抗体被认为可以防止病原微生物定居或侵入上皮内层。然而这些都不是绝对的，IgA 介导某些抗原在 M 细胞和肠上皮细胞间的转运，这种受控制的进入可能对启动免疫反应至关重要。此外，根据与抗原结合的 IgA 的类型，会产生抗炎或促炎反应，IgA 还有维持肠道内环境稳定的作用，IgA 与共生细菌的相互作用可以阻止它们的内化，还可以调节它们表面炎症信号的表达，促进宿主耐受性。共生细菌的 IgA 抗体可以限制肠上皮细胞的炎症反应，还可以促进肠道细菌的组成[52-55]。

八、消化和吸收

小肠是从食物中吸收营养、水和维生素的地方，虽然蛋白质和碳水化合物的消化在到达十二指肠时已经开始，而脂肪则完全由小肠负责消化，这个消化吸收的过程通常需要 3～6h。

（一）碳水化合物消化

碳水化合物构成了人类饮食的大部分，复合淀粉、二糖和单糖是可消化碳水化合物的来源。淀粉是消耗的碳水化合物中最丰富的形式，以直链淀粉或支链淀粉的形式存在。直链淀粉是葡萄糖的线性聚合物，支链淀粉是直链淀粉的分支形式。蔗糖和乳糖是常用的二糖，蔗糖是葡萄糖 - 果糖二聚体，乳糖是葡萄糖 - 半乳糖二聚体。葡萄糖、半乳糖和果糖是单糖，摄入后不需要进一步消化吸收。

淀粉和二糖在被小肠吸收之前必须被分解成单糖，淀粉由口中的唾液淀粉酶开始消化。这个消化期很短，因为唾液淀粉酶很快被胃酸灭活，在胰腺淀粉酶的帮助下，大部分碳水化合物的消化发生在小肠中，淀粉酶将淀粉分解成低聚糖的短链糖。最常见的寡糖是麦芽三糖、麦芽糖和 α- 极限糊精，它们通过位于刷状缘的糖酶水解为单糖而被消化。糖酶家族包括乳糖酶、麦芽糖酶、蔗糖酶和海藻糖酶。它们将短链糖分解成葡萄糖、半乳糖和果糖（图 71-20）。

单糖的吸收需要主动转运，低细胞内钠离子浓度为从肠腔到肠细胞的主动转运提供了浓度梯度。葡萄糖和半乳糖的运输在消化过程中是限速步骤，因为它们争夺相同的钠耦联载体，而果糖通过载体介导的扩散转运来吸收。肠细胞可以利用单糖作为能量或将它们输送到静脉系统。

（二）蛋白质消化

蛋白质有三个主要来源：饮食、内源性分泌物和脱落细胞。蛋白质消化始于胃蛋白酶，并在小肠中继续，胰液也是消化蛋白质所必需的（图 71-21）。胰腺分泌的蛋白酶作为酶原以

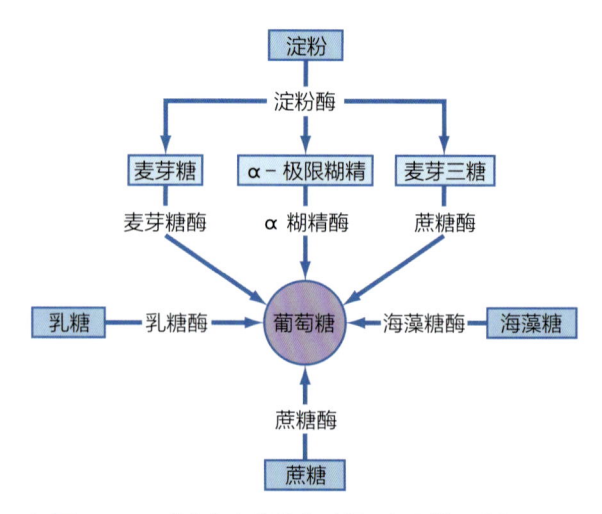

▲ 图 71-20　碳水化合物消化过程。低聚糖（淀粉）和二糖（乳糖、海藻糖）通过位于刷状缘的糖酶分解消化为单糖

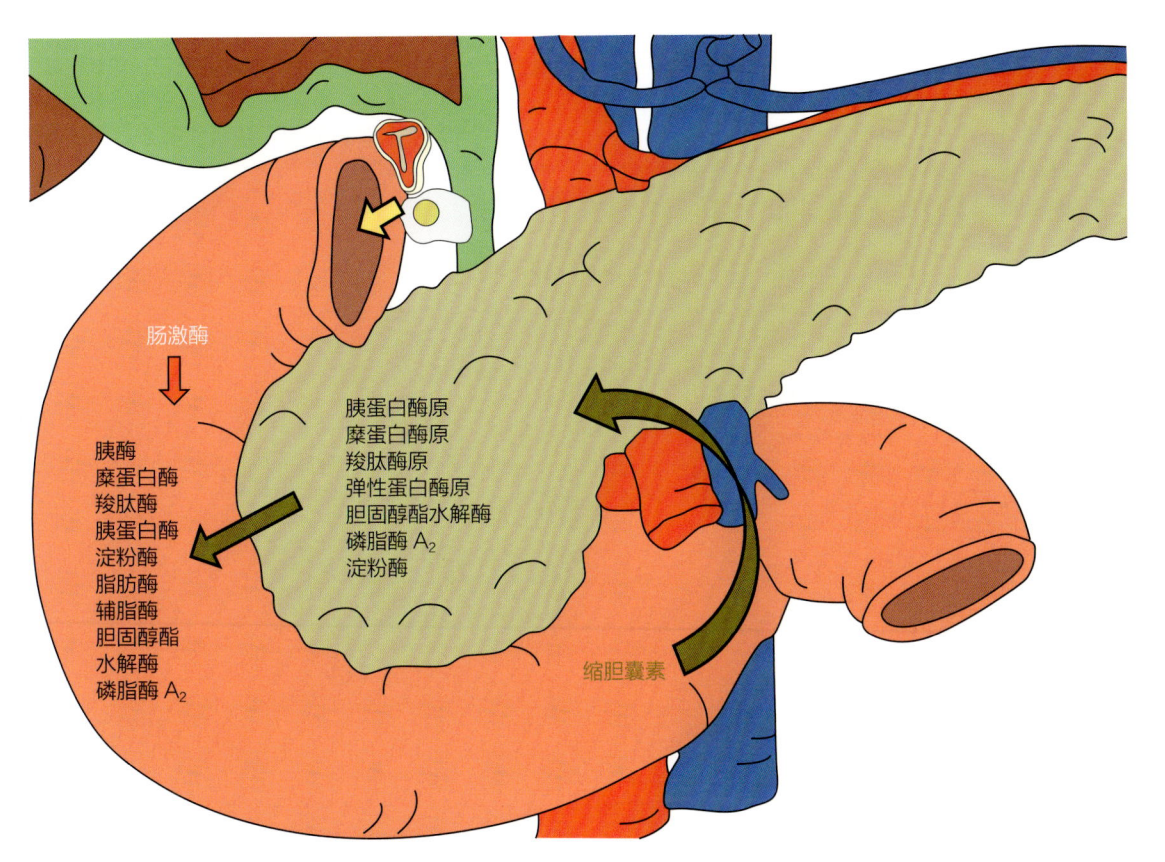

第 71 章 小肠的解剖与生理
Anatomy and Physiology of the Small Intestine

▲ 图 71-21 小肠中的蛋白质消化需要胰腺分泌的酶。这些酶以原酶的形式分泌，并被小肠中的刷状缘酶激活

非活性状态进入十二指肠，被刷状缘酶激活。两种主要的酶是内肽酶和外肽酶，内肽酶切割内部键，而外肽酶切割羧基末端的键。最重要的酶原之一是胰蛋白酶原，一旦释放到十二指肠，胰蛋白酶原被内肽酶肠激酶转化为活性酶 - 胰蛋白酶，一旦具有活性，胰蛋白酶将其他几种酶原转化为它们的活性形式（胰凝乳蛋白酶原转化为胰凝乳蛋白酶，前弹性酶转化为弹性蛋白酶，前羧肽酶转化为羧肽酶）。此外，胰蛋白酶还可以激活胰蛋白酶原分子。蛋白质在肠腔中被蛋白酶分解成短肽和氨基酸。刷状缘酶、肽酶进一步将寡肽水解成游离氨基酸、二肽和三肽，它们都可以被肠细胞吸收。

二肽和三肽更容易被肠细胞吸收，因为它们是通过肠道跨膜氢离子梯度转运的，而氨基酸需要钠离子依赖的主动转运。一旦进入细胞，二肽和三肽被胞质肽酶分解成氨基酸。氨基酸，特别是谷氨酰胺，可以被细胞用作能量，而其他氨基酸将用于蛋白质合成或进入门静脉循环。大部分的蛋白质吸收发生在空肠（图 71-22）。

（三）脂肪消化

脂肪以甘油三酯、磷脂、胆固醇和胆固醇酯的形式摄入。在西方饮食中，甘油三酯占摄入脂肪的 90%，它由三种脂肪酸和一种甘油组成。胰酶是脂肪消化过程中不可或缺的一部分，脂肪消化也需要来自肝脏的胆汁进行乳化，这是一个将大脂肪球分解成更小尺寸的过程，更容易成为水溶性酶的目标。胆盐和卵磷脂是两亲性质的，在将大脂肪分子分解成小分子方面很重要。脂溶性部分吸收到脂肪球中，使水溶性末端向外突出，溶解在肠腔中的水溶液中。一旦脂肪球成为管腔中水溶液的一部分，它们就更容易被机械搅拌和酶促裂解而破碎。胰脂肪酶将甘油三酯分解成游离脂肪酸和 2- 甘油单酯，脂肪成分被输送到刷状缘，通过胶束吸收。

213

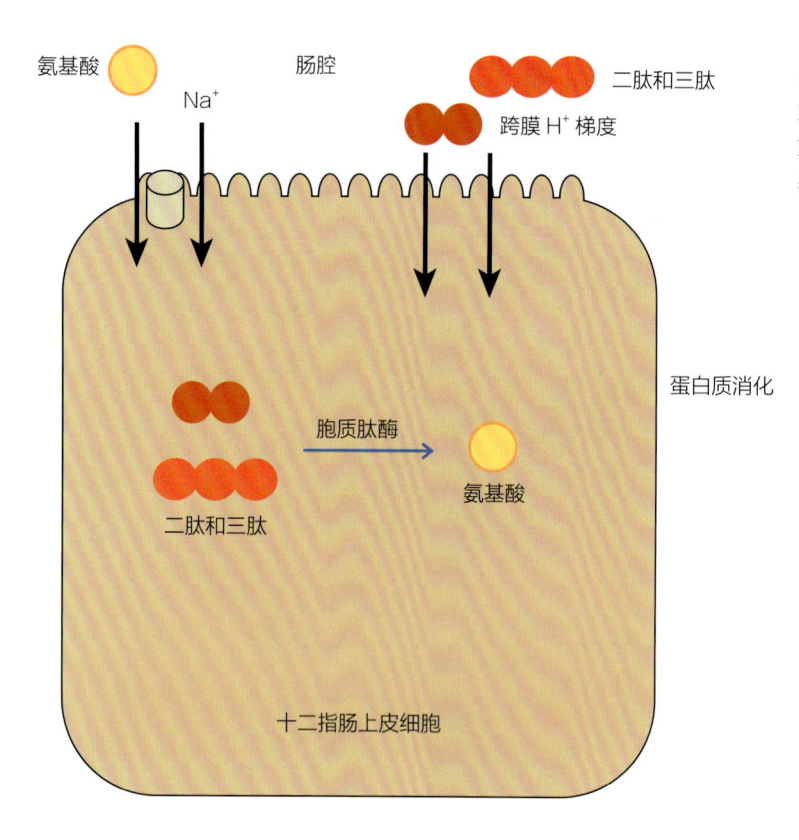

▲ 图 71-22 蛋白质消化。氨基酸需要依赖 Na⁺ 的主动转运，二肽和三肽通过跨膜 H⁺ 梯度扩散，随后被胞浆肽酶降解为氨基酸

胶束由胆汁盐和卵磷脂组成，它们的脂溶性末端形成甾醇核，水溶性末端向外突出。消化的脂肪很容易被吸收到胶束中，以便运输到刷状缘（图 71-23）。

一旦到达刷状缘，胶束就会分解，允许脂肪酸和单甘油酸酯进入细胞，胆盐留在肠腔内，在那里它们会与新的单甘油酸酯和脂肪酸结合，重复相同的转运过程。一旦进入细胞，甘油单脂和脂肪酸将通过胞质载体蛋白转运至光滑内质网（sER）。在 sER 中，甘油三酯重新形成，并被运输到高尔基体进行包装以供胞吐。在高尔基体中，甘油三酯将与胆固醇、磷脂和凋亡蛋白结合，形成乳糜微粒。乳糜微粒的核心含有甘油三酯、胆固醇、磷脂和脂溶性维生素，使其具有疏水性。磷脂和脱辅基蛋白排列在乳糜微粒的表面，乳糜微粒然后被包装成分泌囊泡，离开细胞，通过胞吐进入中央乳糜。乳糜微粒一旦进入乳腺，就是淋巴循环的一部分，短链和中链脂肪酸可以直接被门静脉血液吸收。然而，这只是一小部分，大多数脂肪以乳糜微粒的形式被吸收，并在肠淋巴管中被输送到胸导管。胆固醇也作为极低密度脂蛋白（VLDL）被小肠吸收，VLDL 颗粒含有高比例的胆固醇和甘油三酯，并被吸收到淋巴系统中。

（四）肝肠循环

大部分脂肪被十二指肠和近端空肠吸收。参与脂肪吸收的胆盐在回肠被主动吸收，在空肠被动吸收。人类的平均胆盐量为 2~3g，大约 95% 的胆盐被重新吸收到门静脉循环中，并被输送回肝脏。一旦进入肝脏，胆盐被重新分泌并储存在胆囊中，进食后会刺激它们的释放。这种从肠道吸收并运输回肝脏和从胆囊重新分泌的过程被称为肠肝循环，这个过程在 24h 内大约发生 6 次。胆盐可以被动吸收，也可以主动吸收。未结合的胆汁盐容易扩散到空肠的循环中，结合的胆汁盐在末端回肠被依赖 Na⁺ 的主动转运系统吸收。不管其机制如何，大多数胆汁盐通过门静脉循环回到肝脏，少量（少于

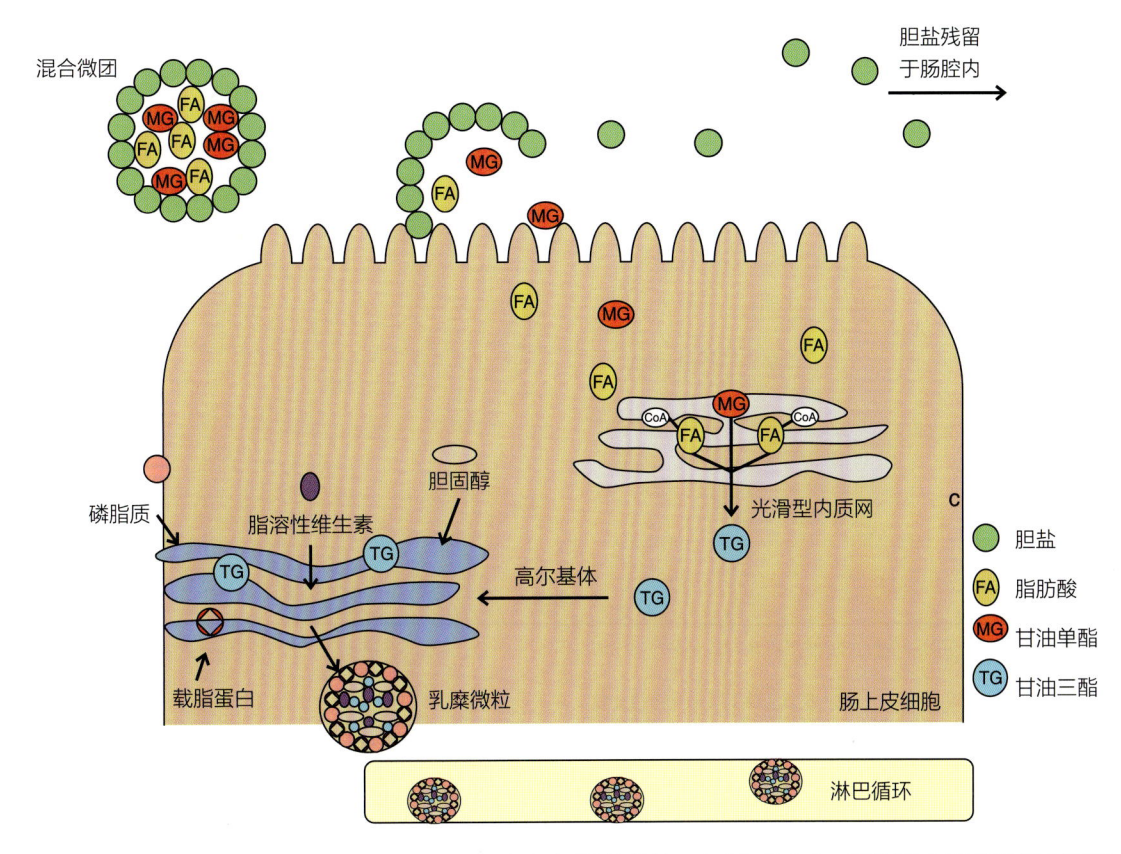

第 71 章 小肠的解剖与生理
Anatomy and Physiology of the Small Intestine

▲ 图 71-23　脂质消化。混合微团携带脂肪酸和甘油单酯到刷状缘并被肠上皮细胞吸收。胆盐通过肠肝循环进行循环。脂肪酸和甘油单酯由光滑内质网加工形成甘油三酯。在高尔基体，甘油三酯与脂溶性维生素和载脂蛋白结合形成乳糜微粒，在淋巴循环中运输

0.5g）的胆盐不会被重吸收，而是进入结肠排泄。结肠内少量胆盐无临床意义，然而，大量服用可能会引起腹泻。接受回肠切除术的患者失去了重新吸收结合胆汁盐的能力，结肠中高浓度的胆汁盐可能会损害钠和水的吸收，进而导致腹泻。考来烯胺是一种胆汁盐结合树脂，可用于治疗这种疾病的患者。

（五）维生素吸收

小肠是水溶性和脂溶性维生素的吸收场所。脂溶性维生素 A、D、E 和 K 的运输和吸收类似于膳食脂肪。它们被胶束吸收并运输到肠细胞中，在那里它们被包装成乳糜微粒，然后被吸收到淋巴系统中。水溶性维生素通过主动或被动运输在空肠和回肠中被吸收（表 71-4）。而维生素 B_{12}（钴胺素）以独特的方式被吸收，首先，胃壁细胞分泌的内在因子与维生素 B_{12} 结合，然后复合物结合到回肠末端的膜受体上并被吸收，一旦进入细胞，复合物分解，维生素 B_{12} 进入门静脉循环。在回肠末端改变内因子或膜受体可用性的疾病会导致维生素 B_{12} 缺乏，近端或全胃切除术、胃旁路术和远端回肠切除术都可能导致维生素 B_{12} 缺乏。

（六）水和电解质吸收

平均而言，在 24h 内有 8～10L 的液体会流经小肠。水的来源是饮食摄入、唾液、胃、胆、胰腺和肠道分泌物。小肠是水和电解质吸收的最大部位，不到 1L 的液体被输送到结肠进行吸收。结肠会吸收剩余的水分，只允许少量的水分在粪便中排出。水通过被动扩散或电解质吸收导致的渗透压差在小肠中被吸收。

表 71-4　维生素和肠道吸收方式

维生素	吸收方式
脂溶性维生素：A、D、E、K	乳糜微粒
维生素 C（抗坏血酸）	Na^+ 依赖性刷状缘载体
生物素	Na^+ 依赖性刷状缘载体
烟酸	被动扩散
B_2（核黄素）	Na^+ 依赖性刷状缘载体
B_1（硫胺素）	Na^+ 非依赖性刷状缘载体
B_6（吡哆醇）	被动扩散
B_{12}（钴胺素）	内在因素易位

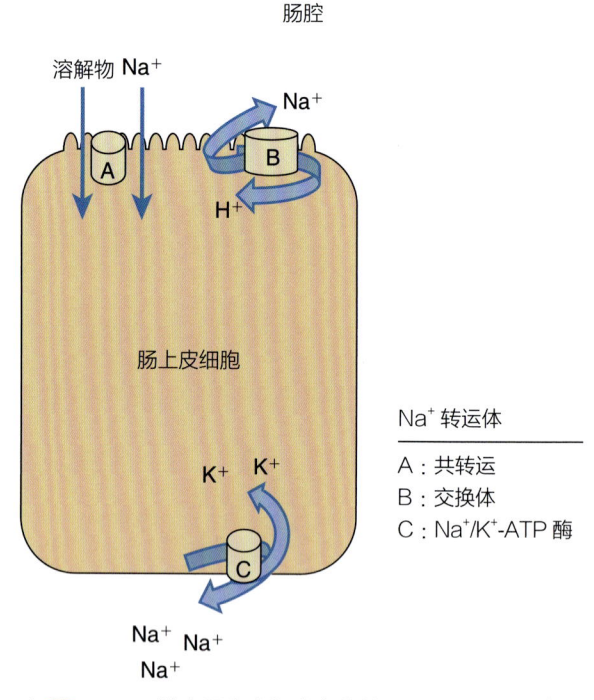

▲ 图 71-24　钠在肠上皮细胞中的转运通过共转运、交换体和 Na^+/K^+-ATP 酶三种主要机制进行

水的吸收受到电解质吸收的严格调节。水将跟随电解质的流动，以保持组织和肠腔之间的等渗环境。在近端小肠，水通过肠细胞之间可渗透的紧密连接自由流入细胞。紧密的连接在远端肠中变得不太容易渗透，在远端肠中，水需要主动运输才能进入细胞。这个过程通常需要与电解质耦合。

电解质吸收通过主动运输或耦联发生。钠、氯化物、碳酸氢盐、钙和铁都在小肠中被吸收，钾、镁、磷酸盐和其他离子也通过肠黏膜吸收。钠通过溶质耦联或电子中性氯化钠吸收进入肠细胞，然后通过 Na^+/K^+-ATP 泵释放到循环中，葡萄糖、氨基酸、短链肽和胆汁酸等溶质通过与钠离子的共同转运而被吸收。钠离子随溶质进入细胞，然后通过 Na^+/K^+-ATP 泵从基底外侧膜排出。这反过来在细胞表面形成了电化学梯度，使得溶质累积（图 71-24），这种梯度也有利于氯离子的吸收。钠离子的吸收使管腔内容物呈负电性，细胞和细胞旁空间呈正电性，然后，带负电的氯离子可以自由扩散到细胞中，大多数氯离子吸收发生在十二指肠和空肠。

碳酸氢盐被十二指肠和空肠吸收。肠道食糜中大部分的碳酸氢盐是胰腺分泌和胆汁的结果，碳酸氢盐的吸收过程包括两个间接步骤。首先 H^+ 分泌到管腔内，以换取 Na^+ 进入细胞。肠腔中的 H^+ 与碳酸氢根离子结合形成碳酸（H_2CO_3），碳酸分解成二氧化碳（CO_2）和水（H_2O）。H_2O 留在肠腔内，CO_2 被吸收入循环，然后随呼吸被排出。

钙在十二指肠和空肠被快速吸收。钙的吸收依赖于甲状旁腺激素和维生素 D。甲状旁腺激素通过刺激 25- 羟基胆钙化醇转化为 1, 25- 二羟基胆钙化醇来激活维生素 D, 1, 25- 二羟基胆钙化醇是维生素 D 的活性形式。1, 25- 二羟基胆钙化醇增加了位于刷状缘的钙结合蛋白的可用性，钙会与这种特定的蛋白质结合，并被细胞吸收，再通过主动扩散流出细胞进入循环。在活性维生素 D 的存在下，大约 35% 的摄入钙被小肠吸收。

在胆汁存在的情况下，从食物来源吸收铁发生在十二指肠。胆汁含有转铁蛋白，这是一种与游离铁、血红蛋白和肌红蛋白结合的分子。一旦结合到铁产物上，脱转铁蛋白就变成了转铁蛋白，转铁蛋白分子及其铁产物结合到肠上皮的膜受体上，并通过胞饮作用被吸收到细胞中，一旦进入细胞，转铁蛋白和铁产物将作为血浆转铁蛋白进入循环。

小肠负责人类生活所必需的许多功能，这些功能失调会导致人体发生疾病甚至死亡。关于这些疾病状态发生的机制有很多已知的，但是对小肠的分子和遗传组织的进一步理解将有助于加强临床护理。

致谢

感谢 Andrea M. Abbott、Leonard Armstrong 和 Eric H. Jensen 在第 7 版对本章的贡献。

第 72 章
小肠梗阻
Small Bowel Obstruction

Lily E. Johnston　　John B. Hanks　著
陈　昊　高　磊　译

摘要

小肠梗阻是一种常见的外科问题，每年入院的患者多达 40 万人，其中 30%～40% 的患者需要手术探查。患者临床表现差异很大，梗阻或假性梗阻的病因也不同，两者都在决定下一步最佳治疗步骤中发挥着重要作用。闭襻性或完全性梗阻和患者无其他病因出现脓毒症症状体征，都是紧急手术干预的指征。对于怀疑有小肠梗阻的患者，建议选择 CT 造影扫描作为影像学检查的首选；对于肾功能不全不能耐受静脉对比剂的患者，可单独口服对比剂。对于非手术治疗效果不佳的患者，应在就诊后 48h 复查 CT。腹腔镜正在成为探查小肠梗阻患者的一种合理的选择，但手术的时机及手术操作步骤很重要，包括安全进入、识别和解决梗阻，以及检查以确定腹腔是否存在其他的疾病。

关键词：小肠梗阻；腹腔镜；急诊外科

很早就有关于小肠梗阻医学文献的报道。然而，直到 19 世纪，随着麻醉和消毒技术的出现，外科手术才成为公认的小肠梗阻的有效治疗方法。与此同时，随着对体液转移、电解质失衡、静脉液体复苏和抗生素的研究的深入，使小肠梗阻患者的手术更加安全。尽管治疗有了进步，小肠梗阻仍然是一个常见的临床问题，在美国每年有多达 40 万的患者入院治疗，其中 30%～40% 需要手术探查[1]。而且，这些治疗花费了大量的时间和金钱：需要手术探查的患者中，行腹腔镜粘连松解术患者的平均住院时间为 6 天，平均住院费用为 38 669 美元；行腹腔镜肠切除术患者的平均住院时间为 11 天，平均住院费用为 71 218 美元[1]，国家需要负担 21 亿美元[2]。

在对小肠梗阻进行初步评估时，最重要的是判断肠梗阻是机械性梗阻还是假性梗阻（动力性肠梗阻），这个诊断将指导后续所有治疗方案。还必须通过临床诊断来确定疾病的严重程度、复苏要求和手术干预的紧迫性。患者可能会出现急性症状，或出现慢性反复发作的问题，症状从轻度不适到危重症和休克不等（图 72-1）。

一、病理生理学

肠梗阻一旦发生，近端肠道通过增加肠壁收缩力及肠道蠕动以克服梗阻，肠道收缩力的增加可能发生在梗阻的近端或远端，会导致腹泻的早期症状或输出增强；但是，如果梗阻持续存在，最终收缩的效率会降低，并且可能会完全停止收缩。此时，梗阻近端肠管会扩张，扩张和缺乏收缩力会导致肠腔内水和电解质的渗出积聚，除呕吐外，水和电解质在第三间隙的大量丢失可能导致患者明显的脱水和低血容量。代谢紊乱的严重程度取决于梗阻的部位。近端

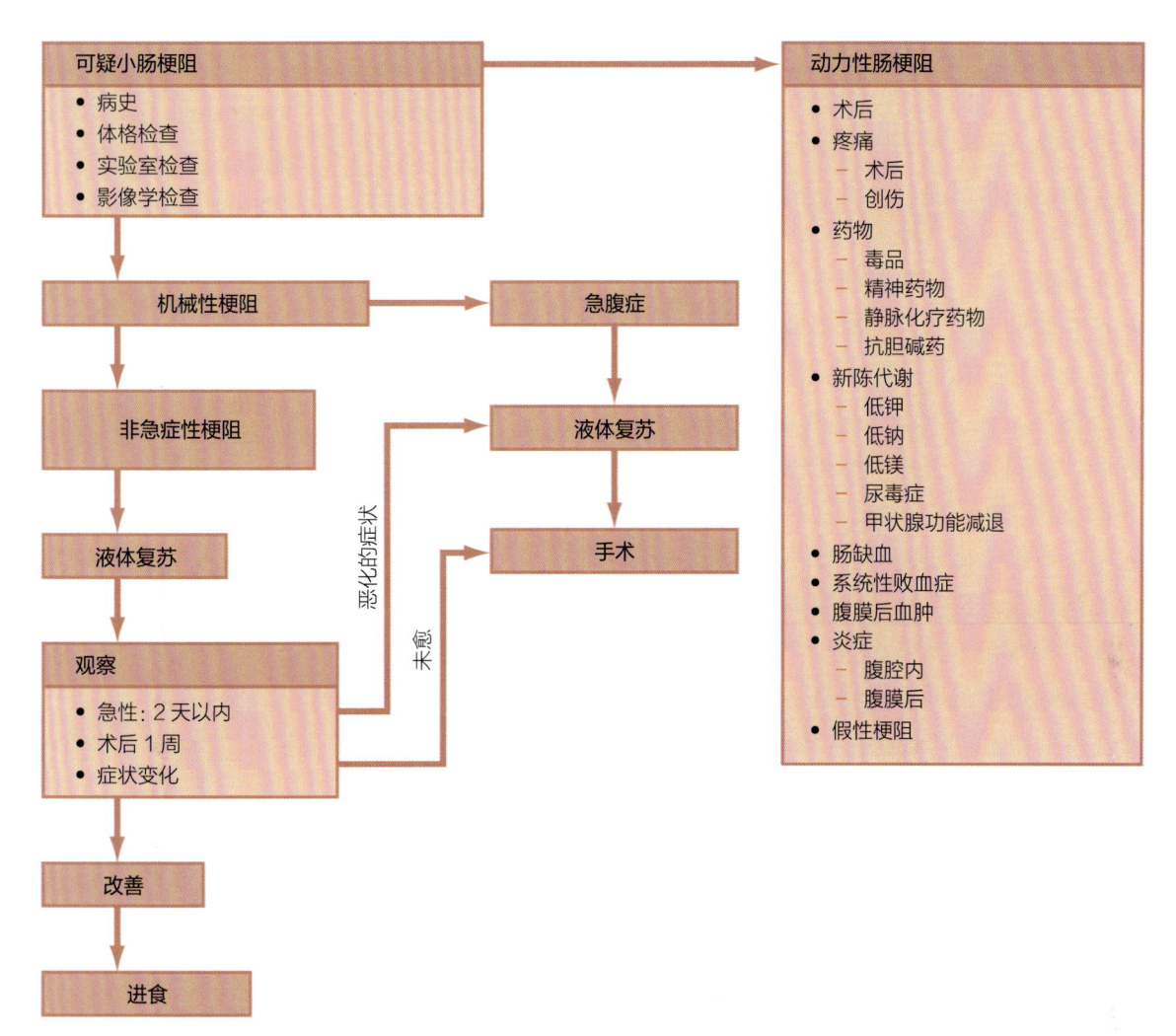

▲ 图 72-1　一种治疗小肠梗阻的方法的流程图。动力性肠梗阻的常见原因在图右侧，在考虑机械性梗阻之前需要考虑

梗阻可能导致低氯血症、低钾血症和代谢性碱中毒，同时持续呕吐会加剧这些变化；远端小肠阻塞导致更大的容积效应和更大的容量损失，对电解质的影响可能不太严重。但是，更容易发生血容量不足甚至肾脏损害。如果梗阻没有解除，体液继续丢失和腹胀都会导致静脉回流减少，膈肌抬高可能还会影响通气，这些都会加重急腹症的症状。

在正常情况下，小肠内容物中几乎没有细菌；在健康志愿者中，高达 1/3 的空肠抽吸物是无菌的[3]。有趣的是，小肠梗阻会引起小肠菌群的变化，肠内容物的淤积会导致少数原有的定植菌群过度生长；结肠微生物群也会通过逆向蠕动进入小肠，最常见的是大肠杆菌、粪链球菌和克雷伯菌。而且这些菌群会迅速的大量生长。即使在肠穿孔发生之前，就有证据表明细菌可以通过肠壁移位，如果最初梗阻的治疗不及时，很可能会导致脓毒症的恶化。

二、分类和病因

小肠梗阻按机制分类，可分为动力性肠梗阻和机械性肠梗阻。机械性肠梗阻可进一步分为部分梗阻或完全性梗阻，机械性肠梗阻的病因主要有三种：肠腔外疾病、肠壁疾病和肠腔内疾病。

（一）动力性肠梗阻

动力性肠梗阻可由多种原因引起（图 72-1），

假性梗阻的识别和诊断对于避免不必要的、无益的手术是至关重要的，因为这种手术可能会恶化而不是改善患者临床情况。对患者病史的全面了解，包括药物治疗史、既往史和社会生活史，这些病史通常倾向于诊断为运动障碍而不是机械性梗阻。近期有过腹部或盆腔手术后出现肠梗阻的病例诊断相对明确。然而，其他原因包括钝性创伤、胰腺炎、肾结石，肠系膜缺血和腹膜后血肿也可能导致肠梗阻。此外，包括阿片类药物、一些精神药物、化疗药物和抗胆碱能药物在内的许多药物都能减缓肠道蠕动，可能有助于诊断动力性肠梗阻。在特定病例中，阿维莫潘或甲基纳曲酮等药物可能在预防或减轻肠梗阻方面发挥作用[5]。虽然红霉素或甲氧氯普胺等促动力药物很常用，但很少有证据支持其在术后肠梗阻中的作用[6]。

（二）机械性肠梗阻

机械性肠梗阻的病因可分为三大类：肠腔外疾病、肠壁疾病和肠腔内疾病（表72-1）。绝大多数小肠梗阻是由术后粘连引起的。据报道，妇科病史、结直肠或肠道切除导致的粘连性小肠梗阻占50%以上[7-9]。此外，下腹部和骨盆的粘连远比上腹部多。腹腔镜的出现被认为可以降低小肠梗阻的发病率，因为手术减少了内脏和壁腹膜表面的创伤，从而减少了炎症和随后的纤维蛋白粘连[7]。

疝气，包括腹外疝、切口疝、腹内疝和腹股沟疝，是引起小肠梗阻的第二大常见原因[10,11]。除常见疝外，肠系膜缺损引起的腹内疝也越来越常见：据报道，在未缝合肠系膜缺损的患者中，6.2%的患者在结肠前胃空肠转流术后会通过Peterson间隙发生腹内疝。特别是在没有准确病史的情况下，腹内疝更难通过影像学检查出来。对于有不明原因的腹痛、恶心、呕吐或小肠梗阻证据的胃旁路手术患者，发生腹内疝的概率很高，即使在阴性或模糊的影像环境下，也可能需要腹腔镜探查[12]。

表72-1 机械性小肠梗阻的病因

肠腔外疾病	肠壁疾病	肠腔内疾病
粘连	原发性肿瘤	肠套叠
疝	类癌	胆结石
• 腹外疝	淋巴瘤	胃肠结石
- 腹股沟疝	平滑肌肉瘤	异物
- 股疝	转移瘤	黏膜肉瘤
- 切口疝	黑色素瘤	
- 闭孔疝	血肿	
• 腹内疝	放射性肠炎	
- 十二指肠旁疝		
- 网膜疝		
- 孔疝		
- 膈疝		
肿瘤		
• 腹腔内肿瘤		
• 转移瘤		
- 癌		
• 纤维瘤		
• 肠外肿瘤		
脓肿		
• 憩室炎		
• 盆腔炎		
- 输卵管卵巢脓肿		
炎症		
克罗恩病		
结核		
子宫内膜异位症		

20%的小肠梗阻由恶性肿瘤造成，通常被认为是小肠梗阻的第三大常见原因。良性肿瘤和恶性肿瘤都可以引起梗阻，它们可能位于小肠内，也可能位于小肠外。外源性压迫可以发生在小肠，更常见的是，结肠肿瘤侵袭小肠，从而造成肿瘤近端的梗阻。腹腔内肿瘤也可以通过腹膜种植和肠套叠导致梗阻，这些肿瘤最常见的来源是胃或卵巢原发肿瘤，结直肠癌也可能造成类似梗阻。虽然较大的原发肿瘤可能会阻塞小肠，但是较小的肿瘤也会引起肠套叠而导致梗阻。与小肠梗阻相关的肿瘤包括转移性黑色素瘤、脂肪瘤、胃肠道间质瘤、腺瘤、腺癌和类癌。胃肠道类癌约占所有小肠肿瘤的25%，最常发生在小肠，由于肿瘤生长相对缓慢，梗阻症状通常由肿瘤局部浸润或肿瘤诱导

第 72 章 小肠梗阻
Small Bowel Obstruction

的纤维化导致。实际中，许多患者在手术过程中被诊断为特发性小肠梗阻。如果术前可疑诊断，那么生化检查，如血浆嗜铬粒素 A、5- 羟色胺或尿 5- 羟基吲哚乙酸（5-HIAA）有助于确诊。使用受体靶向的放射性标记的生长抑素类似物对这些肿瘤及其转移瘤的成像（通常称为奥曲肽扫描）也可能是有用的辅助诊断方法。小肠类癌的 5 年生存率约为 60%[13]。原发性小肠肿瘤极为罕见，尽管它们偶尔会出现在小肠梗阻复发且无既往手术史的中年患者中。对于这种罕见的且如果漏诊的就会致命的疾病，应该对这样的患者进行仔细的检查。

炎症性肠病，尤其是克罗恩病，在诊断小肠梗阻时也是一个重要的诊断考虑因素。肠梗阻可因肠腔外压迫或肠壁急性炎症引起。然而，它通常不会产生急性梗阻，而是以慢性或复发性梗阻更为常见。急性发作通常继发于狭窄或狭窄的肠道区域的食物阻塞，或炎症性肠病的并发症，如脓肿。在继发食物梗阻的情况下，静脉注射类固醇以减少嵌顿周围的肿胀，同时口服补液，可以在不需要手术干预的情况下解决急性小肠梗阻。脓肿可能需要经皮引流和静脉注射抗生素，应在使用类固醇前的进行横断面成像做排除诊断。对于克罗恩病患者，在允许的情况下，手术干预之前，应尽一切努力提高或优化术前医疗管理。而且慢性或长期的炎症性肠病，尤其是克罗恩病，可能会导致严重的狭窄，很可能需要进行肠管切除。

炎症过程，如继发于阑尾炎、憩室炎或盆腔炎的腹内脓肿，可能由于炎症区域肠道粘连而导致小肠梗阻。虽然脓肿引起肠腔外梗阻的情况并不常见，但当患者表现出脓毒血症伴随明显的肠梗阻症状时，这些情况可能是阑尾残端瘘或吻合口瘘导致的临床表现。胆石性肠梗阻是慢性胆囊炎的罕见并发症，通常发生在老年人群中。主要由于胆结石侵蚀到邻近的十二指肠，形成胆囊肠瘘。或者胆结石顺着胃肠道向下移动，随后影响到更远端的小肠，最常见的是回盲瓣（图 72-2）。影像学上，通过小肠梗阻表现结合胆道内存在气体或胆囊收缩（伴有或不伴有明显受累的结石）提示诊断。主要治疗方法是在肠管近端进行纵向肠切开术，向

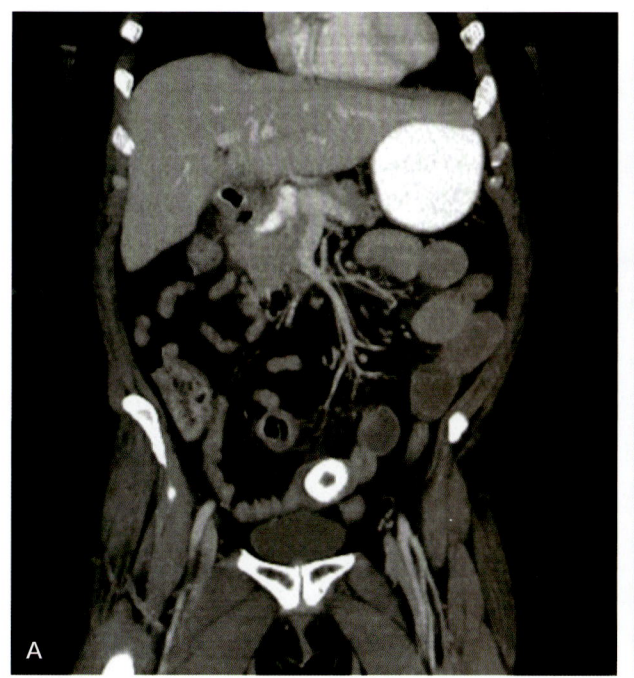

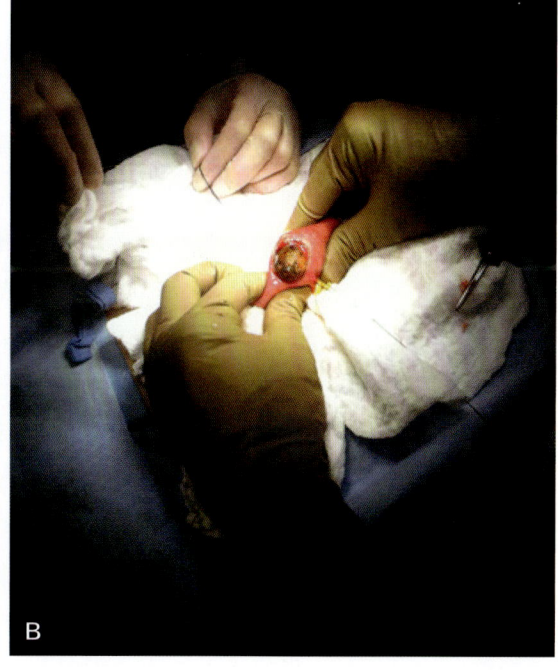

▲ 图 72-2 A. 胆囊结石引起的小肠梗阻患者的轴位 CT 图像。在肝下的炎症区域可见的与胆囊相似的空气提示胆囊肠瘘。在骨盆可见胆结石，呈明亮的、放射不透明结构。B. 手术时从小肠取出的胆结石

结石上游挤压，并通过肠道切口取出，然后横向闭合肠道切口以避免狭窄形成；由于胆囊已经减压，因此通常可以推迟胆道手术至急性炎症期结束以后。

外科医生也应该了解小肠梗阻的其他不常见病因，这些肠梗阻可能需要手术干预。病因包括肠套叠，在儿童中更为常见，但也可能发生在成人，如肿瘤或息肉等处；异物，包括被摄入的异物和从腹部或骨盆其他区域移行而来异物（如支架、宫内节育器）；胃石；使用抗凝血药物或出血高危患者的自发性壁内血肿；以及肠系膜上动脉综合征，其典型表现为部分肠梗阻，并伴有餐后恶心、呕吐和体重减轻，影像学表现为十二指肠水平部受压。最后，值得注意的是，在发展中国家，蠕虫是肠梗阻的主要原因。在流行地区，这应该被怀疑是小肠梗阻的原因，最初的治疗应该是抗蠕虫治疗，并为腹部急症（如穿孔或扭转）或那些不能耐受药物治疗的患者实施手术干预。

三、临床表现和诊断

（一）临床表现

在大多数情况下，可以根据临床表现直接做出手术治疗或非手术治疗的决定。但是，出现混淆因素可能使情况变得模糊不清，包括肠梗阻、代谢异常和以前的多次腹部手术，在最终决定手术前必须权衡考虑这些因素，但是如果表明需要探查，这些因素不能影响进行探查的决定。解除梗阻的手术指征通常被分为两类：顽固机械性梗阻和（或）由于血管损伤导致的肠道坏死而引起的进展性脓毒症；脓或由于穿孔及吻合口破裂而引起的渗漏。其中第一种情况是完全性梗阻，典型的表现为既往腹部手术史、进行性腹胀伴有或不伴有腹痛、无排气排便的患者。对于高位的小肠梗阻，呕吐发生早而频繁，这可能导致低氯性碱中毒，但是腹胀不明显。对于低位小肠或结肠梗阻的患者，腹胀明显。实验室检查和临床表现发现，体液在第三间隙的丢失可能导致患者脱水。有趣的是，在梗阻早期，随着梗阻的加重，患者可能会出现腹泻，这可能会混淆临床诊断。肠鸣音最初可能是活跃的，然后减弱。

脓毒症发生可能提示患者出现了绞窄性肠梗阻或肠瘘。这两种情况都会导致患者病情恶化，因为诊断的延误其并发症的发生率和死亡率可能会增加。粘连或疝引起的肠套叠或扭转会影响肠壁的完整性。此外，易发生动脉栓塞的患者可能有肠系膜缺血，并出现肠梗阻的现象。绞窄或渗漏的患者，白细胞计数会随着血清乳酸水平的升高而升高，腹部压痛和反跳痛通常比单纯机械性梗阻的患者更加明显，肠鸣音通常减弱或消失。对于所有怀疑梗阻或绞窄的患者都必须进行直肠指诊，这会为诊断提供重要的信息，包括骨盆的质量效应，是否有粪便，以及有血迹可能提示恶性病变。

（二）影像学表现

影像学检查在疑似小肠梗阻患者的诊断和治疗中起着至关重要的作用。病情稳定的患者是否可以通过药物治疗（鼻胃管减压、静脉补液和补充电解质）或是否需要手术干预，取决于能否排除绞窄性肠梗阻[14-16]。对这些患者的影像学评估必须集中在几个重要问题上：①小肠梗阻；②肠梗阻的严重程度；③梗阻位于何处（是否有转折点）；④梗阻的病因是什么；⑤是否存在闭襻性梗阻；⑥是否存在肠缺血或绞窄性肠梗阻[17]。有很多的影像学检查可用，评估医生必须选择可靠、经济、有效的方式。

从经验上看，经过完整的病史询问和体格检查后，首选的影像学检查应该是站立和仰卧位的腹部X线片。这些检查可以典型地显示肠管扩张、肠壁增厚、气液平和肠内容物，这可能是梗阻的原因（图72-3）。显然，患者可能有这些表现中的任意一个或所有表现都可能存在，这时有经验的临床医生应该能够将这些影像学表现与临床表现联系起来。最近一项研究表明疑似小肠梗阻患者的腹部平片有良好的准确性，在正确识别小肠梗阻的平均准确率为83%[18]。腹部影像检查诊断小肠梗阻特异性低的一个主要原因是，机械性肠梗阻和功能性肠病的表现可能是一样的。

最近的指南表明对于怀疑小肠梗阻的患者推荐行计算机断层扫描检查，基于几项研究结果表明，与X线相比，CT扫描在检测梗阻和缺血方面具有更高的灵敏度，横断面成像可以提供关于梗阻程度和梗阻原因的有价值信息（图72-4）[19]。经静脉或经口造影的CT扫描可以提供更详细的信息，包括梗阻位置、腹部肿块（包括恶性肿瘤或脓肿）及闭襻性梗阻或肠缺血的可能性，对血管解剖也可以进行更仔细的评估。小肠梗阻在横断面影像上最重要的发现是近端小肠（直径＞2.5cm）扩张，远端小肠塌陷或管径正常[20, 21]。在条件允许的情况下，应在给予静脉对比剂后对患者进行评估，但是在使用静脉对比剂前必须评估肾功能和进行足够的补液治疗。静脉造影是鉴别正常肠壁强化与小肠内在异常（克罗恩病、感染性肠炎、小肠肿瘤、血管炎、血肿或肠套叠）、外部原因（粘

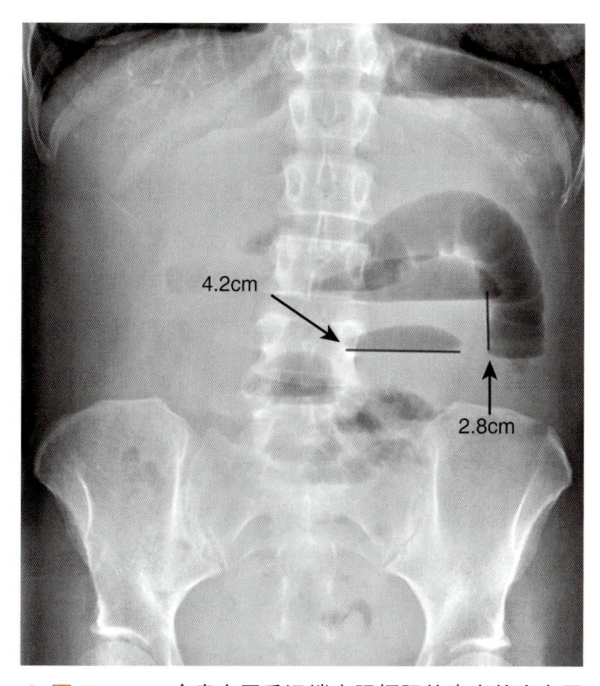

▲ 图72-3 一个患有严重远端小肠梗阻的患者的直立平片显示多个扩张的小肠襻（直径＞3cm），超过两个气液平面，气液平面宽度大于2.5cm（水平黑线），在同一肠环内，小肠气液水平相差大于5mm（垂直黑线）

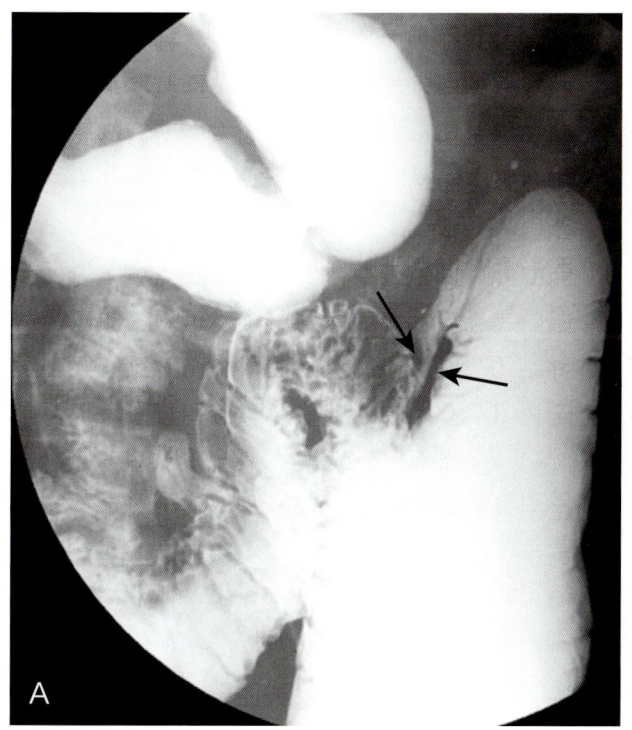

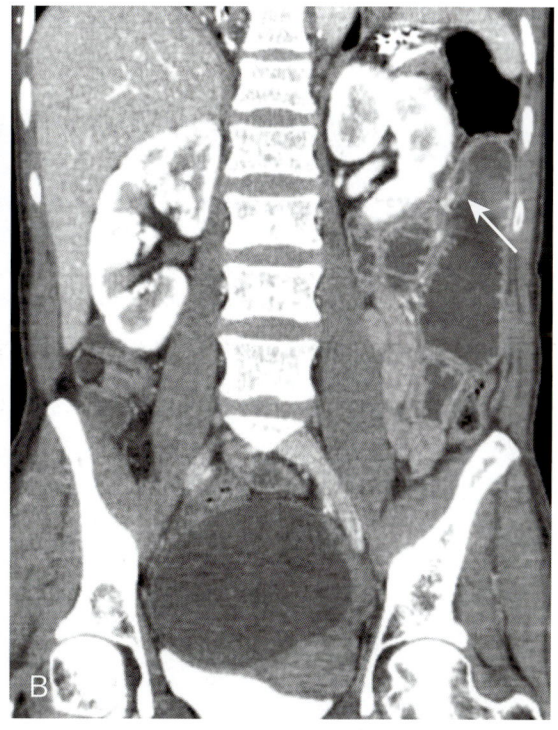

▲ 图72-4 A. 一名严重近端小肠梗阻患者，应用水溶性对比剂后，小肠图像显示粘连带的外在压迫（箭）；B. 同一患者的冠状面重构CT图像显示近端扩张的小肠襻导致一个突变的过渡区（箭）

连、疝气、子宫内膜异位症或腹膜内转移性肿瘤）、肠壁缺血或梗死与绞窄性或闭合性梗阻所致异常强化的关键。同时考虑对比剂增强和平扫肠壁可能会提高诊断敏感性[22]。当一段肠管的两端被完全堵塞时称为闭襻性肠梗阻[21]。梗阻部位可能涉及单个或多个小肠，嵌顿性疝气是一个典型的例子（图 72-5）。闭合肠襻能够随肠系膜一起绕其轴线旋转，可能会产生小肠扭转，这通常表现为"漩涡征"（图 72-6）。如果梗阻足够严重或发生扭转，随后就会出现肠缺血，继而发生梗死和（或）穿孔。在大多数情况下，闭襻性肠梗阻被认为是紧急手术治疗的适应证，因为它们很难通过非手术治疗得到解决，而且发生肠道缺血的概率很高，并且缺血程度随着确诊治疗的延迟而增加。在最近的一系列研究中，在 CT 扫描发现闭襻性梗阻的 24 例患者中，有 23 例（95.8%）因肠道缺血或坏死而需要进行肠切除[23]。水溶性对比剂（泛影葡胺）既可以作为治疗手段，也可以作为诊断手段，水溶性对比剂因为其高渗性具有治疗价值，其渗透压大约是细胞外液渗透压的 6 倍[24, 25]。因此，水肿的肠壁的液体可能会转移到管腔内，

这样既减轻了肠壁的张力，又稀释了管腔内容物，从而使它们有望通过部分梗阻的区域。这也可能是患者是否需要手术干预的预测指标。如果对比剂未能在 24h 内到达结肠，表明患者需要手术干预[24, 26]。这项技术可以更快地确定患者是否需要手术，减少了手术时间和住院时间[24, 27-29]。因此，东方外科协会 Trauma 建议，所有经过 48h 非手术治疗后仍未改善的患者都应进行一项水溶性造影，用于治疗和诊断（二级推荐）[19]。

钡剂灌注随访检查很大程度上已经被口服对比剂的 CT 所取代。但是对于不确定诊断的梗阻或者反复梗阻的患者来说，小肠钡剂灌注随访检查仍然是一种选择。原发性小肠恶性肿瘤虽然罕见，但可以使用钡剂灌注随访检查或胶囊内镜检查。

此外，还可以进行其他影像学检查，但适用性有限。对于不能接受放射线的患者，如在妊娠期间，磁共振成像可以替代 CT。但是，在常规情况下，MRI 不具备任何优势，事实上，MRI 在获取和读取图像的时间长而且费用较高。超声也是一种替代方式，但实际上使用范围有

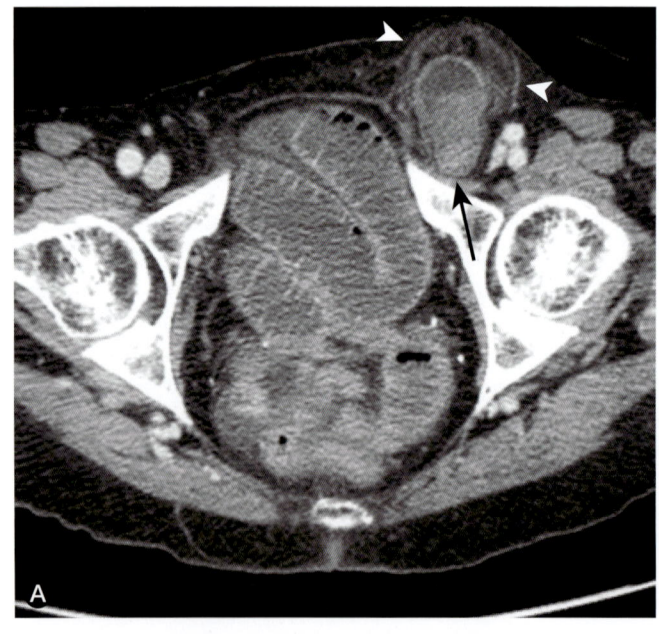

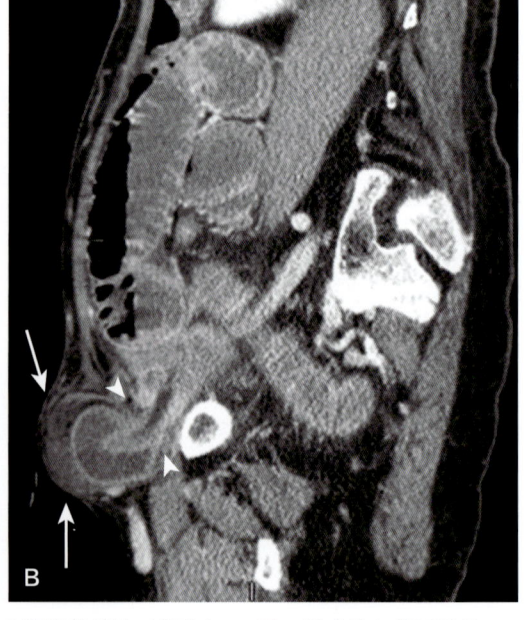

▲ 图 72-5　A. 左腹股沟嵌顿疝致闭合性小肠梗阻（箭），皮下脂肪有浸润性液体（箭头）；B. 同一患者的矢状面重构 CT 图像更好地显示嵌顿疝出的小肠襻（箭头）和浸润的皮下液体（箭）

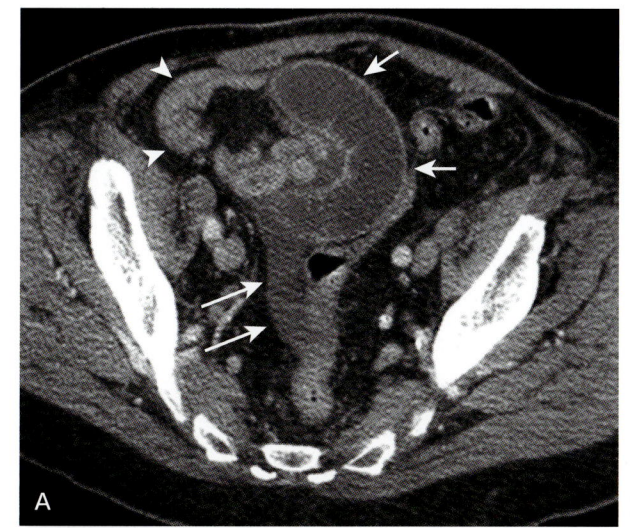

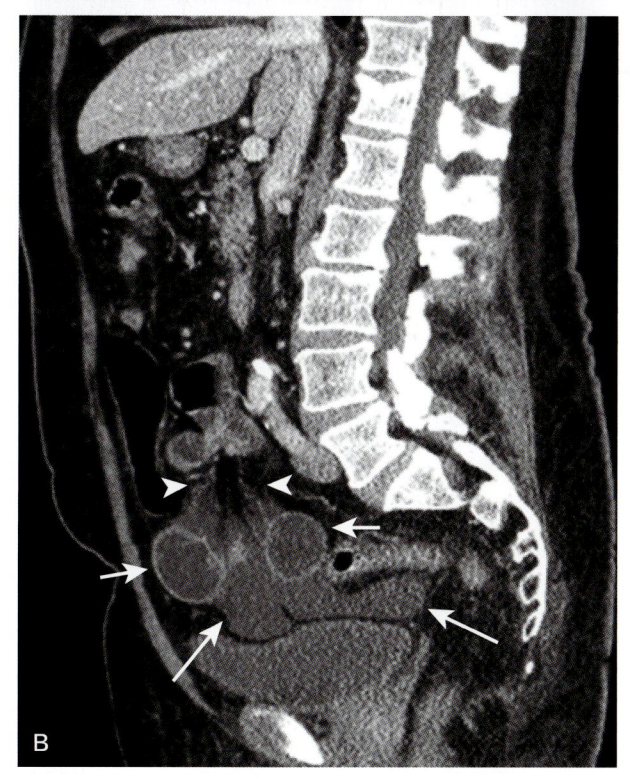

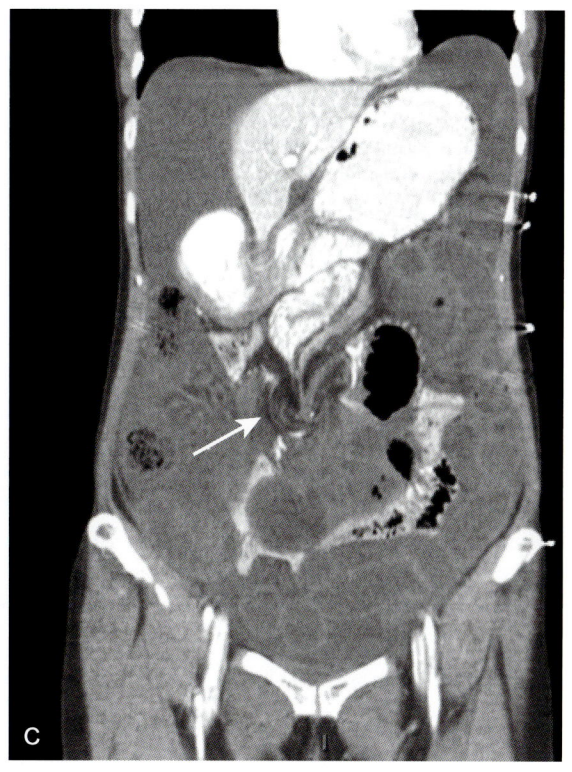

第 72 章 小肠梗阻
Small Bowel Obstruction

▲ 图 72-6　A. 腹内疝引起的闭合性小肠梗阻缺血患者的轴向多探头 CT 图像显示 C 形襻扩张（短箭），远端小肠减压（箭头）和小肠嵌顿环附近有液体（长箭）；B. 同一患者矢状面重构多探头 CT 图像更好地显示嵌顿小肠襻（短箭），肠系膜血管在内疝部位汇合（箭头）和邻近的液体表明肠壁缺血（长箭）；C. 另一位患者的冠状面清晰显示漩涡征（箭），表明肠在肠系膜轴上旋转

限，尤其是当存在肠道扩张或者肠胀气时会降低检查结果的有效性。

综上所述，对小肠梗阻患者的治疗应该以一种完整的、成本效益高的策略开展。病史和体格检查很重要，而且必须完善，包括一系列的主要症状。实验室检查应针对电解质失衡、脱水和肾功能进行评估。在更严重的情况下，如果发现脓毒症，应该考虑和积极治疗。影像学检查也应该是快速进行的，并针对特定的原因和位置进行。这项检查需要完善而且及时地进行，以避免患者从简单的梗阻情况恶化到更复杂的伴随肠道功能丧失的脓毒症。

四、治疗

正如前面强调的，小肠梗阻的诊断具有广泛的复杂性。手术时机的选择也同样具有挑战性。持续的机械阻塞进行手术干预的原因有两个：保守治疗失败和（或）防止因绞窄导致的

225

脓毒症严重恶化。在术前准备时，应对患者的临床状态进行优化。应纠正体液失衡和电解质紊乱，任何心脏或肺部问题都应该解决。Foley 插管可以用来监测液体输入和输出量，术前应严格的检测输入和输出量，并处理不足之处。预防性使用抗生素应视临床情况而定。对于更复杂的术前情况，请麻醉或心血管科会诊可能会有所帮助，特别是如果有术中紧急事件需要相关治疗和护理的时候。

最近的几项研究评估了手术干预风险增加的可能预测因素，这可能有助于手术决策。Miller 等回顾了 400 多例小肠梗阻患者，其中 36% 接受了手术。他们发现在小肠梗阻和既往开腹手术的患者中，结直肠手术和妇科手术是最常见的两种术前手术类型[30]。O'Leary 等回顾了 200 多例患者，并确定了手术的独立预测因素，多变量分析显示，持续性腹痛、持续性腹胀、连续 48h 发热和 CT 扫描提示高密度梗阻需要手术干预[31]。Bilderback 和同事评估了小肠梗阻患者的住院情况。他们报道表明与住院治疗相比，患者如果实施手术治疗，住院时间（LOS）会减少，术前检查的成本也会降低[32]。

治疗方案的制订必须确定手术干预的时机。除非在特殊的情况下，手术不一定是紧急的。如前所述，必须有足够的时间进行液体复苏。但是，这也有可能延迟导致不良后果。最近美国外科医师学会国家外科手术质量改善计划（NSQIP）进行的两项研究评估了小肠梗阻的"早期"干预与"延迟"干预。Keenan 的小组评估了 9000 多例患者，并报道了与住院期间较早接受手术的患者相比，住院 3 天后接受手术的患者，30 天的总体发病率增加而死亡率没有差异[33]。Teixeira 的小组使用相同的 NSQIP 数据库研究了 4000 多例患者。他们报道表明，手术延迟超过 24h 与明显更高的死亡率、手术部位感染、脓毒症和败血症休克有关。早期干预患者的住院时间明显较短[34]。

腹腔镜的出现增加了一项新的技术，但是制定治疗方案的所有因素是一样的。最近的文献报道了这项技术对治疗结果的影响。Kelly 评估了 2005—2011 年 9000 多例"粘连性小肠梗阻"患者的 NSQIP 数据，他们将接受腹腔镜手术的患者与接受开腹手术的患者进行了比较，接受腹腔镜手术的患者手术时间和术后住院时间明显缩短，而且发生严重并发症或切口并发症的可能性较小。腹腔镜手术组 30 天的死亡率为 1.3%，而开放组为 4.7%，有明显的降低[35]。Lombardo 的团队还评估了 2005—2009 年 6000 多例患者的 NSQIP 数据。相比之下，他们对近 450 例患者的倾向匹配分析显示，与开腹手术相比，腹腔镜手术在手术时间、30 天内再次手术或死亡率方面没有任何差异；然而，腹腔镜手术组表现出明显较低的术后并发症发生率[36]。然而，必须认识到，NSQIP 和其他此类注册数据不能获得患者术中从腹腔镜中转到开腹的转换率，在某些研究中，中转开腹率为 20%~50%[37, 38]。许多其他研究正在进行，评估腹腔镜的使用是作为治疗小肠梗阻的一项新技术，并进行改进[1, 39]。这些研究强调了两个重要因素，这两个因素在小肠梗阻患者的临床评估时仍然是最重要的。

- 具有评估是否需要进行腹腔镜手术的能力，以及作出是否需要进行腹腔镜手术的决策。
- 腹腔镜手术中转开腹不应该被认为是手术失败。

无论是开腹手术还是腹腔镜手术，小肠梗阻患者手术探查过程中的注意事项都是相同的。首先，进入腹腔时必须小心。事实上，开腹很可能是本次手术的关键部分。粘连通常出现在以前的切口（或端口）处。仔细的明确解剖关系，在可视下操作是至关重要的。进入腹腔后，确定梗阻的原因并决定如何去处理。主要包括一个或多个粘连带、消融的粘连、需要切除或结肠造口术的肿瘤、胆结石性肠梗阻或需要近端减压的弥漫性癌变。外科医生是否能够自信地完成这些操作，需要他或她对自己的技术能力有一个恰当的评估。最后，在完成手术后，外科医生的目标应该是评估整个胃肠道和腹腔内容物有没有小的撕裂、肠壁缺损或者局部缺血区域的处理。在开腹和腹腔镜手术中，不经意的撕裂或电灼烧伤都可能发生在视野之外，最后可能造成灾难性的术后并发症。

五、结论

最近，可用于小肠梗阻诊断和治疗的影像学和外科技术的质量和数量都有了实质性的改善。虽然这些在一定程度上改变了目前评估和治疗的方法，但成功处理小肠梗阻的关键仍然是在正确的时间评估病情并决定是否手术，才能将发病率和康复时间降至最低。

致谢

感谢 Klinger、Sudakoff 和 Otterson 在第 7 版对本章的贡献。

第 73 章
胃和小肠扭转
Volvulus of the Stomach and Small Bowel

Riaz Cassim **著**
陈 昊 徐 博 **译**

> **摘要**
> 肠扭转是一种临床疾病,定义为空腔器官围绕其肠系膜扭转超过180°。这会导致肠腔阻塞、静脉回流受阻,最终导致缺血和穿孔。虽然小肠扭转和胃扭转比结肠扭转少见,但它们同样是临床疾病,如果不及时发现也会导致相关器官坏死,从而导致高发病率和高死亡率。小肠扭转在儿童中更常见,通常继发于旋转不良,是1%美国成人小肠梗阻的原因。原发性胃扭转很罕见,是由胃的支撑韧带断裂或松弛引起的。继发性胃扭转更常见,通常是食管旁疝导致的。
>
> **关键词:** 原发性小肠扭转;继发性小肠扭转;器官轴扭转;肠系膜轴扭转

"扭转"一词源于拉丁语"volvere",意思是转动或滚动。临床上,肠扭转是指空腔器官围绕其肠系膜旋转超过180°,导致肠腔阻塞,静脉回流受损,最终缺血和穿孔。虽然小肠扭转和胃扭转远不如盲肠扭转和乙状结肠扭转多见,但此类临床问题如果不及时发现,也会导致相关器官坏死,从而导致高发病率和死亡率。

一、小肠扭转

(一)流行病学

小肠扭转(small bowel volvulus,SBV)在儿童中更为常见并且最常继发于旋转不良。在世界不同地区,成人小肠扭转发病率差异很大,在西方国家不常见,但在中非、中东、亚洲和印度次大陆却是一个很大的疾病负担[1-24]。欧洲、非洲或亚洲国家没有基于相关人口的研究报道,因此很难评估真实的发病率。追溯到几十年前的回顾性研究表明,与非洲、中东和亚洲每年6~37.5名确诊为小肠扭转的患者相比,北美和西欧每年小肠扭转的发生率为1.7%~5.7%。来自西方国家的病例系列估计[1, 9-12, 16, 19-24],小肠扭转占所有肠道梗阻的1.7%~8%,占所有小肠梗阻的4%~13%[2, 17, 23]。而在尼泊尔、乌干达、伊朗和印度,小肠扭转在所有肠道梗阻中占比3.5%~5%,在所有小肠梗阻中占比18.5%~51.5%[5, 7, 9, 11, 14, 19, 20, 24]。

Coe等公布了一项基于美国人口的研究结果,该研究采用美国住院患者样本(1998—2010),此为一个比例20%的美国医院分层样本。在206.5万因肠梗阻住院的患者中(估计美国有1033万人住院),有20 680例小肠扭转患者,发病率为1%[4]。女性占比更高(56.6%),且患者人口的平均年龄为66岁,这与以前西方国家报道的研究相似[2, 3, 15, 16]。而相比之下,尼泊尔、印度、伊朗和阿富汗绝大多数出现小肠扭转的患者为年轻男性[5-12, 14, 19, 20, 24]。

（二）病原学

小肠扭转分为原发性和继发性[14, 18]。原发性小肠扭转的发生没有诱发因素或潜在的解剖异常。在非洲、亚洲和中东国家，31%～100%的小肠扭转患者没有其他潜在的病理，而在西方世界和远东地区，只有不到30%（10%～30%）的小肠扭转患者有这种病因[1-3, 13, 16, 17, 19-24]。原发性小肠扭转的潜在病因知之甚少，部分解剖学和饮食方面因素与之有关。发展中国家的小肠扭转发病率与较低的社会经济地位相关，绝大多数受影响的个体是劳动者和农民。据推测，这种情况是由食用大量不常见的食物，包括蔬菜和高纤维制品，以及直立的体力劳动造成的[6-11]。在斋月期间，在阿富汗观察到了高发小肠扭转，这是由于穆斯林教徒在长期禁食后摄入了大量高纤维食物。De Souza报道了乌干达一个部落在2年内发生的12例原发性小肠扭转病例，他们饮用了大量富含血清素的啤酒[25]。西班牙最近的一项研究指出，原发性小肠扭转与糖尿病性神经病变及其小肠动力改变有关[16]。

在解剖学上，已经观察到高危人群的小肠具有更长的活动肠系膜，肠腔更窄，并且缺乏肠系膜脂肪。东方国家的小肠扭转患者腹部肌肉发达，理论上限制了肠在前后平面的活动。因此，发展中国家女性较少被诊断为原发性小肠扭转，是因为她们因生育而导致的腹壁松弛为SBV发生提供了条件[8, 14, 19, 20]。这些观察结果支持了一个较为流行的理论，即近端肠段快速充满大量食糜会将较重的环拉至左侧骨盆，在此处阻力很小，并使远端空肠向上移向右上腹部，从而引发周围肠系膜上血管的扭转[13, 14, 18]。

相比之下，继发性小肠扭转是由先天或后天的诱发因素引起的，在北美和西欧地区，其比原发性小肠扭转更常见。在继发性小肠扭转中，肠围绕一个潜在的固定点扭曲，当肠腔充满液体时，蠕动加剧了扭转，导致闭环梗阻。到目前为止，继发性肠系膜上静脉曲张最常见的原因是术后粘连[4]。病例报道描述了许多其他要点，包括小肠和肠系膜肿瘤[21, 26-29]、肠系膜淋巴结[30]、梅克尔憩室[2, 23]、旋转不良[4, 23]、小肠憩室[21, 22]、蛔虫病[20, 31]、结核性粘连[20]、气孔[3]。在妊娠中，肠系膜上静脉曲张是继粘连后第二常见的小肠梗阻原因[21, 32]。

在原发性小肠扭转病例中，56%～80%的肠扭转是顺时针方向的，因为它是与先天性旋转不良相关的新生儿肠扭转[8, 14]。然而，先天性旋转不良引起的扭转很少会延迟表现出来。在所有的小肠扭转（20 680例）患者中，Coe等仅发现169例成人旋转不良（0.82%）。在这大多数病例中，回肠是最易受影响的肠段[3, 9, 13, 16, 17]。

表73-1比较了6个小肠扭转病例系列，说明了西方国家、非洲和亚洲部分地区原发性小肠扭转和继发性小肠扭转的一些差异。

（三）诊断

临床上，小肠扭转患者的表现是非特异性的，这使得术前诊断变得困难。Ruiz-Tovar等的术前诊断仅占病例数的18.6%（24/129）。大多数患者（89%）出现急性肠梗阻的症状和体征，其中19%出现急腹症，中枢性腹痛是主要症状[1, 2, 19, 21]。患者还有其他急性肠梗阻的常见症状，包括恶心、呕吐、腹胀和便秘。在某些病例中存在间歇性梗阻性症状的病史，如腹壁痉挛或脐周腹痛，可能导致慢性间歇性小肠扭转。这些症状虽然不是特异性或敏感性的，但若伴有与身体症状不成比例的疼痛，应怀疑血管损害和肠道缺血，发热、心动过速、腹膜征、酸中毒和白细胞增多也应如此。尼泊尔的Ray等报道，80%的患者表现为心动过速，心率＞100次/分，发热＞38℃，并且白细胞计数＞15 000/mm³的患者有肠腔坏疽表现[24]。

腹部X线片通常是非特异性的，可显示扩张的肠襻或气液面。由于肠扭转为闭合性肠梗阻，肠襻内可能充满液体，很少或没有空气，腹部X线片可显示无气体的液平面。如果为小

表 73-1 小肠扭转病例系列

作者	Roggo[2]	Ruiz-Tovar[16]	Gurleyik[23]	Ghebrat[19]	Demissie[20]	Ray[24]
国家	美国	西班牙	土耳其	埃塞俄比亚	埃塞俄比亚	尼泊尔
研究时间	1980—1990	1977—2007	1985—1995	1995—1997	1992—1996	1996—2000
患者数量	35	129	38	51	98	35
男女比例	1∶1.2	1∶1.15	6.6∶1	12∶1	8.8∶1	4.8∶1
平均年龄	67	55	30	37	34	41
原发性小肠扭转	14%	30.2%	47%	92%	95%	100%
坏疽性小肠	46%	46.5%	32%	18%	27.5%	34%
总死亡率	9%	9.3%	2.6%	12%	13.3%	8%
坏疽死亡率	17%	未知	8.3%	未知	25.9%	25%

肠坏疽，可能会出现积气或门静脉气体栓。胃肠造影显示在梗阻处呈螺旋状或突兀的"鸟喙状"，血管造影显示肠系膜血管呈螺旋状，称为"理发杆"征。在急性情况下，计算机断层扫描已经在很大程度上取代了这些评估急性肠梗阻的方法，因为它可广泛应用、快速、无创，并可排除其他原因造成的肠梗阻和腹腔内病理改变。小肠扭转的典型 CT 表现为"旋转"征（图 73-1）。肠系膜上静脉移位，使其位于肠系膜上动脉的前面，而不是其正常的右侧位置，并且伴有肠系膜的扭转[33]。后者可在其他腹内病变如粘连和以前的半结肠切除术中看到，CT "旋转"征象的敏感性为 27%~64%[22, 33, 34]。肠系膜环附近扩张肠段的突然终止是另一个重要的标志。肠的近端传入环进入闭合环扩张，离开的传出段塌陷，因此有三个扩张环：两个由闭合环构成，第三个由近端传入环构成，三个扩张环在扭转点突然变细，形成"鸟喙"征[33]。小肠壁增厚、气肿、门静脉气体和游离腹腔内液体提示小肠缺血。CT 成像对小肠扭转的准确率约为 83%[16]。

（四）治疗

急性小肠扭转是一种外科疾病，早期诊断

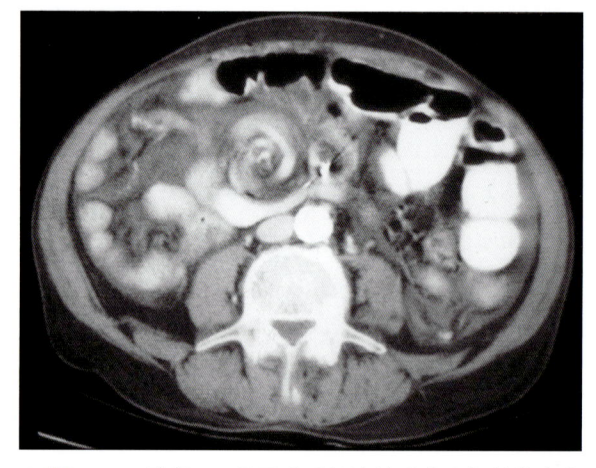

▲ 图 73-1 腹部 CT 显示术后粘连继发小肠扭转的患者出现"旋转"征
图片由 William M. Thomson, MD 提供

和治疗对避免肠坏死至关重要。肠腔坏疽需要行适当的节段切除，大多数病例提倡原位吻合。在西方病例中，高达 50% 的小肠扭转患者需要切除坏疽小肠[2, 3, 16]。与亚洲和非洲国家相比，由于在北美和欧洲小肠扭转发病罕见，因此可能导致诊断延误和坏疽小肠的发病率增高。

对于没有肠腔缺血的患者来说，最佳的手术治疗尚不明确。虽然没有长期随访来确定复发率，但大多数病例建议只行单纯的扭转复位而不切除扭转。为了防止肠扭转复发，一些专家主张在无坏疽的情况下进行肠切除术，而另一些人则对长段肠腔进行肠固定术。这些手术有短肠综合征的风险和易患粘连性肠梗阻的风险，因此必须谨慎使用。尚没有能够解决复发问题的前瞻性研究。有两个系列报道说在原发性小肠扭转中，3.9%~5.4% 的复发率与单纯的反扭转相关[16, 35]。

小肠扭转的结果可能取决于早期诊断、患者的年龄和生理状态、相关疾病、是否存在肠梗死及手术干预的时间。进行小肠扭转探查的患者总死亡率为 10%~35%[1]。

存在活性肠腔的小肠扭转死亡率为 0%~26%[2, 7, 24, 25]，而在肠腔坏疽的情况下死亡率可以上升至 40%~100%[6, 8, 13, 20, 24, 25]。Coe 等在美国基于人群的研究中报道的总死亡率为 7.92%（手术和非手术病例）。入院当天手术的死亡率为 4.78%，推迟到第 2 天手术的死亡率为 6.65%[4]。

二、胃扭转

（一）病原学和流行病学

与小肠扭转类似，胃或胃的一部分沿纵轴或横轴旋转至少 180° 时，就会发生胃扭转。正常的胃是一个非常灵活的腹腔内器官，间歇性旋转通常没有症状或后遗症。胃的自然方向是靠它的四个锚定韧带（胃肝、胃结肠、胃膈和胃脾）及胃食管连接处和腹膜后十二指肠来维持的。这些胃附着点的异常可能是韧带发育不全、伸长或破坏的结果，并因此可能使胃更易于蠕动[36-46]。在尸体实验中，Dalgaard 表明，胃旋转 > 180° 是不可能实现的，除非将胃脾韧带和（或）胃结肠韧带分开[47]。Ambroise Paré 在一个患者上首先发现急性胃扭转，该患者是剑伤后的绞窄横膈膜疝患者[48]。1866 年，Berti 在一名 60 岁的女性身上做了更详细的尸检描述[49]。

胃扭转有三种分类系统，并经常结合使用。胃扭转可根据解剖学、起病（急性或慢性）和病因（原发或继发）进行分类。Singleton[50] 在 1940 年提出的解剖分类是：①器官轴旋转；②肠系膜轴旋转；③两者混合。2/3 的病例为器官轴旋转，发生在胃绕其纵轴旋转时，即幽门至胃食管交界处的一条横向线（图 73-2）。在大多数情况下，胃窦向前和向上旋转，底部向后和向下旋转，扭转大曲率最终位于小曲率之上。肠系膜轴旋转较少见，仅占 1/3。在这种形式下，胃绕其短轴旋转，短轴是一条连接大、小弯中间并平行于肝胃网膜的纵行线（图 73-3）。幽门向前和向上旋转（更常见）或从右向左向后

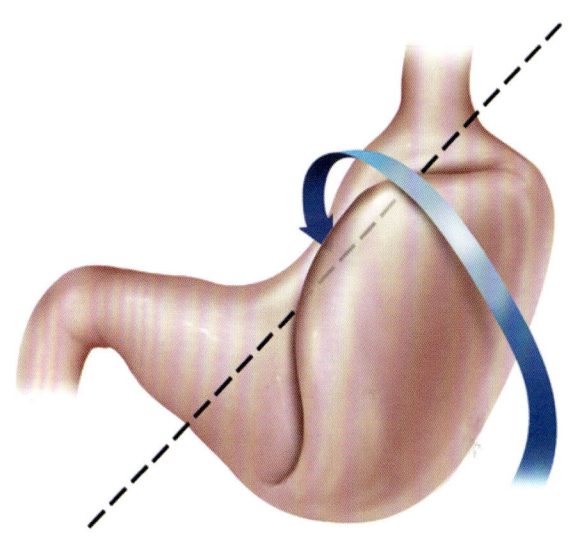

▲ 图 73-2 当胃围绕其纵轴（幽门和胃食管连接处之间的横线）旋转时，发生器官轴旋转

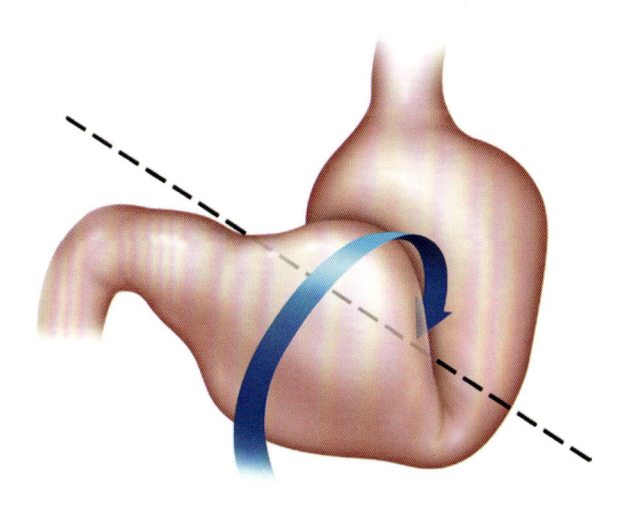

▲ 图 73-3 当胃围绕其短轴（平行于胃肝网膜的纵向线）旋转时，发生肠系膜轴旋转

旋转，这样胃的后表面就在前面。底部很少围绕同一轴旋转。而且当胃里充满液体时扭转会加剧。尽管胃血供丰富，但当扭转大于 180° 时亦可发生绞窄，而且器官轴旋转较肠系膜轴旋转更常见 [38]。

在 30% 的病例中，胃扭转被认为主要是由胃韧带附着的松弛或破坏所造成的 [36-46]。其发生于膈下，无其他腹腔内病理或膈神经紊乱 [38]。原发性胃扭转通常发生在肠系膜轴位，表现在有慢性间歇性症状的儿童中，并常与先天性无脾症和游走脾有关联 [36, 51-54]。

在大多数病例中，胃扭转继发于其他解剖异常，最常见的是膈肌缺损，它是导致胃旋转到胸腔的诱因。食管旁疝是成人继发性胃扭转最常见的病因，而在儿童病例中膈疝突出是主要原因 [36, 38]。胸内胃扭转也被描述与先天性膈疝（Morgagni 和左侧 Bochdalek）有关。大多数继发性胃扭转呈器官轴向，大曲度向上旋转进入胸部，或前（较常见）或后，引起胸内"倒立"胃。虽然继发性胃扭转通常发生在胸腔内，是膈肌功能障碍的结果，但也有报道称继发性腹内胃扭转是继发于腹部束带、粘连 [36, 37, 55]、胃肿瘤 [56]、袖胃切除术和腹腔镜胃束带术后 [57, 58] 及成人活体肝移植后 [59]。胃运动过度和胃扭转也见于严重姿势畸形的患者，如后凸脊柱侧凸和唐氏综合征患者 [39, 60]。

胃扭转的真正患病率和发病率尚不清楚。Shriki 等估计，文献中报道了超过 350 例胃扭转病例。目前还没有研究评估成人人群的实际发生率。在最新发表的系列研究中，成年胃扭转患者的平均年龄为 70 岁，男性占多数（74%～84%）。Cribbs 等在一篇综述文章中检索了 1929—2007 年英国文献中所有儿童胃扭转病例（表 73-2）。病例总数为 581 例，并且 55% 受影响的儿童是男性，43%（252 例）为急性期表现，而且这些病例中，69% 的病例是继发于一个相关的病理异常——膈疝（25%）、Morgagni 疝（17%）、食管旁疝（7%）、肠旋转不良（7%）、脾脏游离（6%）、脾功能亢进（6%）和食管裂孔疝（5%）[36]。

（二）诊断

临床表现因发病的剧烈程度、解剖方向、旋转程度和梗阻程度而异。1904 年，Bouchardt [61] 描述了严重的上腹部疼痛和腹胀、呕吐、伴或不伴有呕吐，难以或不能通过鼻胃管的三连征表现。这种三联征首先表现为幽门梗阻，其次表现为贲门梗阻，最后随着闭环梗阻的发展形成胃扩张。在高达 70% 的成人急性器官轴型胃扭转中可以看到 Bouchardt 三联征 [39, 61]。在急性肠系膜轴扭转型中，胃食管结合部是开放的，放置鼻胃管应该不难。对于患有胸腔内胃扭转的患者，腹部症状可能不明显，主要主诉为胸痛、气短和继发于纵隔压迫的症状，包括心律失常和填塞 [38, 55]。相反，患有急性胃扭转的儿童不表现出 Bouchardt 三联征，而是出现非细菌性呕吐、上腹部胀满和腹痛 [36, 43]。导致坏疽的局部缺血可发生在 5%～28% 的急性胃扭转病例中，而且更可能发生在器官轴扭转而不是肠系膜轴扭转中 [37, 38]。当胃绞窄或穿孔发生在腹腔内或胸腔内时，胃肠道出血和脓毒性休克更易发生。

相比之下，慢性胃扭转的体征和症状通常程度轻且为间歇性的 [40]，或者可能只是影像学研究中的偶然发现。慢性原发性胃扭转的症状包括上腹部不适、呕吐、早期饱腹感、吞咽困难、胃灼热、体重减轻和打嗝。除了这些阻塞性症状之外，慢性胸腔内胃扭转患者可能会出现餐后胸痛、气短和吞咽困难。慢性胃扭转的临床诊断可能会很困难，因为其症状类似于胃食管反流病和消化性溃疡病。

慢性原发性胃扭转的放射学诊断可能很困难，因为扭转可能是间歇性的 [39]。在急性情况下，腹部平片可能在仰卧位显示球形胃，在直立位显示出双气液平面：一个在底部（下），一个在胃窦（上）。侧位胸片上的心脏后气液水平高度提示继发性胸腔内胃扭转。荧光透视（钡

第 73 章 胃和小肠扭转
Volvulus of the Stomach and Small Bowel

表 73-2 世界范围内胃扭转患儿的数据汇总

	急性肠扭转	慢性肠扭转
病例总数百分比（n=584）(%)	43	57
原发性扭转百分比（%）	31	74
继发性扭转百分比（%）	69	26
确诊年龄	0—12 月龄（58%）	0—12 月龄（71%）
	1—5 岁（27%）	1—5 岁（16%）
	6—12 岁（10%）	6—12 岁（7%）
	13—18 岁（4%）	13—18 岁（5%）
器官轴扭转百分比（%）	54	85
肠系膜轴扭转百分比（%）	41	10
两者混合扭转百分比（%）	2	3
未知扭转百分比（%）	3	2
最常见症状（影响超过 10%）	非细菌性呕吐（75%）	非细菌性呕吐（71%）
	上腹部胀满（47%）	上腹部胀满（34%）
	腹痛（34%）	不能茁壮成长（30%）
	急性呼吸窘迫（11%）	腹痛（12%）
	发绀（10%）	胃食管反流病（12%）
		肠绞痛（10%）
手术治疗百分比（%）	89	40
总死亡率	7.1%	2.7%

改编自 Gerstle JT, Chiu P, Emil S. Gastric volvulus in children : lessons learned from delayed diagnoses. *Semin Pediatr Surg*. 2009; 18: 98–103.

剂吞咽）一直是以往病例报道中诊断胃扭转的标准。上消化道造影的发现最能预测肠扭转，包括远端积气、膈上的胃气液平面、胃的较大弯曲和较小弯曲的相对位置颠倒及幽门向下（图 73-4）[62]。

对于不能耐受口服对比剂进行荧光检查的急性疾病患者，CT 扫描通常是首选的诊断方式。此外，CT 扫描可检测出胃扭转的其他腹内诱发因素（如膈肌缺损、游走脾、旋转不良和提示缺血的胃积气）。胃扭转的 CT 征象包括幽门处的过渡点、胃食管连接处上方的胃窦幽门连接处、胃窦疝入左半胸、胃的较大和较小弯曲位置颠倒及通过拉伸裂孔的胃段狭窄。前两项发

现作为胃扭转的诊断标准具有 100% 的敏感性和特异性[63]。Light 等报道，CT 扫描对他们所有的 26 名患者均具有诊断意义（图 73-5）[42]。在血流动力学稳定的患者中，内镜检查可以帮助诊断，主要发现是幽门通过困难。Teague 等的研究表明，在 18 名接受上消化道内镜检查的患者中，有 5 名患者的检查具有诊断性，6 名患者提示患有胃扭转[44]。

（三）治疗

急性胃扭转是外科急症。据报道，这种情况的死亡率高达 30%~50%，主要死亡原因是继发于胃绞窄的脓毒症[37, 38, 42, 60]。手术

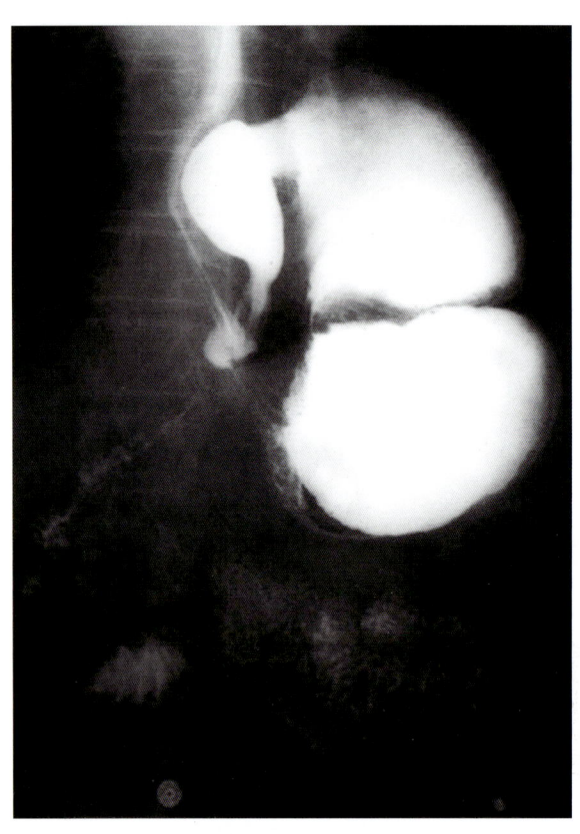

▲ 图 73-4 上消化道造影显示食管旁疝伴有器官轴扭转。大弯在胸腔内，幽门靠近正常部位的胃食管结合部

图片由 William M. Thompson, MD 提供

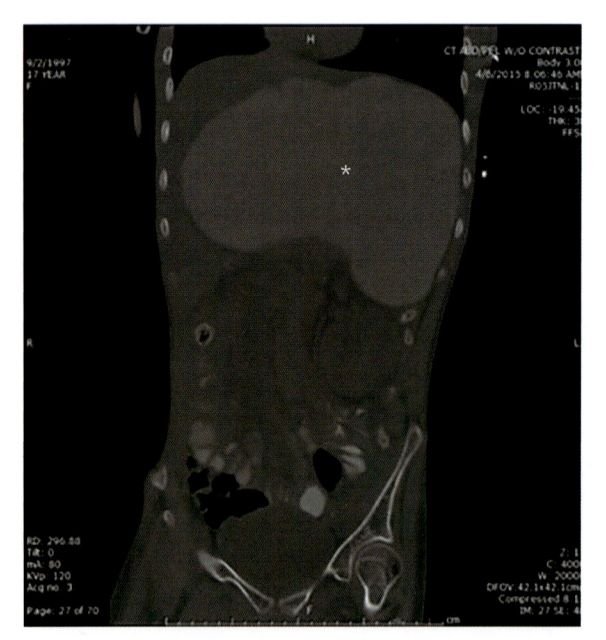

▲ 图 73-5 计算机断层扫描显示移位的胃，其大弯高于小弯，与器官轴扭转一致

引自 Samko T, Ho CH, Ford HR. Upside-down. *J Pediatr*. 2016; 169: 329.

的目标是减少扭转，胃内固定以防止复发，以及消除任何易感因素。胃部分切除术、胃空肠吻合术、胃底胃胃吻合术（Opolzer 手术）、Tanner 胃固定术伴结肠移位（胃结肠大网膜完全分割）和 Grey Ghimenton 胃固定术（横断结肠系膜缺损并缝合至前胃）被认为是固定胃的方法[64, 65]。在成人和儿童中最常见的手术是开腹前路胃固定术，它可以很容易地通过放置胃造瘘管来完成，而且是有效的。如果可能的话应保留胃短血管，既保留其血液供应，又有助于固定胃大弯。在横膈膜疝继发的病例中，膈肌缺损应通过切除疝囊来修复。对于脓毒症患者或医学上高危的患者，单独减重和胃固定术可能更安全、更充分，特别是对那些预期寿命有限的患者。

慢性胃扭转的病因决定了治疗。计算有膈疝和胸腔胃的患者会发展为急性胃绞窄的百分比是比较困难的。Hsu 等[40] 报道了 44 例慢性胃扭转患者，其中 26 例为继发性胃扭转，经保守治疗未出现严重并发症，平均随访 16 个月。然而，与绞窄相关的高发病率和死亡率证明快速修复是合理的，即使在无症状患者中也是如此。相比之下，慢性原发性胃扭转通常是间歇性的，不太可能发生绞窄。在儿科人群中，全球 43% 的病例成功地采用非手术方法（将儿童右侧朝下 / 俯卧，头部抬高）治疗了慢性原发性胃扭转，并取得了良好的效果[36, 66, 67]。

上内镜可用于急性和慢性胃扭转的诊断和治疗。在选定的没有胃坏死的急性胃扭转病例中，通过放置鼻胃管或内镜进行胃减压，可以将紧急情况转化为紧急手术，甚至完全避免手术。胃缩小后，可以通过放置经皮内镜胃造口术管来实现胃扩张。然而，纯内镜技术最适合高危患者，因为这些技术不能解决潜在的病理问题。

腹腔镜和腹腔镜与内镜结合的方法有可能将微创技术与膈肌缺损的修复结合起来[68-72]。最近的病例系列报道提示，微创技术是安全的，并且与住院时间缩短相关。

第 74 章
先天性和后天性腹内疝
Internal Hernias: Congenital and Acquired

Justin Wilkes　Joseph J. Cullen　著
陈　昊　王海云　译

摘要

腹内疝相对罕见，在小肠梗阻的病因中占 0.6%～5.8%。随着腹腔镜 Roux-en-Y 胃旁路术在减肥和肥胖相关疾病中的使用增加，后天性腹内疝的发生率正在上升。加强对先天性腹内疝的认识对于识别急性威胁生命的梗阻或诊断慢性腹痛的病因很重要。无论病因如何，都要正确的处理后天性和先天性腹内疝。

关键词：腹内疝；先天性腹内疝；后天性腹内疝；Roux-en-Y 胃分流术；十二指肠旁道疝气；Winslow 疝；肠系膜疝

肠梗阻是一种常见的外科疾病。患者常有恶心、呕吐、腹痛、腹胀和腹部压痛的症状，影像学显示肠管扩张和空气 - 液体平面。粘连性疾病是 50%～75% 小肠梗阻的病因，在大多数案例中，克罗恩病、肿瘤和腹壁疝是造成粘连的主要原因。腹内疝是指腹内脏器通过腹内裂孔突出而不穿过腹壁平面，可引起 0.6%～5.8% 的小肠阻塞[1, 2]。该裂孔可以是后天性的或先天性的，常造成间歇性小肠梗阻或腹部隐痛。即使是在急性状态下诊断也有一定困难。

据报道，与急性腹内疝相关的死亡率高达 31%～50%，风险持续升高原因在于现在越来越多地使用 Roux-en-Y 胃旁路术来治疗病态肥胖症[3]。

小肠梗阻和腹内疝的处理原则是一致的；对于高度怀疑的病例，早期诊断和早期手术干预是降低发病率和死亡率的关键。本章将讨论获得性和先天性腹内疝的形式、诊断和治疗。

一、后天性腹内疝

后天性腹内疝的形成需要腹内裂孔，以便肠和其他内脏可以通过[3]。腹内器官的任何重新排列都会产生一个潜在的空间，肠即可以通过该空间疝出。肠吻合术中产生的肠系膜缺损、肝移植或惠氏手术中的肝管空肠吻合术，甚至是造口术都有可能造成腹内疝。肝移植术后最常见的内疝部位是横结肠系膜[2]。

最明显也是最常见的是 RYGB 手术中形成的多处缺损。由于减肥手术的数量显著增加，以及这种并发症的重要性，本章强调了该手术的腹内疝倾向、后续处理和管理。

二、Roux-en-Y 胃旁路术

随着发达国家病态肥胖症发病率的增加，在过去 50 年中其外科治疗稳步增长。虽然已经设计并实施了多种限制吸收的手术，但 RYGB 提供了 65%～85% 的持久减重[4-6]。通常患者术后体重的最低点在 18～24 个月，术后 2～6 年平均体重恢复 20%[7, 8]。而从公共健康的角度来看，解决与肥胖相关的重大并发症比减肥本身更重要。其并发症包括退行性关节病（DJD）、高胆固醇血症、高血压、胃食管反流病、抑郁症、高甘油三酯血症、睡眠呼吸暂停和与肥胖相关的低通气、脂肪肝、压力性尿失禁、2型糖尿病、胆石症和哮喘，已经在多达96%的患者中得到解决[4, 6-8]。最重要的是，关于减肥手术的大型回顾性和前瞻性试验表明，在长期随访中，总死亡率降低了约35%，并降低了与肥胖相关的死亡风险。这些影响在体重指数 > 45kg/m²的患者中更加明显[8, 9]。

1994年，腹腔镜Roux-en-Y胃旁路术（LRYGB）被引入，其优点是伤口感染少，切口疝、脾损伤、术后粘连风险及死亡率低，并且术后疼痛轻。其缺点是增加了胃空肠吻合口狭窄和内疝的发生率。腹腔镜旁路手术后腹内疝发生率的增加是由于缺乏粘连形成和由此导致的肠道灵活性的增加。免疫抑制患者的腹内疝发病率也有类似的增加，这也被认为是由粘连形成减少所致[10, 11]。

据报道LRYGB术后再手术率为6.9%～13%，而早期研究显示再手术率高达42%。最常见的二次手术是胆囊切除术、粘连松解术、肝活检和脐疝修补术。再次手术可分为早期或晚期再次手术。早期再次手术是发生于初次手术后90天内的，占所有再次手术的18%。其最常见的适应证是肠梗阻或因胃空肠狭窄、空肠空肠（JJ）吻合口梗阻、取向不当或粘连性疾病引起的梗阻症状。晚期再手术发生在初次手术90天后，最常见于病因不明的疼痛、恶心或呕吐的探查，也可能是由于粘连性梗阻或腹内疝。虽然各研究数据不完全相同，但腹腔镜胆囊切除术后腹内疝的发生率为1.8%～7.6%。LRYGB术后再手术的适应证中，只有不到50%是内疝。腹内疝再次手术的中位时间为15～33.5个月。在初次手术后，由于体重急剧减轻导致腹内空间增大，肠道灵活性增加，以及由于肠系膜疾病导致先前肠系膜缺损的扩大，脂肪的损失，再手术时平均体重减轻率为54%～90%。由于术后并发症的发生相对较晚，在中位随访至少2年之前报告内疝发生率的研究可能具有误导性的低发生率[4, 5, 12-18]。

（一）介绍

与腹壁疝一样，腹内疝以梗阻症状为主。由于肉眼无法识别，诊断有一定困难，因此怀疑程度一定很高。在LRYGB中，有三个可能发生梗阻的肠段，了解RYGB复杂的解剖结构对理解其差异性是很重要的。Roux梗阻最常见的症状是不明原因的上腹部和左上腹疼痛，通过呕吐暂时缓解。50%的患者会出现高位梗阻的迹象，40%的患者会出现腹痛。共同通道阻塞也是如此；然而，胆汁性呕吐表明梗阻超出了JJ吻合口。最后，罕见的胆胰内疝可能导致疼痛、残胃扩张、心动过速和打嗝[16-18]。

体格检查的结果一般是非特异性的，然而，肠缺血的警告症状包括心动过速、发热和触诊压痛。实验室检查通常不能诊断，但腹内疝患者可表现为淀粉酶血症和白细胞增多。如果存在上述症状，伴有白细胞增多，在影像学检查难以明确诊断的情况下，就需要行腹腔镜检查。

在某些先天性内疝中，LRYGB中缺少疝囊，导致肠长段疝出，并可能导致严重的局部缺血[3, 19]。

（二）Roux-en-Y术式的解剖

在影像学检查或手术探查之前，彻底了解RYGB的解剖结构是至关重要的。典型的RYGB有一个100～150cm的Roux端与一个15ml的胃袋吻合。Roux分支可在横结肠系膜（分别为结肠前部或结肠后部）和残胃的前方或后方通过（图74-1）。在远端，Roux分支将与胆管分支吻合，通常称为JJ吻合术。在吻合口的远端，肠被称为公共通道。胆管分支包括十二指肠的长度和从Treitz韧带测量的大约30cm的

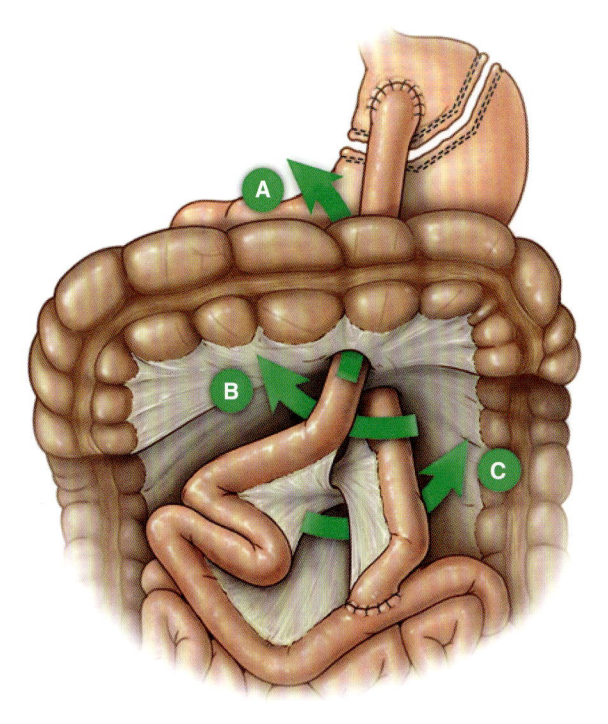

第 74 章　先天性和后天性腹内疝
Internal Hernias: Congenital and Acquired

▲ 图 74-1　潜在的肠系膜开口可能导致 Roux-en-Y 胃旁路术后出现内疝
A. 横结肠系膜缺损；B.Roux 支肠系膜和横结肠系膜之间的空间（Petersen 疝）；C. 空肠造口术肠系膜缺损

空肠。在任何 RYGB 都有两个潜在的疝出部位。JJ 吻合处（Brolin 间隙）的肠系膜可能出现缺损。当 Roux 支穿过横结肠时，两个肠的肠系膜交叉形成的孔产生了所谓的 Petersen 缺损。在手术中，Roux 支的结肠后通道在横结肠系膜上产生第三个潜在的开口，肠可能在 Roux 支旁边疝出。在操作规范中已经描述了闭合或不闭合的所有的缺陷。有证据表明初次手术时应缝合所有缺损的疝。最好是用不可吸收缝线连续缝合。报道的缺损闭合并不排除在这些部位发生内疝的可能性，因为闭合不良或体重大幅度下降会使曾经被认为已经消失的间隙变宽 [6, 20]。

关于内疝 LRYGB 研究最密切的是前结肠入路和后结肠入路。由于考虑到结肠前入路的胃空肠吻合的过度拉伸，最初倾向于后结肠入路。大多数研究报道称，腹前入路和腹后入路的腹内疝发生率分别为 2.3%～8.5% 和 0.3%～3.8%。这些研究数据的差异可能是随访时间长短不一造成的。随访时间较短的研究报道腹内疝的发生率较低。这可能是由于肠系膜脂肪损失不足以显著扩大肠系膜缺损。结肠后入路腹内疝发生率的增加可能是由横结肠系膜缺损疝出所致。这种缺损的常规闭合显著地将疝的发生率降低到 0.2%～0.7%，最近的研究表明，腹后入路腹内疝的发生率类似于腹前入路。因为在 JJ 吻合术中肠系膜的闭合已经成为标准，Petersen 缺损是胃旁路手术中最常见的疝出部位。数据是相互矛盾的，但是随着 Petersen 间隙的常规闭合，似乎有降低腹内疝发生率的趋势 [13, 15, 16-18, 20-22]。

1. 成像　由于其实用性、快速和多层面分析，增强计算机断层扫描已经在很大程度上取代了任何形式的口服对比剂平片研究。虽然小肠造影和超声检查可能有助于诊断，但本文将重点介绍腹内疝的 CT 诊断。因为腹内疝通常会自动减少，所以对有腹内疝症状的患者进行影像学检查是很重要的。口服对比剂可能有助于阐明梗阻的病因；然而，腹内疝通常是近端梗阻，没有幽门来减缓小肠的充盈。因此，如果患者不能耐受推荐剂量，少量口服对比剂就足够了，即让患者在扫描前立即吞下一定量的对比剂 [19]。

任何形式的腹内疝的诊断都需要经验。有经验的放射科医生怀疑有腹内疝的，在 16%～20% 的病例中无法通过影像诊断出腹内疝。尽管 CT 检查正常，对于有 RYGB 病史的患者，常需要进行腹腔镜诊断。一般来说，提示潜在腹内疝的 CT 表现包括血管的异常排列、肠襻聚集和梗阻征象。当小肠肠系膜上的张力导致肠系膜血管以螺旋状扭曲时，就会出现漩涡征，55% 的腹内疝患者都会出现漩涡征。这可能是肠扭转的迹象，与缺血有关。肠系膜血管方向的任何突然变化或血管充血也值得注意。在可能的情况下，通过追踪旁路解剖的起源将揭示患者的病因。具体来说，肠襻聚集在异常位置是梗阻的标志。结肠移位的侧向聚集、胃的包块效应或大网膜的位置异常都是潜在腹内疝的

237

迹象。潜在腹内疝患者出现梗阻的 CT 征象，需要进行腹腔镜诊断。25% 的患者出现小肠扩张，11% 的患者出现肠系膜水肿和腹水[15-17, 19, 23, 24]。

2. 修复　因为有多个潜在的疝空间和改变的解剖结构，所以对可疑的腹内疝选择适当手术方式进行探讨是很重要的。腹腔镜探查术被证明是安全的。这可能是得益于体重大幅度下降，导致腹部面积增加，以及典型并发症表现的时间前置，从而减少了粘连。通常情况下，腹腔镜可以通过以前的腹腔镜端口安全地进入。当患者处于仰卧位或截石位时，最初通过左侧端口部位进入。注气后，肠道解剖应该从近端到远端进行描述，反之亦然。

首先要确认胃空肠吻合，使用非创伤性腹腔镜抓手远端定位 Roux 支、结肠系膜缺损、Petersen 间隙和 JJ 吻合。另一种方法是从末端回肠远端开始，向近端进行 JJ 吻合术。有些人更喜欢后一种方法，因为减压的远端肠不太容易处理。能够操作这两种方法都很关键，因为解剖改变可能会让术者迷失方向。此外，在追踪肠道时，外科医生有时会使肠襻张力过高，使其进入一个未确定的空间。从另一端接近时，偶尔会使先前被困的肠襻释放出来，意外解除梗阻。同样重要的是，无论是否发现腹内疝，缺损本身的存在是缺损闭合的指征。应该用不可吸收的缝线连续缝合。梗阻状态的迹象——自发复位后包括肠扩张、肠系膜增厚和乳糜腹水。8.1%的腹内疝手术发现肠坏死。如果大面积肠道活力异常，需要暂时关腹，并计划在 24~48h 返回手术室再次手术[15]。

三、妊娠内疝

LRYGB 常用于育龄女性。有时，手术本身是为了增加多囊卵巢综合征（PCOS）抑制的生育力。虽然普遍的共识是将妊娠推迟到 LRYGB 后 1~2 年，但研究表明，无论是在最大体重减轻期间还是之后妊娠期间，新生儿或母亲的结局都没有差异。妊娠女性在腹腔镜胆囊切除术后出现腹痛是一个特殊的诊断挑战，产科医生需要意识到腹腔镜胆囊切除术的潜在并发症。应进行右上象限超声检查以评估胆囊病理。影像学显示残余胃扩张可能是胆道梗阻的潜在迹象。这些患者手术探查的门槛很低。由于 CT 的阴性预测值相对较低，并且对胎儿有辐射风险，因此在探查前 CT 不是强制性的。怀孕 31 周内腹腔镜检查是安全的。在此期间后，首选开放方法，一些资料建议 36 周后进行强制性剖腹产，以确保胎儿安全和易于探查[25-28]。

四、先天性腹内疝

由于其罕见性，先天性腹内疝在术前很少被考虑到，而是经常在术中才能被诊断。先天性内疝有多种类型，每种类型都有独特的解剖和发病机制。最常见的先天性腹内疝是十二指肠旁疝、盲肠周围疝、温斯洛孔疝、跨肠系膜疝、膀胱上疝或膀胱周围疝和网膜疝。在这种情况下，先天性一词并不等同于儿童期，因为这些疝通常在成年期才被诊断出来[28]。本章的其余部分将集中临床表现、病理、影像学、先天性腹内疝的发现和治疗。由于延迟诊断和肠缺血等并发症，导致先天性腹内疝的死亡率较高。由于每一种类型都很罕见，所以表现形式也各不相同，因此死亡率差异很大[2]。

（一）十二指肠旁疝

十二指肠旁疝占所有先天性腹内疝的 50%。在男性中更常见，男女比例为 3∶1，尽管它们具有先天性，但它们最常见于 30 岁或 40 岁左右。十二指肠旁疝可出现在左侧（75%）或者是右侧（25%），而且其病因各不相同[3, 19, 29-32]。

1. 左侧十二指肠旁疝　左侧十二指肠旁疝被定义为肠疝入潜在空间，称为 Landzert 窝。当小肠同时围绕肠系膜上动脉逆时针旋转 270°时，由于左结肠肠系膜、肠系膜下静脉（IMV）和升左结肠动脉与腹膜后融合，该间隙通常在妊娠第 5~10 周消失。然而，在 1%~2% 的人群中，肠内陷进入冠状血管后的无血管平面，其位于左结肠系膜后，从而使陷窝永久存在。因此，该孔的前边缘、IMV 和升左结肠动脉向前移位，并且该疝的前壁是左结肠肠系膜。脾曲、胰腺和降结肠可能向前移位。这些疝的传入支通常是十二指肠的第四部分，如果发生实质性疝，传出支可远至回肠[29-31]。

临床表现是可变的，但左侧十二指肠旁疝患者出现终生间歇性、自我缓解的餐后腹痛并伴有广泛的阴性症状并不少见。平均诊断年龄38.5 岁。高达 70% 的患者会有慢性腹痛的病史。

左侧十二指肠旁疝的 CT 表现包括小肠在左上象限聚集，对后胃和横结肠有肿块压迫效应，以及十二指肠空肠连接处的内侧移位。与进入囊内的小肠襻相关的血管聚集也很明显。IMV 和升结肠动脉的前移位也有描述到，但通常难以观察[2, 19, 30, 31, 33]。

在修复左侧十二指肠旁疝的过程中，必须注意开口的血管前缘。理想的情况是，简单的缩小肠道和用不可吸收的缝线堵塞裂孔可以防止将来的疝出。在肠道不易缩小的情况下，血管侧囊疝切除术可减轻水肿，使肠道缩小。由于小肠间歇性炎症粘连的可能性相对较高，一些人主张结扎 IMV 动脉和结肠升动脉开口，因为这不会增加健康患者左结肠缺血的风险。预后和恢复取决于疝出、绞窄和肠缺血的程度[2, 30, 32]。

2. 右侧十二指肠旁疝　右侧十二指肠旁疝是指肠疝入一个潜在的空间，称为 Waldeyer 窝。在肠旋转的第三阶段，当肠系膜上动脉和右结肠肠系膜在经过十二指肠的第三部分后与腹膜后融合时，该空间通常被消除。然而，在大约 1% 的人群中，肠的动脉前部分不能完成 90° 以上的旋转，使其在完成 270° 旋转时位于腹部右侧，被动脉后部分（盲肠）覆盖。由于小肠的干扰，右结肠肠系膜没有融合到后腹壁，使称为 Waldeyer 窝的空间永久化。因此，该孔的前边缘、SMA、肝曲和升结肠可能发生移位。这些疝的传入支通常是空肠的第一段，如果出现较大的疝，传出支可以远至回肠[19, 30, 31]。

CT 可显示右上腹小肠襻聚集，十二指肠降段位于上方，横结肠和升结肠位于前方。空肠动脉分支可在该间隙中位于肠系膜上动脉的上方和后方。也可以看到旋转不良的其他表现，如韧带不完全向左和头侧旋转。

修复类似于左十二指肠旁疝，即缩小和封闭间隙。如果不能缩小肠道，切除肝曲将暴露疝囊，以便进行疝切开术和对被困肠道进行减压。同时，必须认识到孔前边缘的血管性质，第二种类型的修复避免了对 SMA 的潜在损伤，可能适用于较大的右侧十二指肠旁疝。这与 Ladd 手术非常相似，基本上使肠道处于非旋转状态。这包括取下外侧升结肠腹膜附件，将右结肠反射到腹部左侧，将整个小肠置于腹部右侧。考虑到医源性变异解剖，强烈建议切除阑尾[31]。

（二）Winslow 疝孔

涉及 Winslow 孔的内疝占所有先天性内疝的 5%～10%。文献中描述了大约 160 例成人和 4 例儿童病例。这个孔是疝囊的自然入口。边界是尾状叶、下腔静脉、十二指肠和肝十二指肠韧带（包含门静脉三联体）。与右侧十二指肠旁疝一样，这些患者通常有旋转不良的情况。在 2/3 的患者中，小肠单独包含在囊内。1/3 的患者会出现升结肠活动，它不能与腹部侧壁融合，并与回肠末端一起疝入间隙。胆囊、横结肠和大网膜疝均有报道[19, 34-36]。

患者通常会出现近端小肠梗阻的症状。局部肿块效应可导致胃容量减少，甚至胃出口梗阻。考虑到它与胆总管的关系，患者也可能出现黄疸。因为肠在小囊中与腹膜隔离，坏死的肠可能不会出现腹膜炎。在这种情况下，儿童可能会倾向于将膝盖贴靠胸部，这在理论上降低了肝十二指肠韧带的张力[19, 34, 35]。

CT 表现相对直观，可见 Winslow 孔。小肠襻将聚集在胃的后部，胃向前移位。突入疝囊的肠系膜血管可能很明显。这在影像学上可能与左侧十二指肠旁疝相混淆，但疝出的肠位于右上象限上方，而不是横结肠移位[16]。同样，与其他先天性内疝一样，治疗包括在可能的反切口帮助下减少腹膜腔内容物，从肝十二指肠韧带左侧进入疝囊，同时要注意到可能有位移的肝左动脉。尽管使用了 Kocher 手法，但重要的周围结构对孔的扩大几乎没有影响。如果疝气中有旋转不良的盲肠如盲肠扭转，建议将其切除。关于是否应该关闭缺陷，目前意见不一。此外，临床没有关于这种罕见的腹内疝复发的报道。目前已有病例报道描述了将开口缝合到腹膜后，或将网膜、肝曲或十二指肠固定到孔中以阻塞开口[35, 37]。

（三）肠系膜疝

肠系膜内疝因从肠系膜缝隙疝出而得名，而外科医生通常都知道肠系膜疝通常发生在肠吻合术后。先天性疝非常罕见，这很可能是由于子宫内缺血性损伤继发的正常肠系膜发育不良，类似于肠闭锁的发病机制。最常见的相关异常肠闭锁支持这一观点，这种异常肠闭锁见于 50% 出现跨腹外疝的婴儿。虽然这可能发生在沿肠系膜的任何地方，但最常见的位置包括盲肠周围肠系膜、乙状结肠肠系膜和十二指肠空肠连接处。大约 30% 的病例将终身保持症状[19, 33, 36-38]。

（四）盲肠旁疝

盲肠周围内疝占所有先天性内疝的 10%~15%，并且最常见的为先天性跨肠内疝。如前所述，盲肠周围肠系膜的正常发育不良，可能是继发于子宫内的缺血。最终可能会形成小肠穿孔，从而导致小肠疝出。这很容易被误诊为阑尾炎，许多病例均是在手术中发现的。因为这个孔通常不包括腹膜覆盖物或疝囊，所以相当长的小肠可能会疝出，这可能会很快导致绞窄。CT 表现为盲肠旁的小肠聚集环，盲肠前移位。治疗包括减少突出的内容物、关闭开口，如果必要的话切除坏死的肠管。

（五）乙状结肠间疝

乙状结肠间疝约占所有先天性内疝的 5%。发育不良可导致乙状结肠肠系膜不同程度的缺损。可为单纯冗余乙状结肠也可能有冗余乙状结肠肠系膜，可形成假性囊，肠可疝入其中并被截留。肠系膜一叶的缺损可能会形成一个真正的肠囊，被肠系膜的另一叶阻塞。最后，贯穿性肠系膜缺损会使相当长的肠疝出。影像学诊断较困难，但左下象限的小肠襻可能会使乙状结肠向前或向内移位[19, 39]。

五、结论

总之，腹内疝很罕见，但对于病因不明的肠梗阻和腹痛的鉴别诊断必须要将其考虑在内。目前越来越多的患者接受了胃肠手术，这使得认识到这腹内疝更加重要。急性腹痛患者的诊断明确后需要及时的手术治疗，因为像其他疝一样，腹内疝造成的肠缺血和坏死也会迅速发展。

第 75 章
克罗恩病及其外科治疗
Crohn Disease and Its Surgical Management

Christy Cauley　Richard Hodin　著
陈　昊　王云鹏　译

摘要

克罗恩病是一种病因不明且无法治愈的慢性疾病，其与溃疡性结肠炎均属于炎症性肠病。克罗恩病是一种非特异性炎症，可侵及胃肠道的任何部分，从口腔至肛门各段消化道均可受累，并且这种疾病的表现差异很大。尽管目前尚无法治愈克罗恩病，但医学和外科手术的巨大进步已可减轻这些患者的症状和痛苦。因此，采取多学科的团队护理，包括胃肠病学、外科和放射学方面的专家共同参与，才能确保这些患者获得及时、恰当和高质量的护理。

关键词：克罗恩病；狭窄成形术；生物制剂；免疫调节剂；肠造影；小肠；瘘管

一、流行病学

由于报道和诊断标准的差异，因此无法确定克罗恩病的确切病例数。北美的发病率估计为每 10 万人 3.1～20.2 例 [1-2]。在一项对 900 万份健康保险索赔构成的大型队列研究中，估计患病率为每 10 万人 201 例 [3]。尽管每年的发病率稳定，但克罗恩病的患病率似乎正在增加 [2]；这可能与医学和外科疗法的进步提高了生存率有关。

（一）风险因素

尽管克罗恩病的病因尚不清楚，但最常见的解释是遗传因素与环境诱因 [4-7]。当患者出现可能是克罗恩病的疾病时，应考虑几个重要的危险因素。克罗恩病总体上以女性为主；然而，目前没有证据表明激素对产生该病有影响 [8]。此外，诊断时发现该病好发年龄呈双峰分布，在 20—30 岁达到第一个高峰，在 60—70 岁达到第二个高峰 [9]。研究人员提出，这种双峰分布可能是由环境因素所致，且该病随着时间推移或诊断延迟致使疾病复发会呈现出不同的表现 [1,9]。在某些族裔和种族群体中，克罗恩病也很普遍，与非犹太人和黑种人或西班牙裔人口相比，犹太人和白种人的发病率最高 [10-14]。种族和民族之间的这些差异可能是由于遗传或环境因素造成的。

环境因素　胃肠道的微生物环境，包括共生和致病菌，对维持肠道健康很重要。这一系统的失衡被认为是克罗恩病在病理生理学中的主要原因 [15-19]。因此，药物（包括抗生素、非甾体抗炎药和口服避孕药）[20-22] 和饮食被认为会影响克罗恩病的发展。具体来说，包括加工、油炸、低纤维和含糖食品在内的西式饮食与克罗恩病的发展有关 [23-25]。先前的研究表明，卫生状况改善也与克罗恩病有关 [26]。吸烟会提高克罗恩病发生和复发的风险，并且也会加剧疾病的严重程度 [27-29]。

(二）遗传因素

遗传学领域的突破有助于我们对克罗恩病的理解。尽管只有 15% 的克罗恩病患者有 IBD 家族病史，但与 IBD 有一级亲属关系的患者罹患该病的可能性是普通人群的 3~20 倍[30-33]。IBD 似乎遵循非孟德尔遗传模型，同卵双胞胎的疾病发生率（44%）高于异卵双胞胎（3.8%）[34]。这种不足的外显率使研究人员相信环境因素在疾病发展中起着关键作用。除了家庭内发生克罗恩病的总体风险外，该疾病的位置（如结肠与回肠）和表型（如瘘管与纤维狭窄）似乎也存在一致性[35]。在易感家庭中也观察到遗传预期，受影响父母的后代在其后代中会更早发病和产生更严重的疾病[36, 37]。

动物模型也可以帮助我们理解该病的病理生理。各种影响适应性和先天免疫系统及上皮功能的基因都可以导致结肠炎，而根据小鼠品系的不同，一个单一的基因改变可以导致不同的临床表现[38, 39]。此外，无菌环境对某些动物品系的 IBD 发展具有保护作用。

全基因组关联研究已发现 100 多个不同的 IBD 易感基因位点[40-43]。分析这些基因编码的蛋白质功能的研究为深入了解疾病发展的潜在机制提供了见解。IBD1 基因编码与克罗恩病相关的核苷酸结合寡聚化结构域蛋白 2（NOD2）（也被称为半胱天冬酶募集域蛋白 15）[44]。该蛋白的突变会导致细胞内识别细胞质中微生物产物的先天免疫途径出现问题。*ATG16L1*、*IRGM* 和 *LRRK* 基因调控自噬通路，该通路可循环利用细胞内细胞器并清除细胞内微生物[45]。已经发现 *IL23R*、*IL12B*、*STAT3*、*JAK2*、*TYK2*、*IL27* 和 *TNFSF15* 基因的改变与调节适应性免疫功能有关[46]。除免疫功能改变外，克罗恩病还与上皮细胞功能相关的重要的蛋白质（如 *XBP1* 和 *NOD2* 基因）突变相关[47]。尽管在某些克罗恩病患者中发现了这些基因改变，但是如果考虑为克罗恩病的诊断，目前尚无针对患者或其家属进行基因检测的标准。

二、自然史和病理生理学

专家一致认为，环境因素和遗传因素均会导致胃肠道黏膜完整性的改变。此外，局部和系统免疫反应的复杂变化会导致克罗恩病的不同表现。克罗恩病有两个明显的阶段：活动期和缓解期。疾病严重程度从无症状、治疗后缓解到无症状、轻度、中度或严重的活动性疾病不等。队列研究发现，只有 10%~20% 的克罗恩病患者在初次出现活动性疾病后其缓解时间延长[48, 49]。如果患者的疾病缓解期为 1 年，那么他们有 80% 的机会在接下来的几年里继续处于缓解期。不幸的是，在 10 年的随访中大多数的患者（53%）出现狭窄或穿透性疾病，如图 75-1 所示[49]。年龄较小（< 40 岁）、有肛周或直肠病变、吸烟、文化程度低或在初次治疗过程中需要类固醇的患者在其一生中都有得严重疾病的风险[50, 51]。大多数接受药物或外科治疗的肛周瘘患者的复发率为 59%~82%[52]。

多达 80% 的克罗恩病患者在其病程中需要手术干预。手术治疗只适用于对药物治疗无效或出现并发症（如脓肿、瘘管或狭窄）的患者。据报道，只有不到 2% 的患者在确诊后的 1 年内接受了肠道手术；然而，随着时间的推移，这一比率在确诊后 5 年上升到 17%，10 年上升到 28%。克罗恩病的复发和缓解过程要求患者

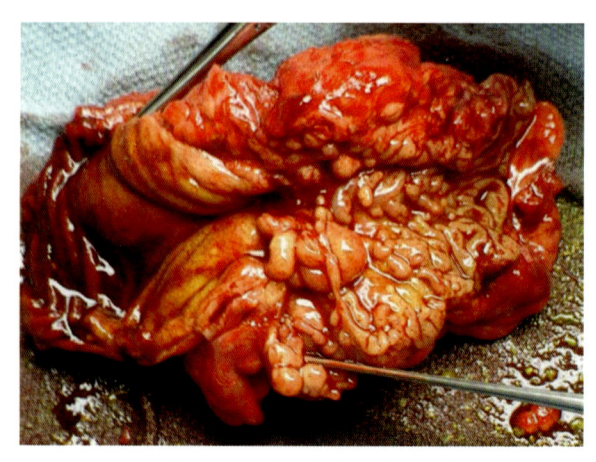

▲ 图 75-1　小肠克罗恩病伴狭窄

第 75 章 克罗恩病及其外科治疗
Crohn Disease and Its Surgical Management

了解，如果他们有需要紧急治疗的症状，则需要寻求医疗护理。随着医学治疗的改进，多学科专业团队了解病程，并根据患者病程的特点改进治疗方法以获得最佳疗效，克罗恩病专家意见可能会减少对侵入性手术治疗的需要[53]。

克罗恩病患者的长期生存率非常好，据报道 20 年生存率为 93%~94%；然而，克罗恩病患者的生活质量评分低于健康个体，也低于溃疡性结肠炎患者[54]。若干研究发现，有一些与疾病无关的因素也会影响克罗恩病患者的生活质量，包括性别、吸烟状况、感知压力、精神共病、社会支持、应对机制和患者个性。重要的是，无论是通过医疗还是手术治疗，疾病的缓解都会改善生活质量[55]。需要对手术和药物治疗方式进行长期、纵向的生活质量评估，以了解这些结果的持久性。

临床医生还应该了解这种慢性疾病的费用，努力了解患者的负担。作为一种慢性疾病，由于药物和手术治疗及住院的直接费用，克罗恩病的代价非常高。并且，人们也不应忽视由于患者及其照顾者缺勤而损失的间接和机会成本。与其他慢性疾病一样，意识到这一费用是很重要的，因为患者和家属的经济困难会影响治疗的依从性或导致就诊延误，从而产生较差的结果。

三、临床表现

克罗恩病在其疾病表现和病程上是一个异质性的问题。胃肠道和肠外表现多种多样，每个患者表现不同。这种疾病表现形式的差异使得某些患者难以确诊。大多数患者（70%）在症状出现后 1 年内确诊；然而，14% 的患者诊断延迟 5 年，对于不太可能转诊到专科诊所的老年患者中尤其如此[56]。

大多数患者表现出与小肠或结肠疾病相符的主诉，并且随着时间的流逝，许多患者在同一位置出现疼痛。相反的是，疾病的发展过程表现为从炎症向狭窄或穿透性病变发展。随着时间的推移，回肠或结肠疾病的患者易进展为穿透性疾病，而小肠疾病的患者易进展为狭窄性疾病。并发症是常见的长期病，94% 的末端回肠疾病患者和 78% 的结肠疾病患者在 20 年内出现并发症[57]。

患者表现出的症状与疾病的病理状况有关（炎症、狭窄、脓肿或瘘管）。腹痛通常比较轻微并且随炎症扩散而转移，也可能是疝气痛，并伴有小肠或大肠梗阻。梗阻患者还常表现为恶心、呕吐和腹胀。

腹泻是克罗恩病患者的常见症状，有多种病因。肠段发炎引起的液体吸收障碍可导致肠腔内液体过多引起腹泻。回肠末端炎症或切术可能导致胆盐吸收不良和随后的腹泻。最后，由于疾病和（或）手术切除而失去了大部分小肠的患者，由于胆盐缺乏会出现脂肪泻，导致脂肪吸收不良。

瘘管形成是患者常见的主诉，克罗恩病患者中，1/3 的患者在发病 10 年内出现瘘管，1/2 的患者在发病 20 年内出现瘘管。克罗恩病中最常见的瘘管部位是肠膀胱（肠到膀胱）、肠皮肤（肠到皮肤）、肠肠（肠到肠）和肠阴道（肠到阴道）。然而，并不是所有的窦道都变成瘘管。许多窦道会发展成蜂窝织炎或脓肿。

严重的急性出血在克罗恩病患者中很少发生（< 10% 的患者）。然而，据报道，多达 24% 的克罗恩病患者有隐匿性出血。出血最常见于结肠疾病患者，但也可发生于胃肠道任何部位的炎症患者[58]。

肛周疾病在克罗恩病患者中常见。这一问题在本书的其他地方均有提及；然而，值得注意的是，10% 的患者肛周受累是疾病的初始症状，并且约 5% 的患者唯一受累部位是肛周。大约 30% 的克罗恩病患者会在疾病过程中的某个时刻经历肛周疾病[59]。

由于这种炎症性疾病的全身性质，通常会出现与活动期克罗恩病相关的一般前驱症状。体重减轻可能是由病变肠段吸收不良引起的营

243

养不良或全身免疫反应引起的厌食所致。对该疾病的手术治疗中若考虑切除小肠时，务必要注意这一潜在问题。这对于克罗恩病年轻患者且这对于需要手术干预的克罗恩年轻患者来说尤为重要。疲劳和不适也是常见的症状，这被认为是由体循环中的炎症介质和免疫细胞失衡所致。由于持续的炎症和免疫系统失调，可能会导致发热。然而，特别要注意的是，高热可能是由于活动性感染，如脓肿未得到控制。

据报道，克罗恩病的肠外表现具有广泛的总发病率（6%~40%），具体取决于研究人群。它们的发生是由于克罗恩病的炎症性质。最常见的肠外表现是关节炎（20%）、眼部受累（如虹膜炎/葡萄膜炎5%）、皮肤疾病（如坏疽性脓皮病和结节性红斑10%）、原发性硬化性胆管炎（5%）、继发性淀粉样变（罕见），以及由于高凝性引起的血栓栓塞性疾病[60]。

疾病分类

克罗恩病有几种分类方法，即根据发病年龄、疾病部位和疾病行为（表型）分类。该疾病的自然史和临床特征的变化会影响我们对患者预后和治疗选择的理解。维也纳分类系统通过考虑患者的年龄（＜40岁或≥40岁）、疾病部位（回肠末端、结肠、回结肠、上消化道）和疾病表现（炎症、狭窄、穿透），客观地对克罗恩病患者亚群进行分类[61]。这种目前正在研究的分类方案可以提高我们对患者预后的了解，从而使我们能够针对特定的患者亚群来制订未来的治疗方案。

四、检测

检测克罗恩病的目的是：①确定诊断；②确定病变的位置、范围和严重程度；③评估肠外表现；④确定最合适的治疗方案。克罗恩病的鉴别诊断包括广泛的胃肠道疾病，包括其他IBD（溃疡性结肠炎）、肠易激综合征、乳糖不耐受、感染性结肠炎、阑尾炎、憩室炎、憩室结肠炎、缺血性结肠炎、癌、淋巴瘤、慢性缺血、子宫内膜异位症和类癌。诊断需要临床医生评估患者的临床病史、体格检查、实验室检查、内镜检查、放射学检查和组织病理学检查。

（一）实验室检查

实验室血液检查对评估可能患有克罗恩病的患者是有用的，包括检查一般炎症标志物和贫血。考虑诊断克罗恩病的患者常规进行的标准检查包括全血细胞计数、血液化学（包括电解质、肾功能检查、肝酶和血糖）、血沉率、C反应蛋白、血清铁和维生素B_{12}水平。此外，还有一些独特的血清抗体可以测量。

活动性炎症患者的一般实验室检查结果包括白细胞计数、血小板计数、红细胞沉降率和C反应蛋白升高。所有这些研究都缺乏特异性，但有助于监测患者的炎症水平随时间的变化。

有许多抗体已被用于IBD的检测；然而，这些抗体对克罗恩病的特异性较低。例如，在48%~69%的克罗恩病患者和5%~15%的溃疡性结肠炎患者中发现了抗酵母抗体。只有5%~20%的克罗恩病患者和48%~82%的溃疡性结肠炎患者发现核周抗中性粒细胞胞质抗体（P-ANCA）。此外，抗OmpC抗体已在46%的克罗恩病患者中被鉴定出来。虽然这些抗体对区分IBD与其他疾病有提示作用，但尚未发现可以区分这些疾病的血清学检测方法[62, 63]。因此，在建议使用这些测试和解释其结果时，应谨慎行事。

现在正在研究的其他测试是基因和粪便标记。目前尚无任何临床学会推荐对编码NOD2/CARD15蛋白的*IBD1*基因进行遗传检测。该基因突变在克罗恩病患者中并不常见，且该基因的遗传模式并非严格意义上的孟德尔式。肠道炎症的粪便标志物，包括粪便钙护蛋白和乳铁蛋白，对诊断IBD患者有辅助作用。这些正被越来越多地用于临床实践，特别是作为急性炎症活动的指征[64]。

（二）内镜检查

根据临床情况，内镜检查和放射检查都有优点。内镜可以使临床医生以很好的分辨率观察黏膜病变，即使是轻微炎症的黏膜病变也能被发现。食管胃十二指肠镜检查可检查上消化道，回结肠镜检查可检查下消化道。内镜检查还为检查者提供了进行活组织检查以获取组织进行组织学检查的能力，并允许进行腔内治疗性干预，如腔内球囊扩张术（伴或不伴类固醇注射）治疗肠狭窄。此外，由克罗恩病引起的长期结肠炎患者有癌症形成的风险；因此，应该对这些患者进行结肠镜检查。

当以慢性腹泻为主诉，临床评估提示为IBD时，回结肠镜检查是很好的首选评估方法。检查人员可以评估结肠和远端回肠黏膜改变的程度、严重程度和位置。此外，可以对整个结肠和回肠进行活检，以评估组织学改变是否与IBD一致。与溃疡性结肠炎相比，最符合克罗恩病的结肠镜检查结果为纵行溃疡、鹅卵石征、跳跃性或不连续性病变。直肠保留和累及回肠末端也提示是克罗恩病而不是溃疡性结肠炎，溃疡性结肠炎通常始于直肠，炎症持续向近端移动。因此，在这两种疾病中，这些发现都是值得注意的地方。

有上消化道症状的克罗恩病患者应接受食管胃十二指肠镜检查以评估近端病变。尽管历史上一直认为克罗恩病不常累及近端胃肠道，但在该位置并发和孤立克罗恩病的报道越来越多。

目前已经开发出了内镜评分系统来评估克罗恩病的严重程度。其中一个评分是克罗恩病内镜严重程度指数（CDEIS）评分；然而，它是一个复杂的评分系统，限制了它在日常实践中的实用性。简化内镜克罗恩病活动评分（SES-CD）是一种更简单的评分系统，它可以评价：①溃疡的存在和大小；②溃疡表面的范围；③病变表面的范围；④狭窄的存在和类型。在大肠（直肠、左结肠、横结肠或右结肠）和回肠的每个区域，这四个特征的评分为0～3分。已经发现该评分系统在提供者之间是可重现的；然而，对于确定疾病缓解的临界值尚无共识。另一种评分系统Rutggeerts评分用于对回肠吻合口或新回肠末端部位复发的病变进行分级。该分数旨在预测根治性切除后克罗恩病症状复发的可能性[65]。

无线视频胶囊内镜　无线视频胶囊内镜正越来越多地用于评估小肠克罗恩病，70%的患者都有这种病。在8h的研究过程中，每秒钟采集两张图像，总共产生约50 000张图像。在获取图像的同时，患者可以继续进行日常活动。胶囊通过胃肠道的过程依赖于小肠的蠕动，65%～80%的患者能够完成对小肠的完整评估。建议怀疑有肠道狭窄的患者不要进行这项研究，因为胶囊可能无法通过狭窄，需要手术切除。在使用该技术之前，可以使用探路胶囊来测试狭窄程度是否会加重，以确保在检查过程中不会卡在里面。在克罗恩病患者的研究中，由于狭窄而手术或内镜下取出无线内镜胶囊的实际报道率低至0%～15%。尽管这种检查可能会随着新技术的进步而不断改进和发展，但目前的成本效益研究建议，如果回肠结肠镜检查和计算机断层扫描小肠造影或小肠钡剂结果为阴性，不应将该检查作为第三次检查[66]。

（三）影像学检查

克罗恩病的胃肠道成像研究在记录狭窄的长度和位置方面非常有用，特别是在不易被内镜检查的区域，尤其是小肠。许多胃肠道疾病影像学方面的偏好反映了当地的经验，并且是医院特有的。传统上，钡剂造影研究，包括钡剂灌肠或上消化系小肠钡剂来评估胃肠腔狭窄。目前的护理标准已经改进，大多数中心使用CT或磁共振肠造影来评估与克罗恩病相关的胃肠道改变。

由于克罗恩病的慢性性质，临床医生应注意对这些患者造成的电离辐射量。这对于被诊断为克罗恩病的年轻患者尤其重要。应考虑使用对比增强超声和磁共振成像技术来减少电离辐射的终身累积暴露。应当考虑增强超声和磁共振成像技术，以减小电离辐射累积照射对寿命的影响。

1. **超声** 与欧洲医疗机构相比，在美国经腹超声是克罗恩病的一种不常用的辅助检查。据报道，它有许多优点，包括成本低、可用性广、无侵入性和避免电离辐射。腔内和静脉对比剂已在一些临床环境中使用，有报道称可改善克罗恩病肠道病变的图像质量。使用经腹超声作为诊断肠道病变的缺点是它对肥胖或腔内气体患者的可视化差。此外，图像质量取决于操作者的技术能力，这可能导致在不同的设置下图像的重现性较差。

2. **小肠钡剂及钡剂灌肠** 钡剂灌肠是一种影像学检查，即使用钡对比剂，通过一根管子直接进入小肠。这种方法与小肠钡剂相似，但后者是患者吞下钡对比剂进行检查。对两种技术的评估发现，钡剂灌肠在对比剂输送方面更加均匀；然而，这种方法会使患者出现不适。虽然钡剂灌肠可提供较好的黏膜细节，但不能评估胃或十二指肠情况。对这两种技术的偏爱似乎是由于机构的支持和提供者的偏好。利用这些技术评估小肠可以揭示克罗恩病的一些特征，包括溃疡、裂隙、瘘管、窦道、鹅卵石征、黏膜皱襞增厚、肠壁增厚、回盲瓣扩大、肠道狭窄和扩张的范围及位置，以及跳跃征（图75-2）。据报道，钡剂灌肠诊断克罗恩病的敏感性和特异性分别高达100%和98%[67]。

3. **传统计算机断层扫描和计算机断层扫描肠造影** 传统CT和CT肠造影均可用于克罗恩病及其并发症的诊断。传统的CT使用钡对比剂，不能评估与早期炎症性克罗恩病相关的细微黏膜病变。然而，这种传统的影像学检查可用于鉴别肠壁内外或肠外疾病（图75-3）。在这项横断面成像检查中，应使用静脉和腔内对比剂来提高临床医生观察病变和肠道解剖结

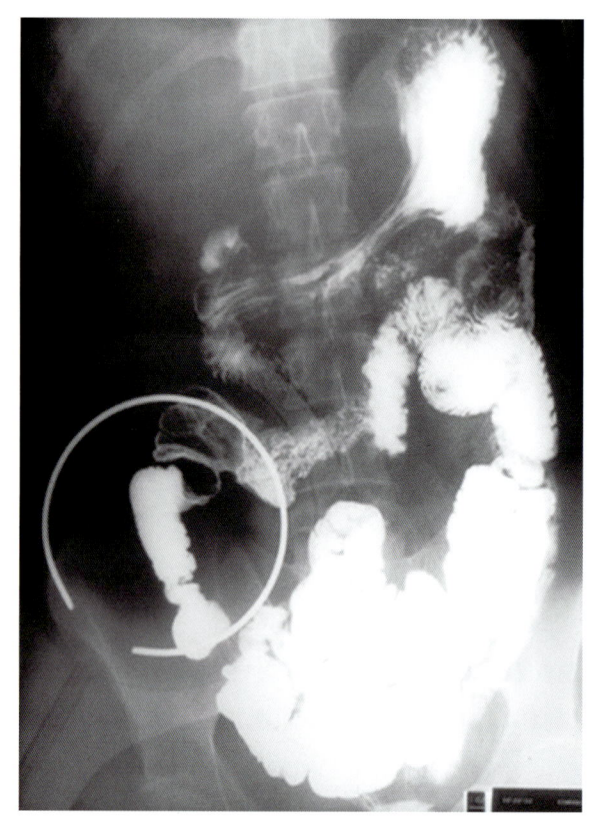

▲ **图 75-2** 小肠造影显示初次回肠结肠切除术18个月后克罗恩病术后复发。病变肠腔狭窄造成梗阻，导致近端肠段扩张

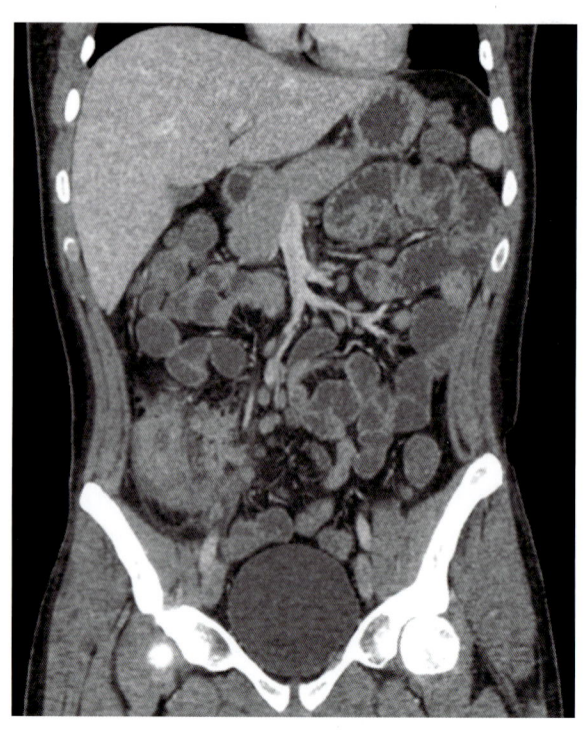

▲ **图 75-3** CT显示，男性患者因回盲部克罗恩病导致右下腹疼痛

构的能力。各种腔内对比剂已被用于 CT（如泛影葡胺和甲基纤维素）来扩大肠腔。值得注意的是，在所有这些研究中，如果肠腔没有完全扩张，扁平的肠襻可能会被误认为脓肿、肿块、狭窄或肠段增厚。CT 肠造影是一种使用中性对比剂的新型放射技术，它可以更好地评估小肠壁，从而提高检测与克罗恩病相关炎症的准确性[68-70]。

4. 传统磁共振成像和磁共振肠造影 与传统 CT 的局限性类似，传统 MRI 也不能评估与早期克罗恩病相关的细微黏膜病变。然而，MRI 在明确肠壁内外或肠壁外疾病方面是有效的。与其他横断面成像技术类似，静脉和腔内对比剂可以提高临床医生观察病变和肠道解剖的能力。等渗的聚乙二醇溶液和钡剂已用于传统的 MRI 造影。使用中性对比剂的 MR 小肠造影具有改善小肠可视化的优势[71]。

MRI 和 CT 均可提示以下信息：累及节段的长度，跳跃性病变的存在，壁增厚（小肠 > 2mm 和结肠 > 3mm），增强区域（活动性病变）和衰减区域（靶征），狭窄病变（管腔内直径 < 2.5cm，可能有近端扩张），脓肿、蜂窝织炎、瘘管（不如传统的灌肠敏感），肠系膜中的"脂肪爬行"，直小血管增生（梳状）和肠系膜腺病（发炎 3~8mm，对于癌症或淋巴瘤而言 > 10mm）。

早期病变通常不能用传统的 CT 或 MRI 鉴别。据报道，CT 和 MRI 诊断克罗恩病的敏感性和特异性分别为 94% 和 95%。研究发现，CT 和 MR 肠造影在鉴别疾病部位、壁增厚强化、淋巴结肿大、肠系膜脂肪受累等方面准确率相近；然而，MR 肠造影在检测与克罗恩病相关的狭窄方面显示出了更高的准确性。此外，磁共振成像还有一个额外的优点，即避免电离辐射的影响。由于克罗恩病的慢性、复发性，这对于一生中将进行多次影像学检查的患者来说是一个重要的考虑因素。MR 肠造影被认为有能力区分活动性炎症和慢性纤维化，这是为个别患者确定最佳治疗方法时的重要区别。未来对

成像方式的改进有望为临床医生提供更好的方法来确定克罗恩病患者的活动性炎症和慢性瘢痕的程度[69,70]。

五、病理

全层炎症性病变可发生于胃肠道从口腔到肛门的任何部位。克罗恩病最常见的部位是回盲区，大多数患者（80%）有小肠受累。大约 1/3 的患者的病变局限于小肠，20% 的患者的病变局限于结肠。大约 1/3 的患者有肛周疾病。既往认为克罗恩病累及上消化道比较罕见；然而，随着上消化道内镜检查和活检率的增加揭示了该病的高发状况。尽管缺乏报道的症状，但仍有多达 50% 的患者在活检时发现有活动性疾病。受累组织多见于胃窦或十二指肠，食管和胃的其他部位很少受到影响。

（一）大体病理形态

可以在病理检查中看到克罗恩病有两个明显的阶段。当组织中出现炎症变化时，即可确定疾病的活动期。活动性病变始于小的、扁平的、柔软的口疮样溃疡，中心呈淡白色，周围有红斑。这些病变加深则变为透壁炎性病变，导致脓肿和瘘管。当组织愈合并形成瘢痕时，狭窄会在先前的炎症部位形成梗阻性病变。与其他 IBD 不同的是，克罗恩病病灶可能以散在的"跳跃"病灶在正常黏膜之间以岛状出现，从而导致鹅卵石样外观（图 75-4）。值得注意的是，这些病变可以合并呈连续性分布，类似于溃疡性结肠炎。除了鹅卵石样外观外，其他典型的肠道病变包括肠壁和肠系膜增厚，在一些患者中也会导致管腔狭窄。克罗恩病的另一个显著特征是肠系膜脂肪的"爬行"，这一特征在手术探查时最为明显（图 75-5）。此外，由脂肪增厚引起的肠系膜增厚和淋巴结肿大也是克罗恩病的常见特征。缓解期发生在炎症期之后，可以通过先前发炎组织的愈合和纤维化来确定。随着组织的愈合，纤维化会导致肠腔狭窄。

（二）镜下特征

显微镜下，炎性细胞聚集在口疮样溃疡下形成微脓肿。这些微脓肿与肠隐窝相关，可导致裂隙形成（图75-6）。典型的镜下表现为含有多核巨细胞的非干酪样肉芽肿，这是克罗恩病的特异性表现（图75-7）；然而，许多患者在检查时缺乏这种病理特征（约50%的克罗恩患者在组织学上显示为肉芽肿）。

六、治疗

治疗克罗恩病的目标是减轻症状和改善患者的生活质量，同时最大限度地减少治疗带来的不良反应。患者被诊断为克罗恩病是因为存在活动期症状；因此，临床医生必须首先对活动期疾病进行治疗，尽力缓解患者的症状，然后集中精力寻找能够长期维持缓解的治疗方案。

（一）药物治疗

治疗方案应根据炎症的严重程度（轻、中、

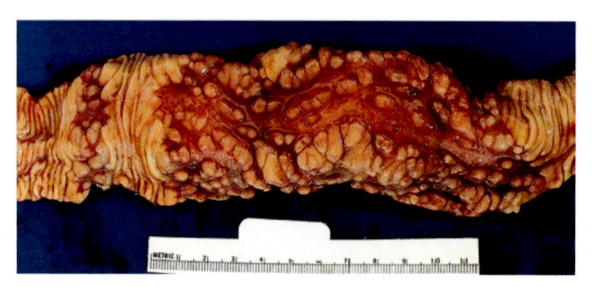

▲ 图 75-4　小肠切除术显示鹅卵石样溃疡
引自 Hart J. Non-neoplastic diseases of the small and large intestine. In：Silverberg SG，DeLellis RA，Frable WJ，et al.，eds. *Silverberg's Principles and Practice of Surgical Pathology and Cytopathology*. Vol 2. 4th ed. Edinburgh：Churchill Livingstone；2006：1391.

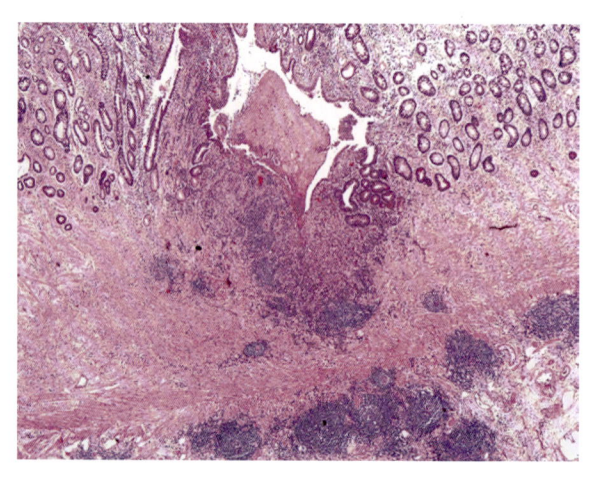

▲ 图 75-6　典型克罗恩病溃疡延伸至黏膜下层和周围的慢性炎症（**HE 染色**）
引自 Dilworth HP，Montgomery E，Iacobuzio-Donahue CA. Non-neoplastic and inflammatory disorders of the small intestine. In：Iacobuzio-Donahue CA，Montgomery E，eds. *Gastrointestinal and Liver Pathology*. Philadelphia：Churchill Livingstone；2005：172.

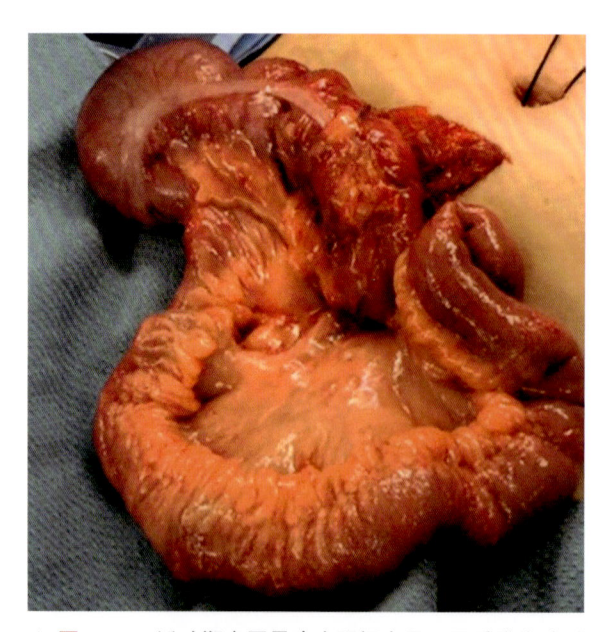

▲ 图 75-5　活动期克罗恩病小肠标本显示肠系膜脂肪延伸至肠浆膜表面，也称为"爬行脂肪"

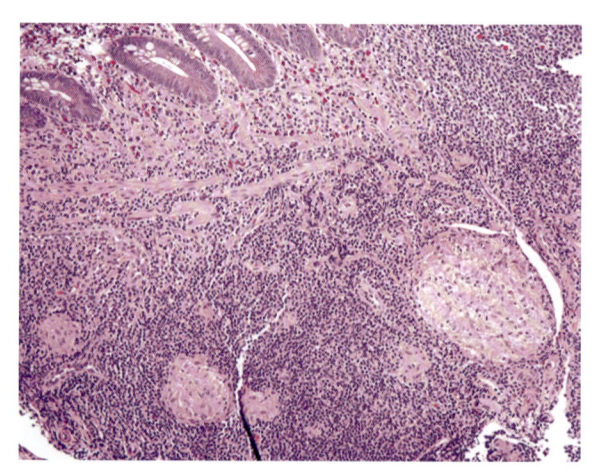

▲ 图 75-7　多发性黏膜下非干酪样肉芽肿，是克罗恩病的特异性病因（回肠活检，**HE 染色**）
引自 Dilworth HP，Montgomery E，Iacobuzio-Donahue CA. Non-neoplastic and inflammatory disorders of the small intestine. In：Iacobuzio-Donahue CA，Montgomery E，eds. *Gastrointestinal and Liver Pathology*. Philadelphia：Churchill Livingstone；2005：170.

重）和活动病灶的位置而定。用于描述疾病严重程度的正式分级系统包括克罗恩病活动指数（CDAI）和 Harvey-Bradshaw 指数（先前系统的简化版本）[52, 72]。CDAI 考虑了多个因素，包括患者报告的大便习性，过去 7 天内的平均腹痛等级，7 天内每天的总体健康状况，是否存在并发症，是否发现腹部肿块，是否存在贫血及体重变化。这两种量表均可简化为四个等级的疾病；无症状缓解、轻至中度克罗恩病、中度至重度克罗恩病和重度暴发型疾病（表75-1）。需要继续使用类固醇的无症状患者被称为"类固醇依赖"，不被视为已缓解。在治疗复发性病变时，除了症状的严重程度和病灶的位置外，还应考虑患者以往对不同药物治疗的反应。

治疗轻至中度克罗恩病有两种不同的治疗方案：逐步治疗和梯级治疗。逐步疗法是从效果最差的疗法开始，如果无效，就转向效果更强的疗法。药效较弱的疗法通常不良反应较小，这便是这种疾病传统上的治疗方法。最近，临床医生似乎倾向于自上而下的方法，即从更有效的疗法开始，如生物或免疫调节药治疗。现在，许多患者在服用糖皮质激素之前接受生物和免疫调节药治疗，以避免产生糖皮质激素依赖。

克罗恩病常用的药物治疗如下。
- 常规糖皮质激素：泼尼松。
- 非全身性糖皮质激素：布地奈德。
- 口服 5-氨基水杨酸酯：柳氮磺吡啶、美沙拉明。
- 抗生素：环丙沙星、甲硝唑。
- 免疫调节药：硫唑嘌呤、6-巯嘌呤、甲氨蝶呤。
- 生物疗法：英夫利昔单抗、阿达木单抗。

历史上，糖皮质激素一直用于治疗活动性疾病，目的是缓解症状。虽然类固醇在短期内似乎有效，但一些患者由于不能耐受严重的不良反应，另一些患者在多次治疗后症状可能减轻或没有改善（类固醇耐药患者），还有一些患者可能会对类固醇产生依赖，当逐渐减少使用类固醇时，疾病会重新发作。为了避免传统类固醇的这些影响，可以使用布地奈德。由于其广泛的肝首过，因此与标准口服皮质类固醇泼尼松相比，全身性类固醇作用较小。另外，这种药物在高达 70% 的患者中有效，并且已经发现在左结肠疾病患者中效果较差[73, 74]。由于类固醇的长期不良反应，这些药物不推荐用于长期维持治疗。

尽管历史上曾使用口服 5-氨基水杨酸，包括美沙拉明和柳氮磺吡啶来缓解克罗恩病的症状，但评估其疗效的研究却得出了不同的结果。专家们一致认为，这些药物在维持缓解方面不是非常有效，而且对于它们是否可用于活动性疾病的缓解也存在分歧[75, 76]。

抗生素已用于诱导轻度至中度克罗恩病的缓解治疗，可以单独或联合使用。甲硝唑和环丙沙星是目前最常用的两种抗生素。一项比较甲硝唑和安慰剂的试验发现，甲硝唑在诱导缓解方面优于安慰剂[77]；然而，与其他药物相比，

表 75-1　克罗恩病活动指数

症　状	严重程度	类　别
一般状况	良好，轻，中，重，极重	0～4
腹痛	无，轻微，严重	0～3
腹泻	—	每天 1 次
腹部肿块	无，疑似，明确，明确 + 敏感	0～3
并发症	关节痛，葡萄膜炎，结节性红斑，坏疽性脓皮病，口腔溃疡，肛裂，新发瘘管或脓肿	1 项

其疗效和安全性并没有那么理想[78]。同样，环丙沙星在诱导缓解方面也优于安慰剂，但与活性药物相比，结果也不理想[79, 80]。在许多机构中，联合使用这些药物来试图诱导缓解；目前，人们对胃肠道细菌的抗生素耐药性的关注正在增长。一些专家建议在未发现病原体、细菌过度生长或意外穿孔导致活动期症状的情况下，才将这些药物用于轻度症状患者的二线治疗方案。

上述治疗无效的患者则被归类为难治性克罗恩病，需要使用免疫调节剂或生物制剂进行更积极的治疗。此外，出现严重症状的克罗恩病患者可能需要在病程早期采用这些更积极的药物治疗（梯级疗法）。出现严重症状的患者应首先住院，除了肠休息疗法、肠外营养和水合作用外，还应给予静脉糖皮质激素。如果这些患者有腹部肿块，则建议使用广谱抗生素治疗潜在的脓肿或微穿孔，可通过横断面成像（通常为 CT 扫描）进行评估。

用于克罗恩病的免疫调节药包括硫唑嘌呤、6-巯基嘌呤和甲氨蝶呤。6-巯基嘌呤及其前药硫唑嘌呤可减少活性淋巴细胞的数量，从而减轻炎症反应。它们是嘌呤类抗代谢物的前体，可阻断有丝分裂活性淋巴细胞的增殖。多项研究已经证明了这些药物的有效性；然而，据报道，他们的效果需要 3~6 个月才能出现。这两类药物的不良反应包括骨髓抑制、感染风险增加、过敏反应和胰腺炎[81]。

甲氨蝶呤是另一种免疫调节药，它是二氢叶酸还原酶的竞争性抑制药。这种酶的抑制阻断了嘌呤和嘧啶的合成，影响了 DNA 的合成。与安慰剂相比，它已被证明在诱导克罗恩病缓解方面有效，并用于对类固醇和其他免疫调节药治疗有耐药性或不耐受的患者。据报道，这种药物需要 1~3 个月才能见效。甲氨蝶呤的不良反应包括肝毒性和恶心；同时，它也是一种致畸剂。

在美国用于治疗克罗恩病的生物制剂主要有英夫利昔单抗、阿达木单抗和赛妥珠单抗[83]。所有这些药物都有相同的作用机制，它们是 TNF-α 的抗体[83]。英夫利昔单抗是第一个用于克罗恩病的生物制剂，它的成功应用促进了新制剂更广泛的研制和开发。一项 Meta 分析显示，与安慰剂相比，使用抗肿瘤坏死因子生物制剂治疗的患者更有可能获得缓解[84]。治疗一次能达到缓解的患者有 8 人，治疗一次能防止复发的患者估计有 4 人[85]。虽然还没有进行过随机对照试验来比较这三种药物，然而，一些传言支持以下观点：英夫利昔单抗和阿达木单抗具有相似的疗效，而赛妥珠单抗在诱导缓解方面可能不太有效。

其他正在开发和越来越多地用于治疗克罗恩病的生物制剂包括 Natalizumab、Ustekinumab 和 Vedolizumab。Natalizumab 是针对 α4 整合素的人源化单克隆抗体；然而，目前它的不良反应限制了它的使用。Ustekinumab 是一种人免疫球蛋白 IgG1k 单克隆抗体，其通过抑制 T 细胞、自然杀伤细胞和抗原呈递细胞上的受体，阻断 IL-12 和 IL-23 的生物活性[86]。最后，Vedolizumab 是一种人源化抗 α4-β7 整合素单克隆抗体，2014 年获 FDA 批准用于治疗中度至重度克罗恩病[87]。

维持缓解 达到诱导缓解后，药物治疗的下一个目标是维持缓解。这虽然可以通过多种药物来实现；然而重要的是要考虑长期使用每种药物可能产生的不良反应。与安慰剂相比，每日服用硫唑嘌呤和 6-巯基嘌呤已被证明在药物诱导后维持缓解有效。停用这些药物后的复发率也不相同，有的连续 5 年没有复发，而有的继续治疗风险会增加 2~3 倍[88]。甲氨蝶呤在用于诱导缓解后也可用于维持缓解。该药物每周给药一次，并且应在开始长期治疗之前评估患者的肝病风险和怀孕意愿。

生物制剂越来越多地被用作维持治疗[88, 89]。然而，患者可能会对这些药物产生抗体，从而导致急性和迟发性超敏反应。输液中心应该配备处理这些潜在的危及生命的不良反应的设备。

第 75 章 克罗恩病及其外科治疗
Crohn Disease and Its Surgical Management

此外，也有报道称患者对英夫利昔单抗输注产生耐药性。不推荐用于维持治疗的药物治疗包括类固醇和 5- 氨基水杨酸。由于具有长期的不良反应，类固醇不推荐用于维持克罗恩病的缓解。布地奈德已被发现能延长复发时间；然而有研究表明，如果长期维持超过 6 个月则无效[90]。另外，5- 氨基水杨酸在维持治疗患者缓解方面的疗效也有限。

在为特定患者确定最佳的维持治疗方案时，临床医生必须考虑疗效、不良反应和费用。生物制剂通常比免疫调节药昂贵得多；不可避免的是，所有这些疗法都有毒性[91]。一些临床医生支持一项或多项药物治疗试验，以查看症状是否复发；但是，在这种情况下，应给患者严格的随访指导，并且随时要注意疾病复发的情况。

(二) 营养支持

营养支持是维持克罗恩病患者健康的重要组成部分。克罗恩病营养干预的目标包括最大限度地提高营养状况，保持足够的摄入量，以及避免可能导致症状发作的食物。确定患者营养健康状况的第一步是进行营养评估。评估应包括重点病史、体格检查、膳食摄入、能量消耗、身体组成和血清研究（如白蛋白、前白蛋白和铁检查）。

1. 营养不良 营养不良在克罗恩病患者中很常见，并且可能与厌食、腹痛和肠梗阻、吸收不良、药物作用，以及包括维生素 B_{12}（钴胺素）、钙、脂溶性维生素、叶酸、铁、硒和锌在内的新陈代谢需求增加有关，导致营养摄入减少。此外，广泛的末端回肠疾病或切除的患者可能会出现脂肪吸收不良。这些患者营养不良的后果是儿童的生长衰竭和青春期延迟、骨丢失、瘘管和伤口的延迟愈合，以及增加感染的易感性。

可通过口服、肠内或肠外途径向患者补充蛋白质、能量和微量元素。通常，由于与放置饲管和静脉通路有关的并发症，向患者提供营养的最佳方法是通过口服途径，然后是肠内喂养，最后是肠胃外途径。然而，如果患者不能忍受口服途径，则应通过可用途径提供营养。全肠外营养昂贵，并发症风险最高；因此，它的使用应限于有肠梗阻或高输出量瘘管的患者，以期在有限的时间内使用。而短肠综合征患者除外，他们无法通过口服和肠内方法获得维持自身所需的热量摄入。一些研究表明，术前肠外营养可纠正营养不足，改善手术效果；但术前全肠外营养的应用是有限的[92]。严重营养不良的患者应密切监测电解质，特别是磷酸盐水平，以避免再喂养综合征。

2. 营养主疗法 许多克罗恩病患者都因某种食物而导致疾病的发作。因此，许多临床医生建议患者进行禁食，以确定其他潜在的风险食物，可以长期避免[93]。相反，一些临床医生支持使用限制性饮食来减少碳水化合物、乳糖、蔗糖和加工食品的摄入量；然而，关于饮食限制的研究结果有好有坏。

一篇 Cochrane 对随机对照试验的评论报道，在诱导活动期克罗恩病缓解方面，肠内喂养的元素配方并不比非元素配方更有效[94]。此外，肠内营养在诱导缓解方面不如类固醇有效；然而，在诱导缓解活动性疾病方面，它似乎比安慰剂更有效。目前没有令人信服的证据表明高纤维饮食、益生菌、ω-3 多不饱和脂肪酸、谷氨酰胺补充剂或抗氧化剂会影响克罗恩病患者的病程。

(三) 手术治疗

在这一章中，我们将集中讨论涉及小肠的克罗恩病的外科治疗。如前所述，大多数克罗恩病患者小肠受累；因此，治疗克罗恩病患者的外科医生应该了解小肠克罗恩病手术干预的指征和目前用于确保患者得到适当治疗的手段（框 75-1）。粘连、营养不良和免疫抑制药治疗是影响手术的重要因素，但最重要的是了解克罗恩病是一种术后复发率高的慢性疾病。

> **框 75-1 克罗恩病的手术指征**
>
> - 纤维化性狭窄引起的梗阻
> - 未能用介入性放射技术解决的游离性或封闭性穿孔
> - 对药物治疗有耐药性的瘘管
> - 药物治疗失败
>   - 最大限度的药物治疗不能控制活动性疾病的症状
>   - 诱导缓解后,维持治疗失败,以保持缓解
>   - 或者出现显著的药物相关并发症
> - 其他罕见并发症
>   - 急性胃肠出血
>   - 癌症
>   - 中毒性巨结肠
>   - 生长迟缓

大多数克罗恩病患者需要了解外科医生提供的关于其疾病性质的相关信息。一项对克罗恩病患者的队列研究发现,57% 的患者至少需要一次手术切除。有趣的是,一项更具历史意义的队列研究发现,78% 的患者在出现症状 20 年后需要手术[53, 95]。近期手术干预率的下降可能反映了手术决策或药物治疗的改进及对免疫调节药和生物疗法更积极的应用。

1. 适应证 目前手术无法治愈克罗恩病。所有手术的目的都是为了治疗那些不能通过微创手段(内科或内镜治疗)治疗的并发症。因为疾病可能复发和需要再手术,所有的手术都应该以保留尽可能多的小肠长度为目标。以下是手术干预的适应证。

- 纤维化性狭窄引起的梗阻:检查整个小肠长度以确保所有梗阻都能被识别,以避免因漏诊而造成梗阻复发。当考虑狭窄成形术还是切除时,狭窄的数量、长度和位置应该成为手术决策的依据。所有重度肠梗阻患者在手术前都应进行减压和复苏。
- 穿孔:游离性穿孔是克罗恩病罕见的并发症,但却是一种外科急症。通常首先使用介入放射引流术和全身抗生素来最好地解决脓肿形成的穿孔,但通常需要随后的手术干预。
- 药物治疗耐药的瘘管:与克罗恩病相关的小肠瘘管往往对药物治疗耐药,因此常常需要手术闭合瘘管并移除底层病变的肠道。
- 药物治疗失败:①最大疗效的药物治疗不能控制活动性疾病的症状;②诱导缓解后,维持治疗未能保持缓解;③发生明显的药物相关并发症,药物治疗失败。药物治疗失败率可能会随着更有效的生物制剂的发展而降低。
- 其他并发症:胃肠道大出血、癌症、中毒性巨结肠和生长迟缓是不太常见的手术适应证。

2. 术前准备 为了确保克罗恩病手术治疗的患者获得最佳疗效,术前充分的准备是必不可少的。每位患者都应接受病史和体格检查,以评估合并症。在非紧急手术干预前应进行适当的辅助检查,以确保适当的风险分层。如前所述,应评估患者的营养状况,以确定是否需要在干预前纠正营养不良。如果患者的白蛋白水平低于 3.0g/dl,他们发生术后并发症(如伤口感染)的风险增加。口服和肠内补充是手术前优化营养状况的首选途径;然而,全肠外营养也可以帮助严重营养不良的患者。应该建议吸烟的患者戒烟,以降低他们的心血管风险,并降低手术后疾病复发的风险。

使用内镜和横断面成像(如 MR 或 CT 肠造影)相结合的方法对胃肠道进行完整的评估,可能需要在术前对所有受疾病影响的区域进行定位,以帮助制订手术计划。然而,无论术前检查结果如何,外科医生都应该在手术时检查整个小肠,以确保没有遗漏病变。此外,直接测量每个患者体内剩余小肠的长度也很有用,因为这对未来的手术决策很重要。值得注意的是,所有接受手术治疗的患者都应该给予足够的复苏、抗生素(用于治疗或预防)和血栓栓塞预防。小肠手术不需要肠道准备。

术前免疫抑制药物对手术结果的影响存在争议。除皮质类固醇外,大多数这些药物都可以在手术前安全停用,且患者没有任何不良反应。长期接受皮质类固醇治疗的患者应于围术期时给予适量类固醇激素,并且在术后逐渐减少使用[96]。

在获得接受克罗恩病手术的患者的同意时,

外科医生应该考虑是否有必要建立肠造口。否则会在紧急情况下会出现错误。对于选择性或不那么紧急的手术，患者应该与肠造口治疗师见面，在造口部位做标记，并接受造口护理的教育。不恰当的造口放置会使术后处理困难，在某些情况下会增加肠内容物渗漏到造口周围皮肤和（或）进入手术伤口的可能性。

七、操作策略及技术

（一）腹部切口

许多患者都适合腹腔镜手术，但是，无论是腹腔镜、腹腔镜辅助还是开放式手术，外科医生都应该注意腹部切口的位置，以便将来有可能再次手术。在克罗恩患者中，最合适的是剖腹中线切口或低位横向 Pfannenstiel 切口。与腹腔镜操作相结合时，Pfannenstiel 切口可以很好地进入小肠和盆腔结构，同时提供良好的美容效果和低疝率（0%～3.7%vs. 标准中线开腹高达42%）[97, 98]。

（二）腹部探查及鉴别病变节段

对整个腹腔进行评估，以确定胃肠道的所有病变部分，包括狭窄、穿孔、脓肿、肿块和瘘管区域。由于肠壁和邻近肠系膜增厚、浆膜充血和脂肪蠕动（肠系膜脂肪延伸到肠壁浆膜表面），活动期克罗恩病变很容易被发现。然而，细微的病变可能较难识别，需要仔细的视觉检查、触诊，在某些情况下需要通过腔内球囊排除细微的狭窄区域。

（三）狭窄肠段的处理：切除与狭窄成形术

因纤维狭窄病变而出现梗阻症状的患者通常需要手术干预来缓解症状。缓解这些梗阻性病变的手术大致分为肠切除术和非肠切除术。因为这些病变可能会复发，所以外科医生必须考虑出在保留肠管长度的同时减轻患者症状的最佳方法。出于对医源性短肠综合征的恐惧，外科医生开发了在这种临床环境下保护肠道的技术。这种注意保留肠道长度的意识导致了很好的结果，在一项队列研究中，只有5%的患者残留肠小于180cm，只有1.5%的患者需要全肠外营养[99]。

狭窄成形术在克罗恩病中的应用最早是由 Lee 和 Papaioannou 于 1982 年提出的[100]。多个使用该技术的临床案例证实了它在克罗恩狭窄治疗中既安全又有效（图75-8）。此外，与切除相比，这种技术的疾病复发风险似乎没有改变，这是许多临床医生之前所担心的[101]。

狭窄成形术通常被认为是治疗克罗恩狭窄的首选方法，但有炎症/感染、较大的蜂窝织炎、特定节段内狭窄的长度或数量使切除成为更好的选择或存在癌的情况时则不适用。

1. 狭窄成形术　狭窄成形术的两种主要类型是 Heineke-Mikulicz 技术和侧侧吻合技术。在决定使用何种技术时，必须考虑狭窄的长度。较短的狭窄（＜10cm）更适合于 Heineke-Mikulicz 技术。较长的狭窄（＞10cm）或在狭窄的病变处有多发病灶则更适合侧侧吻合技术。Finney 狭窄成形术通常推荐用于 10～15cm 的狭窄，而 Michelassi 技术通常用于较长的病变节段[101-103]。

以下是对 Heineke-Mikulicz 狭窄成形术及其变化的总结。

- Heineke-Mikulicz 狭窄成形术：该技术包括对狭窄肠的肠系膜壁进行纵向切开，并重

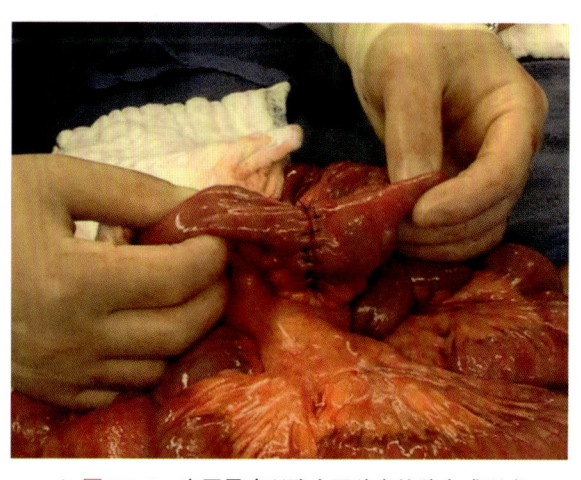

▲ 图 75-8　克罗恩病所致小肠狭窄的狭窄成形术

新定位切口，使其横向闭合以扩大狭窄的肠管，在浆肌膜间用可吸收缝线间断缝合（图75-9）。

- Judd狭窄成形术：对一小部分肠壁进行纵向椭圆切除术，然后横切关闭肠壁以扩大肠管狭窄。当在一个短的狭窄内存在一小块渗透区域或损坏的管壁时，这种技术是最有用的（图75-10）。
- Moskel-Walske-Neumayer狭窄成形术：做Y形小肠切开术，横切封闭肠壁。这减少了缝合线的张力，在直径不匹配的情况下最有用，如狭窄前扩张的病变（图75-11）。

侧侧吻合术对长狭窄最有效。

- Finney狭窄成形术：进行单次肠系膜纵向小肠切开术，通过形成U形弯曲将肠侧侧切开。尽管也可以使用线性吻合装置，但还是使用标准缝合技术从后壁开始闭合肠管（图75-12）。
- Jaboulay狭窄成形术：两个单独的肠系膜纵向小肠切开术，使肠最狭窄的部分关闭，然后，通过类似Finney技术的U形弯曲，将肠子从一边到另一边定向。然后使用缝合或吻合器技术闭合肠，形成侧侧肠造口术（图75-13）。
- Michelassi（或侧侧吻合）狭窄成形术：

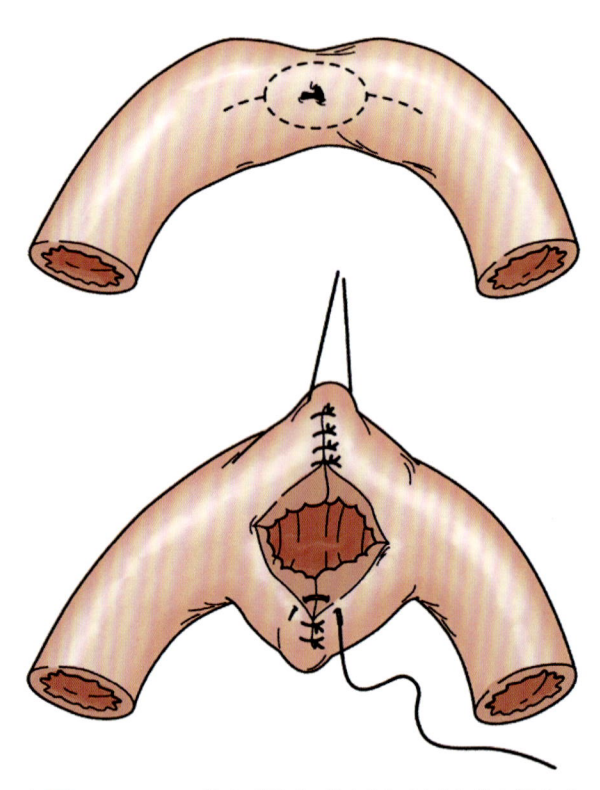

▲ 图75-10 Judd狭窄成形术：纵向肠切开术和横向闭合术
引自 Michelassi F, Hurst RD. Stricturoplasty in Crohn's disease. In: Cameron JL, ed. *Current Surgical Therapy*. 8th ed. Philadelphia: Mosby; 2004: 134.

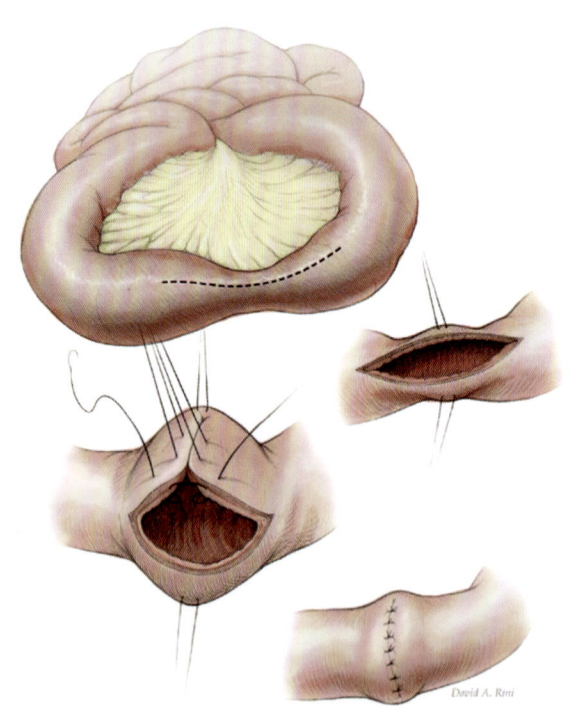

▲ 图75-9 Heineke-Mikulicz狭窄成形术：在狭窄处进行纵向肠切开术，然后进行横向闭合术
引自 Talamini M. Stricturoplasty in Crohn's disease. In: Cameron JL, ed. *Current Surgical Therapy*. 8th ed. Philadelphia: Mosby; 2004: 117.

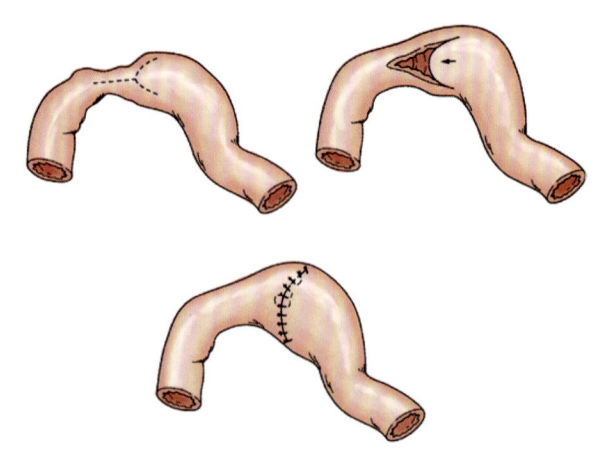

▲ 图75-11 Moskel-Walske-Neumayer狭窄成形术：Y形肠切开术和横向闭合术
引自 Michelassi F, Hurst RD. Stricturoplasty in Crohn's disease. In: Cameron JL, ed. *Current Surgical Therapy*. 7th ed. St Louis: Mosby; 2001: 134.

首先在受累段的中点分割小肠肠系膜，然后使用非创伤性肠夹将肠道分离，将近端肠襻置于远端肠襻之上。然后进行肠系膜小肠切开术，小肠末端逐渐变细，以避免形成盲袋。再用两层封闭的方法封闭肠，形成一个肠肠造口术。这种非传统的技术只能在对短肠综合征有严重担忧时使用（图 75-14）。

2. 肠切除吻合技术　当外科医生确定需要切除的病变肠段时，他们必须首先确定疾病的近端和远端范围。前瞻性随机试验清楚地表明，在严重病变肠段以外进行大范围切除对疾病复发没有益处，因此应该避免。病变的肠段可以用夹子切割，也可以用线性切割的胃肠吻合器。如果肠因梗阻病变而扩张，则在分隔肠之前有必要对肠进行减压。为了给肠道减压，应该用非创伤性肠夹钳将肠道内容物从病变区域挤出，并固定在适当的位置。然后进行控制性小肠切开术，并对肠道内容物进行真空抽吸。病变肠被缝合后，应注意将其与肠系膜分开。活动期克罗恩病变通常与肠系膜增厚、缩短和充血有关，通常需要缝合结扎，而不是简单的手术结扎。

在切除肠病变部分后，外科医生必须决定是否最适合进行原发性吻合术，即使用环型造口和末端造口进行一期吻合。这一决定取决于几个因素，包括：患者的稳定性及营养状况，使用类固醇和其他药物情况，将用于吻合的肠

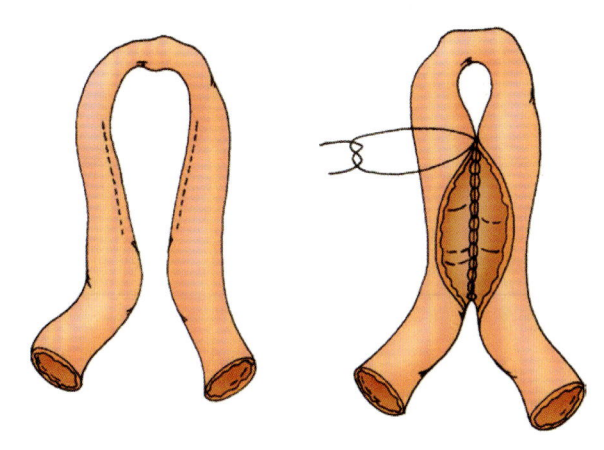

▲ 图 75-13　**Jaboulay 狭窄成形术：两个单独的肠切开术，左右闭合**
改编自 Tichansky D, Cagir B, Yoo E, Marcus SM, Fry RD. Strictureplasty for Crohn's disease : meta-analysis. *Dis Colon Rectum*. 2000；43：911.

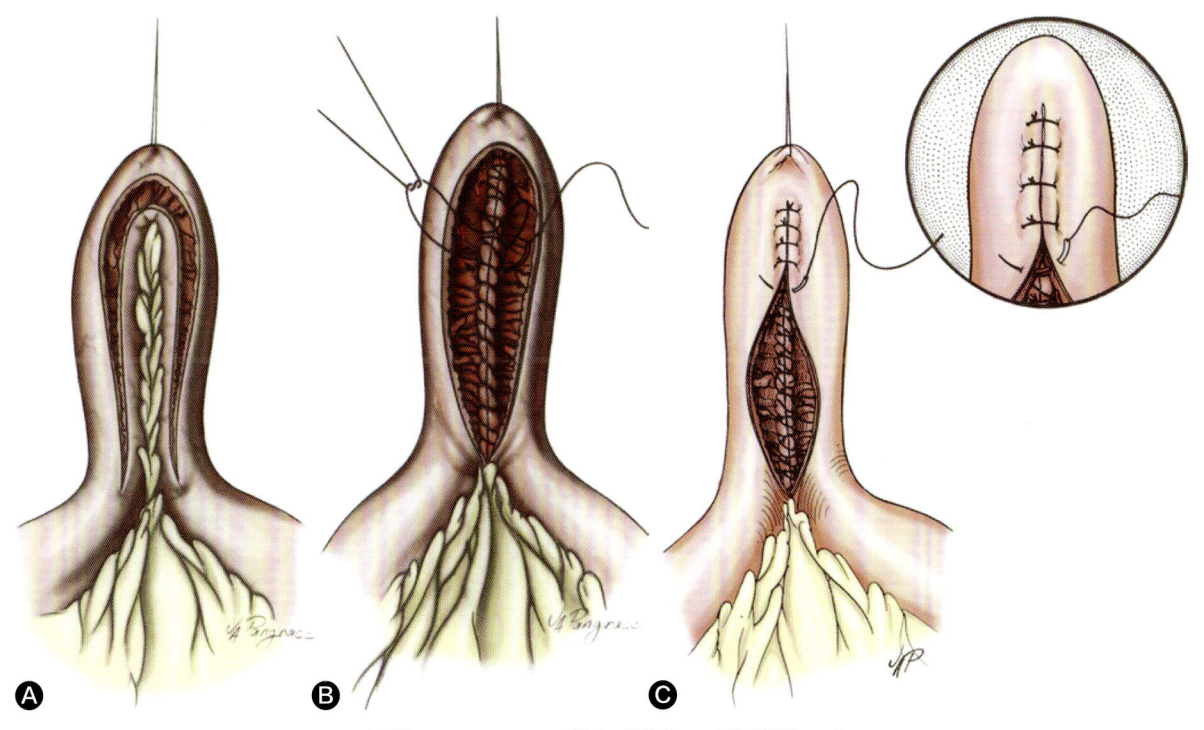

▲ 图 75-12　**Finney 狭窄成形术：U 型肠管造口术**
A. 行纵向小肠切开术；B. 使用标准的缝合技术闭合肠后壁；C. 关闭前壁，使小肠切开术完全关闭（引自 Talamini M. Stricturoplasty in Crohn's disease. In : Cameron JL, ed. *Current Surgical Therapy*. 8th ed. Philadelphia : Mosby；2004；118.）

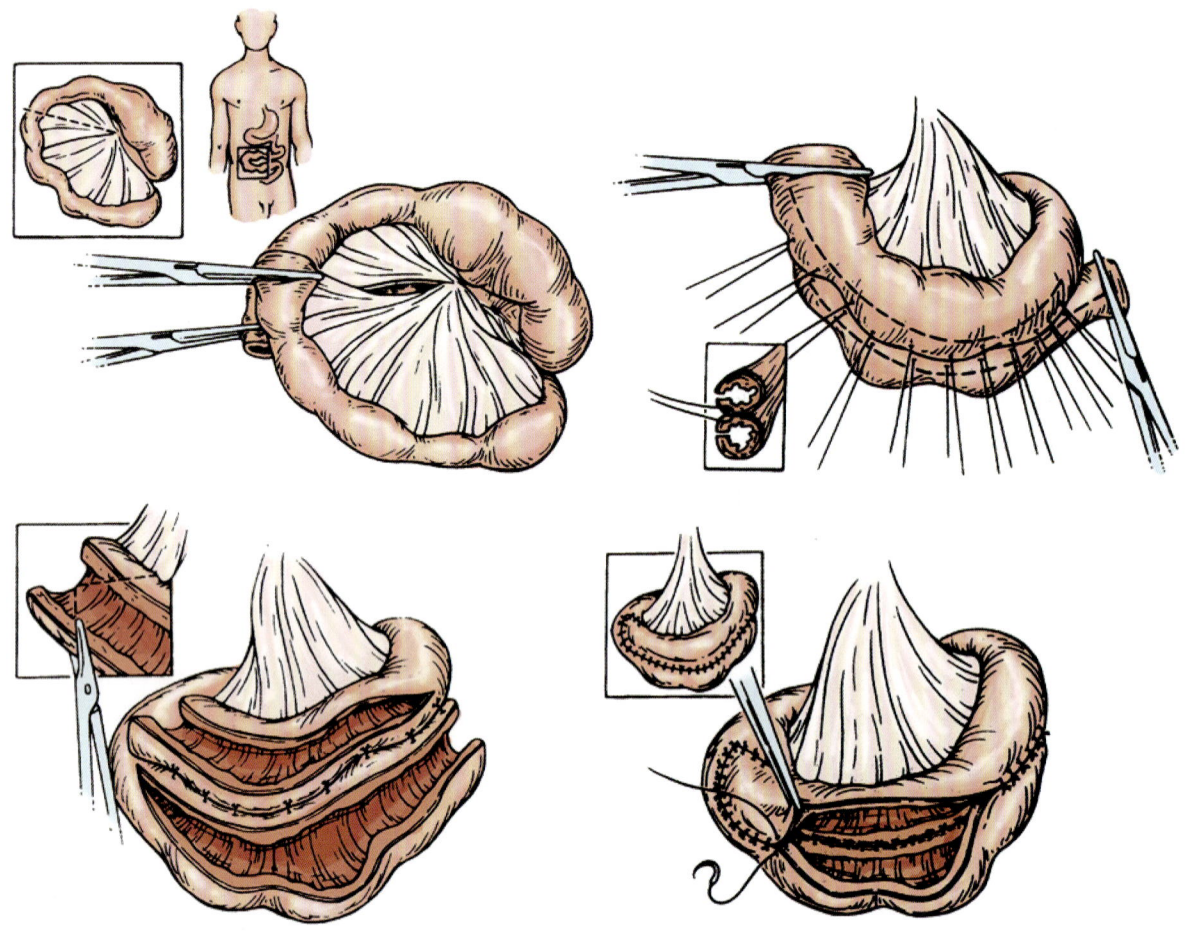

▲ 图 75-14　Michelassi 狭窄成形术：侧侧等距狭窄成形术采用长侧侧肠造口术

引自 Michelassi F，Hurst RD. Stricturoplasty in Crohn's disease. In：Cameron JL，ed. *Current Surgical Therapy*. 7th ed. St Louis：Mosby；2001：136.

的状况和腹部的一般情况。所有这些因素都会影响患者发生脓毒症并发症，如脓肿或吻合口瘘。一般情况下，小肠到小肠或回肠吻合的风险相当低，所以只在极少数情况下需要造口。

如果外科医生决定进行吻合术，克罗恩病小肠病变吻合术的考虑与所有小肠吻合术的考虑相似：保证充足的血供，保证吻合口无张力，考虑近端和远端肠管内径，避免远端梗阻。最后一个因素在克罗恩病中特别重要，由于术后腔内压力增加，远端病变可能使近端吻合有瘘的风险。吻合器和手缝吻合术的决定通常是基于操作者的偏好；然而，有报道称功能性端端吻合器要优于其他吻合器或手缝吻合技术。此技术的其他支持包括它可以在不同口径的肠上进行操作的能力。

（四）气孔形成

正如前面所讨论的，最好是在手术前为患者做好需要造口的准备。让患者与造口治疗师交流可以帮助患者了解造口护理的内容，并提供造口部位标记，从而避免在手术室中出现错位。在克罗恩病患者中产生的大多数造瘘口是暂时性的；然而，如果造口位置不佳，会给患者带来日常不便，并可能增加伤口并发症的风险。

为减少疝形成的风险，造瘘口应位于腹直肌内。理想情况下，该部位应无瘢痕，且离肋骨和髂骨有一定距离。大多数造口治疗师会标记一些理想造口部位；考虑到手术所需的切口，应由外科医生选择适合患者的部位。如果在手术前患者与造口治疗师没有时间见面，外科医生应该在患者能够自由坐卧的时候考虑可选的部位。这在肥胖个体中尤其重要，因为要避免造口器具附着的皮肤褶皱或突起的情况。

为克罗恩病患者创建气孔的技术与其他患者相同。迅速切除直径约 2cm 的皮肤，并将皮下脂肪打开至直肌筋膜水平。然后在腹直肌鞘做十字切口，扩张直肌暴露后鞘，然后打开后鞘显露腹膜。用十字切口打开腹膜，扩张肠系膜，创造一个足够大的开口，使肠系膜和肠系膜能够通过。腹部切口闭合后，肠系膜应朝向头位；造口用 Brooke 式可吸收缝线缝合，确保至少有 2cm 的肠外翻突出于腹壁，以减少皮肤暴露于肠内容物的风险。

（五）旁路手术

肠旁路手术很少用于治疗空肠或回肠的克罗恩病病变。然而，胃空肠吻合术或十二指肠空肠吻合术旁路手术常被用于治疗十二指肠克罗恩病变。

（六）微创手术治疗克罗恩病

与克罗恩病相关的病理情况对试图使用微创技术（包括腹腔镜、机器人和自然孔道技术）的外科医生来说是一个独特的挑战。严重的炎症导致组织脆弱，这很难用腹腔镜器械处理，增厚的肠系膜会给肠蠕动带来影响，并且先前的手术会使顺利进入腹腔变得困难。尽管存在这些挑战，但在其他腹部手术中观察到的微创手术的有利结果，包括减少术后肺部并发症、术后肠梗阻、缩短住院时间和改善美容效果，都不应被忽视。与其他腹部手术类似，外科医生在使用微创技术时必须考虑到患者的安全，如果该方法似乎不可行或不符合患者的最佳利益，则必须准备好转换到开放式手术。克罗恩病微创手术的禁忌证在不断增加，因为外科医生对他们使用这些手术方法的技术能力感到更加满意。该领域专家一致同意的一些禁忌证包括：未纠正的凝血病、门静脉高压引起的腹腔内静脉曲张、密集的腹腔内粘连或多次开放性腹部手术史、弥漫性腹膜炎和伴有大规模肠道扩张的严重梗阻（框 75-2）[104]。

框 75-2　微创手术治疗克罗恩病的禁忌证

- 未纠正的凝血病
- 门静脉高压引起的腹内静脉曲张
- 密集的腹内粘连或多次开放性腹部手术史
- 弥漫性腹膜炎
- 严重梗阻伴肠大面积扩张

八、小肠克罗恩病并发症的治疗

正如本章前面所讨论的，维也纳分类系统根据疾病性质（炎症、狭窄和穿透）、年龄（＜ 40 岁或≥ 40 岁）和疾病部位（末端回肠、结肠、回肠、上消化道）将克罗恩病患者分为若干亚类[61]。这种分类方案使临床医生和研究人员能够更详细地了解这种疾病的自然病程和治疗结果。外科治疗的需要似乎最依赖于疾病表现，包括狭窄和穿透亚组。这两个高危亚组的并发症将是下文的重点。

（一）狭窄性疾病

狭窄性疾病会导致一系列严重的症状，从慢性低位阻塞到急性高位阻塞或完全阻塞。因此患者可能会出现对固体和液体不耐受的慢性间歇性症状，或者出现腹痛、恶心、呕吐、腹胀和潜在梗阻的急性症状。随着时间的推移，慢性狭窄更有可能导致厌食、体重减轻、发育不良和营养不良，因此需要住院治疗，包括内科和（或）外科治疗。如果检查时没有发现肠损伤或腹膜炎的迹象，有梗阻性症状的患者应首先进行肠休息、鼻胃减压和复苏治疗。应进行内镜或对比成像研究评估狭窄区域的炎症。如果炎症是导致狭窄的原因，积极的药物治疗可以避免手术干预。间歇性轻度梗阻症状的患者建议吃低残留饮食，以减少部分肠梗阻的发生率。然而，这些患者中的许多人在多数情况下需要手术干预。完全性肠梗阻的患者也需要手术干预。

如前一节所述，肠狭窄可通过肠切除术或狭窄成形术治疗。外科医生应考虑狭窄处周围肠道的健康状况、剩余肠道的总长度、患者的营养状况、最近使用的类固醇或生物治疗，以及是否存在其他病变（如蜂窝织炎、脓肿或瘘管）。

（二）穿透性疾病：肠瘘和穿孔

克罗恩病穿透型患者有形成瘘管和穿孔的风险。本章将重点介绍小肠克罗恩病瘘管的治疗；然而，肛周瘘在本病中更为常见。瘘管以它们连接的器官命名，如小肠到小肠（肠肠瘘）；小肠到结肠（肠结肠瘘）；小肠通往泌尿生殖道的任何部分，包括膀胱（肠膀胱瘘）、输尿管（肠输尿管瘘）和阴道（肠阴道瘘）；小肠到皮肤（肠皮肤瘘）。基于人群的队列研究发现，35%的克罗恩病患者出现瘘管，其中约 2/3 为肛周瘘管[105, 106]。瘘管无症状或经保守治疗可痊愈。瘘管可导致并发症，包括腹泻或吸收不良（由于细菌过度生长或绕过大肠段）或感染（由于与泌尿生殖系统相通）。由于外引流，瘘管也可能导致患者生活质量的显著降低，这对患者来说很难管理。

以往瘘管的治疗包括通过加强营养以促进愈合的支持性护理和外引流瘘管周围的伤口护理。随着免疫调节药和生物制剂的引入，这种疾病的治疗有了很大的进步。英夫利昔单抗、硫唑嘌呤和 6- 巯基嘌呤已被确定为克罗恩病相关瘘管的标准治疗方法。一项比较生物疗法和安慰剂的 Meta 分析发现，在试验期间，瘘管的愈合有显著改善[85]。然而，应该指出的是，大多数生物治疗用于肛周瘘，而不是小肠瘘。同样需要注意的是，狭窄性病变引起瘘管远端梗阻将导致瘘管无法愈合。

1.肠肠瘘 单发肠瘘发生在肠短段之间，通常是无症状的，只是在影像学检查或腹部探查时偶然发现（图 75-15）。这些瘘本身不需要

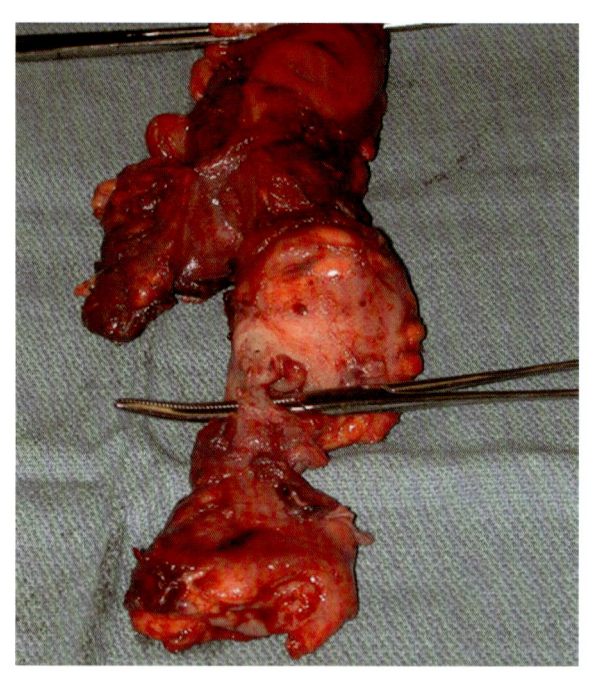

▲ 图 75-15 活动性克罗恩病患者小肠标本中发现小肠瘘

任何特殊的干预，但若伴有严重的基础疾病时，则需要手术干预。由于绕过正常肠段较长，肠肠瘘很少导致吸收不良和腹泻。小肠瘘的手术方法是切除病变部分，并主要修复参与造瘘过程的"无辜旁观者"肠。回盲瘘的表现类似，应以同样的方式治疗。

2.回肠乙状结肠瘘 在克罗恩病患者中，小肠（通常是回肠末端）和乙状结肠之间的瘘管发生率高达 6%，这些可能是无症状的，也可能导致腹痛、腹泻和吸收不良等症状。这些瘘可能很难在内镜或影像学检查中发现。这些瘘管的治疗包括将小肠与乙状结肠分离，切除病变回肠，并在不受固有活性克罗恩病影响的情况下对结肠进行一期闭合。乙状结肠很少有活跃期伴结肠壁僵硬增厚，若有这种情况需要手术切除。如果切除了乙状结肠，通常可以进行原发性吻合术，无论伴或不伴近端转移情况。决定进行近端转移处理应基于前面讨论的相同因素。

3.肠膀胱瘘和肠输尿管瘘 在克罗恩病患者中，从回肠、结肠或直肠到泌尿生殖系统的瘘发生率为 1%～8%。与肠肠瘘不同的是，这

些瘘管通常有症状，并且很少在没有手术的情况下愈合。在明确诊断克罗恩病后，患者通常表现为排尿困难、尿急、尿频、耻骨上不适、气尿或粪尿。诊断通常通过膀胱镜或X线片（如小肠钡剂、CT灌肠或MR灌肠）。膀胱顶是最常见的受累部位，最终的治疗通常需要手术治疗。首先，将膀胱和肠之间的连接分开并切除病变肠，然后首先清除并封闭膀胱中的开口。术后将Foley导管留在原处（通常持续10～14天）以排空膀胱并减少修复时的张力[106,107]。

4. 肠生殖器瘘 女性肠生殖道瘘比男性多见，通常发生在直肠和阴道之间，但有些患者也会发生肠阴道瘘、肠输卵管瘘和肠外瘘。症状包括有恶臭的阴道分泌物和从阴道排出的空气或粪便。与其他小肠瘘一样，如果在技术上可行，则首先将瘘管分开，然后对生殖道的开口进行清扫并基本封闭。在决定切除有关生殖器官时，应考虑到可能发生的生殖、内分泌和性功能障碍。这在治疗育龄女性方面特别重要，应该成为知情同意讨论的一部分。若没有造口的必要，应切除病变小肠并进行吻合[105]。

5. 小肠皮肤瘘 在克罗恩病中，自发性小肠皮肤瘘很少发生，但当它们发生时，通常与非侵袭性和严重的疾病表型相关。大多数肠皮肤瘘是术后并发症，通常通过手术伤口引流。这种瘘通常是吻合口瘘的结果，但也可能是由于未被认识的肠损伤。这两种类型的瘘的自然病史和治疗建议差异很大。由穿透性克罗恩病引起的自发性瘘管很少会自行愈合。免疫调节药和生物制剂可能有一些益处；然而，手术干预往往需要达到闭合。值得注意的是，如果有并发症，如远端梗阻、瘘管输出量高或伤口难以处理，手术治疗不应延迟。

相反，传统的瘘管治疗对手术并发症继发的肠皮肤瘘效果较好，没有活动性克罗恩病的影响，肠本质上是正常的。长、低输出的瘘管可能需要非手术保守治疗，而短、高输出的瘘管更可能需要手术治疗。与先前针对瘘管疾病的外科手术类似，手术管理包括瘘管的分割、患病肠的切除和瘘管的清创术[108]。

（三）穿孔：脓肿和游离穿孔

克罗恩病的穿孔亚型通常表现为急性腹痛和发热。治疗这些患者的目标是充分的复苏和病因控制。

1. 脓肿 多达1/3的克罗恩病患者在病程中的某个时刻会出现脓肿。与其他外科脓肿患者不同，克罗恩病患者由于使用了类固醇、免疫调节药和生物制剂，症状可能很少。然而，一些患者会表现出典型的腹腔内感染的体征和症状：腹痛、压痛、发热、肠梗阻和潜在的可触及肿块。横断面成像应用于辅助诊断。脓肿的穿刺引流应根据脓肿的位置和介入放射技师的操作而定。在这个介入放射学先进的时代，与克罗恩病相关的腹腔脓肿很少需要开放手术引流（图75-16）。对于活动期克罗恩患者应开始药物治疗，并给予充分的复苏、抗生素和营养支持治疗，并密切监测全身感染的体征[109]。

2. 游离穿孔 虽然游离穿孔比较罕见，但克罗恩病患者确实会发生。它最常见于并发中毒性结肠炎、远端梗阻、癌症或通过手术或内镜干预后出现并发症的患者。慢性免疫抑制的患者，如采取过类固醇、免疫调节药和生物疗法，可能表现出最小的症状，因此服用这些药

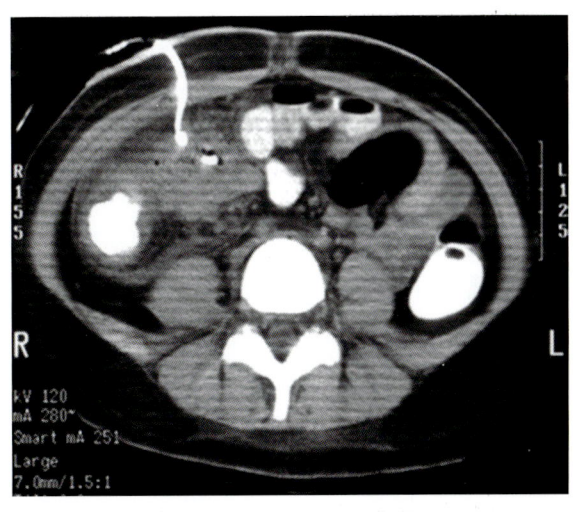

▲ 图75-16 利用介入放射学成功放置腹腔内脓肿引流管

物的患者需要高度怀疑。腹部 X 线片可以显示游离空气，在某些情况下可能是唯一适合的影像学检查，因为该情况患者需接受紧急剖腹手术。在其他情况下，横断面成像可能适合更好地定义疾病的过程，并确定是否需要紧急探查。

当怀疑有游离穿孔时，通常需要紧急手术探查，这些患者也应接受足够的液体治疗，及时使用广谱抗生素，并在适当情况下使用应激剂量类固醇。在切开之前，外科医生应该标记患者，以确定是否可以放置造口。进入腹腔后，应确定穿孔的来源。胃或十二指肠穿孔的清创术和初级修复通常就足够了，大多数空肠或回肠穿孔均可进行原发性吻合切除术。如果患者有慢性免疫抑制、营养不良或血流动力学不稳定，伴有环或末梢气孔的近端转移情况也应该考虑。

九、小肠克罗恩病外科治疗的其他问题

（一）十二指肠克罗恩病

症状性十二指肠克罗恩病很少见。十二指肠病变患者表现为消化不良或上腹痛、厌食和梗阻症状（如早期饱腹、恶心、呕吐和体重减轻）。十二指肠疾病包括炎性病变、狭窄和瘘管，长期疾病会增加十二指肠癌的风险。由于十二指肠克罗恩病比较罕见，对其药物治疗的研究较少；然而，对于更远端疾病的建议是类似的：①对活动期克罗恩病进行药物治疗；②提供营养支持；③通常经皮引流脓肿以控制源头。十二指肠瘘应先清理瘘管，切除其他病变的肠，然后再取十二指肠开口。原发性十二指肠纵向闭合可导致狭窄，因此，瘘管或狭窄手术后关闭十二指肠应采用 Heineke-Mikulicz 技术，如有需要，可采用十二指肠空肠吻合术、胃空肠吻合术或 Roux-en-Y 吻合术进行旁路手术[110]。

（二）输尿管梗阻

克罗恩病患者的输尿管梗阻可因回肠末端切除术后结石形成而发生，但更常见的是由于邻近炎症过程累及的结石性梗阻。结石性梗阻的症状包括尿频和尿急、腹痛和发热。患者也可能出现可触及的腹部肿块。应进行尿分析和尿培养，但通常是正常的，泌尿生殖系统轴位显像显示输尿管狭窄伴上端扩张。它常并发回盲部疾病（右侧梗阻更常见）。治疗包括克罗恩病的药物治疗和输尿管支架置入术（如果有明显的梗阻存在），以及脓肿经皮引流。如果非手术治疗失败，应行病变肠切除和输尿管松解术[107]。

（三）手术后护理

克罗恩病手术患者的术后护理与其他胃肠道手术患者的护理相似。具体来说，在远端手术中常规使用鼻胃引流管并无明显益处，而在上消化道手术中使用腹腔引流通常也取决于外科医生。围术期使用应激剂量类固醇的患者应该长期使用全身类固醇，然后应该尽快逐渐减少。

十、长期管理

该疾病的慢性和复发性应向患者告知。高达 80% 的患者在肠切除术后 1 年有内镜证据表明疾病复发，大多数患者（60%）在初次手术后 10 年有复发症状。对于有改道造口的患者，在肠道血流恢复后复发的可能性增加。预防疾病复发比尝试治疗活动性疾病更可取；因此，患者应该进行风险分层，并接受适合其风险状况的药物治疗。图 75-17 给出了降低复发风险的治疗方案。

术后治疗应根据每个患者的病程特点进行调整。克罗恩病患者有三种风险类别：低、中、高风险。患者必须得到明确的随访指导，以确保根据临床症状或内镜下复发证据监测和改进治疗。内镜检查应每隔 6~12 个月进行一次，并使用前面章节所述的评分方式对内镜检查结果进行客观评估（图 75-18）。在术后患者中，

第 75 章 克罗恩病及其外科治疗
Crohn Disease and Its Surgical Management

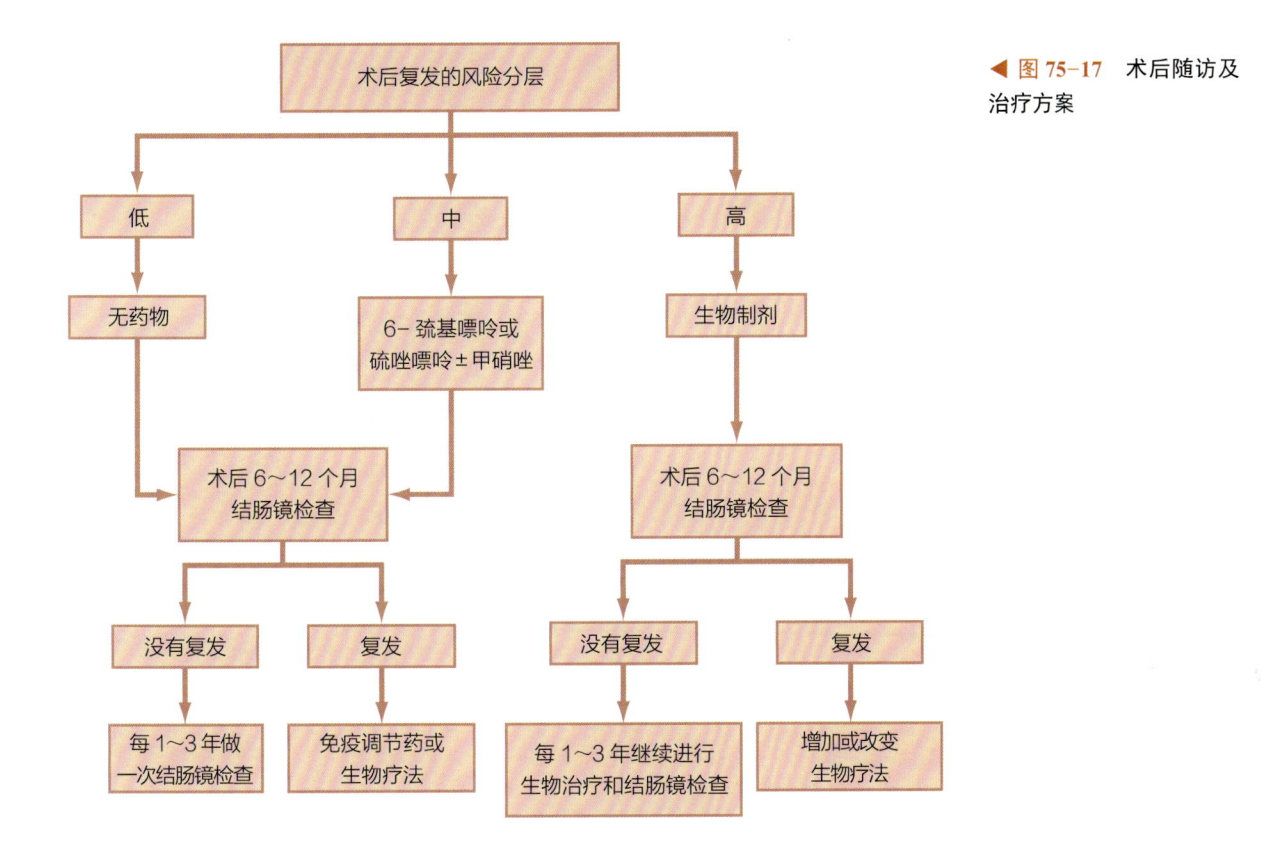

◀ 图 75-17 术后随访及治疗方案

▲ 图 75-18 初次切除后 3 个月内镜检查发现复发性克罗恩病伴回肠新末端多发溃疡
A. 内镜检查发现多发溃疡；B. 内镜检查发现回肠新末端克罗恩病复发（引自 Krok KL, Lichtenstein GR. Inflammatory bowel disease. In：Ginsberg GG, Kochman ML, Norton ID, et al., eds. *Clinical Gastrointestinal Endoscopy*. Philadelphia：Saunders；2005：317.）

Rutgeerts 评分应用于在术后过程中内镜下对患者进行风险分层（表 75-2）。Rutgeerts 评分 < 2 分预测疾病复发 < 10%，而评分为 3 分和 4 分预测更高的复发率（50% 或 100%）[65]。

表 75-2 Rutgeerts 内镜风险分层评分

级别	定 义	预计 3 年复发风险（%）
i0	没有损伤	＜ 10
i1	≤ 5 口疮病变	＜ 10
i2	＞5 个黏膜正常的口疮病灶或较大病灶，或局限于回肠结肠吻合处的病灶（即＜ 1cm）	15～20
i3	弥漫性口疮回肠炎伴弥漫性黏膜炎症	40
i4	弥漫性炎症伴扩大的溃疡、结节和（或）狭窄	90

（一）复发的危险因素

与疾病复发相关的危险因素包括早期发病年龄、穿透性疾病表型、吸烟和广泛的疾病［＞100cm 和（或）多个疾病部位］。有迹象表明某些基因突变（如 *NOD2/CARD15* 基因）会增加复发风险；然而，这并没有在临床环境中进行常规测试。Rutgeerts 内镜复发评分也与未来临床和手术复发的可能性相关。当推荐一个患者的治疗疗程时，所有这些因素都应该被外科医生和胃肠病学家考虑。在可改变因素方面，根据对克罗恩病患者的 Meta 分析，术后吸烟可使术后疾病复发的风险增加 2.5 倍，因此所有克罗恩病患者都应建议戒烟[111, 112]。

（二）预防复发的药物

Cochrane 的一项综述发现，与安慰剂相比，使用 5- 氨基水杨酸和 6- 巯基嘌呤/硫唑嘌呤可显著降低术后复发的相对风险，但越来越多的有力证据表明，生物制剂在预防术后复发方面更有效[113, 114]。一项对 33 例患者的研究发现，使用英夫利昔单抗和甲氨蝶呤治疗 2 年后没有患者（0/17）复发，而单独使用美沙拉明的患者中有 75%（12/16）复发。另一项对 24 例患者进行的随机试验发现，术后预防性使用英夫利昔单抗患者经组织学和内镜检查后 1 年复发率显著降低。

（三）癌症监测

在与克罗恩病相关的慢性炎症区域，包括小肠和结肠，与癌症的形成有明确的联系。此外，肛门和皮肤的鳞状细胞癌、十二指肠肿瘤和睾丸癌是克罗恩病患者人群中发病率较高的最常报道的癌症。此外，硫嘌呤是一种常见的 IBD 治疗，但它与淋巴增生性疾病的风险增加相关[115, 116]。

第76章
胃、十二指肠和小肠瘘
Gastric, Duodenal, and Small Intestinal Fistulas

Michael S. Nussbaum　David W. McFadden　著
李玉民　刘小康　张 凡　译

摘要

瘘管是两个上皮组织之间的异常通道。在过去的半个世纪，与胃肠道瘘相关死亡率已经从40%～60%下降到15%～20%。预后的改善归因于液体和电解质、酸碱平衡知识和治疗、血液管理、重症监护、抗生素治疗和营养管理等方面的进步。肠瘘的处理给外科医生带来了多种挑战。慎重对待肠瘘患者的生理、新陈代谢和免疫紊乱。采用一种系统的和容错的方法，进行稳定性的、学术研究、精心安排的内科外科治疗，大部分患者能够成功愈合。

关键词： 瘘管；克罗恩病；肠外瘘；生长抑素；肠衰竭；肠移植

既往，营养不良和电解质失衡是影响肠瘘患者主要的死亡原因，目前死亡率主要归因于无法控制的脓毒症及其相关的营养不良，80%肠瘘管患者死因归于脓毒症[2]。自发性瘘占胃肠道瘘的15%～25%，发病原因包括辐射性肠病、炎症性肠病、憩室病、阑尾炎、缺血性肠病、胃或十二指肠溃疡穿孔、胰腺和妇科恶性肿瘤，以及肠道放线菌病或结核病。大多数（75%～85%）的胃肠道瘘是医源性的，包括手术并发症和手术损伤。病因包括吻合口裂开、术中对肠道或其血供的损伤、留置引流管的腐蚀、保留缝合线或网片、腹部缝合过程中穿过肠道的错位缝合线。其他可能引起肠瘘的并发症包括腹腔内出血、脓肿形成伴或不伴缝合线裂开。经皮脓肿引流后也可能会形成瘘管。

胃肠道瘘治疗成功的关键原则是强化对该疾病的认识，控制感染，补液和维持电解质平衡，在进行主要的确定性治疗措施之前，积极的重新建立营养平衡。

一、一般原则

胃肠道瘘是穿孔与邻近器官或肠道（内瘘）相通或向外穿透腹壁（肠外瘘）。肠空气瘘是一种特殊类型的肠外瘘（ECF），发生在开放性腹部损伤。几个因素使得胃肠道瘘变得复杂且致命。首先，患者通常是全身性疾病。脓毒症是公认的胃肠道瘘发生的前期危险因素，脓毒症的高代谢状态可以阻滞胃肠道瘘的自然愈合。脓毒症往往是继发于导致瘘管本身的因素。由于脓毒症患者的高代谢状态，因此营养不良很常见。术后患者产生的大量富含蛋白质的液体从瘘管流失。由于肠液的持续流失，体液和电解质异常（血容量不足、低钾血症、低镁血症、代谢性酸中毒）很常见。这种紊乱不仅只限于ECF，内瘘患者如小肠结肠瘘，绕过正常的连续性肠管，可能超出正常器官的吸收能力。由细菌过度生长引起的吸收不良和营养不良可发生在胃结肠或小肠结肠瘘。伤口处表皮脱落，肠液溢出可能阻碍瘘修补术后腹壁重建和恢复。最后，在控制脓毒症和改善营养状态之前对瘘管进行手术可能导致死亡率增加和手术失败。

二、病因学

（一）胃十二指肠瘘

大多数胃和十二指肠瘘发生在手术，内镜或介入手术后。吻合口或缝合失败占所有瘘的80%~85%。1950年之前，胃和十二指肠瘘患者死亡率超过60%，但在21世纪，胃和十二指肠瘘的发病率下降到3%以下，死亡率降低到15%以下[3]。比较缝合和吻合器两者均无明显优势。既往在胃、十二指肠穿孔术后，因吻合器或者缝线导致的瘘占大多数。胃溃疡切除术的减少，新的内镜和腹腔镜技术在其他一些疾病中的广泛应用，会导致其他新的穿孔，尽管发生率较低。

1. 手术因素 任何一种可行的治疗病态肥胖症的胃手术，可能会在术后早期或晚期出现吻合器瘘的破裂。早期吻合口或缝合瘘在这个群体中是高风险，经常是致命的。对于胃旁路手术，单吻合后（胃分离吻合或三吻合不分离胃）内瘘的发生率从10%~30%下降到3%~6%[4,5]。Pickleman统计了318例胃部分切除手术，胃空肠吻合术后吻合口瘘发生率为1.3%；全胃切除后Roux-en-Y食管空肠吻合口所有都是这个瘘发生率4.8%[6]。垂直带状胃成形术治疗病态肥胖症，穿孔率为1.5%[7]，瘘的发生率为6%和胃旁路手术后胃空肠吻合口报道的一样[8]。通过电凝来处理钉合边缘、吻合口相交部位的出血时，会增加吻合口瘘的发生率。使用短钉吻合器来处理增厚的、水肿的胃壁，可能导致过度压缩，撕裂和血供阻断，处理这种组织时，手工缝合可能更适合。

十二指肠残端漏发生率下降原因是溃疡病胃窦切除减少[3]。十二指肠残端漏在困难的胃切除术后较常见。在高危患者中，减少残端漏的发生率和死亡率可通过放置十二指肠造瘘管接闭式引流。腹腔镜胃手术的持续进展，并没有消除穿孔或瘘的风险。接受胃底折叠术的患者食管或胃穿孔率为0.3%~1.9%，Perdikis等回顾分析了2453例患者，显示整体发病率1%[9]。腹腔镜胃底折叠术在手术中无意的热损伤或者分离胃短动脉时的热损伤，可能导致沿胃大弯的迟发穿孔。如果膈脚不能充分靠近，在胃底折叠术术后出现牵拉、呕吐或重型的呕吐会导致折叠物疝入胸腔随后发生胃缺血和穿孔。腹腔镜下行胃底折叠术修复，需要更多的胃牵引和粘连分离，造成胃裂伤的风险为3%[10]。治疗病态肥胖症时，腹腔镜下放置可调节硅胶胃带于胃的近端，也会导致胃穿孔，其发生概率<1%[11]。

腹腔镜胆囊切除术可能会导致十二指肠损伤，如果十二指肠和胆囊粘连紧密，会发生直接切割损伤或者烧灼热损伤。腹腔镜胆囊切除术也可能由于同样的原因导致结肠损伤。此外，绝缘不好的手术器械可能会产生电弧，造成十二指肠、小肠或结肠的穿孔。这些损伤通常发生在术后24~72h，但很少形成瘘。

2. 内镜因素 胃的容积和顺应性使得内镜检查成为常规，内镜检查损伤发生率低。但是内镜息肉切除术或者尝试用套扎、电灼法或黏膜内膜切除肿瘤时，可能会导致即时的全层穿孔或深透的热损伤，随后出现延迟穿孔和瘘。经皮内镜胃造口术导管的放置也会导致穿孔，不是由于管道在胃和腹壁完全粘连之前脱落，就是由于置管时造成的损伤。经皮内镜胃造口插入导管可能会穿透相邻的空肠或横结肠，当导管拔除后会造成持续性胃空肠瘘或胃结肠瘘。这些瘘可能很难控制，胃液会持续流到瘘口周围皮肤。替换更大的胃造口管也无法控制漏，而且会导致开口扩大。持续引流可能需要移除导管或放置更细的导管，同时直接吸引或经鼻胃吸引，直到瘘管包绕导管并逐渐缩小。对于持续性的胃皮肤瘘，如果这些措施无效，则需要手术缝合。文献报道在一组指定的患者中行内镜下胃瘘口夹闭是有效的[12]。由于许多内镜十二指肠手术涉及十二指肠的第二部分，穿孔通常位于腹膜后。无法识别损伤或延迟治疗会显著增加发病率和死亡率。内镜下逆行胰胆管造影术合并壶腹括约肌切开术取石或放置胆道支架后发生穿孔是内镜术后最常见的急诊手术治疗的指征。修复远端胆管，也可能行十二指肠修补。对于病情稳定的患者，可以通过密切临床观察来监测局限于腹膜后的可控性漏。腹膜后穿孔在治疗性 ERCP 中更常见，发生率为0.6%～1.8%，死亡率高达 25%[12]。由胆道支架引起的迟发性十二指肠穿孔可能由于支架末端在十二指肠第二部分远端或第三部分近端局部挤压和碰撞，从而造成肠壁侵蚀和穿孔。如果支架再次进入远离乳头的十二指肠，近端支架穿入胆总管可能导致胆总管十二指肠瘘。同样，支架近端可移到胃窦，胰管支架可形成胰胃瘘。其他有可能发生十二指肠穿孔的手术包括内镜下息肉或肿瘤切除、推进式小肠镜检查、超声内镜下十二指肠活检及内镜辅助下经胃空肠营养管放置。

3. 炎症因素 克罗恩病是一种罕见的胃结肠、十二指肠结肠或十二指肠皮肤瘘的病因。原发性克罗恩病累及胃或十二指肠 < 1%，十二指肠皮肤瘘起源于十二指肠第一或第二部分。然而，大多数胃或十二指肠瘘属内瘘，是原发性克罗恩病累及横结肠，或者更常见于之前因克罗恩病行肠切除术、回结肠吻合口病变复发。胃结肠瘘患者呕吐发生率为 40%，呕吐物可能有粪便；十二指肠瘘通常是无症状的，呕吐发生率仅为 4%，呕吐物很少含粪便[13]。

肿瘤性病变引起内瘘的并不常见。胃结肠瘘可由胃溃疡糜烂和横结肠被胃腺癌或淋巴瘤侵犯而引起，在极少数病例中，原发性结肠肝曲肿瘤或横结肠腺癌可侵犯十二指肠或胃形成瘘[14, 15]。

（二）小肠瘘

小肠瘘的发生有多种方式。小肠的长度及其复杂的解剖结构，易患多种疾病。任何腹部外科手术可能会导致医源性小肠损伤和之后的瘘形成。小肠和腹腔其他器官之间形成瘘可能危及生命事件，如主动脉肠道瘘的大出血。其他瘘，特别是肠肠瘘是无症状的。小肠外瘘（肠皮肤瘘或 ECF）是最常见的小肠瘘。ECF 最常见于术后并发症，通常是进行腹部手术时技术错误造成的。ECF 必须很谨慎处理，以免使患者的健康状况进一步复杂化[1, 2]。一项研究对 35 例空肠或回肠瘘的报道指出，75% 的患者有肠液外流[16]。回肠是 ECF 最常见的起源部位[1]。ECF 可以根据每日的引流量进行分类。高位瘘每天引流 500ml 或更多。一般来说，高位瘘与更高的发病率和死亡率有关。Polk 等发现高位瘘患者营养不良、体液和电解质紊乱发生率更高[2]；死亡率增加并且瘘管愈合率降低。相反，Graham 报道一组 39 例高流量瘘患者良好的治疗效果，35 例自发性瘘管闭合，死亡率为 3%[17]。高流量瘘通常源自近端小肠。引起外瘘的单独因素包括肠道接受过辐照、腹腔内脓毒症，或肠道患病或肠缺血。肠肠瘘或肠结肠瘘几乎全是与克罗恩病相关的肠道炎症引起的。

Webster 和 Carey 提出了五种小肠瘘形成的一般机制[16]。

- 先天性。一种罕见的先天性小肠瘘管是由卵黄管闭塞导致脐部的 ECF。诊断建议：产后脐脱落后，在脐部处出现的粪便样物质。
- 创伤性。小肠外伤导致瘘的形成，通常是由内部原因造成，如吞下的鱼骨、牙签、磁铁或金属物体。这些异物侵蚀到邻近的小肠襻，导致肠内瘘。主要的穿透性创伤如果没有损伤控制，剖腹手术很少导致瘘管的形成，因为这些病例都是通过手术探查并修复肠道损伤。未按损伤控制性原则处理严重穿透伤时，通常行手术探查和肠道损伤修复，因此很少导致瘘管形成。采用损伤控制剖腹手术治疗的患者，因多个肠襻长期暴露和干燥形成迟发肠瘘的风险增加[18]。

- 感染性。脓肿或侵袭性肠道感染可能侵蚀肠道并形成瘘。阿米巴病、结核病、球孢子菌病、放线菌病和沙门菌病可能引起肠瘘。在第三世界，肺结核和伤寒引起的肠穿孔仍时有发生。放线菌感染是阑尾切除术后罕见的病因。

- 穿孔或损伤伴脓肿。肿瘤、炎症或手术引起的肠壁穿孔可能导致局部脓肿形成。如果脓肿随后侵蚀到邻近结构，就可能发生瘘。ECF 很少自发形成，大多数发生在腹部手术后。大多数 ECF 是手术中小肠损伤的结果。它们也会发生在肠管暴露于腹壁缺损或修复这些缺陷的补片。腹壁裂开伴内脏脱出，绞窄疝伴梗阻穿孔，都与外瘘的进展有关。有研究报道 60%～90% 的 ECF 归因于手术并发症[12]。此外，ECF 由肠吻合或肠切开术闭合时的瘘引起的。经皮腹腔脓肿引流也可能导致瘘管形成。

- 炎症、辐照或肿瘤。小肠和相邻的结构可以由于慢性炎症、腹部辐射损伤或肿瘤侵蚀形成紧密粘连。随后共同管壁的变性导致瘘形成。炎症性肠病，尤其是克罗恩病，是以这种众所周知的方式形成瘘。克罗恩病使肠吻合后形成瘘的可能性增大。尽管自发性外瘘可以由克罗恩病直接进展而来，大多数发生在既往行手术使肠壁粘连在腹壁上。在克罗恩病的情况下，术后瘘也可继发于简单的探查、旁路手术或阑尾切除。开腹手术后瘘管的形成通常是早期并发症，尤其是在肠吻合时，晚期瘘管的形成通常表明克罗恩病复发。盆腔恶性病变放射治疗后很容易发生瘘。继发于放射损伤的瘘比较少，如果发生瘘，通常会自发关闭。腹腔镜可以降低克罗恩病相关瘘的发生率[19]。

三、穿孔和瘘的诊断

术中急性穿孔最好的处理方法是进行正确操作，在手术结束前确认损伤，并立即进行修复，缝合或加固薄弱的组织。必须认识到有潜在损伤的可能，特别是在较长时间的腹腔镜手术中。浆膜损伤应仔细检查。肠腔内灌注亚甲蓝和生理盐水或直接内镜检查可显示小穿孔或保证所检查的肠管是否为全层损伤。在损伤控制下进行的重复开腹手术，应该阻止急于分开肠襻间粘连寻找肠襻间脓肿和重新恢复正常小肠解剖，因为在脏器间密集的炎症会导致发展为浆膜损伤，可能将来发生瘘[20]。

手术后，发生在缝合线或吻合圈无法辨认的穿孔或瘘，表现为无法按预期出现不稳定或失败。瘘形成的先兆常常是发热和腹痛，直到胃肠内容物经腹部切口排出。由肿瘤或炎症性疾病引起的自发性瘘通常以无痛的方式发展。ECF 通常有肠道内容物或气体在手术后从引流处或通过腹部切口流出。引流液通常是典型的肠内容物，胆汁染色明显，流出物可伴有肠内气体。有时最初的瘘管引流可能是透明的，而不是黄色或绿色，并且瘘管可能被误诊为血清肿或伤口感染。在其他时候，脓性成分也可能掩盖肠道间交通，而提示伤口感染。如果引流持续并且诊断不确定，患者可以口服活性炭或靛蓝胭脂红并检查引流液中是否有这些物质。

四、分级和分类

胃肠道瘘按解剖学特征分类，可以是内瘘的或外瘘（肠皮肤的）。通常，瘘的名称来源于受累和相连的器官或结构，如胃结肠、空肠回肠、主动脉肠瘘。瘘管的解剖将提示病因，并有助于预测是否会自发闭合。瘘可以根据 24h 内的输出量进行生理学分类。它们可以被分为低流量（< 200ml/d）、中流量（200～500ml/d）和高流量（> 500ml/d）[2]。准确测量瘘的输出量及流出物的化学组成，协助预防和治疗代谢缺乏，纠正电解质和蛋白损失。在预测瘘管自发闭合时，解剖和病因比瘘管实际输出量更重要。潜在的疾病过程有助于预测闭合率和死亡率。

ECF 是最常见的小肠瘘，通常是可识别的。

相反，因为症状很轻微或者合并其他潜在疾病，可能会忽略小肠内瘘。

五、并发症

（一）液体和电解质异常

ECF 患者通常会发生液体和电解质紊乱。唾液腺、胃、十二指肠、胰腺、肝脏和小肠每天分泌 8～10L 富含钠、钾、氯和碳酸氢盐的液体。容量损失的程度和电解质失衡取决于瘘的解剖位置，有些瘘流出量可以超过 3000ml/d [2]。十二指肠瘘非常容易造成容量和电解质损失 [3]。持续高流量的十二指肠或空肠瘘死亡率约为 35%[2]。远端瘘，如克罗恩病患者从回肠末端形成瘘，由于近端的重吸收体液丢失较少。

最常见的异常是血容量不足、低血钾和代谢性酸中毒。低钾血症主要由瘘管流出物中的钾丢失引起。低钾血症主要来自瘘管流出物中的钾流失，肾脏具有保钠排钾的过程。脓毒症时高代谢率和不显性失水增加导致低血容量状态。在近端瘘，富含碳酸氢盐的胰液丢失常常导致代谢性酸中毒。胃瘘由于大量胃酸丢失，可能引起低钾、低氯性代谢性碱中毒。瘘引起体液和电解质异常的患者死亡率较高。麻省总医院的数据证明，重症监护、有创血压监测和积极的液体复苏和电解质管理能够显著降低早期死亡率 [2, 21]。

（二）营养不良

小肠内的液体含有丰富的营养物质和内源性蛋白质，如酶和白蛋白。当小肠发生病变或者肠内容物在体外丢失，几乎所有小肠患者都会发生营养不良、矿物质及微量元素缺乏。肠道内营养物质的损失对肠道的生长和功能有很大的影响。肠腔营养物质能改善黏液细胞脱落，为肠上皮细胞提供局部营养。肠道内的营养物质也有营养作用，如增加胃肠激素和生长因子的释放，从而刺激旁分泌、内分泌和生长因子的自分泌。腔内营养物质的间接作用包括增加肠蠕动和胃肠道分泌物。镁、硒和锌缺乏症在高流量瘘患者中很常见，应予以监测。由于脓毒症或额外的手术而增加的代谢需求会使营养不良恶化。在引入全肠外营养之前，74% 肠瘘表现出营养不良，其中 59% 的患者死亡。

（三）脓毒症

随着液体和电解质的替代和营养支持的进步，脓毒症是目前瘘患者死亡率的主要决定因素。脓肿可引起瘘并使其复杂化。腹腔脓毒症可引起菌血症、局部和远处感染，多系统器官功能衰竭。局部扩张常导致伤口感染，腹壁缺损易使患者发生脓毒症和高死亡率。Schein 和 Decker 在一系列报道中指出，巨大腹壁缺损合并脓毒症相关的瘘死亡率增加了 1 倍，达到 60%[22]。

（四）腹壁和伤口异常

皮肤侵蚀和表皮剥脱通常是由 ECF 引起，导致患者出现明显不适。局部表皮脱落的大小取决于流出物的量和内容物，近端肠瘘是最严重的。营养不良导致肉芽组织和瘢痕延迟形成，从而加重这一过程。发生在大的腹壁开放缺损的瘘尤其难以控制，因为流出物会污染整个肠道表面。使用新的治疗方法肠外瘘与邻近肉芽形成的肠襻隔离是有意义的，如使用造口器具、活性亲水敷料（DuoDERM ConvaTec, Bridgewater, New Jersey）、乳剂、半暴露疗法 [20]。瘘的隔离可能需要半厚皮瓣覆盖残余的创面，快速纠正营养、体液和电解质缺乏 [23]。

（五）其他并发症

小肠瘘的其他并发症较少。胃肠出血由小肠和血管之间形成瘘引起，在出血之前可能有一种或多种先兆出血。更普遍的是，贫血是慢性的，与脆弱的瘘管缓慢失血有关。结肠细菌定植和小肠过度生长可发生小肠结肠瘘，并导致吸收不良和严重的有恶臭的腹泻。由粘连或其他疾病引起的远端梗阻可发展到瘘管之外，并导致瘘管输出量增加或近端瘘管无法闭合。最后，在慢性瘘中有恶性肿瘤的报道，特别是与克罗恩病相关。

六、治疗

胃肠道瘘的治疗是一个困难而复杂的过程。然而，系统治疗方法可以使得治疗变得有效且使患者获得潜在获益。一般来讲，治疗可以分为5个阶段：稳定、调查、决策、决定性治疗和治愈[1, 24]。治疗胃肠道瘘的目的是恢复胃肠道的连续性。然而，瘘通常不能简单地通过手术来治疗。相反，通常需要数周甚至数月的护理。治疗可以看作是一系列的步骤，迅速控制威胁生命的异常，然后通过康复或外科护理进行及时和可控的干预。虽然这些步骤涉及患者的身体健康，不应低估瘘对患者精神和情绪的影响。胃肠瘘给患者的自尊带来很大的压力。因此，典型疾病的漫长的恢复期，家庭成员、社工、心理健康专业人员发挥着重要作用。

（一）稳定化

处理肠瘘的第一步是在最初的24~48h使患者稳定下来。这些患者的健康状况往往很脆弱。他们可能发热和败血症，假定由伤口感染引起，通过打开伤口来治疗。或者，他们可能是继发于正在治疗的免疫功能低下（如类固醇、癌症放射治疗、化学治疗）或额外的感染。因此，最重要的优先事项是液体复苏和稳定患者。患者可能存在第三间隙体液丢失，通过呕吐、瘘管排出和尿液排出。最初的努力应该是静脉输液复苏，控制感染，持续测量瘘管和尿量，并保护瘘口周围皮肤。检查切口筋膜的完整性，任何皮下积液应当引流。只有在这些步骤完成后，才应将注意力转移到确定瘘管的来源、瘘管的性质及相关的积液或脓肿。

1. 复苏 优先恢复正常的循环血容量、纠正电解质、酸碱平衡。补液通常需要等渗液体，直到患者血容量充分。高流量瘘（＞500ml/d），死亡率仍然是最高的，多达35%[2]。中、低流量瘘与低死亡率和更高的自发闭合率相关。小肠液、胰液和胆汁流失是等渗的。结肠丢失可能是低渗的，胃瘘可能与典型的低钾血症、低氯代谢性碱中毒有关。尽管某些模式是可以预测的，电解质水平在漏出液中是等渗的，而且患者血清中的电解质水平也应该测量。因为大多数患者需要大量进行液体交换，密切监测对确保治疗的安全性和有效性至关重要。

最初的治疗应解决任何现有的低血容量、贫血、低白蛋白血症，电解质耗竭，胆汁盐损失，以及酸碱失衡。对高流量瘘，严格出入量测定，进行中心静脉压监测和导尿。假设肾功能正常，患者的尿量应恢复到每小时0.5ml/kg以上。有心血管病变或休克迹象的患者，肺动脉导管可以指导正在进行的补液。

钾、钙、磷和镁缺乏应该得到纠正。这些电解质缺乏需要时间来纠正，因为测定的血清水平不能完全反映细胞内离子的大量消耗。高流量或近端瘘引起的代谢性酸中毒需要使用碳酸氢钠来纠正。因为循环血容量的不足是由细胞外液体流失造成的，替换液应以等渗溶液、生理盐水或乳酸林格溶液为佳。根据初始电解质水平可选择特定的肠外的液体，同时可能需要输血。临床没有特定的血红蛋白或红细胞压积来指示是否需要输血；准确地说，输血应根据患者的整体血流动力学情况、携氧能力和氧气输送能力。

这些患者通常处于严重的分解代谢状态，并且蛋白质和白蛋白水平非常低。这有几个很重要的原因。首先，患者毛细血管渗透压低，可能会导致严重的水肿，尤其是在复苏开始后。严重的低白蛋白血症需要数周才能纠正。短期补充静脉注射低盐白蛋白有助于提高胶体渗透压，减少水肿，并可促进伤口愈合[25]。更重要的是，患者处于营养紧急状态，为了使患者稳定并可能治愈瘘管，必须实现正氮平衡。

2. 营养学 持续的营养评估和营养支持治疗改善了小肠瘘患者的整体预后。Chapman 等在 1964 年的研究强调成功治疗的关键是对"瘘的控制",治疗脓毒症,并从一开始就保持足够营养支持[26]。Chapman 等报道每天通过静脉注射(外周使用蛋白质水解物)和管饲获得超过 3000kcal 热量的患者,死亡率从 55% 降至 14%。1971 年 Sheldon 等的研究表明,这种治疗方案的成功之处在于可以通过标准的方法为大多数患者提供足够的营养,例如管饲和肠造口喂养[27]。Roback 和 Nicholoff 报道,补充足够热量的患者中,73% 的肠瘘关闭,而营养支持不足时为 19%[28]。

随着肠外营养的广泛应用 20 世纪 70 年代,各种报道一致认为总体死亡率降低到 15%～20%,同时提高自发闭合率。但是,肠外营养对瘘死亡率没有影响;用更传统的方法维持足够的营养也同样有效[1,2]。尽管有积极的营养支持,55%～90% 的患者营养不良仍然是主要的临床问题[1]。肠外营养大大简化了胃肠瘘患者的营养治疗。即使这些患者经常有腹腔脓肿和菌血症,肠外营养是安全的,且与导管相关的脓毒症并发症的总体发生率小于其他临床情况[21]。建议患者一稳定下来就开始营养支持。几天内就可以提供完全的热量和氮置换[25]。营养可以通过几种途径提供。通常,选择肠内营养或肠胃外营养。这取决于瘘的解剖结构。最好是通过肠内途径提供至少一部分的热量,因为胃肠道是提供营养更有效的方式,能够维持肠黏膜屏障和免疫完整性,刺激肝脏蛋白质合成[29]。因此,只要可能,肠内营养优于肠外营养,并可减少多系统器官衰竭和败血症的发生率[30]。

减少瘘输出的原则与治疗短肠综合征相似。在可以口服的情况下,应限制低渗液体的摄入,电解液中应含有高浓度的钠和葡萄糖,如使用世界卫生组织的口服补液盐代替。该溶液包含 40g/L 的葡萄糖、90mEq/L 的钠和 20mEq/L 的钾,渗透压为 311mOsm。在近端瘘患者中,水等低渗液体的摄入会使流出物增加,加重脱水和电解质失衡。在需要口服的患者中,使用最佳的口服补液溶液可以促进口服途径的使用。然而,肠内营养并非没有并发症,应密切监测这一过程。并发症如腹泻、误吸和肠缺血在缺乏密切临床监测的情况下并不少见。上消化道瘘可给予肠内营养,特别是当营养管可以越过瘘时(如鼻饲管放置越过 Treitz 韧带,用于胃、十二指肠或胰腺瘘)。一般情况下,鼻饲管应放置越过 Treitz 韧带,以减少误吸的潜在风险。如果存在至少约 1.2m(4 英尺)的功能性肠管在 Treitz 韧带和瘘管外口之间,应给予高吸收、低渣营养素。初始剂量和浓度可能较低,随后在几天内增加至完全耐受。在肠内营养增加时,应补充 TPN。对近端瘘管,如果是小肠瘘远端可以插管,可以建立肠内营养[31,32]。肠内喂养也可用于远端瘘(如结肠瘘),只要喂养不会明显增加瘘管输出。肠外营养也是瘘长期治疗的重要工具。如果不增加瘘管的输出量,患有小肠瘘的患者可能无法忍受肠内营养。在这些病例和其他不能忍受肠内营养的患者中,需要肠外营养。肠外营养对于持续动力性肠梗阻患者,瘘管尚未完全建立前是非常有用的。肠外营养技术和优点是众所周知的,尽管近 1/3 的患者有并发症发生[31]。

胃或十二指肠瘘的存在通常不允许口服营养,除非是低输出和进食不会明显加重损失。如果营养管越过 Treitz 韧带或营养管经空肠造口,应该开始肠内营养;小肠、大肠功能正常,所有的营养需求都能得到满足。那些低流量的瘘患者每天需要 30～35kcal/kg,蛋白 1～2g/kg。患有高流量瘘管的患者需要更多的热量,能量消耗是正常能量消耗的 1.5～2 倍,蛋白供给 1.5～2.5g/kg[25]。

十二指肠瘘的患者损失由胃、十二指肠、胆道和胰腺外分泌富含蛋白质的分泌物。至少每周测量短周转蛋白(前白蛋白、视黄醇结合蛋白、转铁蛋白)水平,以评估蛋白质输送的充分性。血清 C 反应蛋白已被证明是成功的预测因素 [33]。即使是最大限度的蛋白质输送，持续的分解状态也会对短周转蛋白水平产生相反的影响。高流量瘘的患者可能受益于 2 倍于每日推荐摄入量的维生素、微量元素和锌，以及高达 10 倍每日所需维生素 C。每日输送量应包括需要量和持续的瘘管损失量。

一直以来，高流量瘘是肠内营养的相对禁忌证。然而，人类和动物的研究数据表明，即使是这些复杂的瘘管也可以通过肠内营养得到充分的处理，尽管非肠道途径可以成功地进一步减少瘘管的输出。肠内营养，包括口服和管饲，由于其对小肠的营养作用，越来越多地用于小肠瘘的治疗。肠内营养补充的总体成功程度可与肠外营养相媲美。肠内补充的适应证取决于瘘的位置和剩余小肠可用于吸收的范围。只要 20%～25% 的肠内营养就足以提供肠内营养的优点，其余的可通过肠外营养提供 [31]。相反，肠外营养可减少瘘管输出，从而简化高位瘘管的管理。除了肠外营养的这种辅助作用外，当瘘管接近愈合，或肠外营养难以建立或不可能建立时，管饲仍然是部分远端低位瘘患者完全营养管理的重要措施。

由于肠内和肠外喂养各有利弊，营养补充的来源应取决于患者个人和外科医生的偏好和经验。在大多数情况下，应尽快制订肠外营养。随后，采取措施定位瘘管和控制感染。一旦腹部脓毒症得到控制，体液和电解质失衡得到纠正，肠道运动和功能通常会恢复正常。如果瘘管的位置使肠内通路和营养成为可能，就可以制订肠内营养，并逐步取消肠外营养。通过多种方法的结合，可以在整个病程中保持充足的营养。

3. 控制脓毒症（和控制瘘管流出物） 未控制的脓毒症仍然是导致小肠瘘患者死亡的主要因素。积极治疗正在发生的感染和仔细监测新的感染性疾病是治疗成功的必要条件。存在心动过速、持续发热、白细胞增多或脓肿形成对瘘的治疗效果欠佳。经常查体和明智地使用超声和计算机断层扫描是必需的。

如果没有对脓毒症源头进行有效的引流，营养不良的情况无法得到控制。稳定阶段通常涉及对败血症来源的防治。通常需要腹腔内脓肿引流，理想情况下是在影像引导下经皮引流。此外，必须控制瘘管引流，保护腹壁皮肤。局部防治是瘘管早期管理的一个极其重要的组成部分。停止口服和开始肠外营养是重要的第一步。对于累及十二指肠或空肠近端的肠瘘，在瘘管近端放置鼻胃管或鼻肠管进行抽吸可能是有帮助的。不成熟的 ECF，必须促进瘘管从腹腔流出，不充分的外引流会导致内部形成小腔、脓肿形成或腹膜炎。重要的是要防止 ECF 周围出现严重的表皮脱落。用导管控制的瘘管对筋膜，皮下组织和皮肤的伤害应最小。通常这样的损伤包括经皮引流的脓肿穿孔，或已在手术中转化为有留置管或相邻引流的可控瘘管。收集引流液来测定引流量，为液体和电解质的更换提供指导。个体化控制瘘管引流的方法。应该尽早采取预防措施，因为一旦出现表皮脱落，在持续引流的情况下很难愈合。瘘应在腹壁的平坦部分上外露，避免骨突起和皮肤皱褶。这允许安全应用造口袋或其他设备来收集和监测体液和保护皮肤。在处理这些复杂的伤口时，肠造口治疗师或伤口护理专家的护理协助是必要的。单管引流通常会失败，因为导管阻塞或蠕动时排出的液体量超过了导管的容量。在某些情况下，可通过瘘外部开口放置引流管，并施加轻柔的连续抽吸以控制瘘管引流 [1]。Suripaya 和 Anderson 描述了一种有效的瘘管伤口处理方法（图 76-1）。一次性回肠造口袋与胶黏剂背衬安装到适合瘘管部位 [34]。回肠造瘘袋的开口尽可能精确地切开以适应瘘管。两个 18F 或更粗的导管，其中有多个侧孔绑在一起穿过造口袋的开口端置入瘘管。所有侧孔都放置在皮肤水平以下的瘘管内。在回肠造口袋中放置了第三根 18F 带多个穿孔的导管，袋

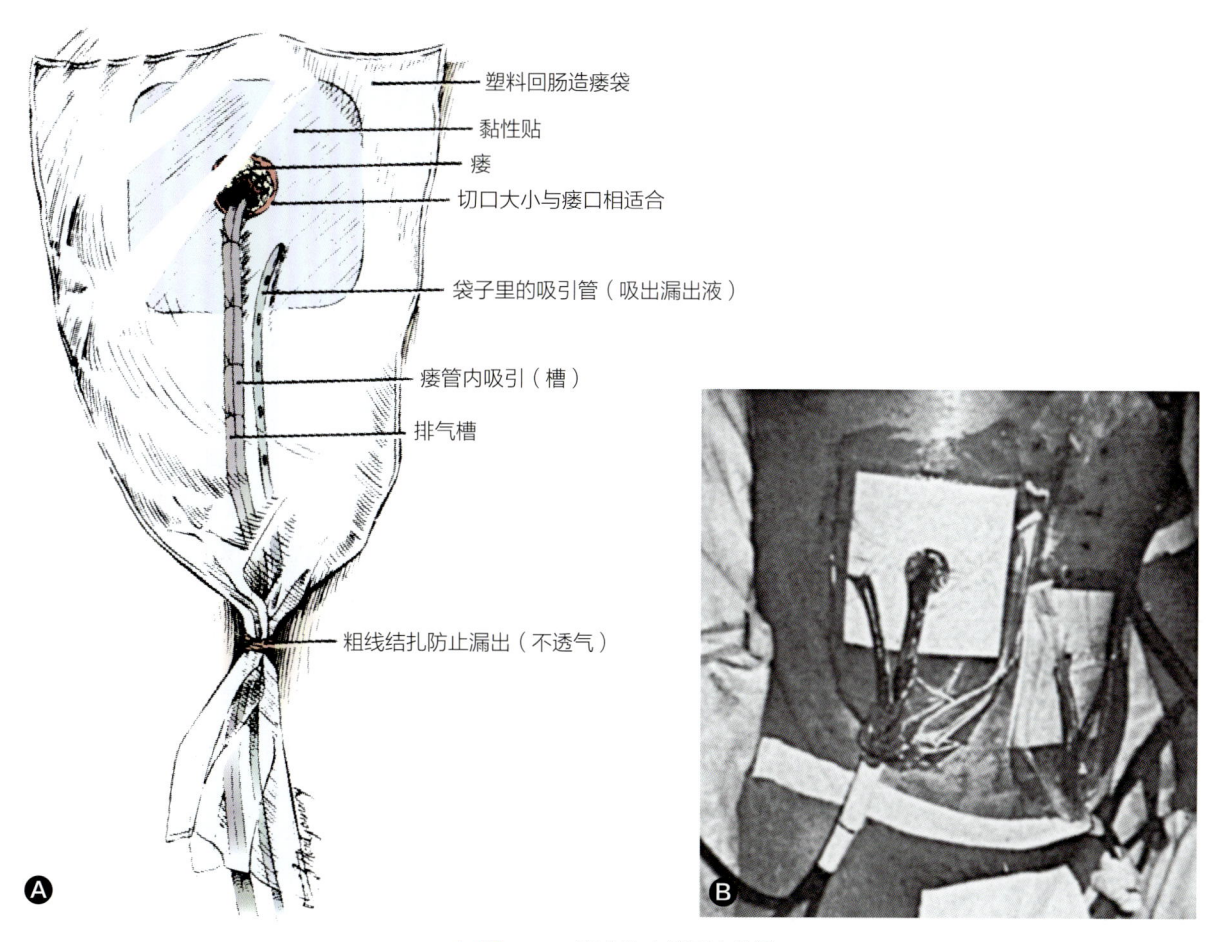

第 76 章 胃、十二指肠和小肠瘘
Gastric, Duodenal, and Small Intestinal Fistulas

塑料回肠造瘘袋
黏性贴
瘘
切口大小与瘘口相适合
袋子里的吸引管（吸出漏出液）
瘘管内吸引（槽）
排气槽

粗线结扎防止漏出（不透气）

▲ 图 76-1 肠皮肤瘘管引流装置
A. 抽吸装置的组件；B. 袋子因负压吸引而塌陷（引自 Suriyapa C，Anderson MC. A simple device to control drainage from enterocutaneous fistulas. *Surgery*. 1971；70：456.）

子的开口端被牢固地绑在所有三个导管上。将瘘管内的两个导管中的一个和放置在袋子中的导管自由放置，设置为持续吸引，负压至少为 40mmHg。

瘘管中相邻的导管作为引流口。使用时，囊袋完全塌陷，渗出的液体立即被吸走。周围的皮肤可以用可黏胶糊、卡拉叶胶粉、铝浆、安息香剂、氧化锌/薄荷油来保护。另外，伤口真空［真空辅助闭合装置（VAC）］引流系统可以很好地控制瘘管引流和保护皮肤（图 76-2）。负压应用于伤口，VAC 设备可以很好地控制引流，减小腹部伤口的大小，通过减少换药频率简化管理，并可能实际上促进瘘管的愈合[23]。通过简化伤口护理和输出控制，患者可以更快出院，VAC 可以在家庭护理或延续护理环境中使用。对于许多 ECF，这已成为控制瘘管引流和保护周围皮肤选择的方法。一旦出现腹腔内脓毒症，使用抗生素并不能替代手术治疗或经皮引流的需要，此外必须充分引流脓肿。如果可能，应避免全身麻醉和重大手术，或推迟到患者病情稳定后再进行。超声和 CT 最常用来寻找腹膜炎或腹腔内脓肿。这两种方法可对脓肿定位，在影像引导下经皮穿刺引流，这对于不能忍受手术的危重患者来说是一种非常有益的方法（图 76-3）。在脓毒症患者中，腹腔探查手术正在失去自己的位置，即使诊断性研究不能确定是脓肿。极少数需要剖腹探查引流的病例中，应避免对瘘管进行彻底修复，这时修复很容易失败。此外，修复失败可能使后续的尝试更加困难，并可能导致先前未受累的腹腔

271

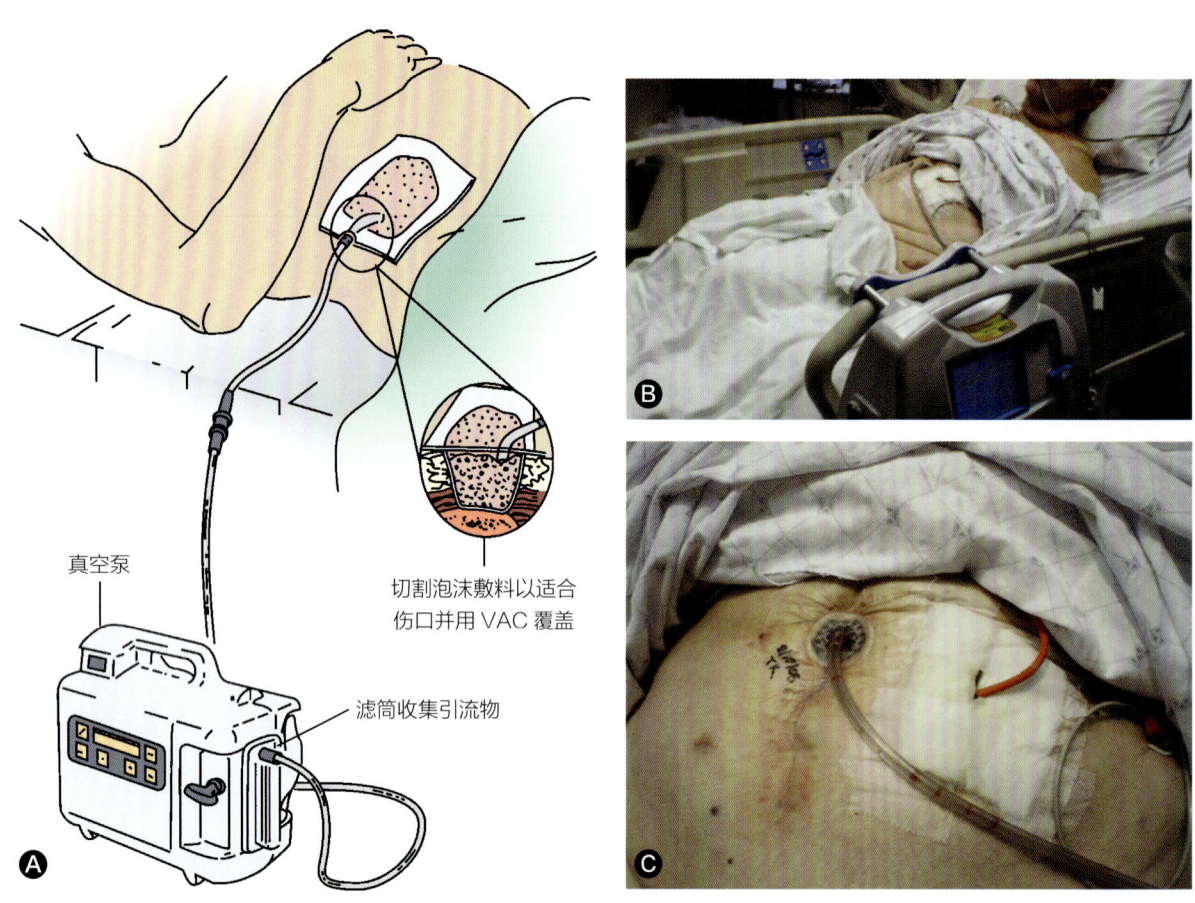

▲ 图 76-2　A. 伤口真空封闭术，该装置可以很好地控制引流，使腹部伤口的大小最小化，并简化护理；B. 放置于胃外瘘患者（图 76-3）身上的伤口 VAC；C. 用伤口 VAC 装置控制胃皮肤瘘

引自 Cro C，George KJ，Donnelly J，Irwin S，Gardiner K. Vacuum assisted closure system in the management of enterocutaneous fistulae. *Postgrad Med J.* 2002；78：364.

区域出现感染。在手术过程中，应当建立瘘管的控制，让瘘管完全引流到皮肤表面或将瘘管外化。

瘘管引流物应同时培养细菌和真菌，也应进行痰、尿、伤口和血液培养，包括中心静脉的培养。伤口或引流处的积液应予以清除。伤口应清除所有严重感染和坏死的组织。根据细菌培养结果和患者的全身反应调整后续的抗生素，特别是培养出肠球菌、耐药革兰阴性菌或真菌。脓毒症得到控制后，肠外/肠内营养应能改善营养状况，使皮肤损伤愈合，消除未来的手术区域的不良状态。在营养不良的情况下，早期不必进行手术干预，甚至可能是有害的。即使肠道休息与静脉内和肠内营养相结合并不能成功地促进自发性瘘管闭合，但此时患者通

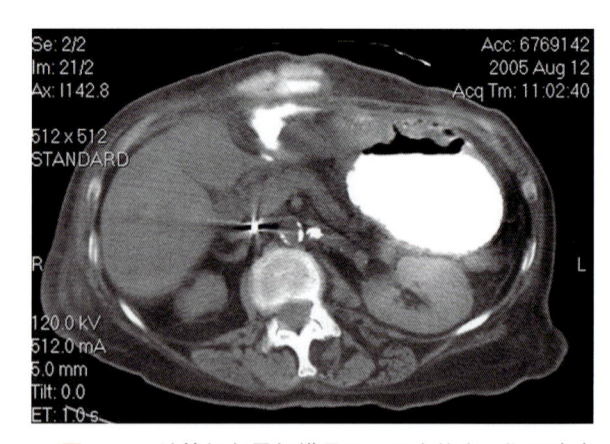

▲ 图 76-3　计算机断层扫描显示，巨大的十二指肠溃疡行迷走神经切断术、胃窦切除和 Billroth Ⅱ 型胃空肠吻合术后，游离空气和对比剂从胃溢进入腹前脓肿

常有较好的营养和代谢状况，可以耐受决定性的手术。

4. 药物治疗　1979 年，Klempa 等首次提

出使用生长抑素抑制胰腺外分泌来治疗胃肠道瘘[35]。生长抑素是一种 14 肽氨基酸，是公认的胃肠道分泌抑制药，同时抑制胰腺的内分泌和外分泌，减少胰腺分泌。使用长效生长抑素类似物奥曲肽来减少胰腺和 ECF 输出在 20 世纪 90 年代得到推广。在临床使用中，观察到其对胃、胆道和胰腺分泌物的抑制作用。典型的皮下注射剂量为每 8 小时 100~250μg，无论瘘管部位或漏出量如何，术后第 1 天瘘口的漏出量减少 40%~60%[36]。不良反应通常不严重，包括高血糖、肠蠕动减少和胆固醇水平升高。对照研究显示奥曲肽减少了瘘管相关并发症，减少了瘘管漏出量，减少了瘘管愈合时间和 TPN 所需时间[37]。奥曲肽促进内瘘封闭甚至比单独使用 TPN 的时间要短得多。即使是恶性肠皮肤瘘，奥曲肽也有助于将高流量瘘的分泌物减少到可控制的水平[38]。然而，死亡率、住院时间和总的瘘管闭合率并没有得到改善。有人建议，如果在使用生长抑素 –14 或奥曲肽治疗 48h 内瘘管输出未减少，则应停止治疗[37]。在 50%~60% 的患者中，奥曲肽对体液平衡有积极影响，否则应停用。有证据表明，生长抑素 –14 联合 TPN 治疗的第 1 天，超过 50% 的瘘输出下降是自发性瘘关闭的预后指标[38]。生长抑素 –14 及其类似物不能替代保守治疗。相反，当联合使用时，生长抑素 –14 和 TPN 似乎在减少胃肠道分泌物和提高瘘管闭合率方面发挥协同作用[39]。最近证明，局部使用纤维蛋白胶可以提高低流量 ECF 的闭合率[40]。

建议使用质子泵抑制药或组胺 H_2 受体拮抗药来减少胃酸的产生，减缓传输，减少胃液分泌。这些药物可能有助于减少瘘管输出，特别是近端瘘管或胃分泌量高的情况下。其他有助于减少肠道运输时间和减少肠道容量损失的药物包括抗蠕动剂洛哌丁胺，剂量为 8~16mg/d 或更多；苯乙哌啶（地芬诺酯），剂量为 10~20mg/d 或更多；复方樟脑酊，剂量为 20~40ml/d；或者阿片酊 2.4ml/d。这些药物治疗失败大多数发生在医生没有使用最佳剂量，以及在患者尝试口服营养的情况下，给药的时间不正确。最好在饭前 20~30min 服用这些药物。使用短期的环孢素和其他免疫抑制药物治疗克罗恩病相关的难治性瘘获得成功。5 例患者共有 12 个瘘管，Hanauer 和 Smith 使用输液剂量为每天 4mg/kg，持续 6~10 天，然后以每天 8mg/kg 的口服剂量进行了调整，以维持血清环孢素水平在 100~200ng/ml[41]。所有瘘对环孢素输注均有反应，引流减少，局部炎症和患者症状改善。10 个瘘管平均治疗 8 天后完全消退。持续治疗 6 个月，有 5 例复发，其中 2 例与环孢素血清水平不足有关。Present 和 Lichtiger 也报道了使用环孢素的类似结果[42]。虽然短期治疗有用，但要避免长期使用环孢素，因为免疫抑制感染性并发症、高血压和肾毒性等。在过去的 10 年中，英夫利昔单抗，即一种抗肿瘤坏死因子 –α 的嵌合单克隆抗体，用于治疗克罗恩病。英夫利昔单抗对克罗恩病患者的瘘管闭合有效。在一项随机、多中心试验中，研究了英夫利昔单抗治疗 94 例患有慢性瘘的克罗恩病患者，分别在 0 周、2 周和 6 周时静脉给药，剂量为 5mg/kg，68% 的患者出现多处病变的部分消退，55% 的患者瘘管完全闭合[43]。其他研究也支持使用英夫利昔单抗治疗克罗恩病相关小肠瘘[44, 45]。该疗法使用过程中，60%以上的患者出现并发症包括头痛、脓肿、上呼吸道感染和疲劳。

（二）调查研究

调查报道是治疗的下一个阶段。患者在最初的 24~48h 即可达到稳定状态，通常在接下来的 7~10 天进行调查研究。内容包括胃肠道的彻底评估、瘘管的解剖学定义，以及鉴别一些复杂并发症，如脓肿、狭窄或远端梗阻[20]。调查研究应该被设计用于确定瘘管的存在和位置，并提供有关其病因的信息。该目标可以通过几种方法来实现。早期，口服靛蓝胭脂红或生物炭可用于证明胃肠道与腹壁或膀胱之间存在联系。这些检查只能证明瘘管的存在，不能确定其部位或来源。最重要的第一次检查是瘘管造影，它将确定瘘管的长度和宽度，以及它的解剖位置。通过引流处插入小导管进入瘘管，然后在透视下缓慢注入水溶性对比剂，即可进行瘘管造影（图 76-4）。最好由负责任的外科医生和放射科医生共同完成。在进行研究时，外科医生和放射科医生的密切参与会提高该操作的质量。

在病程早期行瘘管造影有助于确定：①瘘管的位置；②肠道与瘘管的连续性；③远端肠梗阻的存在与否；④紧邻瘘管的肠的性质；⑤腹腔内脓肿存在与否。作为上消化道造影的对照，首先进行瘘造影是明智的，因为对比造影或者 CT 可能会使瘘管图难以看清。无论是通过口腔还是通过现有的管腔内插管进行瘘管造影后，应该和完整的胃肠道造影进行对比。这样对于确定瘘管的内部来源，是否存在额外的瘘管，以及确定其大小和并发症如远端梗阻都是有价值的。

在研究初期，有用的检查是 CT 和超声检查。这些检查可以确定瘘管附近的解剖结构，并评估任何正在进行或未被识别的腹部内病程或脓肿，以及远端梗阻。由于这些原因，几乎所有患者都需要进行 CT 扫描，特别是为了排除腹腔积液。经口和静脉造影的 CT 扫描对腹腔内游离空气具有高度敏感和特异性，有助于定位瘘管，识别相邻的积液和伴随的肠梗阻。术后第 1 周内 CT 检查时，腹腔内空气干扰，图像比较难以解读。CT 检查时腔内对比剂外渗可以诊断穿孔。

当怀疑腹内脓肿时，CT 和超声是有用的辅助手段（图 76-5）。如果发现大量积液应引流，并留置导管在腔内。这样就可以对空腔进行后续检查，X 线透视结合水溶性对比剂协助描绘瘘管。尽管由于炎症可能无法在初次注射时发现穿孔部位，引流几天后的检查通常会显示出瘘管的位置。总的来说，CT 识别结肠膀胱瘘或肠瘘是最敏感的。内镜检查，包括结肠镜、食管胃十二指肠镜和 ERCP，在某些特定的临床情况下可能是有帮助的。然而，如果怀疑有急性穿孔，内镜检查通常是不可取的，一般应推迟到急性炎症过程消退。

胃和十二指肠的内镜检查有时可用于确定瘘管来源，并取邻近组织的活检样本以排除恶性肿瘤。对于怀疑为胃结肠或十二指肠结肠瘘的患者，结肠镜检查可确定受累处，并可进行活检

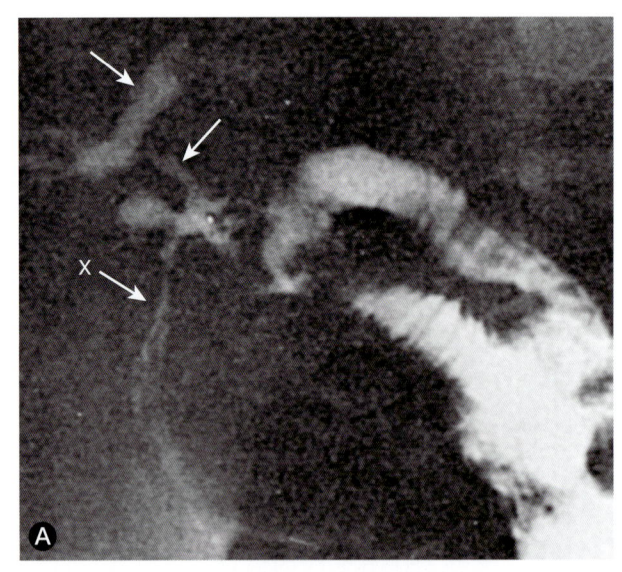

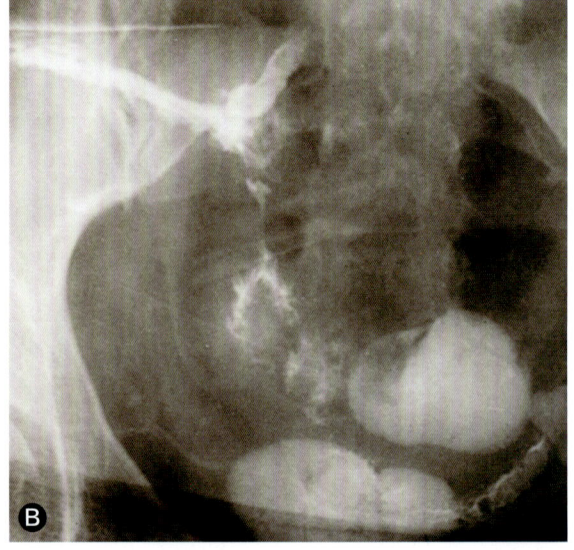

▲ 图 76-4　A. 瘘管造影摄片。皮肤瘘管注射显示数条通道（箭）通往回肠。患有克罗恩病的一个肠襻（X 箭）。B. 瘘管造影显示因急性阑尾炎穿孔而接受阑尾切除术的患者出现肠皮肤瘘管

引自 Goldfarb WB，Monafo W，McAlister WH. Clinical value of fistulography. *Am J Surg*. 1964；108：902.

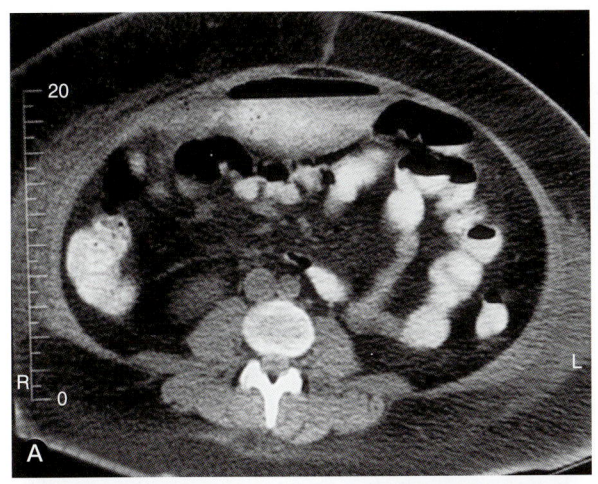

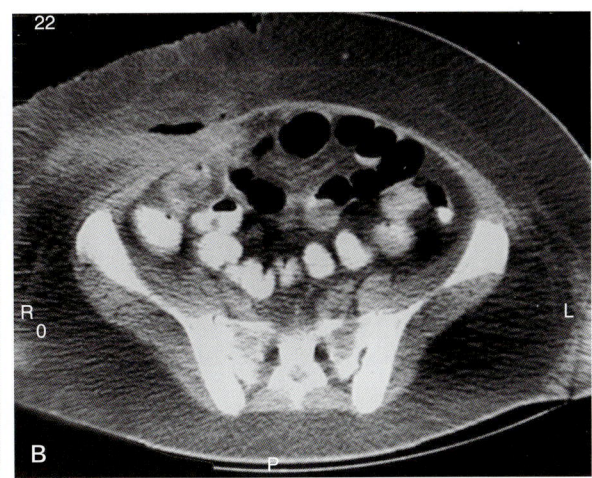

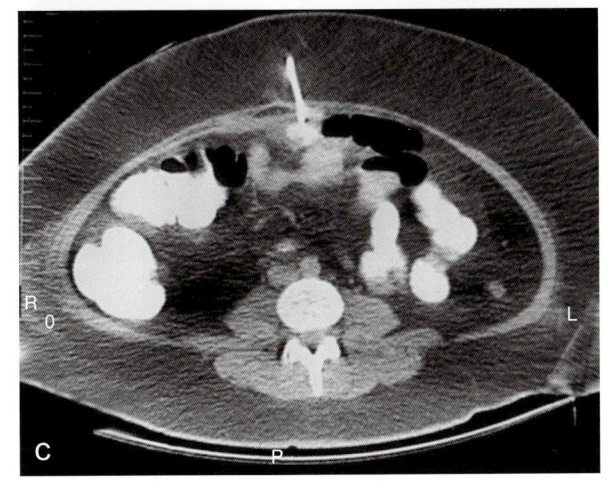

第 76 章 胃、十二指肠和小肠瘘
Gastric, Duodenal, and Small Intestinal Fistulas

▲ 图 76-5 患者（图 76-4B）瘘管造影的 CT 图像
A. 腹腔内气液积聚，在腹壁下方的中线含有造影剂；B. 腹壁切口下端显示炎症反应和皮下积气，代表瘘发生的早期阶段；C. CT 显示经皮置管引流后腹腔脓肿消退

以诊断炎症性肠病或恶性肿瘤。最近的两项大型研究也显示了内镜下瘘管治疗的疗效[12,46]。在极少数情况下，无创检查未排除穿孔并且患者的状况没有改善或恶化，应考虑诊断性剖腹手术。在这种情况下，发病率和死亡率只会因延误而增加。诊断性腹腔镜检查可用于排除之前腹腔镜手术或内镜手术后的穿孔。诊断性腹腔镜检查通常不适用于脓毒症、低血压的患者，也不能对腹膜后十二指肠进行满意的检查。早期腹腔镜检查用于心动过速或不明原因的发热，对于预防胃旁路术后吻合口瘘的死亡非常重要。

（三）决策

瘘治疗的下一步是确定治疗决策和时机。在做这些决定时，必须估计瘘管自发闭合的可能性。闭合的可能性取决于几个因素。首先是解剖位置。一般来说，有利于闭合的解剖部位为口咽、食管、十二指肠残端、胰腺、胆道系统、空肠。或者，不利的位置包括胃、十二指肠外侧、Treitz 韧带和回肠。营养状况不佳的患者无论解剖位置如何，都不太可能有瘘管闭合[39]。更重要的是，如果患者营养状况不佳，死亡率就会更高。另一个重要的因素是有没有脓毒症。无脓毒症对瘘闭合有阳性预测价值，而有脓毒症则相反。脓毒症的消除是自发闭合的必要条件。瘘管的病因也可以预测瘘管是否闭合。术后瘘管和继发于阑尾炎或憩室炎的瘘管可能会闭合。与活动性克罗恩病相关的瘘管在克罗恩病静止之前不太可能闭合。与癌症有关的瘘管通常需要切除肿瘤与瘘管。此外，如果没有手术干预，异物的存在会阻止瘘管闭合。在脓毒症被控制和调查研究已经完成后，瘘的治疗应该遵循一

275

个保守的过程，应当允许有自发愈合的机会。重要的是要提供足够的营养支持，并积极调查在恢复期出现的任何新发征脓毒症的征象。保守治疗的时间必须因人而异。

如果维持正氮平衡，瘘管输出减少，无脓毒症并发症发生，则可继续非手术治疗。几个大型研究发现，ECF的自发闭合率为32%～80%[2, 17]，超过90%的小肠瘘在1个月内闭合。2个月后闭合的比例小于10%，3个月后自然闭合的比例为%。因此，合理的治疗计划可能包括至少1个月的非手术治疗，如果瘘管显示有缓慢但持续愈合的迹象时，合理延长保守治疗时间。延迟手术可使腹膜反应和炎症消退，从而使最终的手术更容易和更安全。延迟修复需要营养，从而可能减少术后伤口并发症。术后ECF通常延长住院时间2～3个月，但随着TPN的改进，生长抑素类似物的使用，VAC的使用，以及更广泛的门诊护理，这个周期可能会有所缩短。事实上，由于这些药物在这种情况下是可用的，许多患者在康复期是出院或者到专业的护理所接受指导。肠道或与瘘管有关的其他器官的状况也很重要。健康的邻近组织是有利因素，如小瘘管、静止期的疾病和没有脓肿。肠道完全中断无法闭合，如远端梗阻、脓肿、恶性肿瘤、辐射（或联合）、瘘管上皮化和活动性疾病。通常，较长的瘘管道（＞2cm）比较短的瘘管道更容易闭合。同样，薄而窄的管道是有利的预后指标（＜1cm^2）。因此，短而宽的通道不太可能自动闭合[20]。一般情况下，外翻或造口外观的瘘管不可能自发闭合，需要修复。

ECF自发闭合的失败与众多因素有关，可以用首字母缩写FRIENDS来表示：管道内或附近存在有异物（foreign body），该部位以前受过辐射（radiation），进行性的炎症（inflammation）（最常见的是克罗恩病）或引起分解代谢状态的感染（infection），瘘管上皮化（epithelialization）（特别是如果瘘管道长度小于2cm），肿瘤（neoplasm），远端肠梗阻（distal intestinal obstruction）和类固醇（steroids）的药物剂量。与胰瘘相关的瘘管自发性闭合率也很低，营养不良或邻近感染也时有发生。积极尝试识别这些混杂因素并改变它们的影响可能会增加非手术策略的成功，但当这些因素客观存在时，手术干预通常是必要的。

Campos等分析了十二指肠瘘闭合的预后因素，发现自发性闭合的一些特点：①低流量瘘是高流量瘘的3倍；②术后瘘的发生率是炎症性肠病或外伤相关瘘的5倍；③十二指肠瘘是空肠回肠瘘的2倍[47]。对于十二指肠瘘患者，其中33%的自发闭合，总死亡率为36%。Williams等发现，给予TPN支持和消除脓毒症后，63%的高流量的十二指肠外侧瘘也会自发闭合[48]。这些患者中位流量为1480ml/d，中位关闭时间为29天，总死亡率为15%。Kuvshinoff等发现，8个胃瘘中有7个是自发闭合的，而4个十二指肠瘘中只有1个是自发闭合的；大约需要50天才能闭合[29]。

在考虑了所有上述因素后，决定是观察瘘管自发性闭合还是稳定后早期手术治疗。一般的观点认为，如果瘘管在4～6周没有闭合，就不太可能闭合，需要手术。手术的决定取决于患者的情况和腹部的状况。特别是当面对一个坚韧的、硬结样的腹部时，在这种情况下，最好稳定感染、营养和液体平衡，等到腹部柔软，没有明显硬结时，最大限度地提高了手术成功率，最大限度地降低产生新ECF的风险。

在某些情况下，等待时间可能大于6周[48]。还必须了解这些患者的生活质量、社会和心理状况。Harle等在一项研究中发现，瘘患者在日常生活、治疗疾病的方法、情绪、依靠和需要支持方面有很多的限制，表现为持续担心瘘管矫治器的漏出，依赖静脉输液和依赖医护人员，造成孤立和社会限制[49]。

（四）确定性治疗

下一个重要的决定是否有必要进行最终的

手术治疗，以及手术治疗的时机。当选择手术治疗时，必须仔细计划手术。只要有可能，到患者情况稳定、没有脓毒症、营养充足的状态下再进行手术。患者再手术的最佳时机是确诊后10天内或4个月后[20, 34]。这种延长的治疗周期与长期发病率、死亡风险和显著的心理压力有关[49]。重要的是与患者讨论愈合时间和对现实的期望，为他们提供一个处理结果的框架。

1. 胃和十二指肠穿孔和瘘 Bell等报道了一组2769例接受ERCP治疗患者中12例腹膜后穿孔；6人接受非手术治疗，1人死亡[50]。从外科的角度来说，在手术后24h内诊断出穿孔的患者，死亡率为13%，而延迟超过24h者，由于脓毒症或多器官功能衰竭，死亡率上升到43%。

无论是腹腔镜手术还是开腹手术，吻合口瘘经常在术后1周左右发生。是否手术取决于经皮引流是否通畅和是否存在腹膜炎。局部积液引流充分，全身反应良好，只有局限部位压痛，可持续观察到最终闭合。持续的脓毒症、引流不畅或弥漫性腹膜炎可能需要再次探查、清创、引流和处理穿孔。

胃十二指肠吻合口瘘，可通过远端胃切除术转为Billroth Ⅱ式胃空肠吻合术来治疗。在术后开始几天发现的穿孔通常应通过再次手术和缝合或吻合口修补来治疗。典型的临床表现包括术后近1周出现发热、心动过速、呼吸衰竭、酸中毒伴肠梗阻和疼痛，提示瘘或脓肿。在CT引导下经皮穿刺引流后，配合适当的抗生素治疗，穿孔通常会愈合。未能解决的将问题的焦点转移到瘘的治疗上。并发坏死性胰腺炎的胃十二指肠瘘可在开腹手术或随后经皮引流术中进行坏死组织清除。十二指肠瘘可采用管式十二指肠造口术或Roux-en-Y十二指肠空肠吻合术，后期的十二指肠瘘可采用经皮引流术治疗[21]。

如果胃或十二指肠的缺损太大，无法一期修复或瘘起源于壶腹和胰管，胃空肠Roux-en-Y吻合术或十二指肠空肠吻合术是一种简便、实用的方法来处理这种困难的胃或十二指肠瘘。最好是在没有持续感染的情况下应用这种方法，此时有足够的时间，空肠柔韧，没有水肿。黏膜间并置的效果最好，手工缝合Roux的末端，即使瘘管周围的组织长期增厚，通常都能治愈。应考虑在肠肠吻合术的远端进行空肠造口术。

十二指肠残端漏的治疗要根据残端及其周围组织的情况和外科医生的判断，可选择的方法包括一期缝合，重新缝合或吻合器闭合残端，十二指肠造口放置侧管进行十二指肠减压，通过瘘管直接引流，浆膜修补，或者用Roux空肠支。与回肠结肠吻合术后克罗恩病的复发相关的十二指肠瘘可通过切除复发疾病处并再吻合来处理。十二指肠末端瘘冲洗并原位缝合，插入网膜以将其与新的吻合口分隔开。难以闭合的十二指肠瘘可以采用空肠浆膜修补术或十二指肠空肠吻合术。原发性结肠克罗恩病合并胃或十二指肠瘘的治疗方法类似，切除原发源并闭合瘘管，十二指肠空肠吻合术保留较大的残余缺损[3, 5, 13]。

结肠癌形成的胃结肠或十二指肠结肠瘘，一般行结肠部分切除，受累的胃或十二指肠部分切除，同时进行一期缝合。较大的十二指肠缺损需要修补或行十二指肠空肠吻合术。胃空肠结肠瘘的治疗是部分胃切除术及切除受累的空肠和结肠，再行吻合。重建手术可以通过更远端肠襻行胃空肠吻合术（如果与溃疡相关，则包括迷走神经切断术）或者改行Roux-en-Y胃空肠吻合术。结肠可以进行吻合，如果存在广泛的局部炎症，可行近端结肠吻合术；如有广泛的局部炎症，可行近端结肠造口术。

对于穿孔和瘘管的修复，应该考虑使用纤维蛋白黏合剂作为辅助[40]。Lau等比较了缝合修复和纤维蛋白胶与吸收性明胶海绵治疗溃疡穿孔的效果，也比较了腹腔镜和开放式手术[51]。研究发现，缝合和纤维蛋白胶修复之间没有任何显著差异。这些研究结果，结合使用纤维蛋白黏合剂的非手术瘘口闭合的成功报道，提示这种方法在手术治疗中有更广泛的作用。

2. 肠皮肤瘘 如果感染得到控制，营养充足，远端无梗阻，许多 ECF 会自发闭合。对于无法愈合的小的小肠瘘，最终的治疗方法仍然是手术修补。与内科治疗的持续时间一样，手术治疗需要个体化。直接缝合与瘘管破裂、复发的高发生率有关[1, 2]。在大多数病例中，首选的手术是切除受累肠段并进行一期端对端吻合。在广泛感染的情况下，一期吻合可未必妥当。在这些情况下，小肠的近端和远端都可进行外置。至关重要的是，近端小肠设计为标准的外翻 Brooke 造口，以便能够放置合适的造口设备，对流出的肠内容物进行充分管理。

如果瘘管不适合切除，如发生在骨盆深部手术的并发症时，分期处理的方法包括旁路手术都应该被考虑。单纯的近端和远端瘘口侧侧吻合术是不够的，就像单方面的（近端或远端）排除受累节段也是不够的。隔离受累肠管的近端和远端，是有效消除瘘管漏出所必需的。在分阶段治疗过程中，瘘管段在原位保留，或者末端从腹腔取出外翻成黏膜瘘管；肠输入襻和输出肠襻吻合以恢复肠的连续性。或者，如果输出肠襻功能障碍，远端回肠瘘的近端可以切开与横结肠吻合。瘘管段再次放回盆腔或外露为黏膜瘘。这项技术不如完全隔离瘘管令人满意，但在回盲瓣正常的情况下效果相当好。最理想的情况是，当以后切除瘘管段时完成分期手术。

胃肠瘘伴大的腹壁缺损，称为肠空气瘘，不仅是最难手术处理的，也是最容易导致死亡的。这些瘘往往需要多次分期手术，死亡率为 20%～60%[20]。随着损伤控制性剖腹探查手术的进展，明确了创伤后腹部开放性损伤相关的并发症。这一人群中瘘的发生率为 2%～25%。瘘的病因与先前传统手术中所描述的不同，包括肠道长时间暴露于空气中导致肠管干燥；敷料黏附肠道，引起浆膜侵蚀，以及腹腔冲洗和腹腔再探查的反复创伤等形成瘘。使这些患者病情进一步复杂化的是，最初引发瘘的事件（由于大量肠道长时间暴露在大气中而导致的脱水）使患者面临不止一种瘘的风险。经常会发现这些身体虚弱患者会形成几个瘘。适当和积极地使用 VAC 可以弥补长期开放腹部区域的损失，VAC 可封闭腹壁缺损甚至是巨大的缺损，可以保护肠道，保护筋膜，限制区域的丢失，减少换药需求，清除多余的液体，减少细菌计数，增加伤口的血液供应[20, 23, 34]。

位于固定内脏中间的瘘管不应插入引流管，一般来说，置入瘘管开口处的导管会造成进一步的损伤，而且通常是无效的。VAC 可与隔离技术结合使用来围堵腹部较大的肉芽伤口的瘘（图 76-6）。放置造瘘袋可以收集瘘管流出物，而 VAC 可以覆盖伤口的剩余部分[23]。

如果建立了创面的局部控制，营养状况也得到了适当的改善，在瘘管保持隔开的情况下，可以选在可控肉芽组织表面进行半厚皮瓣移植（图 76-6E 和 F）。用这种方法使大伤口闭合，大伤口相关的分解代谢需求减少，瘘管更容易控制。经过 6～12 个月的恢复时间以补充蛋白质和热量储存并恢复肌肉力量和活动能力，使腹壁重建切除瘘管成为可能。

可能需要进行肌皮瓣和腹壁重建，其中涉及组织分离和修复材料，从而获得足够的覆盖率[23]。使用人工合成材料是相对禁忌；更确切地说，应该考虑在切除瘘管的大伤口患者中使用生物或生物合成假体。还需要使用生物产品后患者腹壁疝复发率和松弛度的长期数据。

因为覆盖大的开放伤口对于防止未来形成新的瘘口至关重要，生物制品是帮助关闭开放的腹部伤口的必要医疗材料。

3. 肠肠瘘 内瘘是指小肠与腹腔内其他器官或结构之间的异常交通。当小肠与另一段小肠或结肠相邻时，就会发生肠肠瘘。虽然结肠憩室炎和结肠癌也可能是病因，但大多数肠肠瘘是由克罗恩病引起的。症状的进展与肠道病

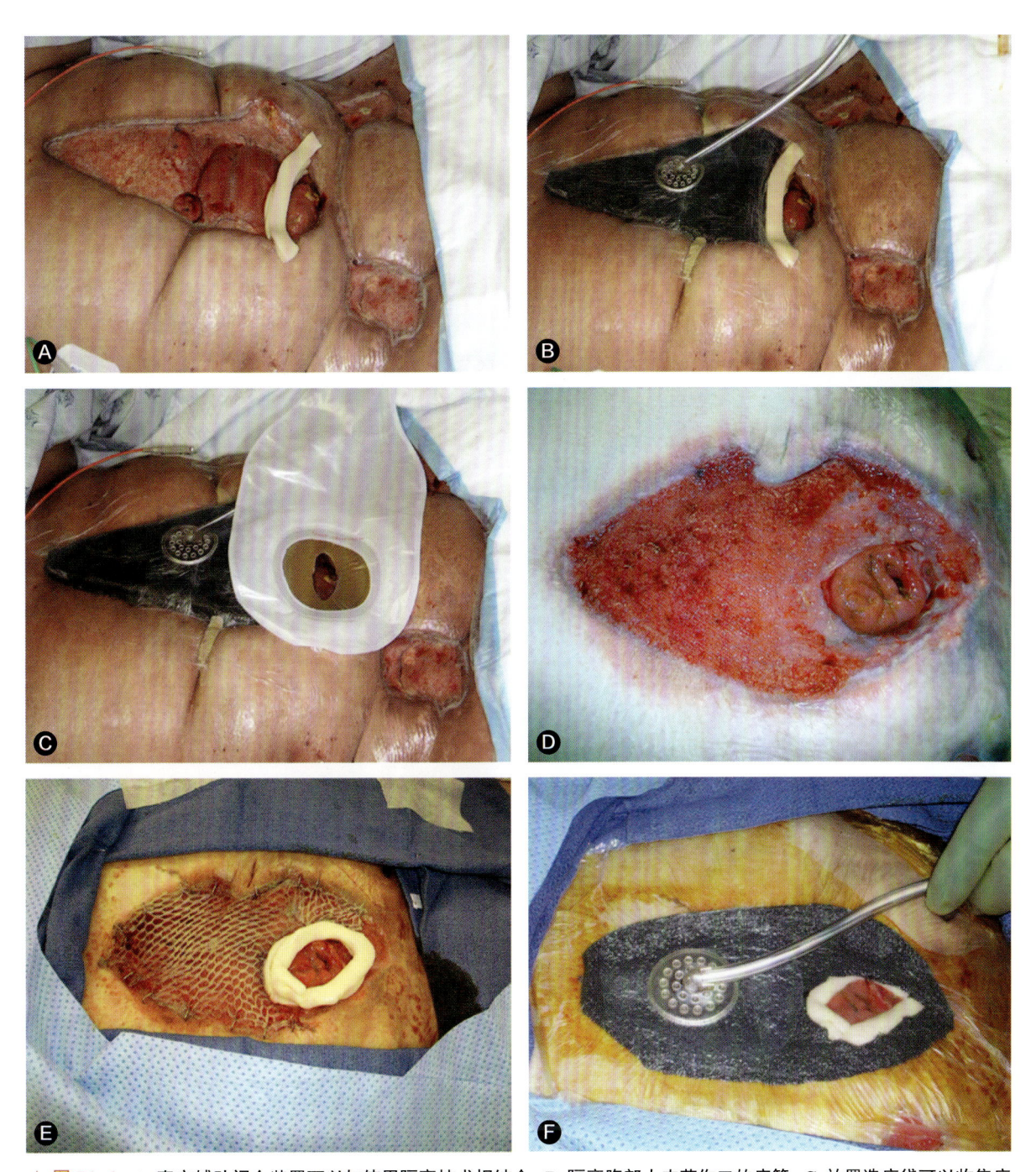

第 76 章 胃、十二指肠和小肠瘘
Gastric, Duodenal, and Small Intestinal Fistulas

▲ 图 76-6　A. 真空辅助闭合装置可以与使用隔离技术相结合；B. 隔离腹部大肉芽伤口的瘘管；C. 放置造瘘袋可以收集瘘管流出物，而 VAC 可以覆盖伤口的剩余部分；D. 伤口得到局部控制，营养得到适当优化；E. 伤口可控的肉芽组织上面可以进行皮肤移植；F. 隔开瘘道

变受累的长度成正比。回盲肠瘘是最常见的，因为克罗恩病的患者回肠末端的慢性炎症的比例很高，空肠和十二指肠受累较少。诊断肠肠瘘需要仔细评估，因为不适症状可能很细微，患者通常可能会有不适感，或者没有不适主诉。

腹泻、腹痛、体重减轻和发热等症状并不是特异性的，通常是由基础疾病及瘘引起。

肠肠瘘通常是在小肠系列检查或钡灌肠评估含混不清的腹部不适或功能障碍时偶然发现的（图 76-7）。有时直到开腹探查才发现瘘管。

279

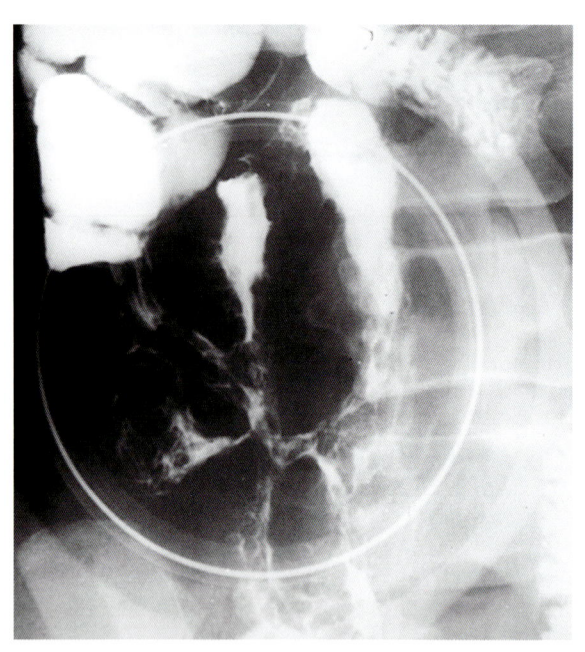

▲ 图 76-7 小肠系列检查显示复杂的"星型"肠肠瘘

在其他克罗恩病患者中，长期的肠外营养、肠道休息和药物治疗已获得成功[41-45]。这一结果与药理学革新之前这些瘘的自然愈合形成了鲜明对比。由于难治性瘘或对药物耐受性及其不良反应，许多患者仍然需要手术干预。

当手术是必要的选择时，手术程序是整块切除与瘘管相连病变肠管。如果有炎症或脓肿，一期切除可能是不明智的。在这种情况下，近端转流或经皮穿刺引流任何脓肿都应谨慎。如果可能的话，病变肠管和瘘管的切除应推迟 6 周，让炎症过程消退。这段时间的营养支持是必不可少的。

任何切除，无论是一期还是作为分期手术的一部分，都应该局限于受累的肠段，以保留整个肠管的长度。广泛切除似乎不能防止进一步的并发症，而只能增加随后的吸收不良的可能性。在克罗恩病中尤其如此，重复开腹手术、肠切除术和随后的吸收损失是常见的，并可能导致短肠综合征。

4. 肠膀胱瘘　由憩室炎或结肠癌引起的结肠与膀胱间交通的更为常见。小肠和膀胱之间的瘘管形成比较罕见，超过半数的回肠膀胱瘘是克罗恩病的并发症；然而，对小肠的辐射损伤也会导致瘘管的形成。2%～4% 的局限性肠炎患者会发生回肠膀胱瘘，通常是疾病的晚期表现。瘘管长、窄、曲折（图 76-8）。许多瘘管似乎只是间歇性地保持通畅。瘘管常在右髂窝内从回肠向下走行。子宫不能对这样的瘘管形成解剖屏障，就像憩室炎或直肠乙状结肠癌引起的短的、局部的瘘管。因此，肠膀胱瘘在两性中均匀分布。

超过 80% 的肠膀胱瘘患者有尿路症状，如粪尿或气尿[52]。膀胱刺激征和随后的排尿困难

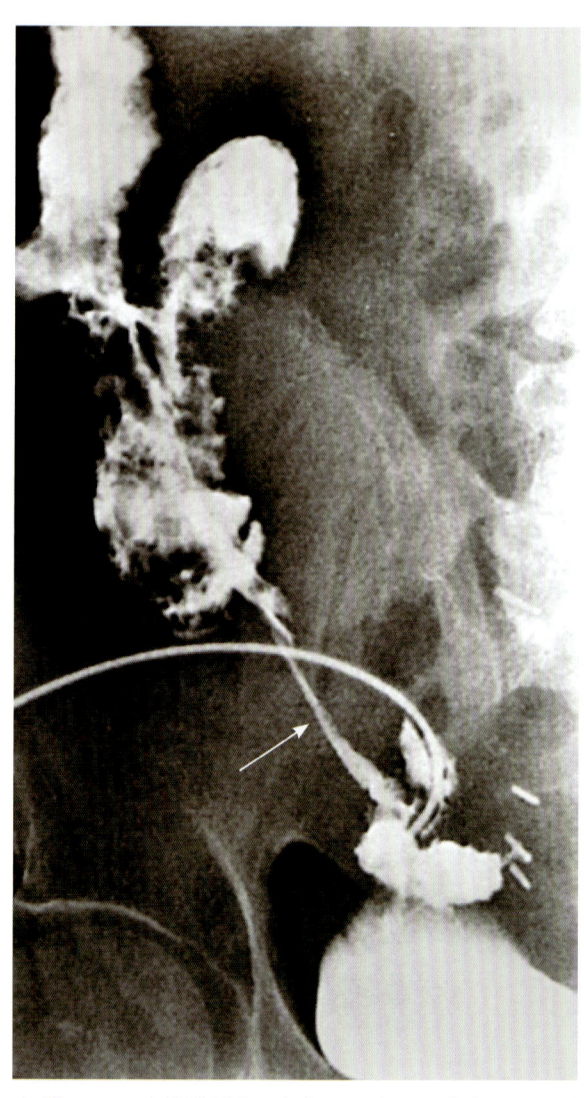

▲ 图 76-8　瘘管造影显示长期回肠克罗恩病患者的肠膀胱瘘（箭指示瘘道）
引自 Tassiopoulos AK, Baum G, Halverson ID. Small bowel fistulas. *Surg Clin North Am*. 1996; 76: 1175.

是常见的。在少数患者中，肠道微生物污染尿液可发展为暴发性脓毒症。涉及尿路的内瘘，可以通过口服后尿液中出现木炭或靛胭脂来证实，甚至使用"罂粟籽"测试。膀胱镜检查有助于确诊。最常见的表现是大疱性水肿，分布在膀胱后侧壁或底部。部分患者可以直接看到瘘口。应进行活检来评估不寻常的原因，如结核病或癌症。

CT 是诊断肠膀胱瘘最准确和有效的影像学手段（图 76-9）。胃肠道钡剂造影通常不能显示瘘管，但可以帮助确定潜在疾病的进程，评估其范围。静脉肾盂造影术和膀胱造影术在评估瘘管方面作用有限。它们对于显示双侧肾功能和评估上尿路异常很重要。

在无梗阻、炎症或脓肿的情况下，肠膀胱瘘的首选治疗方法是切除病变肠管和膀胱受累部分。切除瘘管对于防止尿道的持续污染尤为重要。一期吻合是用来恢复肠的连续性，并关闭膀胱壁。在手术治疗过程中，推荐使用输尿管支架植入。与其他瘘管一样，如果肠道炎症或肿块使切除不安全，建议采用横断加近端和远端肠段皮肤转流术。

5. 肠阴道瘘 小肠与阴道形成的瘘很罕见。与结肠阴道瘘一样，经子宫切除术的女性更容易发生肠阴道瘘。肠阴道瘘管通常由局限性肠炎、放射性肠炎、肉芽肿性疾病引发，很少归因于恶性肿瘤。作为溃疡性结肠炎回肠肛门储袋手术的并发症，也很少发生。

大多数患者有脓性或不洁的阴道分泌物。气体也可间歇性地从阴道排出。相关的腹腔内脓毒症是常见的，可引起发热、寒战和腹痛。肠阴道瘘可导致低血容量和严重的液体和电解质异常，特别是当引流量较大时。内镜检查通常可以发现阴道糜烂和肠内容物排出，从而明确诊断。CT 扫描及小肠或阴道的造影具有诊断意义。在一些不易察觉的病例中，在口服生物炭或靛蓝胭脂红之前，在阴道内放置卫生棉条可确定肠与阴道之间的瘘管。

肠阴道瘘的处理与 ECF 类似。通过阴道深处的引流可以充分控制脓毒症和瘘管流出物。如果脓毒症消除，瘘流量低，并提供足够的营养，肠阴道瘘管可能不需要手术即可闭合。然而，与克罗恩病相关的瘘管自发闭合是很罕见的。袖状切除阴道组织连同瘘管和受累肠管是首选的手术方法。如果周围炎症允许，应进行一期肠吻合术。术后阴道缺损处可以开放，以便盆腔外引流。

6. 血管肠管瘘 肠瘘累及血管系统，无论是动脉或静脉，都有潜在的致命危险，通常需要紧急纠正。真正的肠静脉和结肠静脉瘘是罕见的，但有潜在的致命风险。十二指肠腔静脉瘘最常见的病因是腔静脉滤器移位、右肾切除

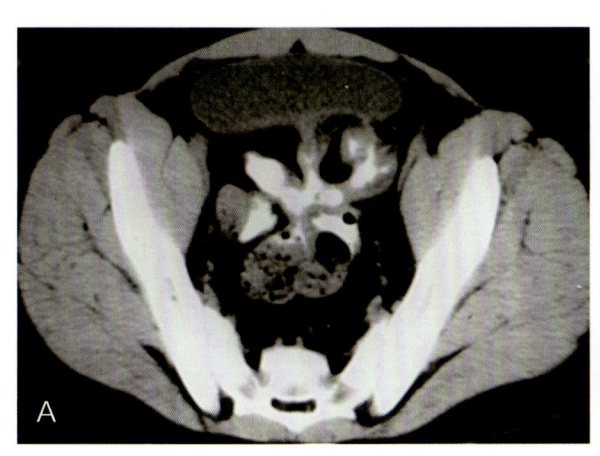

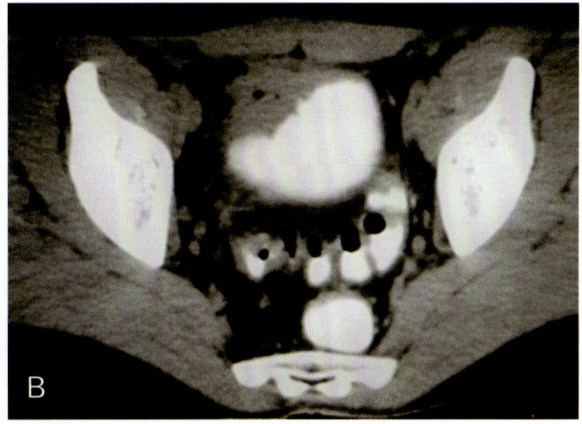

▲ 图 76-9 肠膀胱瘘的 CT 图像
A. 复杂肠膀胱瘘；B. 小肠襻与膀胱壁粘连，引起膀胱壁的严重炎症，随后形成瘘管

术、消化性溃疡，以及吞下异物[53]。这些瘘通常是在钡剂检查中通过观察对比剂渗出而意外发现的。据报道，大量钡剂渗出带来很高死亡率[54]。

因为主动脉大部分的胸段和腹段，位于胃肠道的近端。因此，主动脉肠管瘘可能累及从食管到结肠的任何部位的肠道。动脉树和小肠之间最常见的瘘起源于主动脉。虽然这种瘘也发生在其他腹部手术后，但主动脉瘤的并发症及修复手术是常见的病因。当动脉粥样硬化性主动脉瘤斑块破裂进入肠道时，通常会发生自发性或原发性主动脉肠瘘。在罕见的情况下，霉菌性、结核性或创伤性动脉瘤也可能破裂进入小肠。当自发性瘘管发生时，最常累及十二指肠。Reckless 等回顾了 131 例自发性主动脉肠瘘，发现有 57.6% 的病例破裂至十二指肠的第三段，而小肠的其余部分只占 8%[55]。

继发性主动脉肠瘘在所有主动脉瓣重建手术中占 2%~4%，通常涉及腹主动脉髂动脉或主动脉股假体移植。瘘管常发生在主动脉吻合的近端水平，大多数破裂进入十二指肠。如果瘘发生在假体和髂动脉之间的吻合口，回肠是最常受累的部分。

两个过程可引起继发性主动脉肠瘘，并导致不同的临床表现。肠道和动脉腔之间的直接交通最终导致胃肠道大出血。开始时，出血是间歇性的，很少有大量出血，即"先兆出血"或"哨兵出血"[56]。这种阵发性出血通常是无痛的，并可引起慢性贫血。在没有其他证据证明之前，任何有主动脉假体的患者出现黑粪或呕血都应该考虑主动脉肠瘘的可能性。从初次出血到不可避免的大出血之间可能要经过几个月。第二种形式的继发瘘被称为假体肠瘘。在这种类型的主动脉肠瘘中，肠与移植物周围脓肿或动脉瘤相连，而不是直接与动脉管腔相连。这些患者大多有脓毒症的表现。虽然假体旁瘘是一种独特的临床症状，但如果不及时治疗，假体旁瘘最终会导致与动脉腔的直接沟通，并导致随后的出血[57]。

这些患者应该做好急诊手术做准备，但通常有足够的时间进行进一步的诊断调查。首先应进行上消化道内镜检查以排除常见的出血原因，如消化性溃疡或食管静脉曲张。如果要求内镜医师检查十二指肠的第三部分，肠壁的实际侵蚀常常可以看到。对糜烂部位进行活检是禁忌。CT 检查对评估腹膜后主动脉肠管瘘较敏感。CT 具有成像速度快、应用范围广等优点（图 76-10）。因为这是一项非侵入性研究，

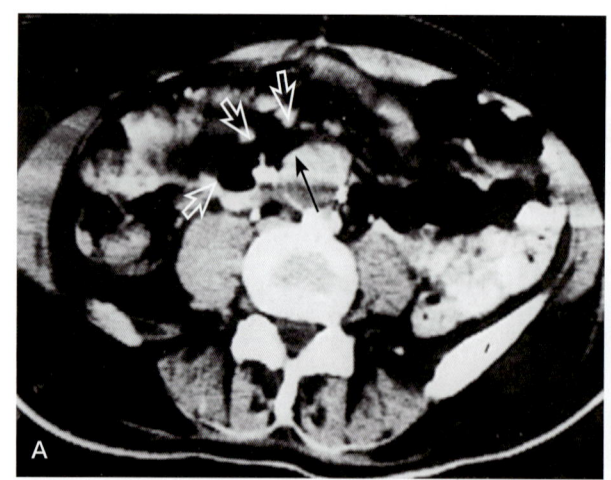

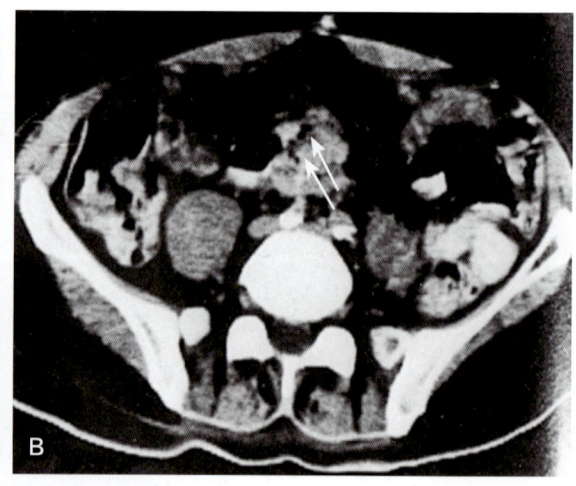

▲ 图 76-10 主动脉肠瘘的计算机断层扫描
A. 主动脉移植物（黑箭）明显侵蚀过多的十二指肠（开放箭）；B. 空气（箭）
引自 Bernhard VM. Aortoenteric fistulas. In: Rutherford RB, ed. *Vascular Surgery*. Philadelphia: Saunders; 1989:530.

CT简便易行，也不会引起患者不适，从而避免了患者血压升高带来的潜在的灾难性后果。CT可显示主动脉移植物与十二指肠之间的正常脂肪平面消失，提示可能有瘘管；也可以显示吻合口的假动脉瘤或存在主动脉周围气体或液体聚集。

主动脉肠瘘一旦确诊，应及早进行积极的手术治疗[57]。去除假体和解剖外旁路手术同时使用适用于多种肠道微生物的广谱抗生素。传统观点认为，假体部位的感染阻止了较少相关手术，如瘘管局部闭合或者没有解剖外旁路的假体置换[57]。主动脉肠瘘患者的生存率较差，通常是由于大出血或相关的心血管或肾脏损害。据报道，死亡率高达50%。

7. 结论 当为瘘的患者计划手术时，外科医生应该对一个困难而漫长的治疗过程留出足够的时间。根据腹部伤口的复杂性，可能需要行组织松解和其他重建操作来实现腹壁闭合。在缝合腹部伤口时，请整形外科医生来指导通常是有帮助的（图76-11A）。组织分离释放技术可用于重建较大的腹壁缺损，尤其是存在创面污染，禁止使用修复材料的情况下。因此，术前讨论和评估应考虑整形修复外科团队的意见。术前准备包括肠道准备，围术期抗生素直接用于肠道和皮肤菌群，以及任何由近期培养和敏感性信息确定的特定微生物。

在任何可能的情况下，在新的腹壁切口或在旧切口基础上延长切口使再次进入腹腔更容易和安全。一旦进入腹膜腔，应将肠道整体活动起来，如果可能，应进行完全肠粘连松解术，特别是如果有远端梗阻的问题（图76-11B）。在进行粘连松解的过程中，一个有用的辅助方法是在尝试粘连松解之前使用浸透生理盐水剂腹手术垫来"水化"粘连。用一只手轻轻地按压和触诊，用剪刀或手术刀锐性解剖粘连，配合大量的盐水浸泡过的海绵，通常可以完成受累肠管的完全松解。一般情况下，肠瘘不能一期修复；这种修复通常导致复发。完全切除瘘管到正常组织，行肠肠吻合。如果是在正常的肠管进行吻合术，选择吻合器吻合和手工吻合都是可以的。最重要的是吻合口要无张力，要有足够的血供，不能有远端梗阻。应行空肠造口术或放置鼻肠管作为管饲通道。持续营养补充是手术成功的一个极其重要的组成部分，大多数患者在术后恢复期不能经口摄入足够的热量。胃造口管也可以作为一种有用的辅助工具，在术后为患者提供中长期的胃减压并避免使用鼻胃管。根据肠道状态、肠松解的范围和导致瘘管形成的潜在过程，术后常发生长时间的肠梗阻，经胃造瘘管减压，同时在远端给予肠内营养，可能对患者非常有益并且更舒适。由于这类手术解剖的范围通常很广泛，腹腔内粘连的形成是可能的。减少腹腔粘连的方法，如采用透明质酸-羧甲基纤维素膜（生物膜），可能有助于预防术后并发症[58]。大网膜包裹缝合线最近也被证明是有益的[59]。最后，腹壁闭合非常重要，这样做是为了获得最好的成功机会，并防止瘘管复发。用自体组织封闭腹壁是必需的（使用组织分层分离或肌皮瓣），或者使用一种可吸收的生物膜，由人脱细胞真皮基质、猪真皮胶原凝胶、处理的牛心包、猪小肠黏膜下层或生物合成网状支架组成（图76-11C）。在之前腹部开放的患者中，通过皮肤移植或经过二期愈合，腹壁上残留的皮肤可能不够闭合。在放置了生物膜的患者中，使用VAC装置来防止暴露的移植物干燥是非常重要的。术前在腹壁外侧放置组织扩张器可使皮肤扩张，从而使手术时皮肤闭合（图76-11D）。

（五）康复

大多数术后瘘患者早期处于分解代谢状态，有发生营养并发症的风险。最佳营养在术后和术前同样重要。经常需要通过肠内、肠外或联合进行补充。随着时间的推移，患者可以过渡到完全口服。即使患者不能忍受通过肠内途径

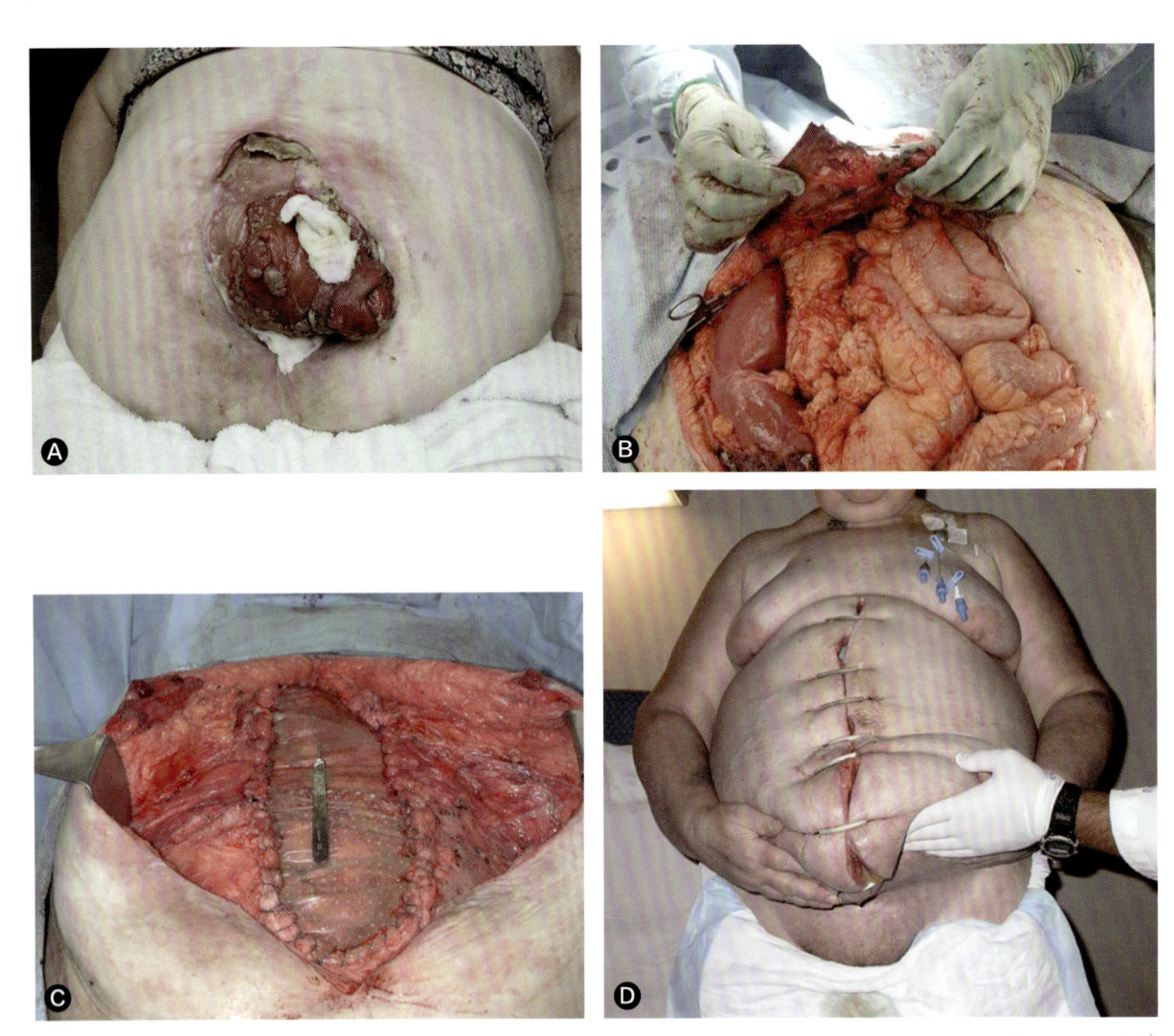

▲ 图 76-11　A. 肠皮肤瘘伴肠管上皮化和较大的腹壁缺损；B. 将整个肠道活动起来，并进行完全肠粘连松解术；C. 巨大的腹壁缺损用腹壁联合小肠黏膜下层（生物材料）闭合；D. 完全切除瘘管，皮肤松弛关闭腹壁，保留减张缝线

摄入的全部热量，提供一部分肠内营养仍然是一个重要的目标。为了刺激食欲，患者进食后在夜间进行循环管饲可能是有帮助的。偶尔在家吃饭也有助于刺激食欲。咨询营养师是很有帮助的。由于重新建立正常的饮食习惯可能是一个漫长的过程，因此对这些患者进行一段时间的家庭管饲喂养或必要时进行家庭肠外营养是合理的。瘘管治疗的最后阶段是愈合，这个阶段高度依赖于手术后良好的营养。如果患者不能忍受至少 1500kcal/d 的肠内营养，应继续进行肠外营养，直到达到这个目标。在肠内摄入接近这个范围后，患者可以脱离肠外营养。

所有瘘患者的总死亡率约为 20%。术后瘘的死亡率并不高。术后瘘的死亡率低于 2%，发病率约为 12%。迟发的并发症可能包括短肠综合征，这取决于肠切除术的范围、之前的切除和潜在的疾病状态（如克罗恩病）。有少量的肠管残留的患者中，可能会发生一些肠道适应的问题，随着时间的推移，患者可能会放弃肠外营养。一般来说，如果小肠长度为 90cm，且回盲瓣完好，则可以预防短肠综合征，而切除回盲瓣后，则需要 150cm。外科医生必须对术后复发性瘘管保持警惕。这些患者也极易发生粘连性小肠梗阻。一般来说，在这些患者术后早期采用肠管减压和 TPN 治疗小肠梗阻，而不是在术后早期再进行一次手术。

七、结论

肠瘘的处理给外科医生带来了多重挑战。必须仔细注意这些患者的生理、代谢和免疫紊乱。采用一种系统的和正确的方法，进行稳定性的、学术研究、精心安排的内科外科治疗，大部分患者能够成功愈合。

第 77 章
小肠憩室
Small Bowel Diverticula

Hadley K.H. Wesson　Karen R. Natoli　James E. Harris Jr.　Michael E. Zenilman　著
朱克祥　赵素月　译

摘要

小肠憩室病的发病率为 0.3%~20%，远低于成人大肠憩室发病率（15%~40%）。在所有小肠憩室的患者中，仅有 4% 的患者会出现症状。尽管比例相对较低，但对于普通外科医生来说，在考虑腹痛和胃肠出血的鉴别诊断时，对小肠憩室疾病有一个明确的认识仍然是非常重要的。小肠憩室有三种类型特别注意：十二指肠憩室、空肠回肠憩室和 Meckel 憩室。十二指肠憩室是最常见的小肠憩室（45%），但空肠回肠憩室（25%）和 Meckel 憩室（25%）最易发生临床症状。本章讨论各种憩室类型及其流行病学、发病机制、临床表现、诊断和处理。

关键词： 小肠憩室；十二指肠憩室；空肠回肠憩室；Meckel 憩室

在这些憩室中存在两个关键的区别。第一个区别是：先天的还是后天的憩室。一般来说，Meckel 憩室是先天性的。除十二指肠肠腔内憩室，大多数十二指肠和空肠憩室均为后天性憩室。第二个区别是：真性憩室还是假性憩室。Meckel 憩室是真性憩室，包含肠壁的全部三层。十二指肠憩室和空肠憩室是假性憩室或假憩室，大多数是由于腔内压力增加和肠运动障碍引起的。

一、十二指肠憩室

（一）流行病学

十二指肠憩室是最常见的小肠憩室，尸检发现率为 23%，内镜检查发现率高达 27%[1]。十二指肠憩室可分为肠腔内憩室和肠腔外憩室，前者为先天性且相当罕见。十二指肠肠腔外憩室更为常见，发病率仅次于大肠憩室。与出生前形成的腔内憩室不同，腔外型憩室通常发生时间较晚，大多在 50 岁以后。

（二）发病机制

十二指肠腔内憩室在出生前十二指肠形成卷曲网状，最常见于十二指肠的第二部分。随着时间的推移，卷曲网状结构逐渐被延展开，在十二指肠腔内形成囊状，并逐渐形成假憩室。如果憩室顶端没有开口并保持闭合，就会发生新生儿十二指肠梗阻。肠腔外的憩室，如常见的结肠憩室，是后天获得性憩室。腔外的小肠憩室发生率最高部位通常是位于肝胰壶腹 2cm 以内区域。它是一个假性憩室，仅包括黏膜和黏膜下层，在肌肉薄弱部位突出肠壁。这些薄弱区域通常是血供不足所导致的局部肠壁结构缺陷，使黏膜和黏膜下层向外突出[2]。

（三）临床表现

虽然十二指肠憩室较为常见，但只有 12%

的患者会出现症状。最常见的症状是餐后上腹部疼痛、腹胀、恶心、呕吐和胃肠道出血。因为大多数这些症状可以由其他更常见的胃肠道问题引起，诊断常常被延迟或漏诊[1]。与结肠憩室疾病一样，十二指肠憩室可导致包括穿孔、出血、感染和梗阻并发症。腔内憩室梗阻的发生率最常见，因为它的解剖位置在十二指肠腔内。甚至有十二指肠憩室梗阻致壶腹部梗阻，然后导致胆道梗阻和胰腺炎的病例报道[1]。对于更为常见的腔外型，临床表现以穿孔和出血更为常见。

（四）诊断

食管胃十二指肠镜或内镜逆行胰胆管造影可直视化诊断十二指肠憩室，也可用于治疗。影像学诊断方法的侵入性较小，被认为是更合适的初步评估方法。X线透视检查对识别十二指肠憩室及上消化道及其后小肠的研究具有可靠性。典型的"风袜"征是指十二指肠内憩室的囊状凸出物，口服对比剂在十二指肠内勾勒出来。十二指肠腔外憩室在外观上与结肠中的憩室相似。口服和静脉注射对比剂计算机断层扫描，以及磁共振胰胆管成像均有助于诊断[2]。

（五）治疗

只有不到1%的十二指肠憩室患者需要有创的内镜或手术干预。在那些需要手术的患者中，发病率和死亡率也相当高。内镜是控制出血的有效手段，ERCP通过括约肌切开术和支架置入术通常能有效缓解胆胰阻塞，尽管进行括约肌切开且憩室靠近肝胰壶腹，则有穿孔的风险[1]。

如果穿孔没有得到控制，则必须手术干预。靠近壶腹的憩室发病率和死亡率较高。在手术探查过程中，进行Kocher操作以彻底评估十二指肠（图77-1）。如果离壶腹有足够的距离，憩室切除术是可行的。若憩室离壶腹较近，壶腹内应置管以避免损伤。一旦憩室切除，十二指肠应横切两层缝合封闭，以避免狭窄，并可用大网膜或空肠补片加固。如果憩室非常接近或累及壶腹，可出现胆汁和肠液分流。即使是更具侵入性的手术，如胰十二指肠切除术，虽有相对较低的并发症风险，但目前还没有足够的证据证明其适用于所有病例。在穿孔的情况下，憩室切除术也是不安全的。如果患者不适合手术，充分引流和使用抗生素有时可以作为最佳治疗[1,3]。

二、空肠回肠憩室

（一）流行病学

空肠和回肠憩室是最不常见的小肠憩室，根据影像学和尸检资料，其发生率为0.2%~5%。发病率在60—70岁达到高峰。空肠憩室的发病率是回肠憩室的7~8倍。大多数患者在空肠会有多个憩室，随着向远端移动到回肠，频率逐渐降低。据估计，60%~70%的空肠回肠憩室患者没有症状。在出现慢性症状或急性并发症的患者中，只有10%需要手术[5]。

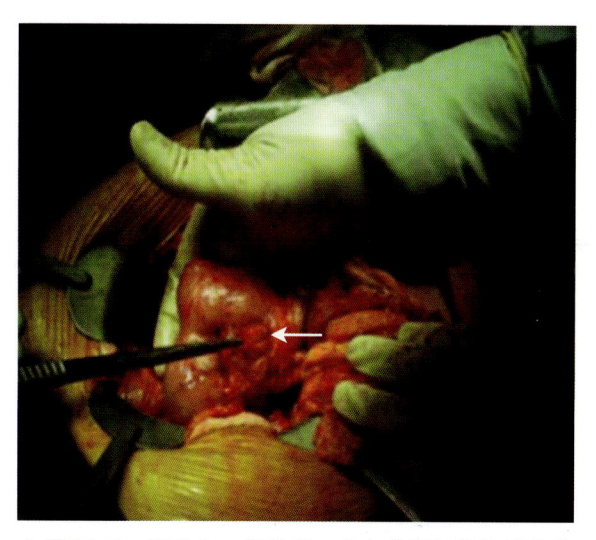

▲ 图 77-1 活动十二指肠后，术中发现与胰头相关的十二指肠憩室（箭）
引自 Teven CM, Grossman E, Roggin KK, Mathews JB. Surgical management of pancreaticobiliary disease associated with juxtapapillary duodenal diverticula: case series and review of the iterature. *J Gastrointest Surg*. 2012;16:1436–1441.

（二）发病机制

空肠、回肠憩室是通过肠系膜侧渗透的假性憩室。它们被认为是后天而不是先天获得憩室，虽然确切的发病机制还不清楚，但被认为是平滑肌功能障碍或肌间神经丛缺陷的结果。与十二指肠腔外憩室相似，这导致不规则的肠收缩，腔内压力增加，在直小血管进入小肠黏膜和黏膜下层的薄弱区[5]。由于空肠回肠憩室通常埋在肠系膜内，在手术探查时往往被忽略。

（三）临床表现

虽然空肠憩室是最不常见的小肠憩室，但是最容易出现临床症状，包括憩室炎伴或不伴穿孔、出血和梗阻。憩室炎是最常见的表现，占临床症状的55%。临床上，患者有局部或弥漫性腹膜炎、发热和白细胞增多症。影像检查提示炎性肿块、脓肿、脂肪滞留或肠系膜内气性囊肿。大多数的穿孔会被周围的肠系膜或小肠包围。根据脓肿位置的不同，临床表现和影像学怀疑为穿孔性结肠憩室炎或阑尾炎。由于诊断困难和治疗延误，穿孔性憩室炎的死亡率可以达到50%[5,6]。空肠憩室出血可见于5%~33%的急性疾病患者。出血是由肠系膜血管附近憩室的炎症侵蚀血管而引起的。这些患者通常表现为无痛性鲜血便，也可能表现为黑粪或呕血。根据憩室的位置，无法控制的出血可内镜下介入治疗。结肠镜检查和上消化道内镜检查有助于排除近端和远端胃肠道出血源。如果内镜检查未发现出血，可进行放射性标记红细胞扫描或血管造影，以更好地确定出血位置。空肠憩室大出血的死亡率约为80%，但随着小肠病变的早期诊断和及时的手术切除，死亡率降低[4,7]。肠梗阻是空肠憩室病最不常见的并发症，而且其病因多种多样。憩室炎引起的狭窄和粘连，炎性肿块导致的肠外压迫，大憩室的节段扭转，以及由于功能性运动障碍引起的假性梗阻，都可能导致腹胀、恶心和呕吐。憩室也可以作为肠套叠的起始诱因。最后，由于淤滞，憩室中会形成肠结石，当肠结石从憩室移出时，它会阻塞肠腔。如果由于完全梗阻而需要手术治疗，则可以将肠结石挤入远端肠道，并在健康肠段通过肠切开术取出。另外，也可以连同憩室一起切除，特别是在相关感染的情况下[4]。

（四）诊断

诊断空肠憩室具有挑战。通常诊断是在手术中发现的。多年来，多种成像方式成功地应用于空肠憩室的诊断。腹部X线片会显示憩室内的气-液平。上消化道造影伴小肠追踪和小肠灌肠既可诊断又可治疗。虽然小肠灌肠是一种更为敏感的诊断方法，但它价格昂贵，而且会给患者带来不适。延迟显像也是一种诊断方式，即使肠腔对比剂已穿过小肠腔，造影仍保留在憩室中。在急性表现中，CT有助于评估空肠回肠憩室的并发症，并排除其他病因（图77-2）[5]。胶囊内镜和双气囊内镜也可以显示憩室，但是通常用于急性炎症时。

（五）治疗

偶然发现无症状空肠回肠憩室可暂不处理。然而，如果患者出现与小肠憩室疾病相关的并发症，则应行节段切除并施行一期吻合。憩室的反折或单纯憩室切除术没有作用，因为这会导致血流不良、缺血和高漏诊率。对于出现腹痛、腹胀或细菌过度生长和营养不良症状的慢性病例，可采用非手术治疗。抗生素和维生素补充剂可能对这些患者有益。保守方法也适用于患有多发憩室的患者，手术切除会导致短肠综合征。一些简单的憩室炎病例也可以用抗生素成功治疗，但适当的患者选择仍然是最重要的。如果有任何血流动力学不稳定、败血症或腹膜炎的迹象，建议手术切除。

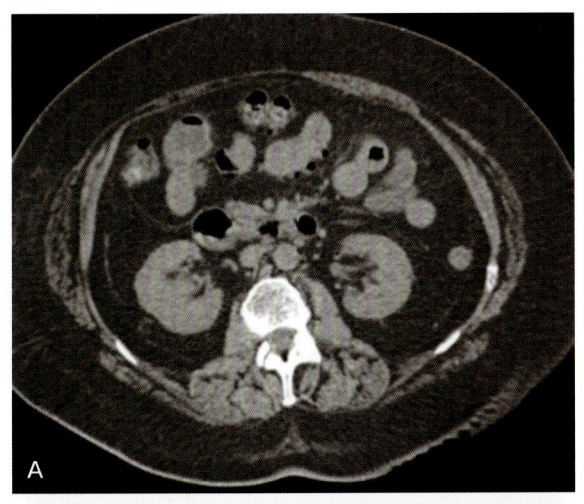

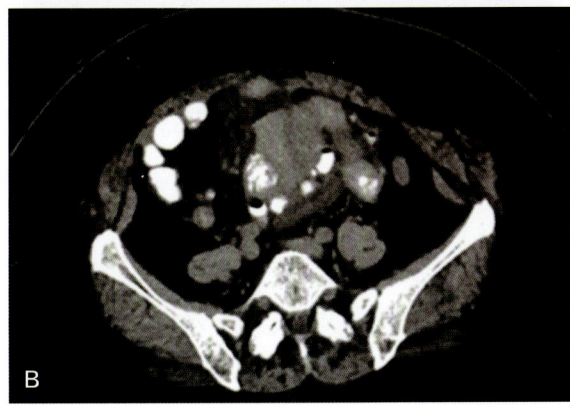

第 77 章 小肠憩室
Small Bowel Diverticula

▲ 图 77-2 A. 接受抗生素治疗的患者的空肠憩室的计算机断层扫描；B. 4 周后进行选择性切除

三、Meckel 憩室

（一）流行病学

Meckel 憩室是以德国解剖学家和胚胎学家 Johann Meckel 的名字命名，Meckel 憩室是最常见的先天性小肠畸形。Meckel 憩室的 "2S" 准则：位于距离回肠末端约 60cm（2 英尺）的地方，约 5cm（2 英寸）长度，影响 2% 的普通人群，男性患者发病率是普通人群发病率的 2 倍，包含一种或两种类型的异位黏膜（最常见的是胃黏膜或胰腺黏膜），一般见于 20 岁前的患者，2 岁前最易出现症状。虽然这个 "2S" 准则很容易记住，是最常见的 Meckel 憩室的表现，但它并没有说明诊断方法、手术干预的指征，以及手术需要注意事项。本文将重点讨论这些问题。

（二）发病机制

为了理解什么是 Meckel 憩室以及为什么它不像十二指肠和空肠憩室，它是一个真正的憩室，我们必须从胚胎学说起。在妊娠的第 3 周，卵黄管，也被称为脐肠管，被广泛认为是卵黄囊与肠道沟通渠道。在妊娠的第 5～9 周，导管消失，胎盘取代卵黄囊，成为胎儿营养的来源。如果卵黄管不能完全消失，就可能导致 Meckel 憩室。这就是为什么 Meckel 憩室是一个真正的憩室，也是唯一真正的小肠憩室，包含小肠的全层。有趣的是，卵黄管未能完全消失可导致其他异常，但是这些比 Meckel 憩室要少见得多。这些异常包括回肠脐带瘘，这是由于整个导管未闭合而发生的；一种卵黄管囊肿，是由于管的脐侧未能消失而引起的；以及出现连接回肠和脐的纤维索。Meckel 憩室是目前最常见的，占卵黄管异常的 90%[8]。60% 的 Meckel 憩室有异位黏膜。尽管胰腺组织是最常见的异位组织类型，但在有症状的 Meckel 憩室中，胃组织是最常见的异位组织类型。Meckel 憩室通常位于回盲瓣 100cm 范围内，尽管平均距离随年龄而变化：患者年龄越大，Meckel 憩室离回盲瓣越远。2 岁以下儿童的平均距离为 34cm，而 3—21 岁的儿童为 46cm，21 岁以上的儿童为 67cm。

（三）临床表现

Meckel 憩室很少有症状。症状仅出现在 2%～4% 的病例中。临床症状包括腹痛、呕吐和腹泻[9]。并发症多样，包括梗阻、肠套叠、憩室炎和穿孔。患者也可以出现胃肠道出血，这在儿童中更为常见。出血可表现为鲜红色直肠出血或无痛、缓慢、间歇性黑粪。成人最常见的并发症是肠梗阻，约占并发症的 1/3（表 77-1）。梗阻的机制包括：围绕附在脐部的纤维带周围的小肠扩大，肠管环被卡在一个中间憩室带内，游离憩室导致的肠套叠，脐带周围的扭转，以及继发于慢性憩室炎的狭窄。约

20% 有症状的 Meckel 憩室患者发生憩室炎，在临床表现和并发症（包括坏死和穿孔）方面与急性阑尾炎无法区分[9]。Meckel 憩室也可能出现在腹股沟或股疝囊中，导致疝。有症状的 Meckel 憩室中 0.5%～3.2% 的发病原因是肿瘤，这其中最常见的是类癌[10]。在儿童中，出血是症状性 Meckel 憩室较常见的并发症之一。Ruscher 等对 815 例 Meckel 憩室患儿进行了回顾性研究。发现在有症状的病例中，有 27% 发生出血（表 77-2），而其他研究指出出血占所有并发症的 50%[9,11]。出血发生在 Meckel 憩室中的胃异位黏膜。异位胃黏膜可产生胃酸和胃蛋白酶，引起回肠溃疡和出血。这在 30 岁以上的患者中很少见，因为在这个年龄之后，胃黏膜通常会萎缩。一些危险因素与并发症发生率增加有关，包括年龄、性别和 Meckel 憩室的解剖变异。并发症的风险与年龄成反比，2 岁时为 4%～5%，40 岁时为 1%，到 75 岁时，Meckel 憩室的并发症风险几乎为零[12]。据估计，50% 出现症状的患者年龄小于 10 岁。有症状的 Meckel 憩室男性比女性更常见，男女比例为（2～5）∶1。在解剖学上，较长的窄型憩室比较短的大型憩室更容易引起阻塞或炎症，因为后者更容易发生卡压。

（四）诊断

只有不到 10% 的有症状的 Meckel 憩室在术前被诊断出来。在影像学中，如 CT 和超声，由于很难区分憩室和肠襻而受到限制。对于右下腹疼痛或急性阑尾炎症状，术中发现阑尾外观正常的患者，应考虑 Meckel 憩室。在这种情况下，推荐的手术方法是检查小肠是否有 Meckel 憩室。如果出现胃肠道出血，可进行 ^{99m}Tc- 高锝酸盐闪烁扫描（也称为 Meckel 扫描）。^{99m}Tc- 高锝酸盐是首选的放射性药物，因为它定位于胃黏膜[13]。因为扫描需要异位胃黏膜来吸收放射性示踪剂，所以只有在有胃组织的情况下才有用；对于胃黏膜萎缩的成人，扫描的灵敏度（60%～85%）远低于其特异性（95%～96%）[14,15]。如果临床怀疑 Meckel 憩室并且 Meckel 扫描阴性，则单光子发射计算机断层扫描 / 计算机断层扫描可能是有用的。SPECT/CT 可以精确定位异常解剖结构处的活动，近年来得到了越来越多的支持[16]。然而，大多数有症状的 Meckel 憩室在术中探查时被诊断。术中诊断是金标准，放射摄像技术成本高、诊断率低。

（五）治疗

对于有症状的 Meckel 憩室，手术切除是必要的。对于无症状的患者，外科干预的适应证一直是许多研究的主题，尽管有这些研究，但仍然存在争议。争议的一个内容是，过往的回

表 77-1 Meckel 憩室的成人并发症

并发症类型	发生率（%）
肠梗阻	37
肠套叠	14
憩室炎	13
出血	12
穿孔	7
疝气	5
肠扭转	3
肿瘤	3

引自 Yamaguchi M, Takeuchi S, Awazu S. Meckel's diverticulum investigation of 600 patients in the Japanese literature. *Am J Surg.* 1978;136:247–249.

表 77-2 18 岁以下儿童 Meckel 憩室的儿童并发症

并发症类型	发病率（%）
肠梗阻	30
出血	27
肠套叠	19
脐炎	0.4

引自 Ruscher KA, Fisher JN, Hughes CD, et al. National trends in the surgical management of Meckel's diverticulum. *J Pediatr Surg.* 2011;46:893–896.

顾性研究认为憩室切除术后的发病率和死亡率很高。从历史上看，20世纪50年代的研究报道，憩室切除术死亡率为20%；20世纪70年代，病死率下降到平均7%；20世纪80年代以来，研究其报道死亡率接近零，这改变了外科治疗观念[17]。目前的建议是，除非有强烈的禁忌证，偶然发现的Meckel憩室亦应切除[18]。可根据以下标准进行手术：年龄小于50岁的患者，Meckel憩室超过2cm，有纤维带或异位黏膜的证据（表77-3），主要禁忌证包括克罗恩病。对于有症状和无症状的Meckel憩室，切除的原则是相似的，即憩室和任何相关带应通过回肠切除术或单纯憩室切除术切除。选择哪种治疗方案取决于患者是否有出血。出血通常是由异位胃黏膜的溃疡引起的，异位胃黏膜溃疡及溃疡伴Meckel憩室应选择回肠切除术。这可以通过使用吻合器在憩室的近端和远端分离小肠（图77-3），然后进行一期吻合，关闭小肠肠系膜。在没有出血的情况下，可以进行V形憩室切除术，横向关闭，以避免管腔狭窄（图77-4），双层闭合通常可吸收缝线缝合内层，Lembert缝线缝合外层。此外，对有症状的Meckel憩室患儿的几项研究表明，腹腔镜手术是安全可行的，可以改善预后[11, 19]。

表 77-3 Meckel憩室切除术的指征

患者年龄 < 40岁
Meckel憩室 > 2cm
存在纤维带
异位黏膜

四、结论

小肠憩室很少有症状，因为它们与管腔是连续的，并且是小肠腔的一部分。当它们有症状时，憩室可发生炎症、穿孔、阻塞和出血。十二指肠或空肠憩室出血是与肠直小血管相关。Meckel憩室出血是异位黏膜分泌胃酸引起溃疡。十二指肠憩室具有独特的挑战性，因为它靠近肝胰壶腹。空肠憩室是最不常见的小肠憩室，但最容易产生症状。正是由于这些原因，普通外科医生应该熟练掌握小肠憩室的诊断和治疗。

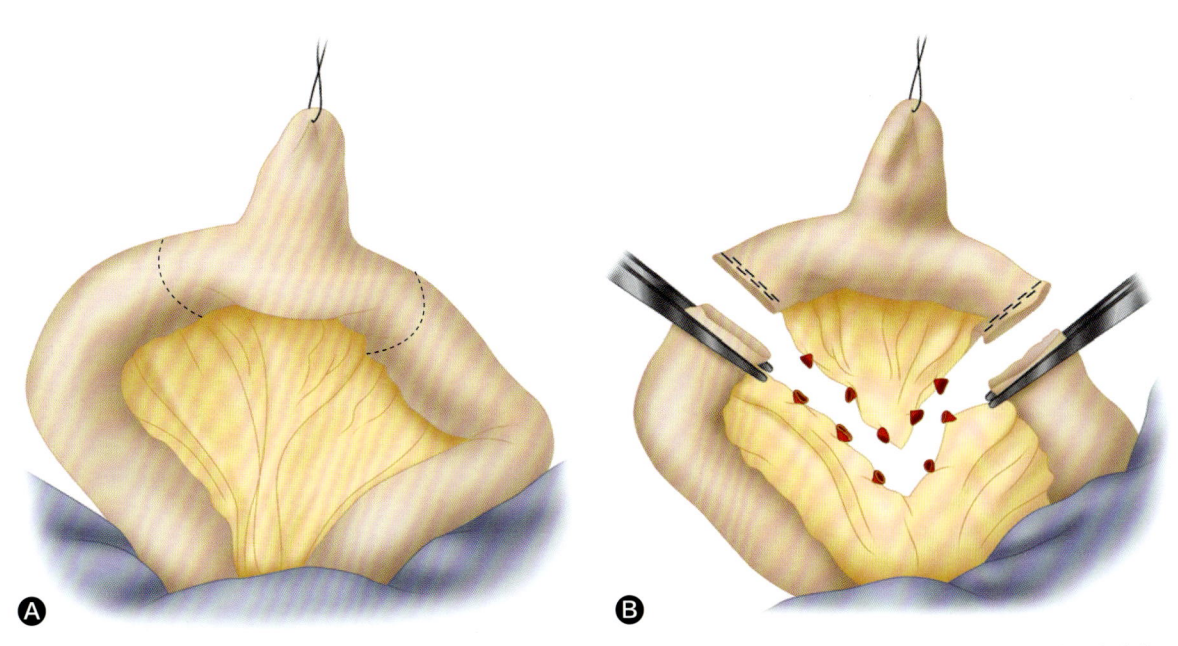

▲ 图 77-3 A. 对于出血的Meckel憩室，需进行回肠切除术；B. 在建立吻合之前使用肠钳，控制近端和远端肠内容物
引自 Chung DH. Meckel's diverticulectomy. In: Townsend CM Jr, Evers BM, eds. *Atlas of General Surgery Techniques*. Philadelphia: Saunders; 2010.

▲ 图 77-4　A. 对于不出血的 Meckel 憩室，行 V 形憩室切开术；B. 进行两层横向闭合

引自 Chung DH. Meckel's diverticulectomy. In:Townsend CM Jr, Evers BM, eds. *Atlas of General Surgery Techniques*. Philadelphia: Saunders; 2010.

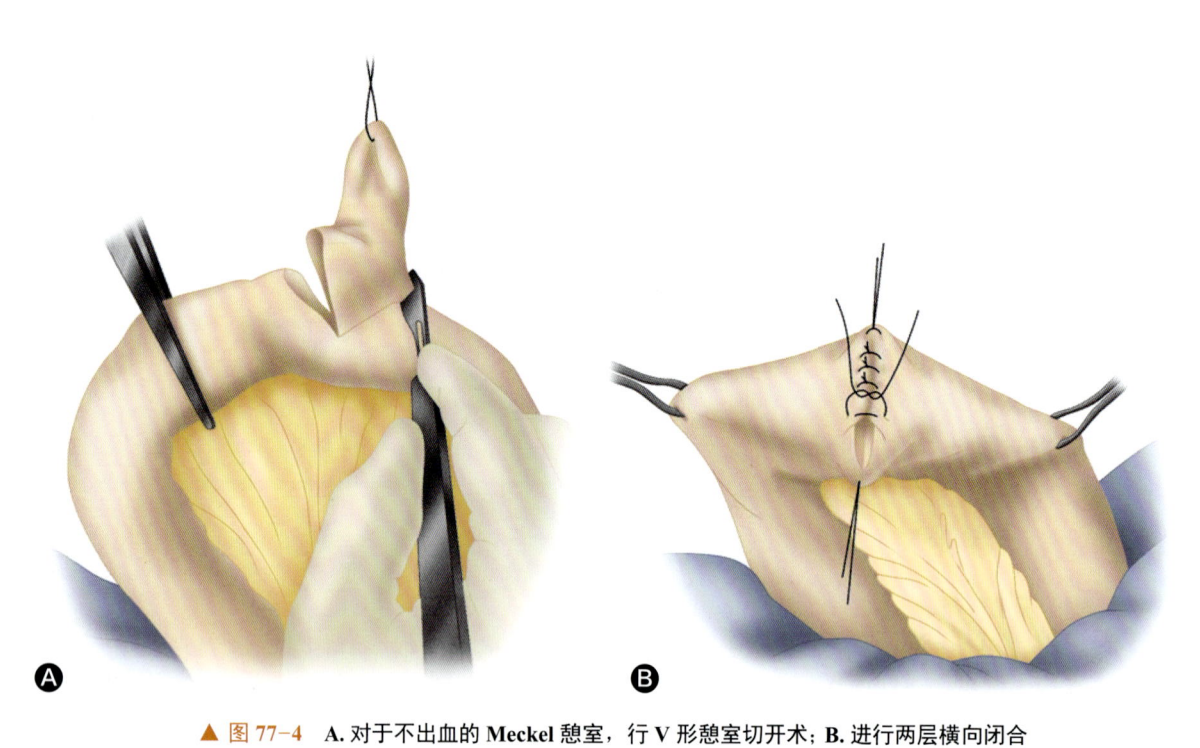

第78章
放射性小肠炎
Radiation Enteritis

Asish D. Patel　Jon S. Thompson　著
朱克祥　赵素月　译

摘要

随着越来越多的患者接受放射治疗并且存活时间延长，放射性肠炎变成了一个重要的临床问题。电离辐射可引起急性和慢性辐射损伤：急性损伤通常发生在治疗后的几周内，其特点是组织内的炎症反应，主要症状是吸收不良和腹泻。慢性放射性肠炎发生率约10%的患者，通常在几个月后开始，但甚至在数年后。它的特点是闭塞性动脉内膜炎和纤维化，导致各种并发症，包括梗阻和瘘管，可能还有继发性肿瘤。在降低这种治疗风险的技术上已经取得了很大的进展，但是大多数的医学治疗仍然缺乏统一的效果。大多数慢性放射性肠炎患者需要手术治疗肠梗阻。少数患者出现瘘管，可导致肠外瘘或盆腔器官瘘。穿孔和出血是罕见的并发症，偶尔需要紧急切除。一定比例的患者最终会因反复切除和功能受损而出现肠功能衰竭。对于这些患者，如果他们没有残留的恶性肿瘤，可能是切除肠移植的候选者。

关键词： 放射性肠炎；肠梗阻；肠道感染；肠瘘；放射防护

放射性肠炎的第一个记录是在1897年，涉及与辐射暴露相关的短暂疼痛和腹泻症状。在实验中使用铅屏蔽后症状消失[1]。50%～70%的恶性肿瘤患者接受了放射治疗。大多数患者报告了急性放射性肠炎（acute radiation enteritis，ARE）的症状[2,3]。据报道，接受放射治疗的患者中，慢性放射性肠炎（chronic radiation enteritis，CRE）的发病率为1.2%～15%，并在治疗结束后数月至数十年内出现[4, 6]。由于接受放射治疗的患者越来越多，寿命更长，越来越多的患者面临患CRE的风险。本章的范围包括小肠和结肠的辐射损伤。直肠的辐射损伤，称为放射性直肠炎。

一、病原学

电离辐射包括光子辐射（X线和伽马射线）或粒子辐射。光子辐射最常用于癌症治疗。高能光子产生电离电子，然后直接破坏化学键。X线或伽马射线每电离辐射能量吸收剂量产生1000个电离径迹，主要从水中产生活性氧，如羟基自由基、单线态氧、超氧化物和过氧化氢，这些都间接地在细胞内造成损害。氧的作用对于自由基的作用是至关重要的。氧不仅可以参与自由基的级联反应，还可以"固定"生物分子的损伤，从而阻止其修复。缺氧是放射治疗失败的原因之一，DNA损伤是放射治疗的标志[7]。

日常环境暴露引起的DNA损伤大多以单链断裂和碱基损伤的形式出现，这种损伤可以通过碱基切除修复来修复。然而，电离辐射引起复杂的损伤，每个细胞每电离辐射能量吸收剂量有15～20个双链断裂。双链断裂也可以通过非同源端部连接和同源重组进行修复；然而，电离辐射的复杂损伤可能会超过这些修复机制的修复能力[7]。

二、临床特点和病理生理学

辐射可引起急性和慢性胃肠道毒性（表78-1）。胃肠道放射治疗后的急性效应是由产生成熟细胞并对辐射敏感的祖细胞耗尽所致。当放射剂量低至5~12Gy时，会发生急性放射性肠炎[8]。组织功能则由不增殖分化的细胞维持，直到它们在正常细胞更新后也被耗尽。尽管小肠辐照后几天内隐窝细胞分裂消失，但急性毒性症状大约需要2周才能显现，因为非增殖绒毛在辐照后并没有立即消失，而是随着时间的推移脱落进入肠管腔。静止状态下的干细胞数量很少，产生祖细胞群。致命的毒性可能是由于大量的祖细胞群的耗尽，而不是干细胞群，干细胞群被认为可能是由于存在高水平的抗氧化剂而具有抗辐射能力[7]。

然而，祖细胞和干细胞的再生决定了急性毒性的严重程度，分次给药允许更多的细胞再生。在小鼠的研究中，在放疗后2h没有发现黏膜变化；但是，凋亡的上皮细胞和白细胞（主要是中性粒细胞）在放疗后6h和16h增加。辐射后24h可见肌层黏膜水肿、粒细胞浸润、淋巴管扩张和隐窝深处的细胞凋亡。辐射后48h，整个上皮细胞可见杯状细胞和凋亡细胞增多。辐射治疗后2~24h，需氧菌和厌氧菌也明显减少[9]。还可看到黏膜红斑[10]。急性辐射毒性可激活小鼠体内的Fas和糖酵解途径，这两种途径均可诱导细胞凋亡和激活炎症[11]。

CRE的特点是成纤维细胞和胶原增生，以及闭塞性血管炎导致的跨壁损伤[4,5]。纤维化是最终结果，转化生长因子β在该机制中起着关键作用[5,12,13]。CRE最常发生在回肠和回盲瓣，因为其位置固定且靠近骨盆。放射性肠炎的危险因素包括治疗量、总剂量、分次剂量和时间安排、外科和化疗联合治疗方式，伴随其他疾病，如血管病、结缔组织病、炎症性肠病和人类免疫缺陷病，以及遗传易感性，如单核苷酸多态性和共济失调毛细血管扩张症（表78-2）[14]。既往剖腹手术也是CRE的危险因素，研究表明，放疗患者晚期胃肠道并发症的发生率增加了4.25%[15]。需要手术治疗的CRE患者中，大多数因妇科疾病（62%）和直肠癌（22%~36%）接受过放疗[16,17]。

小肠正常组织毒性的程度不仅取决于辐射剂量，还取决于肠道的受辐射量。然而，试图确定小肠毒性的研究使用了不一致的方法来测量。毒性预测模型显示，单个肠环接受大于15Gy的小肠容积应限制在120ml以下；但是，整个腹膜腔的小肠，＞45Gy的辐射小肠容积应限制在195ml[15]。由于小肠毒性，辐射剂量

表78-1 急性和慢性放射性肠炎的特征

	急 性	慢 性
发生率	75%~80%	1.2%~15%
持续时间	2~4周	6~24个月
组织学改变	炎性浸润 减少隐窝有丝分裂 微脓肿 溃疡 吸收不良 细菌过度生长	闭塞性动脉炎 纤维化 淋巴管扩张 组织缺血和坏死 阻塞（狭窄、粘连） 瘘管
症状的原因		肠衰竭（吸收不良、短肠综合征） 肿瘤形成（复发或新发）

表78-2 放射性肠炎的危险因素

危险因素

小肠的体积
辐射剂量和等级
辐射技术
化疗
既往肠内手术
合并症

一般限制在 4500~5000cGy。其他危险因素包括低三碘甲状腺素水平的甲状腺疾病综合征[18]。多因素分析发现化疗与 CRE 相关（OR=3.59，1.20~10.73）[19]。ARE 也与随后的 CRE 的发生有关。CRE 是 IR 发病的主要原因[19, 20]。

在一项对 100 例因前列腺癌、宫颈癌、子宫内膜癌或直肠癌接受放疗的患者的调查研究中，20% 的患者被发现患有 CRE。3% 的人因腹泻或肠梗阻需要住院治疗[19]。在对 688 例因良性疾病需要长期肠外营养而导致慢性肠道衰竭的成人的回顾中，放射性肠炎占 11%。这些患者患有短肠综合征、运动障碍，以及广泛的实质性疾病[21]。有放疗史的短肠综合征患者与未接受照射的短肠综合征患者相比，肝硬化和门静脉高压的发生率显著增高[22]。一项对 27 例接受盆腔和（或）腹部放疗的患者进行的前瞻性纵向研究发现，在接受放疗的患者中，随访时间 2 年，在完成所有测量的 18 例患者中，有 16 例患者至少有一项肠功能参数异常。显著改变的参数包括排便次数增加、胆汁酸吸收减少和小肠转运时间加快[23]。碳水化合物和胆汁盐的吸收不良发生是由于小肠绒毛的丧失，脂肪的吸收不良是由于细菌过度生长引起的。Kong 等近年来研究发现，中国放射性肠炎继发 SBS 的病因学显著增加（2004—2009 年的 SBS 病例为 17%，2009—2010 年的 26%；$P < 0.05$）[24]。新辅助化疗已成为直肠癌的标准治疗方式。Zakaria 等报道 2 例因直肠癌行直肠切除术后发生放射性肠炎所致的输出性回肠末端梗阻，肠功能衰竭可能是由于解剖性短肠综合征引起的吸收障碍或继发于黏膜损伤的功能性短肠综合征[25]。

解剖性短肠综合征继发于手术切除或瘘管，后者可绕过小肠节段[26]。功能性短肠综合征的特点是在小肠长度足够的情况下出现黏膜损伤[26]。CRE 继发的肠功能衰竭与其他短肠综合征病因相比预后更差（5 年生存率约为 70%）。在他们的分析中，排除因癌症复发引起的患者死亡，CRE 引起的肠道衰竭影响了患者存活率[27]。各种研究报道说，3%~14% 的患者需要家庭肠外营养是因为 CRE[26]。

三、诊断

放射性肠炎的临床症状较多，急性放射性肠炎包括腹痛、恶心、呕吐和腹泻，通常在 2~6 周消失[28]。小肠细菌过度生长可能在 ARE 中起作用，实验室检查有助于确定腹泻的病因，包括血沉或 C 反应蛋白、十二指肠液检查或葡萄糖氢甲烷呼吸试验[28, 29]。CRE 表现为更严重的吸收不良症状，如需要治疗的严重腹泻、脂肪泻、厌食和体重下降，也可以表现为胃肠道出血和溃疡[14, 28]。放射性肠炎的检查取决于症状，包括食管胃十二指肠镜检查、结肠镜检查或腹部计算机断层扫描 / 磁共振检查，或腹部磁共振检查联合小肠造影[8]。胶囊内镜检查可用于识别黏膜萎缩、黏膜水肿、狭窄和出血。诊断须排除恶性肿瘤复发伴随的症状恶化和营养不良恶化[30]。

盆腔恶性肿瘤放疗患者中，有 12% 体重减轻和非特异性腹部不适患者发现有癌症复发[26]。Regimbeau 报道了 107 例接受 CRE 手术干预的患者因癌症复发而导致的 14% 的死亡率[16]。Boland 等报道由于潜在恶性肿瘤导致 CRE 的短肠综合征患者死亡率为 35%。诊断放射性肠炎的主要挑战在于症状出现前缺乏体征[17]。

放射损伤的生物标志物正在研究中，尚无用于临床实践。通过测量胆汁酸、维生素 B_{12}、葡萄糖和同位素的吸收来评估肠道屏障功能和肠细胞转运功能。其他研究的标志物有二胺氧化酶、脂肪酸结合蛋白和钙保护蛋白，但是敏感性低、特异性低或无法定位损伤等原因，也没有临床应用价值[31]。

放射性肠炎的临床应用生物标志物必须有组织特异性，具有剂量和体积反应关系，不受其他医疗条件的影响，并且容易检测。例如血浆瓜氨酸，其是肠细胞谷氨酰胺代谢的最终产物，与小肠移植后的排斥反应、乳糜泻和病毒性肠炎的各种情况相关。血液恶性肿瘤患者接受骨髓抑制治疗后血浆瓜氨酸反应该标志物与肠黏膜损伤及恢复相关性[32]。

四、预防

已尝试用医学和外科方法预防放射性肠炎（表 78-3）。一项关于谷氨酰胺和 CRE 预防的随机对照试验与安慰剂相比，没有发现 1 年后 CRE 的发生率有任何差异（RR=1.33，0.35～5.03）[33]，曲安奈德可预防和治疗 1 级和 2 级 ARE（P=0.022）[34]，放疗前果胶处理可使肠干细胞增加 2 倍[35]。放射防护剂，如半胱氨酸、阿米福汀和左旋肉碱，也被用来减少黏膜毒性[29]。一项包括接受腹部放疗的妇科癌症患者的随机、双盲、安慰剂对照试验，服用益生元有减少水样腹泻天数（3.3 天 vs. 2.2 天；P=0.08）[36]。在预防放射性肠炎方面，对营养改良也进行了广泛的研究，显示出不同的结果。一项 Cochrane 系统回顾研究发现，在盆腔放疗期间脂肪限制、乳糖限制和纤维补充能够减少腹泻（RR=0.66，0.51～0.87）[37]。然而，一项系统性的回顾并没有找到足够的证据来支持盆腔放疗期间的营养干预足以抵消放射性损伤[38]。

减少小肠暴露于辐射的物理方法包括：用网状吊具将小肠移出骨盆、仰卧位与俯卧位、倾斜、膀胱扩张、盾牌和腹板[29]。有病例报道还描述了腹腔镜下骨盆扩张器的植入使前列腺癌患者和盆腔底部的肠管接受放疗而不发生放射性肠炎[39]。在 6 例盆腔恶性肿瘤和骨盆小肠过多暴露的患者中，使用骨盆吊带进行放疗的安全性和有效性得到了证实[40, 41]。其他预防的手术方法包括腹膜化、大网膜转位、腹壁大网膜固定术、可吸收网，以及用可修复材料、膀胱或子宫遮蔽骨盆[29]。

五、治疗

（一）药物

放射性肠炎的治疗取决于引起症状的病因[28]。保守治疗包括止泻药以降低肠道运动能力，考来烯胺治疗胆盐吸收障碍，如果发现细菌过度生长，则使用抗生素[29, 42]。饮食调整，如摄入纤维、脂肪减少和益生菌，也可能有助于症状的改善[43, 44]。高压氧促进辐射组织血管生成，系统回顾表明，大多数情况下该方法对治疗或预防迟发性放射性损伤有积极的效果[43, 45]。

（二）手术

大约 1/3 的 CRE 患者需要手术。需要手术治疗的 CRE 主要表现为四种：肠梗阻（65%～80%）、瘘（10%～30%）、穿孔（1%～10%）和肠衰竭（20%）（图 78-1 和图 78-2）[4, 24, 46]。外科手术可包括旁路、切除再吻合或切除造口。考虑到切除纤维化的和易碎的肠道组织的困难性，传统的教学方法更倾向于旁路手术。而目

表 78-3 放射性肠炎的预防方法

物理方法	药 物	手 术
仰卧、俯卧、头低足高位	谷氨酰胺	网状吊具
膀胱扩张	曲安西龙	骨盆扩张器
盾牌、腹板	果胶	骨盆吊带
	半胱氨酸	腹膜化
	己酮可可碱 / 生育酚	大网膜转位
	氨磷汀	腹壁大网膜固定术
	左旋肉碱	膀胱 / 子宫遮蔽骨盆
	益生菌	

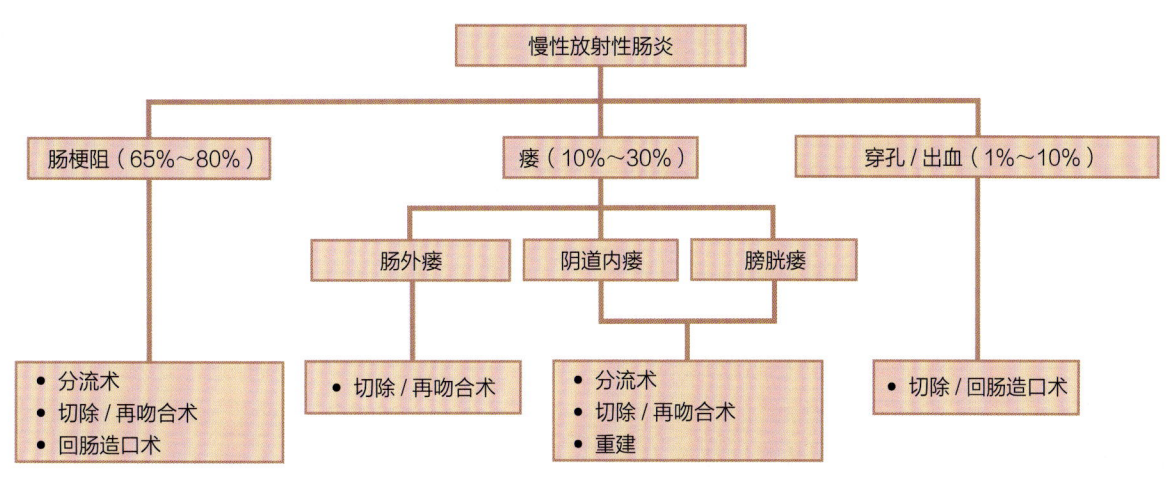

第 78 章 放射性小肠炎
Radiation Enteritis

▲ 图 78-1 慢性放射性肠炎的外科表现和治疗方法

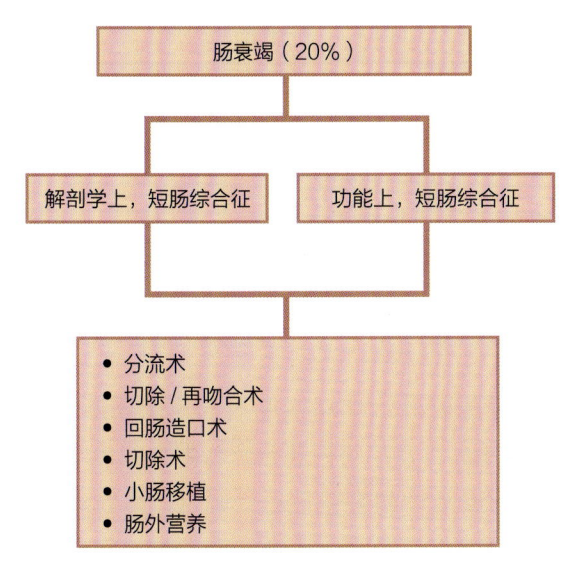

▲ 图 78-2 继发于慢性放射性肠炎的肠衰竭的治疗选择

前的研究表明，在选择合适的患者切除是有效的，其结果表明改善了发病率和死亡率、再手术率和对 PN 的依赖性。

外科手术治疗梗阻、瘘管、穿孔或出血的死亡率为 0%～5%，Clavien-Dindo Ⅱ～Ⅳ级的发病率为 20%～40%，并发症包括复发性梗阻、瘘管、吻合口裂开和 PN 依赖 [16, 47, 48]。Li 等报道，12% 接受手术的患者长期依赖胃肠外营养，6% 患者术后出现复发性梗阻，随访时间为 3～128 个月 [47]。Zhang 等报道，使用临床路径治疗 CRE 可显著减少住院时间、肠造率、减轻术后严重并发症 [49]。1/4 的 CRE 病例是急诊病例，报道死亡率为 11%，这突出了术前准备和适当选择患者的重要性 [16, 17]。

回顾性研究比较了外科手术切除和外科保守治疗，结果显示外科手术切除具有更好的结果。肠造口率在肠切除组和保守组之间也没有显著差异，大约 50% 的患者接受了造口术 [16, 17]。经过术前营养支持后，即使是营养不良的患者肠切除/再吻合术后也恢复良好 [6]。与其他手术相比，手术切除吻合组的并发症发生率也较低 [50]。Perrin 等发现与保守治疗（粘连松解术、旁路术、分流造口术）相比（86%），肠切除术患者的再手术率（47%）显著降低 [51]。Lefevre 等报道了在 107 例因 CRE 而需要手术治疗的患者中，未行回盲部切除术的患者的再手术率明显较高（OR=4.48，2.52～8.31）[46]。Zhu 等报道，13 例既往因旁路手术而持续梗阻、穿孔和吻合口裂开而进行肠切除的患者，100% 的症状消失 [6]。狭窄成形术也成功治疗具有长狭窄段的 CRE 患者 [52]。既往观点认为，当存在犹豫时，总会选择旁路手术。与更保守的 CRE 梗阻旁路手术相比，肠切除术具有更好的治疗效果。旁路手术治疗失败，一个可能原因可能是盲区综合征的形成 [5]。

伤口愈合也受到辐射的影响。横向切口比垂直切口效果更好，可能是由于辐射引起的皮肤损伤阻碍了伤口愈合 [5, 6]。微创手术也可避免

297

伤口愈合问题，腹腔镜手术治疗放射性肠炎继发肠狭窄是一种安全的选择。Wang 等研究腹腔镜与开腹回肠结肠切除术比较，术后并发症无明显差异[53]。但是腹腔镜手术中转率为 23%，应谨慎使用[53]。

肠阴道瘘是一种少见的骨盆放射并发症。Lillemoe 等报道了 4 例因肠阴道瘘切除的患者，发病率和死亡率显著升高[54]。死亡发生在术后 2 年后，继发于败血症、短肠综合征和恶化的放射性肠炎。存活的患者因回肠造口坏死而需要再次手术。Shafer 等报道了 3 例女性使用腹直肌成功修复复发性肠阴道瘘，肠阴道瘘的修复方法尚未形成共识[55]。考虑到该疾病切除相关的高发病率、死亡率和复发率，患者和外科医生都需要为术后并发症做好准备。

CRE 引起的肠功能衰竭是外科干预的另一个适应证（图 78-2）。Kalaiselvan 等报道，在 13 年的时间里，3.8% 的肠衰竭是继发于 CRE 的。他们发现，96% 的肠衰竭患者因 CRE 而接受了剖腹手术，56% 的患者仍需要家庭长期胃肠外营养，患者因肠梗阻、顽固性体重减轻和（或）高输出量瘘而入院，10 年总生存率为 48.2%[56]。Zhu 等报道在进行手术切除的患者中短肠综合征发生率为 3.7%[6]。Regimbeau 报道 41% 的患者有多发性疾病，进一步证明了这些患者可能存在短肠综合征的风险。Boland 等报道 48 例因 CRE 切除术后出现短肠综合征的患者的手术结局，大多数患者因梗阻需要手术治疗。71% 的患者有多次连续肠切除导致短肠综合征，75% 的患者也因为放射性肠炎而接受了结肠切除术。71% 的患者在发生短肠综合征后也有残余 CRE。62% 的患者继续接受胃肠外营养治疗，48% 的患者继续接受进一步的肠道手术，包括肠延长手术和肠移植。在这个队列中，5 年手术率为 68%[17]。对于长期胃肠外营养依赖性短肠综合征继发于慢性梗阻的患者，狭窄成形术也是一种有效的选择[52]。Amiot 等报道了 107 例因 CRE 行肠切除术并产生短肠综合征患者的长期预后，得出的结论是生存率取决于是有残留肿瘤、美国麻醉师学会级别和 CRE 诊断的年龄。他们报道术后 3 年依赖于家庭胃肠外营养的概率为 43%，而残留小肠长度大于 100cm、适应性肥厚和无永久造口患者对胃肠外营养的依赖显著降低[4]。

六、结论

随着放射治疗恶性肿瘤的应用不断增加，针对 CRE 并发症的外科治疗将越来越多。肠切除术的安全性和有效性已经确定，是首选的外科干预措施。然而，适当的手术方法将取决于患者的症状、营养状况、小肠功能的保留和癌症的缓解等综合因素。

第79章
短肠综合征
Short Bowel Syndrome

Magesh Sundaram　John Kim　著
朱克祥　郑　莹　译

摘要

当剩下的小肠不到200cm时，就会发生短肠综合征。如果没有结肠，避免终身依赖肠外营养所需的最小小肠长度约为100cm，存在完全功能的结肠的最小小肠长度为60cm。在所有接受肠切除的成年人中，大约15%的人表现出SBS的后遗症，这些后遗症要么是大范围切除（76%），要么是多次肠切除（24%）造成的。不管病因如何，它都是一种致残性肠道疾病，降低了生命质量和寿命，并限制了患者个人的社会融合。SBS的特点是严重的营养和液体吸收不良，导致微量营养素、液体、蛋白质、电解质和碳水化合物储存的慢性失衡。这些患者的生活质量受到影响，因为SBS而持续表现为无法健康成长、腹泻、脱水、营养不良，以及长期依赖替代的营养支持手段。频繁的营养维持医疗事件及相关并发症的紧急处理干扰了患者社会融合。从历史上看，SBS患者需接受长期PN治疗，否则不能长期生存。然而，在本章中，我们将讨论SBS治疗的新概念，包括肠道康复、有利于吸收的最佳手术方式和肠移植。这些发现正在引导SBS患者实现肠道自治和提高生活质量。

关键词： 短肠综合征；小肠；肠道康复；吸收不良；营养不良；肠道手术；细菌过度生长

成人小肠的正常长度估计为609～670cm。过去对正常小肠长度的估计300～800cm，这种差异是基于外科、放射学或尸检测量的结果[1,2]。短肠综合征发生在剩余小肠不到200cm时。如果没有结肠，避免终身依赖肠外营养所需的最短小肠长度约为100cm，存在完全功能的结肠的最短小肠长度为60cm。SBS病因可能是先天性的，也可能是后天性的，可能是功能性的，也可能与手术肠切除有关[3]。在儿科人群中，肠闭锁（空肠或回肠）是先天性病因，诊断坏死性小肠结肠炎、腹裂和扭转的小肠切除术是常见的获得性病因。在成人中，SBS是大量或多次切除小肠的并发症。在所有接受肠切除的成年人中，大约有15%的人表现出SBS后遗症，这些后遗症要么是大范围肠切除（76%），要么是多次肠切除（24%）[4]。SBS在诊断克罗恩病、创伤、恶性肿瘤、放射性肠炎或长时间小肠梗阻相关的缺血和坏疽而进行多次肠道切除后出现。值得注意的是，肠血管事件，如肠系膜动脉栓塞或静脉血栓形成，可能会导致一次大范围切除，肠切除是作为腹内严重灾难的救命措施。功能性SBS是在没有肠切除的情况下出现生理性功能丧失或持续性吸收不良综合征。可能导致功能性SBS的诊断包括放射性肠炎、低级别或惰性恶性肿瘤（如腹膜假性黏液瘤）、难治性小肠吸收障碍症、先天性绒毛萎缩和慢性肠假性梗阻综合征。

SBS是一种致残性肠道疾病，它降低了生活质量和寿命，并限制了患病者个体的社会融合性。SBS特点是严重的营养和液体吸收不良，导致微量营养素、液体、蛋白质、电解质和碳水化合物储存的慢性失衡,影响患者的生活质量,因为 SBS 而持续表现为无法健康成长、腹泻、脱水、营养不良,以及长期依赖替代的营养支持手段。频繁的营养维持医疗事件,以及相关并发症的紧急处理,干扰了患者的社会融合。从历史上看,SBS 患者即使不是终身的,也会接受长期的 PN 治疗。然而,SBS 治疗的新概念,包括肠道康复、手术优化和肠移植,正在引导 SBS 患者实现肠道自主和改善生活质量。

一、短肠综合征的发病率和人口学特征

由于没有可靠的国家登记或患者数据库,美国 SBS 真实发病率尚未被准确确定。此外,回顾管理胃肠病专家和营养学家的调查,在长期非肠外用药家庭的处方往往不能准确诊断 SBS。1992 年北美家庭非肠外使用的 Oley 注册确定了 40 000 例具有更广泛类别的肠衰竭患者作为诊断,只有大约 26% 病例归因于 SBS[5]。在 Oley 注册中接受 PN 的一些患者被诊断为放射性肠炎或恶性肿瘤,这些患者可能会因为这些诊断而被重新分类为 SBS。1995 年,Byrne[6] 等估计有 10 000~20 000 例患者接受家庭 PN 是用于治疗 SBS。

根据对英国 SBS 患者家庭非肠外营养使用的推断,估计 SBS 患者的数量可能在 2/100 万左右[7]。1997 年的一项最近的欧洲调查发现,家庭完全肠外营养(TPN)使用的发生率接近 3/100 万,患病率超过 4/100 万[8]。似乎 SBS 的流行率在缺乏获得专门营养护理的地区较低,这可能是由于对疾病过程的报道不足、缺乏认识,以及由此导致的预期寿命较短。注意到 SBS 在波兰的患病率为 0.4/100 万,而在丹麦的患病率为 30/100 万,这可能归因于丹麦一家领先的 IR 中心(IRC)的发展,这导致在过去 40 年中,被列为接受 PN 或静脉液体支持的患者数量增加了 2 倍[9]。如果没有统计不需要家庭 PN/IV 支持或已经断奶的 SBS 患者,则美国和欧洲 SBS 发病率可能会进一步被低估。

从历史上看,在没有预期的国家登记或数据库的情况下,描述 SBS 患者的人口统计学特征是有限的。一项对 688 例等待肠道移植并接受 PN/IV 支持的患者的调查显示,他们被诊断为慢性肠道衰竭,其中 75% 患者确诊为 SBS。年龄为 52.9±1.52 岁(18.5—88.0 岁),女性占 57%。最常见的病因是肠系膜缺血(27%)、克罗恩病(23%)和放射性肠炎(11%)[10]。在一项仅限于 268 例 SBS 患者的研究中发现了相似的结果,中位年龄为 52.5 岁,大多数为女性(52%),体重指数为 20.7kg/m^2。肠系膜梗死(43%)、放射性肠炎(23%)、手术并发症(12%)和克罗恩病(6%)是常见病因[11]。现在从合作移植数据库中可以更好的了解 SBS,19 个国家的 61 个肠道移植项目提供了 923 例患者的 989 例移植数据:SBS 是肠移植首要的适应证[12]。

二、短肠综合征的预后因素分析

SBS 与短期和长期并发症有关,这些并发症会导致严重的发病率和死亡率。从历史上看,SBS 患者死亡率主要决定因素是营养衰竭,新生儿 SBS 发病率 24.5/10 万,病死率为 37.5%[13]。20 世纪 60 年代末出现了有效的长期 PN 和中心静脉留置通道,使 SBS 患者获得了良好的营养康复,并发症发生率降低。在随后的 20 年里,PN 支持的广泛采用降低了因营养衰竭而导致的 SBS 死亡率。目前 SBS 治疗的包括药物治疗、多学科 IRCS 及肠道外科优化和肠移植。这些管理原则降低了 SBS 患者的发病率和死亡率。在 SBS 初步诊断后需要 PN 的患者,50%~70% 的患者可以在转诊到专门中心的 2.5 年内脱离 PN。目前多达 70% 的 SBS 儿童患者可以出院,并在诊断后 1 年内存活[14]。

SBS 预后取决于几个因素,包括功能肠的剩余长度,潜在病因疾病(克罗恩病、放射性

表 79-1 短肠综合征的病因

先天因素

先天性肠闭锁

后天因素

外科肠切除
克罗恩病复发
灾难性血管事件，如肠系膜动脉栓塞或静脉血栓形成、肠扭转、创伤或肿瘤切除后的肠切除术
腹裂畸形
坏死性小肠结肠炎
肠闭锁
广泛性无神经节细胞增多症
慢性假性肠梗阻综合征
难治性小肠吸收障碍症
放射性肠炎
先天性绒毛萎缩

引自 DeLegge M, Alsolaiman MM, Barbour E, Bassas S, Siddiqi MF, Moore NM. Short bowel syndrome: parenteral nutrition versus intes-tinal transplantation. Where are we today? *Dig Dis Sci.* 2007; 52（4）: 876–892.

肠炎、血管病变）的活跃存在，结肠的存在或功能连续性，以及回盲瓣（ICV）的保留。以前，人们认为 ICV 在把关肠道负荷到结肠的转运时间及防止结肠反流方面发挥了更大的作用。然而，当 SBS 患者亚群的肠切除长度相匹配时，ICV 主要是大范围回肠切除或结肠切除的标志[15]。患者发病的年龄和慢性肠道依赖也是影响预后的因素。Buchman 报道称，小肠长度至少为 50cm 的患者在肠依赖 6 年后总体存活率为 65%，而肠道长度 < 50cm 的患者的存活率要低得多[16]。如果不长期依赖 PN，这些剩留小肠较少的患者更有可能出现与 PN 相关的并发症，如肝肾衰竭。具有良好 PN 依赖性和足够余肠的 SBS 患者的死亡率不太可能是由于 PN 相关的并发症，而更有可能是由于其潜在疾病的并发症，如克罗恩病、癌症和心力衰竭。

三、短肠综合征的正常肠生理和病理生理学

在一个完整的消化系统中，正常肠道生理特征是从近端到远端的吸收梯度递减。十二指肠和空肠的吸收表面积大于回肠。与回肠相比，近端空肠含有数量更多、更厚、绒毛更长的环状皱襞。近端小肠的吸收表面积也较大，因为随着胃肠道从十二指肠向回肠的发展，肠腔直径减小。接近十二指肠和空肠的胆汁酶活性和胰酶活性是营养消化和吸收的主要驱动力，远超过在回肠对营养的吸收，而回肠对胆汁酸吸收则更明显。营养素、矿物质、维生素和氨基酸被细致地分布到胃肠道的优先吸收区域，如第 71 章所述（图 79-1）[17]。

在 SBS 环境下，肠切除后残留的胃肠道的解剖、长度和重建直接影响营养物质和液体消化和吸收的近端和远端梯度。小肠具有较大的功能储备能力，可耐受最大 50% 的小肠段切除。然而，剩余小肠长度 < 200cm 会导致至少 50% 患者出现 SBS 的一些临床后遗症。由于吸收表面积丧失的病理生理学表现和肠道转运时间增加，进展为大量肠道功能，导致 SBS 的表现。SBS 的临床后果是肠道吸收表面丢失，位置特异性吸收面积丢失，ICV 丢失，肠道激素分泌减少。主要的小肠切除后，大量未消化的营养物质导致高渗负荷很快进入远端胃肠道，从而导致肠腔内水增加的反应。由此引起的剧烈腹泻是 SBS 表现的初期症状之一。其结果是脂质和脂溶性维生素的消化和吸收减少，胆固醇和复合脂肪的乳化和加工也会减少。

SBS 环境下胃肠道切除重建可分为三个解剖亚型（表 79-2）。Ⅰ 型与重要的空肠切除和通过空肠回肠吻合术重建胃肠道有关。残留的胃肠道包括至少 10cm 的末端回肠、ICV 和整个结肠。Ⅱ 型与大部分或全部回肠（通常是 ICV，并且可能是部分结肠）切除有关，通常是近端或右半结肠。Ⅱ 型 SBS 患者的胃肠道经常通过空肠结肠吻合术重建。Ⅲ 型 SBS 发生在切除全部回肠、ICV 和结肠，同时不同程度地空肠切除。胃肠道输出通过空肠末端造口术，而空肠未连接直肠和肛门。

养分吸收部位

十二指肠/空肠近端
- 脂肪
- 糖类
- 肽/氨基酸
- 铁
- 叶酸
- 钙
- 水溶性维生素

空肠/回肠近端
- 脂肪
- 糖类
- 肽/氨基酸
- 乳糖
- 钙
- 水溶性维生素

回肠末端
- 胆盐
- 维生素 B_{12}

结肠
- 氨基酸和碳水化合物（通过 SCFA）

激素释放位点

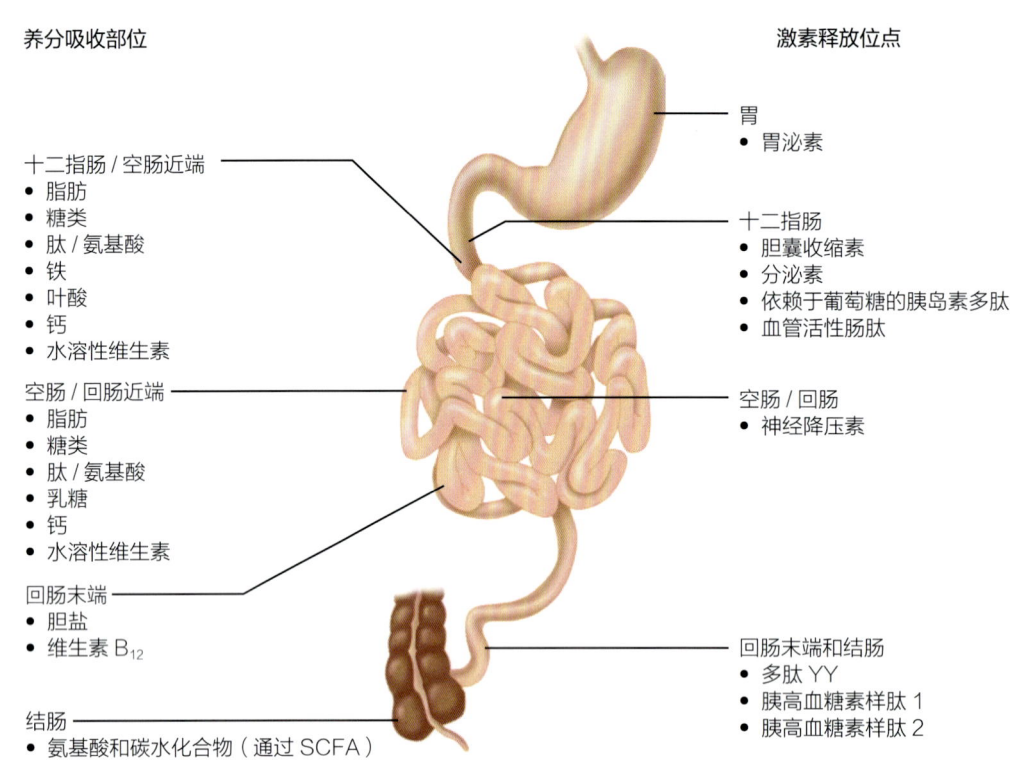

胃
- 胃泌素

十二指肠
- 胆囊收缩素
- 分泌素
- 依赖于葡萄糖的胰岛素多肽
- 血管活性肠肽

空肠/回肠
- 神经降压素

回肠末端和结肠
- 多肽 YY
- 胰高血糖素样肽 1
- 胰高血糖素样肽 2

▲ 图 79-1 胃肠道的营养吸收和激素释放位点
SCFA. 短链脂肪酸

引自 Tappenden KA. Pathophysiology of short bowel syndrome: considerations of resected and residual anatomy. *J Parenter Enteral Nutr*. 2014; 38（suppl 1）：14S–22S.

表 79-2 短肠综合征的解剖亚型

类型	切除/保留	避免永久 PN 依赖	胃肠道病理生理学	临床表现
Jejunal-ileal 吻合	• 空肠大部分切除 • 保留至少 10cm 回肠、回盲瓣及结肠	通常可避免，除非空肠残余长度不足 40cm	消化障碍，增加了胃酸的分泌	腹泻
Jejunal-colic 吻合	• 回肠几乎全部切除 • 切除部分空肠及结肠	不确定，但如果空肠残余长度不足 65cm 则不可避免	• 缺乏维生素 B_{12}、胆盐、脂溶性维生素 • 脂肪吸收不良	腹泻，脂肪泻
断端空肠造口术	• 保留部分空肠 • 切除回肠、回盲瓣及结肠	不确定，但如果空肠残余长度不足 100cm 则不可避免	• 缺乏维生素 B_{12}、胆盐、镁 • 液体和营养吸收不良	吻合口输出过多脱水

PN. 肠外营养

随着时间的推移，Ⅰ型 SBS 患者营养恢复的机会最大。虽然与近端空肠相关的近端-远端梯度最初有损失，但随着回肠功能适应的发展，有更大的潜力来降低长期营养损失的严重程度。肠道疾病的可能性中Ⅰ型的适应性很好，对 PN 的永久性需求很低。在Ⅰ型 SBS 中，当形成空肠回肠吻合口的空肠残余量小于 40cm（或婴儿小于胎龄期的 10%）时，肠功能衰竭和需要永久 PN 或移植更为常见。临床表现可能是由于肠道内分泌调节的改变。术后胆囊收缩素的丧失，导致胃酸高分泌增加和液体的快速通过肠道。酸负荷增加引起的肠道 pH 值的改变，会导致胰腺酶消化能力的降低。幸运的是，空肠切除后高胃酸分泌状态可以在几周至几个月内得到纠正，加上质子泵抑制药或 H_2 受体拮抗药方案，Ⅰ型 SBS 患者往往不会长期存在脱水问题，因为完整的结肠可以作为储水池和吸收管道[18]。当十二指肠和至少 40cm 的空肠保存下来时，水溶性维生素缺乏的情况就不那么典型了，因为近端肠道的这些区域会减缓水溶性维生素的吸收时间。

由于回肠和结肠的适应能力丧失，Ⅱ型患者通常表现出更严重的 SBS 临床表现。回肠切除范围越广，预后越差。当空肠残留量小于 65cm 而没有回肠时，这些Ⅱ型 SBS 患者避免永久性 PN 依赖的可能性很低。回肠切除的临床表现是由于维生素 B_{12} 和肝胆盐系统的破坏。如果没有特定部位的回肠 B_{12} 受体，就需要长期补充维生素 B_{12}。缺乏胆盐重吸收，脂肪吸收不良所致的脂肪泻是常见表现。未被吸收的胆盐在结肠中持续存在刺激了结肠的运动和分泌，进一步加剧了脂肪泻。脂溶性维生素的慢性缺乏将导致预期的临床症状，即皮肤干燥、夜盲症和干眼症。

空肠末端造口的Ⅲ型患者是最难处理的，因为他们有很高的液体输出丢失。如果没有回肠和结肠，与其他患者相比，他们将会有最严重的吸收不良问题。空肠末端造口患者不再有结肠储水池和吸收潜力，还会因失去回肠导致特异性营养缺乏。当空肠末端造口的患者，空肠剩余不足 100cm 时，会增加胃酸和肠道分泌物丢失的问题，导致慢性高液体输出的纯分泌状态。空肠长度 < 100cm 的Ⅲ型患者通常需要永久的 PN/IV 支持。

在回肠和结肠完整的情况下，水分丢失不再是一个永久性问题。回肠对水的渗透性比空肠低，因为回肠有更紧密的连接和更窄的管腔表面积。因此，进入回肠肠腔的水比进入空肠肠腔的水要少，这是对高渗饮食的反应。在适应患者中，结肠的液体吸收能力能够从每天约 1.8L 增加到 5L，或高达正常水平的 400%[19]。然而，结肠切除（Ⅱ型 SBS）或空肠末端吻合术（Ⅲ型 SBS）的患者可能会出现严重的水和钠流失，可能导致急性低血压和慢性肾功能不全状态，尤其是低镁血症，可能导致肌肉疲劳、心律失常，以及从抑郁到癫痫的神经影响。

四、肠道适应

肠适应是 SBS 患者术后胃肠道功能恢复的机制。这一适应性过程始于肠道切除后 24h 内开始，并持续 2 年以上。肠道适应的程度或成功取决于解剖学因素，如肠切除的范围和位置，患者的健康和存在的潜在疾病过程，营养支持的机制，以及胃肠道内分泌调节机制的恢复。Keller[20] 已经确定了肠道适应的三个阶段。

- 急性期——肠切除术后 4 周内。其目标是稳定患者腹泻、吸收不良和运动障碍的后遗症。
- 适应期——肠切除术后 1~2 年。目标是随着逐步增加营养摄入而达到最大肠道适应与逐步增加营养暴露。
- 维持期——长期阶段。优化体液平衡，个性化饮食方案和急性加重的处理。

成功的肠适应依赖于剩余肠道微解剖的形态学变化。由于黏膜表面积的增加及单位表面积吸收的增加，吸收能力可以增加几百个百分比。在肠切除后状态下，急性期以肠壁充血为特征。肠切除后 4 周可见流向残肠的血流量增加[21]。充血改变促进黏膜增生，导致回肠隐窝和绒毛的数量和大小增加。正常回肠通常比空肠暴露在较少的腔内营养物质中。利用回肠的适应能力，通过有计划和逐渐地将大量营养素暴露于回肠黏膜进行治疗刺激，可导致吸收表面积的净增加[22]。回肠可发生肠壁延长、肠腔直径增加和肠壁增厚。这种肠道长度和直径的适应性生长在患有 SBS 的早产儿中最为显著[23]。在最初的 2 年中，形态学发生变化后，有证据表明如同 Joly 所报道的，与健康对照组相比，Ⅱ型空肠结肠吻合术后 9.8 年，隐窝深度增加了 35%，细胞数量和腺体增加了 22%[24]。

肠上皮细胞的功能改变是增加吸收能力的进一步关键因素。特殊的黏膜细胞可以分化，从而优化电解质（钠、钙）的运输，这种分化发生在微绒毛水平[25]。功能适应是在残余结肠中通过结肠细菌进一步发酵未消化的碳水化合物的过程[26]。碳水化合物转化为短链脂肪酸，然后到结肠中吸收，已被证明是一种能量保存机制[27]。

减缓小肠转运时间，从而延长营养物质与吸收表面积之间的接触时间，改善生活质量。虽然腹泻是急性期的显著特征，但随着肠道转运时间的减慢，在适应期可以实现液体、电解质和营养的长期平衡[28]。

虽然 PN 可以维持热量，但肠道结构的完整性只能通过肠道刺激来维持。缺乏肠内营养会导致黏膜萎缩，绒毛和隐窝变钝，刷毛边缘完整性改变，液体通透性增加。肠道适应高度依赖于营养物质进入肠腔。残肠内营养的复杂性增加，通过促进胰胆管分泌，刺激神经激素内分泌释放，以及持续利用吸收表面积，促进更大的适应。例如，长链甘油三酯比中链甘油三酯诱导肠道增生的程度更大[29]。某些营养物质在促进肠道适应方面更有价值。

谷氨酰胺是肠细胞生长和代谢的主要能量来源。据研究，谷氨酰胺在肠道适应中的效用在临床上显示了一定的益处。添加谷氨酰胺作为 PN 的补充确实减轻了 PN 诱导肠萎缩的严重程度。相比之下，作为营养饮食方案的一部分添加谷氨酰胺似乎不会产生可测量的肠道结构变化，如绒毛生长。缺乏谷氨酰胺驱动作用可能归因于现有饮食结构腔内营养物质的复杂性。谷氨酰胺与生长激素联合应用可能更有临床价值。对接受 GH 加谷氨酰胺的 SBS 患者的研究显示，与单独接受 GH 治疗的患者相比，接受 GH 联合治疗的 SBS 患者具有更好的液体和电解质的长期维持能力，以及 PN/IV 容量需求的减少[30]。一项 Cochrane 人体试验 Meta 分析显示，无论是否使用谷氨酰胺，GH 可以使 SBS 患者的能量吸收和体重增加都有所改善，但当 GH 治疗停止时，这种好处就会消失[31]。

五、治疗

SBS 医疗管理的主要目标是以下几个方面的优化和维护。
- 营养的吸收。
- 液体和电解质平衡。
- 维生素和微量元素保留。
- 营养和体重维持。

在肠切除术后的急性期，临床上必须注意的主要问题，即大量腹泻和伴随的液体和电解质丢失。术后前几天需要静脉补液替代液体丢失，最好使用含葡萄糖的乳酸林格溶液（5% 葡萄糖）。必须制订水溶性维生素和微量元素的更换时间表。前 6 个月应使用质子泵抑制药和 H_2 受体拮抗药控制胃酸高分泌。特别是在空肠造口的 III 型患者，生长抑素类似物奥曲肽偶尔可有效降低腔内液体负荷。合理使用肠动力抑制药，如洛哌丁胺，可以控制腹泻。氯乙胺嘧啶在促进胆盐滞留方面很有用，应该用来减少胆汁性腹泻。脓毒症的控制和术后感染的纠正是预防肠梗阻和早期肠道萎缩的关键。甲硝唑可有效预防小肠细菌过度生长（SBBO）。建议 SBS 患者在急性期进行维持性药物治疗（表 79-3）。

肠内营养应在术后第 4~5 天开始，通过鼻腔/经皮喂养管低剂量持续输注或口服。早期肠内喂养在腹腔大范围血管事件后患者担心外科术后血供改变、吻合口完整性、腹膜感染或感染性休克存在的情况下可考虑延缓供给。早期肠内营养的充分性的初步评估可能很困难，因为最初利用残留的胃肠道将导致明显的腹泻恶化。营养负荷通常会超过肠道的直接吸收能力。应该追求每天 30~40kcal/kg 的目标，但鉴于潜在的吸收不良率为 30%，每天高达 45~60kcal/kg 可能是肠内营养的输入水平。

术后前 3~4 周的肠内营养应通过增加营养

表 79-3　短肠综合征急性期的药物治疗建议

药 物	每日剂量
考来烯胺	4~16g
法莫替丁	40~80mg
洛哌丁胺	4~16mg
甲硝唑	800~1200mg
胰酶	每餐 25 000~40 000U
奥曲肽	50~100μg，2~3 次
奥美拉唑	20~40mg
甲胺呋硫	300~600mg

负荷的结构化程序进行，首先使用等渗盐－葡萄糖溶液。同样，营养计划应该在早期引入基本的氨基酸的需求，包括谷氨酰胺。中链甘油三酯在急性期优先用于保留有结肠的患者，但不适用于Ⅱ型或Ⅲ型 SBS 患者。对于Ⅱ型或Ⅲ型患者，推荐的膳食平衡为 40%~50% 的碳水化合物和 30%~40% 脂肪（表 79-4）[32]。

在适应期的开始阶段，超过 4 周后，饮食扩展开始于长链甘油三酯、游离脂肪酸和碳水化合物，如麦芽糖、蔗糖和果胶。蛋白质应该占饮食的 20% 左右。在结肠完整的患者中，可溶性膳食纤维可以被结肠细菌降解，产生单链脂肪酸并提供每天高达 500~1000kcal 的能量补充供应[33]。这些患者受益于富含碳水化合物的饮食，但应避免脂肪。与可造成腹泻的不溶性纤维相反，可溶性纤维也能促进粪便的形成。

在早期适应阶段，需要不断地关注和维持镁和钙的基本水平。钙的补充量应该在 800~1200mg/d。应避免饮食中的草酸盐，以防止草酸盐型肾结石的发生。代谢性酸中毒的发展多出现在适应阶段的头几个月，可以加用碳酸氢盐来治疗。由于肠内镁有导泻作用，口服补镁是不可能的。

一般的 PN 配方可以术后早期开始，在第 1 周后根据复查电解质水平量身定做个人的 PN 配方。在 SBS 恢复的前两个阶段，所需的 PN 平衡包括每天 3~5g/kg 碳水化合物、1.5g/kg 蛋白质和 1g/kg 脂肪。进入维护阶段的重点是减少或终止 PN。如果肠道适应成熟，营养传递

表 79-4　恢复维持阶段的饮食建议

营养素	小肠造瘘术	结肠手术
糖类	• 总能量的 50% • 复杂的碳水化合物，包括可溶性纤维，限制单糖	• 总能量的 50%~60% • 复杂的碳水化合物，包括可溶性纤维
蛋白质	总能量的 20%~30%	总能量的 20%~30%
动植物脂肪	总能量的 40%	总能量的 20%~30%
液体	• 主要是口服补液盐溶液 • 每餐尽量少喝水，两餐之间多喝水	每餐尽量少喝水，两餐之间多喝水
维生素	• 每日补充含矿物质的多种维生素 • 按月补充维生素 B$_{12}$，或维生素 A、D、E 的补剂	• 每日补充含矿物质的多种维生素 • 按月补充维生素 B$_{12}$，或维生素 A、D、E 的补剂
矿物质	• 食用含大量氯化钠的食品 • 补充钙 1000~1500mg/d • 补充铁、镁、锌	• 补充钙 400~600mg • 补充铁、镁、锌制剂 • 减少草酸摄入
每日进餐	4~6 次少量进餐	3 次少量进餐，加 2~3 份小食

引自 Wall E. An overview of short bowel syndrome management: adherence, adaptation and practical recommendations. *J Acad Nutr Diet*. 2013; 113: 1200–1208.

与流失之间达到平衡，这些患者可能会恢复实质性的生活质量。20世纪70年代，PN的广泛采用大大降低了SBS患者的发病率和死亡率。使用PN的SBS成人患者，一年生存率被认为是91%，但在5年时稳定在86%[34]。PN的长期效用被PN相关的并发症所抵消，如留置导管相关的脓毒症和静脉血栓事件，以及PN相关肝病（PNALD）的发展。15%的PN依赖患者会发展为终末期肝病，这种疾病在确诊后2年内死亡率为100%[35]。

稳定的SBS患者，口服营养应该多餐，强调高脂肪饮食和进餐时适量的液体摄入。考虑到慢性吸收不良率从急性30%水平下降，维持饮食仍然应该平衡，以达到每天30~40kcal/kg的目标吸收率。过渡到维持期的高脂饮食可能会导致脂肪泻症状的复发，因此应该对患者进行前瞻性的咨询和适当的管理。

SBS新药物治疗包括对PN依赖患者使用替度鲁肽。替度鲁肽是胰高血糖素样肽2（GLP-2）的重组人类似物。GLP-1和GLP-2都是由回肠和结肠的内分泌L细胞释放的肠道营养激素。回肠切除后，如果空肠结肠重建中留有结肠，GLP-1和GLP-2的合成就会上调。这些GLP激素促进绒毛高度和隐窝细胞质量的增加。在一项随机的安慰剂控制的Ⅲ期试验中，每天服用0.05mg/kg的替度鲁肽将会使每周PN容量需求显著减少32%，而安慰剂组为21%（$P<0.001$）[36]。替度鲁肽相关的PN容量减少也促进SBS患者生活质量评分的提高[37]。替度鲁肽导致隐窝细胞增加，需同时关注其促进肿瘤生长的作用，因此推荐在替度鲁肽治疗前，进行前瞻性结肠镜检查，排除活动性肠道恶性肿瘤存在。

六、多学科肠道康复

虽然SBS患者的人数很少，但他们有复杂的病理生理机制，需要高度重视护理，才能降低发病率和死亡率而成功生活。SBS患者护理的一个新范例是在专门的肠道护理中心进行多学科IR。这些IRC为SBS患者提供了一种全面的管理方法，认识到营养管理挑战和短期和长期并发症，并将患者从医疗/药理学管理过渡到肠道重建或移植的外科干预。

SBS患者从手术后的初始阶段，即IR阶段开始进入临床路径，并监测并发症（图79-2）[38]。IR程序和完善的临床路径是为SBS患者个人量

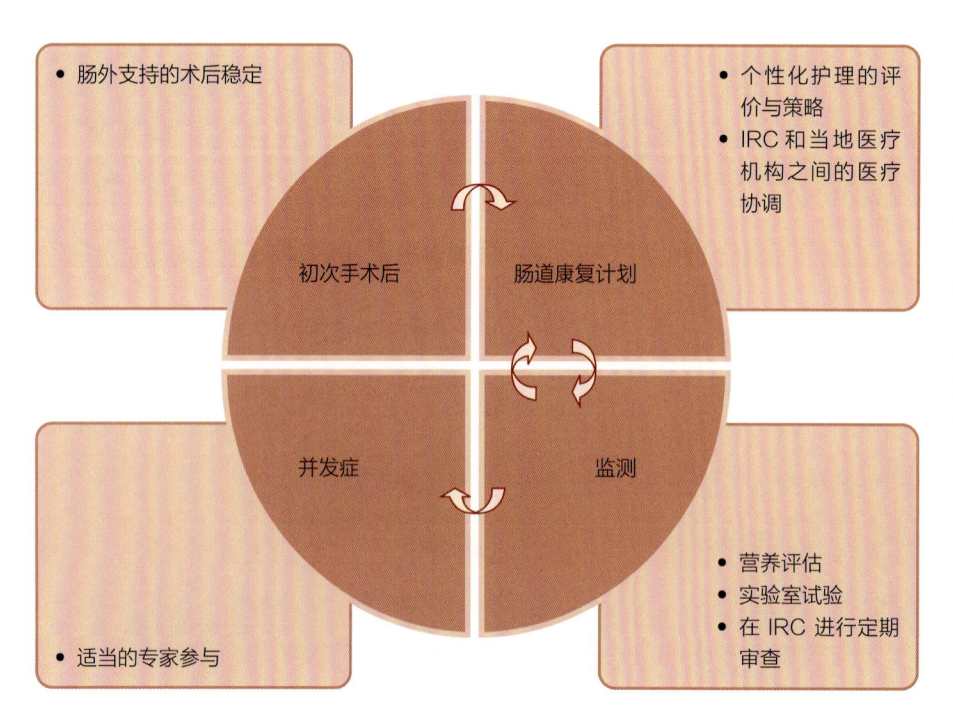

◀ 图79-2 肠康复中心（IRC）短肠综合征患者的临床路径

引自 Matarese LE, Jeppesen PB, O'Keefe SJ. Short bowel syndrome in adults: the need for an interdisciplinary approach and coordinated care. J Parenter Enteral Nutr. 2014; 38（suppl 1）: 60S–64S.

身定做，强调对患者的教育。除了 SBS 手术后最初阶段的液体、营养和医疗管理外，教育咨询还着眼于患者对未来主要生活方式变化的理解，以及扩大对该计划的服务和支持能力的熟悉。了解残存肠道的多少和结构，以及患者潜在的健康状况，可以对短期和长期营养不足的程度进行详细的营养评估。

专门的 IRC 团队通常由胃肠病管理学医生（任主任）和营养学、内科医生、药学医生、外科医生、介入放射学医生和社会工作人员组成（图 79-3）[38]。以协调的方式发展管理路径，无缝地将 SBS 患者从一个主要时期过渡到下一个时期。例如，向急性并发症的专家转诊，或肠功能衰竭情况下向移植的外科转诊（表 79-5）[38]。其中一个重要的过渡点是第一次出院，从医院到家庭护理环境的过渡。专门的 IR 计划将建立患者、营养专家（PN/ 肠内营养 / 液体支持）、药剂师（用于相关药物）和社会工作者之间的沟通协议。患者对症状恶化（如脱水、腹泻、抽筋）的识别，即前瞻性的共同管理，以降低严重程度或最大限度地减少再次住院。

研究表明，IRCS 能够改善 SBS 患者的预

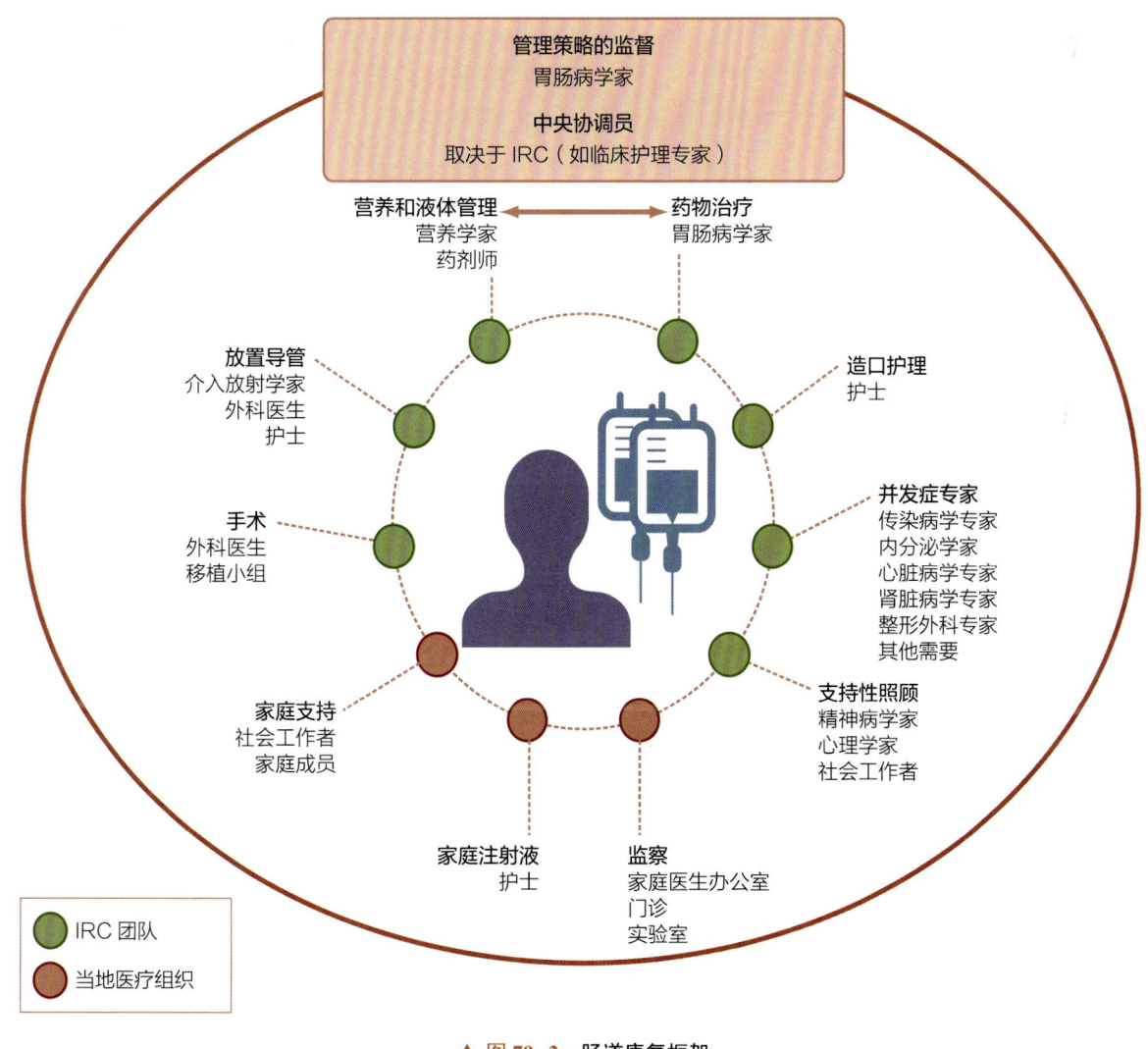

▲ 图 79-3 肠道康复框架
IRC. 肠康复中心

引自 Matarese LE，Jeppesen P，O'Keefe SJ. Short bowel syndrome in adults：the need for an interdisciplinary approach and coordinated care. *J Parenter Enteral Nutr.* 2014；38（Suppl 1）：60S–64S.

表 79-5 跨学科肠道康复项目的组成

服务协调流程	
医疗	
评估	体格检查和生化检查的标准化诊断
导尿管	与介入放射科医生、外科医生和护士团队协商
药理学	与营养团队一起审查方案
并发症	转诊到相关专家
移植选择	转诊到移植小组
营养	
饮食调整支持	优化液体、常量营养素和微量营养素的方案
EN 的管理	EN 的启动、过渡和终止方案
PN 的管理	液体、常量营养素和微量营养素的支持方案
向家庭提供营养液的流程	—
终止 PN	
社会心理	
教育	对患者和家属情感支持的标准化评估集中于饮食、行为和自我监测

EN. 肠内营养；PN. 肠外营养［引自 Matarese LE, Jeppesen PB, O'Keefe SJ. Short bowel syndrome in adults: the need for an interdisciplinary approach and coordinated care. J Parenter Enteral Nutr. 2014；38（suppl 1）：60S–64S.］

后[39]。Nehme 将 211 例由专门的营养支持团队（NST）管理 PN 患者与 164 例由各种个人医生提供者管理 PN 患者进行了为期 2 年的比较，NST 组导管并发症发生率为 3.7%，非 NST 组为 33.5%。NST 组导管脓毒症发生率为 1.3%，非 NST 组为 26.2%[39]。与个人管理的组相比，NST 管理的并发症发生率降低了 50%（$P<0.001$）[40]。对接受 NST 的 SBS 患者进行 PN 的这种协调护理，每 4.20 美元可节约 1.00 美元的费用[40]。

七、短肠综合征的并发症

除了与 SBS 相关的特殊营养、代谢和液体缺乏外，在这些患者的治疗过程中还会出现一些显著和特殊的并发症。

（一）小肠细菌过度生长

SBBO 是 SBS 的常见并发症。胃肠道固有的细菌主要分布在口咽和结直肠部位。在正常的胃肠道，小肠中的细菌污染受到胃酸、酶消化、顺行蠕动和 ICV 的杀菌作用的限制。但在 SBS 时胃肠道结构和功能的改变会导致残留小肠中细菌污染过多，导致细菌过度生长的病理生理变化，包括绒毛萎缩、肠道相关淋巴组织丢失，在没有 ICV 的情况下结肠细菌反流，以及肠道通过时间加快。

SBBO 被认为是肠道中超过 10^5CFU/ml 而出现的症状。症状包括消化不良、腹部绞痛、腹胀和剧烈腹泻。SBBO 的持续存在可能会导致慢性营养吸收不良和体重下降。SBBO 明确诊断是通过内镜捕获和培养小肠液，并鉴定出 > 10^5CFU/ml 细菌。氢气呼气测试是一种简单的、非侵入性的替代诊断方法，其中肠道碳水化合物的细菌新陈代谢产生的氢气可以从患者呼气中测量出来。结肠细菌过量发酵单纯碳水化合物不仅可能导致口服氢负荷增加，而且最终会导致代谢性酸中毒，并伴有高阴离子间隙。

急性 SBBO 状态的治疗取决于诱发因素、涉及的细菌种类和症状的严重程度。最常见的 SBBO 经验性治疗是定期使用广谱口服抗生素或定期联合使用甲硝唑。此外，还注意到改善解剖异常如瘘管、狭窄和憩室是有价值的，手术矫正这些问题可能会立即减轻 SBBO。改变饮食结构，使其远离碳水化合物负荷，可以改善结肠细菌发酵的病原学。当诊断为 SBBO 时，不应使用抗动力药物来控制腹泻。

益生菌（乳杆菌和双歧杆菌）疗法在减少抗生素的使用和控制细菌过度生长的症状方面

可能是有效的。益生菌黏附在肠道绒毛上显示出黏膜屏障增强能力，增强小肠绒毛的黏附能力。益生菌通过与病原菌直接竞争附着部位和营养物质，对抗病原菌定植。益生菌可增强胃肠道免疫功能，如抗菌肽（防御素）的分泌[41]。

（二）导管相关性感染

长期使用中心静脉导管是 SBS 患者治疗的主要特点。CVC 是维持水分和营养状态及抗生素和药剂输送所必需的。与 CVCS 相关的常见并发症是导管相关感染，在 CVC 的整个生命周期中，CRI 的发生率为 3%～60%[42]。SBS 患者每年至少有一次住院是由 CRI 引起的。CVC 脓毒症是 SBS 患者死亡的主要原因，高达 1/3 的 SBS 患者因此而死亡，5 年死亡率为 50%[14]。SBS 患者人群中的 CVC 感染通常来自凝固酶阴性葡萄球菌、金黄色葡萄球菌或革兰阴性杆菌。

SBS 患者需要一个综合的团队方法来管理CVC。对这些患者来说，预防和治疗 CRIS 的一种普遍的方法是使用抗生素或乙醇开关的导管。Mouw 等描述日常使用 70% 乙醇开关的导管，可将 CRI 发生率从每天 11.15/1000 导管降至 2.06/1000 导管[43]。

八、肝脏疾病

肝病可能是由于长期使用 PN（PNALD）或进行性肠衰竭（肠衰竭相关性肝病）引起的。SBS 患者可能会沿着一系列肝病进展，从胆汁淤积到脂肪变性（脂肪肝），然后是纤维化/肝硬化和终末期肝功能衰竭。胆汁淤积改变在长期的儿童 SBS 患者中更为突出，而脂肪变性在成人 SBS 患者中更为突出。发现促进纤维化和肝硬化导致终末期肝病的因素包括使用 PN 超过 1 年、中心导管感染、胆囊切除和肠道长度小于 60cm。肝病见于高达 40%～60% 的使用 PN 超过 1 年的 SBS 儿童患者和 15%～40% 长期在家使用 PN 的成年人[34]。脂肪变性是由于肝脏因过量热量摄入而积累脂质或糖原。在 PN 使用中，非肠外碳水化合物热量可能会转化为甘油三酯，或过量的脂肪输注。促进脂肪变性的其他因素包括必需脂肪酸、胆碱和牛磺酸的缺乏[44]。

无论是婴儿还是成人，肠道摄入不足都会导致胃肠激素水平下降。胃肠激素水平降低会导致肠道淤滞和胆囊收缩功能丧失。SBBO 和细菌移位，暂时性亚临床发作导致肝脏和胆囊的胆汁淤积和结石形成，并伴随着石胆酸水平的升高。胃肠道的亚临床脓毒症状态促进了 IFALD，因为胆汁流量减少、胆汁盐产量增加和肠肝胆盐循环减少共同导致了 IFALD 的发生。

目前对 SBS 患者肝病的预防主要是预防、监测、干预以防止进展。SBS 患者维持期的常规肠内喂养应至少占每日总热量摄入量的 20%～30%，从而促进胃肠激素释放和肠肝胆盐循环的正常功能。SBBO 的急性和亚临床发作应通过维持性抗生素治疗加以预防。PN 混合物除了维持牛磺酸和半胱氨酸的含量外，还应仔细平衡碳水化合物和脂质负荷。

九、外科治疗

（一）初次小肠手术方法的优化

当面对可能需要大范围小肠切除的初次手术时，SBS 的一级预防应该高度优先考虑。在肠缺血、肠系膜栓子或血栓或完全肠梗阻的情况下，早期手术干预对于避免广泛的小肠切除至关重要[45]。切除的目标应该是尽可能多地保留肠道长度，包括 ICV。这种困难的术中决定是具有挑战性的[46]。在最终肠切除后，有无ICV 的肠剩余长度的准确记录是重要的。如果需要肠造口，考虑邻近肠造口黏膜肠管的自然性，可能有助于恢复肠道连续性，同时避免剖腹手术和大范围肠粘连的广泛松解。特定的疾病过程，如克罗恩病，应尽可能采用保留肠长度的方法，重点放在合理使用狭窄成形术和最小限度的肠切除。即使 SBS 可能发生在有指征病例之后，也不应在初次手术时额外附加手术。

在几乎 75% 的 SBS 患者中，肠道适应足以维持生长和长期存活，不需要手术治疗[47]。

（二）再手术时残余小肠手术方法的优化

SBS 的手术是一个复杂的外科挑战。以肠自主性为目标，每种手术方案都必须仔细权衡和个体化。通常使用促肠动力药物（甲氧氯普胺、西沙必利或红霉素碱）来帮助提高耐受性[48]。对于止吐药物无效的持续性呕吐，也可以使用空肠管远端喂养。随着粪便量的增加，记录肠道功能，并仔细监测感染性病原体（艰难梭菌、轮状病毒）。粪便检查，如果需要时，使用抗生素治疗病原体。一旦排除，可以加入止泻药（洛哌丁胺）减缓慢排便[49]。随着肠道耐受性的优化，PN 开始停用。

最终，不能实现 PN 自主，而且有这些相关并发症的患者需接受自体小肠重建手术（AIRS）或移植。在决定进行哪种手术时，小肠随访在术前计划过程中是必不可少的[50, 51]。额外的问题包括狭窄是否需要狭窄成形术或切除，或者孤立的无功能扩张肠襻需要矫形。如果考虑到肝脏综合功能衰竭，肝活检有助于确定患者是否患有终末期肝病，在这种情况下，应考虑多脏器（包括小肠和肝脏）移植[52]。如果术前没有进行，则应在手术时进行肝活检。如果结果显示胆汁淤积是 PN 的结果，那么在手术时可以考虑预防性的胆囊切除术[53]。

（三）自体小肠重建术

SBS 外科手术的理念围绕着解决与适应小肠相关的主要功能问题，即细菌过度生长的运动障碍和淤滞[51]。因此，AIRS 的首要目标是改善肠道功能，优化肠道运动，增加黏膜吸收表面积。

（四）改善肠道功能的措施

1. 狭窄成形术、粘连松解术和节段性肠切除 在再次手术时，外科医生必须认识到最大限度地保留残肠的必要性。在有克罗恩病、坏死性小肠结肠炎或多次腹部手术病史的患者中，继发于炎症、缺血、致密粘连或吻合口狭窄的机械性梗阻的风险是可以预见的。由于远端机械性梗阻造成的近端肠管扩张，很难与扩张的肠管和 SBS 适应区分开，增加了术中复杂性。必须寻找和纠正所有机械性梗阻的来源，以改善肠道功能。如果受影响的肠段长度较短，所有病理性粘连都会被松解，狭窄成形而无须肠切除[44]。如果需要肠切除，那么肠切除的长度应该尽可能短，同时考虑多个端端吻合而不是大范围肠的切除，达到剩余残留肠段的功能优化。

2. 肠造瘘拆除和重建肠道连续性 腹部损害的患者，在随后发展为 SBS 的患者的初始处理中通常需要造口。吻合口拆除和重建肠连续性对改善肠功能有明显的优势。特别是在 ICV 完好无损的情况下，结肠会重新吸收水分并延长转运时间。此外，结肠恢复了主要的吸收功能，每天从 SCFA 中获得 5%～10% 的热量[54]。恢复结肠的连续性在功能上相当于增加 0.3048m 的小肠[55]。如果可能，建议尽早关闭造瘘口，以增强适应能力，并帮助患者脱离 PN[56]。最后，造瘘后还纳可能会改善患者的生活质量。

关闭造瘘处是显而易见，但结肠对肠道连续性的不确定反应促使患者仔细选择。未被吸收的胆汁酸会刺激结肠，导致衰弱的分泌性腹泻。在严重吸收不良的患者中，腹泻发展为并发症。此外，由于胆汁酸阻止了粪便中草酸的排泄，草酸被结肠吸收，增加患草酸钙肾结石的风险。因此，吻合口翻转和重建肠道连续性的决定应该仔细考虑，并根据个体情况做出决定。为了防止腹泻和并发症，至少需要 0.9144m 的小肠[54]。残留小肠的长度和位置、ICV 是否存在及患者的整体情况都必须考虑和权衡。

3. 延长运输时间或改善动力的措施 减慢肠道转运的措施只适用于一小部分 SBS 患者。临床经验非常有限，因此，对于残留长度接近足够并显示快速转运的患者，应谨慎应用。由于这些方法既往都是在大手术后的适应阶段或在额外的肠道被重新招募到肠道后进行的，因此很难追踪其疗效[55]。Thompson等建议在患者达到最大限度的肠道，SBS适应后再考虑这些手术[55]。

4. 肠段翻转术 从概念上讲，创建远端肠管反向蠕动会产生逆行蠕动，并干扰近端肠管的协调顺行推进。此外，内在神经丛破坏减缓了远端残留肠管的肌电活动，从而延长了过渡时间并改善了吸收。到目前为止，最多的38例SBS患者，接受远端反向肠襻的长度为10～12cm。结论是对于有永久PN依赖的患者，这种手术是一种安全的小肠移植选择，小肠最小长度为25cm，并且没有慢性肝功能衰竭[57]。文献表明，虽然评估和随访的方法各不相同，但70%～80%的患者在肠道转运减慢和吸收增加方面有临床改善。反转小肠段的长度为5～15cm。挑战是确定反转的肠管的长度，因为长节段的肠管逆转有间置肠梗阻风险。成人的最佳长度约为10cm，儿童的最佳长度约为3cm[58]，儿童通常不是合适的候选者。

5. 结肠间置 间置结肠段有同向蠕动或反蠕动方向，以减慢通过时间。结肠间置依赖于结肠蠕动收缩频率低于毗邻小肠的前提条件。因此，近端放置的同向蠕动间置有助于减慢营养物质向远端小肠的输送速度。或者，将反向蠕动间置放置在远端，其功能与反转小肠段相似。除了延迟转运和增加吸收效果外，还增加了重新吸收水、电解质和营养物质的好处。使用的结肠段的长度似乎并不像反转小肠段那样关键，文献报道范围是8～24cm。同向蠕动间置的梗阻并发症似乎较少。并发症包括结肠扩张和间置肠段内的小肠结肠炎[59]。

6. 肠缩窄和折叠术 功能不全肠段的锥形或折叠术可以缩小肠的直径，从而改善蠕动，减少细菌的过度生长。在锥形肠成形术中，肠系膜边缘的扩张部分逐渐变细，以匹配肠的直径。在使用闭合器或徒手缝合时，可以使用适当大小的胸管作为引导，沿着胸管切除肠管的多余边缘，然后缝合[46]。然而，优化肠管口径是以失去明显的吸收表面积为代价。因此，理想的人选是那些在扩张的肠道中有淤血和吸收不良，但肠道长度足够的人。这种手术的主要优点是肠系膜边缘的动脉供应不受影响。因此，当扩张肠管的血管解剖不能弥补肠管延伸的比例时，也应该考虑肠管边缘锥形成形术（图79-4和图79-5）[59]。

肠折叠的设计也是为了通过减小扩张肠腔直径来改善运动能力，但是，通过将多余的肠系膜对侧肠壁折叠到管腔中并沿着浆膜叠瓦状覆盖而不切除肠管，因此不会损失黏膜吸收表面积。此外，该手术避免了长时间吻合线渗漏的问题[60]。已报道的并发症包括反转肠管梗阻和缝合线断裂，导致再扩张和运动障碍[61]。

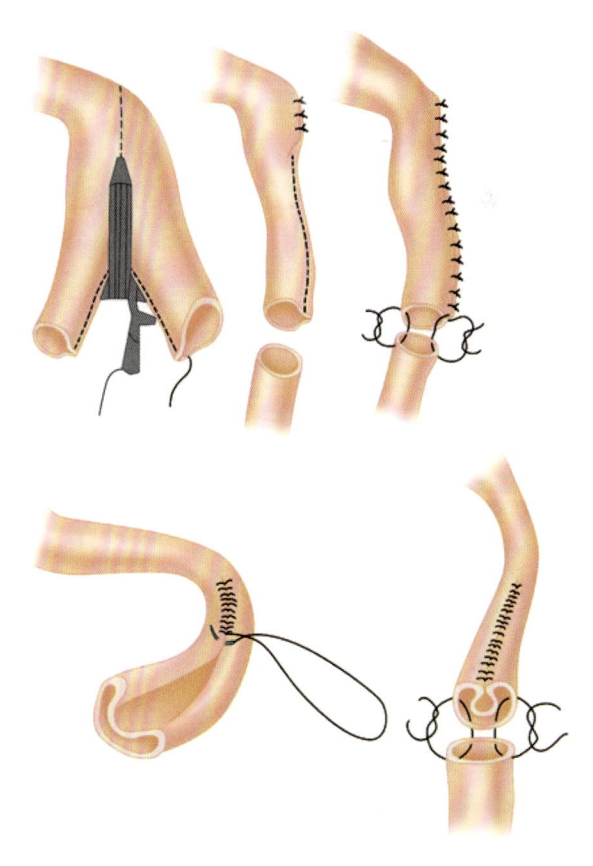

▲ 图 79-4 肠缩窄和折叠术

引自 Thompson J, Sudan D. Intestinal lengthening for short bowel syndrome. *Adv Surg*. 2008; 42: 49–61.

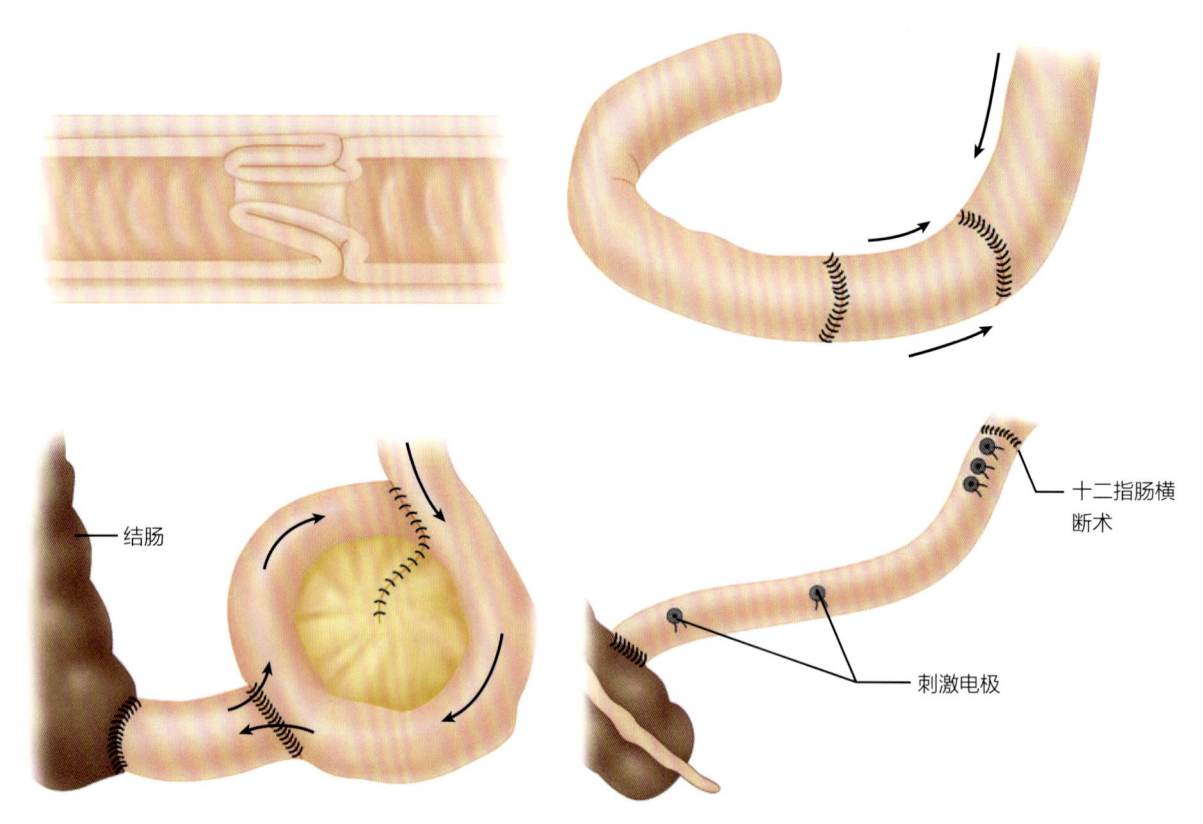

▲ 图 79-5　肠瓣膜的建立、肠逆行起搏和再循环

引自 Thompson JS, Rikkers LF. Surgical alternatives for the short bowel syndrome. *Am J Gastroenterol*. 1987; 82: 97–106.

7.增加吸收的手术　肠缩窄延长术（LILT）和多个连续横断肠成形术（STEP）作为主要的 AIRS 手术已被外科医生广泛接受。King 等发表了对 LILT 和 STEP 手术的系统文献综述，报道总体存活率为 89%，指出这两种手术之间没有显著差异。有趣的是，发现 LILT 在断奶患者中比例较高，分别为 55% 和 48%，但这与更高比率接受肠移植有关，分别为 10% 和 6%[62]。

十、肠缩窄延长术

1980 年，Bianchi 报道了 7 头猪的 LILT 手术，开创了 SBS 管理的新纪元。他的技术使小肠长度增加了 1 倍，同时减小了肠腔直径[63]。这一新的方法结合了延长和肠缩窄的好处，在不损害吸收所需的黏膜表面的情况下，延迟了转运时间。1981 年，Boeckman 等报道了第一次临床应用，当时 LILT 成功地应用于一名先天腹部裂畸形伴肠坏死的 4 岁男孩[64]，在 10 周内，患者脱离了 TPN 并能够获得肠道自主功能[65]。

LILT 的设计前提是肠系膜内存在分叉的血液供应。这种解剖学允许包含血管的两层肠系膜在肠系膜一侧钝性分开，而肠管则沿着每个平行的管腔纵向分开。肠可以用闭合器分开，也可以切开，或使用缝合线缝合创建的半圆环。最终形成两个异源性的"新"肠腔，每个肠腔都有各自的血液供应。这两个完全血管化的小肠段在一个温和的 S 环中同向蠕动地吻合，有效地使原始肠段的长度逐渐变细并增加一倍（图 79-6）[62]。选择患者的解剖学标准包括：①肠管直径 > 3cm；②残留小肠长度 > 40cm；③扩张肠长度 > 20cm[66]。然而，无论长度如何，继发于肠衰竭或有危及生命的 TPN 并发症的 SBS 患者应考虑 LILT[67]。外科医生还必须认识到血管解剖学差异，例如肠壁一侧的主血供，这将限制手术是否成功[68]。此外，对于因炎症或粘连导致肠系膜增厚和瘢痕形成的患者，要仔细

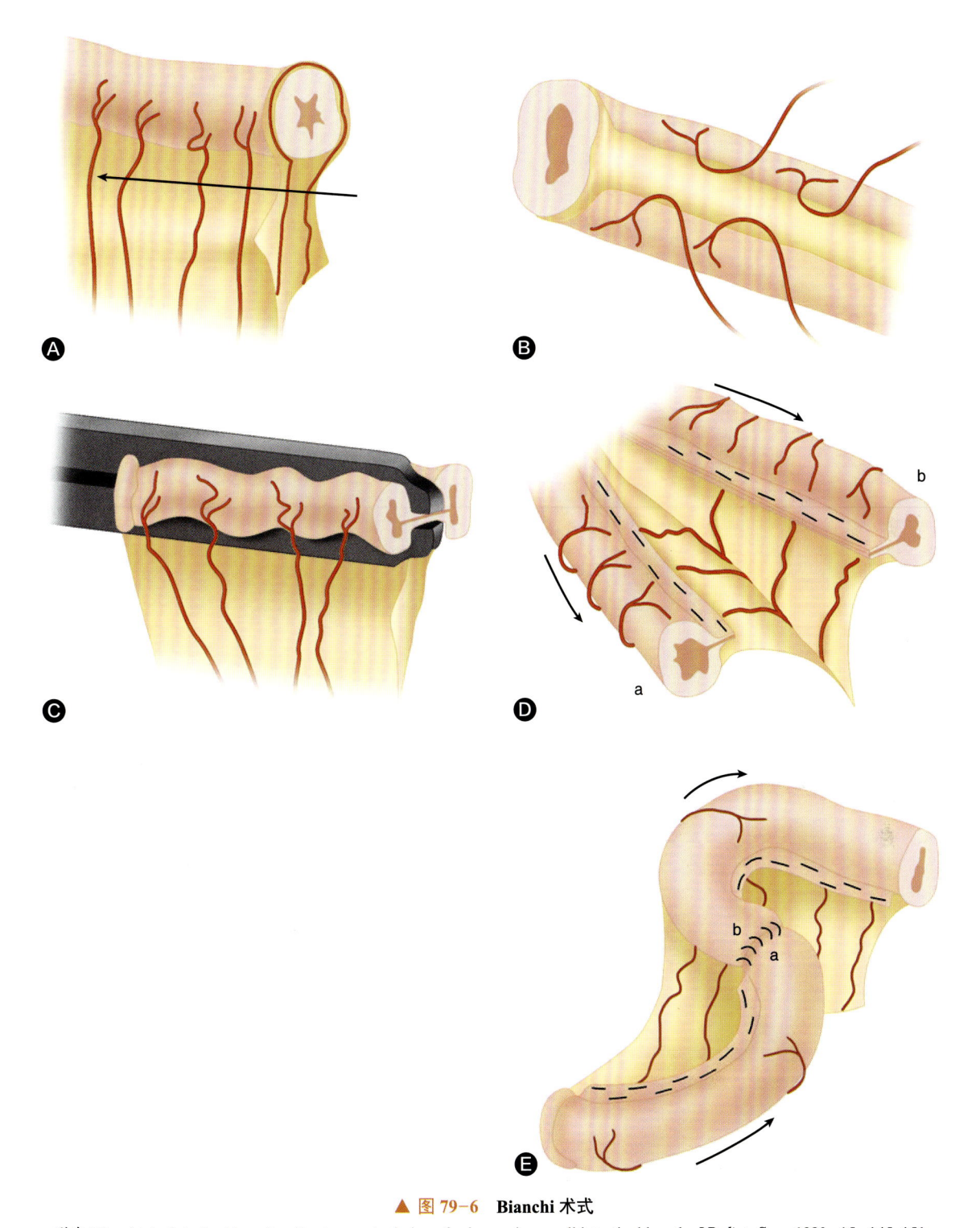

第 79 章 短肠综合征
Short Bowel Syndrome

▲ 图 79-6 Bianchi 术式

引自 Bianchi A. Intestinal loop lengthening—a technique for increasing small intestinal length. *J Pediatr Surg*. 1980; 15: 145–151.

考虑。对于缩短的肠系膜，或者当唯一剩下的短肠是扩张的十二指肠时，Iowa 手术方法可能是 LILT 的替代方法。Iowa 手术两步延伸手术是由 Kimura 等开创并于 1993 年报道的。最初的手术包括将扩张肠段的肠系膜对侧表面肌切开，如肠管去腹腹壁化（Iowa Ⅰ 型）[69]、去肝脏包膜化（Iowa Ⅱ 型）[70]、相邻肠段切开浆膜化（Iowa Ⅲ 型）[71]。其概念是允许血管网侧支黏合在肠的连接部分，两个粗糙和暴露的表面被重新接触。事后第二阶段是自身血供丰富的肠系膜对侧血供纵向分开，端端吻合重建肠管连续性和增加肠管长度[68]。主要的缺点是需要多次剖腹手术，而且再次吻合术需要间隔数周的时间才能进行吻合术。由于这些原因，Iowa 手术尚未被广泛接受为肠延长的主要方法，但在肠系膜不佳的特定患者中有一席之地（图 79-7）[59]。

Bianchi 对全球发表的 150 例 LILT 患者的回顾显示，患者的存活率为 30%～100%[64]，并报道说，脱离 TPN 的能力也为 28%～100%。

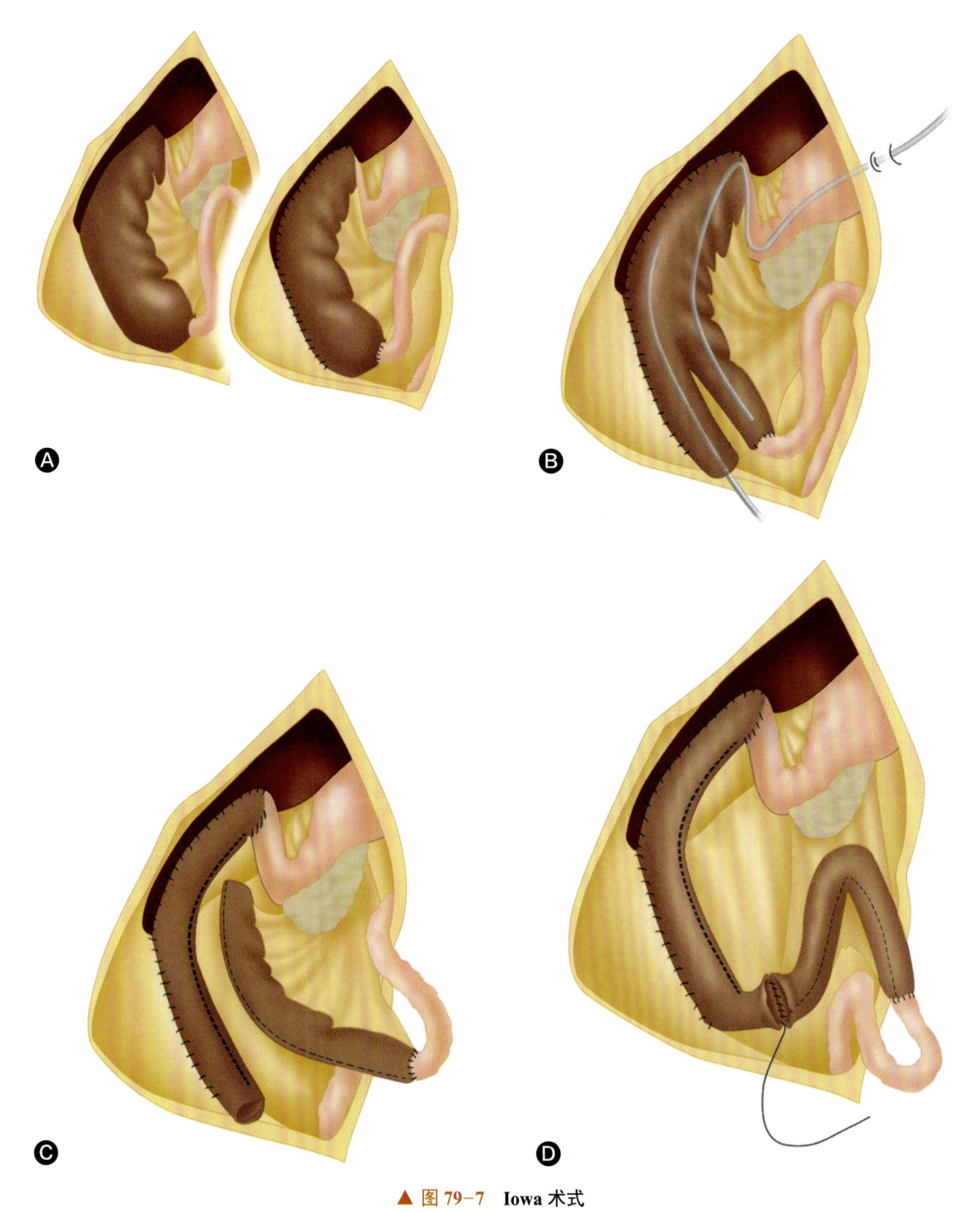

▲ 图 79-7 Iowa 术式

引自 Kimura K，Soper RT. A new bowel elongation technique for the short-bowel syndrome using the isolated bowel segment Iowa models. *J Pediatr Surg.* 1993；28：792-794.

与 LILT 相关的多种并发症包括吻合口狭窄、环间脓肿和瘘管形成、吻合线渗漏和血管不良导致的半圆环坏死[65, 72]。延长的肠管的复发性再扩张是一个常见问题，可能需要进一步锥形化。LILT 的缺点是这是一个具有技术挑战性的手术，不能在同一肠段重复。对于 LILT 后不能脱离 PN 的患者，使用小肠移植作为抢救程序[52]。

十一、连续横肠成形术

2003 年，Kim 等发表了对 6 头猪的 STEEP 技术的描述[73]。他随后在晚些时候进行了这项动物研究，并发布了第 1 例人类病例报道，即对一名 2 岁男性进行了成功的阶梯式手术，患者出生时患有腹裂，并在 Bianchi LILT 后出现肠管扩张和手术延长的并发症。手术成功地将 83cm 的扩张和先前延长的肠道增加到 147cm[74]。

这一步骤依赖于小肠肠系膜供血垂直运行尤其到小肠的长轴的解剖学。因此，沿着扩张的肠管长度平行于肠系膜放置交替的和相对的横向吻合线，会产生一个锯齿形的细长肠管，而血管损害最小。几个技术上的注意事项是通过标记抗肠系膜边界来正确定位小肠，以防止扭曲并且为了不引起梗阻而对肠道进行部分分割。缝合线之间的距离通常是剩余管腔直径的 1.5 倍。平均使用 10～20 根订书线，将平均扩张直径从 5～6cm 减少到 2cm，并将最终长度增加到 1.5～2 倍。增加的长度将取决于肠道的原始长度和宽度及缝钉使用的数量。缝合线的分叉或尖端可用缝合线加强（图 79-8）[75]。

该步骤的优点是，它是一种更简单的肠延长手术，易于重复，对肠系膜的操作最少，并且不需要相关的肠吻合术。STET 手术是治疗非对称性肠扩张和肠段扩张合并复杂病变的理想方法，如十二指肠伴有相关的胰腺和胆道系统，以及空肠及其在 Treitz 韧带附近的联合。这一步骤的显著好处是它可以作为一种主要的指标延长步骤，或在 LILT 或者 STEP 手术后出现扩

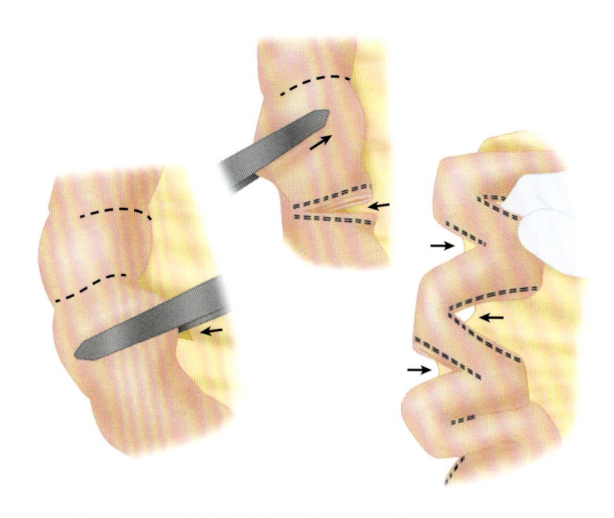

▲ 图 79-8 连续横向肠成形术，箭为肠的开口方向
引自 Kim HB, Fauza D, Garza J, Oh JT, Nurko S, Jaksic T. Serial transverse enteroplasty (STEP): a novel bowel lengthening procedure. *J Pediatr Surg*. 2003; 38: 425–429.

张的患者上重复执行[76, 77]。然而，也存在一些缺点。不对称的术后放射也会在 STEP 和 LILT 中出现。这一并发症被归因于术后肌肉从同心纤维到纵向纤维方向的改变，反之亦然，导致蠕动不协调，导致扩张[78, 79]。

Jones 等报道了来自国际 STEP 数据注册的最新的数据[80]，他引用了在 111 例连续登记的患者，术后总死亡率为 11%。预期的是，术前肠道长度较长的患者更有可能实现肠内自主，47% 的患者在手术后实现肠内自主性[80]。

十二、肠螺旋延长缩窄术

肠延长术的最新创新是肠螺旋延长缩窄术（SILT）。2013 年，Cserni 等发表了对 6 只越南小型猪成功实施 SILT 的报道[81]。这项新技术需要沿着 45°～60° 的螺旋线切割肠及其相关的肠系膜，然后纵向收紧螺旋并延长肠管，切开的肠边缘相对处缝合。其优点是对肠系膜的操作最少，肠纤维的方向没有改变，这归因于螺旋式肠延长和缩窄后肠管的再扩张（图 79-9）[78]。潜在的并发症是肠瘘和脓肿形成。由于最早 2 例是 2014 年报道在患者应用，因此没有关于该手术方法的长期数据。Cserni 随

访其首次在人体内应用了该技术一位 3 岁女性，因中肠扭转剩余小肠 22cm。SILT 能够将扩张的 22cm 的小肠中的 11cm 额外延长 20cm，总长度为 31cm。随着肝功能的改善，患者能够脱离 TPN，但仍然需要胃造瘘管喂养[81]。Alberti 等还报道了在一名 10 个月大的婴儿身上成功应用 SILT，在 1 年的随访中，15%～25% 患者口服热量为 82%，TPN 为 18%[82]。随着更多成功应用的报道，应该会有长期的数据报道（图79-10）。

十三、移植

自 20 世纪 60 年代以来，多脏器移植一直受到移植物排斥反应、感染和潜在疾病进展的挑战。他克莫司于 1989 年推出，大大降低了同种异体移植排斥反应的发生率，从而改善了手术结果[83]。随着免疫抑制策略和手术技术的稳步改进，存活率也有所提高。肠道和 MVTx 的 1 年和 3 年存活率分别为 78% 和 66%，成人移植物存活率为 80%[84]。此外，Abu-Elmagd 等报道，经过 15 年的随访，患者存活率高达 61%[85]。据报道，超过 90% 的接受肠道移植的患者已经摆脱了 TPN[86]。这种成功提升了小肠移植作为肠衰竭患者的最终治疗选择，并缓解了与 TPN 相关的并发症，最终提高了生活质量。自 20 世纪 90 年代开始以来，已经有来自 87 个不同中心的大约 2887 例肠道移植的报道。自 2001 年以来，每年进行的肠道移植超过 100 例，其中 75% 在美国[86]。到目前为止，肠移植只在没有其他治疗手段的情况下进行，因此没有随机对照研究将移植与其他外科疗法进行比较[3]。

SBTx 目前的适应证是经历 IFALD、PN 失

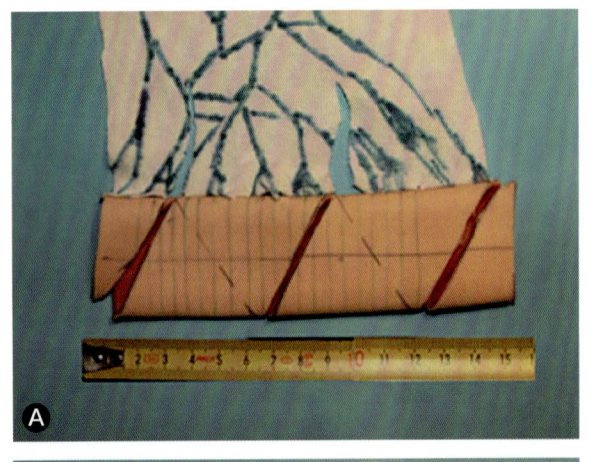

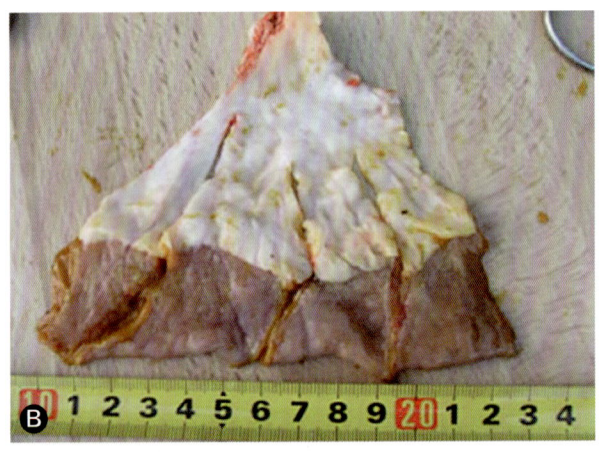

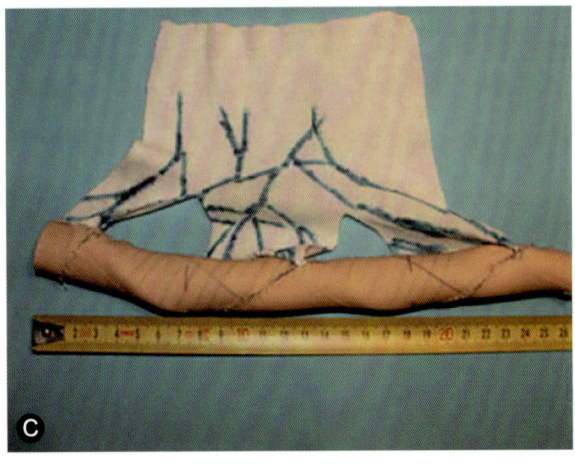

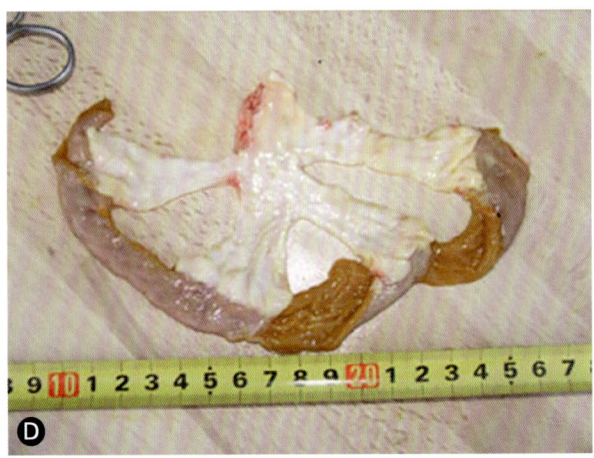

▲ 图 79-9 肠螺旋延长缩窄术

引自 Cserni T, Takayasu H, Muzsnay Z, et al. New idea of intestinal lengthening and tailoring. *Pediatr Surg Int.* 2011；27：1009–1013.

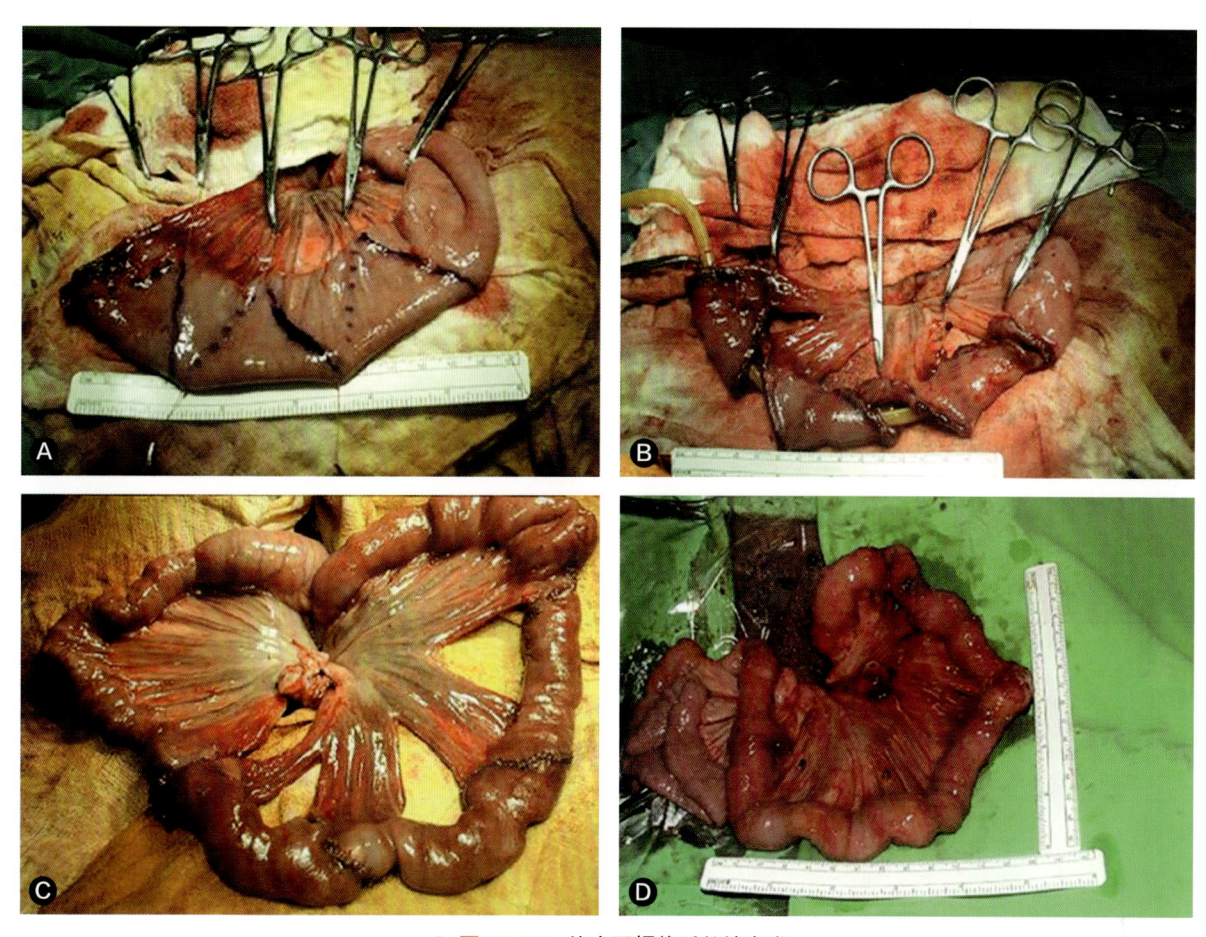

▲ 图 79-10 体内肠螺旋延长缩窄术

引自 Cserni T, Varga G, Erces D, et al. Spiral intestinal lengthening and tailoring—first in vivo study. *J Pediatr Surg*. 2013; 48: 1907–1913.

败、反复 CRI（每年超过 2 次，真菌血症、休克、急性呼吸窘迫综合征）、六个主要中心静脉中的两个形成血栓、儿童生长发育改变、严重脱水伴难治性电解质改变，以及即将发生肝功能衰竭或已确定的肝病合并肝硬化和门静脉高压症的 SBTx 患者[87, 88]。

根据需要替换的其他相关器官的不同，肠移植有许多不同的变种。孤立的 SBTx 在肝活检证实没有伴发肝功能衰竭的情况下用于不可逆肠功能衰竭。对有或没有结肠的患者进行整个空肠和回肠移植，应努力保持尽可能多的功能性肠道。在 Treitz 韧带远端 8~10cm 处，通过与受体的空肠移植肠管侧侧吻合建立肠连续性。然后，在距回肠造口约 15cm 处建立回肠与受体结肠的侧侧吻合术，以重建连续性。在所有这些移植步骤中，执行同种异体回肠末端造口术，如有需要，可通过重复活组织检查来监测移植物排斥反应[59]。当肠衰竭患者同时存在不可逆性肝病时，进行肝肠联合移植（SB-LTx）。MVTx 应用于腹部大灾难（广泛的肠切除、严重的腹部创伤、多发性肠瘘、慢性弥漫性肠系膜血管血栓形成）需要完全替换所有腹部器官的情况[89]。MVTx 需要切除和移植前肠和中肠。根据临床的需要，其他手术变化包括肝脏、肾脏和大肠的置换[59]。

与肠道移植相关的并发症巨多、复杂，危及生命，超出了本章的范围。最常见的并发症包括术后出血、胆道或血管并发症及胃肠道瘘。胆漏多发生在 SB-LTx 胆总管空肠 Roux-en-Y 吻合术的术后早期。血管并发症虽少见，但却是毁灭性的。组织坏死是动脉血栓形成的结果，可能需要切除移植物。肠系膜上静脉或门静脉通路的静脉血栓可导致流出道梗阻，危及移植肠。GI 泄露发生在近、远端吻合处，多在术后第 1 周。出血是最常见的消化道并发症，移植肠的排斥反应必须进行排查，并与感染相鉴别。通过回肠末端造口进行内镜检查，并进行活组织检查以评估排异反应[90-94]。

出血感染的病因包括爱泼斯坦－巴尔病毒（EBV）或巨细胞病毒（CMV），这两种病毒也可以通过内镜鉴定为出血溃疡。EBV 感染仍然是肠道移植后最严重的后果之一。EBV 相关性移植后淋巴增殖性疾病（PTLD）表现为一系列疾病，从非特异性、自限性单核细胞增多症，再到严重淋巴瘤疾病。肠移植后 PTLD 发生率为 20%，高于其他类型器官移植。CMV 是肠移植后最常见的病毒感染，发病率和死亡率也较高，总的发病率为 34%，主要累及移植肠[3]。巨细胞病毒是通过监测巨细胞病毒聚合酶链反应（PCR）或培养来诊断的，并以静脉注射更昔洛韦或伐昔洛韦作为一线治疗，以膦甲酸钠作为二线治疗[95]。

有趣的是，尽管前面提到的单独使用 SBTx 的存活率高于 MVTx，但 SBTx（79%）的急性细胞排斥反应（ACR）风险高于 SB-LTx（71%）或 MVTx（59%）[89, 96]。这种免疫反应归因于高免疫原性的同种异体小肠移植，它含有大量的肠管相关淋巴组织，以及传播 ACR 的供体树突状细胞[97]。推测 MVTx 和 SB-LVTx 对肝脏有保护作用。ACR 可以在任何时候发生，48% 的患者在移植后 30 天内出现，66% 的患者在移植后的前 100 天内出现[98]。在超过 75% 的肠移植患者中，接受 IL-2 拮抗药的诱导治疗，成为术后常规治疗，从而降低了急性排斥反应的发生率，提高了患者的存活率[99]。通过移植物回肠造口进行原始化监测的内镜检查通常在移植后的前 4～6 周进行，每周 2 次，然后在随后的几周逐渐减少，因此，大多数急性排斥反应都会被发现[100]。ACR 表现为腹泻，导致肠道黏膜屏障受损，会导致细菌败血症和发热。一旦内镜检查和活组织检查确认诊断，患者首先接受大剂量类固醇剂量的治疗，即甲基泼尼松龙 30mg/kg，分 3 次给药，连续 3 天，或 10mg/kg 推注，随后每日递减剂量为 5mg/kg、4mg/kg、3mg/kg 和 2mg/kg。治疗后进行活组织检查，直到症状缓解或病理显示组织学改善。类固醇难治性排斥反应在组织学上表现为持续的黏膜脱落和持续性的隐窝丢失，需要添加抗淋巴细胞抗体（鼠抗 CD3 单克隆抗体），使用 5～7 剂。其他使用的抗体制剂有抗 CD52 人源化单克隆抗体（Alemtuzamab）和兔抗人胸腺细胞球蛋白（RATG）[87]。在 50% 的病例中，脓毒症仍然是移植物无效的主要原因，其次是移植物相关原因，包括 13% 的排斥反应和 8% 的心血管事件。

十四、结论

SBS 患者只占总人口的一小部分，然而，这些患者具有复杂的病理生理，需要长期的强化医疗护理。随着 PN 的发展和采用，SBS 患者的存活率有了很大的进步，但医源性的继发花费（PN 相关的导管并发症、营养不良和肝功能衰竭）也随之增加。在优化体液和饮食管理、教育和心理社会支持、代谢管理、创新的药理营养添加剂（替度鲁肽）及向外科干预（肠道外科康复或移植）过渡的过程中，成功地优化了 SBS 患者的寿命和生活质量。更好地了解小肠功能的丧失和适应能力也意味着为每个 SBS 患者提供个性化的支持计划。随着建立的针对这些患者的临床路径和计划方案的扩大，这些患者的管理会取得进一步的发展。

第 80 章
胃肠道类癌
Gastrointestinal Carcinoid Tumors

Linda Barry　David W. McFadden　著
朱克祥　姚丽　译

摘要

虽然胃肠道类癌通常被认为是罕见的，实际上它们是仅次于结直肠癌的第二大最常见的胃肠道癌。它们可能以多种精确或模糊的方式出现在胃肠道的所有部位。它们的治疗取决于肿瘤的部位、分期和生物学特征，并可能存在很大差异。在 Winslow 和 Chen 的第 7 版综述更新的章节中，讨论了异质性类型肿瘤（也称为胃肠胰腺神经内分泌肿瘤或 GEP-NET）诊断和管理的最新文献和建议。

关键词： 类癌；神经内分泌肿瘤；类癌综合征

1867 年，Theodor Langhans 首次报道了一名 50 岁女性患有类癌肿瘤，其为蘑菇状小肠肿瘤，在小肠肿瘤的纤维间质中含有腺体结构[1]。随后在 1888 年，Otto Lubarsch 描述了 2 例回肠肿瘤患者的尸检结果，通过观察注意到不太可能是癌[2]。此后不久，William Ransom 描述了第一例类癌综合征，该例疾病的患者是一名 50 岁伴有严重腹泻和哮喘发作的女性，其尸检显示出多发的回肠和肝脏肿瘤。与 Lubarsch 一样，Ransom 评论了它们独特的生物学行为，并指出这些肿瘤似乎"表现出很轻微的、局部的恶性肿瘤特性"[3]。

Siegfried Oberndorfer 在 1907 年德国病理学会的一次演讲中首次用了"类癌"这一术语[4]。他强调了回盲肠交界处的癌与表现良性的回肠多发性肿瘤之间的显著差异。尽管起初他认为这些肿瘤是良性，但后来他才意识到这些肿瘤可能具有恶性表型和转移能力[5]。

1914 年，Gosset 和 Masson 提出类癌肿瘤可能出现在 Lieberkühn 腺体的 Kulchitsky 细胞中。1948 年 Rapport 分离并命名了血清血管收缩素（5-羟色胺）[6]。2 年后，确定 Kulchitsky 细胞产生 5-羟色胺。不久之后，Lembeck 确认血清素由回肠类癌产生，并与类癌综合征有关[7]。

与许多其他恶性肿瘤相比，类癌的故事尚未完成。直到 2010 年才公布第一个器官特异性神经内分泌肿瘤（neuroendocrine tumors，NET）的 TNM 分期系统，有关这些肿瘤的命名仍在讨论。我们对其病理学的认识仍然存在未解决的问题，这些问题将在未来解决。

一、神经内分泌系统生物学

神经内分泌系统由腺体系统和扩散系统（diffuse system，DNES）组成。腺体系统由垂体、甲状旁腺、副神经节和肾上腺髓质组成。扩散系统包括分散在皮肤、甲状腺、肺、胸腺、胰腺、胃肠道、胆道和泌尿生殖系统的细胞。胃肠道神经内分泌细胞的多样性使其成为最大的单一内分泌器官。

神经内分泌细胞可产生多种生物胺、肽、

前列腺素和缓激肽。这些分泌产物储存在大的致密核囊泡和小的突触样囊泡中。在其他功能中，似乎嗜铬粒蛋白 A（CgA）蛋白在囊泡的形成中必不可少，并调节致密核粒的形成[8]。这些颗粒在多种刺激物的控制下分泌，但产生分泌颗粒的类型部分取决于细胞类型。目前，已经描述了 16 种不同类型的内分泌细胞，产生 100 多种分泌产物[9]。尽管其中一些细胞类型存在于整个胃肠道中，但其他器官也具有内分泌功能的细胞（表 80-1）。某些细胞在某个器官产生特定的激素而导致相应的临床综合征（如胰岛 β 细胞可导致胰岛素瘤），但有的内分泌细胞在某个器官的特定部位分泌后会导致疾病（如胃、小肠、结肠分泌的肠嗜铬细胞瘤和生长抑素）。奇怪的是，胰腺中常见的无功能神经内分泌肿瘤，没有明确的细胞来源，也不分泌激素。

关于肠道神经内分泌细胞的发育起源一直存在着很大的争论和误解。肠道内分泌细胞与神经细胞有许多相似之处，它们产生具有递质功能的物质，有分泌颗粒，并且有相似的细胞抗原（突触素和神经元特异性烯醇化酶）。由于这个原因，最初假定它们是神经外胚层起源的，因此被称为神经内分泌细胞[10]。然而，现在已经证明这些细胞并非来自外胚层，而是起源于内胚层[11, 12]。此外，最近的研究表明，所有四种肠上皮细胞类型（肠内分泌细胞、杯状细胞、潘氏细胞和肠上皮细胞）都是从肠隐窝细胞中的普通多能干细胞分化而来的[13, 14]。这些肠内分泌细胞是在大量干细胞中自我更新与分化。肠内分泌细胞分化这一过程的调控机制尚不清楚，目前正在积极研究。有趣的是，肠内分泌细胞的分化调节与神经细胞相似，两种细胞类型通过 Notch 信号通路由编码螺旋－环－螺旋（bHLH）转录因子的相似基因进行调控，这可

表 80-1 肠内分泌细胞分布

细胞类型	主要部位	次要部位	分泌	肿瘤类型
A	胰腺		胰高血糖素	胰高血糖素瘤
B	胰腺		胰岛素	胰岛素瘤
D	胃、空肠、胰腺	回肠，阑尾，结肠，直肠	生长激素抑制素	生长抑素瘤
EC	胃、空肠、回肠、阑尾、结肠	直肠、胰腺	5-羟色胺	良性肿瘤
ECL	胃		组胺	胃类癌
G	胃（腔）		胃泌素	胃泌素瘤
I	十二指肠、空肠	回肠，直肠	缩胆囊素	胆囊肿瘤
L	小肠		胰高血糖素样肽、肽 YY、神经肽 Y	神经内分泌肿瘤
N	空肠、回肠	十二指肠	神经降压素	
PP	胰腺		胰多肽	胰多肽瘤
S	十二指肠、空肠		促胰液素	
VIP	胰腺	胃、小肠、结肠、直肠	血管活性肠多肽	舒血管肠肽瘤
未知	胰腺	小肠	未知	非功能性的神经内分泌肿瘤

改编自 Schimmack S, Svejda B, Lawrence B, Kidd M, Modlin IM. The diversity and commonalities of gastroenteropancreatic neuroendocrine tumors. Langenbecks Arch Surg. 2011; 396: 273; and Modlin IM, Oberg K, Chung DC, et al. Gastroenteropancreatic neuroendocrine tumours. *Lancet Oncol*. 2008; 9: 64.

能对 NET 有潜在的治疗意义[15]。

二、命名与术语

类癌这一词是在完全理解该肿瘤类型之前被创造出来的。然而，这一术语在临床上仍在使用，并在一定程度上造成了神经内分泌肿瘤术语的混淆。首先，神经内分泌一词并不完全准确。如前所述，使用该术语是因为假定这些细胞均来源于神经外胚层，证明其并非均来源于神经外胚层后，很多人建议使用内分泌这一术语。但是，由于神经细胞和内分泌细胞之间有许多共同的结构和调节特性，因此使用神经内分泌肿瘤或 NET 似乎是合适的，大多数国际组织已接受使用这一术语。

APUDoma（胺前体摄取和脱羧）是这些肠内分泌肿瘤的一个较老的术语，它描述了这种细胞类型的一种共同的生物学功能。由于这些细胞分别对铬盐和银盐的染色具有亲和力，所以它们也被称为肠嗜铬细胞或嗜银细胞。此外，那些需要还原剂用银盐染色的细胞被称为嗜银细胞。具有分泌生物活性物质的肿瘤有特定的术语（如胰高血糖素瘤、胰岛素瘤等），或者经常产生这些活性物质的一群细胞，称为胰岛细胞瘤。

这种细胞类型及其各自细胞形成肿瘤类型的术语已经在该领域产生了明显的混淆。事实上，参加国家癌症研究所峰会的一组专家认为这是取得进展的主要障碍之一，并评论说"术语学问题继续困扰着该领域"[16]。例如，类癌一词给相对良性病灶留下不准确的印象，尽管许多类癌不具备良性特质。目前世界卫生组织、欧洲神经内分泌肿瘤学会（European Neuroendocrine Tumor Society，ENETS）和北美神经内分泌肿瘤协会（North American Neuroendocrine Tumor Society，NANETS）对这类肿瘤更准确的说法是：胃肠道胰腺神经内分泌肿瘤（GEP-NET）[17]。然而，类癌一词仍继续使用，其实最好应理解为胃肠道高分化神经内分泌肿瘤的同义词。

三、发病率

根据 2004 年监测、流行病学和最终结果数据显示，神经内分泌肿瘤的临床发病率为（1.3～5.25）/100 000[17, 18]。然而，详细的尸检研究表明大多数类癌是在死于其他病因中而被发现。1958—1969 年，瑞典的一项研究表明，所有病例中只有 10% 是通过手术标本发现的，90% 是在尸检中偶然发现的。实际上，有 1.2% 的人在尸检时患有类癌[19]。在日本进行的另一项规模较小但较新的尸体解剖研究表明，在随机切片的胰腺中，有 1.6% 的患者患有内分泌肿瘤，但如果对胰腺进行更仔细的连续切片检查，10% 的患者存在内分泌肿瘤[20]。

多项研究表明，在过去几十年里，NET 的发病率显著增加，在过去 35 年里，估计每年增加 3%～10%。因缺乏命名共识，导致了分类和发病率结果的差异。尽管这种增长的小部分原因可能与疾病发生率的真正增加有关，但更多的原因可能与医师对临床疾病认识的提高，诊断和影像技术的改进及分类系统的不断变化有关。例如，由于 SEER 等数据库只包括恶性疾病，所以直到 1986 年才有了低级别类癌的报道。此外，肿瘤原发部位的分布也随着时间的推移而改变。例如，直肠类癌仅占 SEER 早期队列（1973—1991）肿瘤的 9%，而晚期队列（1992—1999）为 18%。同样，早期队列中 7% 的人患有阑尾类癌，而晚期队列中只有 2%[21]。这些变化可能分别反映了乙状结肠镜使用的增加和偶发阑尾切除术的减少，而不是疾病部位的真正变化。

通常类癌被认为是罕见的，但它们实际上是第二大最常见的胃肠道癌，仅次于结直肠癌。据 2004 年评估，NET 在 29 年时间内，患病人数约为 103 000 例，使其比食管癌、胃癌、胰腺癌和肝胆癌更为常见[18]。

四、危险因素

目前尚不清楚导致散发性的 NET 形成的危

险因素。并不令人惊奇的是，与 NET 最显著相关的危险因素是父母患有肺外部位的类癌病史，兄弟姐妹中有类似的类癌史[22]。此外，在患有脑、乳腺、肝脏、内分泌系统癌症的父母后代中，类癌的发病率增加[22]。在美国的病例对照研究中也证实了这一点。此外，研究表明长期糖尿病史是胃类癌发生的一个危险因素，尤其是女性[23]。就环境暴露而言，大量证据表明，与吸烟没有很强的关联性。一项基于欧洲人群的大规模病例对照研究表明，职业暴露于含铅的有机溶剂和防锈漆会增加小肠类癌的风险，尽管还需要更多的证据[24]。

虽然人们对散发性 NET 的风险知之甚少，但有四种公认的遗传性疾病与胰腺神经内分泌肿瘤的发生密切相关[25]。最熟悉的是多发性内分泌肿瘤 1 型（multiple endocrine neoplasia type 1，MEN1），约 65% 的病例与 PNET 相关；7% 有胃类癌。PNET 在 MEN1 患者中最常见的是无功能的，但胃泌素瘤和胰岛素瘤也经常被报道。在多种竞争的医疗问题的背景下，这些患者的治疗策略是复杂的，考虑到胰腺肿瘤的多灶性和需要平衡一个病态的手术和潜在的利益。

已知与 PNET 第二种相关的遗传疾病 VHL 综合征，是由 VHL 肿瘤抑制基因突变引起的。大多数患者会出现胰腺囊肿和肿瘤。大约 15% 的 VHL 综合征患者发生 PNET，通常无功能且无症状。一般来说，VHL 综合征患者的肿瘤表现为缓慢生长，如果 < 3cm，很少发生转移。由于这些原因，许多学者建议当肿瘤 > 3cm 时才进行常规切除[26]。与 PNET 相关的第三种遗传疾病是 von Recklinghausen 综合征（神经纤维瘤 1 型）。这类患者中仅 10% 有症状，但几乎所有患者合并有十二指肠生长抑素瘤，其通常是壶腹周围肿瘤且需要切除以治疗局部并发症。与 PNET 相关的第四种疾病是结节性硬化。这类患者中只有小部分遭受疾病影响，发生功能性和非功能性肿瘤。

五、分期和分级

制订 GEP-NET 标准方案最大困难在于它们在整个胃肠道的位置及其广泛变化的生物学行为。最近 WHO 对 NET 的分类使用一种将分级和分期信息纳入单一模式的系统，这使情况进一步复杂化。尽管它可提供一些预后信息，但该方案没有考虑到转移进展期肿瘤，仅通过临床分级获得大量临床信息而获益。WHO 2000 年版的分类使用了以下术语：良性高分化的 NET、具有不确定行为的高分化 NET、伴有低级别恶性肿瘤的高分化 NE 癌和低分化 NE 癌[27]。相比之下，2004 年版本描述了高分化内分泌肿瘤、高分化神经内分泌癌和低分化肿瘤。这些术语仍然会出现在病理学报告中，因为 2010 年美国病理学家学院发布的 NET 标本检查协议，仍然提倡使用这些较早的分期系统[28]。

（一）肿瘤分级

对 NET 进行分类最重要的是将那些分化良好的 NET 与那些分化较差的 NET 区分开，肿瘤的分化程度通过肿瘤分级反应出来。通常情况下，高分化肿瘤包括低分级和中分级，而低分化肿瘤分级较高。目前被 WHO、ENETS 和 NANETS 接受的分级策略是由肿瘤标志物的增殖指数确定，即有丝分裂率和 Ki-67 标记指数[29-31]（表 80-2）。有丝分裂率定义为每 10 个高倍视野的有丝分裂。Ki-67 抗原是细胞增殖和有丝分裂活性的重要标志，并且在细胞周期的所有阶段（G_0 除外）都可以检测到。与 Ki-67 核抗原结合的单克隆抗体（monoclonal antibody，MIB-1）用于估计核活性最高的区域与 2000 个细胞结合的百分比。

（二）肿瘤分期

直到 2010 年，美国癌症联合委员会与国际癌症控制联盟针对每个解剖部位联合发布了一个正式的 TNM 分期系统[32]。在这篇文章发表

表 80-2 胃肠胰腺神经内分泌肿瘤分级建议

分级	分化	名称	核分裂计数（每10个高倍镜）		Ki-67 指数（%）
低分级	高分化	神经内分泌肿瘤或肿瘤	<2	和	≤2
中分级	高分化	神经内分泌肿瘤或肿瘤	2~20	或	3~20
高分级	低分化	神经内分泌小细胞癌或大细胞癌	>20	或	>20

改编自 Kloppel G，Couvelard A，Perren A，et al. ENETS consensus guidelines for the standards of care in neuroendocrine tumors：towards a standardized approach to the diagnosis of gastroenteropancreatic neuroendocrine tumors and their prognostic stratification. Neuroendocrinology. 2009；90：164（and later erratum）；and Klimstra DS，Modlin IR，Coppola D，Lloyd RV，Suster S. The pathologic classification of neuroendocrine tumors：a review of nomenclature, grading, and staging systems. Pancreas. 2010；39：710.

之前，ENETS 已经为欧洲使用的分期系统提出了建议。这两个系统有很多重叠，但也有重要的区别，特别是胰腺和阑尾的原发灶[33]。对于 AJCC 系统，Ⅰ期疾病包括微小肿瘤（小肠和胃≤1cm，结肠和阑尾≤2cm），未侵犯黏膜下层。Ⅱ期病变仅包括局部病变，但肿瘤较大，浸润深度较深。Ⅲ期疾病包括局部进展的 T_4 期肿瘤（胃和小肠肿瘤穿透浆膜，或侵犯到阑尾和结肠邻近组织）和伴有局部淋巴结疾病的局部肿瘤。Ⅳ期疾病指有远处转移[32]。美国病理学家学会方案建议继续在临床病理报告中使用旧的分类方案和术语[28, 34]。

六、神经内分泌肿瘤的诊断

（一）类癌综合征

类癌综合征是由神经体液因子过量释放而引起的一系列症状。临床表现为阵发性潮红，典型发作表现为突然出现皮肤潮红，主要涉及脸部和躯干，仅持续几分钟，皮肤颜色可由砖红色转为紫色，并伴有皮肤灼热感；也可出现支气管痉挛症状，如喘息和呼吸困难；或者表现为分泌性腹泻和相关的腹痛和痉挛。

从机制角度来看，这些症状部分是由于饮食中色氨酸转化为 5-羟色胺和 5-羟基吲哚乙酸（5-hydroxyindoleacetic acid，5-HIAA）导致 5-羟色胺过量，5-羟色胺过量会导致色氨酸缺乏和烟碱缺乏。色氨酸缺乏刺激肠道运动和分泌导致腹泻，以及导致肠系膜和心脏瓣膜的纤维化。此外，组织胺分泌过多会导致皮肤潮红和瘙痒。过多的缓激肽产生会导致血管扩张和潮红，以及其他多肽，如神经激肽 A，可能导致皮肤潮红和腹泻。类癌综合征可出现肝转移，因为门静脉循环使具有生物活性的产物到达体循环之前被清除，尽管它被描述为腹膜后侵犯。

（二）临床表现

虽然类癌综合征是一个众所周知的 NET 表现，但它是罕见的，只发生在 10%~20% 的患者中。胃肠道 NET 最常见的表现是周期性腹痛和痉挛、间歇性小肠梗阻和胃肠道出血。高达 1/3 的患者无症状，一般是偶然发现的[35]。诊断困难及诊断时间过长的患者表现出多种症状，如精神障碍、抑郁、食物过敏、乳糖不耐受和更年期症状[36]。类癌是一种很难诊断的类癌性疾病，因为胃肠道内镜检查不易到达它所处的位置，其本质上是位于黏膜下，外生性生长，而且某些症状（如皮肤潮红）不属于腹部症状。诊断类癌综合征最重要的是应怀疑其存在，否则患者将延误诊断和治疗。

（三）实验室检查

在评估疑似类癌患者时，必须考虑鉴别诊断，以免错过其他更常见的疾病诊断。可与感染（如阑尾炎或回肠末端炎）、血管性（肠系膜缺血或血管炎）、机械（粘连、扭转）、肿瘤（腺癌、淋巴瘤）和炎症（克罗恩病、腹腔疾病）疾病相鉴别[37]。引起皮肤潮红的其他原因也应考虑在内，如肾细胞癌、肥大细胞增多症、惊恐发作、更年期、自主神经病变、药物治疗和嗜铬细胞瘤疾病[38]。

对于其他诊断已经被排除或 GEP-NET 可能性特别高的患者，我们首先收集 24h 尿液测尿中 5-HIAA 的浓度，它具有 75% 的灵敏度和 90% 以上的特异性，但进行尿液检测前应禁食一些色氨酸含量高的食物，如梨、香蕉和核桃，另外有些药物会导致结果阳性（如对乙酰氨基酚、尼古丁）或阴性（如肝素、阿司匹林、异烟肼）。尿 5-HIAA 的测量主要用在源于中肠的肿瘤，而对源于前肠和后肠的肿瘤的检测则没有那么大的帮助[39]。

血清 CgA 的测定用于检测怀疑患有 NET 的患者。在功能性和非功能性肿瘤中均可升高，其敏感性根据 NET 部位和肿瘤负荷而变化。该测试对测定技术的影响特别敏感，建议进行连续测量。此外，应考虑到引起 CgA 升高的非肿瘤原因，包括肾和肝功能受损，质子泵抑制药或萎缩性胃炎继发的高胃泌素血症及炎症性肠病。

检测血清素也可用于 GEP-NET 的诊断，特别是当尿 5-HIAA 结果不明确时。其他胰腺肽，如胃泌素、血管活性肠肽、生长抑素、胰岛素、胰高血糖素等应根据临床表现检测。在极少数情况下，其他有助于诊断的检查包括：胰腺多肽、神经元特异性烯醇化酶、胰抑制素和神经激肽 A[38]。

（四）影像学检查

如果临床上怀疑胃、十二指肠或直肠类癌，最好用内镜检查，如胃肠镜和超声内镜。然而，CT 和 MRI 仍然是评估腹腔内疾病的主要手段。虽然常规的泌尿系 CT 可以发现大的 NET，但对诊断肠管疾病的敏感性很低。因此，可通过腹部增强 CT、MRI 及小肠钡剂造影来诊断。CT 和 MRI 可以同时检测肝转移瘤、区域淋巴结转移，并确定受累的肠系膜血管（图 80-1）。它们对诊断 PNET 的特异性很高，在动脉期，血流丰富的肿瘤很容易被诊断。基于这些原因，增强 CT 是大多数腹腔内 NET 首选的辅助检查[35]。

通过静脉注射二乙三胺五醋酸（diethylenetriaminepentaacetic acid，DTPA）来发现高信号的小肿瘤（特别是 2 和 5 亚型）。这对 PNET 诊断帮助很大，但胰岛素瘤除外。最近，这一技术与 CT 相结合，增强了对摄取区域的定位，被认为是检测转移性疾病最敏感的影像学检查。其他影像检查方式有术中超声或用于难以定位

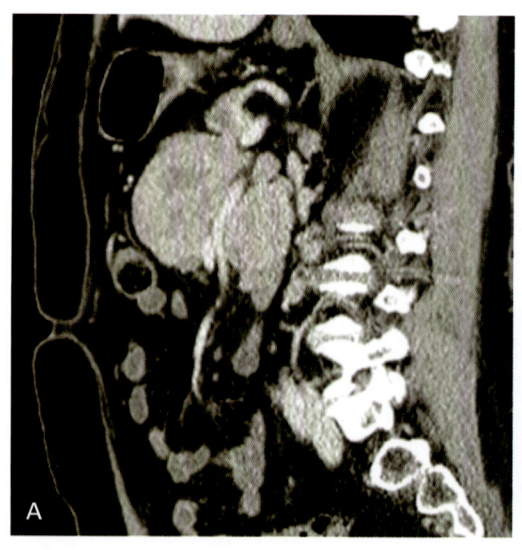

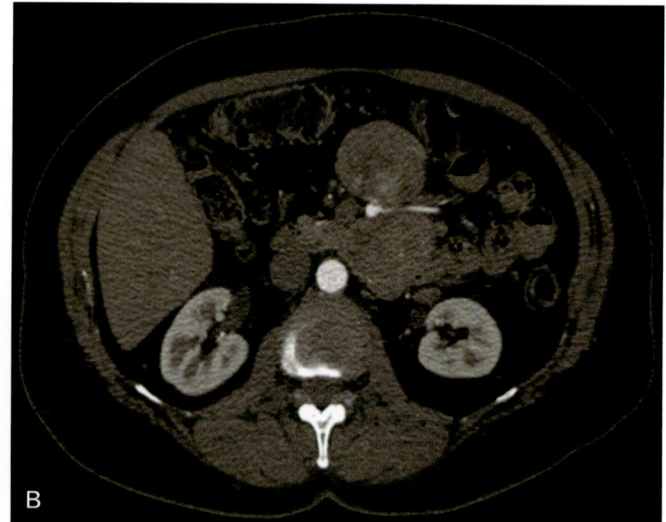

▲ 图 80-1 A. 近端空肠大神经内分泌肿瘤患者的 CT 血管造影矢状位图，肠系膜上动脉被肿瘤包裹；B. 同一 CT 血管造影的轴位图显示肠系膜血管系统与近端空肠神经内分泌肿瘤有密切的解剖关系

胰腺病变的超声内镜。

七、神经内分泌肿瘤——器官起源

（一）胃神经内分泌肿瘤

1. 背景 胃类癌起源于胃黏膜肠嗜铬样细胞，其具有广泛的疾病生物特性，并分为四种类型。Ⅰ型与慢性萎缩性胃炎引起的慢性高胃泌素血症有关。据推测，高胃泌素血症慢性刺激肠嗜铬样细胞的增生，逐渐发展成类癌。Ⅰ型肿瘤约占所有胃类癌的 75%，肿瘤通常很小，多发，分化良好，与患者的生存期相关。

Ⅱ型类癌与Ⅰ型类癌相似，也来源于对 ECL 细胞的高胃泌素刺激。然而，不论是 Zollinger-Ellison 综合征还是 MEN1，与Ⅰ型肿瘤不同的是，其是由于胃泌素分泌过多导致的。Ⅱ型肿瘤仅占胃癌的 5%，一般与Ⅰ型肿瘤相似，它们通常分化良好，体积小，多发。但是它们与远处疾病相关，病程受多发性内分泌瘤的影响而非类癌本身。

Ⅲ型胃类癌约占 20%，发病率较高。这些散发性肿瘤通常是大的、单个的，与高胃泌素血症无关。它们容易转移，预后更差。这些肿瘤产生的 5-羟色胺酸，可导致皮肤潮红、低血压、流泪、水肿和支气管痉挛等非典型类癌危象。

Ⅳ型胃类癌是近年来出现的一种肿瘤，通常是一种孤立的大的非嗜铬样细胞肿瘤，与壁细胞增生有关。它的表型与Ⅲ型相似，具有局部侵袭及转移的潜力。它们可以位于胃的任何地方，而Ⅰ～Ⅲ型类癌最常见于胃体和胃底。

2. 发病率 胃类癌一直被认为是一种罕见的疾病，但随着上消化道内镜和质子泵抑制药使用的增加，其发病率也在增加。在过去的 50 年里，胃类癌在所有类癌中的比例从 2.4% 上升到 8.7%。此外，虽然胃类癌很少见，但与其他胃恶性肿瘤相比，其发病率也在增加，从 0.3% 增加到 1.8%[21]。

3. 诊断 很大一部分无症状的患者是通过内镜检查发现的。然而，部分有症状患者最常见的临床表现为腹痛、胃肠道出血和贫血[40]。此外，这些肿瘤最常发生在女性患者中。通过胃镜活检进行诊断，最大的息肉需要从胃窦（两次活检）和胃底（四次活检）进行活检。活检的目的是确诊息肉为胃类癌，而不是良性（炎性息肉或增生性息肉）或恶性的病变（腺癌）。此外，应对正常黏膜进行活检，以确诊萎缩性胃炎[41]。另外，检测血清胃泌素和嗜铬粒蛋白水平及测胃 pH；对于＞1cm 的肿瘤，应考虑超声内镜和横断面影像学检查。

4. 治疗 Ⅲ型和Ⅳ型胃类癌的治疗与标准胃腺癌相似。治疗原则包括广泛阴性切缘的切除术、淋巴结清扫，以及评估是否合并远处转移。转移性疾病患者可考虑手术或经皮治疗肝转移，同时联合切除原发性瘤，而广泛转移性疾病的患者，外科手术仅为控制症状。

Ⅱ型的胃类癌，通常是多发性神经内分泌肿瘤，其治疗需要更多的评估以切除胃泌素瘤的可能性，其抉择困难，详细内容在第 60 章进行了描述。

对于Ⅰ型的胃类癌的治疗存在争议，因为关于它的自然病史及不同治疗方法如何对其产生影响的数据非常少。由于它们属于惰性肿瘤，因此需要大样本量的患者和较长的时间，才能确定对其的最佳治疗策略。

几个研究先后报道了近 400 例接受Ⅰ型胃类癌治疗的患者，随访 5 年左右，大部分报道疾病特异性总体生存率为 100%。由于采用保守和积极治疗相结合，很难区分出疾病的自然病史[42]。但明显的是，一些Ⅰ型胃癌与淋巴结和远处转移有关。在 Borch 等报道的病例中，有近 8% 发生了这种情况。甚至在一个局限于黏膜下层的病变中也会出现转移[40]。这个数字似乎与文献中估计淋巴结转移率为 10% 相一致。理想的治疗策略是能够识别患局部疾病的高危人群并进行相应的治疗。但不幸的是，目前并不能精确的识别高危人群，只能通过原发肿瘤的大小和浸润深度判断肿瘤的恶性程度。

ENETS、NANETS 和一些专家已提出了治疗胃类癌的建议。ENETS 指南建议对 < 1cm 的肿瘤进行观察和每年进行监测。对 > 1cm 且未穿透固有肌层的肿瘤，可行内镜下黏膜切除术。对于 EMR 术后切缘阳性或穿透胃壁较深的病变，建议手术治疗。对阳性淋巴结患者，建议行胃窦切除术或局部切除术联合淋巴结清扫术[41]。NANETS 指南建议，只有病变 < 2cm 且 < 6 个病变的患者才考虑内镜切除。对于 > 2cm 且 > 6 个病变，以及复发的肿瘤，建议进行局部肿瘤切除术[43]。

Memorial Sloan Kettering 等主张手术切除用于肿瘤增大或持续的单发病变和病理特征提示向恶性腺体转变的患者。尽管他们认同 1cm 病变的手术治疗阈值，但在他们进行手术切除患者中，有超过一半的患者肿瘤 < 1cm。他们特别不同意以病灶的数量来指导决定是否手术[44]。

目前，我们有理由认为，胃类癌新的 AJCC 分期方案将有助于确定相似组患者采用不同治疗策略的预后。随着越来越多的数据积累，我们将能够确定哪些患者将从手术干预中获益最多，胃窦切除的合理范围，以及对于相对惰性病变的患者，手术治疗的益处有多大。

（二）小肠神经内分泌肿瘤

小肠内分泌肿瘤会分泌 5- 羟色胺，它们可以发生在从十二指肠到回肠末端的任何地方。它们临床表现多样，最常见的症状是腹痛、腹胀、腹泻、体重减轻和间歇性肠梗阻。类癌综合征的发生率不到 10%，最常发生于空肠和回盲部（分别为 36% 和 24%）[45]。95% 以上的类癌综合征患者会伴有肝脏疾病，部分患者通过血液循环转移到卵巢或其他腹膜后结构[46]。

虽然有些患者症状轻微，但有部分患者会出现明显的肠梗阻、缺血或出血症状，可能是肿瘤自身原因，或是管腔受损、肠套叠所致。更常见的原因是神经激素效应导致局部组织广泛的纤维化和肠扭转，最终形成肠梗阻。另外，肠系膜缺血的发生可能与动静脉血管机械性伤、动脉血管硬化和组织中分泌 5- 羟色胺致血管痉挛有关。

25% 有症状的患者病灶是多发性的，尤其是回肠的肿瘤，病灶可出现在黏膜下层和黏膜层。克隆性研究表明，多发性肿瘤是原发性肿瘤的转移，而不是不同的原发瘤[47]。当仔细检查这些病例时，未见邻近黏膜的内分泌细胞增生，这使得其多源性的病因可能与 I 型胃类癌有很大的不同[48]。尽管数据有限，但单发性肿瘤患者的侵袭性低于多发性肿瘤患者[48]。

小肠类癌表（80-3）的另一个显著特征是它们可发生局部和远处转移。目前，只有 31% 的小肠肿瘤是局部性的，37% 是区域性的，27% 有远处转移。值得注意的是，即使 < 1cm

表 80-3 小肠和结肠类癌的转移

转移位置	Rorstad（2005）淋巴结转移（%）	Rorstad（2005）远处转移（%）	Sutton 等（2003）淋巴结转移（%）	Sutton 等（2003）远处转移（%）
小肠				
≤ 1cm	12	5	40	10
1～2cm	70	19	60	25
≥ 2cm	85	47	85	60
阑尾				
≤ 1cm	0	0	< 0.1	< 0.1
1～2cm	8	4	< 5	< 5
≥ 2cm	33	2	30	20
结肠				
≤ 1cm	18	18	10	5
1～2cm			20	15
≥ 2cm	55	39	80	40

引自 Rorstad O. Prognostic indicators for carcinoid neuroendocrine tumors of the gastrointestinal tract. J Surg Oncol. 2005；89：153；and Sutton R，Doran HE，Williams EM, et al. Surgery for midgut carcinoid. *Endocr Relat Cancer.* 2003；10：472.

的肿瘤，也有转移的倾向[49]。＜1cm的小肠肿瘤，淋巴结转移率为11%～44%。小肠类癌（T_1N_0）5年生存率仅为86%，这表明早期肿瘤仍具有较强的侵袭行为[32]。

在所有胃肠道内分泌肿瘤中，小肠肿瘤占38%[21]。小肠肿瘤最常见的是类癌，占总数的35%；位于第二位的是腺癌，占31%[49]。而在所有小肠类癌中，至少50%位于回肠[49]。

1. 诊断 由于症状不明显，小肠类癌被发现时已经出现转移。通常在超声检测到肝脏病变，才会进一步行影像学检查寻找原发灶。当患者出现小肠NET症状时，应进行实验室检查。与前肠或后肠肿瘤相比，尿5-HIAA和血清嗜铬粒蛋白对中肠肿瘤尤其有用。5-HIAA对中肠类癌的敏感性约75%，而特异性高达88%～100%。血清嗜铬粒蛋白也是中肠NET的敏感高，但特异性较低的血清标志物。嗜铬粒蛋白是筛查中肠神经内分泌肿瘤患者术后复发的最佳生物标志物[50]。

有助于中肠NET诊断和分期的影像学检查包括：胸部X线片、腹部CT、MRI或PET[51]。由于肿瘤血管丰富，动脉期和门静脉期的CT成像有助于将肿瘤与周围组织区分开来。小肠血管造影也有助于诊断小肠肿瘤。通过CT检查，可评估肠道、肝脏和腹膜腔的情况。肠系膜肿瘤呈现放射状形态是肠系膜中肠肿瘤的病理特征（图80-2）。奥曲肽扫描对疾病分期非常有帮助，80%以上的小肠类癌患者呈阳性，但对于小病灶和缺乏2型和5型生长抑素受体的肿瘤作用有限。当这些常规影像学检查结果不明显时，可考虑小肠造影、PET和腹腔镜进行辅助检查。当存在小肠挛缩和管腔内类癌疾病，应谨慎使用胶囊内镜检查，因为可能会出现肠梗阻的风险。

2. 治疗 在所有小肠类癌的病例中，要考虑可能存在其他继发性恶性肿瘤。据报道，12%～46%的病例可发生继发性恶性肿瘤[52]。鉴于这些继发性肿瘤大多起源于胃肠道，对于行小肠手术的患者，术前应进行内镜检查，排除肠类癌。此外，在手术探查时，要全面探查整个腹腔。小肠类癌需行节段性切除联合广泛的肠系膜淋巴结清扫术，要彻底清扫肠系膜根部肿大的淋巴结，如果因为清扫不全，后期会导致肠系膜血管损害，这是患者发病和死亡的主要原因（图80-3）。对于远端回肠部肿瘤，需要行回盲部切除。这些患者通常有肠系膜挛缩和广泛的纤维化，可能会增加手术难度。对于这类患者可以通过后腹膜游离右结肠和小肠肠系膜，在胰腺颈部分离血管，从肠系膜血管根部小心分离淋巴结，待血管进入肠系膜后离断血管。这种技术要求肠系膜切除后保留肠管

▲ 图80-2 小肠系膜典型肿块患者的CT轴位扫描，显示受累的小肠环路收缩

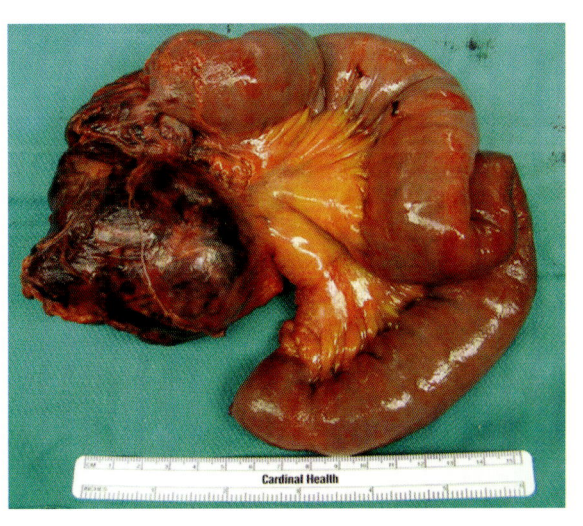

▲ 图80-3 图80-1所示近端空肠肿瘤患者切除标本的照片。注意小肠在肠系膜肿块处的褶皱

的血管能够得到最大限度满足，并延期切除肠管[53]。由于这种情况很少见，而且这些患者手术有一定难度，有人主张由经验丰富的多学科外科团队对这些患者进行评估和治疗[43]。也有通过腹腔镜进行手术治疗的报道。

八、结肠直肠神经内分泌肿瘤

大多数结肠类癌见于老年患者，常见的主诉是消瘦或腹痛。结肠类癌是一种较大的肿瘤，平均大小为 5cm，40% 的患者出现转移。而直肠类癌一般是偶然发现的，可伴有出血或腹痛症状。大约 80% 的直肠类癌是局限性的，通常 < 1cm。结肠 NET 仅占所有胃肠道类癌的 12%，通常见于盲肠/右半结肠（48%）或直肠乙状结肠（43%）[21, 54]。直肠类癌几乎是结肠癌的 2 倍，占所有胃肠道神经内分泌肿瘤的 21%[21]。

（一）诊断

实验室诊断具有局限性，因为这些肿瘤很少产生胺或其他激素，但血清嗜铬粒蛋白具有高度敏感性，可行常规检查。结肠和直肠的主要诊断方法是内镜检查。这些肿瘤具有典型的外观，如无蒂的黏膜下肿瘤，黏膜覆盖物褪色发黄。息肉组织学检查最容易诊断。应仔细检查边缘，以确定是否需要进一步治疗。超声内镜对直肠类癌的评估有一定作用，有助于分期和确定内镜下切除的适应证。对于高级别的结肠病变，需要行胸部、腹部 CT 和 PET 检查，评估是否存在转移。一些低分化的结肠 NET 可通过传统的 PET 扫描进行诊断[55]。

（二）治疗

结肠类癌的手术方式与结肠腺癌相似。对于小的未达到黏膜下层的结肠类癌可进行内镜下息肉切除术。然而，对 > 2cm 且侵犯固有肌层的肿瘤，应进行结肠切除联合淋巴结清扫术。直肠肿瘤切除前应仔细用超声内镜或直肠 MRI 进行分期。如果直肠息肉被切除，病理结果提示 NET，应及时重复内镜检查，对该区域进行标记，以便日后复查或重新评估。一般来说，建议直肠肿瘤 > 2cm，侵犯固有肌层（无论大小），或存在直肠系膜淋巴结肿大，治疗应采用标准的直肠切除术[56]。对 < 2cm 的直肠肿瘤的处理存在争议。对 < 10mm 的肿瘤，有人认为仅内镜下切除就足够了，但已有证据表明，在直径 < 10mm 的直肠类癌中，淋巴结阳性的发生率可高达 7%。因此，有人建议，如果肿瘤穿透肌层或具有高增殖指数、淋巴血管侵犯或严重溃疡等恶性肿瘤倾向时，则应将 < 2cm 的直肠类癌进行手术切除[57]。对于息肉切除不全或边缘呈阳性的肿瘤，应考虑黏膜下内镜切除术或经肛门全层切除术。

九、阑尾神经内分泌肿瘤

阑尾类癌占所有胃肠道 NET 的 18%，因为阑尾肿瘤症状不明显，0.3%～0.9% 的患者在行阑尾切除术后发现。大约 3/4 的阑尾类癌位于阑尾顶端，95% 的阑尾类癌直径 < 2cm。

（一）诊断

一般在手术前发现或怀疑阑尾类癌很少见。在手术检查过程中，如果怀疑阑尾肿块时，尽可能多地切除阑尾系膜，并确保切除阑尾根部。切除后的阑尾需进行病理检查，包括肿瘤的大小、浸润深度、核分裂及是否有淋巴血管侵犯[34]。

（二）治疗

如果阑尾类癌 < 1cm，局限于阑尾尖端，分化良好，无淋巴血管侵犯，不侵犯阑尾系膜，则可认为仅采用阑尾切除术即可治愈。目前建议存在以下任何一种情况都需要进行标准右侧半结肠切除术：> 2cm 的肿瘤、阑尾基底部浸润、有淋巴血管浸润迹象、阑尾系膜浸润、混合组织学（杯状细胞类癌、腺样癌）和中至高级别肿瘤[51]。即使小的、直径为 1cm 的良性的阑尾肿瘤，仍需要提醒有 5% 的 5 年的病死率，对那些局部肿瘤的患者，5年生存率为78%。

十、转移性疾病

考虑到有相当一部分胃肠道 NET 会出现转移，因此了解这一类疾病的最佳治疗方法是至关重要的。30% 空回肠类癌伴有远处转移，原发于盲肠和胰腺的类癌远处转移患者比率分别是 44% 和 64%[18]。

（一）生长抑素类似物的作用

生长抑素类似物奥曲肽，是对症治疗类癌的一种有效药物，已被广泛应用于对症治疗，效果良好。最近的一项随机试验（PROMID）是由德国团队于 2009 年完成的，该试验将局部不能手术或转移性、分化良好的中肠类癌患者随机分配为长效奥曲肽组或安慰剂组[58]。数据表明，安慰剂组为 6 个月，治疗组为 14 个月，在肿瘤进展的时间上存在显著差异。尽管有一些方法学问题被提出，但神经内分泌界的普遍共识是，有明确的证据表明生长抑素具有抗增殖活性，并提倡对无症状转移 NET 患者使用生长抑素。2014 年 12 月，FDA 批准兰瑞肽，即一种长效生长抑素类似物，用于治疗不能切除、分化良好或中度分化、局部晚期或转移性 GEP-NET 的患者。这种药只需要每月注射一次。

（二）肝转移性疾病的治疗

1. 可切除转移性疾病 对于分化良好的神经内分泌肿瘤，未经治疗且伴有肝转移性疾病的患者，5 年生存率为 30%，并且可能会出现症状；肝转移瘤切除术后 5 年生存率为 45%~60%[59,60]。因此，对于可切除的肝转移瘤，如果肿瘤分化良好，无腹膜或腹腔外疾病，而且患者能接受手术可能存在的风险，以及术后的复发率和死亡率，则建议进行手术切除[61]。转移性疾病患者，其主要治疗目标是在患者留下足够的肝脏体积以实现合成功能的前提下，切除所有病灶。

2. 不可切除的转移性疾病 如果肝脏转移性疾病不可完全切除，应考虑去瘤手术。虽然没有客观数据表明这种治疗方法能带来生存益处，但在接受生长抑素治疗仍有症状的患者中，应该考虑使用这种治疗方法。在有症状的功能性肿瘤患者中，90% 的患者术后症状明显改善[60]，但是症状会在术后 20~25 个月会再次出现。对于有症状不能切除的肝转移性疾病的患者，另一种治疗方法是肝动脉栓塞术[62]。一些病例表明，术后患者的肿瘤标志物会下降，并延长生存时间，但这种治疗也有风险，死亡率接近 2%[62]。对于不能手术切除的无症状转移性疾病患者，行外科手术也会有一定作用。一些外科医生认为，如果能切除 90% 以上的肿瘤，外科减瘤则也应考虑，以延长患者生存期[63]。

对于无法切除的肝转移性疾病患者，最终的治疗方案是肝移植，尽管这一方案存在争议。这种方法只在少数几个精心挑选的患者中进行了研究，但现有数据表明，疾病生物学特性良好的患者的生存期显著延长。这些特征包括：切除原发肿瘤、孤立性肝转移疾病、低增殖指数（Ki-67 < 5%、E-cadherin 染色）、无明显肝大、非胰腺或直肠来源的原发肿瘤[61,64,65]。

（三）原发性肿瘤转移灶切除的作用

对于有症状、分化良好的原发性小肠肿瘤患者，即使有转移性病灶，也应考虑切除原发性肿瘤。更为困难的问题是，对无症状且具有无法切除的转移性疾病的患者，原发肿瘤应如何处理和治疗。有些证据表明在这种情况下，切除原发灶可能是有益的。一组 84 例患者的病例显示，切除原发性肿瘤患者的无进展生存期显著延长（56 个月 vs. 25 个月）[66]。此外，一项多中心回顾性试验表明，在中肠源性转移神经内分泌肿瘤患者中，原发肿瘤切除是生存率的独立预测因素[67]。最后，在 PROMID 研究中表明，在原发性肿瘤切除的患者中，奥曲肽的抗增殖作用最为显著[58]。这部分患者需要个体化治疗，即使是在无症状且无法切除的转移性疾病的情况下，至少应考虑切除原发性肿瘤。

（四）全身化疗

全身化疗在晚期、分化良好的 NET 患者中的应用一直是研究的话题，因为有效的治疗方案很少。总体上，干扰素和各种烷基化化疗药物对进行性疾病患者的临床治疗中都有一定的作用。但是，这些疗法都存在明显的不良反应，而且效果有限。最近，药物靶向治疗为 PNET 患者带来了希望。与安慰剂对比的随机对照试验显示：舒尼替尼、酪氨酸激酶抑制药和依维莫司，哺乳动物体内西罗莫司（mTOR）靶点抑制药，均能显著改善无进展生存[68, 69]。这两项试验和其他正在进行的试验，为长期缺乏有效系统治疗的 NET 领域带来了希望。

十一、围术期与外科问题

（一）避免类癌危象

对于 NET 的患者，在进行任何手术干预之前，需考虑几个重要问题。其中最重要的是：避免类癌危象的发生，全身麻醉诱导和手术操作可引起类癌危象。手术前用奥曲肽（200μg 皮下注射，每天 3 次）预处理 2～3 周，术中持续静脉注射（50μg/h），可避免这种危及生命的并发症。如果发生类癌危象，禁用肾上腺素药物来改善低血压，因为其可进一步加剧危象。因此，仔细的术前准备、外科医生和麻醉师之间的有效沟通是为患者提供最佳护理的必要条件[70]。

（二）评估类癌相关心脏病

类癌性心脏病仅在神经内分泌肿瘤患者中，占 3%～4%，但在类癌综合征患者中占 40%～50%。据推测，5-羟色胺和其他血管活性胺可导致右侧心脏结构的纤维化，与作用于小肠系膜产生的影响相似。其中三尖瓣病变发生率为 90%，肺动脉瓣狭窄发生率为 50%。这些缺陷可导致右心功能障碍，使任何腹部手术，特别是肝脏手术复杂化。因此，建议类癌综合征患者在腹部手术前进行常规超声心动图检查[71]。如果发现存在血流动力学障碍，则应在腹部外科手术前考虑瓣膜置换。

（三）预防性胆囊切除术

由于使用奥曲肽治疗可以导致胆道并发症的增加，因此建议在探查来自中肠的类癌时考虑预防性胆囊切除术。一项对 235 例患者的研究显示，接受奥曲肽治疗的患者中，有 15% 发生胆囊并发症，而未接受奥曲肽治疗的患者中只有 6% 发生胆囊并发症[72]。另外，后期肝动脉栓塞术，也会增加胆道并发症的发生率。

十二、神经内分泌肿瘤治疗的未来挑战

正如讨论的那样，最近在 NET 的识别和分类方面已经取得了很大的进步，但是仍有进步的空间。2007 年，Modlin 回顾了过去 30 年的生存率，指出生存率没有变化，恰当地称之为"没有进步的快速步伐"[49]。为了避免从现在起的 30 年后仍有这样的评价，必须应对这些患者治疗方面的各种挑战。

首先，我们对基本的细胞生物学和 NET 发生机制的理解有很大的局限性，这阻碍了我们对新药物的开发。而且在个体患者中，没有可靠的血清肿瘤标志物指标，不能评估治疗后的效果和预后的评估。对于类癌的早期迹象和症状、疾病生物学的可变性和更积极的治疗策略，病例提供者的认识受到他们过去经验的限制，应通过培训来强调改善。

尽管新的分期和分级标准都向前迈进了一步，但必须广泛实施这些标准并积累数据，以便更准确地评估每一种类癌的预后。最重要的是，通过国内外神经内分泌学团队的共同努力，使新的疗法在一些重要疾病亚群患者中得到了有效的研究。

第81章 胃肠道间质瘤
Gastrointestinal Stromal Tumors

Bruce M. Brenner 著
朱克祥 张 玲 译

一、流行病学

胃肠道间质瘤是胃肠道最常见的间质性肿瘤或非上皮性肿瘤。在胃肠道的任何部位，包括食管到肛门内括约肌，都可以发现胃肠道间质瘤。2015年一项基于多种人群研究的综述报道称，最常见的胃肠道间质瘤的部位是胃（56%），其次是小肠（32%）、结肠和直肠（6%）和食管（＜1%）[1]。其余5%的病变发生在其他不常见的部位，包括肠系膜、骨盆、胰腺、肝脏、大网膜和泌尿生殖道。这些肠外病变的发生，或胃肠道外间质瘤，主要在病例报道和小样本中描述。

在过去，胃肠道间质瘤被认为源自平滑肌，因此被归类为平滑肌瘤或平滑肌肉瘤。在1983年之前，间质瘤这个术语首次被使用，它们在很大程度上仍未被认为是一种独立的肿瘤[2]。特殊病理标准的发展使得间叶细胞瘤的分类更加准确，许多间叶细胞瘤又被重新分类为胃肠道间质瘤。一开始，由于许多研究包括了在它们被确认为一种独特的疾病之前的数据，因此，胃肠道间质瘤的确切发病率并不清楚。在以人口为基础的回顾性研究中（包括来自19个国家的最新数据），大多数研究的发病率为（7～15）/100万人[1]。2015年发表的一项基于监测、流行病学和最终结果数据的研究估计美国发病率约为6.8/100万人，美国约2100例总病例[3]。该研究还报道，5年总体生存率和特定疾病生存率分别为65%和79%。由于SEER只要求在肿瘤被归类为恶性或转移时才报告这些肿瘤，因此，可能漏报了真实的胃肠道间质瘤发病率[4]。随着对这些肿瘤认识的增强，几个研究小组正在完善数据库，以更好地估计真实的胃肠道间质瘤发病率。

二、病理与诊断
（一）组织学

根据免疫组织化学（IHC）形态学特征诊断胃肠道间质瘤。组织学上，胃肠道间质瘤可分为三种不同类型：梭形细胞（约占肿瘤的70%）、上皮样细胞和混合型细胞（包含梭形细胞和上皮样细胞的可变组合）（图81-1）。胃肠道间质瘤很少有黏液样间质、神经内分泌特征、印戒变异或明显的淋巴细胞浸润。在个别病例中，由于纤维瘤病和平滑肌肉瘤仍然被误诊为胃肠道间质瘤，病理上可能仍然很难鉴别。

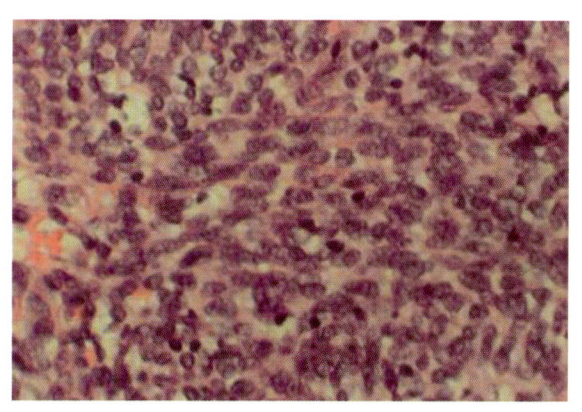

▲ 图81-1 典型的胃肠道间质瘤组织病理学

（二）胃肠道间质瘤的来源与鉴定

1983年，间质瘤一词首次被用来描述一系列胃肿瘤，这些肿瘤似乎不是起源于平滑肌，而是起源于和典型的施万细胞不相似的神经鞘细胞[2]。这种最初的区分是基于免疫组化和电子显微镜分析，结果显示desmin缺失，s100蛋白阳性，以及缺乏平滑肌或施万细胞典型的超微结构特征。

随后进行了大量的研究，试图确定这些肿瘤的细胞来源。20世纪90年代初，发现大部分（但不是全部）胃肠道间质瘤是依据骨髓祖细胞抗原肝胰4阳性，它们在平滑肌瘤或神经鞘瘤中不常见[5]，CD117蛋白是酪氨酸激酶受体，称为KIT，免疫组化染色的鉴定是更好地分类这些肿瘤的关键步骤[6]。由此推测，胃肠道间质瘤源于Cajal的间质细胞，该细胞同时表达CD34和CD117。

1893年，Santiago Ramony Cajal发现了ICC，由于它们位于神经末梢和肠壁平滑肌细胞之间，他恰当地将其命名为间质细胞。与平滑肌细胞不同的是，这些细胞的收缩元件很少，线粒体占很大比例。它们来自间充质细胞，被认为在肠道内源性慢波蠕动的传播中起着不可或缺的作用。尽管ICC主要以其在肠道运动中的作用而闻名，但也存在于胃肠道外，包括泌尿生殖系统、门静脉和胰腺。胃肠道内肿瘤的高发可能代表了胃肠道内ICC的比例增加，因为不同位置的ICC并没有明确的组织学区分。

三、癌变的分子机制

在建立了胃肠道间质瘤免疫组换和表型的区分之后，胃肠道间质瘤发生的分子机制受到了极大的关注。在大多数病变中，基本的病理生理学出现涉及导致细胞膜上KIT酪氨酸激酶受体活性增加的功能突变[7]。正常的生理结构包括一个单分子酪氨酸激酶受体，它与细胞外配体、干细胞因子结合，然后导致受体的二聚化。这种二聚作用允许随后的自磷酸化，激活下游的细胞内信号通路，并导致细胞增殖增加。血小板来源的生长因子受体A（PDGFRA），是另一种酪氨酸激酶受体，或BRAF（一种原癌基因丝氨酸/苏氨酸激酶）的功能突变，其每一种都可能导致约10%胃肠道间质瘤的发生。

四、免疫组织化学着色

CD117IHC染色现在已被广泛接受为胃肠道间质瘤病理诊断的主要标准[7]，据报道，其敏感性大于95%，特异性较高。PDGFRA染色也被认为是GIST的标志物，频率高达15%。PDGFRA可与c-Kit联合使用，也可作为缺乏c-Kit突变的胃肠道间质瘤的标记[8]。另外一个免疫组化标记为DOG1，代表在胃肠道间质瘤上的发现，在诊断缺乏c-Kit或PDGFRA突变的肿瘤上也有作用。DOG1的整体敏感性为95%，与Kit相似[9]。有越来越多的证据表明，免疫表型和组织学及胃肠道间质瘤的其他特征之间存在显著相关性[10]。

五、胃肠道间质瘤的临床表现

胃肠道间质瘤通常是无症状的，只是在影像学检查或为其他适应证而进行的内镜检查中偶然发现。GIST患者的症状通常与肿瘤的大小和位置有关。在疾病进展的早期，症状可能是非特异性的，如轻微疼痛、腹胀或消化不良。更明显的症状通常在病程的后期才会出现，那时它们已经长得相当大了。这可能是由于它们在黏膜下的位置，外生性生长，以及移位而不是侵犯邻近的器官的倾向。表现为大型胃肠道间质瘤的患者可能有可触及肿瘤，并表现为压迫、疼痛或压迫邻近器官的症状。患者还可能出现急性胃肠道出血、黏膜上溃疡引起的慢性贫血和相关疲劳症状，或与肿瘤穿孔相关的腹膜炎症状。

（一）成像和诊断

增加对胃肠道间质瘤认识，有助于提高术

第 81 章 胃肠道间质瘤
Gastrointestinal Stromal Tumors

前诊断。疑似胃肠道间质瘤，应通过计算机断层造影和（或）磁共振成像进行评估。典型的表现是可变的，取决于病变的大小和病变的侵袭性[11]。大的胃肠道间质瘤表现为高血管强化肿块，常因坏死、出血或囊变而表现为异质性。它们常移位，但很少侵袭邻近的器官。较小的胃肠道间质瘤通常在外观上更均匀和呈息肉状。

在评估上消化道症状的内镜检查中，许多胃肠道间质瘤也可被确认。可见黏膜下肿物（图 81-2），表面光滑，常表现为胃腔内隆起（图 81-3）。溃疡可见于伴有出血或贫血的病变。所有经内镜检查疑似胃肠道间质瘤的患者都应进行横断面成像，因为内镜检查结果可能低估了疾病的全部程度。

对可以手术切除的疑似胃肠道间质瘤，则不需要对其进行活检。然而，如果考虑对大的、不可切除的或转移性肿瘤进行新辅助治疗或姑息治疗，则组织学诊断是必要的。如果可能，

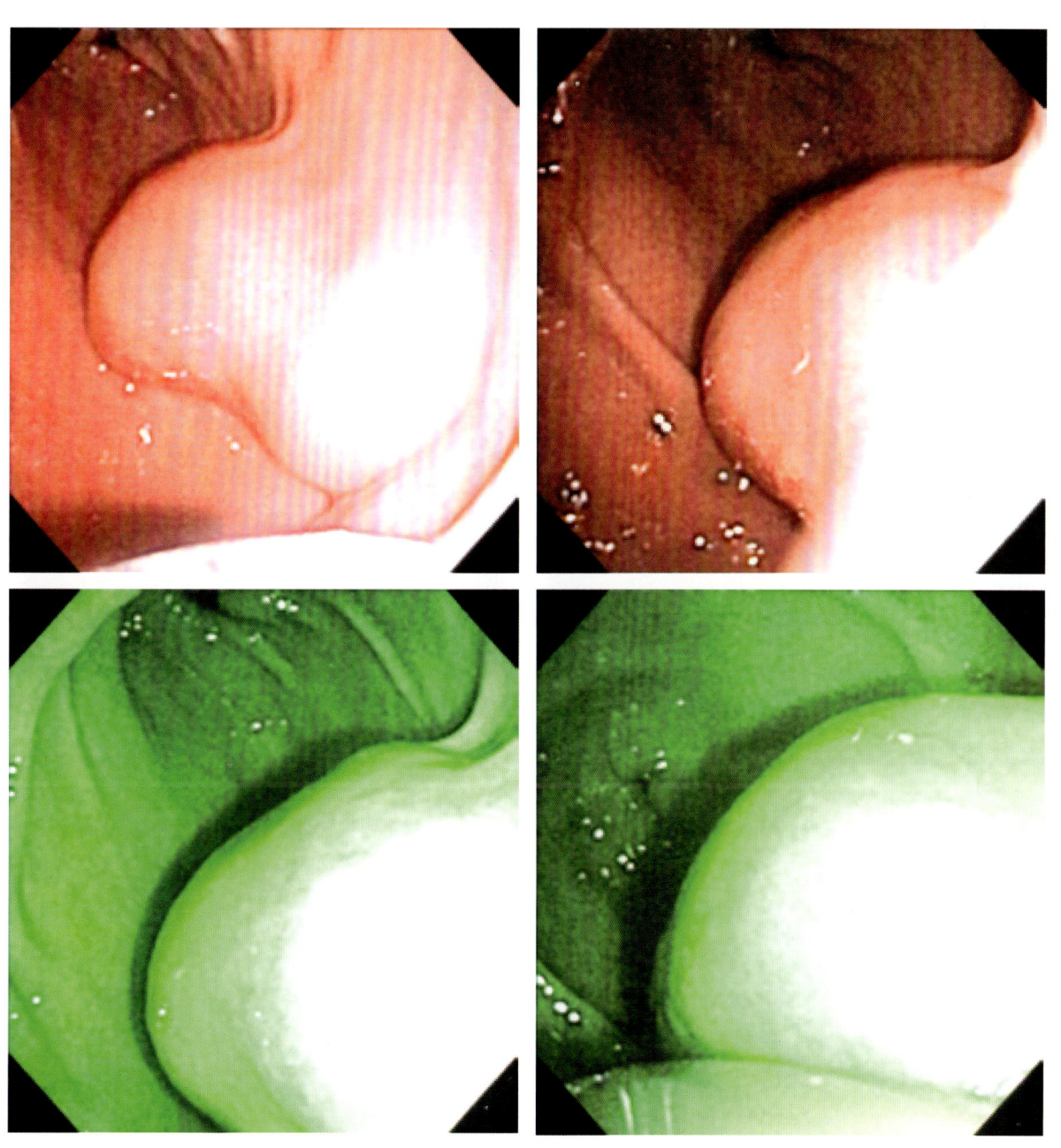

▲ 图 81-2 胃肠道间质瘤在内镜检查显示典型的光滑、突起外观

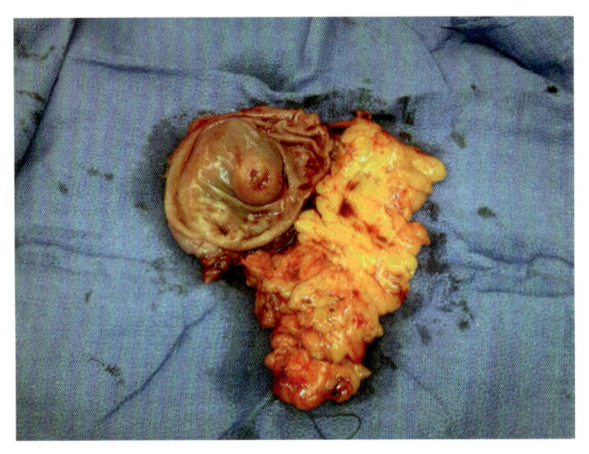

▲ 图 81-3　切除的胃肠道间质瘤从管腔向外膨出

内镜活检比经皮穿刺更可取，因为经皮穿刺有出血和肿瘤破裂的风险。

超声内镜也可以帮助鉴别胃黏膜下肿物与来自周围脏器的侵犯物（如胰腺肿物、假性囊肿）。由于这些病变位于黏膜下，EUS 在这些病变的活检中也很有用。EUS 在处理非常小（＜ 2cm）的胃肿瘤时尤为重要。在这些患者中，EUS 被用于评估高危特征，包括边界不规则、囊性间隙、溃疡、回声灶和内部不均一[12]。EUS 细针穿刺可对这些病灶进行穿刺，以确认胃肠道间质瘤的诊断。

对胃肠道间质瘤诊断的患者进行分期时，应考虑胸部显像。正电子发射断层扫描也可以用于术前分期。PET/CT 扫描已经被证明在早期确定系统性治疗反应中是有用的[13]。术前 PET 扫描的环状高摄取最近被证明是术后复发的一个独立的不良预后因素[14]。

（二）恶性潜能与分期

目前美国癌症联合委员会的 GIST 分期包括肿瘤大小、有无淋巴结转移、远处转移和分级（高分级为＞ 5 个核分裂象 /50 高功率场）[15]。肿瘤极少转移到淋巴结，但远处转移，尤其是肝脏和腹膜却并不少见。对胃和贲门外病变采用分期分组，反映了胃间质瘤侵袭性较低。一些已经发表的研究试图更好地描述预测 GIST 恶性潜力的标准。第一个被广泛引用的标准是在美国国立卫生研究院的一个研讨会上制订的，通常被称为 Fletcher 标准[16]。本研究中两个最能预测疾病复发的指标是肿瘤大小和每高倍视野有丝分裂象数，两者均有统计学意义。Joensuu 标准是对 Fletcher 标准的修改，该标准包括有丝分裂指数、肿瘤大小、肿瘤位置和肿瘤破裂[17]（表 81-1），并在后来的研究中得到验证[18]。另一项研究支持将肿瘤解剖部位作为疾病复发的预测因子，并建立了一个预测疾病复发风险的计算图表[19]。最近的一项研究包含了来自北美接受治疗的多机构患者队列的数据，得出了一种包含患者性别、肿瘤部位、肿瘤大小和有丝分裂率的计算图表[20]。发现这种计算图表比以前使用的其他标准表现得更好。

如前所述，最近的一项研究表明术前 PET 扫描可以提供术后复发风险的额外信息。在本研究中，PET 的环状摄取和 Joensuu 高危评分被证明是术后复发的独立不良预后指标[14]。

六、胃肠道间质瘤的治疗

（一）手术治疗

完整手术切除仍然是原发性胃肠道间质瘤的主要治疗手段，也是唯一的可能治愈的方法。手术计划主要考虑包括获得最大限度保留器官和完整切除的可行性。胃肠道间质瘤最有益的特征是在外植性生长而没有黏膜下扩散（图 81-4），而且很少侵袭邻近的器官。基于这些解剖特征，首次手术完全切除所有大体积肿瘤往往是可能的，而不需要更广泛或多器官切除以获得更宽的边缘。必须注意不要破坏肿瘤假包膜或使肿瘤破裂，因为破坏肿瘤假包膜会导致随后肿瘤扩散到腹膜的危险[21]。由于胃肠道间质瘤很少扩散到局部淋巴结，所以除非在影像学或术中看到肿大或病理结节，否则不建议行淋巴结清扫术。

有趣的是，肉眼全切除后显微镜下存在阳性边缘（R_1）可能并不会带来更坏的预后。在对 800 多名参加北美两项大型多机构试验的患

第 81 章 胃肠道间质瘤
Gastrointestinal Stromal Tumors

表 81-1 美国国立卫生研究院关于选择胃肠间质肿瘤患者进行辅助治疗的共识分类的修改

风险级别	肿瘤大小（cm）	细胞有丝分裂指数	原发肿瘤部位
极低风险	<2.0	≤5	任何部位
低分险	2.1~5.0	≤5	任何部位
中风险	2.1~5.0	>5.0	胃
	<5.0	6~10	任何部位
	5.1~10.0	≤5	胃
高风险	任何大小	任何	肿瘤破裂部位
	>10	任何	任何部位
	任何	>10	任何部位
	>5.0	>5.0	任何部位
	2.1~5.0	>5.0	胃以外部位
	5.1~10.0	≤5	胃以外部位

引自 Joensuu H. Risk stratification of patients diagnosed with gastrointestinal stromal tumor. *Hum Pathol*. 2008；39（10）：1411-1419.

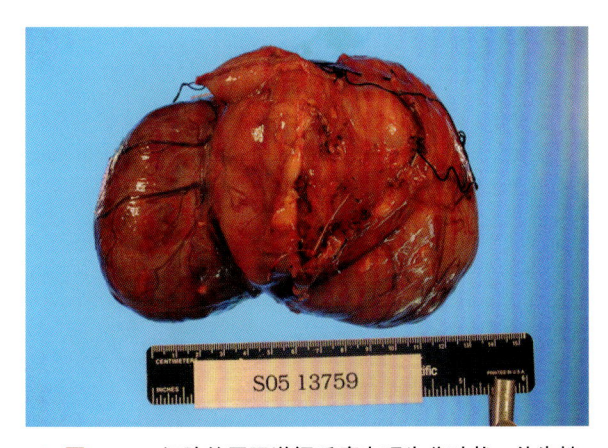

▲ 图 81-4 切除的胃肠道间质瘤表现为分叶状、外生性

者数据的回顾中，R_1 和 R_0 切除的患者在复发生存率上没有差异，无论是否加用全身治疗[22]。如果病理标本在显微镜下发现有阳性边缘，最佳的处理方法仍不明确，可能包括再切除、观察等待和（或）全身治疗。这个决定必须因人而异，并与每个患者讨论。

（二）手术切除的程度

外科治疗的目标应该至少切除 1cm 肿物边缘。胃肿瘤是胃肠道间质瘤最常见的部位，通常只需要胃部分切除术甚至胃楔形切除术就能达到这些边缘。部分胃切除术与全胃切除术具有相同的无进展生存期，但可以避免更广泛手术的围术期和术后发病率。小肠的肠间质瘤，接受节段切除治疗。直肠间质瘤的手术治疗取决于直肠的位置和病变的大小，可以是根治性切除（低位前切除）或腹会阴切除，也可以是经肛门切除[23]。

（三）微创切除

有越来越多的数据表明微创切除手术可以与开放手术相媲美。微创手术应采用与开放手术相同的肿瘤学原则，包括获得足够的边缘和避免破坏肿瘤假包膜。研究表明，腹腔镜下切除胃肠道间质瘤与开放手术相比，可以减少失血和缩短住院时间[24, 25]。

腹腔镜下切除胃肠道间质瘤最初适应于易于操作和适合楔形切除的胃小肿瘤。最初，指南建议对直径<2cm 的胃肿瘤采用该方法[26]。许多这样的肿瘤现在被划分为非常小的或微型间质肿瘤，可能与大的肿瘤的处理方法不同。

随后的多项研究证实了切除较大胃肿瘤和部分小肠肿瘤的可行性，且肿瘤预后良好[27-29]。目前的指南一般不推荐对直径大于 5cm 的肿瘤进行腹腔镜切除术。成功的腹腔镜胃肠道间质瘤切除术的一个关键特点是在一个封闭的系统中（如一个取出袋）取出标本，以避免肿瘤溢出或肿瘤端口播种。

2008 年的一项研究提出了一种分类方案（图 81-5），根据肿瘤不同位置，确定了三种不同的胃肿瘤微创切除方法[30]。Ⅰ 型肿瘤位于胃底或胃大弯，采用腹腔镜胃部分切除术。Ⅱ 型肿瘤位于胃窦/幽门前区，采用腹腔镜远端胃切除术。Ⅲ 型肿瘤位于胃食管交界附近小弯处，经过腹腔镜经胃切除术切除（图 81-6）。同时，术中胃镜窥镜也被用于一些特定的病例，以帮助获得最大阴性的边缘。

（四）非常小的胃肠道间质瘤的处理方法

胃间质瘤的侵袭性低于小肠、结直肠或其他部位的间质瘤。直径＜ 2cm 且无症状的胃肠道间质瘤，目前被称为非常小、极小（1~2cm）或微型（＜ 1cm）胃肠道间质瘤。在胃镜检查和胃切除后的病理标本或尸检中偶然发现。它们通常表现出良性的临床行为。只有那些在之前描述的 EUS 中发现的具有高风险特征的病变才有进展的风险。目前的建议包括对微型胃肠

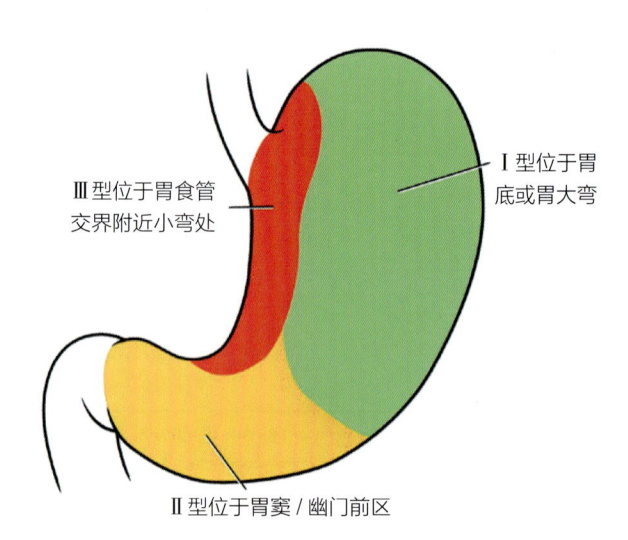

▲ 图 81-5　胃肿瘤部位及相应的手术

引自 Privette A, McCahill L, Borrazzo E, Single RM, Zubarik R. Laparoscopic approaches to resection of suspected gastric gastrointestinal stromal tumors based on tumor location. *Surg Endosc*. 2008；22：487（Fig. 1）.

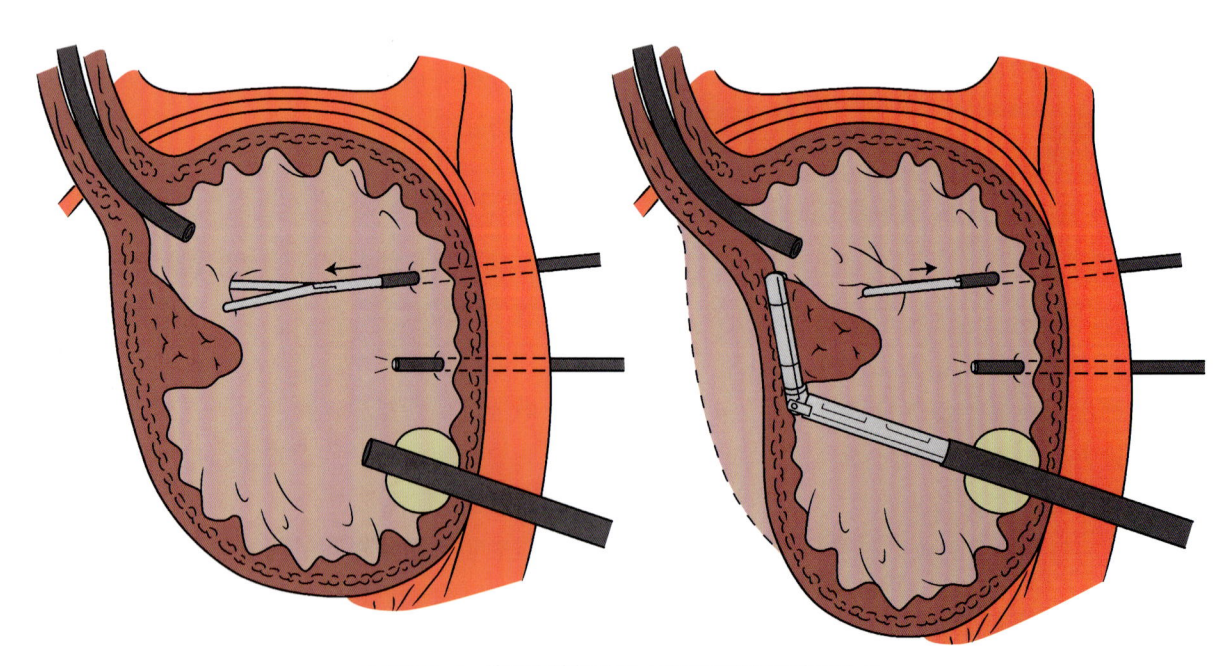

▲ 图 81-6　使用内镜行经胃小弯胃肠道间质瘤切除术

引自 Privette A, McCahill L, Borrazzo E, Single RM, Zubarik R. Laparoscopic approaches to resection of suspected gastric gastrointestinal stromal tumors based on tumor location. *Surg Endosc*. 2008；22：487（Fig. 1）.

道间质瘤进行初步 EUS 评估，对微型胃肠道间质瘤进行 EUS 检查（伴或不伴 CT 检查），以及随后的连续 EUS 随访[12]。对高风险特征的病变或那些随访有进展的病变可以选择手术治疗。手术切除的原则与之前描述的其他胃肠道间质瘤的相似，而且这些病变往往可以通过微创手术治疗。

（五）手术切除后的随访及术后复发

外科切除后的随访一般包括病史和体格检查，每 3~6 个月，持续 5 年，然后每年一次；3~5 年每 3~6 个月进行连续 CT 扫描，然后每年一次。即使是在可能治愈的手术切除后，40%~50% 的胃肠道间质瘤复发或转移。如前所述，几个小组提出了标准和（或）列线图来更好地预测手术切除后的复发风险。使用这些标准可以提高鉴别哪些患者可能从辅助全身治疗中受益以减少复发。

七、使用生物制剂系统性治疗

有几个因素有助于发展替代治疗的重要性。首先是手术切除后的高复发率，因此需要有效的辅助治疗。此外，细胞毒性化疗益处较少，限制了有复发性疾病或有转移性或不能切除的疾病的患者的治疗选择。对胃肠道间质瘤发生的分子机制的进一步了解，有助于开发和测试靶向生物制剂治疗。目前有几种生物制剂可用于治疗 GIST（见下文）。当计划进行药物治疗时，应进行基因分型。这可能增加一些预后信息，但更重要的是可以预测对酪氨酸激酶抑制药的反应。例如，缺少 KIT 和 PDGFRA 突变的胃肠道间质瘤野生型基因型可能对伊马替尼治疗不敏感。KIT gene 某些特定的突变也可能预测治疗的侵袭性或治疗反应。例如，外显子 11 缺失与高复发风险相关。

（一）伊马替尼（格列卫）

甲磺酸伊马替尼（格列卫）是一种口服药物，结合酪氨酸激酶受体，防止磷酸化。它最初被开发用于治疗慢性粒细胞性白血病，针对其发病机制中 bcr-abl 激酶。鉴于 bcr-abl 和 KIT 信号之间的相似性，在Ⅰ期和Ⅱ期小型临床试验中，甲磺酸伊马替尼很快被应用于治疗进展状态的 GIST。2001 年发表的一份早期病例报道，强调了伊马替尼对转移性胃肠道间质瘤缩小的显著效果[31]。FDA 在 2002 年迅速批准使用伊马替尼治疗复发性、局部侵袭性或转移性胃肠道间质瘤。该药耐受性一般良好，最常见的不良反应是腹泻和乏力。

美国外科医师学会肿瘤小组（ACOSOG）很快启动了两项在辅助治疗中具有里程碑意义的试验。ACOSOG Z9000 设计目的是评估伊马替尼对局部、高危病灶完全手术切除后的总生存率的影响[32]。这包括肿瘤直径 > 10cm，腹膜内肿瘤破裂，或多达 4 个腹膜植入物的患者。所有患者接受了 1 年的治疗。该试验的长期结果中值随访 7.7 年，结果显示 1 年、3 年和 5 年总生存期分别为 99%、97% 和 83%，显著优于历史对照中 5 年 OS 的 35%。他们还报道了 1 年、3 年、5 年无复发生存率分别为 96%、60% 和 40%。多因素分析表明，肿瘤大小、小肠位置、KIT 外显子 9 突变、有丝分裂率高和年龄越大，RFS 越低。其他的研究，包括一个大型的斯堪的纳维亚试验，已经观察了伊马替尼治疗高危特征的胃肠道间质瘤的影响，并显示了 RFS 和 OS 的显著改善[33]。

第二次 ACOSOG 试验 Z9001 的结果帮助 FDA 批准了伊马替尼用于辅助治疗。这是一项随机的、安慰剂对照试验，在完全切除 > 3cm 但 < 10cm 的胃肠道间质瘤后，进行 1 年伊马替尼治疗。接受伊马替尼治疗的患者 RFS 有显著改善，并在长期随访中维持[34]。在 OS 上无差异。多因素分析表明，小肠肿瘤和高有丝分裂率的肿瘤的预后都比胃肿瘤差。欧洲的一项试验证实了伊马替尼在辅助治疗中的益处，同样显著改善了 RFS，但没有改变 OS[35]。

伊马替尼也被证明可以提高转移性或不可

切除的肿瘤患者的生存率。在这种情况下，有效率高达 70%，平均 PFS 近 2 年，OS 长达 57 个月 [36, 37]。这些结果特别重要，因为这些患者在开发伊马替尼之前没有有效的治疗选择。国家综合癌症网络（NCCN）和其他治疗指南已经提倡使用伊马替尼作为转移性或不可切除的胃肠道间质瘤的一线治疗，确立伊马替尼治疗作为晚期患者的标准治疗。

（二）舒尼替尼（舒癌特）和瑞格拉非尼（瑞戈非尼）

尽管总体上胃肠道间质瘤的反应率良好，但有些肿瘤属于伊马替尼治疗难治性或在治疗中进展缓慢，有些患者不耐受伊马替尼治疗。舒尼替尼是一种多靶点酪氨酸激酶受体抑制药，对 KIT、PDGFR、BRAF 等受体均有活性。一项对伊马替尼耐药的胃肠道间质瘤患者的随机试验表明，使用舒尼替尼的患者，肿瘤进展的中位时间为 27 周，而使用安慰剂的患者为 6 周 [38]。由于两组患者的生存率存在显著差异，本试验早期未采用盲法。在未治疗的患者中，中位总生存期从 39 周的计算时间增加了近 1 倍至 73 周。其他试验也显示了类似的结果。2006年，FDA 批准舒尼替尼用于对伊马替尼耐受或不能耐受的胃肠道间质瘤患者。

瑞戈非尼是另一种抗 KIT 的多靶点酪氨酸激酶受体抑制药。几项研究显示瑞戈非尼对伊马替尼和舒尼替尼标准的酪氨酸激酶抑制药治疗失败的患者有效。在最近的一项研究中，观察了标准的酪氨酸激酶抑制药治疗失败的患者的长期结果，使用瑞戈非尼治疗的中位无进展生存期为 13 个月，中位总生存期为 25 个月 [39]。瑞戈非尼目前在 NCCN 和其他指南中被 FDA 批准并提倡作为三线治疗。在治疗胃肠道间质瘤中，其他几种具有抗 KIT 活性的酪氨酸激酶抑制药，已经被讨论过，但可用的数据很少，需要临床试验来评估这些药物。这些药物包括索拉非尼、尼洛替尼、马西替尼等。

（三）术前新辅助生物治疗

出现局部晚期、大肿瘤或解剖部位困难的肿瘤患者，可以从术前服用伊马替尼治疗中获益。这可能会缩小肿瘤的大小，允许更有限的手术操作，提高器官的保护和使完整切除成为可能，还可以降低肿瘤破裂和溢出到腹膜腔的风险。

在一项对 161 例局部进展的非转移性胃肠道间质瘤患者的研究中，他们接受了伊马替尼新辅助治疗，80% 的患者表现出肿瘤反应，83% 的患者能够进行 R₀ 手术。在新辅助治疗期间，只有 2 例患者有疾病进展 [40]。这项研究的 5 年疾病生存率为 65%，中位总生存期为 104 个月。在另一项对 57 例局部晚期的胃肠道间质瘤患者的研究中，术前肿瘤的中位大小从 12cm 减小到 6cm [41]。无肿瘤穿孔，84% 的患者行 R₀ 切除术。5 年无进展生存期和总生存期分别为 77% 和 88%。

这些研究和其他研究支持在局部晚期胃肠道间质瘤中使用新辅助治疗。这些患者可行手术切除，且发病率可接受，R₀ 切除率高。术前治疗的持续时间一般为 4～12 个月，并通过一系列影像学监测其反应。当对伊马替尼的反应达到最大时，应谨慎选择时机进行手术。一般建议术后继续用伊马替尼治疗 1～2 年以降低复发率。

（四）放射治疗的作用

在过去，胃肠道间质瘤被认为对放射治疗有耐抗性。目前的指南主要提倡仅在减轻胃肠道间质瘤骨转移时使用放射治疗。然而，最近的一项研究评估了外束放射治疗腹腔内或肝脏转移瘤的临床效果 [42]。8% 的患者达到了部分缓解，80% 的患者病情稳定，12% 的患者在 19 个月的中位随访中有进展。值得注意的是，放射病灶进展的中位时间是任何部位进展的中位时间的 4 倍（16 个月 vs. 4 个月）。显然，还需要更多的数据来充分阐明放射治疗在治疗腹腔内胃肠道间质瘤转移中的作用。

八、复发和转移性疾病的治疗

伊马替尼仍然是复发或转移性肿瘤的主要治疗手段。多项试验表明，这些患者的部分或完全缓解率为45%~55%[37, 43]，无进展生存期和总生存期与历史对照相比有显著改善。关于高剂量伊马替尼（高达800mg/d）的益处一直存在争议，与标准剂量（400mg/d）相比，它大大增加了毒性。在一项包括两项大型随机试验患者的大型Meta分析中，PFS存在虽小却显著的差异，且PFS差异仅维持在2年内，而总生存期没有差异[44]。值得注意的是，外显子9突变是改善无进展生存期的唯一预测因素，因此作者主张仅对存在这种突变的肿瘤患者使用高剂量治疗。

伊马替尼的最佳治疗时间尚未确定。一项关于持续接受伊马替尼治疗超过1年的ACOSOG研究得出结论，中断治疗会导致疾病快速进展[45]。其他研究甚至在开始治疗3年后也证实了这一点[46]。因此，除非患者出现显著毒性，否则不建议停用伊马替尼。其他酪氨酸激酶抑制药，包括舒尼替尼、瑞格拉非尼和尼洛替尼，已经被证明可以显著改善对伊马替尼耐药或不能耐受患者的无进展生存期，但不能改善总生存期[47]。

外科手术切除也可能在晚期胃肠道间质瘤患者的治疗中发挥作用。一些研究表明，对经R_0或R_1切除的胃肠道间质瘤转移患者，联合伊马替尼治疗可提高生存率[48, 49]。去瘤或R_2切除似乎不能带来同样的生存益处[50]。对于接受伊马替尼治疗的患者，可以进行完全切除而不会引起严重并发症的，应保留对晚期胃肠道间质瘤患者的手术治疗。

九、小儿胃肠道间质瘤

小儿胃肠道间质瘤非常罕见，并且表现出与成人胃肠道间质瘤显著不同的遗传特征和疾病行为。这些肿瘤通常呈上皮样或混合型，而非梭形细胞形态，且多见于女性。约85%发生在胃，最常见的症状是消化道出血。该病变有较高的转移率和局部复发率，但它们往往遵循一个更缓慢的过程，即与成人胃肠道间质瘤相比，有一个更有利的长期预后[51]。

小儿胃肠道间质瘤的分子特征也不同于成人。尽管KIT在大多数病变中表达，但很少有KIT或PDGFR突变。缺少KIT和PDGFRA突变的野生型基因是儿童胃肠道间质瘤中主要的基因类型，但在成人中很少见。这些基因含有其他多种基因的突变，包括IGF1R、BRAF、SDH和NF1[52]。

因为它们的罕见，很少有关于小儿胃肠道间质瘤治疗的文章发表。有KIT突变的儿童患者被认为具有成人形式的疾病，并根据成人指南进行治疗。对于其他，手术是指以最小的致残率切除病变或作为一种姑息手段减少病变。KIT突变的缺乏，表明酪氨酸激酶受体抑制药治疗对这些患者的疗效可能有限。伊马替尼或舒尼替尼的治疗一般用于观察期间有症状或进展的无法切除的病变[53]。其他基因的突变，如IGF1R和BRAF，可能作为治疗药物的靶点，但关于这些药物治疗胃肠道间质瘤的数据很少或没有。

十、胃肠道间质瘤的遗传性

绝大多数的胃肠道间质瘤是散发性的，只有大约5%被认为是家族性的。与胃肠道间质瘤相关的综合征包括NF1突变、Carney三联征（胃肠道间质瘤、肺软骨瘤、嗜铬细胞瘤/副神经节瘤）、家族性胃肠道间质瘤综合征（c-Kit/PDGFRA突变）和Carney-Stratakis综合征（胃肠道间质瘤和副神经节瘤，SDHD、SDHC和SDHB突变）。导致Carney三联征的基因缺陷尚不清楚。在多数患有胃肠道间质瘤或与这些综合征之一相匹配的其他症状的患者，应怀疑存在家族性胃肠道间质瘤。如果发现一种综合征，应进行确认性基因检测，并考虑对家庭成员进行基因检测。目前缺乏治疗胃肠道间质瘤综合征的具体指南。然而，它们往往是缓慢的，表现像小儿胃肠道间质瘤，因此治疗建议可能是与小儿胃肠道间质瘤相似的。

十一、结论

胃肠道间充质瘤罕见，但是胃肠道最常见的间质肿瘤。通常在影像学检查或其他适应证的内镜检查中偶然发现。只有当病灶无法切除、转移或局部进展，且有术前全身治疗适应证时，才需要进行活检。完整的手术切除仍然是主要的治疗方法，没有高危特征的非常小的胃肠道间充质瘤可以通过观察加以管理。在辅助治疗、新辅助治疗和转移性治疗的情况下，伊马替尼均适用全身治疗，二线和三线系统治疗可使用舒尼替尼和瑞戈非尼。考虑到这些治疗模式，胃肠道间质瘤的患者可以在多学科讨论的模式下进行治疗，其预后和过去相比可能得到更好的改善。

第82章
胃肠道淋巴瘤
Gastrointestinal Lymphomas

Nathan Bolton　William Conway　John Bolton　著
朱克祥　王乾合　译

摘要

外科医生在处理涉及胃肠道的非霍奇金淋巴瘤中起次要作用。胃肠道非霍齐金淋巴瘤的症状和体征可能与其他胃肠道外科疾病重叠,并可能发生胃肠道穿孔、急性胃肠出血和梗阻等并发症。因此,外科医生需要对胃肠道淋巴瘤的自然病史、诊断和处理有全面的了解。本章将回顾胃肠道常见非霍齐金淋巴瘤亚型的临床表现、组织病理学、免疫表型和治疗。

关键词: 原发性胃肠道非霍奇金淋巴瘤;MALT 淋巴瘤;幽门螺杆菌;幽门螺杆菌抗生素治疗;累及部位放疗;弥漫型大 B 细胞淋巴瘤;B 细胞免疫表型;生殖中心 B 细胞淋巴瘤;活化 B 细胞淋巴瘤;双重打击 DLBCL;RCHOP;美罗华;小分子激酶抑制药;单克隆抗体;程序性细胞死亡的蛋白质受体;嵌 5 合抗原受体 T 细胞疗法

非霍奇金淋巴瘤(non-Hodgkin lymphoma,NHL)的发病率在 20 世纪 80 年代的美国及世界范围内显著上升,这一增长主要归因于 HIV 病毒的流行。在 21 世纪[1],NHL 的发生率达到高峰。在感染人类免疫缺陷病毒(HIV)和非感染 HIV 病毒的人群中,据报道感染[2]HIV 的人群正在减少,大概是因为有了更好的抗病毒治疗。此外,NHL 一些主要亚型的 5 年肿瘤特异性生存率正在提高,反映了更好的癌症治疗。目前 DLBCL 的 5 年生存率为 66%,慢性淋巴细胞白血病/小淋巴细胞淋巴瘤的 5 年生存率为 84%,滤泡性淋巴瘤的 5 年生存率为 82%[3]。

大约 30% 的 NHL 患者表现为结外病变[4],在这些患者中,胃肠道症状是最常见的临床表现[5]。在消化道内,胃是最常见的部位(65%),其次是小肠(18%),结肠和直肠(15%),而肝脏、胆囊和胰腺总共仅占 2%[5]。

多年来,原发性胃肠道 NHL(PGINHL)的定义一直存在争议。Dawson 在 1961 年提出了严格的诊断标准[6]:首次检查未见明显浅表淋巴结肿大,胸部 X 线未见明显纵隔淋巴结肿大,白细胞计数在正常范围内,满足这些条件时患者才会被诊断为 PGINHL。此外,在开腹手术时,肠道病变必须为显性,而且只累及原发病灶附近的淋巴结。远处腹部淋巴结、脾脏或肝脏受累的患者被排除在分析之外。一个关于原发性淋巴结外非霍奇金淋巴瘤的定义已被提出[5],包括所有明显起源于淋巴结外部位的非霍奇金淋巴瘤患者,即使存在播散性疾病,只要淋巴结外部位在临床上占主导地位。PGINHL 使用严格的标准选择了早期疾病的患者,可能正是由于这个原因,多年来消化道 NHL 患者认为比淋巴结或播散性 NHL 患者预后更好。然而,比较具有相似的国际预后指数(表82-1)[7] 和恶性分级的患者,淋巴结外 NHL(包括胃肠道 NHL)治疗的总生存率与淋巴结 NHL

相似[5]。

一、生物学和流行病学

胃肠道的 NHL 是一组异质性实体，有不同来源细胞的多种亚型，处于不同的成熟阶段，具有不同的自然演变、生物学行为和预后。90% 的 PGINHL 属于 B 细胞谱系。两种最常见的亚型是 DLBCL，约占 PGINHL 的 60%[8] 和黏膜相关淋巴组织（MALT）淋巴瘤，主要发生在胃，约占 PGINHL 淋巴瘤的 30%。这是本章要讨论的重点。其他一些不常见的 B 细胞 PGINHL 也出现，包括典型表现在十二指肠的滤泡性淋巴瘤，典型表现在回肠末端的套细胞淋巴瘤，以及伴有 EB 病毒感染的 Burkitt 淋巴瘤，其典型表现在儿童和年轻人回肠末端。本章不会详细讨论这些问题。

唯一有意义的 T 细胞 PGINHL 是肠病相关 T 细胞淋巴瘤（enteropathy-associated T-cell lymphoma，ETL），约占 PGINHL 的 5%，多见于空肠，但可累及多段小肠[9, 10]。ETL 可发生在难治性乳糜泻（RCD）中，RCD 定义为对至少 12 个月严格无谷蛋白饮食没有组织学反应的乳糜泻[11]，或发生在没有已知乳糜泻病史（原发性 ETL）的患者中。在 RCD 中，它通常表现为腹痛、腹泻和体重异常减轻；作为一个原发瘤，它常表现为急性胃肠道穿孔、梗阻或出血。RCD 可根据上皮内淋巴细胞群体分为两种不同的亚型；RCD II 型是缺乏 CD3、CD8 和 T 细胞受体标志物的异常 IEL 的克隆性扩增，但表达细胞内 CD3 的亚型，60%～80% 的患者在 5 年内进展为 ETL[12]。ETL 患者预后较差，在 2 年的随访中只有不到 30% 的患者存活，而发生在 RCD 环境下的 ETL 预后更差[13]。

胃肠道淋巴瘤发生的危险因素包括幽门螺杆菌感染、实体器官移植后的免疫抑制、腹腔疾病、EB 病毒感染、炎症性肠病和 HIV 感染[14-16]。

二、弥漫性大 B 细胞淋巴瘤

DLBCL 是 PGINHL 最常见的组织学亚型，在原发性胃淋巴瘤中所占比例略低于 50%，绝大多数 PGINHL 发生在小肠、结肠和直肠。胃肠道内的 DLBCL 与其他位点的 DLBCL 在形态上相似。组织学上，肿瘤由弥漫性大母细胞样淋巴细胞组成，比正常淋巴细胞大 2～4 倍，常浸润并破坏胃腺结构[17]。

可见核仁、嗜碱性细胞质和中度至大量增殖碎片（图 82-1 和图 82-2）[18]。可以观察到多种类型的细胞，但最常见的细胞表现为大的无分裂细胞、免疫母细胞或这两种类型的混合[19]。30%～50% 的原发性胃 DLBCL 含有 MALT 淋巴瘤成分[20-22]，但这种低级别成分的程度不同，

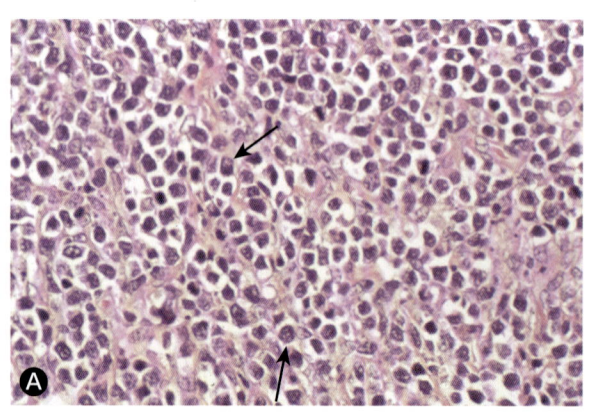

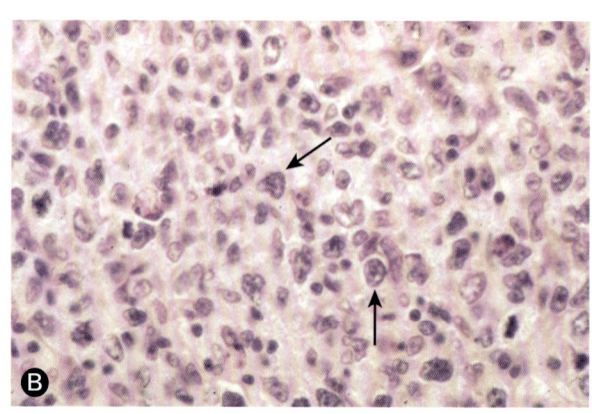

▲ 图 82-1　胃弥漫性大 B 细胞淋巴瘤
在低倍镜（A）和高倍镜（B）下，大的中心细胞（箭）成单调高等级浸润
引自 Courtesy Mary R. Schwartz, MD, Baylor College of Medicine.

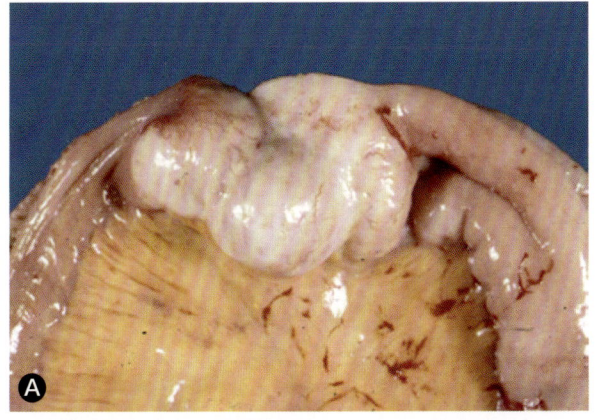

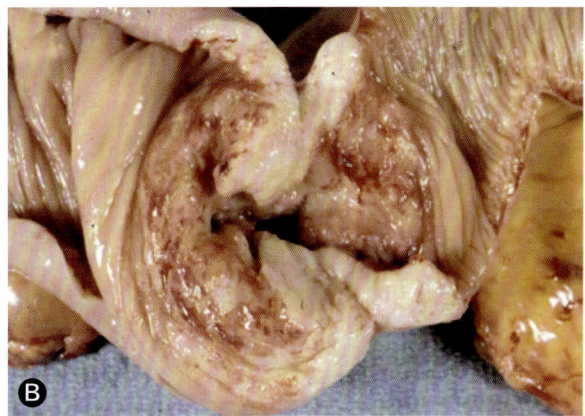

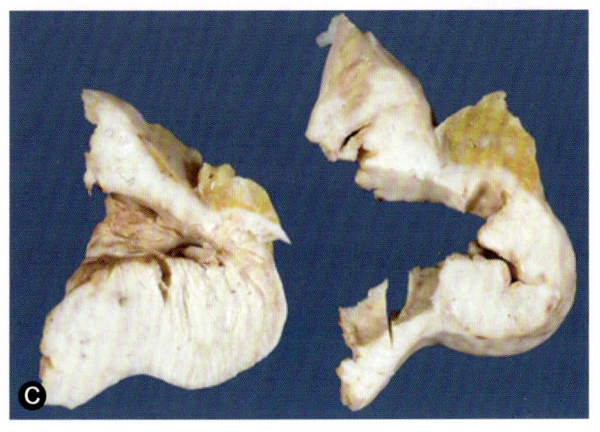

第 82 章　胃肠道淋巴瘤
Gastrointestinal Lymphomas

▲ 图 82-2　空肠弥漫性大 B 细胞淋巴瘤
A. 外观；B. 黏膜；C. 横切面显示淋巴瘤的跨壁累及和肠壁扩张
引自 Mary R. Schwartz, MD, Baylor College of Medicine.

从仅有小的残留病灶到显性 MALT 淋巴瘤，仅有一小部分实体或薄片样转化母细胞。对于胃内含有 MALT 淋巴瘤成分的 DLBCL，应诊断为 DLBCL，注意伴发 MALT 淋巴瘤，且高级别 MALT 淋巴瘤归类于此肿瘤。

最近发现 DLBCL 是一种异质性疾病，不同亚型的预后不同。它可分为生发中心 B 细胞和活化 B 细胞亚型[23]。生发中心亚型的典型表现为抗凋亡 BCL2 基因 [t（14；18）] 易位和 REL（染色体 2p）扩增。尽管生发中心的变异会出现下调影响细胞生长的因素如 NF-κB，激活 B 细胞亚型上调[24]。DLBCL 通常是 BCL6（参与 T 细胞依赖抗原反应）突变的结果，而 BCL6 突变可能与较长无病生存期有关[25, 26]。总体生存预测可能需要对多种因素进行更综合的建模，以及需要解释多种潜在的遗传突变[24, 27]。

肿瘤细胞具有 B 细胞表型，表达 B 细胞抗原（CD19、CD20、CD22 和 CD79a），但可能缺乏其中的一种或多种。典型的免疫表型为 CD20$^+$、CD45$^+$ 和 CD3$^-$。为明确诊断和区分生发中心 B 细胞样（GCB）还是非 GCB 起源，充分的免疫表型需要免疫组织化学（包含 IHC）检测：包括 CD20、CD3、CD5、CD10、CD45、BCL2、BCL6、Ki-67、IRF4/MUM1、禽成髓细胞瘤病病毒癌基因同源物（MYC），以及有或无细胞表面标志物的流式细胞分析，包括 kappa/λ、CD45、CD3、CD5、CD19、CD10、CD20[28]。在某些情况下，需增加其他检测以明确淋巴瘤的亚型，其中包含 IHC 染色的细胞周期蛋白 D1、kappa/λ、CD30、CD138、EB 病毒原位杂交、间变性淋巴瘤受体酪氨酸激酶（碱性）、人类疱疹病毒 8 型（HHV8）、SRY-box11（SOX11）和 MYC、BCL2 核型或荧光原位杂交（FISH）分析及 BCL6 基因重组。

三、黏膜相关淋巴组织淋巴瘤

MALT 淋巴瘤约占胃原发性淋巴瘤的 50%。有趣的是，胃通常没有淋巴组织，但它是

343

MALT 淋巴瘤最常见的部位。淋巴滤泡出现在伴有幽门螺杆菌感染的慢性炎症和胃炎的情况下，MALT 淋巴瘤患者幽门螺杆菌感染率超过 90%[29]。这些淋巴滤泡类似于淋巴结组织，由反应性 T 细胞、活化浆细胞和 B 细胞组成。由于 B 细胞发生了克隆性扩增，随后发展为 MALT 淋巴瘤[27, 30]。嗜中性粒细胞对细菌感染的反应促进了嗜中性粒细胞迁移和活性氧自由基的释放，而活性氧自由基可能导致氧化应激继发的基因突变[31]。

组织学上，边缘区 B 细胞的特征是中等大小，胞质苍白，细胞核略不规则[17]。最重要的表现是存在可变数量的淋巴上皮病变，其特征是明显的侵袭和部分黏膜腺体被肿瘤细胞破坏（图 82-3 和图 82-4）。MALT 淋巴瘤的免疫表型为 B 细胞分布在正常的脾边缘区、派尔集合淋巴结和淋巴结。肿瘤 B 细胞可表达表面免疫球蛋白和泛 B 抗原（CD19、CD20、CD79a）边缘区相关抗原（CD35 和 CD21，缺乏 CD5、CD10、CD23）和 cyclin D1 相关。根据是否存在幽门螺杆菌，MALT 淋巴瘤可分为幽门螺杆菌阳性和阴性。相对于幽门螺杆菌阳性 MALT

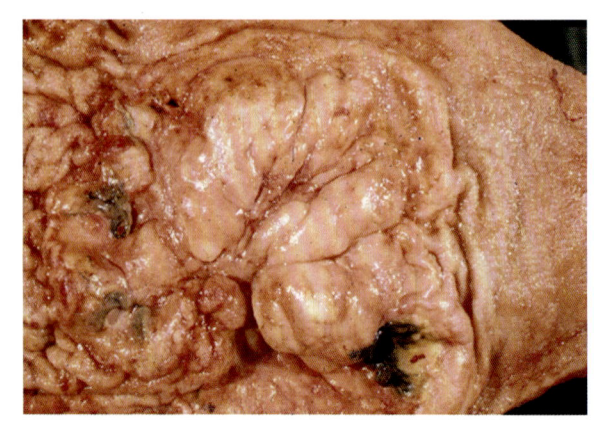

▲ 图 82-3　胃黏膜相关淋巴组织淋巴瘤的大体照片
引自 Mary R. Schwartz, MD, Baylor College of Medicine.

淋巴瘤，幽门螺杆菌阴性 MALT 淋巴瘤 t（11；18）(q21；q21) 易位阳性率更高[14, 32]。

为明确 MALY 淋巴瘤的诊断，免疫表型 IHC 检测包括 CD20、CD3、CD5、CD10、BCL2、kappa/λ、CD21、CD23、表征细胞周期蛋白 D1、BCL6，使用或不使用流式细胞术进行细胞表面标志物分析，包括 kappa/λ、CD19、CD20、CD5、CD23、CD10[28]。另外，（胃）活检获得幽门螺杆菌染色；如果为阳性，则用 PCR 或 FISH 检测 t（11；18）。如果组织学检测幽门螺杆菌染色阴性，则采用非侵入性幽门螺杆菌检测（粪便抗原、尿素呼吸实验或血液抗体检测）。

多种基因改变可能促进了 MALT 淋巴瘤的进展。一个易位 [t（11；18）] 将凋亡抑制基因 -2（IAP2）加入到 MALT-1 基因（MLT）中[33]。所合成的融合蛋白不仅通过细胞凋亡介导的 Bcl-10 蛋白具有促凋亡和转化功能，也激活了 NF-κB 通路，进一步促进增长[30]。21%～60% 的 MALT 淋巴瘤可能归因于这种基因改变[33]，而这种特殊的易位可能预示着一种更具有侵袭性的肿瘤生物学特性[34]。第二次易位 [t（1；14）] 发生在不到 5% 的 MALT 淋巴瘤中，并由于免疫球蛋白重链启动子转移，导致 Bcl-10 基因的组成性激活[33]。虽然是不同轨迹的易位，这种基因突变具有抗凋亡、NF-κB 活化和疾病进展的最终共同途径。由于这些基因改变的可能性存在，并且一旦发生，会影响胃 MALT 淋巴瘤

表 82-1　国际预测指数

风险因素	
	Ann Arbor Ⅲ～Ⅳ期（晚期）
	年龄 > 60
	淋巴结侵犯 > 1
	高 LDH
	活动状态 ≥ 2（ECOG）
风险评估	
低风险	0～1 个风险因素
中低风险	2 个风险因素
中高风险	3 个风险因素
高风险	4～5 个危险因素

ECOG. 东部肿瘤合作组；LDH. 乳酸脱氢酶
改编自 Koniaris LG, Drugas G, Katzman PJ, Salloum R. Management of gastrointestinal lymphoma. *J Am Coll Surg*. 2003; 197(1): 127–141.

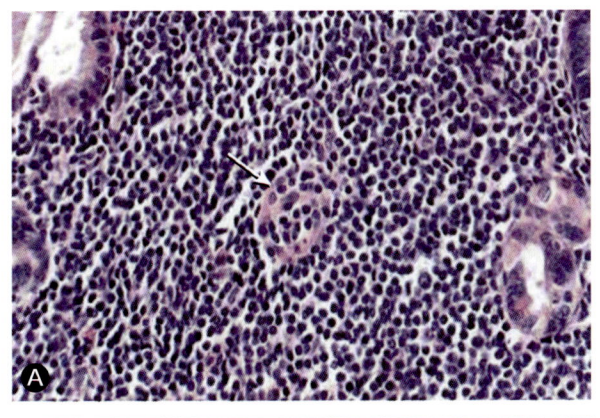

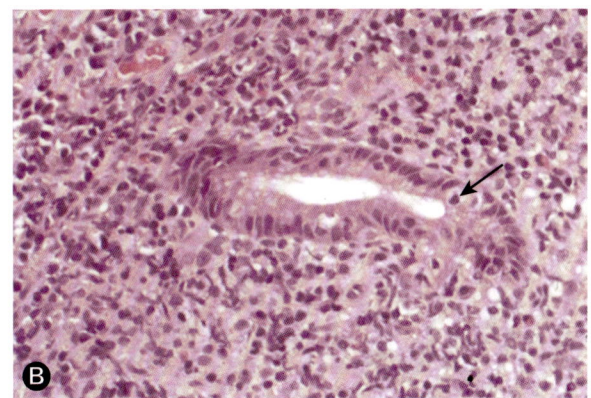

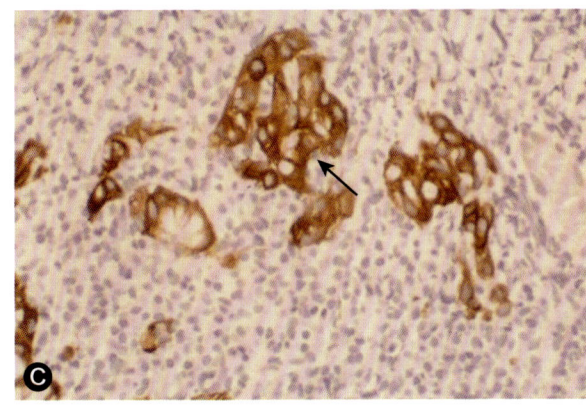

▲ 图 82-4 黏膜相关淋巴组织淋巴瘤的组织病理学特征
A. 单核细胞、淋巴细胞浸润，淋巴细胞浸润上皮成分（淋巴上皮病变）（箭）；B. 胃低级别 MALT 淋巴瘤表现为淋巴上皮病变（箭）；C. 角蛋白免疫组化染色示部分腺体结构被淋巴细胞浸润和破坏（箭）的淋巴上皮病变
A. 引自 Suimin Qiu, MD, The University of Texas Medical Branch；
C. 引自 Mary R. Schwartz, MD, Baylor College of Medicine.

的生物学行为和治疗反应性，因此对 t（1∶14）、t（11∶14）、t（11∶18）和 t（3∶4）的细胞遗传学或 FISH 分析可能在某些情况下有用[28]。

四、外科手术在胃肠道淋巴瘤治疗中的作用

在极少的情况下，外科医生会在胃肠道淋巴瘤患者的治疗中单方面决定治疗计划。一般来说，血液学或肿瘤学专家是多学科团队中管理这些患者的"四分卫"。通常，对于无症状或症状轻微的患者，胃、小肠或结肠的非霍奇金淋巴瘤选择性一期切除的适应证很少。非手术治疗策略已在两项评估手术在早期 Lugano 系统治疗中的作用的随机对照试验（Ⅰ期和Ⅱ期胃高级别 MALT 淋巴瘤[36] 和胃 DLCBL[37]）中建立（表 82-2）[35]。在这些研究中，与单纯化疗相比，化疗前的首次完全手术切除并没有带来任何生存益处，而且手术患者的晚期毒性更频繁和严重。尽管没有随机对照试验评估初次手术切除小肠和结肠 PGINHL 的作用，但相似的治疗原则可能适用。然而，目前可用的外科文献并没有提供明确的指南。最近收集的 1658 例小肠和大肠 PGINHL 患者的回顾研究发现：绝大多数患者（60.7%）接受了手术和化疗的联合治疗，其中近一半的患者是因为穿孔、阻塞、出血接受了急诊手术[38]。因此，对于没有出现手术急诊指征而常规选择外科治疗利弊在本综述中不予以讨论。对初次经历外科治疗的患者来说，最坏的结果可能是出现偶发的严重术后并发症，如腹腔内脓肿、肠外瘘、长时间脓毒症和营养不良，这些严重地延迟或损害了充分化疗的实施。

尽管如此，在一些临床情况下，可能需要外科医生参与到胃肠道淋巴瘤的治疗。一些病情示例和管理的一般指导原则如下。

- 急性梗阻、肠套叠、消化道出血或穿孔作为胃肠道淋巴瘤的主要症状，需要紧急的外科干预：如果安全，期望切除所有严重受累的肠段，但追求镜下阴性病变不是必须的。

表 82-2 Lugano 分期分型*

Lugano 分期系统	
Ⅰ期	局限于胃肠道（单一原发或非相邻病变）
Ⅰ₁期	局限于黏膜
Ⅰ₂期	浸润黏膜下层、固有肌层、浆膜下或渗透浆膜
Ⅱ期	扩展至腹部淋巴结
Ⅱ₁期	局部（腹旁）淋巴结受累
Ⅱ₂期	远处（肠系膜、主动脉旁、腔旁、盆腔、腹股沟）淋巴结受累
Ⅱ_E期	直接浸润邻近器官或组织
Ⅳ期（淋巴结外累及或伴双叉上淋巴结累及）	扩散到腹外淋巴结（如胃和直肠） 其他器官（如扁桃体、腮腺、眼附属器、肝脏和脾脏）或组织（如腹膜和胸膜）的不连续累及 未涉及骨髓
组别	
A	无全身症状
B	出现全身症状（发热，盗汗，体重减轻10%）
X	肿块（最长直径10cm以上的病变）

* 该分期系统没有第三阶段
改编自 Armitage JO. Staging non-Hodgkin lymphoma. *CA Cancer J Clin*. 2005；55：368.

- 在选择主要手术治疗的过程中，意外发现是其他组织学类型肿瘤，最常见的是腹部肉瘤或胃肠道间质肿瘤（图82-5）：在手术的过程中发现明显的区域淋巴结肿大，甚至扩大到预期切除的器官之外，高度怀疑淋巴瘤可能。在这种情况下，将术中结节状标本送冰冻切片以证实外科医生的怀疑。如果淋巴瘤确诊，外科医生必须决定是否按计划切除。一般来说，如果安全、低风险的切除能切除所有病变肠，这将是首选方案；然而，如果手术不是急诊，手术复杂，高风险，多脏器，和（或）包括主要的血管切除术，应该避免手术，并在获得足够的组织用于诊断研究后终止手术。

- 在临床怀疑诊断情况下，需通过以下方法获得支持诊断。在内镜活检、通过超声内镜或计算机断层扫描引导细针穿刺，获得细胞学检查：这种情况下，主要目的是获得足够的组织以进行准确的诊断、分类和治疗决策。如果能从增大的淋巴结或体积较大的肿瘤获得足够的组织标本，而无须对涉及的胃肠道进行复杂的切除，这将是首选的诊疗方案。

- 接受抗肿瘤治疗过程中发生出血或穿孔的罕见情况：此时紧急切除是必须的，并可能因近期化疗导致低血计数和免疫抑制而复杂化。

- 慢性淋巴细胞白血病或小淋巴细胞性淋巴瘤（SLL）在因其他适应证接受胃肠道手术的患者中意外发现：由于在肠系膜或肝门存在多个圆形、增大、稍硬的结节，需考虑CLL/SLL的存在可能。在这种情况下，外科医生应该继续进行初始手术，但同时也要获得足够的淋巴结组织，以便准确诊断CLL/SLL。

五、胃肠道淋巴瘤的病理、免疫、分子和临床检查

虽然用于淋巴瘤诊断和分型的现有检测方

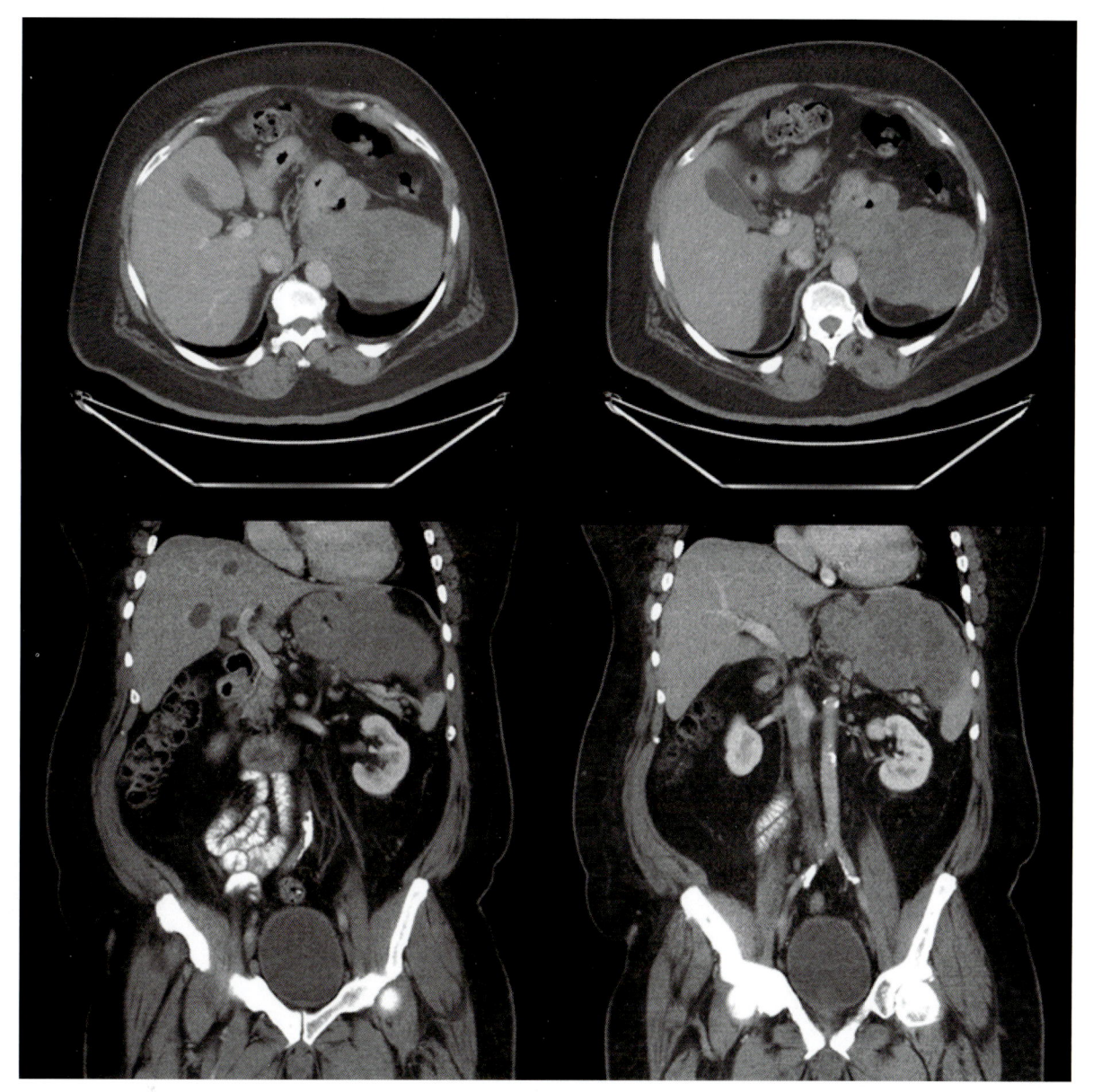

第 82 章 胃肠道淋巴瘤
Gastrointestinal Lymphomas

▲ 图 82-5 CT 显示一个巨大的腹部肿瘤，累及胃和脾脏；影像学诊断为血管肉瘤，但证实为弥漫性大 B 细胞淋巴瘤

法不令人满意，但其过程可以分为三个步骤。

1. 常规手术病理，包括冰冻切片、固定 HE 切片的评估，结合临床相关因素（表现部位、年龄、易感因素），提供初步诊断。

2. 当疑似 DLBCL 时，进行免疫表型的免疫组化染色，包括 CD20、CD3、CD5、CD10、CD45、BCL2、BCL6、Ki-67、IRF/MUM1、MYC，使用或不使用流式细胞术进行细胞表面标记流式细胞分析，包括 kappa/λ、CD45、CD3、CD5、CD19、CD10、CD20。对于疑似 MALT 淋巴瘤，应加入 CD21、CD23 和 cyclin D1（CCND1）的免疫组化，同时在流式细胞术中增加 CD23 检测。这些测试确定了异常细胞群的细胞系和单克隆性，用于确认或修改最初的病理诊断。

3. 对肿瘤进行选择性的分子研究（FISH、IHC、聚合酶链反应、基因表达谱、细胞遗传学/核型或基因重排分析），以对肿瘤进行亚分类，通常是为了增加预后的观察或建议治疗的修改。例如，分析胃 MALT 中 t（11：18）基因

347

重排，或 DLBCL（所谓的双重打击型 DLBCL）中 MYC 的扩增。

当外科医生切除已知或疑似淋巴瘤患者的组织时，与病理学家的沟通是很重要的，以确保获得足够的组织并正确处理，以便进行全面的诊断测试。例如，流式细胞术需要新鲜的组织，因此，如果临床怀疑淋巴瘤和（或）冷冻的外科活检切片没有确定，新鲜的、非固定的组织应该在适当的组织培养基中放置并保存，直到最初的组织病理学决定是否需要流式细胞术检测。特别是手术仅仅是为了诊断目的而获取组织时，最好在结束手术过程之前与病理学家确认已获得足够的具有良好诊断质量的组织。

对 GI 淋巴瘤患者的临床评估包括全面的一般检查，同时强调体能状态、是否有 B 症状（发热、盗汗、体重减轻、瘙痒），是否有可能影响特定治疗安全性的情况（如利妥昔单抗可能会激活乙型肝炎）。在评估 PGINHL 患者时，制订一项确保在诱导治疗期间营养充足的方案是非常重要的，因为 PGINHL 患者通常难以维持足够的营养。还需要进行全血细胞计数、包括乳酸脱氢酶（LDH）和尿酸在内的综合代谢和乙型肝炎检测。正电子发射断层扫描或 CT 扫描（图 82-6）的胸部或腹部/骨盆和骨髓活检应用在大多数但不是所有情况下（如一个低级胃MALT I 期）。此外，如果患者需要一个蒽环类化疗方案治疗，需要多门控扫描（MUGA）或超声心动图检查，并判断育龄期女性是否需要怀孕检测。最后，需要完成国际预后指数评估（表82-1）。

六、胃肠道淋巴瘤的治疗

在过去的 5 年里，新的靶向治疗淋巴瘤的方法爆发式出现，临床试验正在进行评估将几个新疗法纳入前期模式的治疗策略。然而，迄今为止，大多数胃肠道淋巴瘤的初始或前期治疗并没有显著改变。对目前两种最常见的 PGINHL 的治疗建议包括在这一部分内容中。

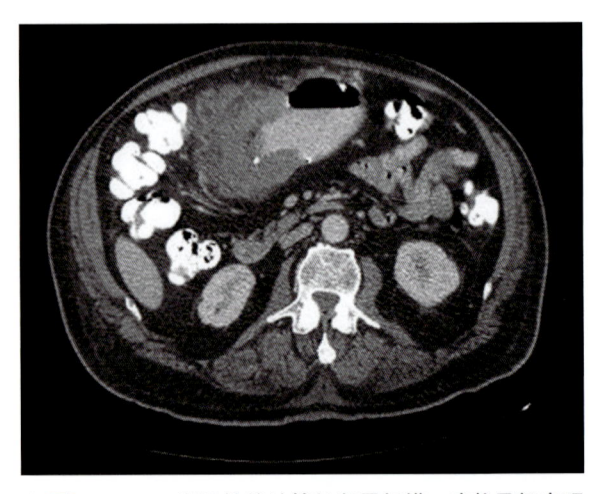

▲ 图 82-6 80 岁男性的计算机断层扫描，症状最初表现为虚弱、疲劳、体重减轻、食欲减退、上腹痛，有恶心和反流症状，但没有呕吐。CT 显示胃窦有一大包块，证实为胃淋巴瘤

（一）黏膜相关淋巴组织

最近的调查、流行病学和最终结果数据库的分析显示，所有位点的 MALT 淋巴瘤的 5 年生存率为 89%；然而，胃肠道或肺源性 MALT 淋巴瘤患者的生存率低于眼、皮肤或内分泌源性 MALT 淋巴瘤患者。幽门螺杆菌感染在胃 MALT 淋巴瘤的发病机制中起关键作用，根除幽门螺杆菌可导致肿瘤缓解[40,41]。然而，幽门螺杆菌感染在 5%~10% 的胃 MALT 淋巴瘤中并不明显，而且这些淋巴瘤中有很高比例的 t（11：18）易位，它将 AP12 基因与 MALT1 基因融合[42-44]。这种易位已被证实与胃 MALT 淋巴瘤患者的播散性疾病和对抗生素治疗的耐药性有关[34,35]，因此建议使用 FISH 或 PCR 对 t（11：18）进行分子分析。

Lugano 分类标准广泛应用于 PGINHL 患者（表 82-2），目前胃 MALT 淋巴瘤的初始治疗方法如下[34]。

- 对于 I$_{E1}$、I$_{E2}$、II$_E$ 期幽门螺杆菌阳性的患者，最初的治疗包括目前可接受的抗生素治疗以根除幽门螺杆菌，并在 3 个月后进行内镜随访以确认幽门螺杆菌根除和肿瘤缓解。对于 3 个月后幽门螺杆菌阴性且无淋巴瘤的患者，继续观察；如果幽门螺杆菌持续存在，则给予二线抗生素治疗。如果3个月时幽门螺杆菌被根除，但淋巴瘤稳定或部分有反应状态，没有临床症状，可以在3个月后继续观察，因为疾病反应需要一段时间。如果在3个月时，淋巴瘤有进展性或症状性疾病,开始放射治疗（30Gy）；如果幽门螺杆菌持续阳性，二线抗生素治疗幽门螺杆菌。

- 对于幽门螺杆菌阳性且t（11∶18）阳性的患者，有症状的患者的初始治疗包括根除感染的抗生素治疗和联合局部放疗，如果ISRT是禁忌，则加用利妥昔单抗。如果患者有早期的I_E疾病且无症状，可以考虑进行抗生素治疗的初步试验，但应密切跟踪患者，并期望有可能需要接受其他治疗。

- 对于I_E、II_E期的幽门螺杆菌阴性的胃MALT淋巴瘤患者，初始治疗包括ISRT（或利妥昔单抗，如果ISRT是禁忌），并在RT后3个月复查内镜并活检。

- 对于罕见的Ⅳ期患者需要采用化学疗法（利妥昔单抗、环磷酰胺、羟基霉素、致癌素、泼尼松龙，或者采用滤泡性淋巴瘤的其他一线方案），对于不能耐受化疗的老年人或体弱多病者，在放疗或不放疗的情况下均可给予四剂量利妥昔单抗治疗。

对于Lugano Ⅰ期或Ⅱ期累及小肠或结肠的非贲门性MALT淋巴瘤，ISRT是大多数患者首选的初始治疗，如果RT禁忌，可选择利妥昔单抗或手术切除（可能的话）作为替代方案。对于Lugano Ⅳ期小肠或结肠MALT淋巴瘤，大多数患者的初始治疗是化疗免疫治疗（RCHOP或进展期滤泡性淋巴瘤的其他一线治疗）。

对伴大细胞转化的胃或非胃MALT淋巴瘤，初始治疗遵循DLBCL的原则。

（二）弥漫性大B细胞淋巴瘤

对于有Ann Arbor Ⅰ期或Ⅱ期疾病且无治疗禁忌的良好体能状态的患者[46]，对大体积淋巴瘤（定义为最大直径7.5cm），标准的一线治疗是6个周期的RCHOP[28]，同时外加ISRT（表82-3）治疗。对于体积较小的淋巴瘤，标准的前期治疗是3个周期的RCHOP加RT或6个周期的RCHOP不加放疗。这些建议不适用于非常高龄（80岁）、体弱或左心室功能差的患者。对于双重打击DLBCL（定义为*MYC*基因重排和*BCL2*或*BCL6*重排），使用RCHOP的预后效果较差，建议采用更强烈治疗的方案，如需要调整一下药物剂量：依托泊苷、泼尼松、环磷酰胺、阿霉素、长春新碱和利妥昔单抗（DA-EPOCH-R）[47, 48]，高分期疾病（Ann Arbor Ⅲ和Ⅳ期）可能考虑临床试验，或者高剂量治疗联合自体干细胞挽救。关于复发或无反应DLBCL的抢救治疗，不在本章范围内讨论。

七、化疗进展

如果不承认最近治疗包括NHL在内的血液系统恶性肿瘤取得了可喜进展，那么对NHL当前的治疗讨论是不全面的。这包括一系列针对肿瘤细胞信号通路、表面抗原或微环境的靶向治疗。其中包括小分子抑制药、单克隆抗体和

表82-3 Ann Arbor 分期

分 期	特 征
Ⅰ	单个淋巴结区域或结构（如脾、胸腺）
Ⅱ	在膈肌的同一侧有2个及以上的淋巴结
Ⅲ	膈肌两侧有两个或两个以上的淋巴结区域
Ⅳ	结外受累超出了"E"的范围
组别	
A	无全身症状
B	发热（38℃以上）、出汗、无意识的体重减轻（超过6个月体重减轻超过10%）
E（仅Ⅰ~Ⅲ期）	与已知淋巴结相邻或接近的单一结外淋巴结受累

改编自 Armitage JO. Staging non-Hodgkin lymphoma. *CA Cancer J Clin*. 2005；55：368.

免疫疗法，包括程序性细胞死亡蛋白 1（PD1）抑制药和嵌合抗原受体 T 细胞。事实上，新药剂的激增为未来的研究带来了许多令人担忧的可能[49]，因为其需要一段时间才能走向聚焦研究。全面的讨论超出了本章的范围，但以下内容将为读者提供当前治疗概述，读者也可参考一些当前关于这些方面的评论[49-51]。

B 细胞受体通路（BCRP）在细胞增殖、分化和凋亡等多种细胞过程中起重要作用。依鲁替尼是一种小分子、不可逆的酪氨酸激酶抑制药，是 BCRP 的重要组成部分，在复发/难治性套细胞淋巴瘤和非 GCB 细胞来源的 DLBCL 中显示了令人印象深刻的反应率[52]。Idelalisib 是磷脂酰肌醇 -3- 激酶（PI3k）中 p110δ- 亚基亚型的选择性抑制药，是 BCRP 的另一个组成部分，在惰性 B 细胞淋巴瘤的重度预处理中显示出良好的活性[53]，但这种药物的使用可能受到 GI 和肺毒性的限制。

Bcl-2 蛋白家族是癌细胞凋亡的关键调节因子。维奈托克是一种口服的小分子 BH-3 仿生药，作用于 Bcl-2 家族促凋亡 Bax 和 Bak 成员，可与利妥昔单抗和苯达莫司汀相互作用以刺激细胞凋亡[54]。应用靶向 Bcl-2 的另一种方法是利用 DNA 寡核苷酸与 *BCL2* 基因杂交，而不是与其他 Bcl-2 家族成员杂交。基于这种方法一期数据可喜性[55]，对复发/难治 DLBCL 的二期临床试验正在进行。

二代抗 CD20 单克隆抗体，如 Obinutuzumab，目前正在开发，它们对 CD20 抗原具有更高的亲和力，并增强了抗体依赖性细胞毒性（ADCC）活性。CD19 单克隆抗体（其表达主要局限于 B 细胞，在 CD20 活性下调时仍可维持）也在开发中，可能用于单一药物[57]或与利妥昔单抗联合使用。

PD1 受体是由抗原刺激的 T 淋巴细胞表达的抑制性受体。PD1 与其配体，程序性死亡配体 1（programmed death-ligand 1，PD-L1）之间相互作用，其在包括 B 细胞淋巴瘤在内的许多肿瘤中表达，激活抑制 T 细胞活性的信号通路，从而阻断抗肿瘤免疫应答反应。针对 PD1 或 PD-L1 的抗体，可以阻断 PD1 通路并重新激活 T 细胞活性[58]。帕利珠单抗[59]、碘解磷定单抗[60]和纳武单抗[61]均为人源化或全人源抗 PD1 单克隆抗体，对包括 DLBCL 在内不同亚型的 NHL 具有明显的抗肿瘤活性。这些药物在多种组织学亚型中的 II 期研究正在进行。

另一项对复发/难治性 B 细胞恶性肿瘤（包括 DLBCL）患者有前景的技术是抗 cd19 CART 疗法的发展[62, 63]。自体 T 细胞被修饰携带特异性 CD19 抗原。环磷酰胺和氟达拉滨也可作为调理化疗使用。在美国国家癌症研究所的一项试验中[64]，7 例可评估的 DLBCL 患者中有 6 例和所有无痛性 NHL 患者对治疗产生了反应。CART 细胞在输注后 7~17 天在外周血中达到高峰，之后迅速下降。尽管如此，9 例患者在最后的随访中仍处于持续缓解状态，其中缓解时间最长的到治疗后的 23 个月[65]。第二项研究评估了 38 例复发/难治性非霍奇金淋巴瘤患者，包括 21 例 DLBCL 患者，治疗方案因组织学亚型和过去的治疗病史而改变。出现细胞因子释放综合征为 16 例，神经毒性为 3 例；总的客观有效率为 68%，而 DLBCL 患者客观有效率为 43%，中位随访 11.7 个月，无进展生存率为 62%。

第 83 章
婴幼儿小肠外科疾病

Surgical Conditions of the Small Intestine in Infants and Children

Yue-Yung Hu　Todd Jensen　Christine Finck　著

朱晓亮　张正聪　译

摘要

在婴儿和儿童中，小肠疾病包括一系列不同于成人的先天性和获得性疾病。先天性病变，如先天性小肠旋转不良、十二指肠或空肠闭锁、胎粪性肠梗阻、卵黄管残留畸形和先天性肠重复畸形，如果不是出现在产前，就很有可能在婴儿期出现。获得性小肠疾病包括坏死性小肠炎和肠套叠。

关键词：肠扭转；肠闭锁；肠重复畸形；胎粪梗阻；坏死性小肠炎；肠套叠

一、肠旋转不良

肠旋转不良是婴幼儿胃肠道最常见的先天性疾病之一，尽管 90% 的病例在出生后第 1 年内表现出来（其中 50%~75% 出现在出生后的第 1 个月内）[1]，患者在任何年龄都可能出现肠扭转和（或）梗阻，因此了解胚胎学、诊断和治疗肠旋转不良对于所有腹部外科医生来说都是至关重要的。

肠旋转的胚胎学过程已经被很详细地描述（图 83-1）。在妊娠第 5 周，小肠从腹部突出后进入脐，并围绕其主要血液供应的肠系膜上动脉逆时针旋转 90°。在妊娠第 10 周，小肠回到腹部，再次逆时针旋转 180°[2]。最终，十二指肠通过 SMA 下方并越过脊柱，使十二指肠空肠连接处固定在左上腹部，而盲肠固定在右下腹[3, 4]，因此，小肠的肠系膜从 Treitz 韧带斜向穿过腹部的长轴到右侧的结肠旁沟；这种广泛的固定作用可固定小肠并防止其扭转。左右结肠由肠系膜固定在后腹壁。无论盲肠的位置如何，那些固定右结肠的结肠带都附着在盲肠上[5]。

典型的旋转不良，也称为不旋转，是最常见的形式。完全不旋转意味着十二指肠空肠旋转不良（十二指肠空肠交界处不跨越脊柱，位于中线左侧）和盲肠旋转不良（盲肠位于中腹部，而不是右下腹），并导致小肠悬浮在一个狭窄的肠系膜上，容易发生扭转（图 83-2A）[3, 4]。孤立性十二指肠空肠旋转不良（图 83-2B）可继发于纤维状腹膜带（Ladd 带）所致的十二指肠梗阻。在孤立的盲肠旋转不良中，盲肠活动度极好，易发生盲肠扭转（图 83-2C）。另外，从右侧结肠旁延伸到盲肠位置异常的条带可能会阻塞十二指肠。逆向旋转时，十二指肠和 SMA 位于结肠前，而不是结肠后，可出现横结肠梗阻（图 83-2D）[6]。

在 30%~60% 的肠旋转不良患者中，还可以看到其他的先天性异常，如十二指肠闭锁、肛门闭锁、Meckel 憩室、环状胰腺、十二指肠前门静脉、胆道闭锁、心脏畸形、内脏异位、21 三体综合征和 16q24 染色体缺失综合征[7-9]。

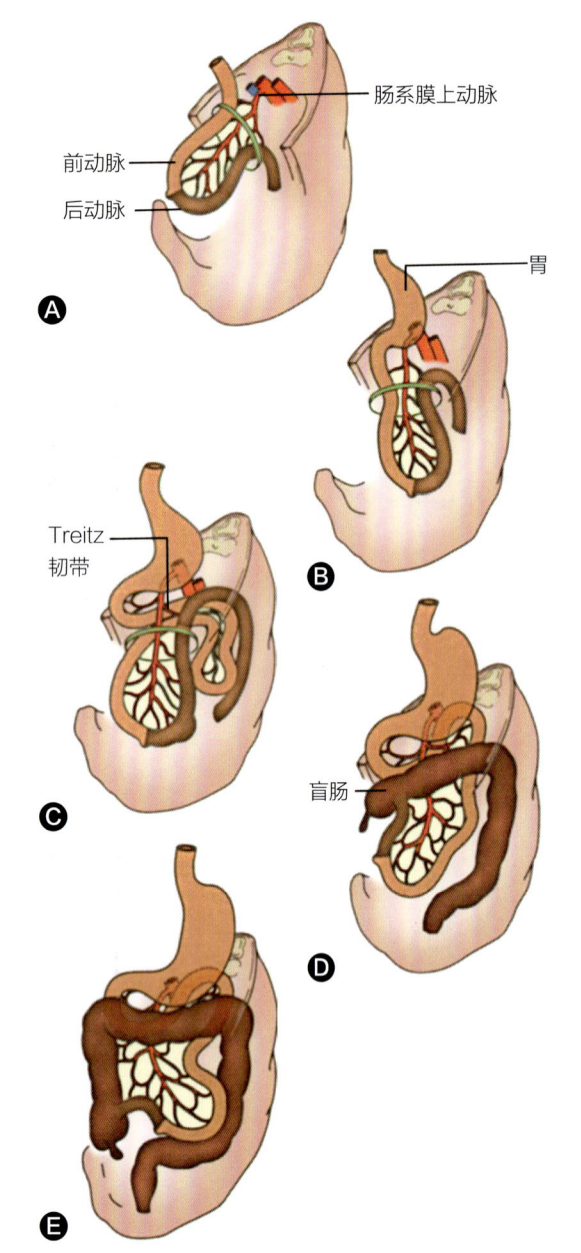

▲ 图 83-1 正常的中肠旋转在妊娠第 5 周开始（A），直到第 12 周完成（E）

引自 Ashcraft KW, Holder TM, eds. *Pediatric Surgery*. Philadelphia: Saunders; 1999.

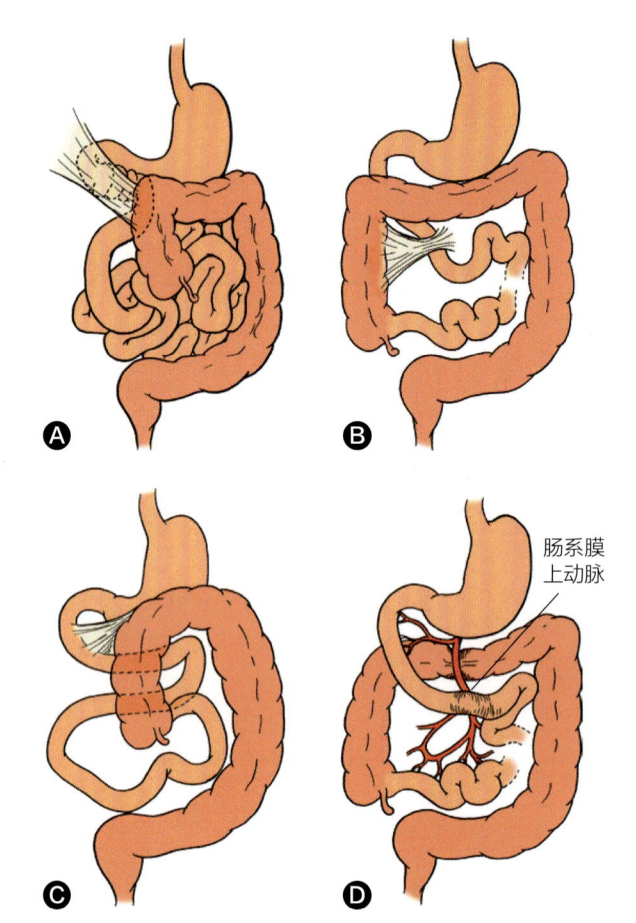

▲ 图 83-2　A. 完全不旋转。十二指肠空肠交界处和盲肠都没有围绕肠系膜上动脉旋转。所有小肠位于 SMA 的右侧，所有结肠位于左侧。这种异常是最常见的旋转不良类型，并且小肠扭转的风险一直存在。B. 十二指肠空肠连接处不旋转，盲肠正常旋转。这种异常在临床上可能表现为十二指肠梗阻，继发于十二指肠前部结肠的纤维状腹膜带异常。C. 十二指肠空肠交界正常旋转，盲肠不旋转。这些患者有小肠扭转的危险。D. 十二指肠空肠交界处反向旋转，通过腹侧而不是背侧到达 SMA，然后结肠反向旋转，盲肠向 SMA 的背侧而不是腹侧旋转。这种异常临床表现为横结肠梗阻

引自 Oldham KT, Colombani PM, Foglia RP, eds. *Surgery of Infants and Children: Scientific Principles and Practice*. Philadelphia: Lippincott-Raven; 1997.

因为胰腺和肝胆管与肠道旋转在发育过程中同时发生，所以旋转异常与环状胰腺和（或）持续性十二指肠前门静脉的相关是不足为奇的。在妊娠第 10 周前，先天性膈疝和腹壁缺损（脐膨出和腹裂）就影响或终止了正常旋转；因此，患有这些疾病的婴儿被定义为旋转不良[1]。

发生小肠扭转畸形的典型症状是婴儿有胆汁性呕吐。40%~60% 的新生儿胆汁性呕吐可归因于外科肠梗阻，其中最常见的原因是肠旋转不良[10]。随着肠扭转缺血的病情进展，婴儿可能出现腹胀、呕血、便血、腹膜炎和休克。然而，应该注意的是，肠扭转患者可能永远不会出现腹胀，因为梗阻处可能与 Treitz 韧带相近。没有肠扭转的旋转不良可能表现为慢性腹痛和

（或）发育不良。它也可能是完全无症状的，只是在做不相关的检查过程中被偶然发现。

早期诊断旋转不良与肠扭转是至关重要的，以防止潜在威胁生命的肠缺血。有肠缺血迹象的疑似中肠扭转的儿童应进行急诊手术探查而不需要作放射学评估。如果患儿临床表现稳定，应进行影像学检查。X 线片中没有肠扭转或旋转不良的特征性表现，X 线显示小肠未见充气或少量充气，高位肠梗阻或基本正常的肠道气体类型[5]。超声作为肠旋转不良的筛查工具已得到一定程度的认可。SMA 和肠系膜上静脉正常解剖关系的逆转提示旋转不良。超声图像显示肠系膜呈漩涡征改变，与中肠扭转一致。然而，需要谨慎，因为超声诊断的假阳性率高达 21%。因此，如果超声显示 SMA/SMV 反转，应通过上消化道造影术来确诊旋转不良[11]。

上消化道造影术（UGI）仍是诊断肠旋转不良的标准检测方法[12]。在正常的 UGI 中，十二指肠应横过脊柱的左侧并位于胃的后方。由于十二指肠空肠旋转不良，十二指肠仍保持在脊柱的右侧（图 83-3）。在小肠扭转中，小肠呈螺旋形（图 83-4）。对比剂灌肠很少用于肠旋转不良的检查，因为右下腹盲肠位置正常并不排除十二指肠空肠旋转不良，而且婴儿经常有活动性盲肠，可能导致假阳性结果[1]。计算机断层扫描可显示肠系膜血管扭曲、肠梗阻和 Treitz 和（或）盲肠系膜错位[11]。然而，CT 产生的辐射暴露并非没有风险。由经验丰富的儿科放射科医生进行高质量的 UGI 检查，就可能完全确诊而不需要行 CT 检查。

如果怀疑小肠扭转，应立即进行外科手术探查。1936 年，William Ladd 描述了目前仍在使用的矫正肠旋转不良和小肠扭转的手术方法[4]，即盲肠松解术。盲肠松解术（Ladd 手术）通常是通过婴儿右上腹横切口、大龄儿童和成人的正中剖腹探查术进行。探查肠管，如果肠管扭转，则按逆时针方向旋转（大家可能记得"让

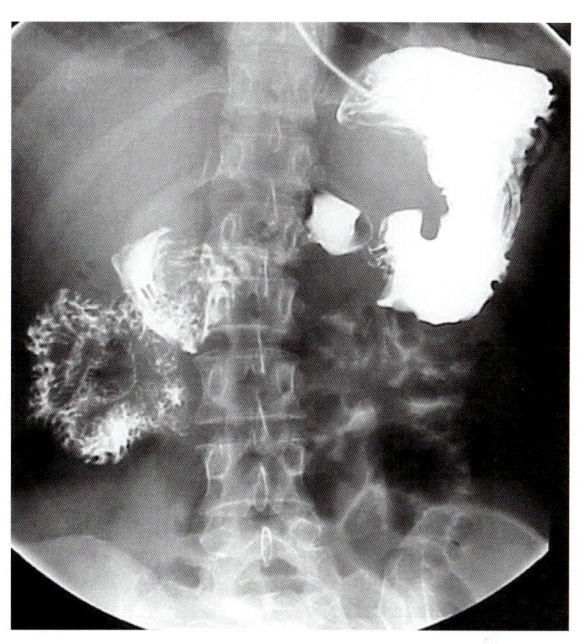

▲ 图 83-3 上消化道造影显示十二指肠未能越过脊柱

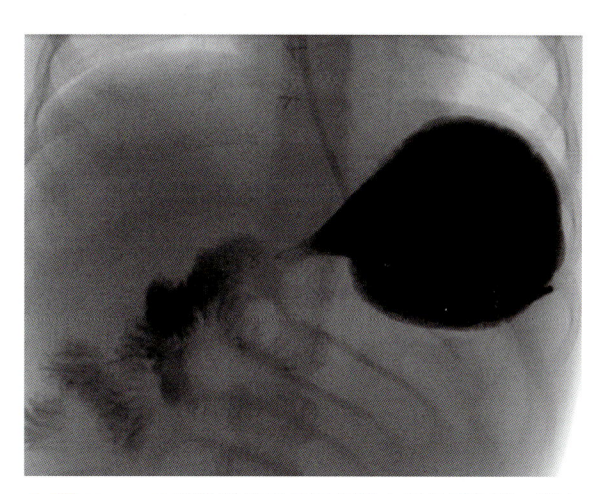

▲ 图 83-4 上消化道造影显示近端小肠呈螺旋形，符合肠扭转

时间倒流"）（图 83-5C）。切开 Ladd 带（从右侧结肠旁沟越过十二指肠的系膜带）（图 83-5D），并扩大肠系膜的底部。肠道在腹部被替换过来，小肠置于右腹部，盲肠置于左上腹（图 83-5E）。通常进行附带的阑尾切除术。如果遇到肠管缺血，应在观察一段时间后评估其活力。小范围的肠坏死应予以切除、同时行或不行一期吻合。应该留下有活力的肠管，让其自我存活；第二次检查应该在 24～36h 后进行[1]。美国小儿外科协会建议，偶然发现的有肠旋转不良的

年龄较小的无症状儿童应该接受 Ladd 手术，而年龄稍大的儿童则可以随访观察。如果手术是选择性的，可以通过腹腔镜进行，手术的步骤则是相同的[12]。

在 Ladd 手术后，患者应该用鼻胃管减压（并可能接受全胃肠外营养），直到他们的肠功能恢复。伴有肠道严重损害的肠扭转患儿死亡率可能超过 30%。长期并发症包括粘连性小肠梗阻（10%）、复发性肠扭转，如果持续出现严重的肠道液体丢失，则还会发生短肠综合征。

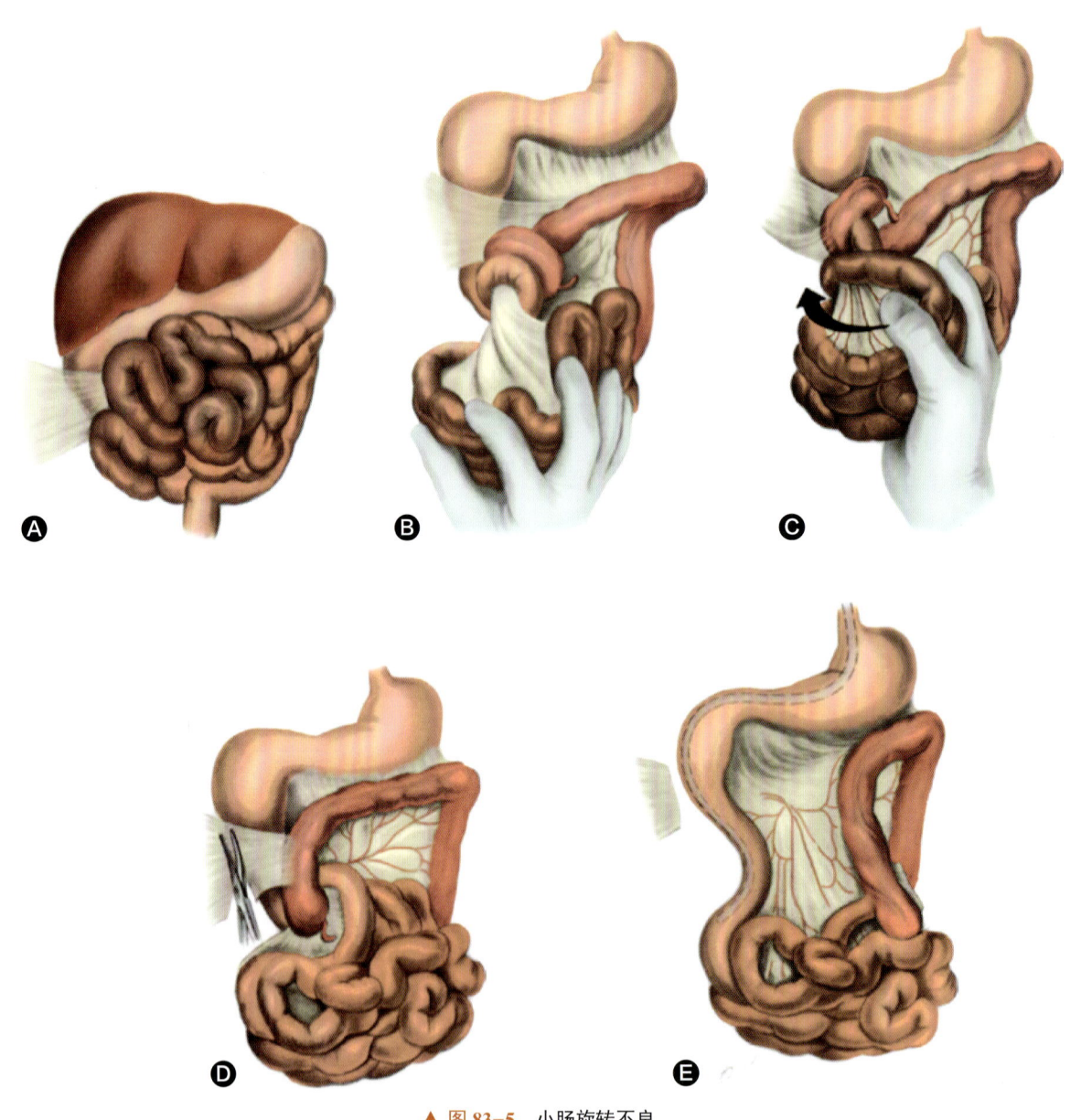

▲ 图 83-5 小肠旋转不良

A. 打开腹腔时内脏的外观。小肠一眼就能看到，结肠似乎被它遮盖了。肠道血管损伤明显。B. 将整个肠系膜包块从伤口中取出并向下拉以显露肠系膜底部。盘绕的肠管或升结肠缠绕在未完全固定的肠系膜根部。按顺时针方向发生扭转。十二指肠降部扩张是由横过它的 Ladd 带或腹膜皱襞施加的外在压力所致。C. 用手握住整个肠块并逆时针旋转（多数情况下）可减少扭转。D. 扭转复位后，盲肠位于右侧脊柱旁沟。来自盲肠的腹膜皱褶阻塞十二指肠。在十二指肠浆膜外侧边缘附近切开皱襞。下面的肠系膜上蒂被识别和小心地保存。E. 手术结束时小肠和升结肠的外观。十二指肠沿着右沟向下延伸。小肠位于腹部右侧，盲肠和升结肠位于腹部中线或左侧。如图所示，肠系膜上动脉及其分支显露出来。鼻胃管已进入空肠，以排除内在梗阻（引自 O'Neill JA Jr, Rowe MI, Grosfeld JL, et al., eds. *Pediatric Surgery*. St Louis : Mosby-Year Book ; 1998.）

二、肠闭锁和肠重复畸形

（一）十二指肠闭锁

十二指肠闭锁在新生儿中的发病率为1/6000～1/10 000。它源于胚胎发育时期肠腔再通失败，肠管在妊娠的第6周未能闭塞其内腔。绝大多数（92%）被归类为Ⅰ型：阻塞的隔膜或网膜是由黏膜或黏膜下层形成的，而肌层或肠系膜没有相应的缺陷（图83-6A）。Ⅱ型闭锁仅占所有十二指肠闭锁的1%，由十二指肠的两个盲端组成，由一条短纤维索连接（图83-6B）。有7%的患者出现Ⅲ型闭锁，即十二指肠的两个盲端完全断开，但覆盖在V形肠系膜缺损上（图83-6C）。85%的十二指肠闭锁位于十二指肠第一和第二段的连接处。胆总管远端通常穿过中间隔接近壶腹，壶腹在其近端。罕见的是，发现了同时存在近端和远端壶腹的胆总管双裂[13]。

十二指肠闭锁的表现多种多样。产前超声检查可检出30%～65%的羊水过多的病例。新生儿会出现胆汁性呕吐。在检查时会发现上腹部饱胀。腹部X线上代表胃和十二指肠阻塞造成的双泡征是诊断的病理标志（图83-7）；然而，远端气体可见于不完全梗阻或胆总管双裂的患者中。Ⅰ型十二指肠闭锁可能未完全阻塞，因此直到食用固体食物后才被发现。UGI可能会显示一个圆形的末端，代表十二指肠风向袋征。

如果怀疑或诊断为十二指肠闭锁，则应行胃肠减压，以使病情缓解。应进行检查以寻找相关的异常：28%有唐氏综合征，23%有环状胰腺，23%有先天性心脏病，20%有肠旋转不良。在患儿病情稳定后，可尝试手术修复。薄的隔膜可通过十二指肠纵向切开术切除。该手术从梗阻点附近开始，在隔膜上向近端进行，随后横向闭合。这些病变常位于十二指肠第二段，但也可向远端呈气囊状隆起（"十二指肠风向袋征"）；在行十二指肠切开术时要小心，因为如果在明显梗阻点外部切开肠管，可能很难到达隔膜的近端起点。两个盲端可以用菱形吻合术重新闭合，其中近端横向切开，远端纵向切开（图83-8）。或者，另一种选择是十二指肠空肠造口术或胃空肠造口术，但后者存在边缘溃疡和盲襻综合征的风险[14]。当进行开腹手术时，肠管远端应能通过导管以确保没有远端闭锁；然而，这种情况是很少见的。事实上，在腹腔镜手术中，

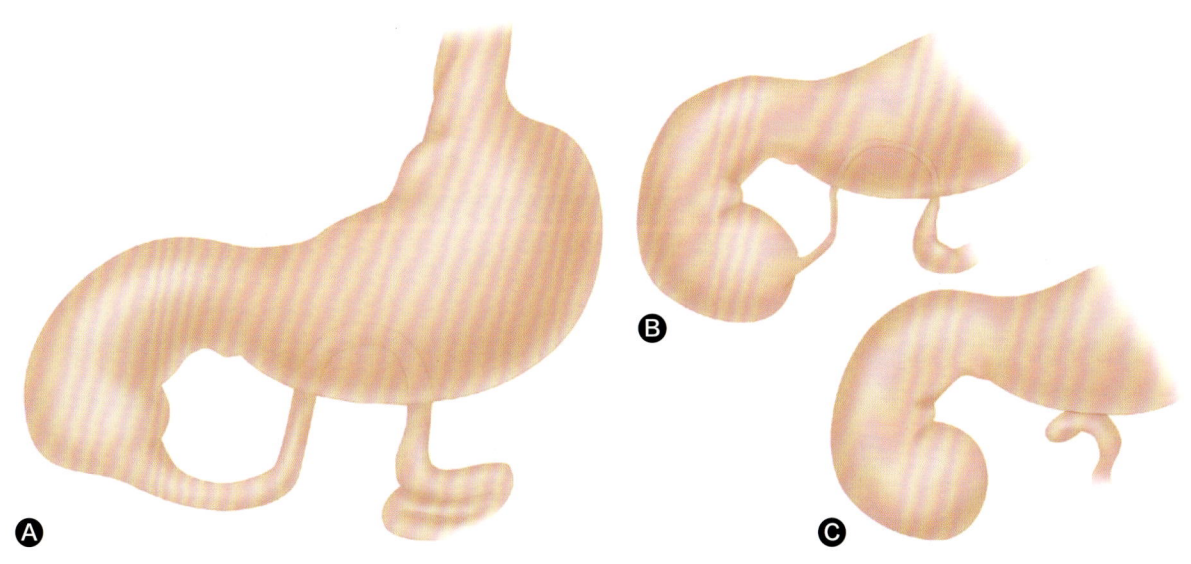

▲ 图83-6 十二指肠闭锁的分类

A. Ⅰ型：梗阻的隔膜或网膜由黏膜或黏膜下层形成，而肌层或肠系膜无缺损；B. Ⅱ型：由两个盲端组成，由一条短纤维索连接；C. Ⅲ型：十二指肠的两个盲端完全断开，但覆盖在V形肠系膜缺损上（引自 Coran A, Adzick NS, Krummel TM, et al. eds. *Pediatric Surgery*. 7th ed. Philadelphia：Mosby；2012.）

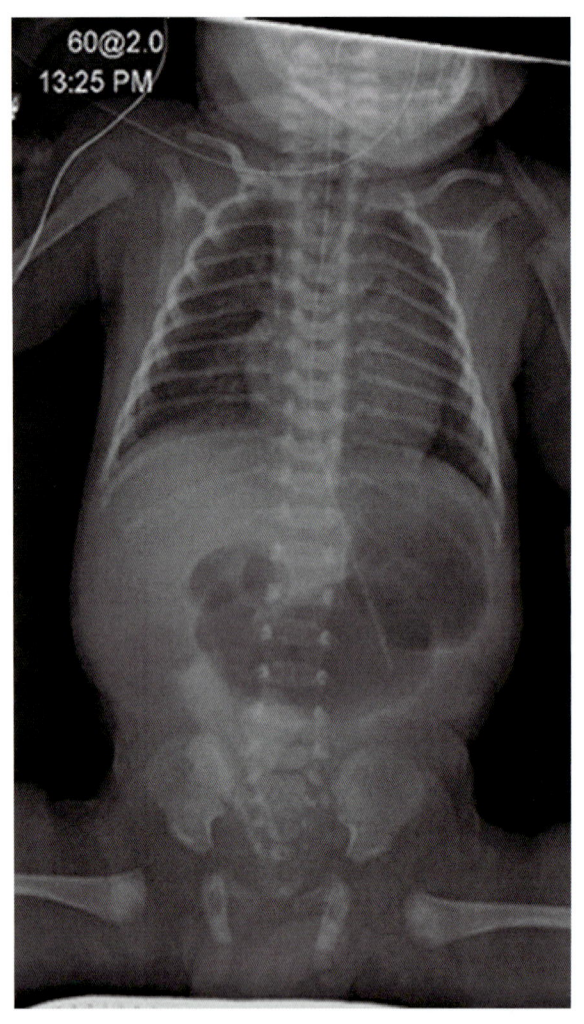

▲ 图 83-7　腹部 X 线显示十二指肠闭锁的双泡征

这个步骤可被省略。

(二) 空肠闭锁

空肠闭锁是新生儿肠梗阻最常见的原因之一，据报道，每 2000~3000 例新生儿中有 1 例发生[15]。病变部位几乎平均分布在空肠（51%）和回肠之间[16]。与十二指肠闭锁相反，空肠闭锁被认为是由子宫内血管意外导致受影响的肠段局部缺血坏死和再吸收所致[17]。这一机制解释了小肠闭锁与引起肠系膜和肠机械性收缩的疾病（如肠扭转、肠套叠、腹内疝、腹裂）[18]，以及在妊娠期间使用血管活性药物（伪麻黄碱、麦角胺和咖啡因）之间的关系[19]。根据改进的 Louw 分类方案对空肠闭锁进行分类。在Ⅰ型闭锁中，肠和肠系膜保持连续性，但存在腔内隔膜（图 83-9A 和图 83-10A）。Ⅱ型闭锁包括两个盲端，由纤维索连接并由完整的肠系膜血管供应（图 83-9B 和图 83-10B）。Ⅲa 型闭锁有两个盲端，被肠系膜 V 形缺损隔开（图 83-9C）。Ⅲb 型闭锁，也称为苹果皮样闭锁或圣诞树样闭锁，大量近端小肠缺失，剩余的短的远端闭锁段被包裹在逆行血供周围（图 83-9D）。Ⅳ型闭锁的特点是多个小的闭锁节段相连，酷似"香肠串"（图 83-9E）。Ⅲb 型和Ⅳ型肠腔闭锁与肠长度明显减少和预后不良有关[17]。

空肠闭锁可以通过产前超声诊断，显示为充满液体的肠管扩张[20]。在高达 50% 以上的病例中可见羊水过多。婴儿出生后通常表现为胆汁性呕吐和进行性腹胀。呕吐的频率和扩张程度随肠腔闭锁的位置而变化；近端闭锁的婴儿会频繁呕吐，并表现出轻微的腹胀，而远端闭锁的婴儿会表现出明显的腹胀，并有迟发性的呕吐。1/3 的婴儿会在出生后 24h 内排出胎粪。10% 的患儿由于子宫内肠穿孔出现胎粪性腹膜炎。与此同时，1/3 以上的婴儿可能出现先天性发育畸形[18]。有 10%~20% 患有小肠闭锁症的儿童有肺囊性纤维变性（CF）[21]。

对产后怀疑有先天性肠梗阻的患儿进行 X 线检查，一般先从平片开始，X 线片可显示无远端空气的扩张小肠环。空肠闭锁一般不需要对比剂检查来诊断，但对比剂灌肠可能是有帮助的，特别是对于它与结肠闭锁或胎粪性肠梗阻的鉴别。在空肠闭锁中，对比剂灌肠将显示小结肠和小口径回肠末端，对比剂在小肠通道中突然终止（图 83-11）。同样，在结肠闭锁中，对比剂将停止延伸，它不会充满盲肠或回盲瓣。在胎粪性肠梗阻中，也可以看到小结肠，但会遇到浓缩胎粪颗粒，形成对比显示出来[22]。

小肠闭锁需要手术矫正。术前管理包括液体复苏和补充电解质、胃肠减压和抗生素的使用。空肠闭锁的手术干预应着眼于恢复小肠的连续性，同时保持功能性肠的长度；大多数情

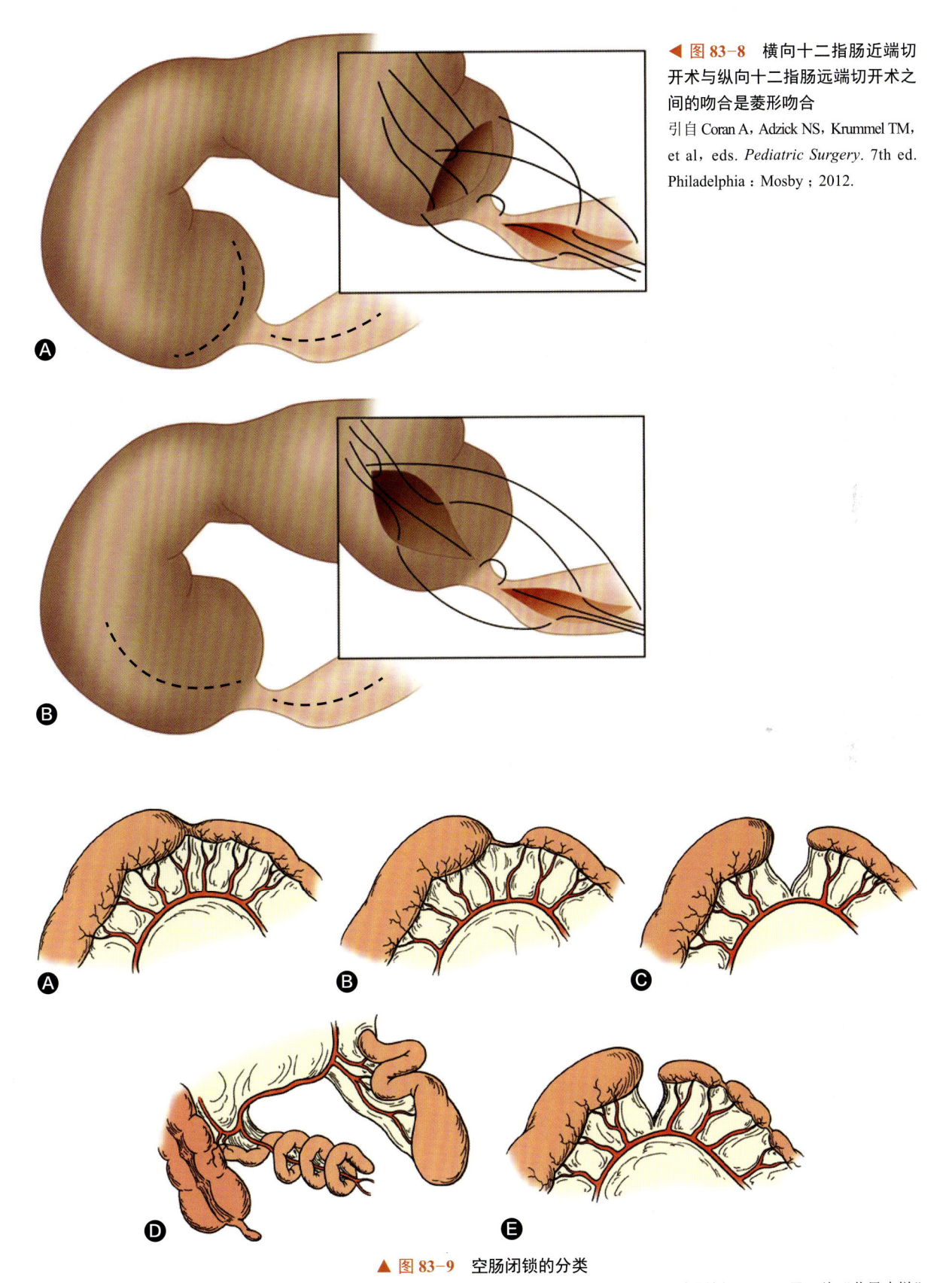

第 83 章　婴幼儿小肠外科疾病
Surgical Conditions of the Small Intestine in Infants and Children

◀ 图 83-8　横向十二指肠近端切开术与纵向十二指肠远端切开术之间的吻合是菱形吻合

引自 Coran A, Adzick NS, Krummel TM, et al, eds. *Pediatric Surgery*. 7th ed. Philadelphia：Mosby；2012.

▲ 图 83-9　空肠闭锁的分类

A. Ⅰ型，膜性闭锁，肠管和肠系膜完整；B. Ⅱ型，由纤维索分隔的盲端；C. Ⅲa 型，盲端由 V 形肠系膜缺损隔开；D. Ⅲb 型，"苹果皮样"闭锁；E. Ⅳ型，多发性肠道闭锁（"香肠串样"）（引自 Oldham KT, Colombani PM, Foglia RP, eds. *Surgery of Infants and Children：Scientific Principles and Practice*. Philadelphia：Lippincott-Raven；1997.）

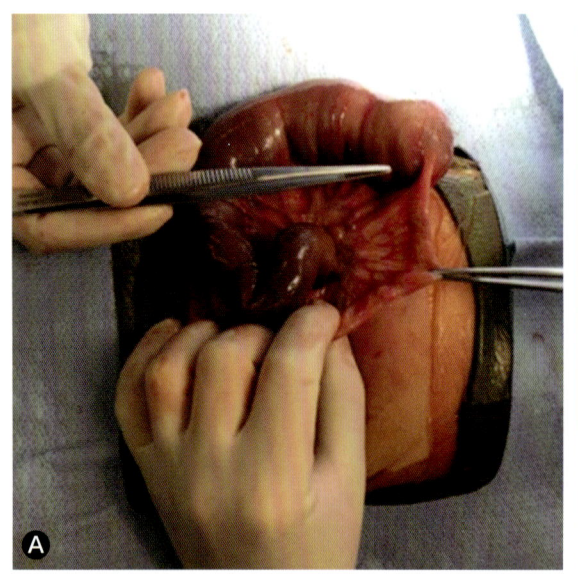

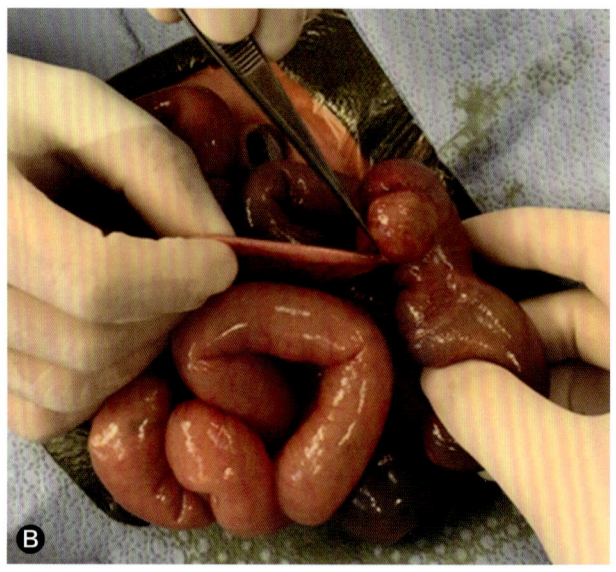

Shackelford 消化道外科学（原书第 8 版）
胃及小肠外科学卷

▲ 图 83-10　回肠闭锁的术中照片
A. Ⅰ型；B. Ⅱ型

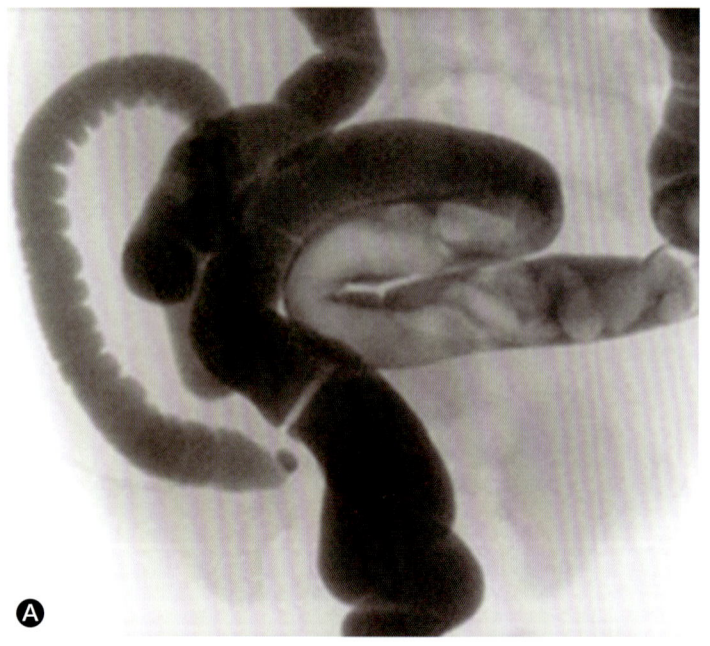

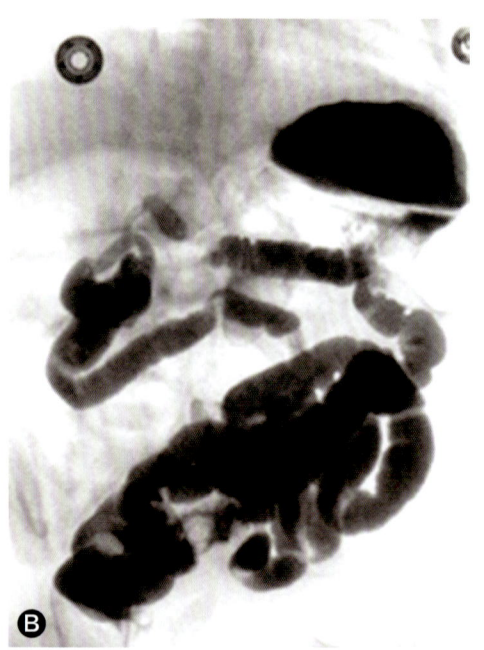

▲ 图 83-11　图 83-10 患者的术中照片显示肠内胎粪

况下应进行肠切除和一期吻合。在远端注入生理盐水，以评估是否存在其他的远端闭锁。通常，近端闭锁段会变得相当扩张和弛缓无力；如果剩余的长度足够，则应切除病变肠管。在有孤立性肠管闭锁和近端肠管短段扩张的婴儿中，可以进行端端或端侧吻合术。如果近端肠管有较长的扩张段，可以进行肠系膜锥形成形术，以保持肠管的长度和改善近端肠管的蠕动[13, 18]。为了减少近端和远端肠段之间的尺寸不匹配，可以倾斜打开远端肠段，也可以用 Cheatle 术延长切口[6, 23]。在Ⅲb型闭锁中，扩张的近端肠段与纤细的远端闭锁段吻合。Ⅳ型闭锁通常需要分期修复[18]。在胎粪性腹膜炎或肠缺血的情况下，可能需要进行造口分流术。手术后对婴儿进行胃肠道减压和全肠外营养治疗，直到肠道功能恢复，但这往往是缓慢的；在一个系列疗程中，

358

第 83 章 婴幼儿小肠外科疾病
Surgical Conditions of the Small Intestine in Infants and Children

完全喂养的中位时间约为 20 天 [13, 24]。

空肠闭锁婴儿的总生存率已从 20 世纪 50 年代的 30% 提高到 50%，目前已提高到 90% 以上 [13]。这种存活率的提高归因于新生儿危重护理、营养和外科技术的进步。死亡率取决于剩余小肠的长度，在小肠 40cm 或以上的患儿中，存活率达到 95%，而在小肠 14~40cm 的患儿中，存活率下降到 50% [16]。术后并发症包括吻合口瘘或狭窄（7%~15%）和粘连性小肠梗阻（10%）[13, 18, 25]。患有Ⅲb 型和Ⅳ型闭锁的婴儿或经过广泛肠切除的婴儿可能会出现短肠综合征，需要长时间的肠外营养。这些儿童可能是随后的肠道延长手术的候选对象 [13]。在 Bianchi 手术过程中，也称为纵向肠道延长和修剪（LILT）手术过程，肠纵向分裂，相应的肠系膜分裂成背侧叶和腹侧叶，使每一半都保持血流灌注，然后将纵向的两半部分行端端吻合（图 83-12A）[23]。在连续横向肠成形术（STEP）中，扩张的肠管被部分横切，垂直于肠的纵向入口，形成之字形通道（图 83-12B）[23]。

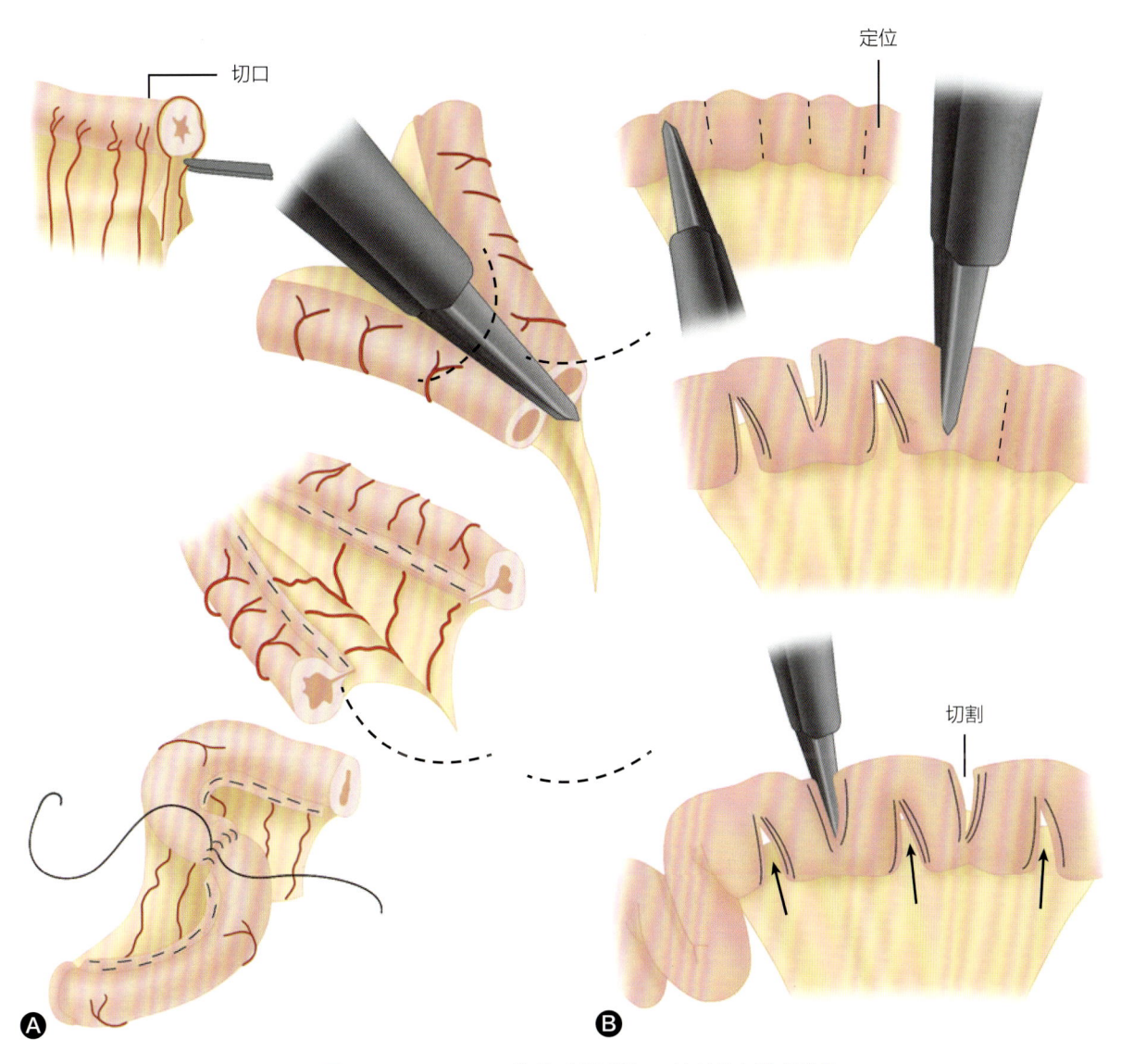

▲ 图 83-12　A.Bianchi 外科手术过程；B. 连续横向肠成形术

A. 引自 Bianchi A. Intestinal loop lengthening—a technique for increasing small intestine length. J Pediatr Surg. 1980；15：145–151；B. 引自 Kim HB，Fauza D，Garza J，Oh JT，Nurko S，Jaksic T. Serial transverse enteroplasty（STEP）: a novel bowel lengthening procedure. *J Pediatr Surg*. 2003；38：425–429.

（三）肠重复畸形

肠重复畸形的发生率为 1/100 000[16]。根据 Ladd 的定义，肠重复畸形有：①发育良好的平滑肌层；②代表胃肠黏膜的上皮内层；③与部分胃肠道有密切的解剖关系[19]。它们可能发生在口腔和肛门之间的胃肠道的任何地方，按降序排列，最常见的部位依次是回肠、食管、空肠、结肠、胃、阑尾和直肠[26]。有 10%～20% 的肠重复畸形患儿呈多发性[23]。通常，它们与邻近的肠道共享肌层和共同的血液供应。多达 25% 可能与肠腔相通。约有 25% 的患者发现有胃黏膜或胰腺黏膜，可引起溃疡、出血和（或）穿孔[23]。

肠重复畸形可能是囊性或管状的。囊性重复畸形占大多数。这些球形结构位于肠系膜边缘（图 83-13），并与邻近的肠道共享血液供应。它们很少与腔内相通。在肠系膜侧也发现了管状重复畸形，平行于邻近肠管，与正常肠管共用肠壁和血液供应（图 83-14）。它们与正常肠管腔的关系更为紧密，并具有很高的异位胃黏膜发生率[26]。

超声检查有时能够在产前筛查中识别这些重复囊肿畸形[16]。大多数人在婴儿期出现症状，12 岁后很少出现症状[26]。患儿可出现腹胀、肠梗阻（继发于压迫、肠套叠或肠扭转）、消化道出血、腹痛和可触及的腹部肿块。超声是最常见的影像学诊断方法[27]。小肠上消化道造影检查，口服对比剂增强 CT 扫描，或磁共振小肠成像可能会提示其他的信息。^{99m}Tc- 高锝酸钠扫描可能显示含有异位胃黏膜的肠重复囊肿畸形[27, 28]。

在患儿情况许可时，应将肠重复囊肿完全切除。由于存在共同的肠壁和血液供应，通常需要行包括肠重复囊肿和邻近肠管的节段性肠切除术；为尽量减少肠缺损，应保留囊性的和短的（＜ 20cm）管状肠重复[29]。对于一些广泛的管状肠重复，如果没有严重的肠缺损，则不能切除。可沿纵轴切开肠管，行囊肿黏膜切除术（如有异位胃黏膜，可行黏膜剥离术），引流至小肠 Roux-en-Y 襻，或在近端和远端引流至邻近肠管[23]。

三、胎粪阻塞综合征

胎粪阻塞综合征是指浓缩胎粪阻塞降结肠和直肠乙状结肠[30]。这些婴儿在出生后 24h 内表现为进行性腹胀、呕吐和胎粪排出失败。平

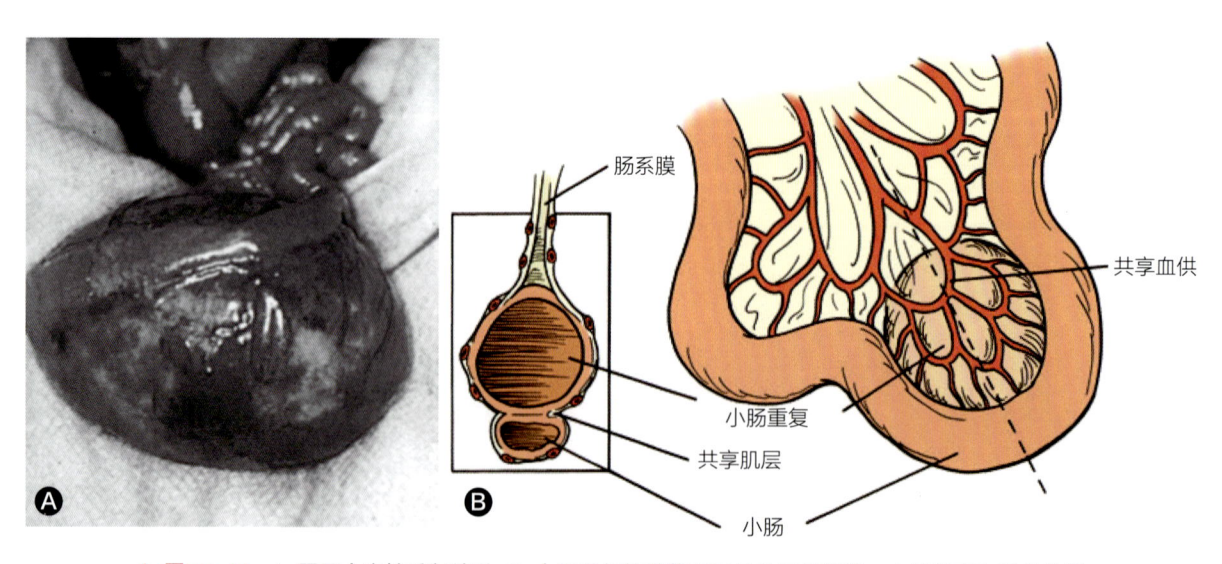

▲ 图 83-13 A. 肠巨大囊性重复畸形；B. 小肠重复的横截面显示共同的肠壁、血液供应和肠的位置
A. 引自 Ashcraft KW, Holder TM, eds. *Pediatric Surgery*. Philadelphia：Saunders；1999；B. 引自 Oldham KT, Colombani PM, Foglia RP, eds. *Surgery of Infants and Children：Scientific Principles and Practice*. Philadelphia：Lippincott-Raven；1997.

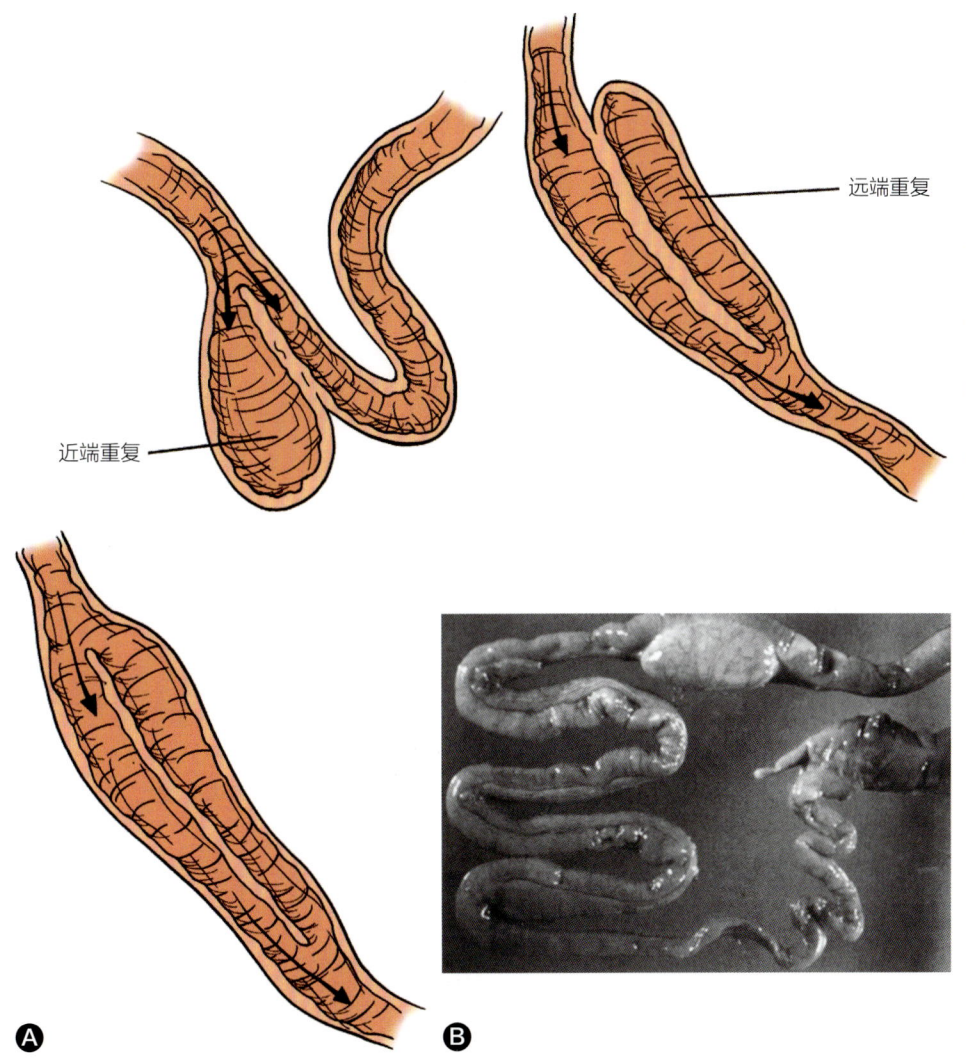

第 83 章 婴幼儿小肠外科疾病
Surgical Conditions of the Small Intestine in Infants and Children

◀ 图 83-14 A. 各种形式的肠管状重复连接的示意：近端肠重复连接形成球状肿块，远端肠重复连接临床上没有症状，近端和远端重复连接。箭表示肠道流动的方向；B. 尸检标本显示肠管状重复，包括部分回肠和大部分空肠

引自 Oldham KT，Colombani PM，Foglia RP，eds. Surgery of Infants and Children：Scientific Principles and Practice. Philadelphia：Lippincott-Raven；1997.

远端重复

近端重复

片显示肠襻扩张。水溶性对比剂灌肠通常既能诊断又可治疗，它可显示充盈缺损提示胎粪阻塞，并使其溶解，促进其排出（图 83-15）[30-32]，但可能需要反复对比剂灌肠。在胎粪堵塞的情况下还会出现小左结肠综合征，常发生在糖尿病母亲所生的婴儿身上。这些婴儿有小口径降结肠和直肠乙状结肠。与胎粪阻塞综合征一样，使用对比剂灌肠通常可以缓解梗阻 [32,33]。

胎粪阻塞综合征与母体镁缺乏、先天性巨结肠病（发病率为 3%～38%）和囊性纤维性病变（发病率为 0%～43%）有关。胎粪阻塞通过后仍有排便困难的婴儿应接受直肠活检以排除先天性巨结肠疾病 [33]。患有小左结肠综合征的婴儿似乎并没有增罹患先天性巨结肠病的风

险 [32]。胎粪性肠梗阻是指因胎粪浓缩引起的小肠和结肠梗阻。它几乎普遍与 CF 相关，并且在这些儿童中有 6%～20% 表现为主要症状 [22]。由于产前胰腺外分泌不足导致胎粪异常增厚和黏稠，并在回肠引起症状。阻塞的回肠会随着阻塞后的胎粪堆积而扩张。液体从梗阻回肠远端的胎粪中被吸收，造成浓缩胎粪和微小的硬颗粒（图 83-16 和图 83-17）[23]。

如果胎儿超声显示产前肠管扩张并有碎片样回声，则可怀疑产前胎粪性肠梗阻。产后胎粪性肠梗阻通常表现为腹胀和胆汁性呕吐。腹部 X 线片显示右下腹肠襻扩张并毛玻璃样外观 [22]（图 83-18）。如果没有复杂胎粪性肠梗阻的临床症状（胎粪性肠梗阻合并穿孔、肠扭转或闭

361

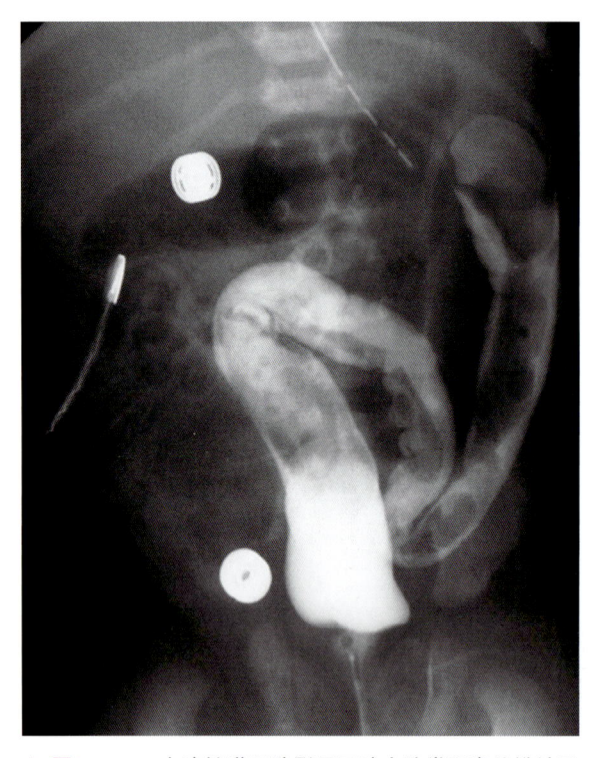

▲ 图 83-15 水溶性灌肠造影显示腔内胎粪阻塞从横结肠延伸到直肠，以及左结肠

图片由 A.B. Campbell, MD, St. Christopher's Hospital for Children 提供

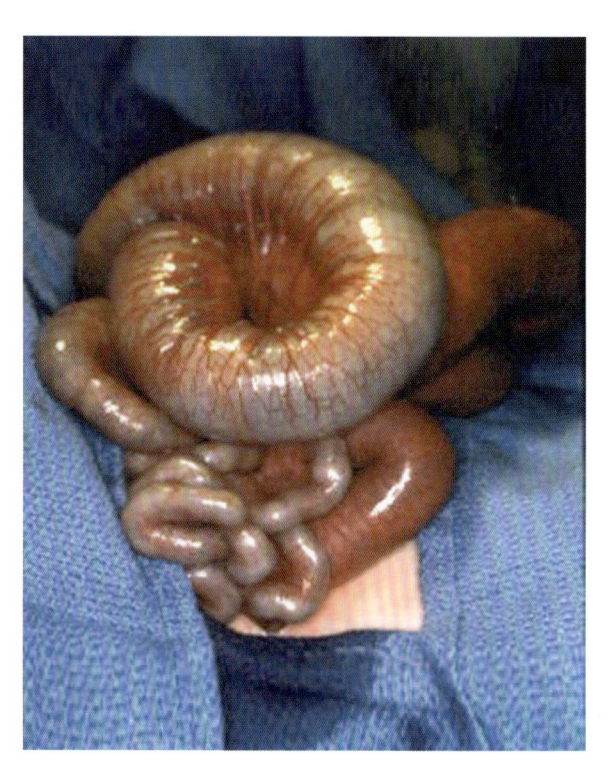

▲ 图 83-17 婴儿胎粪性肠梗阻手术照片显示扩张的肠管被胎粪阻塞，回肠远端被浓缩的胎粪球堵塞

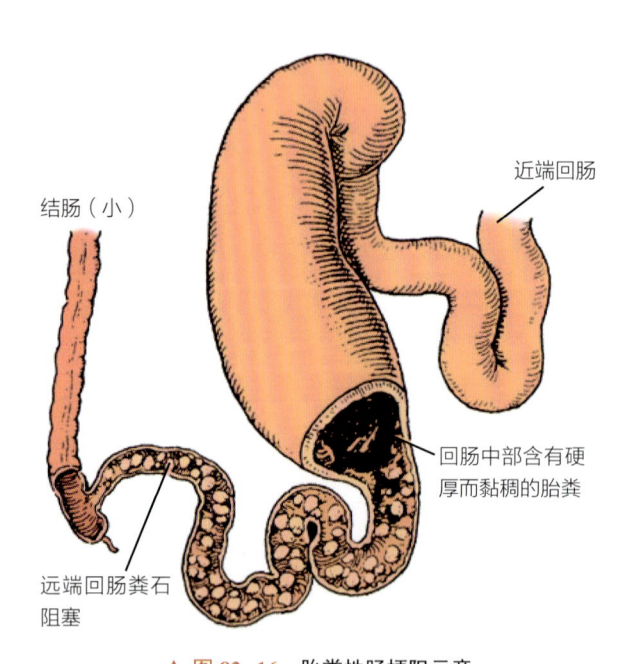

▲ 图 83-16 胎粪性肠梗阻示意

引自 Lloyd DA: Meconium ileus. In: Welch KJ, ed. *Pediatric Surgery*. Chicago: Mosby Year Book; 1986.

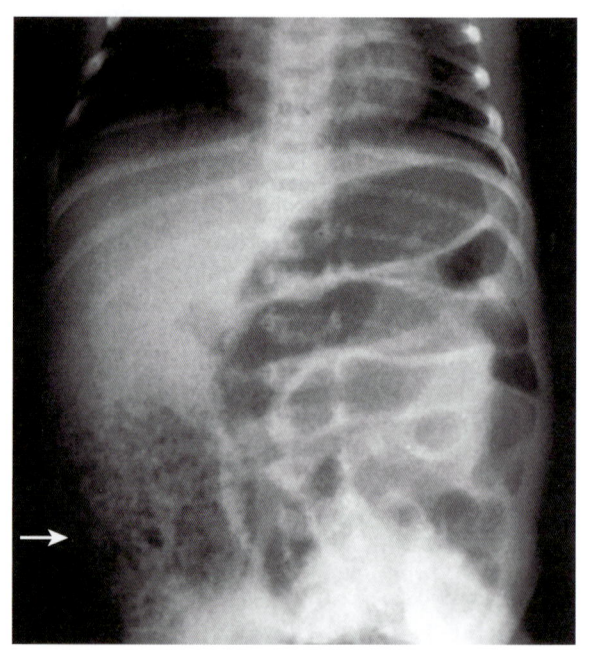

▲ 图 83-18 胎粪性肠梗阻腹部 X 线片显示肠襻膨大，胎由空气和粪便混合形成的胎粪（箭）呈磨玻璃样

引自 Ashcraft KW, Holder TM, eds. *Pediatric Surgery*. Philadelphia: Saunders; 1999.

锁），应行水溶性对比剂灌肠。回肠远端可见典型的含有胎粪球的细小结肠和近端扩张的小肠。与胎粪堵塞综合征一样，水溶性对比剂灌肠可能具有治疗和诊断的双重作用；对比剂可使阻塞胎粪松动，使其排出体外。为了清除所有浓缩胎粪，可在几天内进行多次灌肠。仔细注意婴儿的水分状况对于防止灌肠引起的脱水至关重要。虽然对比灌肠的成功率是 50%~60%，但它取决于胎粪影响肠的长度[34, 35]，以及潜在的病理生理机制。灌肠不能解除的梗阻是剖腹探查的手术指征。复杂胎粪性肠梗阻发生率高；在这种病例中，超过 90% 的儿童需要剖腹手术[36]。为了清除胎粪堵塞，已经采用了多种外科手术方法。肠切开术并用生理盐水或 4% 乙酰半胱氨酸溶液冲洗和人工清除胎粪通常是有效的。在远端梗阻不能解除的情况下，可以放置 T 管或行造口术（Bishop-Koop，Santulli）进行远端灌洗。为减少受胎粪阻塞影响的肠面积，肠切除并一期吻合可能是必要的。在复杂的胎粪性肠梗阻中，由于肠及周围组织的炎症，切除受损的肠管并造口是必须的[35]。术后患儿接受胃肠减压和全肠外营养直到肠功能恢复。

四、卵黄管残留畸形

在子宫内，卵黄管作为发育中胎儿卵黄囊和肠道之间的营养管道。在妊娠的第 8 周，胎盘发育并取代卵黄囊作为胎儿营养的来源，随后的卵黄管退化。据估计，在 1%~4% 的婴儿中发生卵黄管不能完全消失，可能导致广泛的脐肠系膜的异常，包括一个未闭的脐肠（卵黄）导管、卵黄管囊肿和囊带及 Meckel 憩室[37, 38]（图 83-19）。

大约 5% 的卵黄管残留部分是未闭的脐肠系膜管，即回肠远端与脐之间的持久连接。这些疾病通常出现在脐带分离后，小肠内容物从脐带中间间断排出，在脐底部可见窦道，超声可以显示脐下的管状结构。如果存在窦道，则可插管并注射对比剂，以显示与小肠的通道。

大约有 1/3 的完全瘘管患者发现存在异位胃黏膜。治疗包括切除全部残留的脐肠系膜[23]（图 83-20）。

脐肠系膜管囊肿可位于腹腔内或腹膜前间隙，其内衬有黏膜。它们是由于脐部和回肠末端的脐肠系膜管闭塞所致。它们可能变得相当大，会被感染，或引起肠梗阻，因此应该被切除[23]。

脐肠系膜带是由于脐肠系膜管或相关的卵黄血管纤维化而退化失败的结果。一根纤维索将肠管系在脐上。肠管可在这些束带周围扭转或被阻塞[39]。

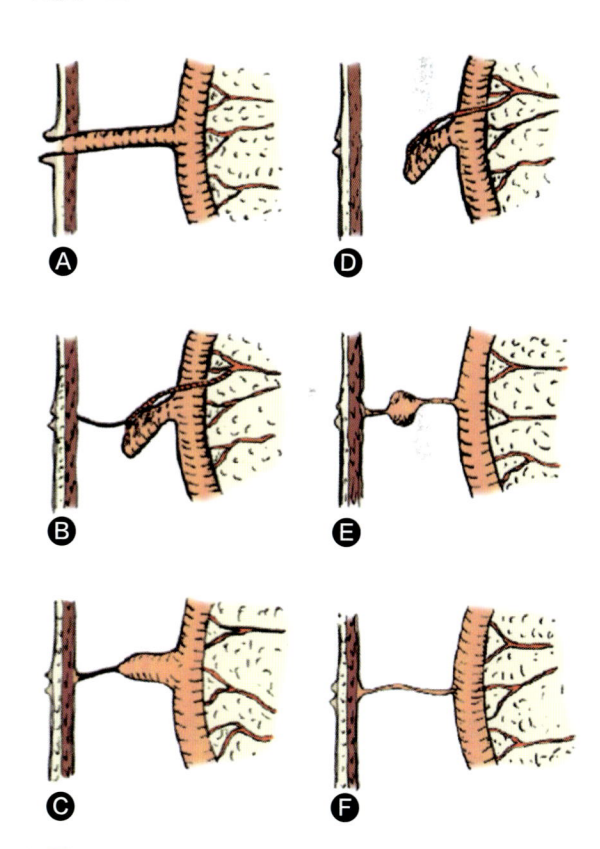

▲ 图 83-19 残留胚胎卵黄囊引起的一些更常见的先天性畸形

A. 未闭脐肠系膜导管，代表从回肠末端到脐的通路；B. Meckel 憩室，有一条右卵黄动脉，图示为脐下面的脐带；C. Meckel 憩室，有一个连接憩室尖端与脐下面的索带，脐带（索带）代表脐肠系膜管的远端残余；D. 典型的 Meckel 憩室，伴有卵黄动脉残留；E. 脐肠系膜管近端和远端退化，残留束或束带，脐肠系膜管中央保留，导致黏膜内壁囊肿；F. 从回肠到脐下表面的腹膜内带，代表脐肠系膜管退化而不消失（引自 Wyllie R, Hyams J, eds. *Pediatric Gastrointestinal Disease*. Philadelphia：Saunders；1999.）

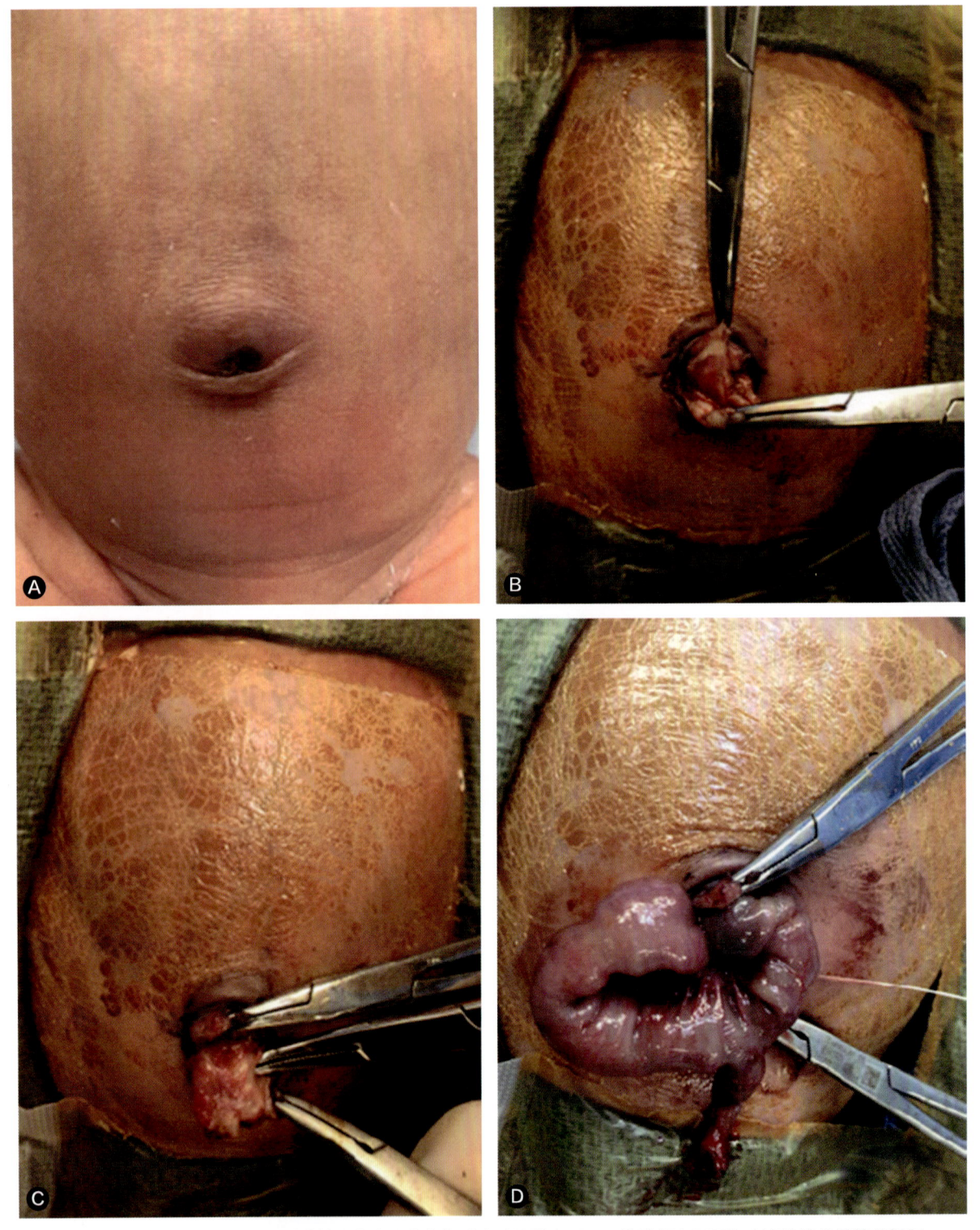

▲ 图 83-20 A. 未闭的脐肠系膜管，在小肠内容物引流后显露；B 至 D. 从脐部向下至与小肠连接的导管的解剖

　　Meckel 憩室占卵黄管残留的 90%。实际上，它是胃肠道最常见的先天性异常[37]，发生率为 1%~2%。4%~6% 的患者受影响出现症状；其中 50% 在 3 岁前出现症状，75% 在 10 岁前出现症状。男性出现症状的概率是女性的 2 倍[38]。

　　Meckel 憩室包含全部的三层肠壁，因此是真正的憩室，通常长度为 3~6cm。它们位于回肠的边界上，通常在离回盲瓣 50~100cm。它们产生于卵黄管的肠端的不完全变性，由持续的卵黄血管供应[37]。约 50% 有异位黏膜，其中 60% 是胃黏膜，15% 是胰腺黏膜。在高达 25% 的患者中存在从 Meckel 憩室到脐部的纤维连接[37]。

无痛性下消化道出血是最常见的并发症，通常发生在儿童。它是异位胃酸致黏膜溃疡或异位胰腺分泌物侵蚀黏膜下动脉的结果，或位于回肠憩室与异位黏膜连接处，或位于进入憩室管腔开口对面的肠系膜回肠壁。

幽门螺杆菌在 Meckel 相关溃疡中没有致病作用[37]。Meckel 憩室的胃黏膜可能会吸收 ^{99m}Tc- 高锝酸钠；因此，扫描可用于诊断无痛出血患者的 Meckel 憩室。然而，Meckel 扫描的灵敏度和特异性分别仅为 89% 和 98%[40]。另外，还可以进行双气囊小肠镜或胶囊内镜检查[41]。

肠梗阻是 Meckel 憩室的第二常见并发症。在成人中，它是相关疾病最常见的来源。有症状的肠梗阻可发生于憩室肠套叠（图 83-21）、供应 Meckel 憩室的肠外卵黄动脉下的肠襻疝（图 83-22），或围绕将 Meckel 憩室拴系在脐部的纤维带的肠襻扭转。无腹部手术史，但有小肠梗阻者应考虑 Meckel 憩室[37]。

Meckel 憩室炎在临床上通常与急性阑尾炎难以区分，通常是在对疑似阑尾炎的放射学或手术评估和处理中诊断出来的。憩室发炎，可能发展为坏疽和（或）穿孔。发炎的憩室中经常可发现异位的胃或胰腺黏膜[37]。

Meckel 憩室内的恶性肿瘤通常是淋巴瘤或类癌，但这很罕见，仅占 Meckel 并发症的 0.5%~2%[37]。

有症状的 Meckel 憩室需要手术切除，这可以通过开腹或腹腔镜的方法来完成[42]。憩室狭窄时，从肠的肠系膜上边缘切除憩室是合适的，但是如果憩室又短又宽，首选切除憩室和毗邻回肠的一部分。当因出血而切除 Meckel 憩室时，可对 Meckel 憩室腔和回肠进行检查，以确保溃疡区域被切除[38]。然而，一些外科医生提倡憩室切除术，即使在肠系膜肠内发现溃疡，考虑到肠切除术的其他并发症，并且事实上，憩室切除术只是单独去除了侵蚀性分泌物的来源，因此，应该有利于任何回肠溃疡的愈合[38]。偶然发现的无症状 Meckel 憩室的治疗仍有争议。外科医生必须权衡手术并发症的风险和 Meckel 相关并发症的风险。许多外科医生使用解剖标准来决定是否进行切除。大多数外科医生会选择切除狭窄的 Meckel 憩室，这种憩室有带状的卵黄血管，有梗阻的风险，或憩室尖端增厚，符合异位黏膜的存在（图 83-23）。

2008 年，对 244 项已发表的研究进行了系统回顾，结果表明切除偶然发现的 Meckel 憩室的术后并发症比对其完整保留要高得多；758 例

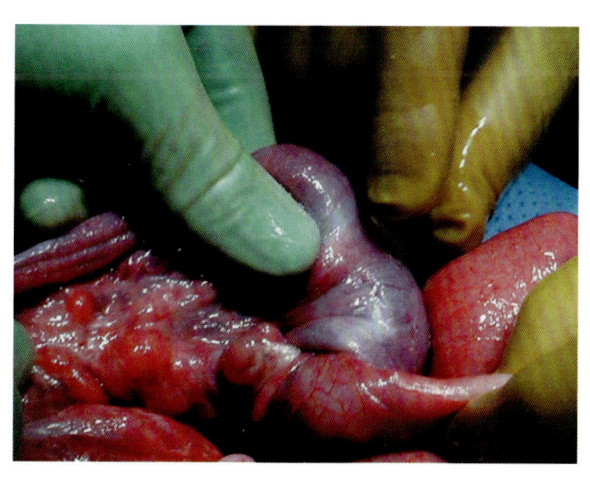

▲ 图 83-21 Meckel 憩室导致的肠套叠，注意肿大的肠系膜淋巴结

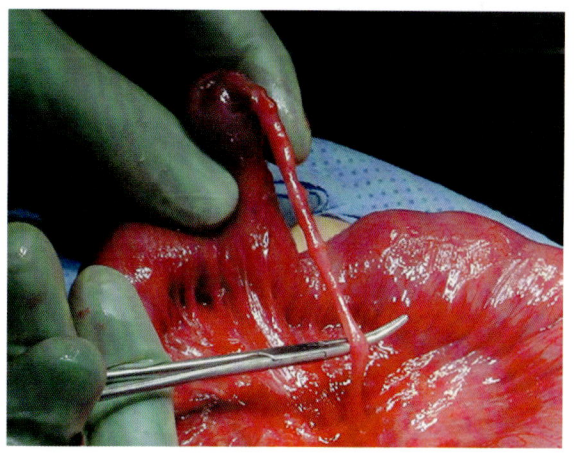

▲ 图 83-22 图 83-11 中缩小的 Meckel 管显示肠系膜外卵黄血管滋养 Meckel 憩室，可能引起内疝

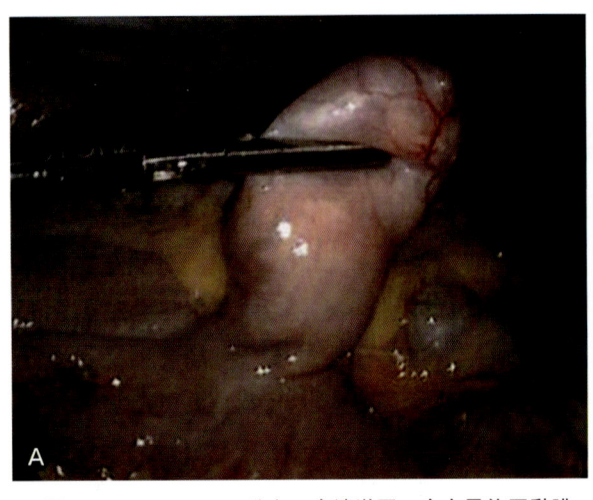

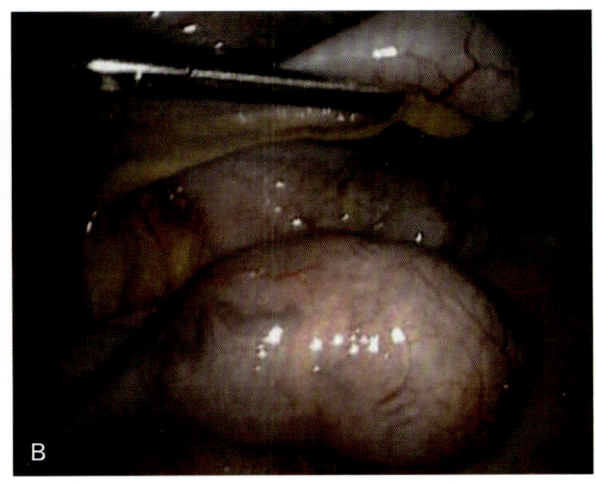

▲ 图 83-23　A.Meckel 憩室，尖端增厚，含有异位胃黏膜。注意系膜游离的小肠。B. 阑尾放在 Meckel 憩室附近进行比较

患者将不得不进行无症状 Meckel 憩室切除术，以防止 Meckel 相关性死亡的发生[43]。

五、坏死性小肠结肠炎

NEC 是新生儿最常见的胃肠道急症，是一种炎性疾病，可导致受影响的肠管出现不同程度的缺血性坏死。炎症可能局限于黏膜，也可能是穿透肠壁的。大约 1/3 的 NEC 婴儿发生全层坏死继发穿孔。受累肠管的分布通常呈不均匀斑片状，但回肠末端和结肠尤其容易受累。10% 的 NEC 病例累及整个小肠[44]。

NEC 主要是一种早产儿疾病，在足月婴儿身上只有 10% 的发病率[45]。因此，直到 20 世纪 60 年代末，NEC 才被作为一种独特的疾病被认识，与新生儿重症监护病房（NICU）的发展同步[44]。自其被提出以来，NEC 的发病率和死亡率基本保持不变，部分原因是新生儿重症监护的进步提高了极低出生体重（ELBW）早产儿（< 1000g）的存活率。据估计，在体重 1500g 或以下的 NICU 婴儿中，有 7% 婴儿会出现 NEC[45]。

有一部分早产儿出现了孤立性的肠穿孔，没有明显的肠道炎症，这种情况称为自发性肠穿孔（SIP）或局灶性肠穿孔（FIP）。关于 SIP 是 NEC 的一种形式还是一个独特的病理存在，一直存在争议。SIP 主要发生在 ELBW 婴儿（< 1000g），且发生于 NEC 早期。与 NEC 不同的是，婴儿通常不需要喂食。他们经常服用吲哚美辛或产后全身性类固醇。X 线片显示有游离气体，但肠积气和门静脉积气少见。在外科手术探查中，发现一个孤立的反肠系膜（perforation of the antimesenteric ileum）回肠穿孔，并有轻微的肠周围炎症[46]。

尽管对 NEC 有几十年的经验和研究，但这种疾病的原因尚未完全阐明。NEC 的发病机制似乎是多因素的，早产、肠内喂养和肠道对细菌定植的免疫反应是其发展的主要因素[45]。早产儿，特别是出生体重低的婴儿，容易发生围产期应激，可能损害肠道血液灌注。这种相对缺血，加上肠道运动障碍、更高的肠道 pH 和减弱的免疫系统，可能使他们容易被存在于 NICU 环境中的院内细菌定植。此外，它们对肠道细菌表现出不适的炎症反应[47]。与母乳喂养的婴儿相比，用配方奶喂养的婴儿患 NEC 的概率更高。母乳含有免疫球蛋白、乳铁蛋白、溶菌酶、低聚糖、糖缀合物和各种白细胞，它们似乎可以保护不成熟的肠道[48]。越来越多的证据表明，NEC 发病与肠道微生物群的变化有关；研究表明，在 NEC 发病前，肠道菌群中存在大量变形杆菌，特别是肠杆菌[49]和产气梭

第 83 章　婴幼儿小肠外科疾病
Surgical Conditions of the Small Intestine in Infants and Children

状芽孢杆菌。输注红细胞可能会增加患 NEC 的风险[37]。患 NEC 的足月婴儿通常有导致肠系膜血流灌注减少的合并症，如先天性心脏病、败血症、先天性肠道异常或母体药物使用[49-51]。患有 SIP 的婴儿被认为是继发于吲哚美辛和糖皮质激素血管收缩作用导致的肠道灌注受损[52]。

在 7—14 日龄的早产儿中，NEC 的通常表现为喂养不耐受、腹胀、潜血阳性或便血严重。NEC 的其他早期症状包括呼吸暂停、心动过缓、嗜睡、体温不稳定和高血糖。随着 NEC 的进展，可能会发生酸中毒、血小板减少、白细胞减少、腹部红斑、腹膜炎和休克[45]。

X 线可显示肠襻扩张、肠积气、门静脉气体或游离气体（图 83-24）。超声越来越多地用于诊断和处理 NEC：如出现回声性腹水、薄壁无蠕动的肠道多普勒，提示血流极低的肠管发生肠坏死或穿孔[52]。

临床治疗通常包括停止肠内喂养、胃肠减压、广谱抗生素和全胃肠外营养。应每 8 小时拍腹部 X 线、全血细胞计数和血气分析，连续监测患儿腹腔内游离气体、血小板减少和酸中毒的发展。有了这些措施，60%～70% 的婴儿将会康复[45]。

对这些脆弱的危重婴儿进行外科干预的必要性和时机的决定是复杂的。唯一绝对的外科手术指征是影像学发现腹腔内游离空气，表明肠穿孔。对于经最大限度药物治疗仍未改善的 NEC 患儿，如表现为持续性或进行性代谢性酸中毒、血小板减少和血流动力学不稳定，应考虑手术治疗[53]。手术的其他"相对"适应证包括可触及的腹部肿块、腹壁红斑、门静脉气体、持续低钠血症和连续腹部 X 线显示的静态肠襻扩张。虽然提示需要干预治疗，但这些症状都不是单独的手术适应证[45,54]。Hackam 等开发了一种预测早产儿 NEC 总体发展的评分系统：血小板减少、高磷血症、肌酐升高和诊断时年龄大均与风险增加相关[53]。

在 NEC 的外科治疗中，目标是切除坏死的肠管，同时最大保留肠长度。两种最常见的 NEC 外科手术是剖腹探查手术和腹膜透析（PD）。

对于体重超过 1500g 的婴儿，剖腹手术比腹膜透析更适合。在剖腹手术中，有许多方法可以用来处理病变肠管。手术入路取决于病变肠管的范围和位置。当探查发现孤立的肠坏死区域时，应切除坏死区域并行造口术[55]。虽然肠切除合并一期吻合治疗 NEC 穿孔已被描述，但尚未被广泛应用或接受。当遇到没有明显坏死的多个发炎的肠管时，建议在 24～48h 后进行有计划的第二次检查再缝合，采用或不采用第二次检查中的近端分流肠造口术[39]。在"夹住并退回"技术中，坏死的肠被切除，将手术夹放在盲端，肠道不连续地退回腹部。婴儿在 24～48h 重新检查，此时要么恢复肠管连续性，要么进行分流术。"修补、引流和等待技术"的发展是为了在肠道广泛受累的情况下保持肠道长度。坏死的区域被清除、覆盖，并用彭氏引流管引流。然后用抗生素和全肠外营养治疗患儿[55,56]。

极低出生体重（VLBW）婴儿（＜1500g）和 ELBW 婴儿（＜1000g）NEC 穿孔的治疗是一个非常有争议的领域。在这些极度脆弱的婴儿中，剖腹手术与 35% 的死亡率和 25% 的神经

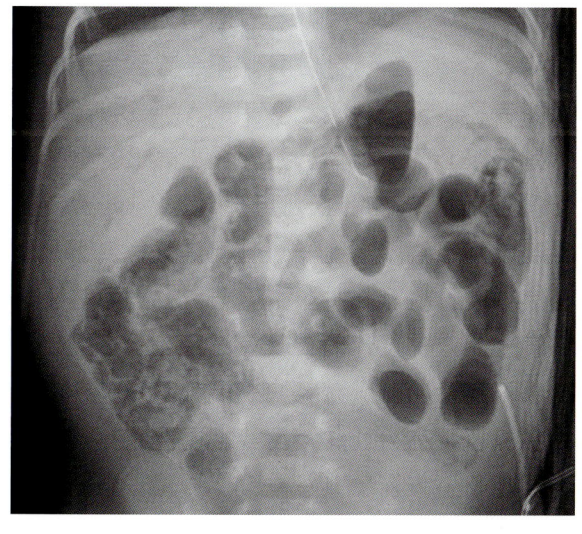

▲ 图 83-24　新生儿坏死性小肠结肠炎的腹部 X 线显示肠积气和门静脉气体

发育障碍发生率相关[54,57]。1977年，首次报道了在局部麻醉下使用床旁腹膜透析治疗NEC穿孔[58]。虽然最初被描述为稳定NEC穿孔的危重患儿的暂时性措施，直到可以耐受剖腹手术，但研究人员报道，不开腹的腹膜透析可能是最终的治疗方法[58,59]。尽管大多数幸存者最终需要剖腹手术，但PD已成为许多外科医生首选的新生儿NEC穿孔的初始干预方法[59]。一些多中心随机对照试验比较了剖腹手术和腹膜透析治疗NEC穿孔的效果[59,60]。Moss等在一项117名VLBW婴儿的多中心RCT研究中，未能证明PD和剖腹手术在生存期、全肠外营养持续时间或住院时间上有任何差异；各组死亡率为35%，最终有38%的PD组需要开腹手术[60]。在一项欧洲多中心随机对照试验中，Rees等未能证明对NEC穿孔的ELBW婴儿进行开腹手术或腹膜透析在生存率上有任何优势，但74%随机分为腹膜透析的婴儿最终进行了延迟剖腹手术。他们还发现，PD的使用并不能立即改善临床状况，这对PD作为危重婴儿的临时治疗措施的应用提出了挑战[59]。在2010年对已发表的比较PD与剖腹手术的研究的系统回顾中，与剖腹手术相比，PD死亡率高出55%[61]。在后期随访中（18~22个月），与剖腹手术的儿童相比，因NEC而进行剖腹手术的婴儿有更高的晚期死亡率和更高的神经发育障碍发生率[56]。

无论是剖腹手术还是腹膜透析，都很难证明其优势，这说明婴儿NEC的任何手术干预都与很高的发病率和死亡率相关。剖腹手术和腹膜透析在处理这些危重患儿的NEC穿孔中都起着重要作用，决定使用哪种方法必须因人而异。在婴儿SIP中PD的作用同样存在争议[55,56,62,63]。

NEC的死亡率为20%~35%，需要手术治疗的患儿死亡率最高[54]。胃肠道发病率很高，包括肠管狭窄和短肠综合征。经过内科或手术治疗的NEC患儿术后恢复中，约有1/3会出现小肠或结肠狭窄。最常见的狭窄发生在肠道血流的分水岭区域：末端回肠、结肠脾曲和近端乙状结肠。在腹部X线上，肠狭窄可表现为部分肠阻塞、进食不耐受或持续扩张的肠襻[55,56]。如果怀疑肠狭窄，应行造影灌肠检查（图83-25）。所有有造口的婴儿在造口前应做造影灌肠或造口检查。所有与NEC相关的肠狭窄都应该切除。最后，NEC的幸存者也容易发生非胃肠道疾病；NEC康复的婴儿神经发育障碍的发生率为25%[57]。

六、肠套叠

肠套叠是造成婴幼儿肠梗阻最常见的原因之一，是由于近端肠（肠套叠）的一部分内陷到另一部分远端肠管（肠套叠）（图83-26和图83-27）。进行性肠套叠导致肠系膜血管和淋巴

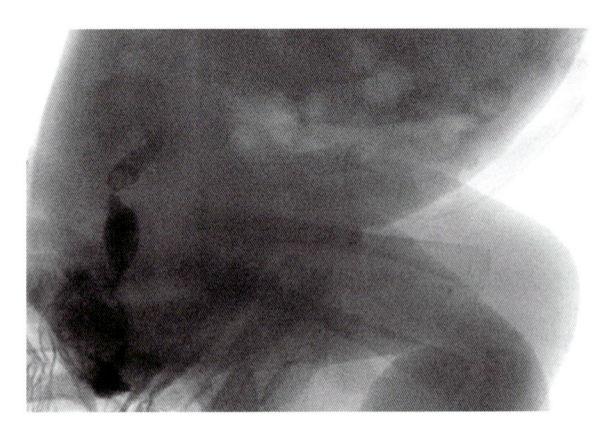

▲ 图83-25 图83-24的婴儿接受了小肠和近端结肠切除术并行末端造口术。在行造口术之前，进行了造影灌肠，显示直肠与乙状结肠交界处狭窄

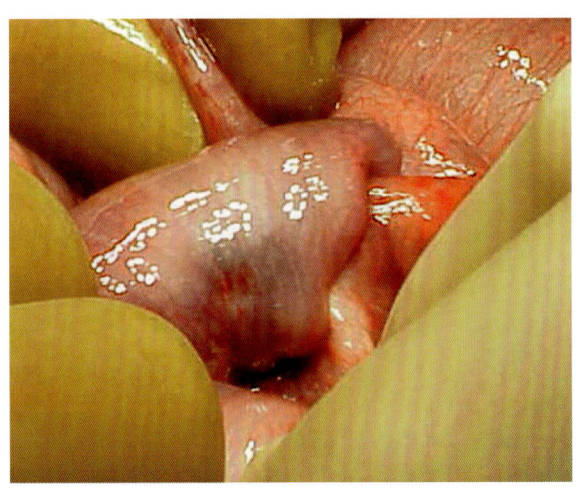

▲ 图83-26 手法复位前回结肠肠套叠

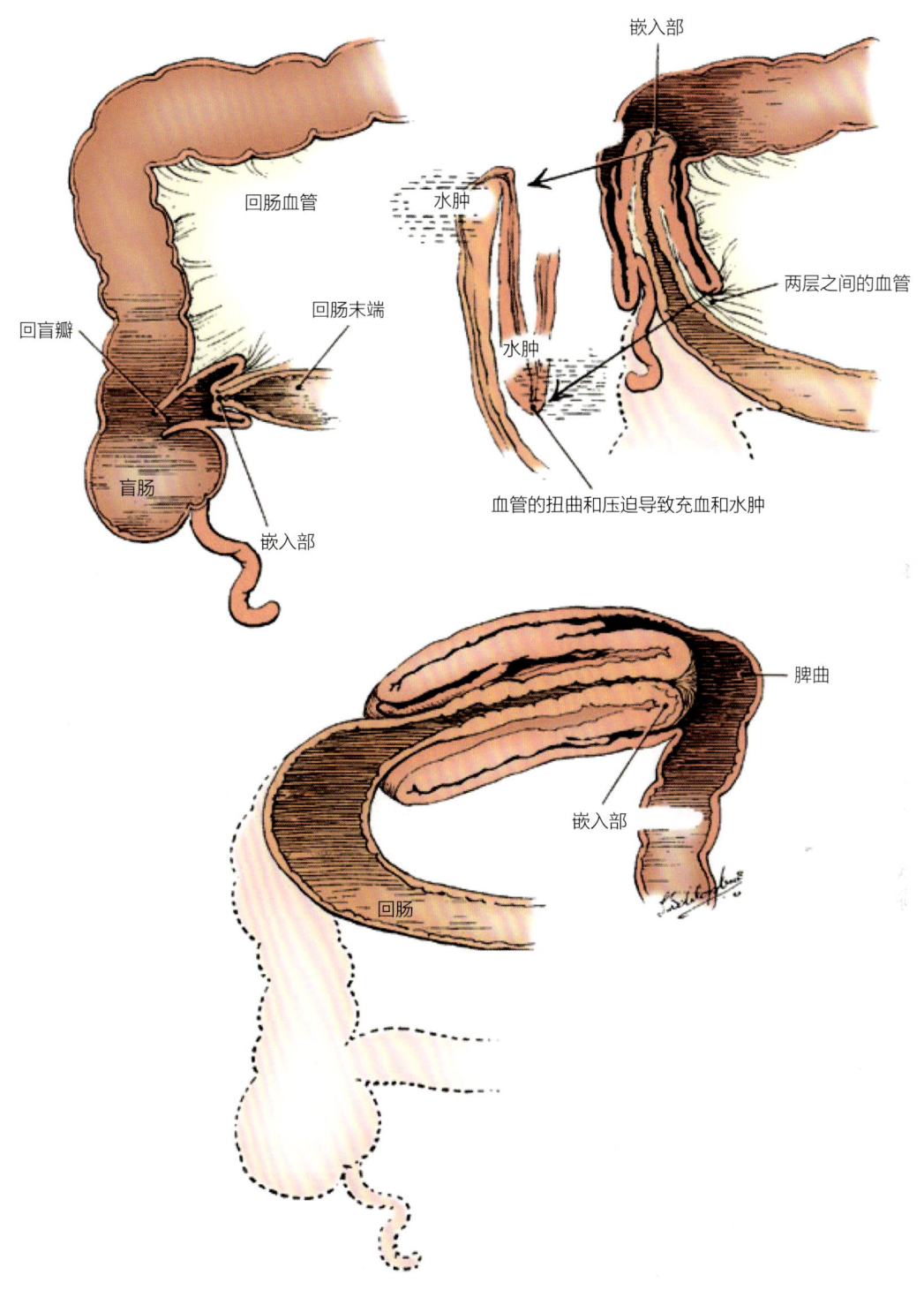

第 83 章　婴幼儿小肠外科疾病
Surgical Conditions of the Small Intestine in Infants and Children

▲ 图 83-27　肠套叠的发生发展

大多数婴儿和儿童肠套叠都如上图所示。肠套叠起于回盲瓣或回盲瓣附近，没有明显的局部解剖病变。从一开始，就同时影响了消化道的通畅和肠管的血管供应。图示肠系膜血管在肠套叠各层间被牵拉和压缩的方式。淋巴和静脉回流的轻微影响几乎立即导致水肿和组织压力增加。这进一步增加了对静脉血液回流的阻力，小静脉和毛细血管变得极度充血，血性水肿液渗入管腔。黏膜细胞膨胀成杯状细胞，并排出黏液，黏液在腔内与带血的渗出物混合后形成"果酱样"粪便。水肿增大，直至静脉流入完全受阻。当动脉血继续泵入时，组织压力上升，直到高于动脉压，然后出现了坏疽。图中显示肠套叠两端肠管和肠系膜血管呈 U 形弯曲。肠套叠的外层（肠套叠的中间层）被隔离在两个尖锐的弯曲之间，可以想象的是首先出现坏疽。坏疽出现在肠套叠尖端附近的这层外套中，并向肠套叠的颈部发展。肠套叠很少受损（引自 Ravitch MM，Welch KJ，Benson CD，et al.，eds. *Pediatric Surgery*. 3rd ed. Chicago：Year Book；1979.）

管的压迫和成角，随后发生梗阻、缺血，最终坏死。

超过80%的肠套叠是回-结肠性的。小肠-小肠套叠也有发生，但一般是一过性和自愈性的；它们通常是偶然发现，特别是在运动过度的情况下，如胃肠炎。一个值得注意的例外是过敏性紫癜（HSP），其中黏膜下血肿可能成为诱发因素[23]。

肠套叠最常发生在婴儿出生后的第1年，从出生后4个月左右开始，在8个月时达到高峰。虽然肠套叠可能发生于整个儿童时期，但只有不到15%的病例发生于年龄超过36个月。大多数婴幼儿肠套叠为特发性，它们没有确定的原因。患有特发性肠套叠的儿童通常当前或以前患有上呼吸道感染或胃肠道疾病史。腺病毒和轮状病毒与50%的特发性肠套叠的发生有关。派尔集合淋巴结的肥大在手术中是普遍可见的，并已被推测与肠套叠的发生有关。真正的解剖学诱因只发生在2%～10%的病例中，包括Meckel憩室（最常见）、息肉、良恶性肿瘤、肠重复囊肿、淋巴瘤、异物和过敏性紫癜引起的黏膜下出血[64]。随着年龄的增长，在肠套叠上找到潜在解剖线索的机会增加。3岁以上的儿童应被怀疑有诱因。

肠套叠的典型表现是婴儿或幼儿出现周期性的严重腹痛，每次持续5～15min。在这些疼痛发作期间，患儿通常无法耐受。患儿经常把膝盖抬高靠近胸部，呈被动体位。在发作期间，孩子可能是正常的或嗜睡的。在某些情况下，深度嗜睡可能是唯一的症状。当肠套叠进展时，患儿可出现胆汁性呕吐，并排出红褐色果冻样大便。如果不及时治疗，就会发生肠坏死和休克。1979—1997年，美国疾病控制和预防中心报告了323例与肠套叠相关的死亡病例[65]。

对肠套叠患儿体格检查显示在右上腹部可触及香肠状肿块。直肠检查中可出现大量肉眼血性或潜血阳性大便。明显的腹膜炎见于晚期肠套叠，必须立即手术干预。腹部平片可显示扩张的小肠襻，右下腹可见少量气体。超声的敏感性为98%～100%，特异性为88%～100%，已成为诊断肠套叠的主要方法。纵切面出现肾状肿块或横切面出现"靶征"均可诊断（图83-28）。造影灌肠在传统上是诊断的标准，当超声不能使用或不明确时，造影灌肠仍然是一种有用的诊断和治疗工具[65]。

在确诊肠套叠后，应给予输液和抗生素。对于没有腹膜炎的肠套叠患儿，应尝试通过空气复位或对比剂灌肠进行减压复位。据报道，空气对比灌肠的成功率为60%～80%[65-67]。也有报道超声引导下的盐水灌肠复位。成功的复位是通过空气回流或对比剂进入末端回肠来确定的（图83-29）。空气或对比剂灌肠造成的肠

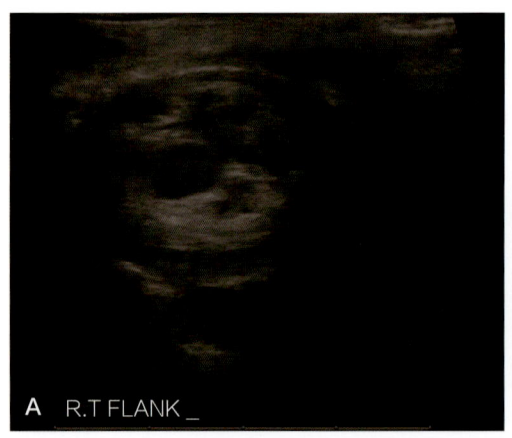

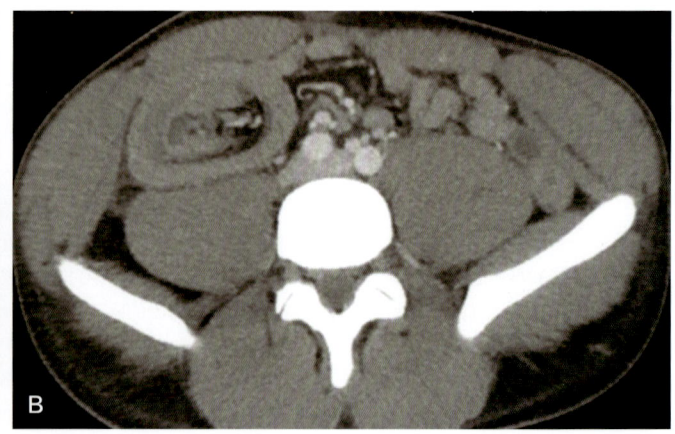

▲ 图83-28 A. 肠套叠的超声显示肠套叠的同心"靶征"；B. 计算机断层扫描显示肠套叠的"靶征"。肠系膜和肠系膜血管可见于肠套叠（结肠）和肠套叠（小肠）的肠壁之间

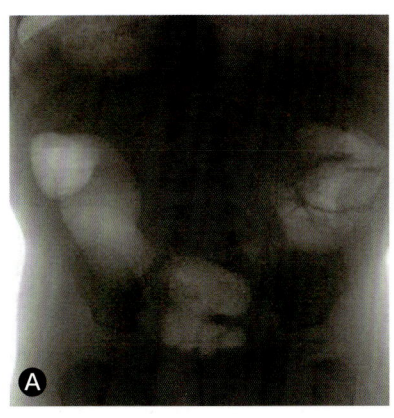

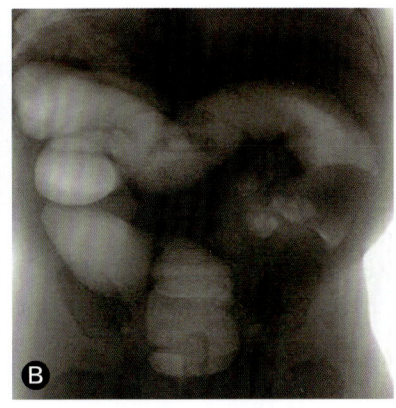

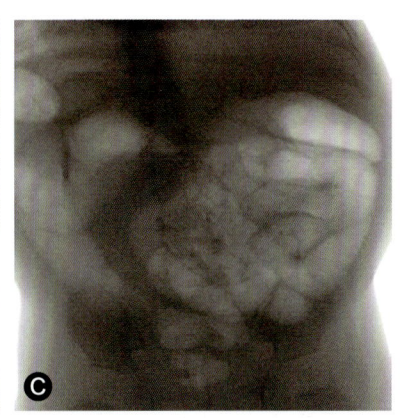

第 83 章 婴幼儿小肠外科疾病
Surgical Conditions of the Small Intestine in Infants and Children

▲ 图 83-29 空气灌肠复位回结肠肠套叠，患者俯卧位
A. 开始空气灌肠时，可以看到空气沿着降结肠向上推进，近端结肠缺乏空气；B. 腹中可见肠套叠的轮廓；C. 回肠末端回流空气证实复位成功

穿孔率低于 1%，但如果发生则需要紧急手术[65]。

通过空气或对比剂灌肠复位失败的肠套叠和（或）腹膜炎患儿需要手术干预。开放和腹腔镜方法都可以使用[67, 68]。通过右下腹横切口入路。在远端至近端方向施加轻微的逆行压力，有效地将套叠肠管从肠套叠挤出（图 83-30）。阑尾经常被切除。腹腔镜下复位是通过轻柔地将套叠肠管从肠套中取出来完成的。必须注意避免剧烈的拉扯，否则可能撕裂肠道。

手术复位后，要仔细检查肠道的生存能力和诱因的存在。回盲瓣经常水肿和增厚，可能被误认为是一个起因，不必要切除。在腹腔镜方法中，评估引导点有些困难。如果引导点是 Meckel 憩室或息肉，就应该切除。如果肠套叠不能复位或复位后发现肠管不能存活，则应予以切除（图 83-31）。通常可行一期吻合术。在成功的空气 / 液体静压复位或手术复位后，复发率分别为 5%～10% 和 1%～4%[65, 67]。复发通

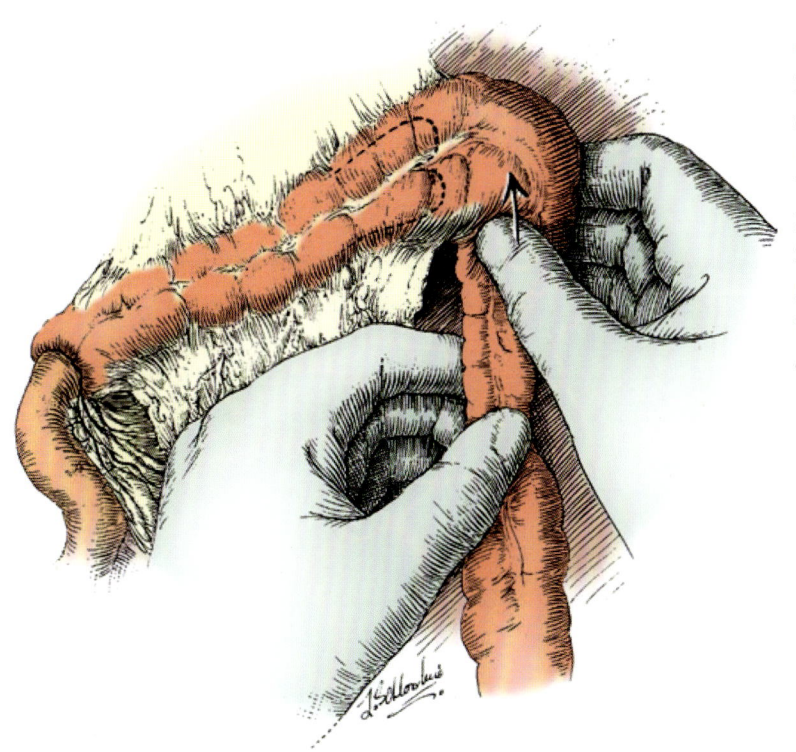

◀ 图 83-30 手法复位肠套叠
如钡剂灌肠失败或因肠梗阻在剖腹手术中遇到肠套叠，需要手动复位。用一只手立即闭塞肠套叠的远端，另一只手的手指直接剥离近端。实际上，这种手法增加了腔内压力，就像灌肠一样。不应拉扯肠管。如果复位不容易，则应进行切除和吻合。箭描绘了肠套叠近端复位的方向（引自 Ravitch MM, Welch KJ, Benson CD, et al., eds. Pediatric Surgery. 3rd ed. Chicago：Year Book；1979.）

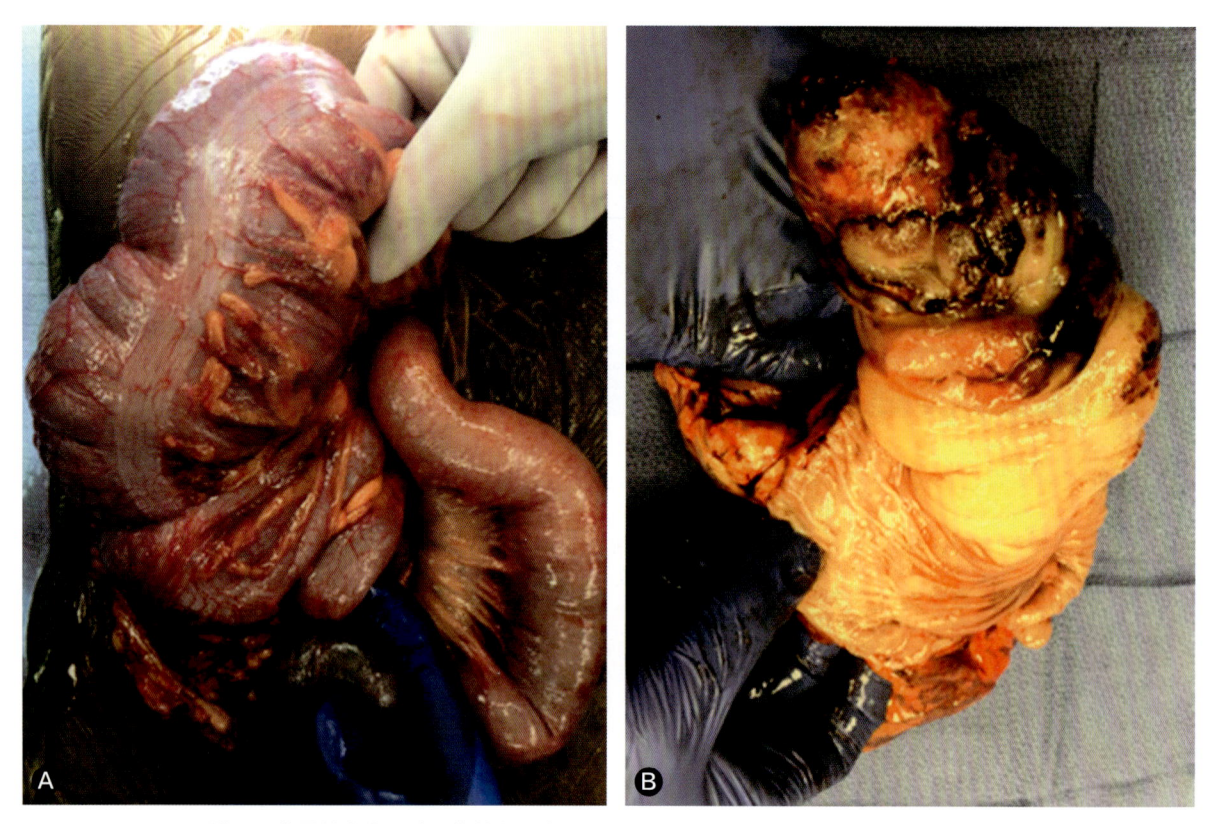

▲ 图 83-31　A. 回结肠肠套叠的术中照片，戴着白手套的手标记着肠套叠的远端，戴蓝色手套手指在肠套叠近端内陷处；B. 切除标本，切开肠内以显露坏死的肠套叠

常采用液体水压灌肠复位法处理。反复发作的肠套叠需要上消化道造影与小肠随诊或磁共振肠道成像来寻找诱因。在肠套叠复位后，患儿住院监测有无复发迹象。患儿退烧后再发热并不少见。通过口服药物很快就能恢复，大多数患儿能够在 12～24h 出院 [13, 23]。

第 84 章
回肠造口术
Ileostomy

Vikram B. Reddy　Walter E. Longo　著
朱晓亮　张正聪　译

摘要：回肠造口术是在小肠远端形成的肠造口。尽管回肠造口手术可能是大手术中最小的一部分，但造口对患者的生理和社会心理影响最大。尽管最终会恢复到以前的生活质量和活动水平，但身体形象和性功能不会随着时间而改变。通过良好地与患者沟通、术前有计划的讨论、应用精湛的技术和有用的术后治疗，一项良好的回肠造口可以挽救生命，而且对生活质量的不良影响很小。但即使在完成了成功的回肠造口手术后，认识和预防术后因液体排出而引起的脱水对于防止储袋问题、电解质异常甚至肾衰竭也是至关重要的。

关键词：回肠造口术；回肠造口术适应证；回肠造口技术；回肠造口术并发症

一、历史

Stoma 来源于希腊语 stomat，意思是嘴巴或开口。由于腹部创伤或嵌顿疝而产生的自发性小肠造口与随后的存活保证了造口作为抢救生命方案的可能性。结肠造口术在 1710 年由 Littre 首次报道，尽管在整个 18 世纪都存在相关报道[7]，但小肠造口术在 20 世纪才成功得到普遍应用。1879 年，德国的 Baum 记录了首例回肠造口术，此患者患有梗阻性右半结肠癌。1888 年，来自维也纳的 Maydl 报道了一种成功的小肠或大肠环状造口术，其用一根橡胶棒通过肠系膜的缺损使其悬架在腹壁上[8]。

在欧洲和美国，肠造口术在缓解腹胀方面的成功作用得到了认可。最初，如 Brown 在 1913 年所描述的[9]，回肠造口术主要用于溃疡性结肠炎、痢疾、肺结核和大肠梗阻的手术缓解。然而，即使是对于溃疡性结肠炎，使用回肠造口术也并未受到重视，反而其他的手术，即使是涉及回肠乙状结肠吻合术，也更受重视[10]。直到 20 世纪 40 年代，回肠造口术在处理溃疡性结肠炎中的合理和不可替代的作用才被主流机构接受[11-15]。1931 年，Rankin 描述了分期直肠切除术和回肠造口术治疗溃疡性结肠炎和息肉病[16]。最初阶段的回肠造口术是通过 McBurney 切口，在回盲瓣附近分离回肠，并在近端使用手术钳进行 2 天的外置。Bargen 等[17]研究 Rankin 的技术，在外置回肠造口术中，用一根小的引流导管取代了钳子。虽然他注意到可以立即康复，但由于回肠造口术造成大量液体流失，需要进行大量的液体复苏。

Cattell 和 Sachs[18]、Cave 和 Nickel 也发现了类似的液体和电解质丢失[19]，其中后者报道回肠造口术后死亡率为 33%。尽管初期取得成功，但由于小肠排出物对造口周围皮肤的刺激，回肠造口术与并发症发病率显著相关。Lahey 后来描述了与回肠造口术相关的发病率和死亡率[13]。

1951 年，马萨诸塞州综合医院的 Warren

和 McKittrick 报道了 1930—1949 年 210 例溃疡性结肠炎患者通过回肠造口手术治疗的结果[20]。他们提出了回肠造口功能障碍，并将其描述为"痉挛样疼痛，但回肠造口分泌物量增加"，严重时可导致呕吐和水样腹泻，甚至体液和电解质大量流失，导致休克状态。不幸的是，这些症状在 62% 的患者中出现。他们还观察到早期的功能障碍是剧烈的腹壁蠕动引起的，而晚期的功能障碍是体外回肠造口浆膜肉芽组织愈合造成的。1/3 的回肠造口患者和超过一半的回肠造口功能障碍患者需要进行导管减压来缓解症状。

Crile 和 Turnbull 将回肠造口功能障碍总结为引起功能性梗阻的突出性回肠造口的腹膜炎后遗症[21]。他们注意到在 4~6 周黏膜向腹壁外翻会自发性化脓，提出了几种治疗腹膜炎从而改善回肠造口功能障碍的方法：Dragstedt 等所述的回肠造口皮肤移植[22]，Monroe 和 Olwin 的皮瓣移植[23]，Turnbull 和 Crile 的黏膜移植[24]。然而，技术上最简单的手术是 1952 年由伯明翰大学的 Brooke 偶然描述的，将回肠末端黏膜外翻和皮肤缝合[15]。直到今天，所谓的 Brooke 回肠造口术仍然是建立回肠造口术的标准技术。

二、适应证

虽然回肠造口最初用于结直肠切除术（用于溃疡性结肠炎和息肉病）或缓解梗阻，但多年来在许多疾病过程中已逐渐使用。病因包括功能性、出血性、感染性、炎性、缺血性、恶性或机械性。如表 84-1 所示，它们的适应证最好用它们的持久性来描述，即永久性、临时性或保护性。

（一）永久性回肠造口

当疾病进程影响整个结肠和直肠或患者的功能状态无法进行吻合时，通常需要行末端回肠造口术。直肠或患者的功能状态妨碍了吻合。目前，永久性回肠造口术被用于治疗由溃疡性结肠炎[25, 26]或克罗恩病（特别是伴有严重

表 84-1 造口术的适应证

类 型	外科手术和疾病过程
永久性	直肠结肠切除术伴末端回肠造口术 • 克罗恩病 • 溃疡性结肠炎 • 息肉病（家族性腺瘤、息肉病、Lynch 综合征等） 全结肠切除术或直肠结肠切除术合并回肠造口术 • 结肠蠕动障碍，肛门直肠功能差 • 神经源性肠道
临时性	结肠切除术与回肠造口术 • 克罗恩病同时回肠直肠吻合 • 溃疡性结肠炎第一阶段为回肠贮袋肛管吻合术 • 梭状芽胞杆菌结肠炎 • 胃肠道出血 结肠部分切除术伴回肠造口术 • 免疫功能低下或病变患者的右半结肠穿孔/梗阻 • 回结肠缺血
保护性	结直肠吻合术 • 低位吻合术 • 辐射 • 高危患者 结肠贮袋肛管吻合术

的肛周疾病）[27]，家族性腺瘤性息肉病（FAP）和功能性疾病，如结肠运动障碍（肛门直肠功能不良）[28, 29]和神经源性肠道引起的严重结直肠炎[30]。

（二）临时性回肠造口

功能性末端回肠造口术是在节段或全结肠切除术后形成的，在疾病过程中，用于保留远端结肠或直肠，并允许延迟重建肠道的连续性。例如在某些无法直接行吻合术的情况下：暴发性或毒性克罗恩病或溃疡性结肠炎、梭状芽孢杆菌性结肠炎[31]、没有明确来源的未有效控制的下消化道出血、回结肠蒂缺血或在免疫抑制情况下的升结肠或小肠恶性梗阻。

（三）保护性回肠造口

在一些疾病过程中，作为一系列阶段性干

预或保护远端吻合术的第一步，近端分流与环状回肠造口可能是必要的。在直肠癌低位吻合术和回肠贮袋肛管吻合术中，分流环回肠造口术的作用已被广泛研究[33-36]。

环状回肠造口术已被用于减少远端吻合口瘘的并发症，特别是在骨盆相关疾病的患者或是高危患者中。在免疫功能低下或营养不良的患者，原本可以安全进行的吻合术可能也需要粪便转流。虽然转流粪便回肠造口术可能不会减少吻合口瘘的风险，但并发脓毒症显著减少，也可避免再次手术[37]。

环状横结肠造口传统上用于粪便转流。当 Williams 等进行了一项随机对照试验来比较环状结肠造口术和环状回肠造口术的结果时，这一趋势发生了变化，并证明了环状回肠造口术闭合时脱垂、渗漏、皮肤刺激、气味和手术部位感染等并发症的发生率明显更低[38]。多项其他 Meta 分析证实，与环状结肠造口术相比，环状回肠造口术的脱垂发生率明显较低，环状回肠造口术闭合后伤口感染和疝形成的机会也较低[39-43]。

三、生理学

在没有任何肠道疾病或被切除的情况下，小肠能够吸收肠腔内的大部分液体。在空肠中吸收 90% 的营养物质和近 6L 的液体，而回肠可以吸收剩余的 2.5L 液体，导致高浓度的肠液进入结肠，在结肠中会有另外的 1.5L 液体被吸收。水的转运是被动的，需要溶质的运动。肠道不同部分的吸水率是由该部分肠道对溶质的吸收所决定的。钠的吸收更复杂，包括主动和被动转运。在空肠中，钠通过与碳水化合物和氨基酸的主动摄取共同转运而被转移出管腔外，而在回肠中，它是主动地逆电化学梯度转运的。碳酸氢盐离子促进钠在电化学梯度下从腔内主动转运。空肠中的碳酸氢盐摄取是通过主动转运来实现的，而回肠中的碳酸氢盐转运则取决于腔内浓度。大多数氯离子随钠离子沿电化学梯度被动地转运。钾离子沿电化学梯度进入管腔也是被动的。

维生素 B_{12} 和胆盐在回肠末端被吸收。如果没有回肠重吸收，肝合成的胆盐将不足以消化脂肪。胆盐吸收不足可引起液体和电解质分泌到肠管内，影响结肠对水和钠的吸收，从而导致严重腹泻。除非有超过 100cm 的回肠末端被切除，否则血清维生素 B_{12} 水平保持正常。

有趣的是，回肠有助于减缓转运，并允许近端吸收。前 50% 的转运时间位于回肠的 1/3[44]。因此，回肠切除可缩短液体中转时间，增加输出量，而切除同等长度的空肠可能不会对中转时间产生影响。

在无近端肠缺失的情况下，回肠造口术的容积在液体排出量大于 1.5L 的个体之间可能存在差异，这与腹泻和液体电解质紊乱有关。回肠造口持续地小体积排空，餐后排出量增加。不同的食物有不同的运输时间，即使是同一种食物，每个人的运输时间也会不同。

正常回肠造口排出物几乎与生理盐水等渗，钠丢失明显多于正常粪便。还发现钠吸收随食物摄入量而波动。随着低渗溶液的摄入，回肠造口术中的液体输出减少，以允许钠的重吸收，而过量的盐摄入会导致水样排出物[45]。水的摄入量对排出没有影响，增加的摄入量只会增加尿量。

此外，正常回肠造口术排出的排泄物携带的细菌数量显著增加，主要是大肠菌群[46]。排出物还含有大量的蛋白水解酶，可以损害暴露的皮肤。

胆石症的发生率从回肠造口术后 5 年的 5% 增加到 15 年后的约 50%。这种情况在回肠切除和胆固醇溶解性降低及胆盐池减少的情况下加重[47]。回肠克罗恩病患者的情况进一步恶化[48]。在回肠造口的内环境中，肾脏保存钠和水会导致酸性尿液，这可能导致尿酸和钙结石的高发[49]。

四、术前注意事项

回肠造口术是一种非常有效的粪便转流方

法，与良好的生活质量相适应。然而，回肠造口术的位置是最重要的。回肠造口应放置在便于患者观察和操作的位置，尽量减少运动障碍和用衣服掩盖的困难（图 84-1）。可能需要安排咨询肠造口治疗师或年龄、性别和疾病过程相似的造口患者。美国联合造口协会（www.ostomy.org）有大量的资料，可能是一个有用的资源。

在手术前标记造口部位时，有几个因素需要考虑：患者的职业、服装风格、腰带线、灵活性、不同位置的腹壁轮廓、任何身体残疾、先前腹部瘢痕的位置、骨突起和腹围。大多数回肠造口术的理想位置是在右下腹，远离任何皮肤皱褶、骨突起或中线切口。尤其重要的是要避免任何会随着身体姿势改变而破坏皮肤矫正器密封的位置。最常见的是，理想的位置是在覆盖于腹直肌鞘上的脐下脂肪处。造口术的定位应标明患者站立或仰卧、弯腰和坐着的位置[50]。造口的位置应避免在腰带线上。在腰带线以下建立回肠造口虽然理想，但在肥胖或有造口史的患者中隐藏造口可能是不可行的。对于肥胖患者，腹壁脂肪较少的上腹部造口可能是更合适的位置。对于有腹部手术史的患者，标记出一组最合适到最不合适的定位组合。

请用记号笔将该位置标记出来，并在旁边画上"X"及数字，以表示对该位置的偏好。此处应覆盖一个半透明的密闭敷料。或者，皮下注射亚甲蓝也可用于实现更永久的腹壁标记，尽管这很少需要。在患者被麻醉后，移除密闭敷料，可以使用 27 号针头在"X"位置标记皮肤。

五、手术方法

无论造口的性质如何，回肠造口术（图 84-2）的建立都是从选定的肠段移动到造口标记处的腹壁开始的。根据应用于造口的肠管大小，在皮肤中做一个 1.5～2cm 的环形切口，并通过皮下组织，向下延伸到腹直肌前筋膜。在开放手术中，Kocher 钳被放置在筋膜的边缘，以便在造口过程中对腹壁层进行对齐。然后进行垂直切口；下面的腹直肌纤维是可见的，并沿着纤维的长度分开，以暴露后腹直肌鞘。注意避免对上腹部血管造成任何损伤，如果意外损伤，可以结扎上腹部血管。前腹直肌鞘上做一个横向切口，形成一个十字开口。后腹直肌鞘和下面的腹膜被一分为二，过程中注意避免对下面的肠管造成任何损伤。

在开腹手术中，剖腹手术棉垫可以在腹膜分开时放在腹膜下，而在腹腔镜手术中，进入腹腔时可以保持气腹。切开孔径应允许两手指通过。然而，实际切口可能因患者的体质和肠壁水肿而有所不同。较大的开口可能导致造口旁疝，但更适合肠水肿或血流动力学不稳定的患者。狭窄开口可能导致回肠造口缺血和梗阻。此时，应取出已移动的小肠，检查其活力和张力。应注意避免肠系膜扭曲。如果肠系膜松弛，考虑管腔轴扭曲，应用可吸收缝合线将其固定在前腹壁上。通过观察粉红色浆膜，触诊邻近的动脉搏动，检查造口黏膜活性，或修剪回肠造口边缘以明确出血，以观察外部化肠管的生存能力。在保证了足够的长

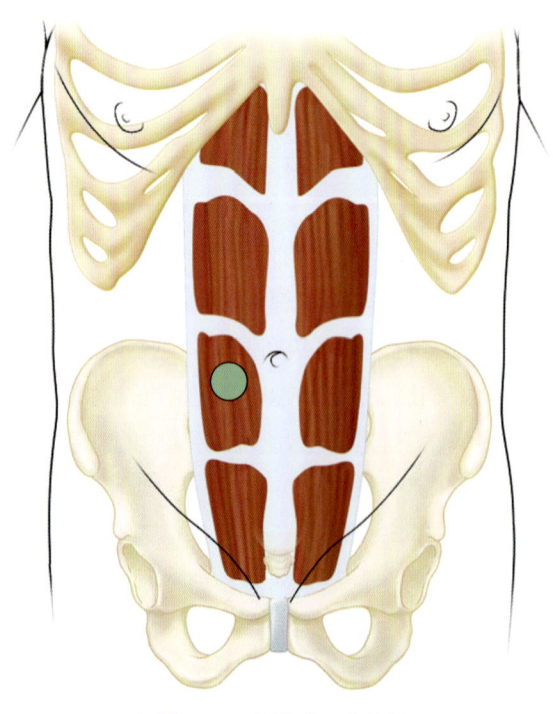

▲ 图 84-1　回肠造口术的位置

第 84 章 回肠造口术
Ileostomy

坏器械和皮肤间的密封性。

（一）回肠末端造口术

由于小肠系膜的移动性，末端回肠造口术在技术上是最容易完成的小肠造口（图 84-3）。在避免肠系膜扭曲的情况下，游离的、血管吻合良好的小肠吻合端通过腹壁外翻，较厚或肥大的肠系膜可能需要缩小以促进外翻。完全移除缝合线。3~4 个全层缝合线（取决于造口周围的脂肪）可以穿过造口的边缘，在离边缘近 4~6cm 处有一个更近的浆肌层缝合，进入皮肤开口的皮下区域（三面缝合）。缝合线被放置后，可绑在回肠造口术的外侧。然后在回肠造口的全层边缘和表皮下层之间放置多个其他可吸收缝合线，以完成黏膜皮肤连接。有些外科医生不喜欢在浆肌层缝合，并且仍然能够轻松地翻转造口。完成的末端回肠造口应在皮肤表面上突出 2~3cm，以增加流出物从皮肤－器具界面流出的距离，从而减少瘘和对造口周围皮肤的刺激[51]。因为大多数回肠末端造口术通常是永久或长期的，所以应注意避免造口齐平或几乎不突出于皮肤之上，因为短回肠末端造口术往往会在造口边缘下泄漏造口流出物，并导致严重的皮肤擦伤和伤口渗液，从而引起疼痛并增加安装贮袋的难度[52]。

（二）环状回肠造口术

环状回肠造口术（图 84-4）常用于直肠切除术伴回肠袋或低前位切除术伴结直肠或结肠间吻合术后的粪便转流。与环状结肠造口相比，环状回肠造口在取出后脱水和梗阻的风险更高，但在取出时脱垂或伤口感染的风险更低[42]。环状回肠造口术的取出在技术上也更容易得多。

环状造口是通过活动回肠的肠环，在腹壁上开一个比预期的末端回肠造口术稍大的开口，随后，在了解腹腔内肠蠕动方向的情况下，将移动的肠环外部化（这可以用缝线或在肠系膜

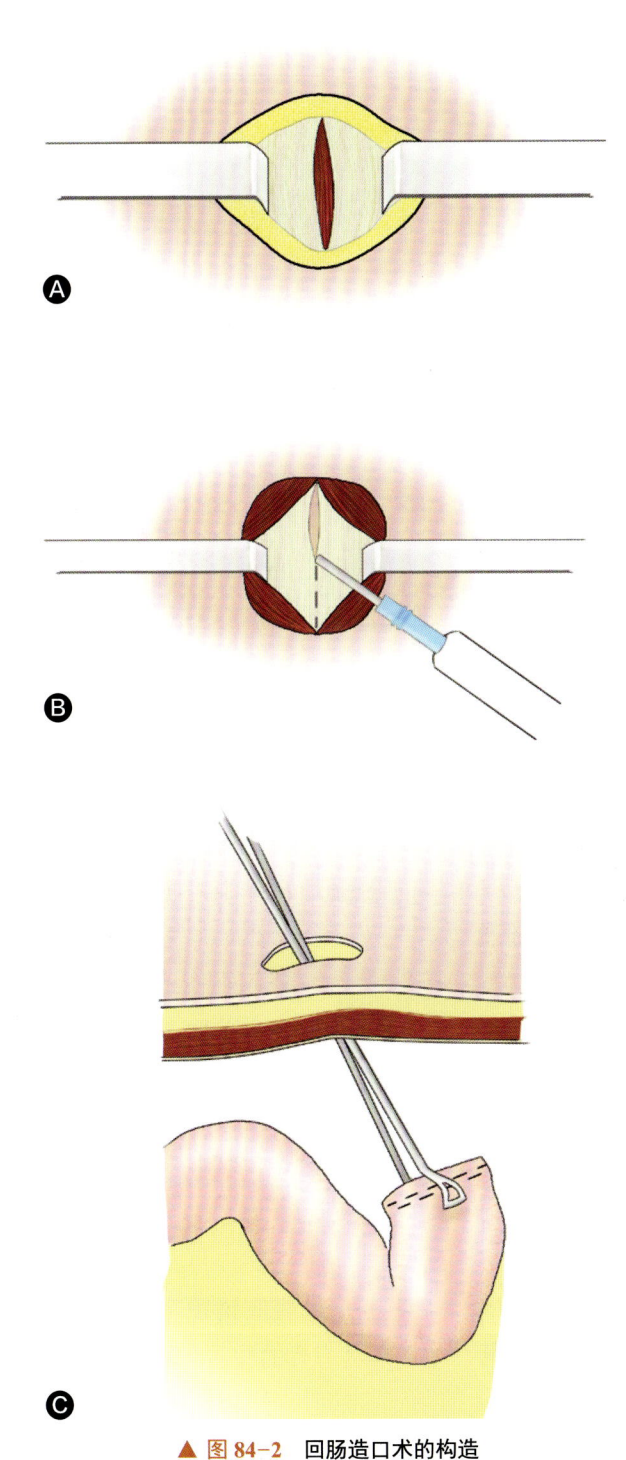

▲ 图 84-2 回肠造口术的构造
A. 切开筋膜；B. 分开腹直肌，分离后鞘和腹膜；C. 将小肠从腹部拉到外部

度以避免形成平的造口后，根据回肠造口的类型，可以关闭腹壁并使造口成熟。可吸收缝合线通常用于促进造口成熟，造口应放置在皮下区域，而不是在表皮，其目的是防止位于真皮层的缝合部位出现黏膜种植，因为这可能导致黏液产生，破

377

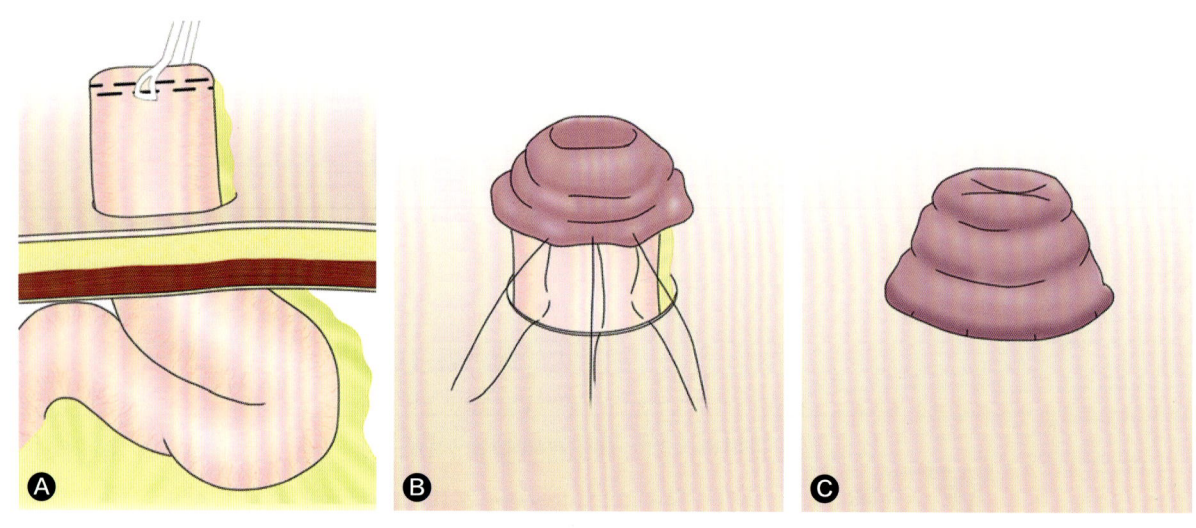

▲ 图 84-3　回肠末端造口术
A. 末端回肠造口术的结构；B. 使用三面缝合外翻；C. 完成末端 Brooke 回肠造口术

边缘用墨水标记）。形成肠系膜缺损，放置造口棒。这种缺损也可以在肠管移动之前进行，并且可以放置一个彭氏引流管或索带以帮助环的外化成为成熟的造口。其余的筋膜开口和皮肤在回肠造口成熟之前闭合。用烧灼法在造口棒的水平上分离回肠靠近输出襻的肠壁。这个开口是从肠系膜的一边到另一边。先在回肠造口边缘和腹部切口表皮下层之间周长不到 1/3 处间断缝合，使失去功能的肠管襻成熟。近端肠管采取全层通过造口的边缘连接到表皮下层（有或没有近端浆肌层）来成熟，以生成外翻肉芽。功能性肠管襻应占据皮肤切口的大部分（75%），一个结构良好的回肠造口术可以完全分流粪便，同时允许下游的分泌物通过无功能肠管回流。将可吸收缝线间断放置在三面外翻缝线之间，以完成黏膜皮肤缝合。用透明质酸钠片包裹回肠造口可减少回肠吻合时的粘连[53, 54]。

（三）末端环状回肠造口术

末端环状回肠造口术的适应证包括肠系膜短或腹壁厚的肥胖患者，或将末端回肠造口术改为末端环状回肠造口术（图 84-5）。尽可能最大限度地移动肠管，用吻合器横切肠道。在保持活动环血管供应的同时，选择活动环上达到皮肤上方最大高度的肠段。肠和肠系膜的方向与环状回肠造口术相似。造口的成熟方式与环状回肠造口术相似，功能肠管占据了大部分腹壁切口长度。也可在肠下放置一根支撑管，这样可以缓解末端回肠造口术中可出现的黏膜连接处高张力。

（四）腹腔镜手术

腹腔镜回肠襻造口术是 Khoo 等于 1993 年首次提出的[55]，该技术与开腹手术相似。气腹形成后，如有需要，予以切除，在预先选定的部位创建一个腹壁开口。通常，一个切口可以放置在预先选择的位置，此切口可扩大。放置一个切口牵开器，并借助腹腔镜锁定无创伤性肠抓钳，将选定的肠环导向开口。使用 Babcock 钳外化选定的肠管，同时保持方向和避免肠系膜的任何扭曲。如前所述，造口成熟。单孔手术也是可行的，可以避免额外的切口[56, 57]。

六、困难回肠造口

提示困难回肠造口的患者特征包括肥胖、急诊手术、炎症性肠病或腹部多次手术史。术中，肠和相关肠系膜的长度和质量决定了回肠造口术的难易操作性。体重指数升高、大血管瘤、

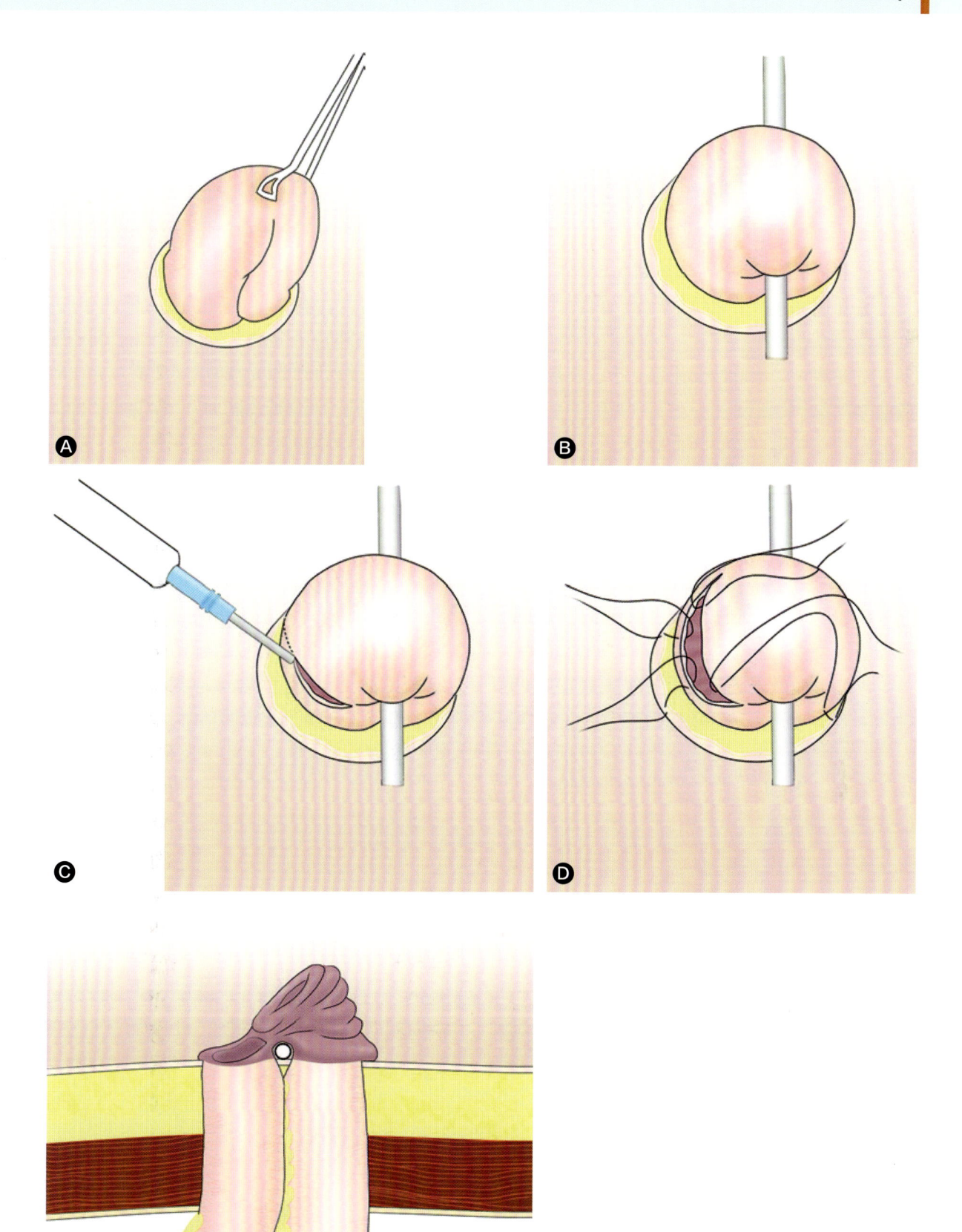

第 84 章 回肠造口术
Ileostomy

▲ 图 84-4 环状回肠造口术
A. 肠管的外化；B. 在肠系膜中放置支撑棒；C. 切开肠道；D. 肠管成熟（功能丧失的肠管使用单纯缝合，功能性 Brooke 回肠造口使用三面缝合）；E. 完成回肠造口

379

肠系膜缩短或增厚（炎症性肠病）、肠系膜纤维化、腹腔内粘连或炎症、小肠残留程度等都会影响造口的容易程度。

复杂造口中遇到的最常见的问题是小肠的末端部分到达并超过腹壁。可以尝试以下操作来实现预期目标。

- 分割接近回盲瓣的末端回肠。
- 在回结肠蒂的起源处分离，同时小心避免损伤回肠动脉分支。
- 游离十二指肠的肠系膜。十二指肠可以通过游离进一步延长。
- 将回肠造口放置在上腹壁，这里的皮下脂肪通常较薄，也可以使造口更清晰。
- 通过一个润滑的伤口牵开器（Alexis wound retractor，Applied Medical，Rancho Santa Margarita，California）对活动的肠道进行外部化，以避免对肠道血管系统的牵引损伤或对肠壁的意外创伤。
- 切开垂直于肠系膜两侧血管的腹膜皱襞（图84-6）。在体积较大的肠系膜中，避免损伤血管蒂的同时，清除肠系膜脂肪可能会提供更长的肠系膜。
- 通过将血管弓从肠系膜上动脉分开，同时保持肠壁侧支血流，将分支靠近肠壁，可以使造口根蒂化（图84-7）。
- 如前所述，创建环状回肠造口。
- 末端环状回肠造口术可能比环状回肠造口术更可取[58]。移动的肠襻通过腹壁环传递，肠管在最易移动的回肠部位分开。然后，将肠系膜分开后，输入肠管以常规的方式成熟。输出肠管可以通过同一开口或皮肤上另一个更小的开口被拉出来，并去除吻合线的肠系膜上部分，将其缝合到皮下区域。如果不可行，只要没有远端梗阻的风险，输入肠管就可以在筋膜下缝合[59]。
- 在筋膜处使用肠系膜支撑杆。通常支撑杆放置在皮肤上方的肠系膜缺损中，但如果回肠造口困难，可能无法阻止回肠造口的收缩或破裂。肠系膜支撑杆可以放置在皮下组织以下的腹直肌前鞘水平，同时维持支撑棒的出口位置在皮肤上造口器具边缘的侧面。

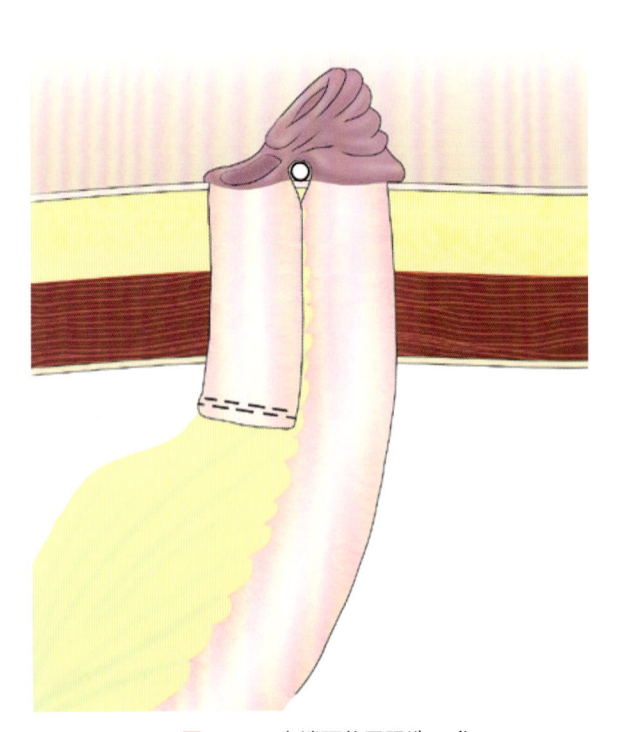

▲ 图 84-5　末端环状回肠造口术

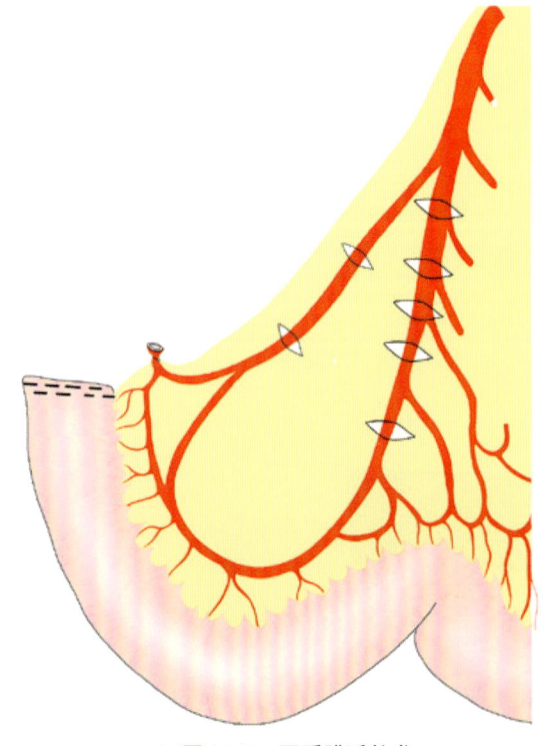

▲ 图 84-6　肠系膜延长术

- 改良的腹部整形术或腹壁轮廓成形术可用于病态肥胖者[60, 61]。

另一个可能遇到的困难是造口的破裂和感染化脓。下列解决办法可能适用。

- 缝合浆肌层到表皮下区域时不适用回肠黏膜。由此产生的浆膜炎最后会使造口收缩，虽然这最终可以被修复。
- Crile 和 Turnbull 技术在回肠造口中的应用[24]。回肠造口远端的浆膜和肌层被剥离，由此产生的黏膜囊被外翻并缝合到开口的皮下层。

七、术后护理

新建的回肠造口常出现水肿，并会在接下来的 4～6 周缩小。最初，造口排出的是血性浆液性分泌物，缺乏任何颗粒物质，传统上称为肠汗。当造口开始起作用时，会注意到深绿色胆汁的排出，随着饮食的推进，排出物中会出现颗粒物。术后肠梗阻残留的肠内容物的流出可导致最初排出量很大，但随着时间的推移逐渐减少。脱水是术后早期需要关注的问题，研究发现再入院率为 17%～20%[62, 63]，一项研究表明回肠造口术后患者中有 8.9%[62] 发生肾衰竭。患者教育、家庭访视护理、造口排出记录和早期随访均可降低脱水再入院的发生率。

术后应尽快对患者和护理人员进行指导，以便进行造口管理和避免造口器具故障出现。然而，大多数造口患者只能在出院时清理造口器具，他们需要接受指导并在家庭访视护士的协助下解决相关问题。术后教育对于护理造口、解决造口和器具问题、提高造口后患者生活质量至关重要。聘请一名伤口、造口和失禁护理学会（WOCN）认证的护士协助患者进行围术期造口护理，将减轻造口相关的痛苦，提高生活质量[51]。远期来看，定期咨询造口治疗师和参加支持小组将改善患者的生活质量。

八、并发症

正如众多研究者在造口术发展史中描述的那样，回肠造口术的并发症较多，其发生比例超过 70%[64]。造口长度（< 2cm）、女性、BMI 指数较高、年龄较小、环状回肠造口、恶性肿瘤和急诊手术均可增加术后并发症的发生率[52]。根据出现时间的不同，术后并发症分为早期（30天内）和晚期。大多数早期并发症的产生归因于回肠造口术的技术问题，如造口周围皮肤刺激、局部缺血、回缩或黏膜皮肤分离。不幸的是，即使完美的回肠造口手术，术后早期重度腹泻仍普遍存在（20%）。作为晚期并发症，造口脱垂、狭窄和造口旁疝通常需要手术修复予以治疗。

造口排出量多少的决定因素是距离造口近端肠管的长度和质量，而并非切除肠管的数量。临床上有 20% 的患者出现明显的腹泻[65]。最大的风险出现在第 1 周，此时患者不能使造口排出量与液体摄入相匹配，且小肠适应尚未完成。较短肠段多次切除对排出的影响要小于一次性切除同等长度的肠段。有限回肠切除引起的腹泻，即使切除长度超过 100cm，也可呈分泌性，营养损失较小，而不是大面积回肠切除引起的

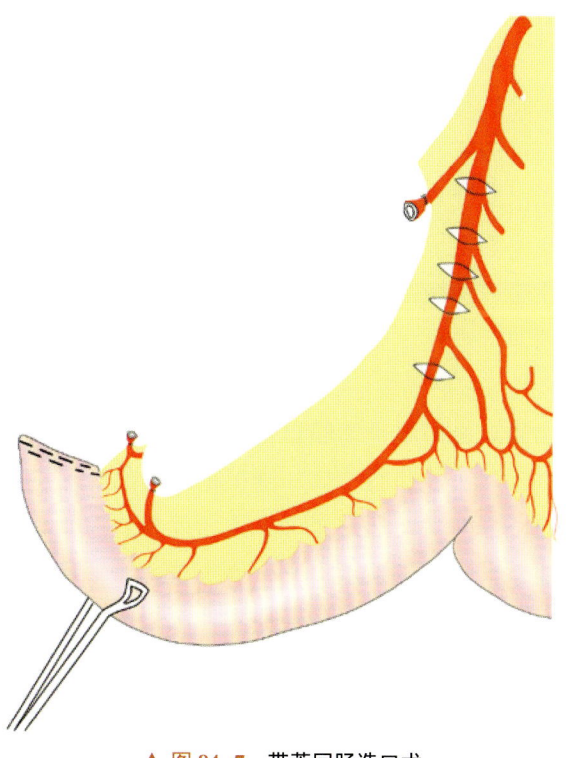

▲ 图 84-7　带蒂回肠造口术

渗透性腹泻（由于肝肠循环破坏导致脂肪重吸收减少）[66]。胃酸分泌增加可能导致回肠造口排出量增加，而质子泵抑制药可以减少广泛小肠切除患者的排出量[67]。这种作用由酪酪肽的缺乏而介导，而酪酪肽可以起到抑制肠道蠕动的作用，特别是在广泛肠切除的患者中[68]。

可能需要胃肠动力抑制药、纤维补充剂、胆汁酸结合剂和含有适当电解质的静脉水合作用来对抗液体流失和减少转运时间（表 84-2）[69-71]。

表 84-2 排出量多的原因

广泛切除
停用类固醇，麻醉药和胃肠动力抑制药
克罗恩病
狭窄
肠缺血
感染肠炎
放射性肠炎
细菌过度繁殖
食物不耐受
饮食不当
焦虑

造口周围皮肤刺激，特别是在术后初期，是最常见的症状[72]。高达 70% 的新回肠造口患者具有未被发现的周围皮肤刺激[73, 74]。大多数的造口并发症是由于不合适的器具或边缘上的大孔，使回肠流出物接触皮肤。这刺激了造口周围皮肤然后渗出液体，反过来削弱了造口器具的密封性，引起更多的皮肤刺激。更糟的是，渗漏还会导致更频繁的更换器具，从而进一步破坏已经受损的皮肤，形成恶性循环。咨询造口医师，评估器具类型和孔径是必要的。

要注意使造口器具孔径与皮肤黏膜连接处吻合。使用皮肤屏障湿巾保护造口周围皮肤。

如遇皮肤渗水，应使用造口粉或制霉菌素粉。如果发现有缩回或扁平的造口，则可提示

凸起的贮袋系统。造口周围边界异常应使用造口软膏填塞，以防止凸缘下方渗漏。如果在造口器具凸缘下发现了周围卫星分布样病变，应怀疑真菌感染。局部涂制霉菌素粉，刷去多余的粉，然后在放置造口器后涂上黏合剂屏障。

当新成熟的回肠造口黏膜颜色发暗，可怀疑回肠造口缺血，其发病率为 1%~21%[64, 75-77]。造口缺血的原因包括血管供应不足或腹壁开口过小，这可能导致回肠造口供血和血管压迫。环状回肠造口术保留了完整的、未分离的肠系膜弓缘和侧支血管，不容易发生动脉功能不全。触诊肠系膜动脉血流、小肠边缘出血和黏膜评估是预防肠吻合口缺血的重要方法。通常造口远端边缘是最容易缺血的部位，会显示出黏膜的改变，随着时间的推移，甚至可以显示出血管供应薄弱的界限。通常肠系膜可以修剪到距肠缘 2~5cm，而不减少黏膜的灌注[78]。将肠管修整到分界的区域，可以最大限度地减少未来对造口翻修的需要。如果应用的是包含较多血管蒂的肠段，造口仍出现缺血，应怀疑是静脉充血。肠壁的开口可能需要扩大，如果不可行，可能需要缩小肠系膜脂肪以允许静脉扩张。

局部缺血的程度是动态变化的，用针头对黏膜进行画线观察灌注有助于评估，或者最好通过放置在造口的润滑试管照射来评估。当黏膜出现变化时，可以怀疑造口缺血：黏膜变化从苍白到瘀点再到灰白色坏死。轻度缺血时，黏膜表面脱落，但黏膜深层仍可存活，无须干预即可观察。如果缺血延伸至筋膜下，则需探查及修复回肠造口，以防止进展为腹膜内穿孔[79]。如果缺血局限于筋膜以上的肠道，且患者需要进行永久性回肠造口，则根据患者的情况进行修正，因为远端缺血可导致坏死和造口处扁平从而影响贮袋功能。通常情况下，随着水肿减少和腹壁开口扩大，轻度缺血可以缓解。黏膜缺血保守处理后，黏膜与皮肤交界处可形成纤维环，当最终发展为狭窄，则需要修复。

造口回缩是缺血的另一个晚期结局。当黏

膜与皮肤表面分离时就会发生这种情况。造口回缩最常见的病因包括吻合张力或使用病变肠管来成熟造口。不需要手术干预，可以用造口黏合剂粉末覆盖分离处，并在上面放置器具。

这种分离通过次要意图治愈，并最终导致狭窄。造口回缩以前被定义为在皮肤表面下 0.5cm 或以上的造口，通常是由于张力引起的[77]，晚期回缩通常是由于缺血性损伤。在术后早期阶段，即使是一个制作良好的回肠造口，在肥胖患者中也可以因为造口流通不充分，血管翳较大，而出现回缩。

梗阻可以是机械性的，也可以是功能性的。机械性原因包括由于腹部狭窄、肠系膜轴的扭曲或愈合过程中的缝合不当引起的梗阻。术后动力性肠梗阻是早期功能性梗阻最常见的原因。如果存在动力性肠梗阻，造口可以排出绿色或黄色的水样液体，没有气味或气体。动力性肠梗阻的其他症状也可能出现。区分两种不同的梗阻病因需进行回肠镜检查或通过造口逆行造影。虽然机械原因需要手术干预，但动力性肠梗阻是可预见性控制并最终得到解决的。

造口周围脓肿是由于造口形成时的污染或瘘管引起的，表现为造口周围皮肤的红斑、发热和压痛。处理方法包括在不影响贮袋或黏膜皮肤连接处对积液进行引流。瘘管出现的常见原因包括克罗恩病、造口过程中未被发现的筋膜上肠切开术，或回肠造口术外翻放置三面缝线时意外合并真皮层。腹腔内病变很少表现为瘘管或周围脓肿，这些都需要手术治疗。晚期周围脓肿应怀疑潜在克罗恩病的可能。

晚期并发症

当患者从初次手术中恢复并熟悉回肠造口的日常生活后，更容易发生晚期并发症。在专门的造口治疗诊所接受造口治疗师的治疗，并定期复查，对患者来说是非常有益的。同时，这种治疗在并发症出现时可以减轻部分患者的焦虑，从而改善了预后，提高生活质量。晚期并发症通常会困扰永久性回肠造口的患者，因为大多数暂时性造口在 3～6 个月会被移除。晚期并发症包括出血、造口脱垂和回缩、狭窄、小肠梗阻和造口旁疝。

下消化道出血较为罕见，表现为回肠造口袋中的血性液体，除非它是由先前存在的炎症性肠病或肠出血造成的。小肠憩室出血、动静脉畸形或小肠肿瘤等都必须考虑。尽管如此，除上述原因外，由造口引起的大出血仍然是不常见的。有一部分晚期肝病和门静脉高压患者容易发生造口静脉曲张[80]。这可能只见于溃疡性结肠炎合并原发性硬化性胆管炎和酒精性肝硬化的患者。造口静脉曲张目前仍是一个护理挑战。采用黏膜分离或结扎的局部治疗可能有效；然而，常需要应用经颈静脉肝内门体分流术[81-83]。由于贮袋填塞不充分继发黏膜皮肤连接处剥离出血较为常见，可表现为造口处的鲜红色血液。此时应请肠造口治疗师协助诊疗。

据报道，回肠造口脱垂发生在 5%～10% 的患者中，但实际发生率很可能被低估。这可能是一个难以解决的复杂问题。脱垂引起的并发症，如嵌顿或绞窄，发生在不足 10% 的脱垂造口中。简单的回肠造口脱垂可以通过手工复位或使用蔗糖甚至蜂蜜制成的渗透剂来保守处理[84]。在复杂脱垂缺血或嵌顿不能复位的情况下，回肠造口需要手术，这包括脱垂部分全层切除。与此同时，在原始位置重建造口[65]。

回肠造口狭窄通常由于术后早期并发症的出现，继而发生缺血或黏膜皮肤分离[85]。最终导致瘢痕形成，并使造口排空和潴留困难，造成造口狭窄，干扰正常肠道功能。因为回肠造口的流出物是液体，肠梗阻是不常见的，除非狭窄涉及回肠的一部分，而不是仅仅在皮肤水平的狭窄。应对患者评估狭窄的其他原因，如原发或复发的克罗恩病或恶性肿瘤。可以考虑进行内镜下的扩张，但是，必须小心避免穿孔。在这种情况下需要简单的修复，除非它延伸到筋膜或筋膜下水平，这可能就需要节段性肠切除。有时，需要扩大皮肤开口。包括"Z形"成形术的局部修复也是有效的[86]。

对患者和医生来说，回肠造口术的造口旁疝是一个极具挑战性的问题[87]。防治造口旁疝并发症出现的最好时机在最初的造口手术时。不管怎样，患者的合并疾病，如肥胖、糖尿病、肝和肺疾病、慢性类固醇使用、营养不良、晚期癌症和年龄，都是造口旁疝的诱发因素。并非所有造口旁疝都需要手术修复。需要对无症状患者提供保障，同时也需要对未出现的体征和症状给予指导。再次让造口治疗师参与他们的治疗是至关重要的。可以佩戴腹部黏合剂和造口带，以帮助促进疝复位和器具安装。少数患者需要手术修复[88]。外科手术的选择取决于多重因素。手术包括直接筋膜再造修复、局部假体网片修复或造口移位术。当复发或复杂的造口旁疝出现时，应降低整形手术的适应证。必须对患者及其家人阐明，复发率接近50%，可行时应考虑开腹或腹腔镜入路，补片并发症的发生率各不相同。

回肠造口术中会出现小肠梗阻，就像以前接受过腹部或骨盆手术的任何患者一样。肠梗阻的病因包括粘连、肠扭转、腹内疝、复发性克罗恩病、食物阻塞和造口狭窄。患者的典型表现为回肠造口排出量极小或缺失、腹胀、厌食和呕吐。疼痛可能是一种临床症状，当疼痛出现时，应提醒临床医师注意肠道病变和即将出现的缺血可能性。造口存在有助于诊断和治疗，如回肠镜检查和逆行造影灌肠。在治疗中，让造口治疗师参与通常是有利的，因为食物堵塞会对灌肠、冲洗和饮食调整产生反应，尤其是在复发时。回肠造口手术时相关的肠梗阻处理的方法与处理其他肠梗阻的方法相似。早期纠正脱水和电解质紊乱是最重要的，其次是详细的体格检查和诊断性成像，目前多用双造影计算机断层扫描。如果没有疼痛或腹膜炎，可以进行非手术治疗，其中可能包括胃肠减压。清除阻塞物后，如果不能在短时间内消除梗阻，可能需要手术。如果可能的话，最好采用微创手术。

其他不太常见的并发症也可能发生。由于回肠造口排出物的性质，皮炎可导致皮肤严重剥脱。伴随慢性刺激和潮湿，周围皮肤出现刺痛性变化。应始终怀疑皮肤对贮袋产品可能存在过敏，并可能需要改变器具的品牌和类型，并使用局部类固醇药物治疗。联合造口治疗师，治疗包括纠正致病因素、构建皮肤屏障和使用抗真菌药物。

炎症性肠病患者的造口处可见坏疽性造口周围脓皮病（其特征为疼痛性溃疡，具有紫色破坏边缘和桥接溃疡的薄表皮桥）。其通常与女性、肥胖和炎症性肠病有关[89,90]。有时由于怀疑有其他病变，如接触性皮炎、克罗恩病进展期或缝合处脓肿，而难以诊断时，最好采用全身性、病变内或局部抗炎药物治疗，包括类固醇[91]和他克莫司[92,93]。脓皮病类似于炎症性肠病的病变，免疫调节药和生物制剂可缓解。最终，治疗难治性脓皮病可能需要重新定位造口，但重新造口不能保证新造口部位不会复发。

既往研究指出回肠造口处也会出现腺癌[94-99]。病因可为慢性刺激或与炎症性肠病有关。不幸的是，它经常诊断得很晚。治疗方法与其他小肠腺癌类似，包括切除，最好是保留造口。

九、回肠造口闭合术

如果远端病变缓解或吻合口充分愈合，环状回肠造口术一般在造口后2～3个月闭合。研究指出回肠造口有可能在2周内关闭。最初的研究表明，2/3的患者可以在随后的择期手术时关闭回肠造口，而不会增加任何并发症[100]。从那时起，其他研究已经证实了早期闭合的低病死率[101-106]。一项多中心随机对照试验显示，2周内闭合的安全性优于12周[107]。

在化疗的情况下，可在治疗结束后1个月进行关闭。通常不建议在化疗前或化疗期间进行回肠造口关闭，以防止因造口关闭引起的任何并发症对治疗的延迟影响[108]。

在环状回肠造口闭合之前，可以使用水溶

性灌肠对比剂试验来评估回肠造口远端是否有任何结构异常或吻合口瘘[109]。由于回肠造口的液体流出，大多数患者在回肠造口关闭之前可能不需要肠道准备。在大多数情况下，环状回肠造口可在距黏膜边缘 1~2mm 处进行环切实现造口装置的去除。然后将回肠造口的两个肠管从皮下组织和筋膜边缘解剖游离，并从腹腔脱出。只在少数情况下，如果遇到很严重的粘连，应该沿中线行剖腹手术。任何浆膜撕裂，特别是筋膜边缘或腹直肌，应立即处理，以防止因回缩最终行肠切除术。通过向肠襻内注入聚维酮碘（碘伏）溶液，可以确定任何隐匿性小肠切除。环状回肠造口术可以使用回肠造口的肠系膜边缘或侧侧吻合术来闭合，这可以用手工缝合或吻合器来完成。两种方法的疗效没有差异[110]，手术入路应由外科医生的个人偏好和舒适度决定（图 84-8）。在吻合术完成并放回到腹腔后，缝合筋膜。灌洗和缝合皮下组织以减少无效腔。皮肤部分可重新对合。几种皮肤闭合的方法已进行描述。

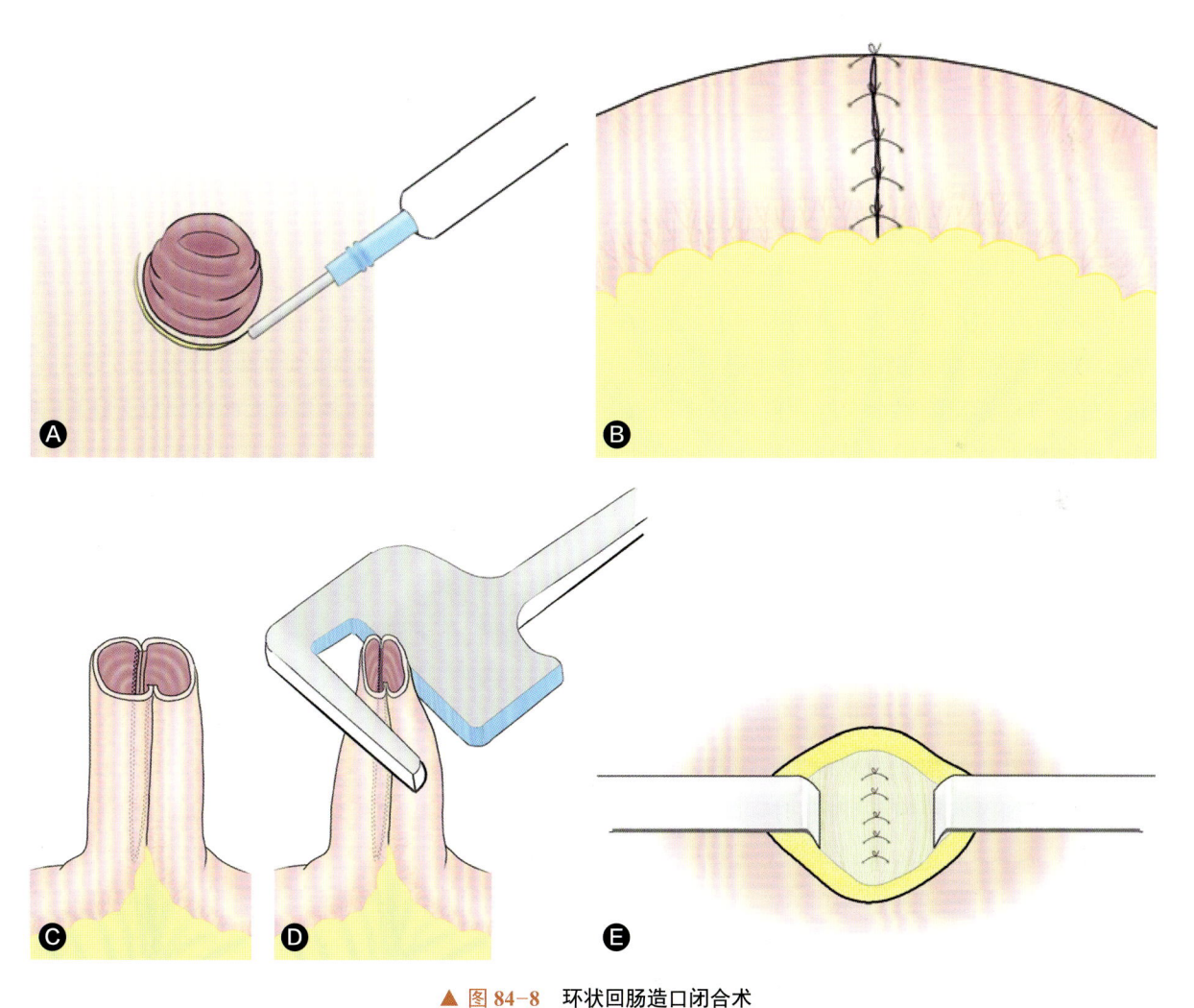

▲ 图 84-8　环状回肠造口闭合术
A. 分离黏膜皮肤连接处；B. 手工关闭；C. 侧侧吻合；D. 关闭共同通道；E. 缝合筋膜

第 85 章
缝合、钉合、组织黏合剂
Suturing, Stapling, and Tissue Adhesion

David Giles　Ethan Talbot　著
张　磊　译

> **摘要**
>
> 本章回顾了缝合和钉合的基本原理，简要介绍了手术中使用的各种手术辅助物。
>
> **关键词**：缝线；缝合；吻合器；钉合；网膜；组织黏合剂；粘连屏障；腹腔引流

外科手术通常涉及切取、切除或离断来处理机体病理状态。紧接着可采用多种方法进行重建，以确保恢复功能。外科及内科的医疗原则、保障和预防措施需要整个医疗保健领域下的规划、预防和支持，以实现最终的成功。术前计划要有预见性，围术期管理要恰当，术中操作要细致，术后护理要周密[1]。在胃肠道或腹部手术过程中，无论是良性还是恶性疾病，都需要切除部分空腔脏器并进行消化道重建。吻合术通常是决定手术成败的关键，良好的愈合对疾病预后有积极的影响。相反，吻合失败不仅会增加永久性瘘等疾病的发生率，还会延误辅助治疗，增加医院护理的强度和持续时间，并与远处恶性肿瘤的复发率和死亡率（短期和长期的所有原因）的增加有关[2]。由于影响吻合术效果的大部分因素取决于患者离开手术室的时间，所以首先要注意的是手术时机和术式的选择及手术本身的利弊。

创伤修复过程具有渐进性和时间依赖性。胃肠吻合口的愈合与之有相似之处，但也有显著区别[3-5]。吻合口愈合中不存在慢性伤口，在这种情况下，修复必须考虑到抗张强度和功能的快速恢复。受限于对此方面病理生理机制的认识，消除吻合口瘘的目标总是富有挑战的。胃肠道的多层结构、管腔内容物的大量定植、不同肠层的影响、丰富的血液供应及吻合口愈合速度和过程的变化，使其愈合有别于皮下组织。

当人体肠道被手术离断时，机体会通过激活凝血级联反应和募集血小板而引起急性炎症反应，这种反应可通过释放储存在血小板颗粒中的炎症介质而传播。随后中性粒细胞被动员到伤口处，与此同时，胶原蛋白被胶原酶和金属蛋白酶降解。胶原蛋白的降解是产生局部氨基酸池的必要条件（特别是胶原蛋白所特有的氨基酸——脯氨酸和赖氨酸）。新形成的胶原蛋白可以"回收"这些氨基酸。胶原蛋白的溶解程度因组织不同而不同，也因距伤口两侧的距离不同而不同。伤口周围的组织经历着胶原溶解，因此变得比正常组织更弱，是最容易在伤口愈合早期阶段失败的部位。在这个初始阶段，吻合口的完整性几乎完全依赖于缝合线或缝合钉对管腔进行的机械缝合[4]。

术后第 3～5 天是伤口愈合从炎症期过渡到增生期的阶段。随着成纤维细胞和平滑肌细胞的增殖，胶原由降解向沉积转变。一旦胶原沉积超过胶原溶解，接近肠道两端的部分就不再依赖于缝合线和（或）缝合钉，而是依赖于胶原纤维周围的细胞基质。虽然在术后的2~3天小肠吻合口的抗破裂强度为正常的50%（大肠吻合口的抗破裂强度为正常的35%~75%），但在术后7天小肠吻合口的抗破裂强度接近100%。

重要的是，要认识到组织愈合的时间长短是受损害伤口愈合的潜在致病因素影响的。糖皮质激素、化疗药物和抗免疫排斥药物可减轻炎症反应和延长炎症期。抗血管生成药物、营养缺乏和缺氧会促进胶原溶解和抑制胶原合成。同样，局部感染的存在也会加剧胶原溶解。因此，缝合材料、缝合线和（或）缝合钉的选择应该考虑到这些因素[5-7]。

良好的胃肠吻合口（gastrointestinal anastomosis，GIA）愈合依赖于良好的肠道血液供应，这种肠道血液供应不受张力影响，因为吻合十分精密（"无渗漏"）。血管供应包括局部血供和全身灌注情况。局部缺血尤其会抑制胶原沉积和成熟。张力除了导致局部缺血外，还会导致闭合失败或无效腔，尤其是在使用吻合钉的情况下。虽然黏膜下层是肠壁中最坚固的一层且必须包括在所有的吻合术中，但肠壁的每一层都有助于伤口愈合。吻合过程中的闭合必须是水密/气密的，使用存活和"清洁"的肠道边缘。远端梗阻，无论是否为机械性梗阻，均可导致肠管直径增大、肠壁张力增大，进而导致局部缺血。低白蛋白血症是一种更广泛的生理紊乱的标志，而不仅仅是营养不良。动物实验已经证明，相比于其他蛋白质消耗原因，身体优先愈合内脏伤口，包括肠壁伤口愈合。

胃肠吻合一旦建立，将不能容忍吻合瘘的发生。多种术式已经被证明是有效的，如外科钉合在许多条件下被认为和缝合同样安全。吻合器的适用条件与一般缝合大体相同。虽然外科钉合或缝合不是同等的适用于每一种情况，但外科医生使用的这两种技术可以极大改善需要肠吻合术的疾病预后。一些较早的研究着眼于手工缝合和吻合器吻合之间的差异。一般来说，没有发现这两种方式在漏液率、病死率和癌症复发率方面存在差异[8-9]。一项对急诊剖腹手术情况的Meta分析表明，在缺乏证据和高偏倚的情况下，两种技术都不受青睐[10]。手工缝合修复创伤相关的小肠损伤仍受偏爱[11, 12]。

一、外科缝合及技巧

与其他任何技能一样，手工缝合肠吻合术需要练习。在指导下观察或仅仅做过几次手缝的肠吻合术并不一定能掌握进行吻合术所需的技能，特别是在危急情况下（即某些不能使用吻合器的情况）。因此，针对简单病例进行手缝吻合可能对所有人（患者、外科医生和手术团队）都有利。

肠吻合术的理想缝合材料要能同时满足在伤口愈合阶段产生最小的组织反应，同时提供最大的强度。因为缝线穿过并牵拉肠壁时会引起一些组织损伤，所以所有缝合都会造成一定程度的组织炎症。这种炎症反应影响活化的胶原酶和基质金属蛋白酶的水平，导致愈合伤口的拉伸强度降低。在伤口从炎症期过渡到增生期的过程中，在延迟期（第1~5天）中，避免伤口这种拉伸强度的不均衡是至关重要的。同样，促进炎症的其他因素（如坏死组织和感染）将延迟吻合口的愈合，应将这些因素的影响最小化[13]。

在目前的临床实践中，大多数手缝结直肠吻合术是用聚二氧环烷酮缝合线缝合的[14]。这些缝合线具有理想缝合线的大部分品质，作为一种单丝缝线，加上合适的针，它可以使缝合过程中的组织损伤降到最小。它可以缓慢吸收并保持相应强度长达6周，远远超过了伤口愈合的延迟期[15]。考虑到伤口愈合的病理生理因素，人们已经尝试了其他类型的缝合线和表面辅料。成纤维细胞生长因子在大鼠吻合口上的应用已显示可显著促进吻合部位周围的血管生成、成纤维细胞浸润和胶原蛋白生成，并且使得吻合口能抵抗局部组织高张力[16]。用基质金属蛋白酶抑制药（在该例中为多西环素）进行表面缝合可在大鼠肠吻合中产生更高的组织延展性[17]。使用无须打结的倒刺线进行肠吻合术也已被证明是安全且可重复的[18, 19]。这些辅助手段已经不同程度的达到临床应用水平，但值得进一步研究。细菌黏附到缝合材料上是细菌感染和肠吻合口愈合不良的可能原因。在可吸收缝线中，聚二氧六烯酮对细菌黏附的亲和力最低[13]。这组研究人员表明，与单丝缝合相比，编织缝线的细菌黏附性高 5～8 倍。另一些研究表明，小鼠在缝线存在时的感染程度与缝线对细菌的黏附特性有关[20]。其他研究还表明，聚乙醇酸缝线具有最高的细菌黏附率，因此可吸收的编织缝线被认为不可用于感染伤口或有感染风险的伤口缝合[21]。

有了缝线增强伤口感染的证据，研究集中在用抗生素处理缝线的效果就不足为奇了。用抗菌剂（三氯生）涂覆缝合线可显著减少黏附细菌对 polyglactin 材料缝线的黏附，降低微生物活性并显著增加结肠吻合口破裂压力[22, 23]。经庆大霉素包裹的聚偏氟乙烯（polyvinylidene fluoride，PVDF）缝线可增加大鼠结肠吻合的稳定性和抗破裂强度[24]。综上所述，聚二氧杂环己酮缝合线对细菌黏附的亲和力低，这进一步提高了其作为肠吻合首选缝合线的地位。尽管有动物数据支持使用抗菌涂层缝合线，但在这成为常规临床实践之前，还需要进行人体研究。

缝合方法

缝合线缝合方式包括间断或连续缝合。连续缝合法具有水密性佳的优点，但缺点在于整个缝合线的完整性是基于一个针脚的。尽管通过连续缝合也可以达到止血效果，但其不良反应在于连续缝合可能会限制吻合口的血流，从而导致缺血和吻合口的破裂。大多数人体研究表明，连续缝合法可以安全快速地进行，连续缝合和间断缝合两种方法之间没有显著差异[25, 26]。

肠吻合可采用单层或双层方法。单层吻合由一层间断或连续的可吸收缝合线组成，而双层吻合通常由一层内层的可吸收缝合线和一层外层间断的可吸收或不可吸收的缝合线组成[27]。单层吻合术与双层吻合术相比在吻合口瘘发生率、围术期并发症、住院时间长短和死亡率方面并无差异，同时还能缩短手术时间和总成本[27-29]。这些发现在一项包含 7 项随机对照试验、842 例患者的 Cochrane 系统评价中得到了证实[30]。创伤处的吻合更倾向于采用双层吻合。

采用内翻式吻合技术的吻合口愈合速度更快[31]，具有更高的抗压和抗破裂能力，并且可以更迅速地恢复正常的肠道结构[32]。大多数动物和人体研究都表明了内翻式吻合技术的优越性。外翻吻合术与粘连形成、吻合口瘘、伤口感染、腹膜炎和粪便瘘管的发生率增加有关[33-35]。不论缝合的细节如何，肠吻合术必须遵循以下原则（除了先前明确指出的原则之外）：吻合必须是水密的，并且黏膜对位；在肠吻合术提供大部分结构强度的黏膜下层必须被闭合；在闭合过程中必须注意肠缘绞窄或刺入，以避免造成狭窄或坏死以及继发吻合口瘘。

垂直褥式内翻缝合法，又称 Lembert 缝合法，是胃肠道手术中最常用的缝合方法（图 85-1）。它被用于两层肠吻合术的外层缝合，还可用于修复肠壁的浆肌层撕裂。其方法为：从距切口 3～4mm 的位置开始缝合，并与切口的长轴成垂直方向（按照缝合针的弯曲方向走行）。这种缝合应当仅包含浆肌层，并且必须注意不要穿过整个肠壁。将针尖置于靠近切口边缘的位置，然后重新扎入相应的伤口边缘，并在距伤口边缘横向 3～4mm 处将其引出。之后将缝合线束紧到接近但不足以撕裂组织的张力即可。垂直褥式内翻缝合法最常用的缝合线材料是（3-0）真丝或 PDS（聚对二氧环己酮）。这种缝合可以以间断或连续的方式进行。

间断水平褥式内翻缝合法，又称 Halsted 缝合法，主要用于多层肠吻合术中的浆肌层缝合（图 85-1）。其方法为：将缝合线穿过伤口边缘外侧 2~3mm 的浆肌层，并在伤口边缘引出；之后再将针头穿过伤口的对侧边缘，并向侧面引出 2~3mm。在伤口的同一侧远端大约 2mm 处，将缝合线穿过伤口的两个边缘，以在伤口边缘的一侧上留出缝线的两个自由端、另一侧上留下一个缝线环。这种缝合方法在组织受损、发炎或异常时特别有用，因为这些地方使用 Lembert 缝合的话会穿过这些组织。由于间断水平褥式内翻缝合将张力分布在与 Lembert 缝合垂直的平面上，因此可以在挤压效果较轻的情况下贴合组织。

荷包缝合用于包埋阑尾残端，或用于固定营养管或引流管。它其实就是在胃肠道上围绕着固定点或开口进行环形连续 Lembert 缝合。荷包缝合最常使用的是不可吸收的缝合线（图 85-1）。

连续全层水平褥式内翻缝合，又称 Connell 缝合，可使黏膜内翻进入肠吻合口的管腔（图 85-1）。缝合从吻合术的边缘开始，从一边的内到外，从另一边的外到内。缝线系紧，使结在腔内。然后，缝线由内到外从一侧穿过组织，开始连续全层水平褥式内翻缝合。在吻合口的另一侧，缝合线从外到内穿过组织全层。在肠腔内部，缝合针沿肠壁向前移动 2~3mm，然后在同一侧从内到外穿过肠壁。现在缝合线在肠管外侧，下一段以同样的方式在对侧进行。这样就形成了一个 U 形、全层、连续内翻的缝合线。它通常作为双层吻合术的内层，可吸收缝线通常用于这些缝合。连续水平褥式内翻缝合与连续全层水平褥式内翻缝合类似，但不同的是缝线不进入管腔，而是通过黏膜下层穿出。

Gambee 缝合是一种单层间断缝合，将黏膜翻转进入管腔（图 85-2）。缝合线从外向内通过全层，然后通过黏膜后返回，通过同一侧的黏膜下层离开。随后它从黏膜下层穿过对侧边缘的黏膜，最后在这一边由内向外穿过全层。缝线被系在腔外，这样就形成了全层内翻缝合线。可吸收缝线通常用于这种类型的吻合术。

▲ 图 85-1 肠缝合方式

引自 Orr TG. *Operations of General Surgery*. 2nd ed. Philadelphia：Saunders；1949.

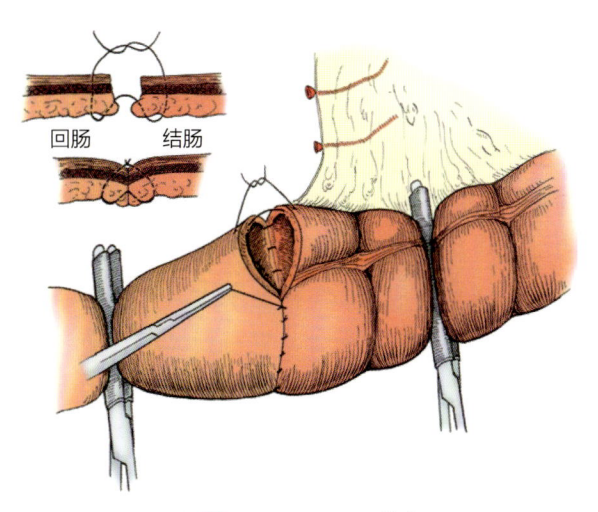

▲ 图 85-2 Gambee 缝合

引自 Gambee LP, Gamjobst W, Hardwick CE. 10 years experience with a single layer anastomosis in colon surgery. *Am J Surg*. 1956; 92: 222.

一些外科医生更喜欢用 Gambee 缝合来关闭幽门，而很少在其他地方使用[36]。

双层闭式缝合，也被称为 Czerny-Lembert 缝合，仍然被部分人认为是肠吻合的"金标准"。这种技术的特点是一个内部全层、连续、可吸收的缝合层，外层被一间断、通常是永久的浆肌（Lembert）缝合层所包绕。经典模式为，放置该层外侧的（浆肌层）预留线，使肠道对齐后，先放置深或后外层。在预留线之间的深层外层完成后，所有层的简单连续缝合从后壁的两个方向开始，在前表面转化为连续全层水平褥式内翻缝合或连续水平褥式内翻缝合，以在肠系膜反面闭合。第二层的前面部分最后完成。外层可采用 3-0 缝线，内透壁层可采用 3-0 聚乙醇酸、聚乳酸或铬肠线缝合。

单层吻合术从肠系膜边缘开始，然后沿两个方向依次向反肠系膜方向移动，可采用间断缝合或连续缝合。Gambee 所描述的间断入路使用永久缝合线（最初是棉或丝线）。其他人描述的连续缝合始于肠系膜腔的外侧。使用双耳缝线向两个方向缝合，它囊括除黏膜外的所有层，并结束于反肠系膜缘。在外面，两端被系紧，以产生水密/气密的吻合，而不损害肠管径。材料通常使用聚丙烯或聚二甲氧基酮（3-0）[37]。

二、吻合器与钉合技术

吻合器以一种快速、准确和可重复的方式极大促进了外科手术技术的发展，特别是切除、离断和（或）吻合术。从历史上看，其吸引人的部分原因是让那些未受训练或经验不足的外科医生成功完成高质量外科手术。吻合器的不断改进，使其应用在外科界得到了广泛的开展和调适（包括开腹、腹腔镜或机器人手术中的应用）。尽管吻合器不能替代可靠的外科判断或能力，但它扩大了解决问题、处理病情和治疗病理状态的可用方法谱[1]。

大约在 200 年前，比利时外科医生 Henroz DeMarche 设计了一种用于小肠吻合的圆环并在狗身上测试成功。1892 年，芝加哥的 John B. Murphy 为胃肠吻合术开发了一种无缝线的金属加压装置。以上两项发明都认识到了手工缝合吻合口的高吻合口瘘率的问题。"墨菲按钮"（Murphy button）已经被人类使用了几十年。布达佩斯的 Húmer Hültt 医生担心频繁的胃外科手术（部分切除或全部切除）发生吻合口瘘，开发了一种笨重的吻合器，并详细阐述了一些基本的吻合原理。第二次世界大战后，苏联外科器械科学研究所迅速发展，研发了许多吻合器，从而在全国范围内推广了安全、标准化的外科治疗方法。一位来自美国约翰斯·霍普金斯大学的外科医生 MarkRavitch 于 1958 年将吻合器引进美国，最终促使了美国外科手术公司的成立，并促进了外科缝合技术的大量研究和开发[38]。

手术钉合的基本原则始于 Húmer Hültt。他强调压缩组织，将金属缝钉放置成闭合的 B 形，两排缝钉交错排列。类似于标准的办公订书机，B 形订钉是通过与砧座的相互作用而形成的。这样做可保持压迫性，并具有止血和水密或气密性，同时可促进耐用性，最大限度地减少组织损伤并稳定新结构。在展开时组织中形成的每个 B 形订钉都单独地或者共同地促进上述目标达成[7, 38]。在使用吻合器的方法中，必须以促进压迫、构建准确的吻合钉和理想的组织形态为基础。

（一）吻合器的类型

肠道组织是双相的，固体和液体成分的比例各不相同（取决于组织的类型和环境）。因此，吻合器的规格各不相同，以达到良好的压缩，从而提高缝合效果（减少渗漏、改善止血效果、减少伤口收缩及降低狭窄率）[7]。过去，吻合器要么使用预定的（统一的）订钉高度，要么使用可变的订钉高度（表 85-1）。随着时间的推移，制造商们正在对订钉进行改进，包括增加订钉预定高度的多样性、使用矩形金属丝（而不是圆形）、使用表面夹持技术以及调整封盖和砧座结构。

第 85 章 缝合、钉合、组织黏合剂
Suturing, Stapling, and Tissue Adhesion

表 85-1 确定/预定的钉高度

颜 色	开口钉长度（mm）	闭合钉高度（mm）	适用范畴
白色	2.5~2.6	1.0	薄/肠系膜
蓝色	3.5~3.8	1.5	常规使用
金色	3.8	1.8	常规使用/厚
绿色	4.1~4.8	2.0	厚的（胃）
黑色	4.2	2.3	非常厚

简而言之，钉皮机因其易于使用、增强的舒适性（尤其是在去除过程中）和使用迅捷而广受欢迎。施夹器具有广泛的夹子大小、夹子数量和工作长度。结扎、分割和吻合装置在开放手术中曾被用来分割网膜和肠系膜组织，这种吻合器在今天已很少被使用。

直线（非切割）吻合器（如胸腹吻合器）提供两排交错排列的吻合钉（图 85-3）。它们用于各种各样的情况，包括闭合中空脏器和切口（肠切开术和其他手术），以及结扎大血管。订钉长度/高度是固定的，但具有各种长度和高度可选。吻合器机身/头部有四种长度，可以是铰接式或非铰接式。在血管亚型上有三排订钉。

直线切割吻合器（如 GIA）通过首先输送两排（过去）交错排列的钉线，然后使用刀在缝合线之间分割组织（较新版本可能使用三排交错订钉），从而闭合和横切中空脏器（图 85-4）。GIA 吻合器用于切断管状结构，建立侧侧吻合（包括功能性端到端或其他），以及切除实体器官。这些多功能的器械具有多种可变特征，形成适用于开放、腹腔镜和机器人手术的不同品种，具体的特征包括固定长度和宽度、关节和非关节头部、直型和可弯曲的（仅非关节型）。

环形吻合器［如用腔内（钉）法建立端端吻合］用于端端、端侧和偶尔侧侧吻合（图 85-5）。这些吻合器有一个可拆卸的头部/砧座，并安放有一个圆形的、交错排列的及不同直径的订钉仓（21mm、25mm、29mm 和 33mm）。根据外科医生的需求，钉可以不同程度地拧紧

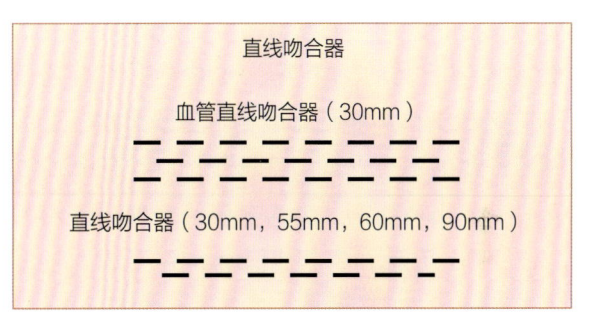

▲ 图 85-3 直线吻合器
改编自 Feil W，Lippert H，Lozac'h P，Palazzini G，Amaral J. *Atlas of Surgical Stapling*. Heidelberg, Germany：Johann Ambrosius Barth；2000.

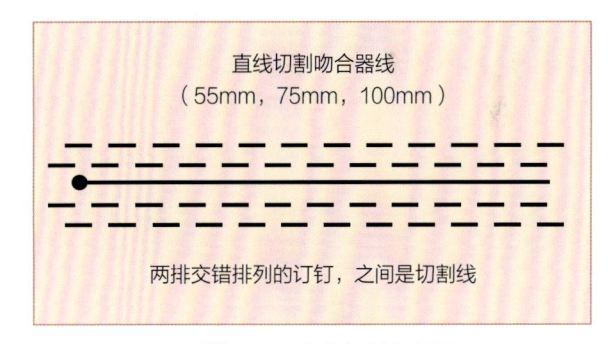

▲ 图 85-4 直线切割吻合器
改编自 Feil W，Lippert H，Lozac'h P，Palazzini G，Amaral J. *Atlas of Surgical Stapling*. Heidelberg, Germany：Johann Ambrosius Barth；2000.

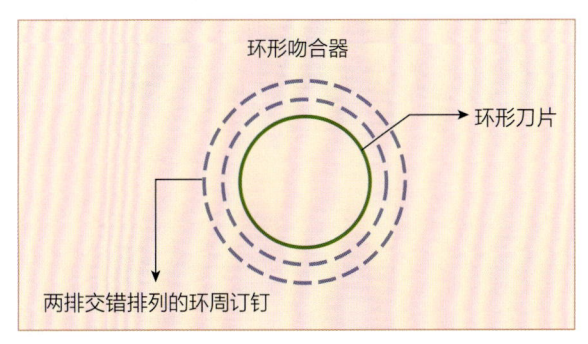

▲ 图 85-5 环形吻合器

391

到 1~2.5mm 的闭合高度。

吻合器的应用显示出非凡的创造力。有几本图集专门介绍了外科吻合技术[38,39]，下文介绍两种较为突出的术式。

(二) 功能性端端吻合

功能性端端吻合（图 85-6），最早出现在 20 世纪 60 年代，是使用 GIA 吻合器进行的最常见的侧侧吻合。使两节肠段的系膜小肠游离部的表面相并列。肠切开术允许在每段肠腔放置 GIA 吻合器的一个臂，被用于制造普通管腔[40]。检查内腔和钉合线是否需要止血。管腔内沿钉线的出血点可用细缝线控制，但不应在钉线上使用烧灼剂（因为金属钉会使电流沿着钉线传播，从而损害其他健康组织）。常见的肠切开术（涉及肠的两肢）常在其边缘用 Allis 夹钳横向夹住全层，以确保所有层都是闭合的。TA 吻合器的单枪应用可用于关闭这一常见的肠切开断面。在常见肠切开术行 TA 前，一个重要的技术要点是确保 GIA 钉线的前端和后端是交错的，以避免三条钉线交叉[41]。当多条钉合线在同一点交叉时，钉合线可能无法正确闭合，从而导致吻合口瘘（图 85-6）。这种钉合线是外翻的。用浆肌层缝合覆盖钉合线可以减弱粘连的倾向。或者，常见的肠切开术可以用内翻（一层对两层）手缝的方式闭合。

Hocking 等在一个犬模型中证明，与 EEA 相比，功能性 EEA 的形成对小肠运动的影响更大，这可能导致细菌过度生长[42]。即使术后 2 年，只有 50% 的肌电脉冲通过了功能性 EEA。病例报道也显示，这种运动障碍和细菌过度生长可导致巨大的管腔扩张和继发扭转。

(三) 钉合端端吻合术

这种类型的吻合术是用环形吻合器（如 EEA）进行的，通常用于食管胃吻合术、食管肠吻合术、胃肠吻合术和结肠直肠吻合术。病理学切除后，砧座通常放置在食管中部或远端，即与胃吻合的小肠，或与直肠吻合的近端肠。在使用砧座（使用 EEA 缝合设备的一个组成部分）时在开口的肠腔中做一个单线荷包缝合，固定在砧座的杆上并紧紧地系紧。如果荷包缝合线上有任何缝隙，缝合线可能不完整，并可能发生渗漏。褥式缝合线可系在杆周围，以加强荷包缝合。必须小心地剥离可能与吻合线合并的脂肪，因为这可能会导致吻合口瘘。血液

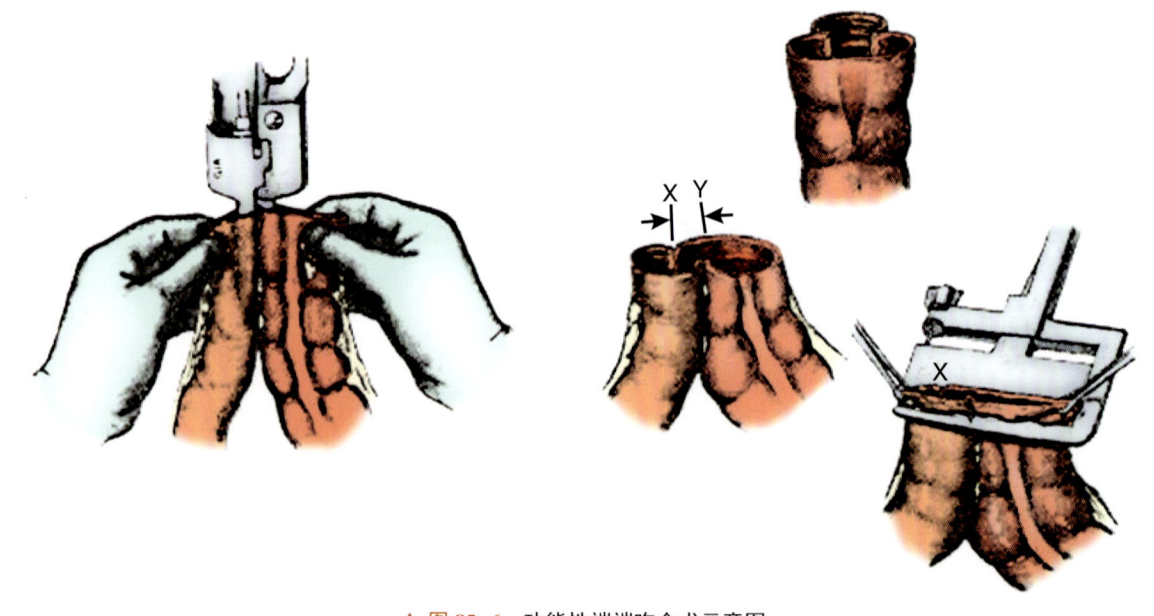

▲ 图 85-6 功能性端端吻合术示意图

引自 Chassin JL, Rifkind KM, Turner JW. Errors and pitfalls in stapling gastrointestinal tract anastomoses. *Surg Clin North Am*. 1984; 64: 447.

供应不应太接近受累肠管的末端，以免吻合器固定后腔内出血。随着枪芯前进，砧座和吻合器接合，装置紧紧闭合，吻合最终完成。

颈段食管吻合术通常是手工缝合，可使用或不使用 GIA，EEA 通常用于食管中段和远端。为确保荷包缝合覆盖食管全层，并且砧座位置放置得当，应抓住黏膜并使其外显（在放置荷包线和砧座之前）。支撑缝线将吻合的胃或小肠固定到纵隔胸膜、膈肌和（或）裂孔处，以减小食管吻合术后的张力。

进行结直肠吻合术时，近端肠（常为结肠）可能会扩张。吻合口直径取 29mm 或 31mm 效果较好，狭窄程度较小。应注意避免在扩张过程中造成浆膜或肌肉撕裂，如有必要，静脉注射胰高血糖素（1mg）放松平滑肌，以帮助防止这些撕裂。将吻合器经肛门放入直肠，注意沿着直肠和骶骨的轮廓，直至推进到直肠袖带末端。枪芯应该向前推进到钉线的中间，而不是穿过直肠系膜的任何其他点，或是女性的膀胱或阴道壁。

（四）钉合准则

使用吻合器的重要步骤如下。

- 对于您计划使用的每个设备，请熟悉（设备）制造商生成的"IFU"（使用说明）文档[43]。
- 遵循标准的手术原则，确保要操作的组织的活性和合理状态。排除远端梗阻，仔细评估经历过辐射、存在腹膜炎和局部变化（包括肿胀、瘘管、炎症性疾病和癌症）的区域[41]。
- 避免吻合线张力。
- 精确解剖预期吻合中包含的组织，避免合并外来的、血管性的或易坏死的组织[1]。
- 充分压迫以止血和防止渗漏，但避免过度压迫导致组织损伤。即使在同一个器官内也可能需要调整吻合器的配置 / 选择（尤其是胃）[43-46]。
- 确保吻合器已正确安装和配置，在准备展开吻合器之前，保持安全装置打开。
- 展开吻合器之前，等待 15s 以上的压迫时间。这样可以更精确地形成钉合，并形成更加稳定和止血的结构[45, 46]。
- 如果吻合器无法正常工作，请勿强行展开吻合器。如果出现较长的钉合线，请检查是否有分叉钉[43]。
- 实时做好对钉合材料进行检查或修理 / 重新组装的准备。预防性地处理钉合线交叉问题。完成后，检查吻合口的完整性[47]。

三、外科辅助设备

鉴于吻合口裂开可能引起的并发症的严重性，许多研究都在开发和测试肠吻合术辅助物，包括尚未广泛应用于临床的新技术。理论上，将大网膜包裹在肠吻合口周围以加强吻合口并促进自然愈合过程，可使大网膜机械地将吻合口封闭在粘连处，并在血管生成中发挥作用[48, 49]。这些理论得到了几项早期动物研究的证实[50-52]，这导致许多外科医生在担心吻合口的完整性时使用大网膜包裹物。1998 年，法国外科研究协会对此提出质疑，他们的研究表明，在有或没有大网膜包裹的结肠直肠吻合术患者之间，吻合口瘘发生率或死亡率没有显著差异[53]。对于外科医生来说，使用大网膜包裹进行吻合仍然司空见惯，尽管这一做法的益处与临床证据相矛盾。

组织黏合剂是纤维蛋白胶，通常用于止血、骨封闭和其他直接的组织修复。它们依赖于将纤维蛋白原转化为交联纤维蛋白来帮助止血和增强组织强度。对自 2000 年以来发表的应用于 GIA 的组织黏合剂的文献的系统评价发现，大多数是动物研究，在结肠吻合中各种结果均有，大部分结果更接近于阳性[54]。在大鼠的实验研究中，使用纤维蛋白密封剂进行肠吻合术与增加粘连形成、降低吻合口破裂压力和降低羟脯氨酸浓度有关[55]。用纤维蛋白胶（人或牛源性）封闭"高风险"结肠吻合口也与较高的吻合口瘘发生率、吻合口周围过度粘连形成和不良临床结局相关[56-58]。这可能是由纤维蛋白胶在愈合早期损害血管肉芽组织的生长所致。综上所述，临床上常规使用组织黏合剂加强肠吻合必须加以小心。需要进一步的研究来阐明其对吻合口愈合的影响。

粘连屏障是基于透明质酸的可吸收薄膜，其目的是减少正常愈合过程中的粘连形成。它们通过形成一种水合凝胶机械分离粘连组织，然后在大约1周的时间内吸收。尽管有一些证据表明它可能有助于大鼠的缺血性结肠吻合口的愈合[59]，但有大量证据反对将其与肠吻合术一起使用。已有证据表明，在接受肠吻合术的患者中，使用透明质酸的薄膜可以增加形成瘘管和发生腹膜炎的概率。此外，在一个新的吻合口周围包裹薄膜的患者亚组中，吻合口瘘、瘘管、腹膜炎、脓肿和败血症的发生率明显较高[60]。因此，在进行肠吻合术时，不建议使用粘连屏障；应避免将新的吻合口包裹于粘连屏障中。

1985年，为了促进无缝线的肠吻合术，开发了一种生物可降解吻合环。该装置由两个完全相同的圆环组成，包括Dexon和12%硫酸钡。Prolene缝合线用于在肠的两个切口端形成荷包缝合，在将环放入肠腔后，缝合线围绕环收紧。通过对吻合口两侧施加压力关闭该装置。这个装置会在稍后的某个时间被分解并以粪便排出。该装置的可行性和安全性已在犬模型中得到证实[61]。在一项前瞻性、随机、多中心临床研究中，经不同研究小组确认了人体使用该设备的安全性和有效性[62,63]。在发病率、死亡率及患者的临床病程（包括吻合口瘘、瘘管、出血、伤口感染、肠梗阻、住院时间、饮食习惯或恢复肠道功能）等方面没有显著差异。进一步的研究表明，这种装置在急诊吻合术中也是安全的[64,65]。

一种新的肠吻合装置，即加压吻合夹，已被证明对人体安全有效[66]。它可用于开放或腹腔镜手术，但需要在吻合口两侧进行反切口。这两种器械可能需要长期随访才能被考虑用于临床实践以取代传统的吻合技术。

用牛心包补片加强肠吻合的动物研究显示了有希望的结果。猪模型实验表明该贴片是安全和有效的，并证实在包裹吻合口后，线粒体功能得到改善和黏膜运输正常化[67]。其他结果表明其使用安全，对显微伤口愈合有一定的促进作用，但猪在30天内的吻合口强度没有变化[68]。这种吻合口辅助物还需要进一步研究。尽管这些结果很有希望，但在这些贴片进入常规临床实践之前，未来的研究还必须集中在人体效果上。

在胃肠道手术后预防性放置腹腔引流管在早期发现术后并发症方面具有理论上的优势。早期结果表明，肠吻合术患者在结局、瘘发生率或感染方面没有显著差异[69,70]。回顾性研究表明，引流术增加了直肠吻合口瘘的风险[71]。甚至可以作为吻合口瘘（肠吻合术）的独立预测因子（OR=8.9）[72]。因此，没有强有力的临床证据显示肠吻合术后预防性引流的益处[73]，并且有证据表明肠吻合术后瘘发生率增加，预防性引流的常规应用不推荐。

肠吻合术后恢复口饲的理想时间一直是争论的焦点。传统教学观点是保持患者禁食到动力性肠梗阻的解决。大量证据表明，早期经口进食没有危害，而且往往是有益的。许多研究表明，在术后（尤其是在结直肠手术后），保留患者NPO没有明显的优势，而且早期进食是安全的，大多数患者都能耐受，并且可能提供一些益处[74-78]。来自儿科人群的数据也证实了肠吻合术后早期经口进食的安全性，同时提高了患者满意度，减少了住院时间和费用[79,80]。结论表明肠吻合术后早期经口进食一般是安全的，可能有益于患者和健康系统。

四、结论

关于胃肠吻合术的一些原则已进行讨论。尽管它们的关联和大量术前、术后练习的重要性得到了认可，理想的技术似乎因位置、患者因素、一般情况、外科医生的观点、技能和经验而有所不同。由于这项活动涉及生物学，吻合术的开展是一种艺术形式。

第 86 章
肠系膜循环的解剖学与生理学
Anatomy and Physiology of the Mesenteric Circulation

Pamela Zimmerman　Khumara Huseynova　Lakshmikumar Pillai　著

张　磊　译

摘要

本章得重点描述肠系膜循环的胚胎学、解剖学和生理学。肠系膜循环和内脏循环两个术语虽然含义有别，但有时可以互换使用。肠系膜循环特指肠道的血管系统，而内脏循环为整个腹部的消化系统供血，其中包括肝胆系统、脾脏和胰腺[1]。原始肠道包括前肠、中肠和后肠。前肠进一步分为上前肠（胚咽）和下前肠，下前肠包括食管、胃和十二指肠降部及肝胆衍生物。一般而言，特定肠段的边界由三条不成对的腹主动脉分支决定。腹腔干供应腹部前肠及其附属器官，包括食管下段、胃和十二指肠近端，以及肝胆、胰腺和脾脏。肠系膜上动脉供应中肠，中肠始于肝胰壶腹远端，延伸至横结肠近端 2/3。肠系膜下动脉供应后肠，包括横结肠远端 1/3、降结肠和直肠，并延伸至肛管上部。然而，研究表明，肠道特定节段的划分早在这些血管发育之前就发生了，且取决于肠道内特定的基因表达[2]。

关键词：胚胎学；肠系膜缺血；肠系膜上动脉；肠系膜下动脉；腹腔动脉

一、胚胎学

（一）动脉循环

间充质血管母细胞组织覆盖在连接柄内的卵黄囊和绒毛膜囊壁中，形成了发育的胚胎血管[3]。心血管拱部和器官必然是胚胎中第一个起作用的系统。卵黄囊壁中的卵黄动脉产生胃肠道的动脉供应（图 86-1）。它们以神经丛的形式与主动脉腹面相连。到第 4 周结束时，它们与卵黄囊失去连接，数量减少到膈肌的头侧 5 个和尾侧 3 个，以供应发育中的腹部的特定区域。

腹腔轴是三条腹部卵黄动脉中最上面的一条，最初在 C_7 水平与主动脉相连，但随着肠壁的发育下降到 T_{12} 水平。除前肠外，它还为前肠的胚胎突起提供分支，包括肝脏、胆囊、胰腺和脾脏。

中肠由腹部第二卵黄动脉 SMA 供应。该血管最初在 T_2 节段加入主动脉，但后来迁移到 L_1 节段。大约在胚胎发育 5 周时，中肠及其肠系膜比腹腔伸长得更快，导致形成初级肠环，肠系膜上动脉沿着其长轴延伸。大约 10 周时，中肠围绕肠系膜上动脉完成 270° 逆时针旋转（图 86-2）。因此，肠系膜上动脉的右侧发出十二指肠近端分支及结肠分支，左侧发出至小肠的分支位。

后肠的血液供应来自第三条也是最后一条腹部卵黄动脉，即肠系膜下动脉。泄殖腔是原始肠道在泄殖腔膜上方的扩张，由泌尿直肠隔将泄殖腔分为前部（泌尿生殖窦）和后部（肛门直肠管）。肛门直肠管的远端 1/3 是由称为肛窝的外胚层内陷发育而来的。因此，肛门直肠管的上 2/3（内胚层起源）由肠系膜下动脉供应，下 1/3（外胚层起源）由体循环供应[2, 4]。

▲ 图 86-1 三条动脉干的发育

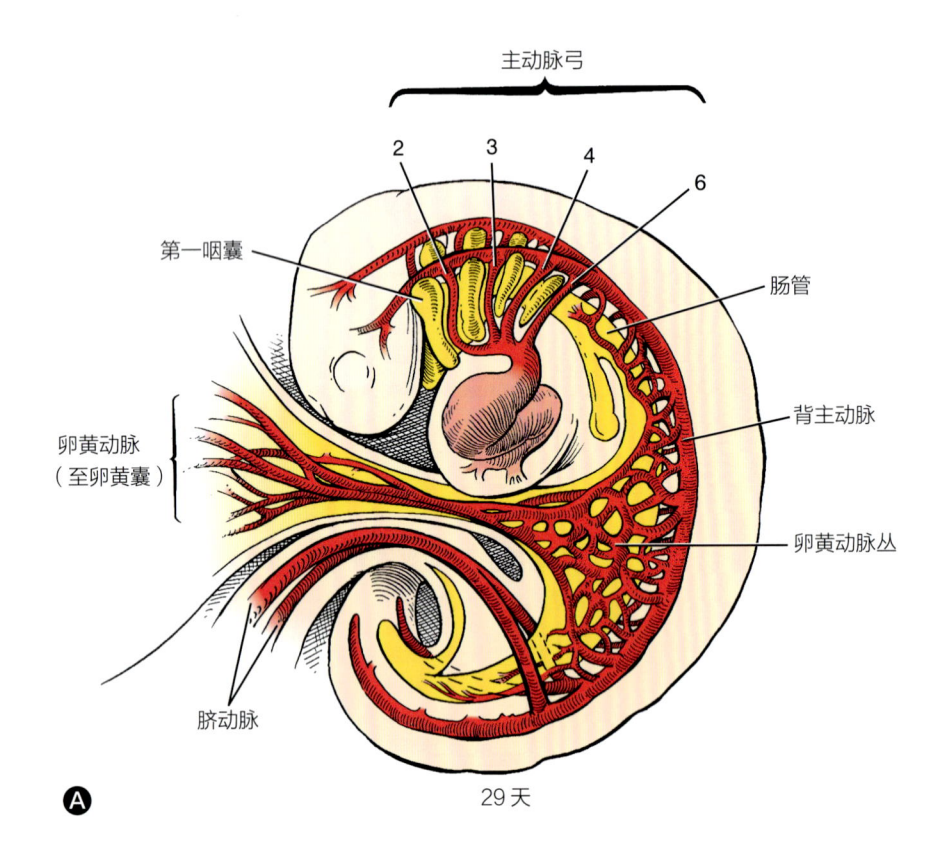

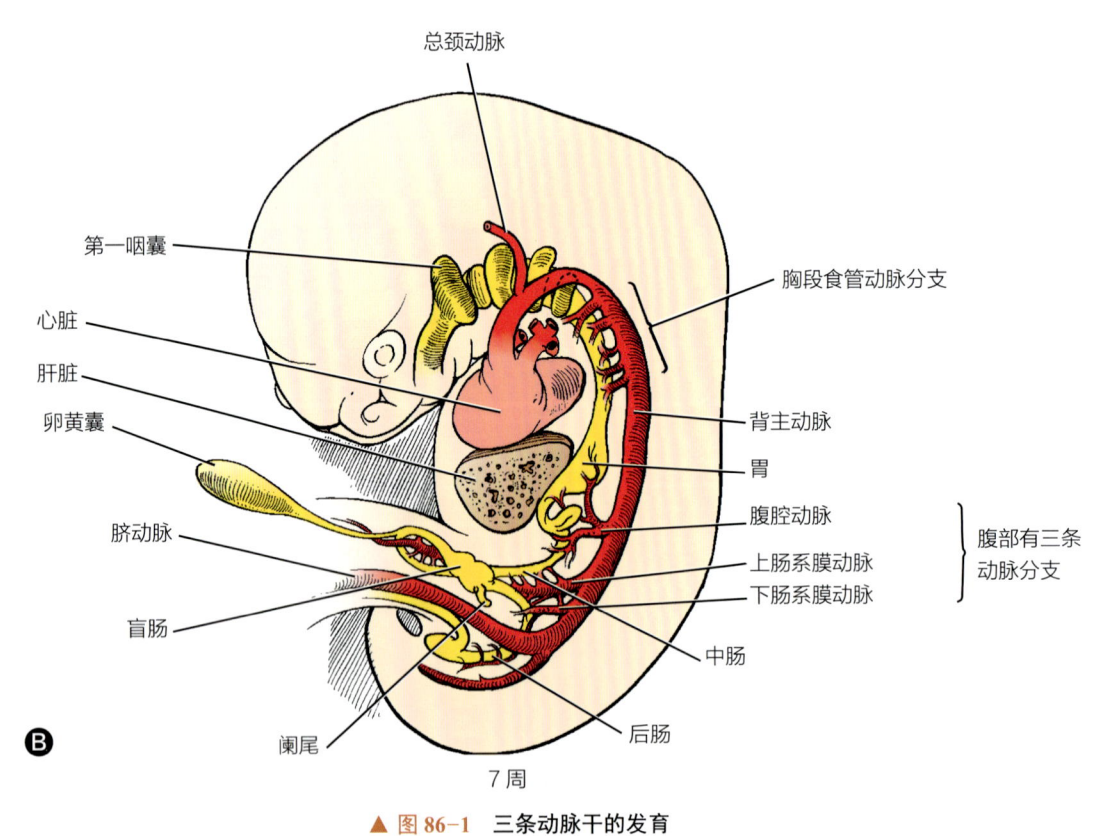

A. 在主动脉和卵黄囊之间的动脉；B. 卵黄动脉减少到大约 5 个在胸部区域和 3 个在腹部区域（引自 Schoenwolf GC，Bleyl SB，Brauer PR，Francis-West PH，Philippa H. *Larsen's Human Embryology*. 4th ed. Philadelphia：Churchill Livingstone Elsevier；2009：409，Fig. 13.19.）

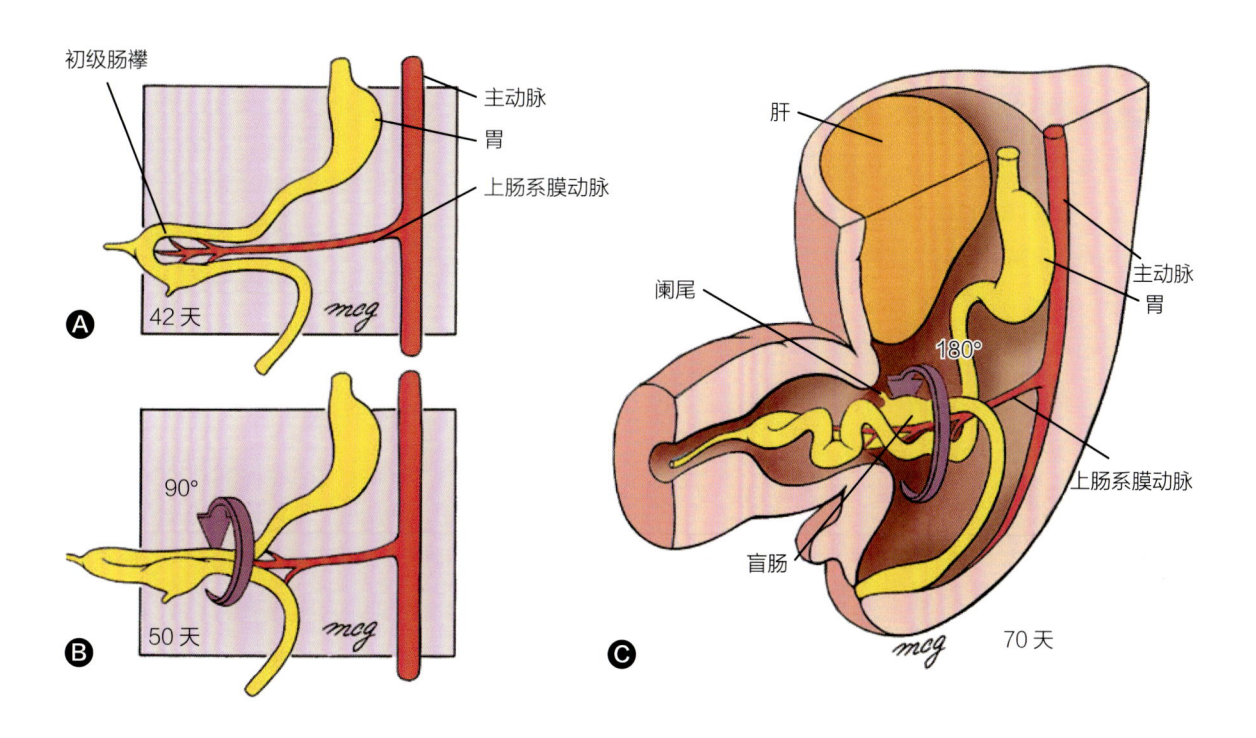

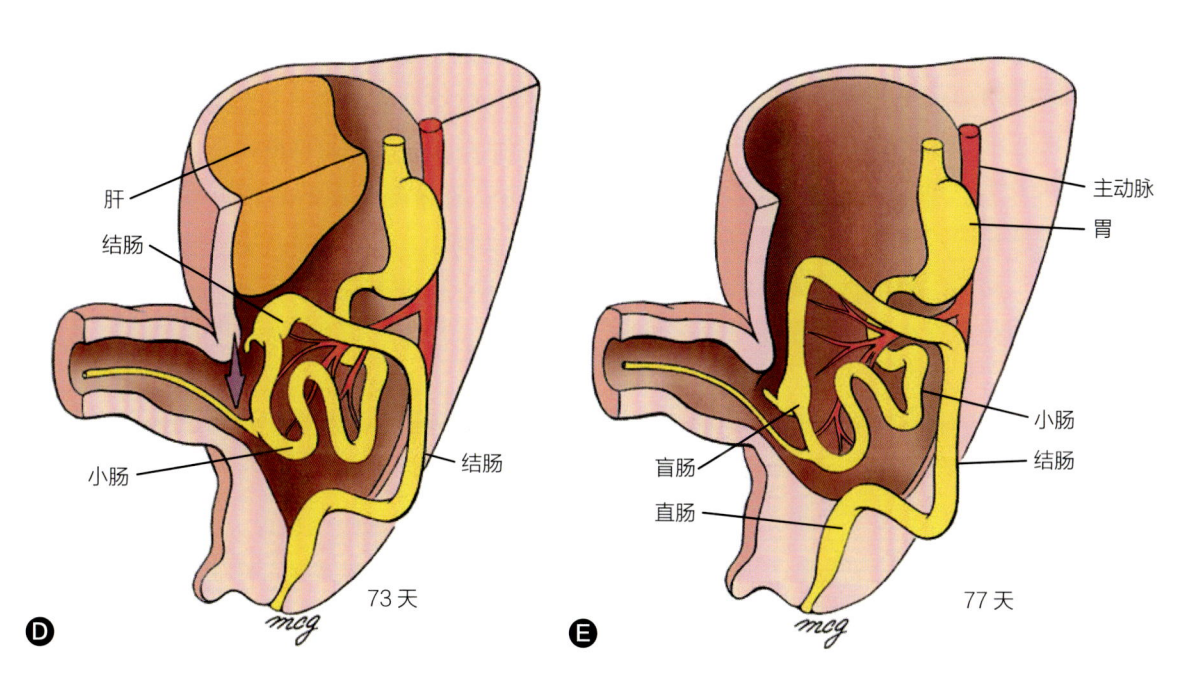

第86章 肠系膜循环的解剖学与生理学
Anatomy and Physiology of the Mesenteric Circulation

▲ 图 86-2　A. 中肠旋转 270°；A 和 B. 初级肠环旋转 90°；C. 肠道伸长，再旋转 180°；D 至 E. 完成旋转，肠在腹腔内回缩以达到最终的位置

引自 Schoenwolf GC，Bleyl SB，Brauer PR，Francis-West PH，Philippa H. *Larsen's Human Embryology*. 4th ed. Philadelphia：Churchill Livingstone Elsevier；2009：457，Fig. 14.15.

397

(二)静脉循环

卵黄静脉和卵黄动脉均起源于卵黄囊的血管丛。如图 86-3A 所示,卵黄静脉系统最初是成对静脉,流入心脏窦角,然后汇合[5]。静脉随后在横隔内形成神经丛,在横隔内肝索生长,形成肝窦,如图 86-3B 所示。左卵黄静脉在第 3 个月时退缩和消失,除外肝脏和腹部前肠之间的一些横向血管吻合(图 86-3C)。来自卵黄系统的血液现在通过右卵黄静脉流入心脏,卵黄静脉扩大并成为肝心通道,其头部成为近端下腔静脉。位于肝脏尾侧的右卵黄静脉也在退行,除外位于肝脏正尾侧的部分,还有一些从左到右的卵黄近端吻合支(图 86-3B)。靠近肝脏的这段成为门静脉和肠系膜上静脉(图 86-3C 和 D)。左右卵黄静脉吻合后分为脾静脉和肠系膜下静脉。许多常见肠系膜循环的异常可归因于早期卵黄血管的不完全退行(或持续存在)。

二、解剖学

腹部内脏的动脉和静脉循环形成了一个错综复杂的血管网络,以大量的侧支通路为标志,防止缺血的发生。如前所述,三大主动脉分支负责肠的动脉供应,包括腹腔干、肠系膜上动脉和肠系膜下动脉。肠系膜静脉引流在一定程度上与动脉系统并行,包括肠系膜上静脉和肠系膜下静脉。

(一)动脉解剖学

1. 腹腔干 腹腔干是主动脉最大的分支之一,起始于 T_{12} 或 L_1 椎体水平。以相对锐角行进 1~2cm 后分出胃左动脉、肝总动脉和脾动脉。胃左动脉供应食管远端和胃上部,然后沿着胃小弯与发自肝总动脉(common hepatic artery,CHA)的胃右动脉吻合。肝总动脉发出胃右动脉和胃十二指肠动脉,然后走行成为肝固有动脉。肝固有动脉分支形成肝右及肝左动脉。如前所述,胃右动脉沿着胃小弯与胃左动脉吻合,供应胃小弯。胃十二指肠动脉在十二指肠第一部分的后方、胰头前方和胆总管左侧下降。它发出胰十二指肠后上动脉(也称为十二指肠后动脉)供应胆总管,然后分为胃网膜右动脉和胰十二指肠前上动脉,供应胃窦、十二指肠和胰腺。胃网膜右动脉在大网膜内沿胃大弯走行,最终与来自脾动脉的胃网膜左动脉相通。胰十二指肠前上动脉分为十二指肠支和胰腺支。

脾动脉是腹腔干最大的分支,沿着胰腺上部曲折走行。在其起始段,脾动脉位于腹膜后。然后它进入脾肾韧带,最后到达脾脏。脾动脉入脾门前发出胃短动脉和胃网膜左动脉,供应胃大弯。胃网膜左动脉继续沿着胃大弯下行并与胃网膜右动脉在胃大弯下侧汇合。此外,脾动脉发出胰背动脉,位于脾脏和肠系膜上静脉汇合处的后方。

解剖学变异:如前所述,经典的腹腔干解剖仅见于 55% 的患者。只有 1% 的患者出现腹腔干和肠系膜上动脉的共干,即腹腔肠系膜动脉。尽管个体解剖变异可能数不胜数,但具有重要临床相关性的常见模式已有描述。据报道,近 50% 的患者存在肝右或肝左动脉异常。在这些病例中,肝右动脉可能起源于肠系膜上动脉(20%)、起源于胃十二指肠动脉(2%)或直接起自腹腔干(也称为替代肝右动脉)。此外,据报道,肝左动脉起源于胃左动脉占 17%,胃十二指肠动脉占 1%,腹腔干占 2%(也称为替代的肝左动脉)[6]。

Hiatt 等在迄今为止最大的肝动脉外科解剖学报道中,观察到如下六种动脉类型:1 型,正常解剖;2 型,发自胃左动脉的替代或附属肝左动脉;3 型,起自肠系膜上动脉的替代或附属肝右动脉;4 型,分别来自肠系膜上动脉和胃左动脉的肝右动脉和肝左动脉;5 型,肠系膜上动脉发出整个肝总动脉;6 型,肝总动脉直接起源于主动脉(图 86-4)[7]。考虑胰十二指肠切除术或肝移植时,替代肝右动脉的存在尤其

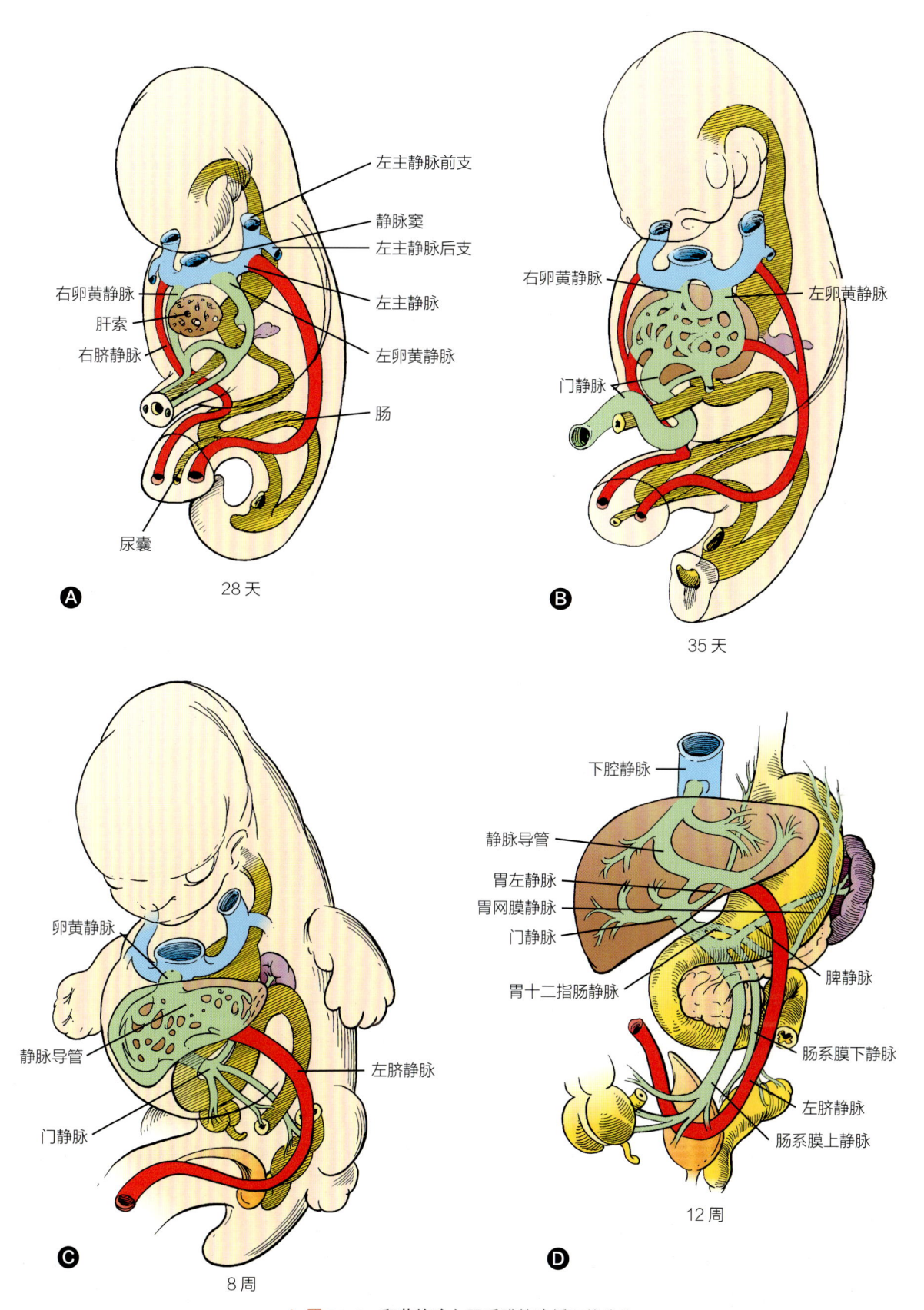

第 86 章 肠系膜循环的解剖学与生理学
Anatomy and Physiology of the Mesenteric Circulation

▲ 图 86-3 卵黄静脉向肠系膜静脉循环的分化

引自 Schoenwolf GC, Bleyl SB, Brauer PR, Francis-West PH, Philippa H. *Larsen's Human Embryology*. 4th ed. Philadelphia: Churchill Livingstone Elsevier; 2009: 420, Fig. 13.28.

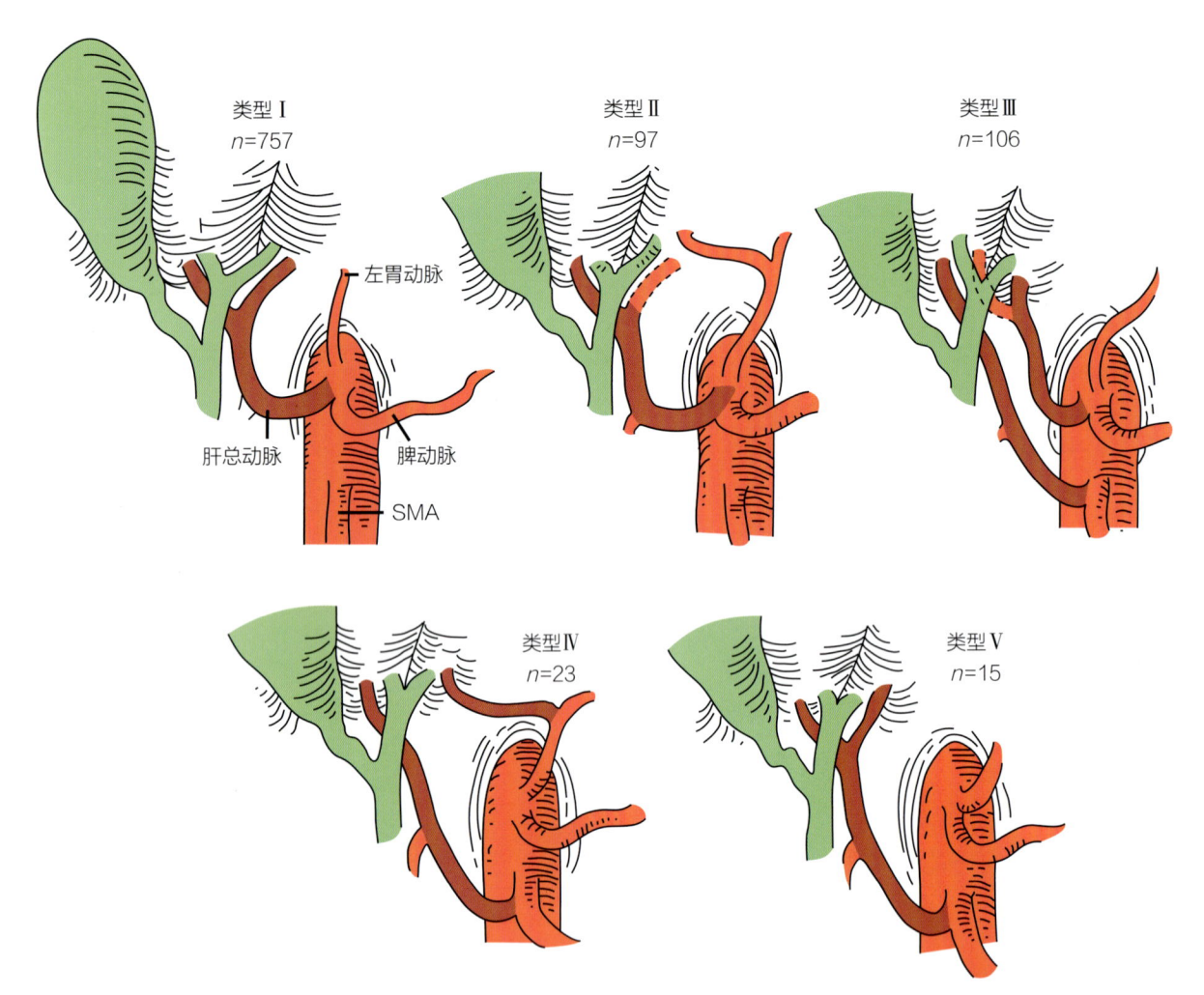

▲ 图 86-4 998 例肝动脉解剖分析。虚线表示变异动脉可能是副动脉（如果有虚线所示的分支）或被替换（如果没有）。第 1 型，正常；第 2 型，由胃左动脉替代（副）肝左动脉；第 3 型，由肠系膜上动脉替代（副）右肝动脉；第 4 型，双替代系统；第 5 型，由 SMA 替代（副）肝总动脉。在 2 例患者（未显示）中，肝总动脉直接从主动脉发出
改编自 Hiatt JR, Gabbay J, Busuttil RW. Surgical anatomy of the hepatic arteries in 1000 cases. *Ann Surg.* 1994; 220: 50.

重要。除了异常起源外，肝动脉已被证实存在异常走行路线。例如，源自肠系膜上静脉的替换或附属肝右动脉可走行胰腺后路径或保留在胰腺颈前。

2. 肠系膜上动脉 肠系膜上动脉起于第 1 腰椎体水平的主动脉前表面，穿于胰颈和脾静脉后，走行于胰腺钩突和十二指肠第三部的内侧和前方。它供应整个小肠，除外十二指肠球部。它的第一支是胰十二指肠下动脉，分为胰十二指肠前下动脉和胰十二指肠后下动脉。这些动脉与起源于胃十二指肠动脉的胰十二指肠前上动脉和胰十二指肠后上动脉吻合，形成供应胰头和十二指肠的两条粗壮的动脉弓（图 86-5）。在前面穿过十二指肠的第三部分后，肠系膜上动脉进入肠系膜根部。肠系膜上动脉的第二支是结肠中动脉，供应大部分横结肠。在中结肠处进一步分为与右结肠动脉吻合的左右两支。右结肠动脉多起源于肠系膜上动脉和结肠中动脉的共同主干，38% 独立于肠系膜上动脉，2% 缺失于回结肠动脉，8% 来自回结肠动脉，极少来自左结肠动脉[8]。肠系膜上动脉进一步分为多个空肠和回肠分支。有 4~6 条空肠动脉和 10~14 条回肠动脉起源于肠系膜上动脉左侧，在到达肠壁之前在肠系膜内形成

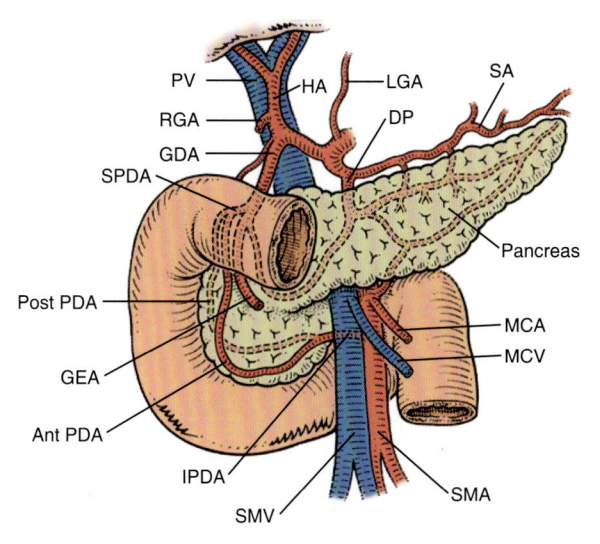

第 86 章 肠系膜循环的解剖学与生理学
Anatomy and Physiology of the Mesenteric Circulation

▲ 图 86-5 供应十二指肠和胰腺的动脉弓

改编自 Hiatt JR，Gabbay J，Busuttil RW. Surgical anatomy of the AnT PDA. 胰十二指肠前动脉；DP. 胰背动脉；GDA. 胃十二指肠动脉；GEA. 胃网膜右动脉；HA. 肝动脉；IPDA. 胰十二指肠下动脉；LGA. 胃左动脉；MCA. 结肠中动脉；MCV. 结肠中静脉；IPDA. 胰十二指肠后动脉；PV. 门静脉；RGA. 胃右动脉；SA. 脾动脉；SMA. 肠系膜上动脉（引自 Blumgart LH, Hann LE. Surgery of the liver and biliary tract. In：Blumgart LH, Fong Y, eds. Surgical and Radiologic Anatomy of the Liver and Biliary Tract. 3rd ed. London：Saunders，2000.）

一系列动脉弓。最后，回结肠动脉从肠系膜上动脉的右侧发出，供应末端回肠、盲肠和升结肠。回结肠动脉又分为上、下两支。阑尾动脉通常起源于其下支。

3. 肠系膜下动脉 肠系膜下动脉起源于主动脉左前表面，位于第 3 腰椎水平。最初在腹膜后，肠系膜下动脉在进入乙状结肠系膜时分支，然后形成左结肠、乙状结肠和直肠上血管。肠系膜下动脉分支从中远端横结肠向直肠上部（包括乙状结肠）供应大肠。在左结肠血管分支和肠系膜上动脉之间存在几个丰富的、有临床意义的和高度可变的侧支网络，包括脾曲（Griffith 点）、乙状结肠动脉和直肠上血管（Sudek 点）。当施行直肠乙状结肠或脾曲切除术时，这些侧支通路尤为重要。

4. 侧支通路 这些肠系膜血管之间的自然侧支通路可以避免慢性血管闭塞性疾病，前提是这种侧支网络的效率足以满足代谢需求。肠系膜循环以其丰富的侧支网络和对慢性缺血的韧性而闻名。然而，在急性缺血时，这些通路可能是不够的。

腹腔干 - 肠系膜上动脉。最重要的主要侧支通路是来自胃十二指肠动脉的胰十二指肠上血管和来自肠系膜上动脉的胰十二指肠下血管之间，特别是在存在影响腹腔干或肠系膜上动脉的闭塞性疾病的情况下。其他重要的侧支通道也可以存在于胰腺背动脉和肠系膜上动脉之间（图 86-6 和图 86-5）[9]。

5. 肠系膜上动脉-肠系膜下动脉 Drummond 边缘动脉、Riolan 动脉弓和 Moskowitz 曲折动

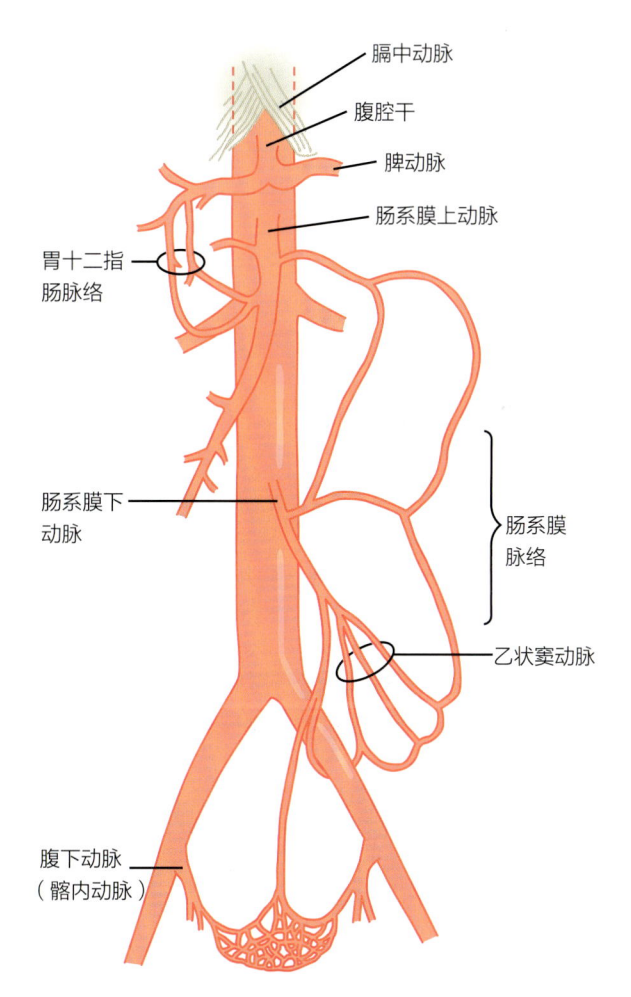

▲ 图 86-6 主要内脏血管和侧支路径的示意

改编自 Hanson KJ. Mesenteric ischemia syndromes. In：Dean RH, Yao JST, Brewster DC, eds. Current Diagnosis and Treatment in Vascular Surgery. Englewood Cliffs, NJ：Appleton & Lange/Prentice Hall；1995：264.

401

脉构成肠系膜上动脉和肠系膜下动脉之间的主要侧支通路。Drummond 的边缘动脉由中结肠、右结肠和回结肠血管之间的相互连接组成，并沿结肠系膜的外围走行（图 86-7）。除非有明显的肠系膜闭塞性疾病，否则这种血管的管径通常较小。值得注意的是，Riolan 弧和肠系膜动脉曲折（Moskowitz）只有在存在严重的肠系膜闭塞性疾病时才能看到[8, 10]。这两条侧支通路由肠系膜上动脉-肠系膜下动脉连接组成，通过结肠中动脉的近端分支与左结肠动脉的上升支（Moskowitz）或结肠中动脉中远端分支与左结肠动脉（Riolan）的连接。因此区分两者的重点在于，前者的肠系膜位置更中心化，后者的肠系膜位置更周边化。由于慢性血栓闭塞，大多数接受开放腹主动脉瘤修补术的患者通常不需要肠系膜下动脉再植入。然而，在开放的主动脉瘤修复过程中，尤其是在存在已知的大的肠系膜侧支通路的情况下，应该考虑重新植入未闭的肠系膜下动脉。此外，在这种情况下，在没有评估腹腔干和肠系膜上动脉状况的情况下，不应该进行血管内动脉瘤修复。

肠系膜下动脉-胃底动脉。由于直肠上、中、下血管之间的吻合通道，肠系膜循环和体循环之间存在丰富的、有时甚至是重要的侧支通路（图 86-6）。直肠上血管供应直肠上部 2/3，直肠中、下血管供应其余 1/3，直肠下血管也供应肛管。

（二）静脉解剖学

肠系膜静脉解剖大体反映了动脉系统。肠系膜下静脉通过无瓣膜上腔引流直肠痔静脉；更近端与乙状结肠和左结肠静脉相连，分别引流乙状结肠和降结肠。肠系膜上静脉由回肠静脉（接受阑尾静脉、回肠远端静脉和右结肠静脉）、回肠段静脉和空肠静脉及胰头前方的胃结肠干汇合而成。胃结肠干通过胃网膜右静脉、中结肠静脉和胰十二指肠前上静脉引流网膜、远端胃和部分胰头。脾静脉引流脾脏，收集肠系膜下静脉、胃左静脉、胃短静脉、多支胰腺静脉和胃网膜左静脉的血液。最后，肠系膜上静脉和脾静脉汇合形成门静脉。

壁内血管与微循环 肠系膜主要动脉的所有分支都终止于弓形，形成直肠血管，直肠血管分为短支和长支，供应肠周（图 86-8）。

肠系膜缺血后可以确认出其经典解剖学结构。在肠系膜上动脉栓塞的情况下，栓子通常落在结肠中动脉起始处的远端，从而越过了近端的空肠和结肠。相反，患有弥漫性动脉粥样硬化性疾病的患者形成肠系膜动脉血栓，斑块起源于主动脉壁并通过肠系膜血管的开口，肠系膜血管在其起始处闭塞。在非闭塞性肠系膜缺血的情况下，空肠和回肠远端分支血管收缩导致低血流状态。在肠系膜静脉血栓形成的情况下也可以发现类似的模式，并与经常在计算机断层扫描血管造影中观察到的肠系膜上静脉扩张有关。

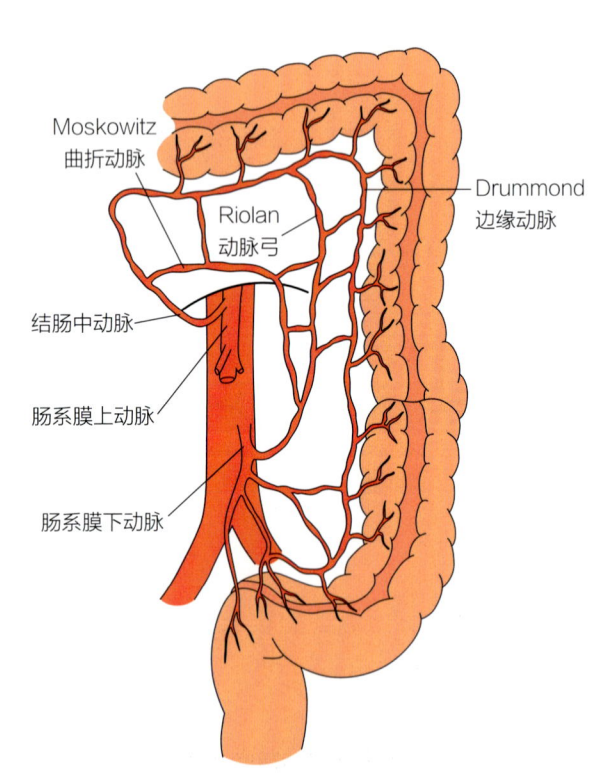

▲ 图 86-7　肠系膜上动脉和肠系膜下动脉之间的侧支血管
引自 Lin PH, Chaikof EL. Embryology, anatomy, and surgical exposure of the great abdominal vessels. *Surg Clin N Am*. 2000; 80: 417.

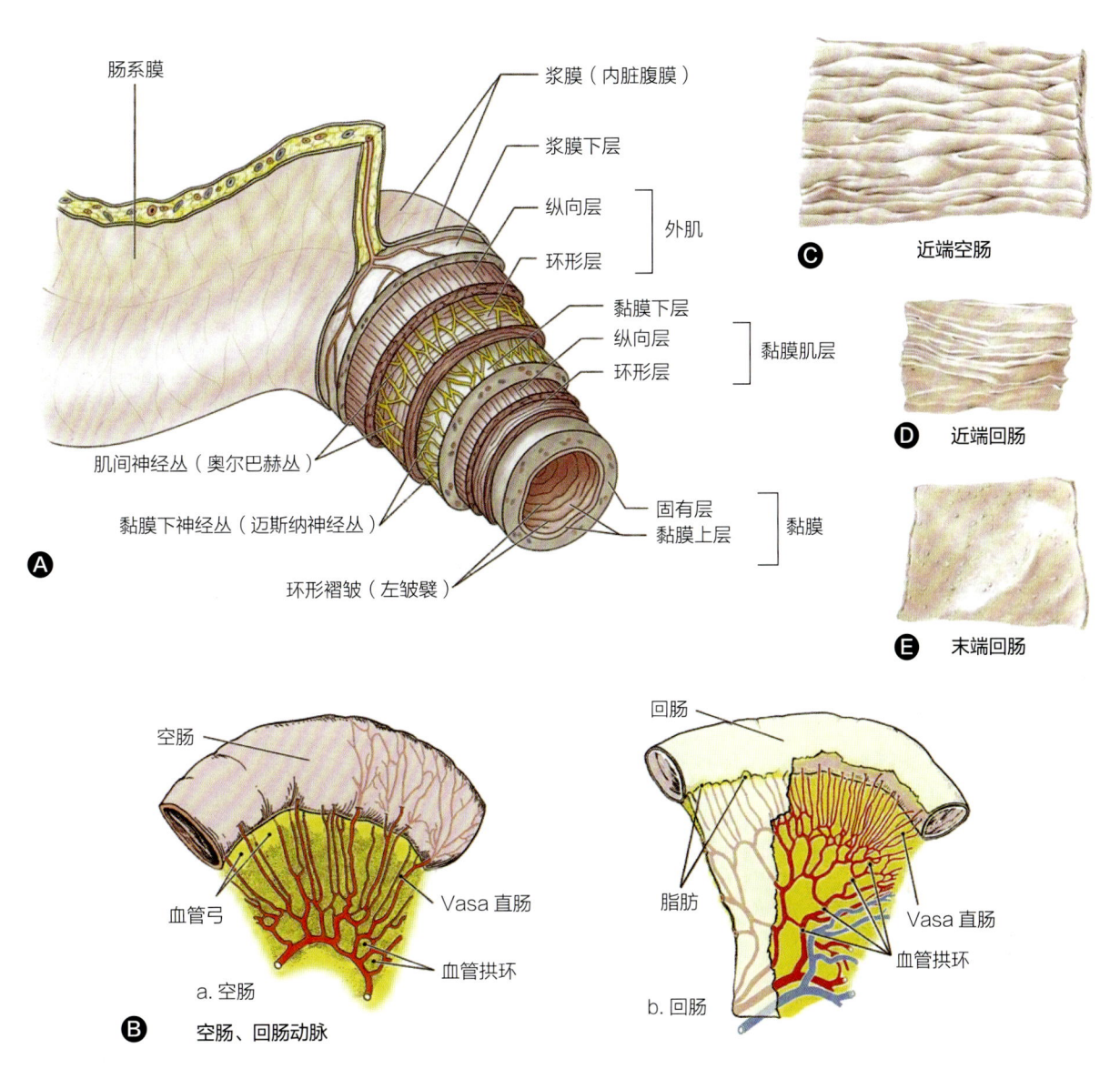

第 86 章 肠系膜循环的解剖学与生理学
Anatomy and Physiology of the Mesenteric Circulation

特 征	空肠（Ba 和 C）	回肠（Bb、D 和 E）
颜色	深红	浅粉
直径	2～4cm	2～3cm
管壁	厚而重	薄而轻
血管数量	多	少
Vasa 直肠	长　　　　Ba	短　　　　Bb
血管拱环	几个大圈	许多短圈
肠系膜脂肪	少	多
圆形褶皱	大，高，密集（C）	低、稀疏（D），上部无（E）
淋巴结（派尔集合淋巴结）	极少	多（E）

▲ 图 86-8　活体空肠和回肠的特点

引自 Moore KL，Dalley AF II. *Clinically Oriented Anatomy*. 5th ed. Baltimore，MD：Lippincott Williams & Wilkins，2006：266，Table 2.9.

三、生理学

（一）肠系膜循环

供应胃肠道、肝脏、脾脏和胰腺的血液共同形成内脏循环。它由两个部分串联的大型毛细管床组成。内脏动脉的细小分支供应毛细血管床，然后传出的静脉血回流入门静脉。门静脉和肝动脉向肝脏供血[12]。

肠系膜循环是指肠道的血管系统。肠系膜小动脉在肠黏膜下层形成广泛的血管网。动脉分支穿透肠的纵肌层和环肌层，形成细小动脉。肠绒毛内，毛细血管和小静脉的血流方向与主小动脉胃肠道的血流调节被维持在狭窄的范围内，并应对各种内在和外在的控制而发生变化。有内在的血管调节系统，如压力再流自动调节和功能性充血。肠的压力再流自动调节不像其他血管床（如肾脏和脑）那样发达，其机制至今仍不完全清楚。内脏血管对血流的内部调节发生在灌注减少时。为了保持组织灌注，微动脉平滑肌对组织损伤或缺血中积累的腺苷或其他代谢物做出反应而松弛[13]。肠中代谢最活跃的区域是黏膜，在肠内具有最强的自动调节能力[14]。尽管动脉压在50~100mmHg变化时，血液流量不能完全调节，但在相同的压力范围内，氧气消耗保持在正常范围内[15,16]。在体外人体肠道研究中，氧气消耗保持不变，直到流量下降到临界水平。在体外人体肠道研究中，氧气消耗保持不变，直到流量降至临界水平。在体外人体肠道研究中，氧气消耗保持不变，直到流量降至每100g组织氧合30ml/min的临界水平[17]。组织氧合而不是血液流动，被认为是肠道内自动调节的触发因素。动脉闭塞后肠系膜静脉血中腺苷浓度也升高。腺苷是肠系膜血管床中一种强有力的血管扩张药，也可能是自我调节的主要代谢介质[12]。

充血是指血液充盈或过多。动脉充血是由于局部或全身小动脉松弛引起的。餐后充血是一顿饭引起的血流量增加。在摄取食物的过程中，胃肠道的血流量保持不变。在动物研究中，进食一顿饭后30~90min，流向胃和近端肠道的血流量增加[18-21]。餐后45~120min回肠的血流量在增加。结肠血流量不会增加。清醒动物肠系膜上动脉中的血流量通常在进食一顿饭后增加25%~130%[18-20,22]。根据用餐的类型和数量，内脏血管扩张可能持续4~7h[23-24]。

双功检查证实人体肠道存在充血。正常的肠系膜上动脉血流双功检查显示血管直径增加，其在进食1000cal的饭后45min达到峰值。同时，血流速度从平均22cm/s增加到57cm/s[25]。多普勒波形从餐前状态的高阻力三相信号转变为餐后高舒张末期血流的低阻力模式[26]。进食后持续需要血流[26]。当肠系膜上动脉和肠系膜下动脉的餐后血流持续呈高阻力时，出现异常的肠系膜双功检查结果。这提示狭窄或肠系膜缺血。餐后腹腔动脉的血流模式不受影响，但仍需检查近端狭窄。正常腹腔动脉收缩期峰值流速＜160cm/s，舒张末期流速＜55cm/s。空腹收缩期峰值速度＞200cm/s预示直径缩小超过70%~99%[27]。肠系膜上动脉的正常收缩期峰值速度＜175cm/s。空腹收缩期峰值速度＞275cm/s的异常预示着直径缩小超过70%~99%[27]。

食物的摄入和吸收也会增加肠道血流量。临床已经做了很多研究来定义引起餐后充血的管腔刺激。对黏膜的一些机械刺激会引起充血反应，但食糜不能产生足够的机械刺激来增加肠道血流量。未消化的食物不会增加血液流量，但已消化的食物会增加血液流量[28]。有人提出，食物消化的水解产物可能会引起充血。当管腔渗透压＞1500mOsm/kg时，进餐渗透压可扩张血管，但在较低渗透压时无反应。当管腔pH＜2.5时，肠道血流量也会增加。胆汁使葡萄糖和长链脂肪酸变得具有血管活性[29,30]但不会增加空肠血流量[28,31]。胆汁酸使回肠的血流量加倍。人类的蛋白餐也会增加内脏的血流量。在动物模型中，管腔内的葡萄糖只会产生轻微的充血[28, 32]。长链脂肪酸似乎是餐后肠道充血最有效的肠腔刺激[29, 32]。脂质、蛋白质和碳水化合物可能协同作用刺激肠道充血。肠道吸收营养物质需要启动血管舒缩反应，从而导致肠道充血[33]。未被吸收的物质或水对肠系膜血流几乎没有影响。

外源性神经体液机制也有助于肠道血流量的控制。这些机制包括交感神经系统、肾素血管紧张素系统和血管加压素。内脏器官接受25%的心输出量，静息状态下占总血容量的25%[34]。肠系膜小动脉阻力的变化引起内脏血流量的波动。心输出量到小肠的百分比为10%~35%[35, 36]。肠系膜血流量的大部分变异性是由流向小肠的流量变化引起的。肠系膜循环的神经调控主要是交感神经，并由α受体介导。这种反应导致肠系膜小动脉和毛细血管收缩。内脏大神经的节前胆碱能纤维在腹腔神经节形成突触。腹腔神经节节后肾上腺素能纤维引起肠系膜动脉和小动脉血管收缩。输注β受体激动药可导致血管扩张。在发生战或退反应时，肠系膜血管床血管收缩。这会将血液流动从暂时不太重要的肠道循环转移到心脏和大脑这样更关键的器官。迷走神经的副交感神经纤维支配肠道，但对肠系膜血管影响不大[37]。当细胞外容量减少时，RAS受到刺激，直接通过血管紧张素Ⅱ或间接通过肾上腺素能增强引起选择性肠系膜血管收缩[38]。失血和高渗也会刺激神经垂体轴，垂体释放血管加压素（抗利尿激素）。这会引起肠系膜血管收缩和静脉舒张。

（二）肠缺血

当肠系膜血流量下降到氧气和营养物质的输送不能维持氧化代谢的水平时，就会发生肠道缺血性损伤。细胞完整性受损，并发生梗死和细胞死亡。流向胃肠道的血液可能受到全身性非闭塞性肠系膜缺血（低流量状态）或主要涉及肠系膜循环的闭塞性疾病（栓塞、血栓形成、动脉粥样硬化和非动脉粥样硬化病变）的影响。

在低流速下，相当大一部分氧气可以从小动脉分流到绒毛底部附近的小静脉。这限制了对绒毛顶端黏膜细胞的氧气供应。当肠道血流量减少时，会发生氧的分流，这可能会导致肠道绒毛坏死。对血流减少的反应可表现为无损伤到透壁坏死[39]。肠系膜动脉闭塞后30~60min开始出现肠形态改变。黏膜的损害首先发生在30min，可见上皮下水肿，1h时黏膜病变进展为绒毛上皮细胞丢失。闭塞2h后，血管和黏膜通透性完全丧失[39-41]。

缺血时可见血管和黏膜通透性的改变，可见于小肠毛细血管滤过和微血管通透性增加[42]。通透性增加可发生在缺血和再灌注1h内，并取决于缺血损伤的持续时间和严重程度。当血液流量降低到组织的氧合和营养受损的水平时，就会发生肠道缺血性损伤。组织氧分压、黏膜血流量和黏膜损伤之间的相关性需要进一步研究，但在成年动物中，没有任何证据显示血流量减少到不影响摄氧量的水平与黏膜损伤相关[43]。

侧支循环对防止肠缺血很重要[44-46]。侧支循环通过腹腔动脉、肠系膜上动脉、肠系膜下动脉、弓状动脉和边缘动脉相吻合[44, 47]。侧支在闭塞血管周围提供了一个流动网络。由于侧支血管发育不良，新生儿的肠道可能比成人面临更大的缺血性损伤风险。

四、临床相关性

（一）急性肠系膜缺血

虽然在另一章中已经涉及，但在本讨论中仍包括对肠缺血的简要回顾。据报道，成人急性肠系膜缺血（acute mesenteric ischemia, AMI）的死亡率为70%~90%[48]。婴儿坏死性小肠结肠炎的死亡率为40%[49, 50]。成人的死亡率很高，因为很难在肠坏死之前做出诊断。如果单支血管病变表现为完全的、突然的肠系膜上动脉闭塞，或者如果肠系膜上动脉狭窄合并先前中断的侧支通路，则更有可能导致缺血。成人急性肠系膜缺血综合征的病因包括闭塞性疾病（栓塞性或血栓性）、非闭塞性疾病和肠系膜静脉血栓形成。在早产儿中，坏死性小肠结肠炎可引起急性肠系膜缺血。腹腔动脉或肠系膜下动脉的急性闭塞在正常人中通常是无症状的；肠系膜上动脉的急性闭塞，如果不治疗，会导致肠梗死和死亡。

急性肠道缺血的最佳临床指标是严重的与查体结果不匹配的腹痛。患者有突发性、重度、弥漫性腹痛，检查时无反跳、压痛[51]。近50%的患者有与慢性肠系膜缺血（chronic mesenteric ischemia，CMI）相一致的既往症状。可能出现呕吐、腹泻和胃或直肠隐血。晚期腹膜体征和酸中毒通常提示肠道死亡。诊断是根据临床怀疑指数做出的。诊断可以通过计算机断层扫描血管造影或现在较少见的标准导管血管造影来确认。CTA显示肠系膜上动脉闭塞或肠缺血征象，如肠肠壁增厚、肠扩张、肠梗阻或肠气肿[52]。它可显示解剖结构并指导治疗，应根据临床判断谨慎使用。

初步治疗是明智的液体复苏以避免容量超负荷，只有在血流动力学不稳定的患者对液体治疗没有反应时才使用血管升压剂，以及抗凝。静脉注射抗生素使细菌移位，从而降低感染率[53]。

手术干预（血栓切除、搭桥、肠切除、移植）用于治疗急性肠系膜缺血，但死亡率仍然很高。很难预测缺血的可逆性，因此血供重建应该先于手术切除。如果病因是栓塞，治疗包括栓子切除；如果是血栓，则进行搭桥以重建血管。可能有必要进行第二次和第三次剖腹手术以确定肠道的存活率[51]。血管成形、支架置入和溶栓治疗的血管内治疗作用有限[54]。缺血程度较轻的患者和并发症过重而不能进行开放手术的患者可采用血管内介入治疗[52]。在一项研究中，接受血管内介入治疗的急性肠系膜缺血患者，近1/3能够避免开腹手术[55]。尚无足够的证据表明，当发生急性肠系膜缺血时，可合用开放手术取栓和肠系膜动脉逆行血管成形术/支架置入术治疗[56]。

动脉通畅的肠坏疽发生时出现非阻塞性肠系膜缺血。低流量状态对此负有责任，例如低血容量或失血性休克、药物（洋地黄或可卡因）、血液透析、体外循环、充血性心力衰竭、心律失常、胰腺炎和血管升压药。血管造影显示"香肠"样改变。治疗应针对根本原因。据报道，选择性肠系膜上动脉输注血管扩张药，如罂粟碱，可以缓解血管痉挛。患者需要探查腹膜炎。一般说来，由于潜在的病因和并发症，患者的预后很差。

肠系膜静脉血栓形成最常见的原因是高凝状态。其他原因包括充血性心力衰竭、肝硬化合并门静脉高压、布加综合征、腹腔内炎症过程、恶性肿瘤、吸烟、既往深静脉血栓形成或原因不明。治疗包括全身抗凝。接受抗凝治疗的患者死亡率和复发率较低。大约5%的患者甚至在抗凝后病情仍继续恶化，可能需要通过经皮或经肝穿刺取栓、溶栓或动脉内溶栓的形式进行干预[52]。一般而言，取栓和手术溶栓的作用并不明确。腹膜炎和必须切除不能存活的肠管时采取手术探查。多次检查肠道活力可能是必要的。再次强调，肠系膜静脉血栓形成的后果不堪设想。

（二）慢性肠系膜缺血

慢性肠系膜缺血相对少见，和急性肠系膜缺血一样，需要较高的临床怀疑指数。它通常包括两个或三个肠系膜分支血管的病变，因为侧支血管的存在允许一条血管逐渐闭塞。肠系膜上动脉肯定是涉及的两支血管中的一支。其常见于年轻女性、吸烟者和有其他血管疾病病史的人。临床诊断慢性肠系膜缺血最可靠的体征或症状是进食后30～60min发生腹痛。其他经典症状包括体重减轻和"进食恐惧"。诊断方法为动脉双功、CTA、磁共振血管造影或血管造影。当患者出现症状时需要治疗，但由于存在广泛的侧支循环，临床表现很少见。

开放式血管重建术于 1958 年首次实施，至今仍被认为是金标准[57]。关于最佳重建方法(动脉内膜切除术、顺行或逆行搭桥)、血供重建的完备性（单血管或双血管重建）、最佳移植物配置和最佳管道仍存在争议[58-60]。1980 年，内脏血管首次进行血管内修复，现在已成为老年患者和（或）合并多发疾病的首选治疗方法，这些患者不适合进行血管重建[57]。据报道，对于手术并发症风险较高的患者，可采用球囊血管成形术和支架扩张进行慢性肠系膜缺血的血管内治疗[61,62]。血管内治疗的优点包括初始成功率为 95%，严重并发症发生率较低以及住院时间比开放修补术短[52]。如果仅使用血管成形术，再狭窄率和通畅率明显较低[58,59]。

总体而言，更多的患者现在接受血管内技术治疗。2008—2012 年，在纽约州奥尔巴尼进行了一项回顾性研究，共纳入 161 例连续的慢性肠系膜缺血患者。比较开放式血管重建术和血管内血供重建的结果，并分析结果和血管内失败的预测因素。总死亡率为 6.8%。围术期死亡率（30 天）在开放组和血管内组之间没有统计学意义（5% vs. 11%），但是血管内治疗组的长期存活率更高。对血管内血运重建成功和失败的患者进行亚组分析。血管内血供重建失败后需要手术干预的患者围术期死亡率高于直接开放或血管内技术。血管内技术的失败发生在广泛的主动脉闭塞疾病和长度大于 2cm 的病变中。虽然血管内治疗现在比血管重建术更常用，但对于避免慢性肠系膜缺血治疗失败来说，每种手术的患者选择是很重要的[57]。

五、结论

肠缺血性疾病并不常见，但在临床上却是腹痛的重要原因。它们的致命性要求医生保持警惕，以避免患者死亡。当高度怀疑肠系膜缺血时，术前快速评估势在必行。开放手术同时切除无活性的肠管及适时二次剖腹探查进行血供重建是金标准。然而，针对高危患者，血管内入路联合腹腔镜或开腹手术可能是首选。此外，对有症状的慢性肠系膜缺血患者进行及时的血供重建可能会降低继发急性肠系膜缺血的高发病率和死亡率。

第87章
肠系膜缺血
Mesenteric Ischemia

Adam Cloud　John N.Dussel　Garissa Webster-Lake　Jeffrey Indes　著
张　磊　译

摘要　本章将根据其临床表现的敏锐度和潜在病理学的性质来区分肠系膜缺血的形式。它将继续阐明其敏锐度、诊断要求和治疗选择。

关键词：肠系膜缺血；急性肠系膜缺血；慢性肠系膜缺血；栓子；血栓；非封闭性肠系膜缺血；肠系膜静脉血栓形成；逆行开放性肠系膜支架

肠系膜缺血表示肠系膜灌注不足，无法满足内脏系统的代谢需求。了解不同病因和类型的肠系膜缺血的临床表现对于迅速诊断和治疗这种危重疾病至关重要，肠系膜缺血的死亡率可达24%～94%[1]。本章将根据其临床表现和潜在病理学的特征区分肠系膜缺血的类型。肠系膜缺血分为急性肠系膜缺血和慢性肠系膜缺血。AMI的四种常见原因包括动脉栓塞（arterial embolism，AE）、动脉血栓形成（arterial thrombosis，AT）、静脉血栓形成（VT）和非阻塞性肠系膜缺血（nonocclusive mesenteric ischemia，NOMI）[2]。95%的CMI病例归因于动脉粥样硬化，其主要的肠系膜动脉均显示狭窄或闭塞。其他原因包括解剖、血管炎、放射线和恶性肿瘤。CMI的发现通常在AMI之前，因为慢性狭窄区域易形成急慢性血栓，50%以上死亡率都与这种进展相关[3]。

根据缺血的程度和敏感度不同，临床表现不同。每种类型的局部缺血都有其特征，这些特征会影响受累的肠系膜区域，并根据这些特征确定恰当可行的治疗方法。AMI经常在急诊室接受评估，患者突然腹痛发作而检验指标不符，通常被称为"疼痛与检验不符"。急性发作时需要快速诊断来降低死亡率[3]。尽管现代医学已尽最大限度努力，但死亡率仍然超过50%[4]。导致高死亡率的因素包括患者疾病过程对多个器官系统造成的致命性损害。由于临床症状与其他疾病相似，因此急性症状很难鉴别，而且有多种疾病可能导致AMI。长期出现餐后腹痛，恶心和体重减轻症状的患者，更可能患CMI。这一系列的症状，往往由进食引起，导致了描述的经典的食物恐惧现象。CMI的诊断极具有挑战性，因为多个部位的动脉阻塞不一定与症状的程度相关。通常情况下，患有CMI的患者已经接受过其他专家的评估，并且事先接受过影像学检查以评估腹痛，但仍然不足以确诊肠系膜缺血。影像学、实验室检查和临床未发现任何类型的肠系膜缺血证据，此时评估必须结合病史和体格检查，以指导进一步评估和护理。历史上，医学文献中描述的肠系膜缺血的最早成功的外科治疗方法可追溯到1895年。在两个接受手术治疗的患者中，

Elliott 医生[5]成为第一位证明手术干预在治疗肠系膜缺血中有效的医师。Litton 在 Eliliott 的著作中被引用过，他特别强调说栓子引起的急性栓塞会导致坏死；而逐步狭窄和闭塞在某些患者中被 Virchow 证明是可以耐受的，甚至是无症状的。

过去外科手术标准仅涉及坏死性肠切除。直到 1951 年才进行恢复灌注的尝试，当时有报道称使用外科取栓术治疗由房颤栓塞而引起的肠系膜上动脉阻塞[6]。这证明在之前无法挽救的情况下，血管介入治疗可降低发病率和死亡率。一旦建立起来，就可以此开发出血供重建方案，并随着目前采用的侵入性较小的现代手术方式而不断扩大。现在可以使用如支架置入和导管定向溶栓治疗的替代方法，而临床研究的重点转向个体化受益的最佳治疗模式[7]。

一、解剖学

流入肠系膜的血流取决于三个主要血管的完整性，这些血管向内脏的末端器官供血。这些血管包括腹腔动脉、SMA 区域和肠系膜下动脉区域（图 87-1）。CA 供应前肠，在腹主动脉前方起源于肾动脉的第一分支。血流早期分叉，并供应部分胃、胰腺、脾脏和肝脏。多个小分支在发出侧支与 SMA 相连时，部分流向十二指肠和胰腺。这是主动脉向肠系膜供血的第二个分支。SMA 具有多个分支，由小肠和结肠的第一部分组成，向中肠提供血流。重要的是，早期分支供应胰腺、十二指肠和空肠的第一部分，这是栓塞发生后留下的可存活肠的关键事实，而不是其慢性血栓形成。

IMA 起源于主动脉下方，给结肠的其余部分和后肠供血。

肠系膜的静脉血流与动脉系统平行，尽管每个区域内血液最终都流向门静脉系统，但是血供中断受狭窄、肝阻力、血管内装置及炎症或高凝状态所致血栓形成的影响。

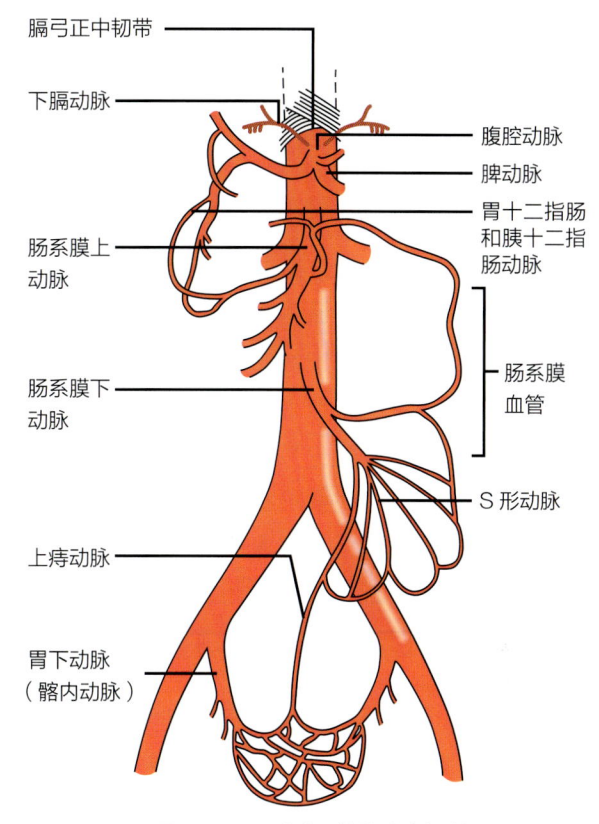

▲ 图 87-1 肠系膜血管的动脉解剖图

侧支循环为肠系膜的灌注提供了多种替代途径，尽管其他肠系膜血管闭塞，但仍可保留其灌注。胃、十二指肠和直肠丰富的侧支循环是这些区域发生缺血较少的原因。CA 和 SMA 之间的主要吻合支是由 CA 的胰十二指肠上动脉分支和 SMA 的胰十二指肠下动脉分支形成的。这些血管构成了胰十二指肠动脉弓，并为十二指肠和胰腺供血。脾曲和乙状结肠的吻合受限，在这些部位缺血性损伤更为常见。SMA 和 IMA 之间存在三种通路：最靠近并平行于肠壁的 Drummond 边缘动脉，更大、更中心的肠系膜中央吻合动脉或曲折的肠系膜动脉，位于肠系膜底部的 Riolan 动脉弓。在存在 SMA 或 IMA 闭塞的情况下，可以通过血管造影术识别出称为曲折动脉的大侧支，其代表着扩张的中央吻合动脉或 Riolan 动脉弓。慢性阻塞的血管可通过侧支替代途径的逆行血流，维持终末器官的灌注。这种侧支的扩张出现在外周，是由主干逐渐闭塞引起的，静脉系统也具有扩张的能力，在主干阻塞后会重新建立血流循环。在肝硬化和肠系膜静脉血栓形成中观察到的静脉阻塞，如果可以耐受，最终会形成长期的替代血流途径。

肠系膜血流受自身调节的显著影响（见第86章）。心输出量减少也可能影响肠系膜血流灌注。一些药物也被认为有助于减少肠系膜血流。在重症监护病房中经常使用的α受体拮抗药通过收缩血管来维持血压，再加上心排血量差，肠系膜血流量减少到临界水平。自身调节和其他血流减少的因素可能导致如 NOMI 之类的情况。顾名思义，非闭塞性肠系膜缺血不需要出现固定缺损就可以发展为急性缺血。了解和认识导致不同表现肠系膜缺血的许多因素将有助于诊断和治疗[8]。

二、急性肠系膜缺血

AMI 的不同原因包括动脉和静脉阻塞及NOMI。动脉闭塞根据闭塞、栓塞或血栓形成的诱因进行分类。

（一）肾动脉栓塞

尽管最近的研究表明 AT 是造成至少 50%动脉 AMI 的最常见原因，但 AE 经常发生在心脏，之前被认为是 AMI 最常见的原因[2, 9]。典型的栓塞原因包括血栓，是由于二尖瓣狭窄、心房颤动或梗死后的心室内血栓积聚。可能会发生心内膜炎引起的脓毒性栓塞及动脉瘤、动脉粥样斑块和血管内装置的血栓。由于其急性起源和高流量状态，导致 AMI 的栓塞物质最有可能滞留在 SMA 中。女性由于 AE 而发生 AMI 的概率更高，与男性相比，观察到的 SMA 夹角更为锐利，这可能导致其对这种疾病的敏感性更高。一半栓子滞留在结肠中动脉起点的远端[10]。这导致了频繁孤立的空肠、回肠和升结肠的缺血，并保留了十二指肠和近端空肠部分。十二指肠和空肠近端也可出现缺血，有 15% 的栓子停留在 SMA 起始处[10]。症状发作是突然的，可能与心律不齐发作史或近期的心肌梗死有关。患者通常描述与症状发作相关的时间或活动。通过体格检查，发现这些患者出现营养不良或其他 CMI 症状的可能性较小。所描述是脐周持续性疼痛，触诊腹部比所预期的要严重，这符合疼痛症状不相称的经典描述。尽管可能出现反跳性压痛，但真正的腹膜体征是由全层缺血或穿孔引起的严重缺血的晚期标志。必须进行彻底的体格检查，因为可能会出现栓子引起的其他相关并发症，如果未发现和解决，则肠系膜缺血的其他来源可能会产生严重的后遗症。

1. 诊断 在一些需要进行剖腹手术的病例中，令人信服的临床检查可能是进行治疗的证据，通常需要进行进一步的检查。实验室研究已普遍获得，早期会出现非特异性白细胞增多。最新发现包括酸中毒和乳酸水平升高。多种影像学检查已被用于评估急性腹痛。在急诊科很容易获得腹部 X 线片和超声检查。这些研究只是能够粗略的发现，很少明确。磁共振成像经常可用，但采集时间长，会过高估计狭窄且缺乏计算机断层扫描血管造影的分辨率（图 87-2）[10]。常规血管造影仍是诊断的金标准，但其用途主要局限于预期经皮导管介入治疗和 CMI 诊断。常规血管造影术由于设备和人员的限制，无法及时获得检查结果，并且操作具有侵入性。由于这些原因，CTA 易施行，具有 94% 和 95% 的灵敏度和特异性，已成为首选的影像学检查方式[11]。

2. 治疗 AE 是外科急症，治疗不及时将直接影响患者的生存。对于任何患有急腹症的患者，开放手术仍然是治疗的标准，因为它既可以治疗棘手的问题，也可以全面评估肠道的完整性。

AE 最常位于结肠中动脉远端的 SMA 内，保留空肠分支，单支血管取栓术能够恢复灌注（图 87-3）。血供重建后，必须切除全层缺血和坏死的肠。完全穿孔的肠需要在血供重建之前

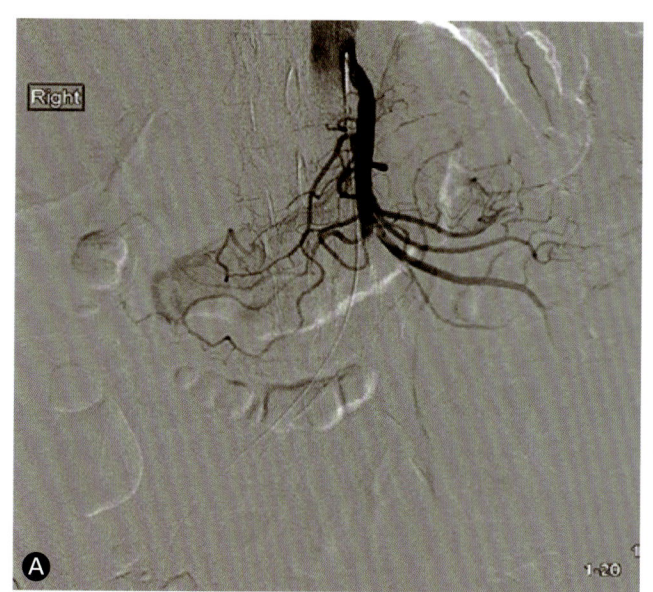

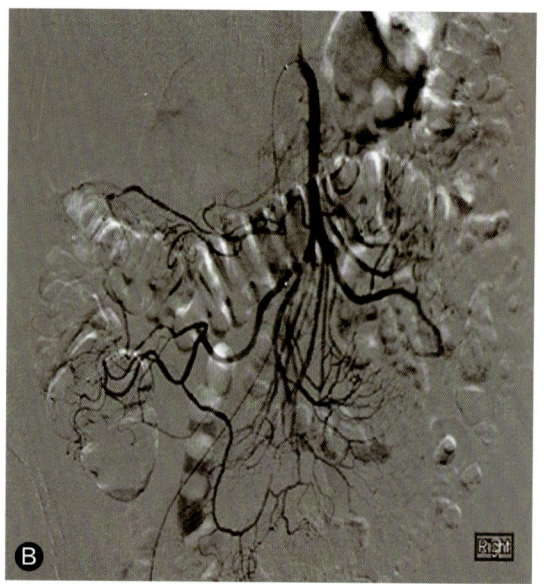

第 87 章 肠系膜缺血
Mesenteric Ischemia

▲ 图 87-2 CT 血管造影显示栓子阻塞了肠系膜上动脉

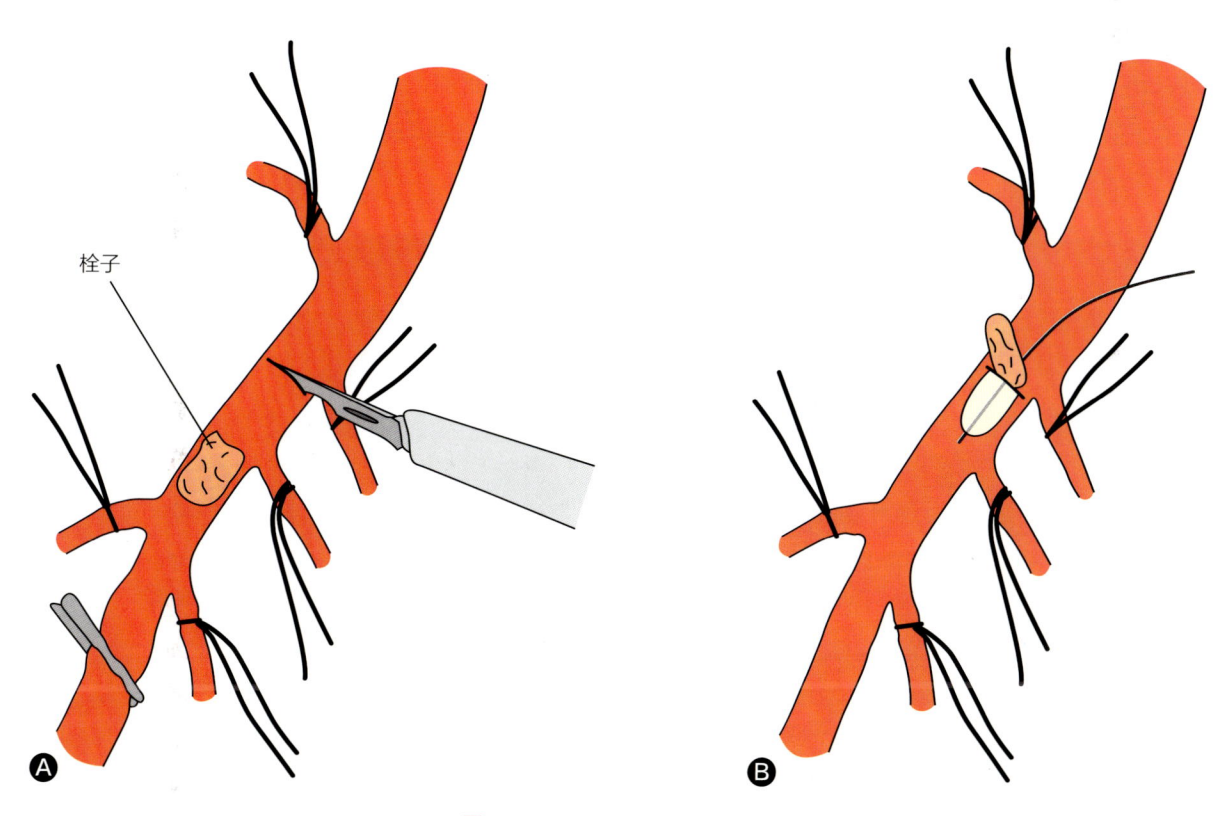

▲ 图 87-3 肠系膜上动脉栓塞切除术

B. 引自 Moore EM, Endean ED. Treatment of acute intestinal ischemia caused by arterial occlusions. In: Rutherford RB, ed. *Vascular Surgery*. 6th ed. Philadelphia: Elsevier Saunders; 2005: 1725.

进行治疗，以减少腹部污染；否则，一旦恢复灌注，就需要重新评估肠道。最大限度地减少肠道损失是至关重要的，并且在许多情况下，中断的肠需要进行二次手术重建性，以确保肠的生存能力，并且更安全地恢复肠的连续性。肠再灌注可以在剖腹手术期间由肠系膜内血管搏动的恢复来评估，沿肠的对系膜缘，多普勒信号在以前灌注不足的组织中观察到明显的颜

411

色变化（图 87-4）。

有报道称，基于导管的介入治疗可通过栓子切除和导管定向溶栓恢复灌注。这些治疗最适合不能耐受开放性手术治疗和不可能遭受全层肠系膜损伤的患者。血管内治疗评估肠道活力的能力有限。目前血管内介入治疗尚无证实的死亡率降低优势[12]。没有选择偏倚的研究还没有进展，而且除了被选择的部分病例外，对血管内介入治疗是否合适的进一步了解还很有限。第二个考虑因素是溶栓治疗所需的时间，这可能会导致缺血的持续。

（二）动脉血栓形成

肠系膜血管血栓形成导致的 AMI 经常发生在肠系膜血管主干近端起源的动脉硬化狭窄区域。由于三个肠系膜主血管逐渐变窄，AT 患者常有 CMI 症状。由于阻塞通常是一个过程，缺血性损伤很可能会影响栓塞区域的分支血管，导致更具破坏性的肠梗死。缺血可能涉及十二指肠和空肠的第一部分，导致整个 SMA 无搏动。与栓塞损伤不同，血栓形成需要侧支血管再生，或绕过狭窄进行治疗，同时需要对远端脉管系统进行顺行、逆行和直接主动脉搭桥。这些可以用自体组织或假体形成。必须根据患者的具体情况来选择使用的技术和导管：血管钙化、合并症和自体导管选择是重要因素。全层缺血和肠污染将建议使用自体导管，但尚未有证据表明这能改变结果。由于患病的敏锐度，患者通常很少进行术前评估，因此如休克、心肌功能障碍和手术的生理压力等因素有利于微创技术在治疗中发挥重要作用。带逆行支架的栓子切除术有可能减少生理损伤并减少对血管移植物放置的需求(图 87-5)。与搭桥手术相比，支架置入较低的长期有效性应与急性干预期间

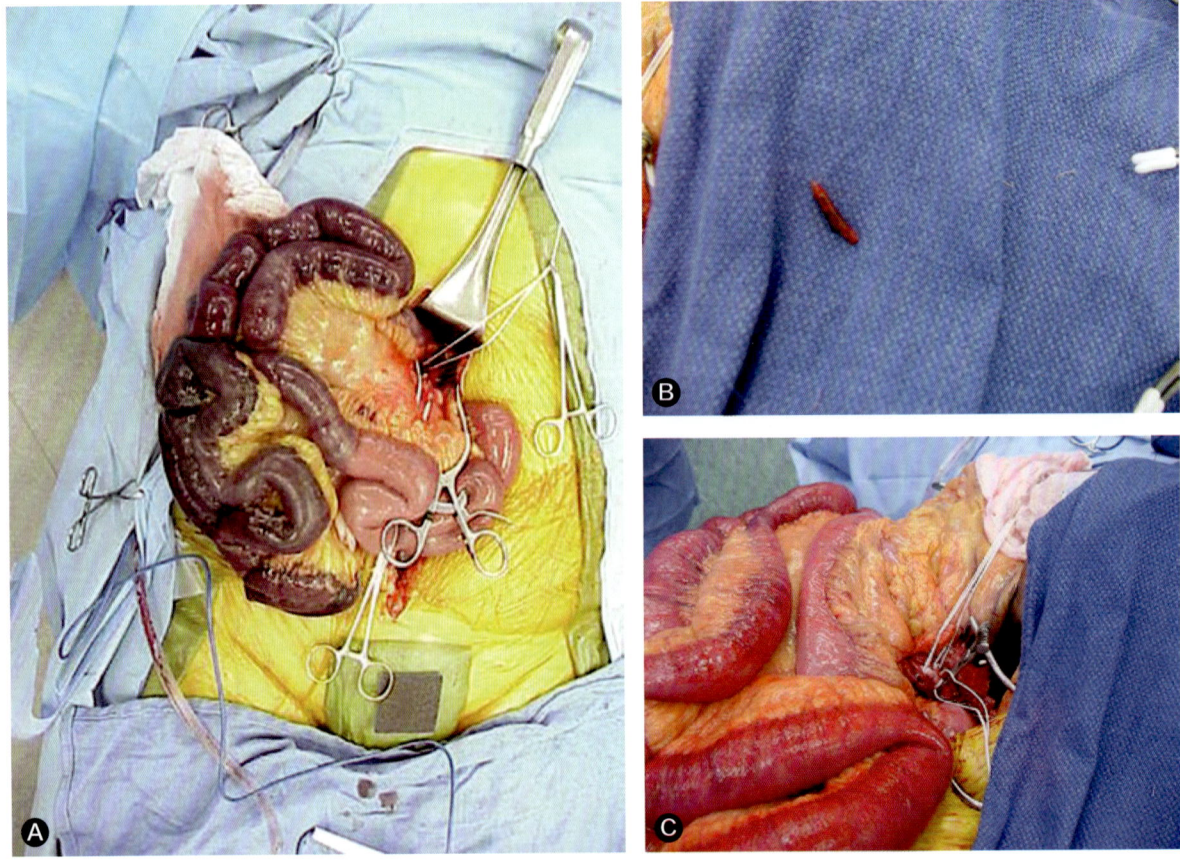

▲ 图 87-4 由栓塞引起的肠系膜上动脉的肠缺血段

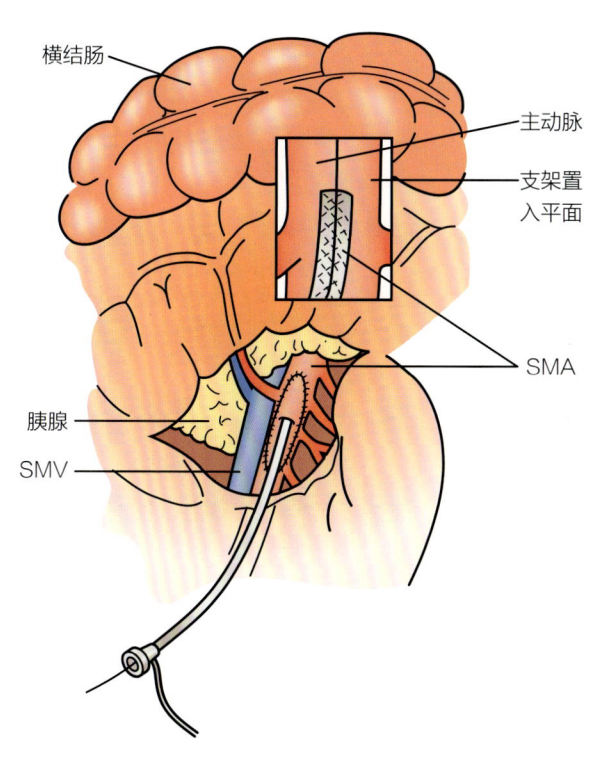

▲ 图 87-5 肠系膜上动脉（SMA）的逆行支架置入
SMV. 肠系膜上静脉

引自 Wyers MC. Mesenteric vascular disease: acute ischemia. In: Rutherford RB, ed. *Vascular Surgery*. 7th ed. Philadelphia; Elsevier Saunders; 2010: 2301.

快速恢复血流的益处进行权衡。

（三）非闭塞性肠系膜缺血

NOMI 是由于原本正常的血管腔收缩引起的肠系膜流量减少的状况。由于先前存在的条件，腔内阻塞并不存在。这种动脉痉挛可能是由药物治疗、脓毒症的应激反应、心肌功能障碍或休克引起。血流障碍可导致缺血和血栓形成。通常，这个过程是潜伏的和渐进的。重症患者经常无法表达自己的不适。病史和体格检查的能力有限，常见的腹部疼痛的诊断通常是在 NOMI 之前考虑的。与所有形式的 AMI 一样，早期诊断预示着预后较好。患有持续性腹中部疼痛、败血症、低血压、心脏功能障碍、肾衰竭或应用 α 受体拮抗药的重症患者都应该怀疑 NOMI 的可能。

尽管 X 线片、超声和 MRI 可能具有提示性的发现，但揭示严重的小血管痉挛最有用的研究是 CTA 和常规诊断性血管造影。在这种情况下，常规血管造影具有最高的敏感性，并为治疗性干预提供了最佳途径。护理目标旨在增加肠道灌注和解决动脉痉挛。加大心输出量、适当复苏、抗凝和停用加强作用药物的技术是治疗的组成部分。血管造影通常是诊断 NOMI 所必需的，一旦确诊就可以使用解痉药。通过放置的导管直接将罂粟碱注入 SMA 直到临床好转。尽管临床改善可能很容易观察到，但密切的后续血管造影证实有效性是必要的。

（四）肠系膜静脉血栓形成

肠系膜静脉血栓形成占所有 AMI 病例的 2.9%～15%[8, 3, 14]。最近的调查表明，MVT 引起的 AMI 病例数随着时间的推移已大大减少[15]。MVT 仅占接受手术治疗的急性腹痛患者的 0.38%[3]。MVT 的死亡率低于那些动脉起源的。肠系膜上静脉最常受累。血栓延伸到门静脉并不少见。

由 MVT 引起的 AMI 的临床表现与动脉病理学有显著不同。根据统计 MVT 患者是其他形式的 AMI 所独有的。患者往往更年轻，并且没有易患的动脉硬化危险因素。性别分布偏向男性。促凝血的患者构成了这个患者群体。MVT 在有了高敏感的影像方式之后就得到了较早的认识，这导致了急性、亚急性和慢性亚型之间的区别。急性肠系膜上静脉血栓形成被定义为无临床证据的有症状的肠系膜上静脉或其分支血栓形成[15]。经常偶然诊断出亚急性和慢性 MVT，尤其是在评估门静脉高压继发的出血方面。

MVT 与血液和非血液促凝状态有关。血液学中最常见的遗传或获得性疾病是蛋白 C 和蛋白 S 缺乏症、抗凝血酶Ⅲ和因子Ⅴ莱顿缺乏症。其他血液系统疾病，如真性红细胞增多症、阵发性睡眠性血红蛋白尿、高纤维蛋白原性血症和骨髓增生性疾病也有关联。导致 VT 的非血液学、低血流或炎症状态包括肝硬化伴门静脉高压、充血性心力衰竭、胰腺炎、腹腔内创伤和腹腔内炎症过程。据报道，MVT 患者中有 20%~40% 曾发生过深静脉血栓形成[15]。多达 54% 的 MVT 患者具有遗传性高凝状态，这比那些患有 MVT 的患者更常见[17]。

MVT 导致肠缺血，原因是静脉充血抑制了毛细血管水平的小动脉灌注。大静脉血栓形成通常是血管外伤或炎症的结果。高凝状态通常会导致静脉弓内形成血栓，并且由于周围的侧支较少，因此更可能引起梗死[15]。肠壁水肿还经常导致血性腹水形成。静脉侧支循环常常使上腹部内脏器官（胃和十二指肠）和结肠免于缺血性损伤的发生。

1. 临床表现 MVT 的症状发作通常比动脉 AMI 慢，并且患者在就医之前通常已经疼痛了几天。超过 75% 的患者报告至少 2 天疼痛，平均持续时间为 5~14 天[15]。患者经常会出现非特异性的恶心、腹痛、腹泻或出血症状。MVT 最常见的检验异常是轻度白细胞增多。可能存在较晚发现的腹膜体征和其他全层肠缺血性标志物。慢性 MVT 的表现非常不同，有门静脉高压症，包括静脉曲张破裂出血和腹水。这些具有侧支血管扩张和慢性血栓形成特征的患者一般不会出现腹部疼痛[18]。

2. 诊断 腹部 CT 具有适当的静脉期对比度，有很高的敏感性和特异性。这是诊断 MVT 的最可靠方法。可以发现指示静脉血栓的多种发现，包括静脉壁增强、静脉腔扩张和不形成对比的不透明血栓（图 87-6）[15]。其他发现包括肠壁厚度 > 3mm、肠壁边缘模糊、新出现的或原因不明的腹水及肠系膜增厚[15]。晚期发现的透壁梗死敏感性为 90%，包括均一性增强和梗死肠密度降低。大量腹水和肠壁外缘模糊是跨壁梗死的特征性表现[19]。

3. 治疗 治疗取决于疾病进程的临床严重程度。应启动标准的复苏措施。治疗的基础是抗凝；一旦诊断为 MVT 就应开始肝素化治疗。

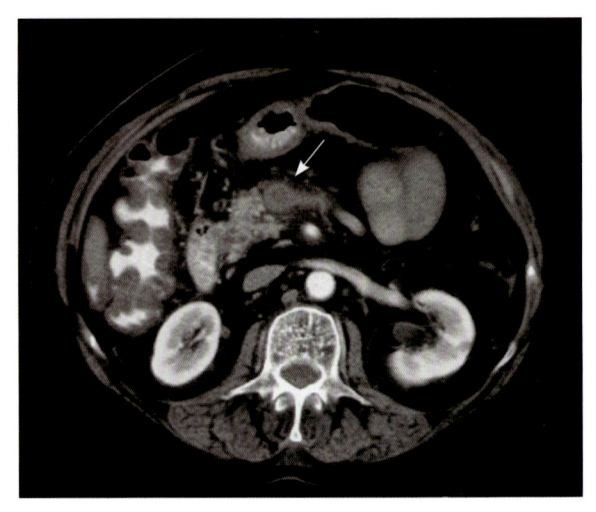

▲ 图 87-6 肠系膜静脉血栓形成合并肠壁水肿

几项研究证明了肝素能减少血栓形成的复发和降低死亡率[15, 19, 20]。与所有形式的肠系膜缺血一样，必须立即手术切除所有的坏疽性肠管[14]。一些学者建议，与动脉 AMI 相比，VT 切除术需要更大的切缘，并且大多数人同意，尽管出血并发症的风险会增加，但仍应在术中和术后进行抗凝治疗。分级肝素和普通肝素都是合适的。除非有持续的高凝性或特发性血栓形成，否则应转为使用华法林并进行 3~6 个月的治疗，这可能意味着终身治疗。需要开腹手术的 MVT 患者的术中发现与 AT 或 AE 的患者明显不同。肠道可能有严重的水肿，并且经常出现血性腹水。必须评估切除的边缘是否有血栓，并且只有在边缘没有血栓的情况下才可以接受（图 87-7）。与其他形式的 AMI 相比，血管通畅不是常规的考虑因素。开放式 SMV 取栓术与频繁的血栓形成相关，尚未证明可提高生存率[21]。越来越多的文献报道，导管定向溶栓治疗可解决 MVT[21-24]。各种导管置入技术包括经皮经肝和经颈静脉置入肠系膜静脉系统。在 SMA 中置入导管和动脉导管与静脉导管的联合放置已经被使用，有时与机械血栓切除联合使用[23]。多项研究表明，在进入肠系膜静脉系统和解决血栓方面取得了成功。关于哪些患者适合这种形式的干预仍存在争议。多数患者仅使

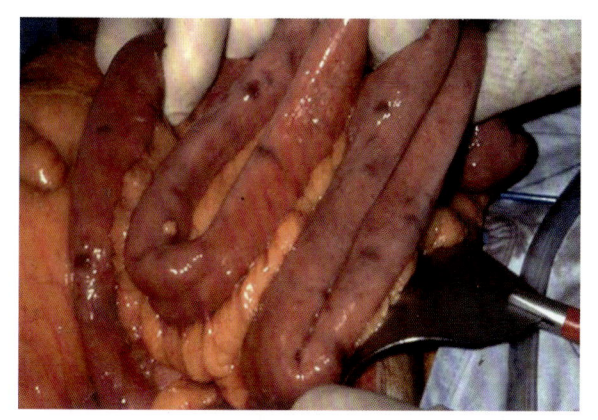

▲ 图 87-7 肠的生存能力可疑，需要仔细评估和进行第二次检查，以确保足够的灌注

用抗凝血药即可迅速缓解症状，尚待确定哪些患者对抗凝血药无反应，最终需要其他干预措施。在接受溶栓治疗的患者中，一些研究表明，高达 60% 的患者会出现严重并发症，并且经常发生不完全溶解[24]。不建议常规血栓切除和溶栓治疗[25]。

MVT 患者的死亡率为 25%~30%，而那些需要肠切除的患者的死亡率为 50%[15, 17]。与其他形式的 AMI 不同，MVT 患者的大多数死亡是由心脏并发症引起的，败血症是导致多系统器官衰竭的最常见原因。在幸存者中，短肠综合征很常见。对于那些有高凝状态的患者，长期治疗应包括终生抗凝治疗。对于具有炎症的患者，建议在腹部病程消退后进行 3~6 个月的抗凝治疗。对于特发性 MVT，应考虑长期抗凝治疗。

三、慢性肠系膜缺血

CMI 是指当狭窄或阻塞两个或多个主要肠系膜血管时发生的小肠持续灌注不足[26]。由于肠系膜血管侧支循环丰富，这一过程相对罕见。肠系膜动脉疾病的真正发病率尚未知[27]。大多数患有肠系膜动脉粥样硬化疾病的患者没有症状。一项超声研究表明，在 65 岁以上的无症状患者中，有 17.5% 的严重狭窄发生在一个以上的肠系膜血管中[28]。然而，据估计，CMI 占胃

第 87 章 肠系膜缺血
Mesenteric Ischemia

肠道疾病入院人数的不到 2%[29]。由于这种疾病相对不常见，因此在考虑 CMI 之前，优先考虑其他更常见的临床实例，而且有时已经进行了相关治疗。

CMI 的最常见原因是动脉粥样硬化疾病。较少见的原因包括纤维肌发育不良、正中弓形韧带压迫、血管炎如高山病或血管缩窄。典型的 CMI 患者是一位 70 岁的女性吸烟者，患有长期腹痛。男性较少受到影响，男女比例为 1:4。

CMI 的临床特征是在进餐后 30min 内出现腹部绞痛。起初，只有大餐后才可能感到疼痛。随着肠系膜血管的动脉粥样硬化，血管负担变得更加明显，症状的严重程度和发作频率增加。疼痛反应的持续时间和严重程度取决于食物的分量及食物的成分。避免食用会引起症状的食物，这样可能会导致无意的体重减轻。对食物的厌恶在传统上被描述为对食物的恐惧。症状的演变通常是渐进的（超过数月）和进行性的。所有这三种经典症状（餐后疼痛、食物恐惧和体重明显减轻）的存在几乎是 CMI 的发病机制。没有这三个症状同时复合存在的要素，则应考虑其他疾病。其他胃肠道症状包括腹胀、恶心、呕吐和腹泻，会伴随症状出现。

CMI 患者没有单一的特征性体征。腹部通常平坦或舟状，可能会出现瘀伤。许多人有吸烟史和动脉粥样硬化疾病的其他危险因素。可以看到周围血管疾病的征象，包括脉搏减少或消失，以及以前的血管手术留下的瘢痕。

由于 CMI 很罕见，因此可能很长一段时间都无法识别。转诊给血管外科医生的大多数患者都经过了胃肠道疾病的彻底检查。放射医学和内镜检查常用于评估肿瘤的恶性程度。溃疡治疗或胆囊切除术后症状没有改善，这使得临床医生很少研究腹痛的来源。

在未进食、无压力的状态下，静息肠的循环需求容易得到满足，并且没有疼痛。进食后，在需求量大的时候，会发生疼痛。当餐后状态的新陈代谢需求增加时，固定的肠系膜血管阻

415

塞和限制血液流向肠道时，就会出现这些症状。静息状态和餐后状态的血流量差异很大，这对于消化的发生是必要的。进餐后血流量增加2~3倍，是进行有效消化所必需的。典型的最大循环增加发生在进食后1h内。当无法满足这种循环需求时，就会发生缺血性疼痛。肠系膜血管之间广泛的侧支循环通常能够补偿1~2个肠系膜动脉的狭窄。如果没有急性-慢性事件，慢性进行性血管狭窄伴肠系膜动脉慢性闭塞通常在临床上无相应症状。

（一）诊断

多种影像学研究可以帮助医生做出CMI的诊断，包括非侵入性和侵入性方法。使用何种检查方式取决于患者的身体状态、对CMI的怀疑程度，及各种方式的可用性。

Duplex是一个很好的初步研究，需要在禁食状态下研究患者。无创实验室的经验对于这种方式的常规使用极为重要。通常，患有CMI的患者体重下降幅度很大，不会进食过多，通常是理想的研究对象。非侵入性肠系膜检查有两种常用标准。威斯康星州标准基于CA和SMA中的峰值收缩速度。腹腔血流速度＞200cm/s，而SMA中的流速＞275cm/s，则对应的狭窄率＞70%。或者Dartmouth标准使用舒张末期血流速度确定狭窄程度。在CA中舒张末期速度＞55cm/s，在SMA中舒张末期速度＞45cm/s，表示狭窄率＞50%。这两个系统（标准）都已在独立试验中得到验证[30,31]。

多层检测器功能的发展使CTA成为评估患者CMI的重要诊断工具。尽管这项研究确实需要辐射暴露和对比剂负荷，但它可以提供有关肠系膜血管狭窄的准确信息，以及对实体器官的灌注和肠道情况的信息。这种非侵入性方式已经超越了血管造影，成为了首选的诊断方式。

与CTA相似，MRI在过去10年中有了很大的改进，增加了开放磁体，减少了获取时间。钆对比MRI的图像分辨率与CTA相似。最初，人们热衷于使用磁共振血管造影术来治疗肾功能不全的患者。但是，有关肾脏病患者重大并发症（特别是肾源性全身纤维化）的报道限制了MRA的使用。MRA的特异性和敏感性与CTA相当。

血管造影术历来被认为是评估肠系膜闭塞性疾病的金标准。但是，随着CTA和MRA的发展，这种侵入性治疗手段比诊断疾病更常用于提供特定的治疗。这种成像方式的缺点不仅包括其有侵入性，还包括进行测试所需的资源（血管造影套件或手术室）。血管造影的风险包括损伤动脉、夹层或假性动脉瘤形成。其他风险包括对比剂诱发的肾病和辐射暴露。

（二）治疗

CMI的治疗目标是缓解症状，恢复正常消化功能和预防肠梗阻。对有症状的患者应进行血供重建。而且有症状的患者不应延迟治疗，因为超过40%的AMI患者有CMI症状。由于无症状患者发生缺血的风险极小，因此很少进行预防性措施。多年以来，开放式血供重建是唯一的治疗选择。在过去的20年中，经皮和混合手术已成为侵入性较小的开放疗法的替代方法。治疗方法的选择应因患者而异，并应考虑患者的整体健康状况、营养不良程度及病变的解剖位置。

开腹手术　肠系膜血管重建的开放外科手术包括顺行或逆行主动脉-肠系膜和（或）腹腔旁路移植术、动脉内膜切除术和肠系膜再植。对于被认为适合接受开放手术的患者，手术方式的选择主要取决于当前的解剖结构，如术前影像和术中所见。严重病变和钙化的动脉节段是很难处理的，通常要避免处理。

顺行分流术可以通过中线或双侧肋下人字形切口进行顺行搭桥（图87-8）。迅速进入腹部进行探查并且评估肠道活性，然后通过切断肝左三角韧带和缩回左外侧叶来显露腹主动脉。使用自固定牵开器可以帮助暴露，食管可通过

第 87 章 肠系膜缺血
Mesenteric Ischemia

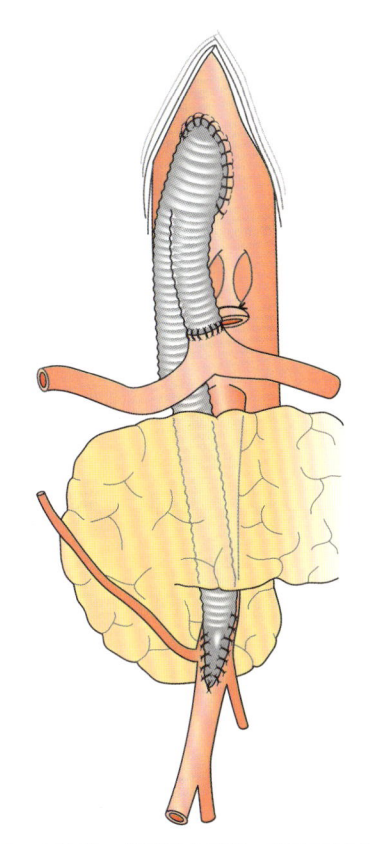

▲ 图 87-8 主动脉 - 腹腔和主动脉 - 肠系膜上动脉分流术
引自 Huber TS，Lee WA. Mesenteric vascular disease：chronic ischemia. In：Rutherford RB，ed. *Vascular Surgery*. 7th ed. Philadelphia：Elsevier Saunders；2010. Fig.148.6.

鼻胃管来识别，它与胃一起向患者左侧收缩，然后进入小囊。这里应该考虑副肝左动脉的可能性。切开正中弓状韧带，分离膈脚，显露主动脉。在此过程中，可能会遇到膈动脉，应结扎膈动脉。膈肌后外侧结缔组织束覆盖在主动脉上。必须清除这些部位的组织，为夹闭主动脉做好准备。如果未清除完整，这些组织会在重建过程中导致夹子滑脱。然后沿着主动脉的前表面向下切开，暴露出腹腔干。

SMA 可以通过多种方法进行暴露，具体取决于狭窄部位。更常见的是，SMA 的近端 3～5cm 狭窄区域病变严重，可在横结肠系膜底部接近血管。另外，将小肠移至中线右侧，可以通过移动远端十二指肠和纵向分割 Treitz 韧带来靠近近端 SMA。在准备好近端入口和远端目标部位后，必须建立通道。利用双手钝性分离可以

建立一个解剖的胰后隧道，从上腹主动脉剥离到 SMA。由于该通道毗邻脾静脉和门静脉，因此必须特别小心。彭氏引流管或主动脉直钳可留置以协助搭桥肢体的通过。如果遇到广泛的腹膜后纤维化，这种通道被认为是危险的，在胰腺上方通过横结肠肠系膜的腹侧隧道是可以接受的。在这种情况下，由于搭桥角度的不同，通常需要选择更远端的 SMA 节段作为目标。

近端吻合术使用夹钳，允许部分闭塞。患者要全身肝素化，行动脉切开术。4mm 的主动脉穿孔有助于进行更具有解剖性的主动脉切开术。如果要绕过一条动脉，可以使用隐静脉或 6～8mm 假体移植。如果要绕过两根血管，则选择一个 12mm×6mm 的分叉假体。将移植物穿过通道，远端以端端或端侧的方式吻合。然后可通过手持多普勒或术中多普勒超声分析评估移植物的通畅性和技术充分性[32, 33]。然后应在移植物上关闭肠系膜腹膜，并以常规方式关闭腹腔。

逆行搭桥术。肾下肠系膜旁路手术有两个优点（图 87-9）：首先，夹具放置在肾动脉下方，对患者的压力较小；其次，暴露比上腹主动脉更熟悉。当患者因上腹部手术而发生广泛的粘连或需要同时进行肾下主动脉重建时，或者由于暴露范围较广而需要的血供重建时间较短而在紧急情况下进行搭桥手术时，此方法很有用，因为暴露范围较小的情况下血管重建时间更快。入口吻合可以在肾下主动脉或任一髂动脉（最好是右髂动脉）处完成，在没有严重钙化的情况下，应根据术中钳夹的位置的难易程度选择手术部位，通过将横结肠和小肠向腹腔右侧后退，可暴露出肾下主动脉和髂动脉分叉。进入腹膜后，游离解剖主动脉和髂动脉，触诊以确定合适的夹子位置。

纵向剥离 Treitz 韧带和松动远端十二指肠可显露 SMA。在这里导管的选择很重要。如果使用自体静脉，首先进行 SMA 吻合（远端）（图 87-10）。完成远端吻合术松开牵开器，使 SMA

417

▲ 图 87-9 肾下分流术

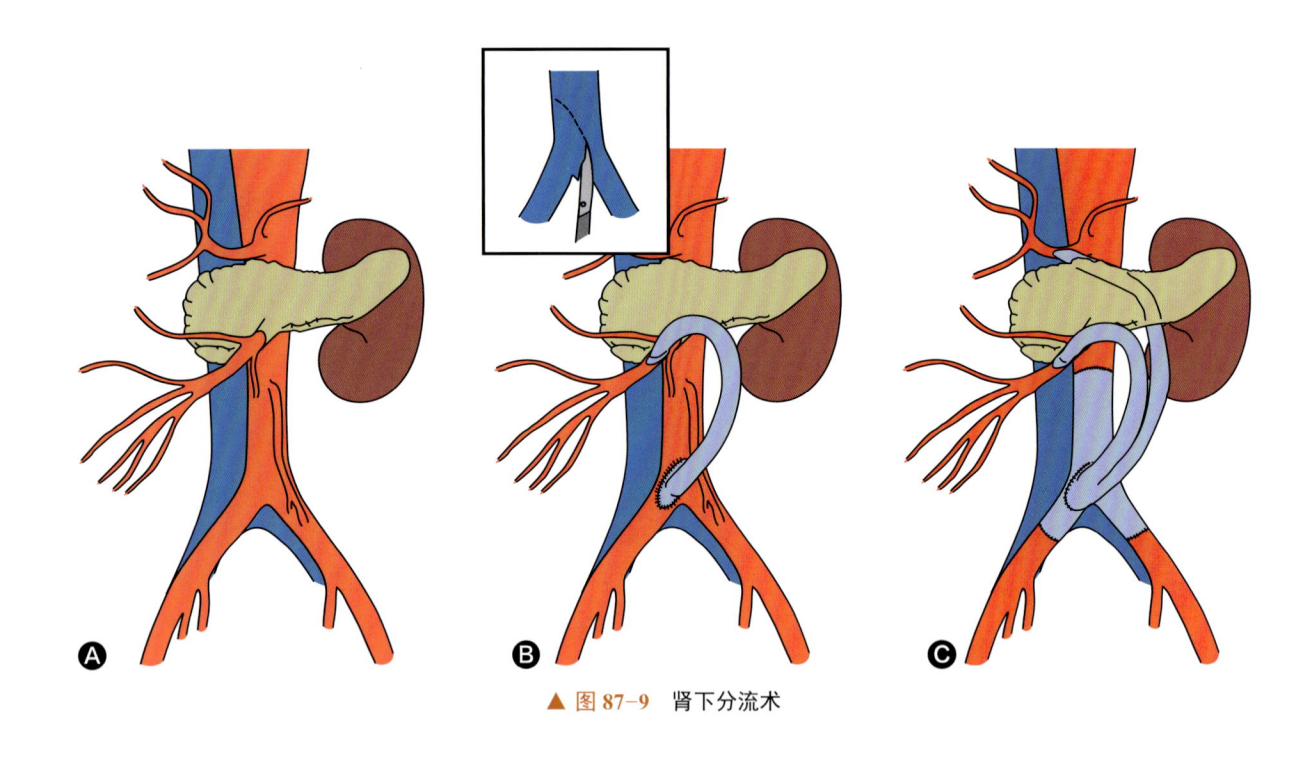

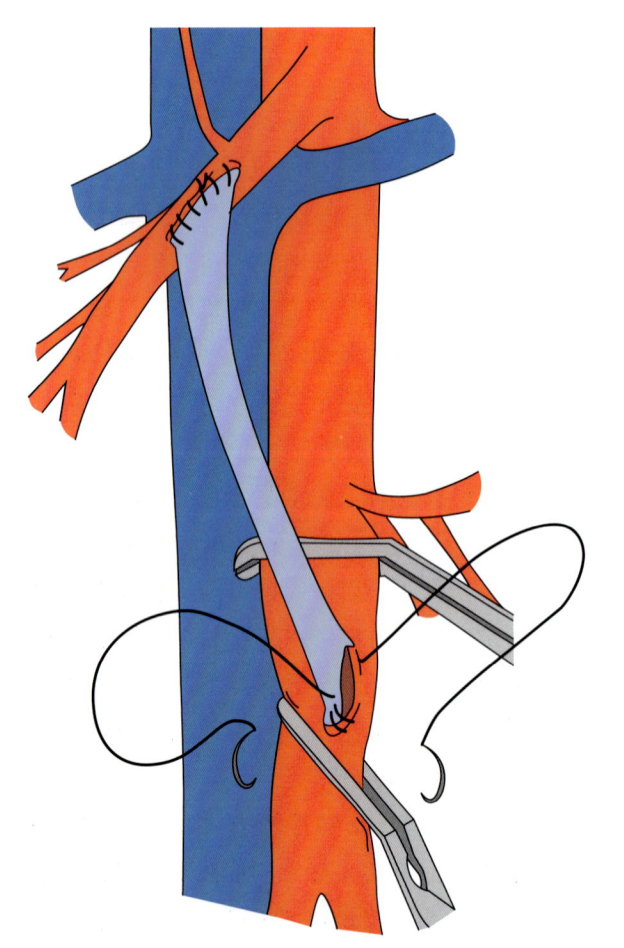

▲ 图 87-10 肾下主动脉 - 肠系膜上动脉旁路

回到解剖的位置，然后才进行近端吻合。使用这种方法，可以避免短静脉移植物的扭结（图 87-11）。当使用涤纶或聚四氟乙烯时，移植物穿过腹膜后，以温和的 C 形环向后摆动穿过 Treitz 韧带。

尽管所有作者都同意，在 CMI 的所有开放性手术中均应优先进行 SMA 血管重建术，但对于单个[34, 35]或多个[36, 37]血管重建术仍有不同意见。由于文献记载不清楚，应采用外科判断。如果情况良好，手术进行得很顺利，并且第二次血管再灌注不会增加手术的并发症，那么很可能会进行这项手术。在多支肠系膜血管重建术后数年，一个肢体被闭塞并且患者保持无症状的现象并不少见。

同样，在文献中也有一些关于导管选择的讨论[38, 39]。一般来说，如果怀疑或遇到腹部污染，应使用短静脉导管。然而，在 CMI 的大多数情况下，污染不是一个问题。在自体导管和假体导管中也有类似的导管长期通畅性问题。使用简单，没有静脉采集的创伤，说明假体材料的使用还是

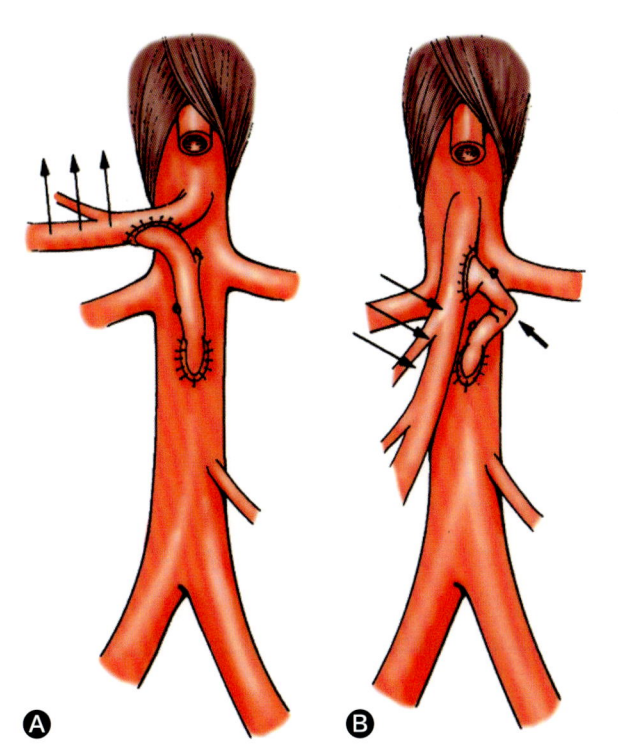

第 87 章 肠系膜缺血
Mesenteric Ischemia

▲ 图 87-11 肾下主动脉－肠系膜上动脉旁路错位导致扭结
引自 Taylor LM, Moneta GL, Porter JM. Treatment of chronic visceral ischemia. In：Rutherford RB, ed. *Vascular Surgery*. 5th ed. Philadelphia：Saunders；2000：1536.

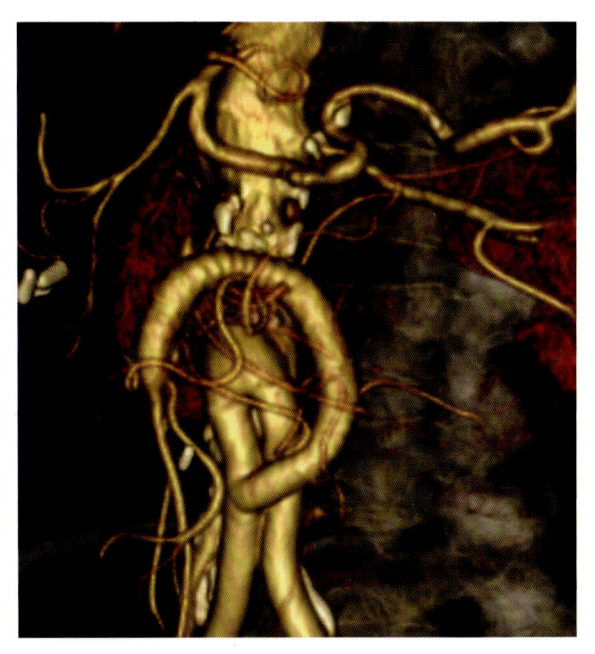

▲ 图 87-12 CT 重建右髂至肠系膜上动脉旁路

可行的。然而，在某些情况下，小直径肠系膜血管钙化的远端可能需要使用自体导管。

旁路开放手术。开放手术修复提供了良好的远期疗效，据报道，初级中期（1～3 年）移植物通畅率为 80%～100%。长期开放血供重建是一种持久的修复，5 年无复发生存率为 91%[40-42]。与血管内方法相比，开放手术 5 年的一次性和二次联合通畅率显著提高（88% 和 97%）[42]。开放式修复的耐久性能抵消伴随的 3%～6% 的围术期死亡率和显著的住院时间和恢复；一般来说，手术修复更适合那些能耐受手术的患者，以及那些经皮血管重建术不可行的患者。在现代病例中，对于低风险患者，手术死亡率不到 2%。术后早期 CTA 有助于评估搭桥手术和术后腹部内容物（图 87-12）。这项基线研究可用于将来发生腹部不适时的比较。双功超声是一种极好的常规移植物成像方式。第 1 年应该做两次，之后每年一次。

对于所有肠系膜斑块大的患者，应考虑终生使用抗血小板药物。此外，长期危险因素包括戒烟、控制高血压和他汀类药物治疗。

动脉内膜切除术。Stoney 等在 20 世纪 70 年代推广了腹侧主动脉内膜切除术的应用。搭桥和支架植入术的肠系膜疾病在现代更为常见[44]。动脉内膜切除术是有用的。如果腹腔有严重污染，且无自体导管可用，动脉内膜切除术可以在不使用导管的情况下进行血供重建。累及内脏旁节段的"珊瑚礁"型丰富的主动脉斑块对血管内方法反应不佳，但可以通过动脉内膜切除术很好地治疗。最后，当上腹主动脉和肾下主动脉都有疾病，不能使用这两个节段进行血流流入和外科搭桥时，动脉内膜切除术是一个很好的治疗方式。手术方式上，除非左肾动脉也需要治疗，否则 SMA 的最佳暴露方法是保留左肾。近端夹位置在 CA 之上，在这里膈周围组织需要分离。经标准术式控制肾下主动脉。腹腔和 SMA 都应该在起始处解剖。如果在手术前触诊或看到后壁 SMA 斑块，应将前 4～6cm 的 SMA 切开，目的是为单独的 SMA 内膜切除术做准备。

直角主动脉夹有助于暴露空间。夹具夹住后，使用trap-type（活板门式）切口（图87-13）进入目标区域。然后再进行主动脉和近端肠系膜血管的动脉内膜切除术。主要用4-0聚丙烯单丝线结扎主动脉。乳糜斑通常是单向的，然而，SMA斑块可能延伸扩大。在这种情况下，斑块应外翻并完全分为血管，主动脉内膜切除术关闭。在主动脉关闭和远端灌注恢复后，剩余的SMA疾病可以单独控制，并对远端斑块进行第二次内膜切除术以达到满意的终点。应用补片可预防SMA疾病的复发。然后执行标准关闭。

血管内治疗。血管内治疗以前只用于不能耐受全身麻醉和开放血供重建的慢性衰弱患者。然而，在过去的10年里，它已经成为了针对CMI患者的一线治疗方法，方法是将开放的外科血管重建术转移到血管内治疗失败或解剖结构不合适的患者身上。尤其是SMA的高级别狭窄或闭塞的血管内再灌注术，在技术上可以成功地将90%的患者的狭窄缩小到管腔直径的50%以下，并在75%~100%的患者中立即缓解症状[45-47]。虽然没有对不同类型的血管内支架技术进行随机比较，但是大多数专家认为应该进行初次支架置入术，因为单独血管成形术的再狭窄率较高，并且与裸金属支架相比，覆膜支架与再狭窄、复发和再干预较少相关[48]。

虽然对患者来说生理困扰较小，但严重的钙化、闭塞、长期病变、小血管直径和多串联病变可能使血管内重建更具挑战性。术前CT可能有助于外科医生识别这些挑战，并制定适当的策略。

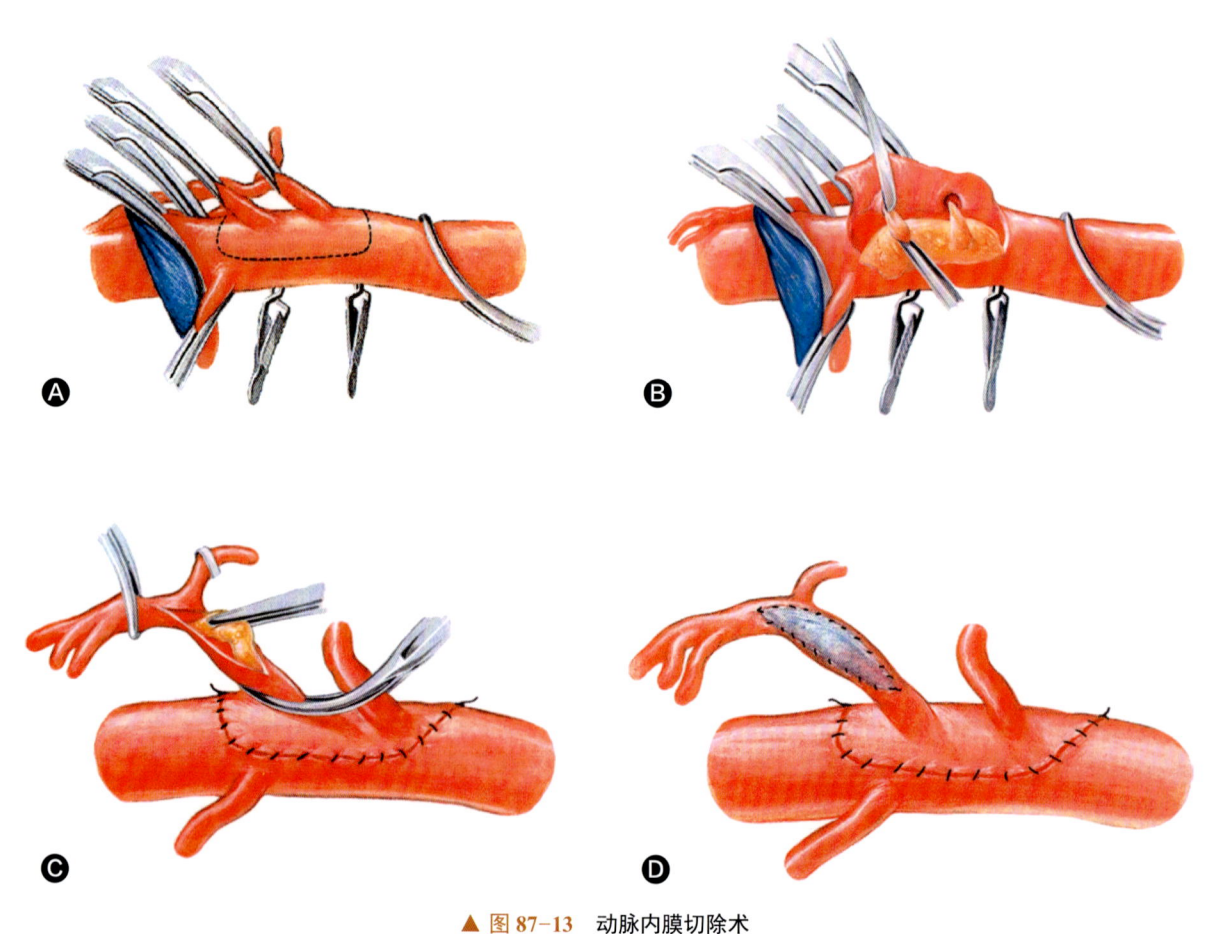

▲ 图87-13 动脉内膜切除术

引自 Wylie EJ, Stoney RJ, Ehrenfeld WK. *Manual of Vascular Surgery*. Vol 1. New York：Springer-Verlag；1980：215.

虽然这些介入治疗大多采用股动脉入路，但有些患者可能需要左臂入路[31, 49]。采用 6-french 鞘或更小的鞘可以实现经皮肱动脉入路。如果需要大于 6-french 的鞘，另一种选择是开放肱动脉或腋动脉。如果病变可以接受血管内治疗，则使用肝素治疗，并使用一系列预先成形的导管和亲水性钢丝穿过病变。钢丝穿过病灶后，导管应向前穿过病灶，确认管腔位置。此时可以用更硬的钢丝代替，以便更好地跟踪球囊或支架。

由于再狭窄率高，特别建议在第 1 年进行常规双功监测。然而，再狭窄的双重证据可能与症状发展相关，也可能不相关，临床症状学应该指导进一步的监测和治疗决策[50]。

第 88 章
主动脉肠瘘和内脏动脉瘤
Aortoenteric Fistula and Visceral Artery Aneurysms

Micah Girotti　Melina R. Kibbe　著
张　磊　译

摘要

主动脉肠瘘是指主动脉或其主要动脉分支与胃肠道之间的异常连接，不论是否接受过主动脉手术。这类患者预后不佳，手术是疗效确切的治疗选择。在当今的临床实践中，由于大多数动脉瘤都是用血管内支架移植物修复的，熟悉移植物感染的治疗至关重要。

尽管与主髂动脉瘤和外周动脉瘤相比，内脏动脉瘤相对少见，但在普通人群中并不完全罕见，对开放和血管内治疗原则的理解主要是预防或治疗其破裂。

关键词：主动脉肠瘘；内脏动脉瘤；脾动脉瘤；肝动脉瘤

一、主动脉肠瘘

主动脉肠瘘（aortoenteric fistula，AEF）是一种罕见的疾病，如果不能迅速诊断和治疗，会迅速导致脓毒症、出血和致命性失血。英国比较解剖学家、外科医生 Astley Cooper 在 1829 年首次描述了主动脉肠瘘[1]。主动脉肠瘘是主动脉或主动脉分支与胃肠道之间的一种异常连接。AEF 的死亡率为 60%~100%[2]，如果不采取手术干预，它们是有致命风险的。目前有两种主要类型的瘘管。原发性 AEF 形成于主动脉和胃肠道之间。继发性 AEF 是由先前接受过重建手术的主动脉和胃肠道之间的异常连接引起的，可在手术后数周至数年的任何时间发生。在主动脉瘤主要采用血管内技术修复的时代，重要的继发性瘘类型是使用支架移植物进行血管内动脉瘤修复（endovascular aneurysm repair，EVAR）后形成的继发性瘘。

（一）原发性主动脉肠瘘的发生率、人口学特征和原因

人群尸检中，原发性 AEF 病的发病率为 0.04%~0.07%[3]。腹主动脉瘤患者的发病率较高为 0.69%~2.36%[4, 5]。原发性 AEF 多发生于老年人，平均年龄 64 岁，男性居多，其比例为 3∶1[6]，最常位于十二指肠的第三和第四部分（54%），其次是食管（28%）、小肠和大肠（5%）和胃（2%），主动脉和十二指肠之间形成瘘管的可能性较高，这是因为它们彼此接近，十二指肠直接覆盖在腹膜后的主动脉上。

在现代医疗实践及抗生素根除感染之前，结核病、沙门菌、梅毒和霉菌等疾病是原发性 AEF 的最常见原因[7-9]。当前，原发性 AEF 最常见的原因是动脉粥样硬化性主动脉瘤[10, 11]。不太常见的原因包括辐射[12]、肿瘤[12]、创伤和摄入异物[13]。

（二）继发性主动脉肠瘘的发病率、人口学特征和亚型

继发性 AEF 的发生率高于原发性 AEF，为 0.36%~1.6%[14-17]。虽然大多数继发性 AEF 形成于主动脉开放手术后，但有少量且不断增加的 AEF 在主动脉腔内修复后被报道[18]。如果主动脉瘤复发、原发性移植物内感染，移植物扭曲或移位或移植物材料的破坏，均可能会导致瘘[19-22]。继发性 AEF 主要有两类。Ⅰ型或移植物肠瘘是由于近端主动脉缝线侵蚀邻近肠道而发生的，伴或不伴有假性动脉瘤。如果不紧急修复，主动脉腔直接侵蚀，有可能导致胃肠道大出血。Ⅱ型继发性 AEF，也称为主动脉肠侵蚀（aortoenteric erosion，AEE）、移植物肠内侵蚀或假体旁侵蚀，可发生在主动脉移植物机械性侵蚀到其覆盖的肠内，在这种继发性 AEF 类型中，动脉结构的管腔没有形成瘘管。出血从糜烂的肠道边缘开始，通常表现为慢性消化道出血。

（三）发病机制

关于 AEF 和 AEE 的发病机制有几种理论。在原发性 AEF 中，由于主动脉搏动造成的重复性机械损伤导致附近组织的降解，主动脉和肠接触处可能会发生压力坏死[17]。继发性 AEF 可能是由于缝合线断裂而形成，通常是由于缝合技术未能充分缝合健康的主动脉组织。不能关闭动脉瘤囊和腹膜后也会使缝合线与十二指肠直接接触，增加缝合线侵蚀肠道的可能性。另一种假说认为重建的主动脉存在慢性感染，这会引发脓肿形成，最终侵蚀移植物到邻近的肠道（图 88-1）[3]。慢性感染也可能起源于胃肠道。异物摄入、癌症或感染（如憩室炎）可导致粘连，使肠道更接近主动脉。机械运动导致肠壁变薄，最终将肠道微生物移位到缝合线内[23]。如果在缝合线附近形成一个或多个假性动脉瘤，薄弱的血管壁使其容易破裂。

（四）诊断

1. 症状 由于 AEF 的高发病率及高死亡率，及时诊断至关重要。临床医生必须对已知的患腹主动脉瘤或有胃肠道出血的主动脉手术的患者怀有高度的警惕。由于这种疾病的罕见性和最初全身轻微伴随症状的广泛差异，诊断往往被贻误。

如果既往主动脉重建的患者出现移植物感染，可能会出现发热、寒战、嗜睡、体重减轻、食欲不振、晕厥、腹部或背部疼痛等症状。

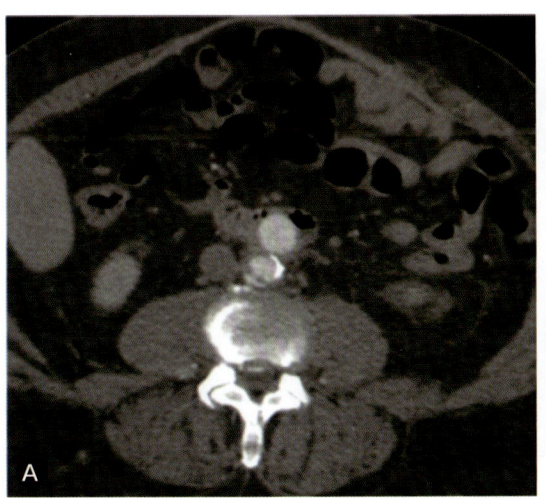

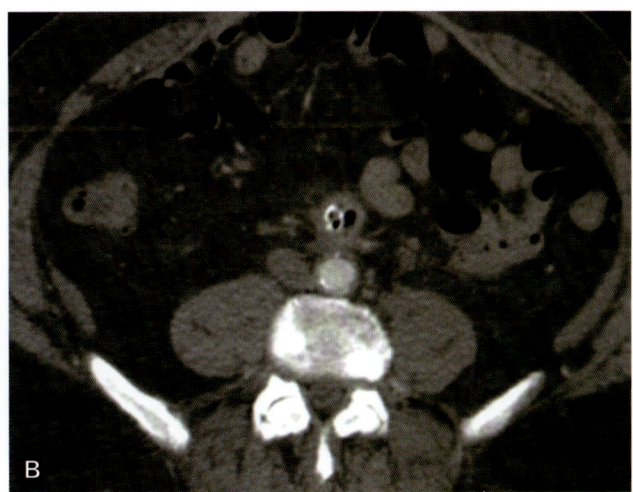

▲ 图 88-1　A. 端侧主动脉股旁路移植术的主动脉部分已经向前侵蚀，直接位于十二指肠的第三部分。一位 66 岁的男性，表现为上消化道出血。B. 移植物的髂肢可见腔内气体

AEFS 被描述为胃肠道出血、搏动性腹部肿块和腹痛的经典三联症。然而，这种三联症仅在 11% 的患者中被发现，因此不能作为有用的诊断标志。94% 的患者出现以便血、黑粪或呕血为形式的间歇性先兆出血[6]。这些一过性出血可能会在数小时至数周内复发，如果不及时发现和治疗，随后将不可避免地发生灾难性的消化道出血。AEE 可能出现与慢性消化道出血相一致的症状，持续数周至数月，并伴有轻度腹部不适、发热和寒战。

2. 实验室检查 实验室检查可显示异常，如白细胞计数增加和红细胞压积降低。在发热的情况下，应进行需氧和厌氧菌血培养。术前血培养阳性证实晚期脓毒症是不良预后的预测因子[24]。高达 85% 的 AEF 血培养为肠道细菌，与术中从瘘口处获得的培养结果相同[24]。肠道内容物暴露会导致大量不同的微生物与 AEFS 相关。从瘘口分离的最常见的微生物包括金黄色葡萄球菌（包括耐甲氧西林的金黄色葡萄球菌）、表皮葡萄球菌、大肠杆菌、粪便大肠杆菌、败血梭菌、乳杆菌、克雷伯菌、铜绿假单胞菌、脆弱类杆菌、沙门菌、结核分枝杆菌和念珠菌[6, 25, 26]。

（五）影像学

在怀疑有 AEF 或 AEE 后，如果患者病情稳定，应进一步检查。血流动力学不稳定的患者应该在准备紧急剖腹探查的同时进行复苏。剖腹探查是金标准，具有 100% 的敏感性和特异性。如果患者病情稳定，应立即进行进一步的诊断检查。目前，当 AEF 需要鉴别诊断时，CT 和内镜检查被用作一线诊断方式。

CT 已被认为是评估 AEF 的首选诊断工具。CT 是评估移植物周围感染的一种有用工具，在确定 AEF 存在也极具前途。它的优点是图像获取的广泛性和快速性。当评估 AEF 的动静脉期或延迟期时，应常规使用静脉对比剂；口服对比剂的作用尚有争议。虽然口服对比剂可能有助于区分肠壁增厚，但它可能会模糊对比剂沿动脉外渗到胃肠道的显影。CT 对 AEF 的总体敏感性和特异性分别为 94%～100% 和 50%～85%[27-29]。AEF 最特异的征象是对比剂从动脉渗入肠腔，动脉周围间隙可见肠腔对比剂（图 88-2）[29, 30]。其他 CT 征象包括主动脉周围软组织水肿、主动脉周围积液、主动脉周围滞留、局灶性肠壁增厚、假性动脉瘤形成、主动脉壁破裂或动脉瘤包裹[27, 29, 31, 32]。评估 AEF 的一些困难是由于存在主动脉周围软组织水肿、主动脉周围积液、局限性肠壁增厚、假性动脉瘤形成、主动脉壁破裂或动脉瘤包膜。一些评估 AEF 的困难病例是由 AEF 和主动脉周围感染的 CT 表

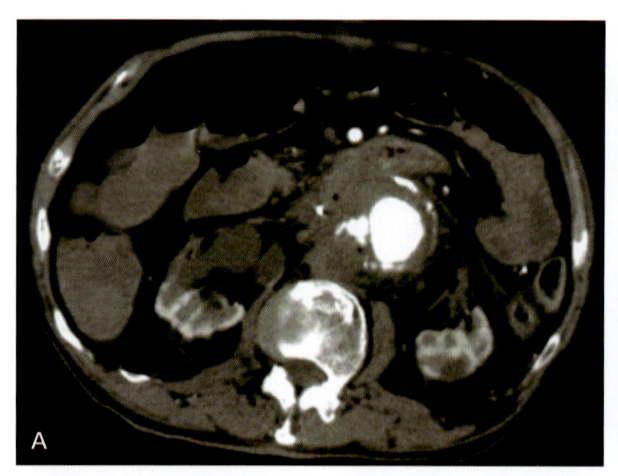

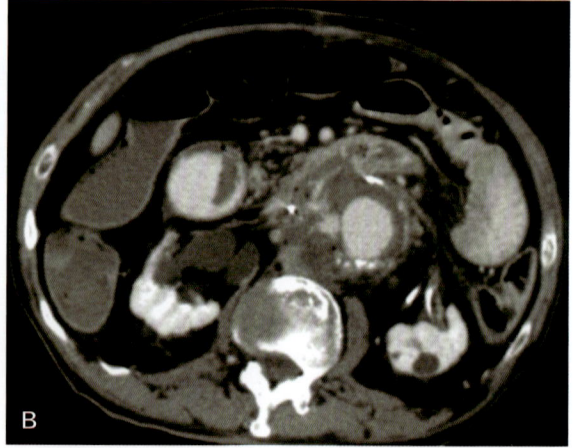

▲ 图 88-2　**A.** 1 例 5.6cm 腹主动脉瘤开放修补术后 6 周出现呕血和晕厥，计算机断层扫描显示主动脉移植物和十二指肠第三部分之间的主动脉肠瘘，十二指肠外可见空气向主动脉移植物延伸；**B.** 延迟静脉期检查显示肠道内有大量对比剂，证实有活性渗出

现重叠类似所致。主动脉周围气体、液体和软组织水肿也可在移植物感染时观察到，手术后立即出现属正常表现。如果术后3~4周出现主动脉周围气体，则为异常，可能表示移植物感染，合并或不合并肠瘘或胃肠道糜烂[29]。持续3个月以上的移植物周围积液聚集也提示可能存在移植物感染，需要进一步检查。确定这些发现的相关性的关键是将影像学发现与其临床症状相关联，如并发胃肠道出血。

内镜检查也已被用作评估血流动力学稳定患者的 AEF 和 AEE 的一线诊断工具。出现一过性消化道出血的患者可能受益于广泛的检查，包括尝试对胃肠道进行完全可视化。如果高度怀疑 AEF，内镜检查应在手术室实施，以防发生灾难性出血。应该特别注意十二指肠的第三和第四部分，因为 AEF 和 AEE 最常位于这些区域。内镜检查可能显示移植物的一部分突出到肠内、活动性出血、溃疡、瘀斑、血块或外源性搏动性肿块[17, 33]。缺乏内镜检查结果并不排除 AEF 或 AEE 的可能性，可能需要进一步的检查。此外，还可以发现其他出血部位；然而，必须注意不要忽视 AEF 或 AEE 与这些发现相结合的可能性[34]。

许多其他检查的效果有限，通常用于腹部症状主诉的初步检查，或作为 CT 或内镜检查的辅助工具。腹部平片可能显示肠穿孔的气腹，这可能是提醒临床医生病情的第一个征兆。然而，这一发现并不仅仅伴随 AEF 出现，还有许多其他导致游离气体的原因。

腹部超声对 AEF 的诊断价值有限，磁共振成像在确定 AEF 是否存在的价值有待进一步验证。T_1WI 和 T_2WI 信号增强提示局部炎症，术后初期后可见的移植物周围积液可能提示移植物感染[31]。虽然也可以检测到移植物周围气体，但它很容易被运动伪影所遮蔽，很难与钙化斑块区分。此外，MRI 是一种昂贵的成像技术，没有广泛使用，而且比 CT 扫描需要更多的技术熟练程度。

^{111}In 标记的白细胞扫描或 $^{99m}Tc-$ 六氢美他嗪白细胞扫描是 CT 和内镜检查低度移植物感染的辅助手段。在没有明显移植物感染迹象的患者中，放射性元素标记白细胞扫描显示出有用的结果，灵敏度为100%，特异性为94%[35]。标记红细胞扫描也有助于定位活动性消化道出血患者的瘘位置。上消化道钡剂检查可能显示 AEF 对比剂外渗；然而，对比剂可能是有害的，因为它可能会掩盖其他更敏感的诊断试验。虽然很少使用，但主动脉造影可以显示主动脉对比剂渗入肠腔，这是 AEF 的病因学特征[15]。主动脉造影不常用于诊断 AEF，因为很难定位瘘管，它的用处主要在于术前计划和解剖可视化。这种方式有时是治疗性的，因为它提供了通过在瘘口放置支架或栓塞小动脉来暂时阻止消化道大量出血的可能。

（六）治疗

手术是 AEF 的主要治疗方法，如果治疗被推迟，患者几乎会死亡。应该明确区分血流动力学稳定的患者和活动性出血的患者，这些患者需要进行剖腹探查。如果患者血流动力学不稳定，在准备剖腹探查时，应该放置一条动脉导管和中心静脉导管，并开始快速复苏。患者应进行分型和交叉配型，并接受经验性静脉注射广谱抗生素，覆盖革兰阳性菌和肠道菌群。对于病情稳定的患者，可以在制订全面的手术计划的情况下开始诊断性检查。由于 AEF 或 AEE 的治疗是一项严谨的工作，如果患者有能力稳定下来，外科医生应该就手术的潜在并发症和患者的护理目标及可供选择的手术方式展开对话，回顾患者的合并症将有助于手术计划。

外科技术 AEF 修复的目标是快速有效地控制出血，保留腿部的灌注，治疗和遏制感染。因为手术视野的良好可视性是必不可少的，所以最初的切口应从剑突延伸至耻骨联合。对于曾做过腹部手术或腹部有疾病的患者，可考虑采用经左侧腹膜后入路。在处理瘘口之前，必须控制动脉的近端和远端，以防止无法控制的出血。在主动脉交叉阻断之前进行全身性肝素化，以防止血栓栓塞。通过主动脉夹闭或用 Fogarty 气囊闭塞主动脉来实现控制出血。谨慎暴露主动脉，并在膈下水平或最好在肾下水平进行近端控制，以维持内脏血管和肾动脉的灌注。剥离主动脉，在主动脉或髂骨水平获得远端控制。

修补肠瘘或糜烂。因为沿消化道的任何地方都可能发现瘘口或糜烂，所以要检查整个胃肠道以确定其位置。同样，应该仔细注意十二指肠的第三和第四部分，因为大多数 AEF 和 AEE 发生在这个区域。在远离主动脉的情况下进行细致的肠道解剖，并保持警惕，以最大限度地减少肠道内容物溢出。该区域污染提供了感染病灶，并可能导致灾难性的术后结局，如主动脉残端破裂或重建部位感染复发。肠管与主动脉分离后，检查肠管有无坏死或不能存活的区域。尽管大多数肠道缺损都很小，可以通过两层横向闭合进行初步闭合，但根据情况，可能需要切除吻合口和近端分流。对移植区内所有受感染的移植物材料和组织进行细致的清创。重建后，应常规从主动脉、主动脉周围组织和任何大体脓液中获取培养物，以帮助更好的选择抗生素。

关腹之前，通过彻底清洗减少细菌负荷来降低感染的可能性。应放置鼻胃管进行减压，直到肠功能恢复。如果有脓肿，腹膜后区域可能需要放置引流管。

根据 AEF 的位置和患者其他因素，有几种不同的主动脉重建方法，下面将对其进行描述。

(1) 主动脉结扎加移植物切除的解剖外搭桥术：对于 AEF 和 AEE，传统且最常用的手术入路是解剖外搭桥术。Blaisdell 等 1965 年首次描述了腋-股动脉搭桥术作为治疗主动脉瘤的方法[36]。这项技术使用两种方法建立解剖外搭桥，最常见的是腋股旁路，然后切除感染的主动脉移植物，缝合主动脉以形成主动脉残端。主动脉残端用两层单丝缝合线缝合。应将健康的主动脉组织合并到残端闭合中，以降低主动脉破裂的风险。主动脉残端应该用网膜保护，最好是 360° 覆盖。如果大网膜不可用，可采用缝匠肌或股直肌移位术[37]。

分期手术包括解剖外搭桥的重建和受感染移植物切除之间的短暂延迟。这种手术方案对那些有慢性主动脉移植物感染的患者可能是有益的，只有当患者血流动力学稳定时才应该使用。解剖外搭桥建立后，根据患者的稳定性，最好在接下来的几天内切除受感染的移植物。其中一项研究的中位手术间隔为 5 天，范围为 2~31 天[38]。分期解剖外搭桥的死亡率为 11%~27%[39,40]。其死亡率高度依赖于患者的术前状况、感染负荷和血流动力学状态。

在这种情况下，解剖外搭桥最严重的并发症之一是主动脉残端爆裂或破裂。它发生在 5%~25% 的患者中[40]，几乎可以肯定是致命的。此外，髂内动脉灌注不足可导致骨盆缺血，下肢灌注不足可导致截肢率增高。移植物本身同时受到感染和血栓形成的影响，腋股移植物的感染率据报道在 22%~40%[41,42]。解剖外搭桥术后 3 年的移植物通畅率约为 43%，二次通畅率提高到 65%[43]。随着分期手术的进行，这些数据得到改善，5 年通畅率在 64%~73%[39,41]，和二次移植通畅率在 92%~100%[39,41]。虽然解剖外搭桥技术是应用最广泛的，历史也最长，但它因显著的死亡率和并发症而饱受争议。因此，人们一直在寻找其他可供选择的手术方法。

(2) 原位移植物置换术：原位移植物置换是一种选择，对存在多种合并症的患者特别有用，因为长时间的手术可能是有害的。感染的移植物被移除，并用原位移植物取代。常见的管道包括股静脉、主动脉同种移植物和假体移植物，它们被浸泡在抗生素中，通常是利福平。这些方法的优点是减少了盆腔缺血的风险，降低了截肢率，避免了残端爆裂，并获得了更好的长期通畅性[44,45]。这些方法的最大缺点是移植物反复感染、近端吻合口破裂、深静脉血栓形成和慢性肢体水肿[37,46,47]。

自体重建是一种用于构建新的主动脉-髂骨系统的技术。最常用的管道是股静脉，因为它们通畅度高，口径大[48]。表浅静脉因高狭窄率、闭塞，内膜增生而不再适用[49]。静脉被反向或非反向地与裂开的瓣膜一起使用，如果主动脉-髂骨交界处需要分叉移植物，则将其吻合。与解剖外旁路移植术相比，感染风险降低，避免了残端爆裂，截肢率较低，使其成为一种有吸引力的选择。技术复杂性和缺乏合适的管道在某些情况下会造成手术困难，而且手术时间很长。因此，对于患有严重合并症的患者来说，这种方法并不理想。来自欧洲的一项13年研究，55例AEF患者中常规使用新的主动脉-髂骨系统重建和阔筋膜张肌瓣覆盖近端吻合口，在最少的再干预或肢体血栓的情况下，30天的存活率为90%[50]。

深低温保存的同种异体动脉是原位动脉重建的一种替代材料。它们已被胸心外科医生用于治疗主动脉瓣心内膜炎，取得了良好的效果[51]。同种异体动脉在植入前低温保存，并灌注新霉素以提高其抗菌性。30天的死亡率为9%～12%[52,53]，而30天的存活率为67%～81%[52,54]。它的主要优点是由于同种异体移植物的抗菌特性，感染率极低[52-54]。并发症包括同种异体动脉瘤样变性[52]、导致扩张和破裂的同种异体排斥反应。低温保存的同种异体动脉的其他缺点包括它在所有中心都缺乏可用性和相关费用。

抗生素浸泡的假体移植物的使用也越来越普遍，部分原因是与解剖外旁路移植物相比，这些移植物的流速更高，通畅率更高[44,45]。移植物可能是镀银的、利福平黏合的或负载阿米卡星的，以获得更强的抗菌力。利福平涵盖了广泛的革兰阳性和革兰阴性细菌，包括金黄色葡萄球菌，这就是为什么它是一个受欢迎的选择。抗生素涂层假体的使用取得了一定的成功；然而，在耐甲氧西林金黄色葡萄球菌的患者中，感染率更高[46]。利福平曾用于治疗耐甲氧西林金黄色葡萄球菌，但由于耐药性迅速出现，未作为单药使用。一种方法是在植入前将移植物放在45～60mg/ml的室温利福平溶液中15min[55]。原位假体移植的围术期死亡率为13%～21%，30天的死亡率为8%～26%。

(3) 血管内修复：血管内修复作为一种可供选择的技术在特定情况下已变得越来越流行。在严重出血的情况下，它可以用来在确定治疗之前暂时使用。这种经皮穿刺技术侵袭性较小，可能对那些有严重合并症、不能忍受循环状态的重大变化、预期寿命有限或因炎症或以前的手术而腹部不适的人有利。在外科移植物内放置覆膜主动脉支架移植物可以将AEF排除在循环之外，使感染的移植物留在原位。血管内修复对移植物糜烂的帮助较小，因为出血源自肠缘，而不是异常的动脉瘘形成。

虽然大多数文献描述了血管内修复作为一种暂时性措施的使用，但也有一些案例表明，在高危患者中，是仅通过血管内修复来管理AEF的。其仍存在严重的问题，包括复发率很高、出血和感染。在修复过程中，感染的移植物仍然在原位，瘘管没有被切除，因此提供了持续的感染源。不能清理受感染组织的区域会导致更大的长期感染并发症的风险。据报道，44%～60%的接受血管内治疗的患者会复发或有新的感染或复发出血[57,58]，那些术前有感染征象的患者预后更差，而继发性AEF患者（与原发性AEF患者相比）往往有更高的感染率，可能来自保留的移植假体[57]。

许多辅助策略已经用于血管内修复，以帮助将进展性感染的风险降至最低。尽管没有明确的证据表明终生使用抗生素可以预防脓毒症[57]，大多数血管外科医生会让他们的患者接受终生抑制性抗生素治疗，并保持密切的随访，以监测复发或进行性感染的迹象。患者接受了CT引导下动脉瘤囊内放置或不放置引流管的经皮穿刺引流治疗，以便用生理盐水或抗生素冲[59,60]，可以尝试进行分流性回肠造口术，以防止移植部位的进一步污染[58]。一份内镜下将纤维蛋白封闭剂注射到瘘管中的报道声称取得了良好的成功[60]。

(4) 移植物感染：在一个大多数动脉瘤都是用血管内技术修复的时代，越来越多的 AEF 与以前放置的腔内支架移植物相关（图 88-3）。在一项多中心的美国回顾性研究中，检查了 200 多例血管内主动脉移植物感染，其中超过 1/4 表现为肠瘘[61]。这包括发生在高比例受感染的胸内移植物中的主动脉食管瘘（图 88-4）。在这个人群中，单因素和多因素分析显示主动脉瘘与全因死亡率显著相关。在意大利的一项多中心研究中，在超过 16 年来纳入的大约 4000 例患者中，EVAR 后 AEF 的发生率为 0.8%[62]。假性动脉瘤作为 EVAR 的首发指征，急诊或急诊手术时机与 AEF 的晚期发展显著相关。

这些患者的处理与先前开放的主动脉重建是平行的，大多数患者接受主动脉重建，主要是使用抗生素浸泡的假体移植物，尽管有相当一部分接受了冷冻保存的同种异体移植物或自体组织的重建，并创建了新的主动脉-髂骨系统。

穿孔感染和分支移植物已有报道[63]，随着越来越多的中心将这些移植物用于复杂的主动脉动脉瘤疾病，肠造瘘术将需要创造性的解决方案。

二、内脏动脉瘤

内脏动脉瘤虽然不常见，但经常需要紧急手术。偶尔，动脉瘤破裂可能会造成急腹症，并伴有腹腔或消化道大出血。不太严重的症状包括腹痛、恶心或可触摸到的搏动性肿块。当前无症状内脏动脉瘤的诊断与为其他目的进行的横断面成像的符合率越来越高。熟悉这些潜

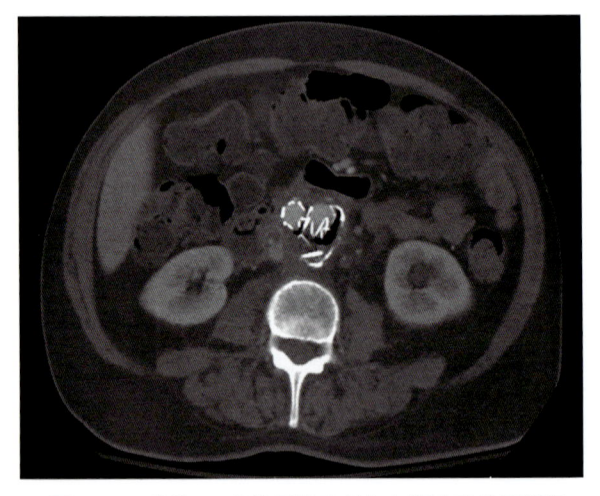

▲ 图 88-3　这位 66 岁的男性患者在血管内动脉瘤修复 3 年后出现 6 周的背痛、腹痛和间歇性发热。CT 显示动脉瘤囊内有空气。探查时发现十二指肠主动脉糜烂伴脓肿。移植的十二指肠被利福平浸泡的涤纶替代，十二指肠得到初步修复

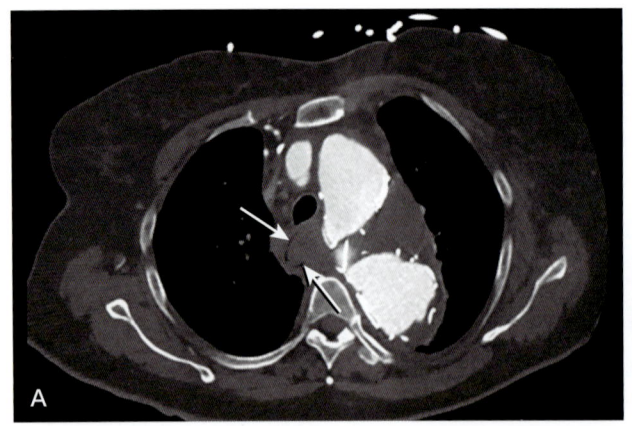

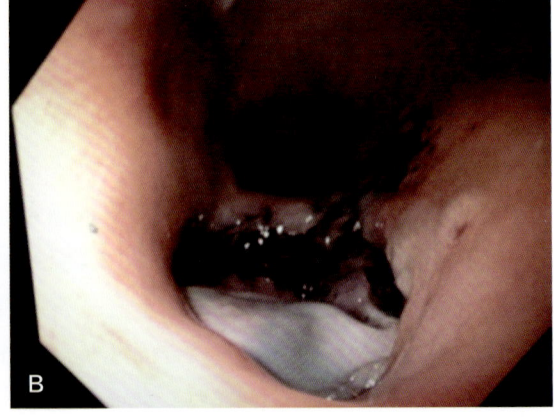

▲ 图 88-4　A. 一位 78 岁女性接受了胸腔内动脉瘤修补术，不到 2 年后出现低量消化道出血。计算机断层扫描显示 I 型内漏，动脉瘤囊扩张，并怀疑食管糜烂。箭表示被炎症组织和凝块撞击的食管腔。B. 内镜检查显示近端食管溃疡，溃疡内可见移植物。由于患者虚弱，她不适合植入和主动脉弓/食管重建。她接受了颈动脉-锁动脉旁路术、中原型胸内支架术、食管支架术和终身抗生素抑制术的治疗于复杂的主动脉动脉瘤疾病，肠造瘘术将需要创造性的解决方案

在致命性内脏动脉瘤的各种表现、诊断和治疗方案是很重要的。

（一）脾动脉瘤

脾动脉瘤是最常见的内脏动脉瘤，占所有内脏动脉瘤的60%[64]，是仅次于主动脉和髂动脉瘤的第三大最常见的腹内动脉瘤。据报道，其在普通人群中的患病率为0.1%～10.4%[65, 66]。与主动脉瘤和髂动脉瘤不同，女性比例高，男女比例为1∶4。脾动脉瘤患者通常发生在生命的第50年，除了那些在育龄期间出现的人外，这一点值得注意。当考虑到肝硬化和门静脉高压症时，发病率会上升，为7%～17%[66, 67]。

1. 解剖学和病理 脾动脉瘤通常很小，呈囊状。发现时的平均直径为2.1cm，很少见大于3cm[64]。整个脾动脉的环状动脉瘤很少被报道[67]。典型的脾动脉瘤位于脾动脉主干，75%位于动脉的远端1/3。脾动脉通过胃短动脉和胃网膜左动脉向胃大弯处供血，这两个分支与治疗脾远端动脉瘤有关[68]。虽然病因尚不完全清楚，但脾动脉瘤可能是动脉粥样硬化且与动脉退变综合征相关。脾动脉瘤还与内侧纤维发育不良引起的动脉变性[63]、自身免疫性疾病、胶原血管疾病如马方综合征和Ehlers-Danlos综合征有关[67, 69]。然而，动脉粥样硬化引起的钙化被认为是次要因素，而不是主要病因[64]。组织学上，通常存在中层变性或缺失和不同程度的炎症[64, 66]。

两类患者在诊断和治疗方面值得进一步考虑。第一个是经产女性，第二个是肝功能衰竭和门静脉高压症患者。怀孕或经产女性脾动脉瘤的病因被认为是血流动力学因素和受激素影响[69]。怀孕对动脉壁的激素影响包括内弹力层断裂和内侧纤维发育不良[69, 70]，涉及雌激素、黄体酮和耻骨松弛素。随之而来的附壁变性和血流量增加可导致血管壁的削弱和动脉瘤的形成。

在有潜在肝病的患者中，脾脏血流量增加，而其继发于门静脉高压症。随着肝硬化的发展，门静脉阻力增加，门体分流形成。脾血流量增加和脾动脉大小易使动脉易发生动脉瘤样变性。在门静脉高压症患者中，高达17%的人会发现脾动脉瘤。

2. 临床表现 80%的脾动脉瘤是无症状的。脾动脉瘤在因其他原因而进行的腹部影像学检查中越来越多地被发现。在20%有症状的患者中，2%～10%已经发生破裂[64]。在破裂之前，可能会有各种症状，包括模糊的或剧烈的左上腹、上腹部或侧腹疼痛，有时会辐射到左肩（克尔征）。其他症状可能包括恶心、呕吐、消化不良和厌食症。

当破裂发生时，患者可能会出现突然的心血管崩溃和休克，通常伴随着剧烈的疼痛；然而，也可能会出现"双破裂现象"。在这些患者中，有一段低血压时期，随后是相对稳定的时期，因为出血被小囊的限制所填塞。随后，当出现自由的腹膜外渗血并失去填充物时，患者进展为深度失血性休克并可能死亡[64, 68]。很明显，对于出现自发腹膜延迟破裂的患者，有机会立即进行手术治疗。这段时间允许对大约1/4的患者进行干预[67]。

高达13%的患者会破裂进入消化道并随后出现消化道出血或胆道出血[64, 65]。动脉瘤与胃肠道之间的连接可通过侵蚀胃、结肠或胰管而发生。

如果侵蚀脾静脉导致动静脉瘘，则可能导致急性门静脉高压[64]。据报道，这是肠系膜盗血引起的小肠缺血，尽管这种盗血肯定是非常罕见的[73, 74]。

肝移植后脾动脉破裂的发生率较高。剖腹手术后胶原溶解增加与肝移植后第1周内脏动脉瘤破裂有关[65]。正因为如此，对于有肝移植需求的肝硬化患者，建议所有患者都进行横断面成像，以评估脾动脉瘤。如果发现，建议在肝移植期间对这些患者进行治疗[65]。

妊娠期间脾动脉瘤破裂与产妇死亡率（64%～75%）和胎儿死亡率（72.5%～95%）的

高风险有关[69]。在妊娠的最后 3 个月，破裂的风险增加，可能高达 25%~45%[75]。大多数破裂的脾动脉瘤发生在孕妇，高达 95%[64]。破裂通常表现为产科一系列症状[69]，如果孕妇出现左上腹疼痛、恶心、呕吐等症状，则必须考虑到这一病原学因素，否则可能会被误诊为不同的产科急症，如胎盘早剥、子宫破裂和羊水栓塞。检查结果可能包括宫底压痛，使诊断更具挑战性。

3. 诊断 X 线片显示左上象限经典的印章环状钙化，可以显示钙化的脾动脉瘤[64]。脉冲多普勒超声具有优势，因为它没有辐射，但由于患者因素，如躯干肥胖和肠气，解剖细节有限。由于电离辐射对胎儿的风险降低，它是妊娠期间的首选方法，可用于任何有症状的患者检测左上腹部的游离气体。

CT 扫描提供详细的三维图像，是最有用的诊断方式。然而，怀孕期间的常规使用仅限于放射治疗。MRI 磁共振血管成像也可以提供有用的三维成像。选择内脏血管造影在干预者或血管外科医生的医疗机构中是一种有价值的诊断和潜在的治疗工具。然而，由于对发育中的胎儿有风险，妊娠期间禁止使用血管内对比剂[69]。

4. 治疗 目前治疗脾动脉瘤的建议考虑了其大小、生长特点和临床环境。不论大小，有症状的脾动脉瘤都应该修补。一般而言，所有无症状的脾动脉瘤直径＞ 2cm 时都应予以治疗[64, 76]。然而，一些作者建议，如果在监测期间发现较小的动脉瘤在增长，则应进行干预[64, 65, 69]。广泛建议孕妇和育龄女性进行干预，即使动脉瘤的直径＜ 2cm，因为妊娠期间破裂的风险显著增加。对于妊娠期间发现的无症状脾动脉瘤的介入时机是一个困难的决定，但在中期进行手术被认为与对发育中的胎儿的风险最小有关[69]。

脾动脉瘤的手术和介入方法范围很广。治疗的选择可能取决于解剖位置、症状的敏锐度、临床表现及患者和医生的偏好等因素。大型单中心系列研究显示越来越倾向于用血管内技术治疗这些病变。事实上，一项对 1300 多个脾动脉瘤进行开放手术、血管内治疗或保守治疗的大型系统回顾显示，与开放技术相比，血管内治疗方法的短期并发症发生率低得多，住院时间显著缩短[77]。这些血管内治疗方法包括弹簧圈栓塞或使用支架移植物排除病变。这项技术最初更常用于老年或高危患者或伴发门静脉高压症的患者[70]。然而，脾近端和脾中动脉的动脉瘤现在优先采用血管内途径治疗[76]。有覆膜的支架移植物已被使用，其好处是保持脾动脉通畅[78]，并允许治疗脾动脉中 1/3 的动脉瘤，因为胰腺使手术直接暴露更加困难。它们最适合于更近端的动脉瘤。血管内支架移植的挑战是动脉瘤颈部较宽和脾动脉弯曲。并发症包括支架移植物血栓形成、感染和与介入相关的并发症[76, 79]。

经导管栓塞可在脾主动脉上进行（图 88-5）。如果累及肺门，栓塞一般不成功，可能建议行脾切除术[64, 80]。栓塞的选择包括单独使用弹簧圈、可拆卸球囊、血管塞、胶水或可吸收明胶海绵[80-82]。

弹簧圈栓塞最常见的并发症是栓塞后综合征。30% 的患者可表现为发热、剧烈腹痛、肠梗阻，偶尔还会出现胰腺炎[65]。其他并发症包括栓塞失败、脾梗死、感染或脓肿、破裂和与穿刺相关的（穿刺部位）并发症[64, 65, 83]。据报道，高达 12.5% 的患者发生再通[84]。

就开放性手术方案而言，对于位于脾动脉远端的动脉瘤，脾切除加脾动脉切除（包括动脉瘤）是治愈的。在某些情况下，远端胰腺切除术也可能是必要的。单纯结扎脾近端动脉不足以治疗脾门动脉瘤，因为通过副脾动脉或胃网膜动脉的侧支循环将继续灌注动脉瘤。在这些情况下，随后的脾切除术是不可避免的。

然而，脾动脉近端动脉瘤可以采用结扎术加或不加间置移植或端到端再吻合的方法治疗。在脾动脉的中段有曲折和冗余，动脉更容易进行端到端的再吻合[67]。保存脾脏对免疫系统尤

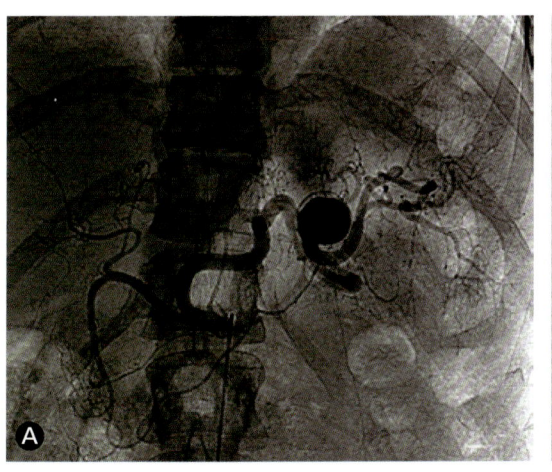

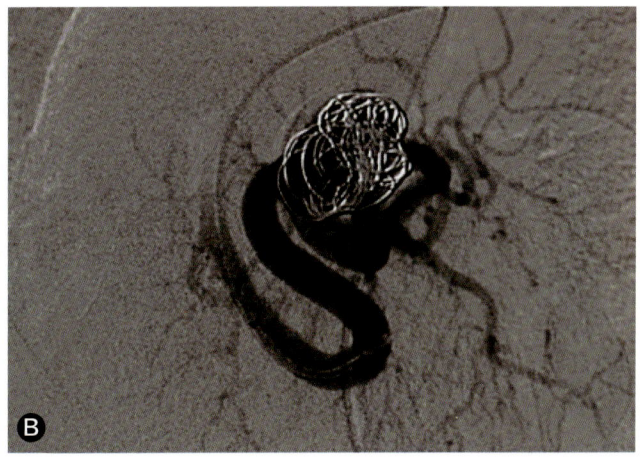

▲ 图 88-5　A. 选择性腹腔动脉造影显示，这位 58 岁的孕妇脾中动脉瘤可见印环状混浊，可见钙化；B. 弹簧圈栓塞，然后引入可吸收明胶海绵粉引起的动脉淤滞和动脉瘤血栓形成

为重要且在多数病例中可行，但涉及脾门的除外[64]。对于脾动脉中 1/3 的动脉瘤，据报道仅行动脉瘤切除术即可保留脾脏不动，并通过胃短侧支灌注[79, 85]。

外科技术还包括腹腔镜入路和使用机器人辅助[74]。几个病例系列报道了成功治疗脾动脉瘤的腹腔镜手术。如果患者血流动力学不稳定或有破裂的证据，腹腔镜手术是禁忌的。对于远端动脉瘤，腹腔镜侧方入路有助于显示动脉瘤、使用内镜吻合器和脾切除术[64, 86]。

分期进行的联合治疗已用于大型动脉瘤和手术风险较高的患者[65]。择期开放手术的死亡率为 1.3%～1.8%，发病率为 9%[65, 85]。据报道，破裂急诊手术后的死亡率高达 40%[67]。

手术入路可以是前入路或侧入路[64]。当存在急性破裂时，通过分割胃肝韧带可以通过小囊快速控制脾动脉。此外，腹膜上控制主动脉可以延缓出血，直到脾动脉得到控制[64]。

对于有脾动脉瘤破裂的孕妇，推荐结扎或结扎不加吻合术或脾切除术。强有力的液体复苏至关重要。建议推迟分娩，直到脾动脉出血得到控制，但如果发生心脏骤停，在几分钟内及时分娩是至关重要的[69]。对于怀疑怀孕的女性，应考虑治疗脾动脉瘤，无论其大小如何，以避免灾难性后果。

（二）肝动脉瘤

1. 发病率　肝动脉瘤是第二常见的实体内脏动脉瘤，占本病的 20%。然而，假性动脉瘤越来越常见，现在占所有报道的肝动脉动脉瘤的近一半[64, 67]。在过去，肝动脉动脉瘤多见于肝外（80%），且多为孤立性，位于肝总动脉或肝右动脉[80]。肝动脉动脉瘤在男性更为常见。

2. 解剖学和病理学　从历史上看，感染是肝动脉瘤最常见的病因，典型的是静脉注射药物滥用或腹腔感染。现在，这是一种不太常见的原因，为 4%～10%[80, 87, 88]。大多数现在要么是退行性的，要么与创伤或介入性胆道和肝脏手术有关。现在一些报道估计假性动脉瘤接近所有肝动脉动脉瘤的 50%[67, 87]。与肝移植相关的动脉瘤现在占肝动脉瘤的比例越来越高，在一些报道中为 17%[80, 87]。肝外动脉瘤更有可能退变并伴有动脉粥样硬化的变化，而肝内动脉瘤，占肝动脉动脉瘤的 20%，更有可能是假性动脉瘤，具有特征性的囊状外观[89]。较小的梭形动脉瘤倾向于肝外动脉瘤（80%）[88]。大多数患者只有一个动脉瘤，但 20% 的患者可以有多个动脉瘤[87]。

当与肝移植相关时，常为肝外动脉瘤的，并且经常合并感染[87, 90]。这些肝外动脉瘤通常是位于动脉吻合口或靠近动脉吻合口的假性动脉瘤。肝移植患者的肝内动脉瘤是典型的活检或引流部位的假性动脉瘤[90]。

肝移植受者从移植到诊断动脉瘤的平均时间据报道平均在 10 天至 2 个月[90]。

3. **临床表现** 大多数真正的肝动脉动脉瘤是无症状的，在腹部成像时偶然发现。在出现症状的患者中，右上腹或上腹部疼痛是最常见的症状，超过 50%[80]。其他症状包括背痛或胆绞痛。当胆管被动脉瘤外压迫时，黄疸也可能发生而不破裂[80]。

弗兰克破裂可发生在 10%~30% 的患者中，并表现为腹痛和休克。在表现为破裂的患者中，50% 可能破裂进入胆道，1/3 伴有腹痛、胆道出血和梗阻性黄疸的 Quincke 三联症[60,80,87,89]；50% 表现为自由腹腔破裂。肝外动脉瘤更有可能发生腹腔内破裂，而肝内动脉瘤更典型地破裂到胆道树内，表现为大量消化道出血或 Quincke 三联症[87]。破裂的肝动脉动脉瘤与高达 35% 的死亡率有关。

4. **诊断** 大多数肝动脉动脉瘤在体格检查中是不能被发现的，除非是大的、有症状的并且表现为搏动性肿块。如果出现动脉粥样硬化改变，平片上右上腹可见钙化环。超声可以检测到这些，但它不能提供治疗计划所需的解剖细节。超声还可能提示囊性结构，可能被误认为囊性肿瘤或假性囊肿；因此，仔细的彩色血流分析是区分实质结构和血管结构的重要工具。CT 扫描和动脉造影是诊断和治疗计划的支柱（图 88-6）。血管造影术既能提供动脉瘤的信息，又能评估其他腹内动脉瘤，这些动脉瘤存在于 20% 的患者中[87]。

5. **治疗** 与肝动脉瘤大小相关的破裂风险尚不清楚[67]，由于这一点和已知的高死亡率，一些作者建议对任何大小的动脉瘤进行干预。然而，范围在 1.5~5cm 的动脉瘤患者得到了安全的随访，只有在有症状或有破裂危险因素的情况下才进行干预[67,92]。

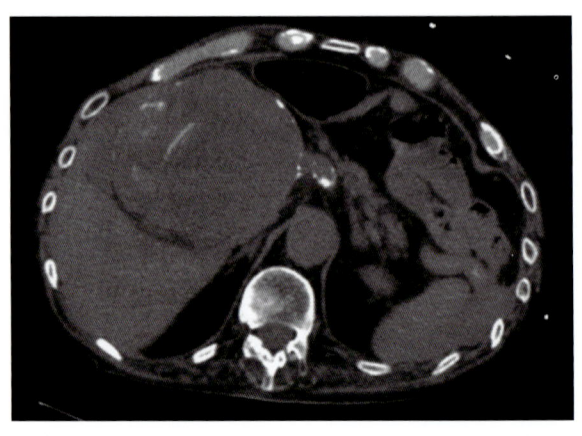

▲ 图 88-6 一位 86 岁男性的非造影 CT 扫描，表现为 1 天的腹痛和呕吐咖啡样物质病史。在手术中，发现了一个大的破裂的肝动脉瘤。虽然十二指肠与肿块粘连，但没有动-肠瘘。肝动脉结扎，未重建。他手术顺利，在术后第 8 天出院回家

梅奥诊所发表了一项针对真性肝动脉瘤患者的大型研究。对患有动脉瘤和严重合并症的患者进行了随访，平均 68.4 个月内无 1 例破裂[92]。一般而言，公认的建议是，如果患者健康状况良好，并有显著的预期寿命，则在 > 2cm 的情况下治疗肝动脉动脉瘤[76,92]。同一小组发表了一系列接受治疗的患者，即男性比女性多（2∶1），病变的平均大小为 4.5cm，近 50% 的患者有相关的结缔组织疾病。几乎所有的患者都接受了开放手术治疗，表现为直肠破裂的 5 例患者中有 2 例死亡[93]。

首选的治疗方式很大程度上取决于动脉瘤的位置和患者的表现。肝外动脉瘤通常采用外科手术治疗，而肝内动脉瘤通常采用血管内技术治疗[87]。也可以用血管内技术治疗，如栓塞或支架植入术。

手术方式多种多样。肝外动脉瘤偶尔可以切除移植或动脉瘤修补术治疗[80]。移植物可以是自体的或非自体的[91]。结扎也是一种选择，不管动脉瘤是否在胃十二指肠动脉的近端，因为有广泛的侧支循环到肝脏[89,91]。必须评估肠系膜上动脉的通畅性，可备选简单的结扎[92]。肝内动脉瘤如果不适合血管内技术，可能需要肝切除。

与脾动脉瘤相似，基于导管的血管内治疗正在越来越频繁地使用，但必须面对保持足够的肝脏灌注的挑战。同样的选择还包括支架移植物覆盖和栓塞技术[80]。尽管有血管内治疗的报道，但肝移植患者的动脉瘤传统上采用手术治疗[94]。

（三）肠系膜上动脉瘤

1. 发生率 SMA 的动脉瘤是第三种最常见的内脏动脉瘤，发病率为 5.5%[80]。SMA 动脉瘤平均分布于男性和女性[80, 95]。霉菌性动脉瘤通常影响 50 岁以下的患者，而退行性动脉瘤更可能出现在 60 岁及以上的患者[95]。动脉瘤最常见于 SMA 的前 5cm[96]。

2. 解剖学和病理学 过去多达 1/3 的 SMA 动脉瘤被描述为霉菌性或脓毒症[64, 80]，脓毒症栓子是已知原因。链球菌引起的左心瓣膜心内膜炎已有报道[67, 88]，排除假性动脉瘤后，目前只有不到 5% 的病例以感染为病因[95]，主要病因是动脉粥样硬化，内侧变性，也见于脾和肝动脉瘤，通常伴有继发性动脉粥样硬化，占 SMA 动脉瘤的 25%。其他原因是腹部或腹膜后的炎症过程（胆囊炎、胰腺炎）和创伤。在一份报道中，近 20% 的患者患有可识别的胶原血管紊乱[96]。

当继发于胰腺炎时，病因被认为是活化的胰酶对动脉壁的自体消化性破坏或邻近假性囊肿的机械侵蚀[96]。动脉夹层也是报道的原因，虽然罕见，但这种方式对 SMA 的影响比任何其他内脏动脉都要大[67, 88]。

3. 临床表现 大多数患者（90%）有腹痛和搏动性肿块的症状[80]。搏动性肿块可能有明显的移动性，这与腹主动脉瘤不同[88]。患者还可能出现明显的腹膜内出血或肠系膜缺血的症状和体征。肠系膜缺血可能继发于动脉瘤的血栓栓塞[67]。动脉瘤破裂进入十二指肠随后出现大量消化道出血[97]，总体而言，50% 的患者出现破裂，死亡率为 30%[67, 88]。

4. 诊断 诊断通常不是偶然的，因为大多数患者都有症状。CT 扫描和血管造影对诊断和治疗计划最有帮助[96]。

5. 治疗 通常推荐对直径 2.5cm 或更大的无症状的非感染性动脉瘤进行治疗，以前一直采用开放手术的方式。有足够侧支动脉供应的择期患者可选择结扎而不再血供重建。据报道，有 25% 的择期手术需要结扎或动脉瘤切除加血管重建[96]。有报道称血管内支架覆盖或经导管栓塞获得了成功[96, 98]，匹兹堡大学的一系列研究表明，大多数未感染的 SMA 动脉瘤都用血管内方法治疗，主要是弹簧圈栓塞[99]。在用血管内方法治疗霉菌性或感染性 SMA 动脉瘤方面确实存在顾虑，在这种情况下，切开修补是首选。当出现破裂或缺血时，紧急情况下通常需要进行肠切除。这在择期手术中可能不是必要的[96]。如果使用导管手术，必须对肠缺血的发展进行仔细的评估和监测。

（四）腹腔动脉瘤

1. 发病率 腹腔动脉瘤并不常见，仅占内脏动脉瘤的 4%。它们在男性和女性中出现的频率相等，常见于 50—60 岁[88, 100]。

2. 解剖学与生理学 腹腔动脉瘤通常继发于动脉内层退行性变并继发动脉粥样硬化[80, 88]。然而，它们过去主要由感染性疾病引起，如传播性梅毒，这在现在很少见。胶原血管疾病也占这些疾病的 17%[88]。假性动脉瘤通常是由创伤、感染或夹层引起的，较少见[80]。

3. 临床表现 大多数患者无症状，因为动脉瘤是偶然发现的。当症状出现时，最常见的是上腹痛。也曾有恶心、呕吐、黄疸或呕血的报道。偶尔，可能会出现搏动性肿块或杂音[80]。

据报道，< 2.2cm 的动脉瘤破裂风险为 5%，> 3.2cm 的动脉瘤破裂风险为 70%[101, 102]。一般而言，破裂风险被认为是 13%[100]，最常见破裂入腹腔。可发生继发于胃肠道破裂的消化道出血。

4. 诊断　通过 X 线片在一些病例中可发现腹腔动脉瘤。典型表现是一条曲线上腹部钙化[100]。超声也可以辅助诊断。CT 和血管造影是建立诊断和辅助治疗计划的最有帮助的检查。导管血管造影提供了确定侧支循环充分性的能力，并有助于建立基于导管或手术的选择[103]。必须注意其他动脉床，因为这些动脉瘤的患者中有很高比例伴有主动脉瘤、髂动脉瘤、股动脉瘤或肾动脉瘤。

5. 治疗　腹腔动脉瘤的开放手术方法包括单独结扎、再植、动脉瘤修补和移植，对于无症状的病变，推荐直径临界为 2cm 开始[100, 103]。如果动脉瘤是球状的，有时可以进行动脉瘤修补[88, 103]。35% 的手术首选单纯结扎，并且其是 Ehler-Danlos 综合征的推荐治疗选择[88]。虽然手术干预是个体化的，但应该考虑选择动脉瘤切除术和使用自体静脉或人工血管的动脉重建以保持动脉的通畅[93]。对于血管内手术，已经描述了栓塞和支架移植。对于后者，报道了良好的结果，包括将支架植入腹腔干和向下放置支架以确保通畅[104]。

腹腔动脉瘤破裂的死亡风险为 40%[88]。据报道，完整动脉瘤的择期手术死亡率为 5%[100, 103, 105]。

（五）肠系膜下动脉瘤

肠系膜下动脉动脉瘤很少见，占内脏动脉动脉瘤的 0.5%[93, 98]，多见于动脉近端主干[106]。

虽然已提出感染性或炎症性病因，但唯一的病因是腹腔和 SMA 伴发的闭塞性疾病。通过 IMA 的血流增加，特别是如果伴有 IMA 起始处狭窄，可导致狭窄后扩张现象和随后的动脉瘤样变性[106]。在这些病例中，保留 IMA 血流很重要，因为肠道的循环依赖 IMA 血流[106]。

破裂合并腹膜后出血是最显著的表现形式。症状性 IMA 动脉瘤的其他表现包括腹痛或结肠缺血。如果肠存活不依赖 IMA 血流，结扎加动脉瘤切除是最直接的治疗方法。也有关于主动脉切除和再植或移位到髂动脉的报道[106]。

（六）腹腔动脉分支动脉瘤：胃、胃网膜和胰腺动脉

胃和胃网膜动脉瘤是腹腔动脉分支动脉瘤中最常见的，占内脏动脉瘤的 4%[88]。胃十二指肠和胰十二指肠动脉瘤较少见，占内脏动脉瘤的 1.5%～3%（图 88-7）[80, 88]。当与胰腺炎相关时，大多数发生在男性的第五个 10 年[80]。

胃十二指肠动脉瘤更常见于男性。56% 的病例出现破裂。腹痛、消化道出血或胆道出血各占 50% 以上，黄疸占近 1/3[99]，相关情况为胰腺炎占 47%，酗酒占 25%[107]。大多数患者（72%）接受过结扎治疗，而选择动脉瘤切除术的患者占 22%[107]。

真性胰十二指肠动脉瘤常发生在腹腔干狭窄或闭塞的情况下[108]。真正的胰十二指肠动脉瘤中有 50% 可能发生破裂，其死亡率为 26%[107, 108]。最常见的是破裂进入胃肠道。15% 的病例可能出现游离腹膜内破裂[60]。在胰十二指肠切除术后，引流管的"先兆出血"可能表明胃十二指肠动脉假性动脉瘤破裂[67]。这些动脉瘤大多被认为是假性动脉瘤，继发于坏死性胰腺炎或感染，其中动脉受到侵蚀[67]。

大多数患者表现为上腹部疼痛，通常放射到背部。这可能很难与胰腺炎相鉴别[67, 88]。尽管超声已经成为诊断手段，但常采用 CT 和血管造影方法，只是偶尔会在开腹手术时作出诊断[107]。

治疗方法包括开放手术和血管内技术。开放手术包括结扎、动脉瘤切除加一期再吻合术和动脉瘤修复术[69]。偶尔，治疗需要胰腺切除加或不加脾切除[80, 91]。包括栓塞在内的标准导管技术已被成功使用（图 88-8）。

（七）肠系膜分支动脉瘤：空肠、回肠和结肠动脉

空肠、回肠和结肠动脉瘤在内脏动脉瘤中所占比例不到 3%[80, 88]。它们要么发生在肠系膜，

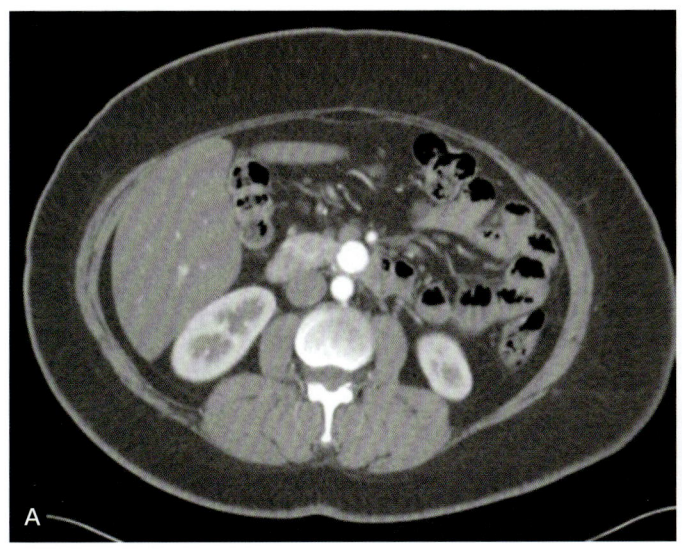

▲ 图 88-7 **A.** 腹部 CT 经静脉造影后，发现胰十二指肠下动脉有一个动脉瘤，位于下主动脉与其上较小的肠系膜上动脉之间；**B.** 矢状位三维重建计算机断层血管造影显示肠系膜上动脉后方的胰十二指肠下动脉动脉瘤

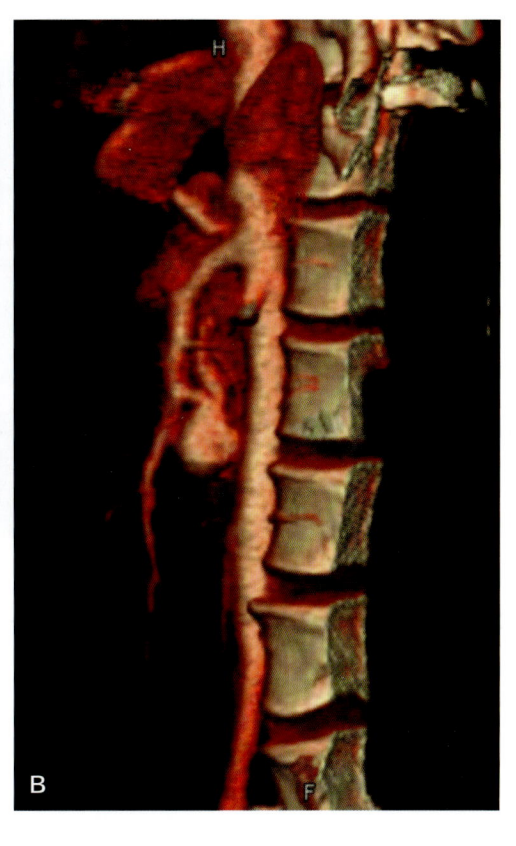

要么发生在肠壁内。

大多数通常很小，不到 1cm，孤立，有症状[80]。病因包括退行性疾病过程、感染和炎症。近一半的患者破裂进入胃肠道或腹膜。有时会出现大的肠系膜血肿，这会使动脉瘤的定位成为手术中的一个挑战。可采取手术结扎并评估肠道存活率，但由于侧支循环不足，偶尔也需要切除肠段[80]。可以进行血管内栓塞，但随后一定要做肠道存活率评估（图 88-9）。

（八）肾动脉瘤

肾动脉瘤是最不常见的内脏动脉瘤之一，尸检病例报道发生率为 0.01%～0.1%[109]，动脉瘤平淡无奇，生长非常缓慢，以前在 2cm 处修复这些动脉瘤的标准可能定的太宽松了。发生于女性的患者数量是男性的 3 倍，而且与纤维肌肉发育不良和高血压有显著的关联。病例报道后一种情况在这些患者中的发生率为 70%～100%。相关理论包括相关的肾动脉闭塞性疾病、实质

远端栓塞及动脉瘤内的湍流，导致实质灌注减少。事实上，许多病例系列研究表明，接受动脉瘤修复的患者的高血压症状有所改善。

开放性手术修复包括血管成形闭合术（有或没有分支再植）、原发性切除吻合术、小病灶折叠术或从近端如主动脉或其他内脏分支搭桥。血管内方法通常包括远端病变的弹簧圈栓塞和在没有严重曲折的情况下针对主要分支病变的支架植入术。

三、结论

主动脉肠内瘘可能是主动脉原发性侵蚀的结果，但最常见的是以往的主动脉介入治疗操作，要么是开放的旁路移植，要么是放置血管内支架植入术。治疗的标准是复苏、评估患者的合并症、切除受感染的移植物和相关的主动脉、清除感染的组织，以及通过动脉置换或解剖外方法进行重建。患者发生瘘的风险较高，发病率和死亡率也很高。

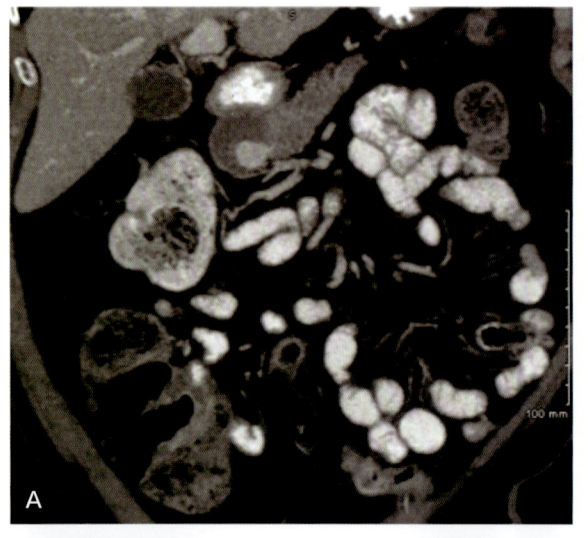

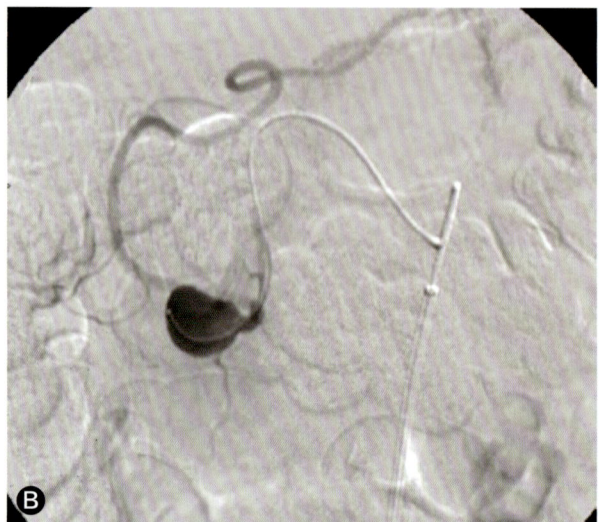

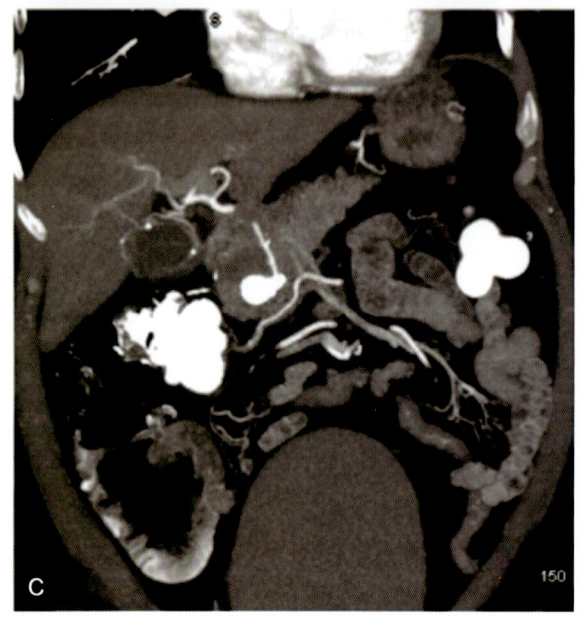

▲ 图 88-8 A. 冠状位 CT 显示在胃网膜动脉起始处的胃十二指肠远端动脉有一个 2cm 长的动脉瘤。这是一位 74 岁的男性，表现为腹痛。B. 肝总动脉有其自身起源于主动脉。最初的选择性肝总动脉插管允许用微导管选择胃十二指肠动脉，并用胶水栓塞。C. 栓塞后第 1 天的计算机断层扫描显示胃十二指肠动脉瘤被胶水完全闭塞。胃网膜动脉、胰腺分支和胆囊壁中有额外的胶水存在

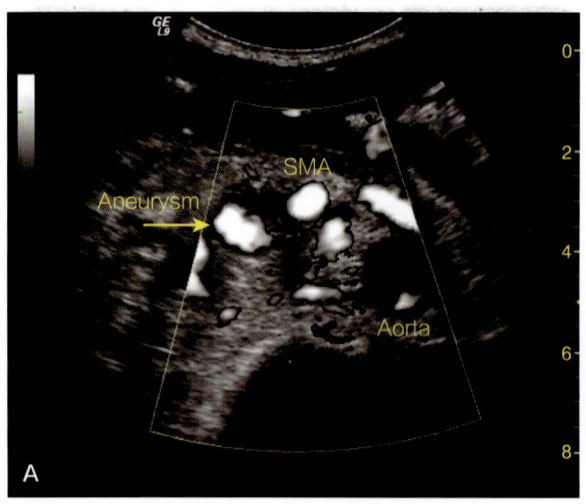

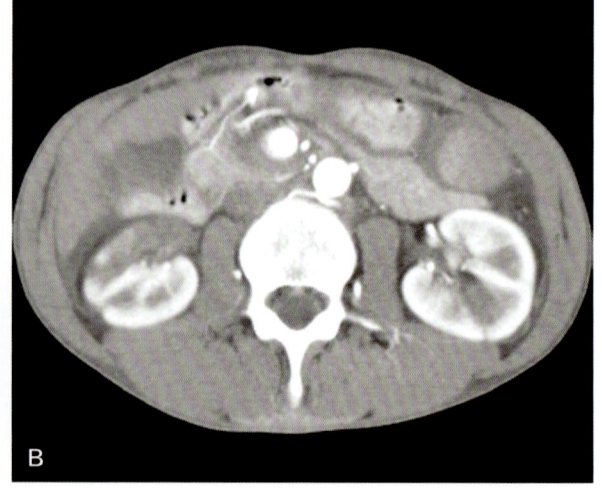

▲ 图 88-9 A. 下腹部超声显示肠系膜上动脉外侧有一个回结肠动脉瘤；B. 增强 CT 显示较大的回结肠动脉瘤和其内混浊的血栓

第 88 章 主动脉肠瘘和内脏动脉瘤
Aortoenteric Fistula and Visceral Artery Aneurysms

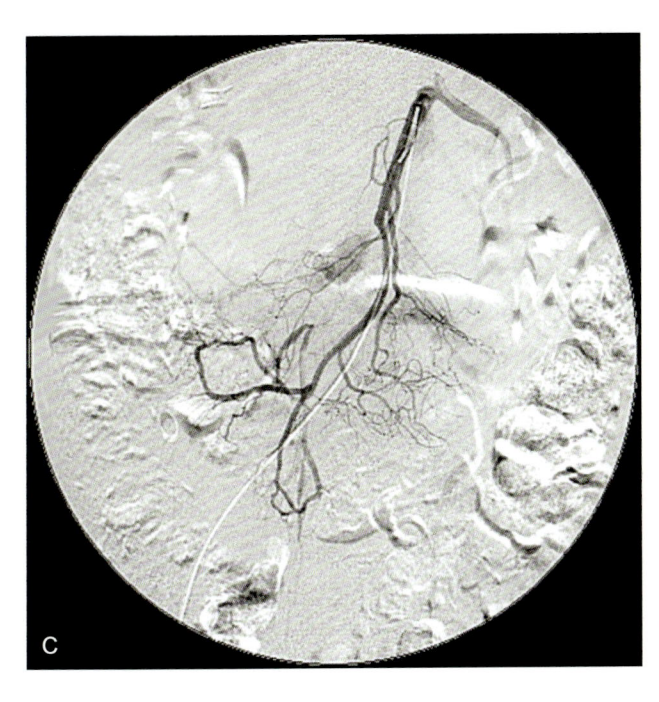

◀ 图 88-9（续） C. 选择性血管造影显示回结肠动脉瘤内残留造影剂，远端血管充盈着造影剂，SMA 外源性受压和内侧移位

与主动脉瘤相比，内脏动脉瘤并不常见，但随着横断面影像的运用，其检出率增加，在普通人群中发现了更多的内脏动脉瘤。其中，脾动脉瘤最常见，其次是肝动脉瘤。所有这些都有自然病史，可以有选择地进行修复，但同样可以表现为破裂和腹部急症，并伴有血流动力学不稳定。几乎所有的内脏动脉瘤都可以用开放手术或血管内方法修复。

致谢

感谢 Julie E. Adams 和 Fuyuki Hirashima 对本章的贡献。

437

第 89 章
肠系膜动脉损伤
Mesenteric Arterial Trauma

Eric N. Klein　Oriando C. Kirton　著
张　磊　译

摘要　肠系膜动脉损伤最常发生在枪伤之后，但也可由腹部钝性创伤引起。肠系膜血管损伤是高致命性的，因其可造成腹膜内和腹膜后损伤、失血性休克和（或）继发性肠缺血。即使是对于经验丰富的创伤外科医生，这些损伤的诊断、暴露和修复也可能是困难的。患者的预后取决于能否对肠系膜动脉外伤进行早期诊断，而早期诊断需对高度可疑患者的细致评估和观察。在钝器损伤的情况下，CT 扫描提高了诊断的准确性，并且损伤控制技术彻底改变了这些重症患者的手术结局。

关键词： 肠系膜动脉损伤；肠系膜血肿；游离腹腔积液；肠系膜上动脉充盈带；Mattox 手法；Cattell-Braasch 手法；二次剖腹手术；损伤控制性血管手术；血管内分流

肠系膜上动脉和肠系膜下动脉易受钝性及穿透性损伤。肠系膜动脉损伤占腹腔内血管损伤的一小部分[1]。一项涉及 34 个创伤中心逾 10 年的数据显示，仅有 250 例患者发生 SMA 损伤[2]。由于肠系膜下动脉较小，其损伤的发生率更为罕见。肠系膜动脉损伤具有较高的发病率和死亡率，即使是对最有经验的创伤外科医生而言也极具挑战性。患者容易发生大出血，而那些存活下来的患者，还可能出现内脏缺血相关的早期及延迟并发症。SMA 的近端损伤虽罕见，但致命性高。虽然这些血管分支损伤常见，但其处理方式与肠损伤相似，本章不予讨论。本章内容覆盖肠系膜上下动脉损伤的诊断和治疗，描述肠系膜动脉钝性和穿透性损伤的相关损伤模式及其手术处理方式。

一、肠系膜动脉穿透伤

与所有腹腔内血管一样，肠系膜动脉容易受穿透性损伤。由于其位于腹膜后，位置深，相较于刺伤其更易受枪伤。它们很少孤立受损伤，尽管在处理穿透伤时采取了不同程度的选择性保守治疗，但大多数都会在出血或腹膜炎的急诊剖腹手术中被诊断出来。术中处理方法在肠系膜动脉钝性损伤诊断章节之后述及。

二、肠系膜动脉钝性损伤

肠系膜动脉钝性损伤的表现形式可能不同，从平稳患者偶然发现腹腔内游离液体或肠系膜血肿，到不平稳患者出现主要血管损伤出血导致大量失血，这两种情况的管理方式截然不同。

肠系膜动脉钝性损伤通常会引起腹痛，但有些患者可能仍然没有症状。肠系膜动脉损伤的可能症状包括腹壁瘀伤（安全带征）、腹部压痛或腹膜炎。在血流动力学平稳的患者中，腹部计算机断层扫描常在一系列成像研究中获得。

肠系膜血肿可独立出现，但常伴有胃肠道或实体器官的损伤[3]。随着多层螺旋CT的出现，近20年来对肠系膜轻微损伤的识别和诊断能力有所提高。过去，钝性腹部外伤的患者通过诊断性腹腔灌洗来诊断实体脏器或空腔脏器损伤。对于血流动力学稳定的患者，CT是目前诊断腹部钝性创伤的首选方法。实体器官损伤可容易地被识别，但是肠系膜动脉的损伤证据仍然很难确定，而且症状通常与钝性空腔脏器损伤重叠。

最新一代多层螺旋CT扫描仪提高了诊断肠系膜损伤的敏感性和特异性。提示肠系膜损伤的CT表现包括腹腔内游离液体（图89-1）、呈三角形或多边形的肠系膜血肿（图89-2）、网膜脂肪绞窄、肠管壁增厚的肠系膜内液体（图89-3）、肠系膜血管串珠、肠系膜血管突然中断或对比剂主动外渗（图89-4）。活动性外渗的阳性预测价值最高。无腹腔积液具有最好的阴性预测价值[4]，不需要口服对比剂来检测肠系膜血管损伤[5]。在儿童中，这些影像学结果不太可靠，应根据临床资料和体格检查指导手术决策[6]。尽管我们现在能够更好地检测肠系膜血肿或撕裂伤，预测特定部位的损伤仍然具有挑战性。由于侧支供应的变化，一些患者可以代偿肠缺血造成的损伤。

血流动力学稳定的肠系膜损伤患者的处理应包括密切监测腹部体征，并需要重复CT检查，以评估血肿的大小，采集其是否增大或血液供

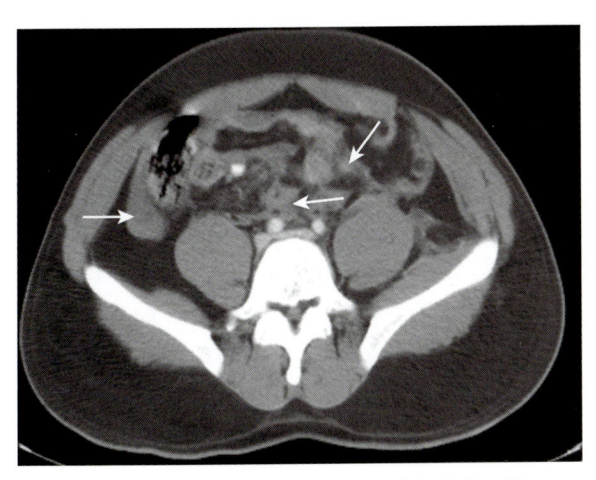

▲ 图89-1 肠系膜损伤，腹腔内游离液体（箭）

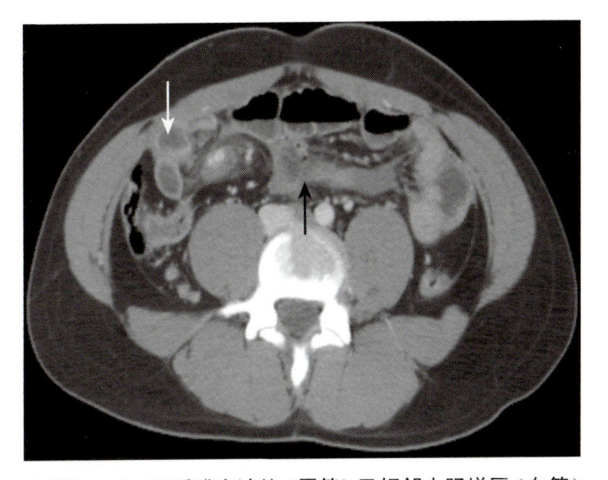

▲ 图89-3 肠系膜内液体（黑箭）及相邻小肠增厚（白箭）示肠系膜损伤

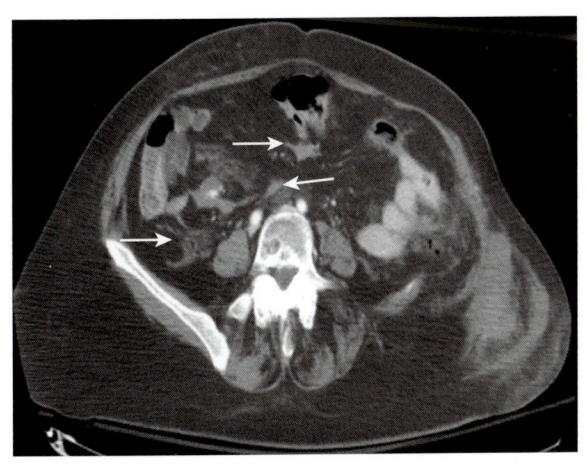

▲ 图89-2 呈三角形和多边形的肠系膜血肿（箭）

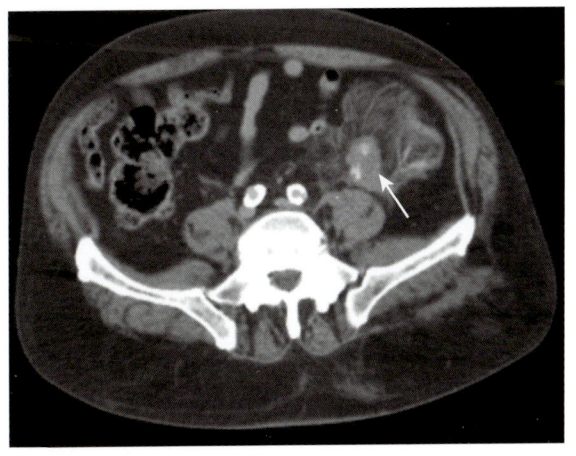

▲ 图89-4 肠系膜损伤伴造影剂外渗（箭），要注意这种损伤对肠系膜血管系统的定义

439

应中断导致肠缺血的证据。如果患者任何时候出现腹痛加重、出现代谢性酸中毒或加重、延迟肠梗阻或加重、进食不耐受、梗阻迹象、腹膜炎或败血症征象，则可能需要手术探查。

CT 上显示活动性外渗的患者可能需要紧急探查以控制出血和评估肠管活力。如果存在肠管活力的问题，计划预采取的二次探查术需谨慎。

有一些关于腹腔镜手术在体内控制出血和（或）切除，以及经导管动脉栓塞治疗小肠系膜出血的报道，但是这些技术目前不被推荐，除非是在有专科经验的医疗中心中施行[7, 8]。

肠系膜损伤的远期结局很难确定。有病例报道腹部钝性创伤病史的患者可发生晚期小肠梗阻和肠系膜纤维化。这些晚期并发症被认为是由肠系膜血管损伤引起的亚临床肠穿孔或局部肠缺血造成[9, 10]。我们主要讨论肠系膜上动脉系统的损伤。肠系膜下动脉的损伤很少见，一般可以通过结扎治疗。未损伤的肠系膜上血管系统通常有利于防止缺血性后遗症。

三、肠系膜上动脉

（一）解剖和暴露

肠系膜上动脉是腹主动脉的第二分支，位于腹膜后Ⅰ区。由于其周围为胰腺、十二指肠和门静脉等重要结构，即使是最有经验的外科医生也很难进入和处理。Fullen 等[11]详细描述了肠系膜上动脉和相关缺血区的解剖区域（图89-5）。Ⅰ区是胰十二指肠下动脉近端的主干。Ⅱ区位于胰十二指肠下动脉和结肠中动脉之间。Ⅲ区为结肠中动脉远端段。Ⅳ区发出节段性分支。肠系膜上动脉的侧支动脉是可变的，它们在肠内的分布也有缺血的危险。

致密的淋巴管和邻近的静脉丛阻碍了近端 SMA 的显露，这些组织也经常受到损伤。在胰腺颈部分开胰腺或将内侧内脏旋转可以暴露这个难以显露的区域，依次分开左结肠、脾脏、

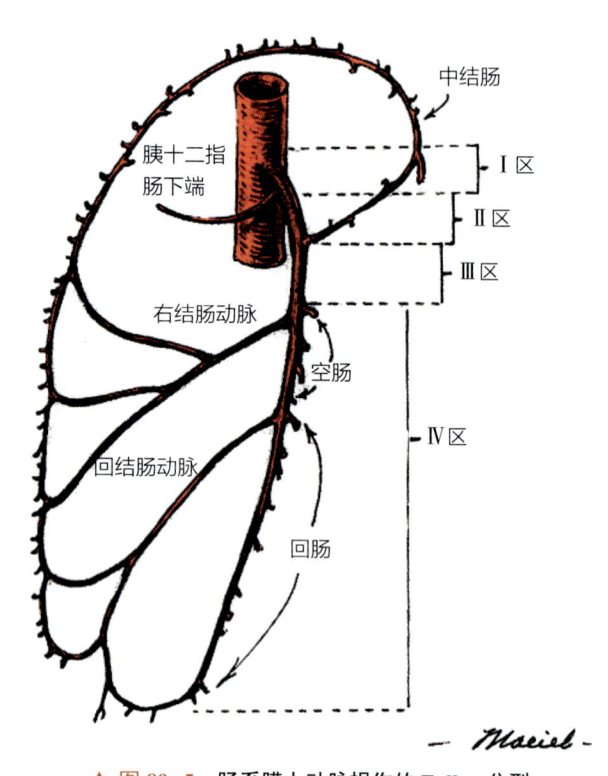

▲ 图 89-5 肠系膜上动脉损伤的 Fullen 分型
引自 Fullen WD, Hunt J, Altemeier WA. The clinical spectrum of penetrating injury to the superiormesenteric arterial circulation. *J Trauma*. 1972; 12: 656.

胃、胰尾、胰体和左肾，通常称为 Mattox 法（图 89-6）[12]，根据接近起源于主动脉的近端血管的通路来暴露结肠下端损伤，可采用扩大 Kocher 手法或 Cattell-Braasch 手法暴露 SMA（图 89-7）[13]。远端 SMA 及其分支更可以通过肠系膜寻找。

（二）术中管理和康复

手术技巧因 Fullen 分区而不同，在美国创伤外科协会（American Association for the Surgery of Trauma，AAST）-腹部脏器损伤及生理量表中，结扎、修复、使用自体静脉或假体聚四氟乙烯移植物等都已经被描述。如果可能的话，建议对 1 区和 2 区进行损伤修复，因为有缺血的风险，如果未完全切断，可使用 5-0 或 6-0 聚丙烯缝合线修补动脉，对于因休克和血管腔小而引起的血管痉挛，建议中断缝合或采用静脉补片[14]。通常最后采取结扎近端

第 89 章 肠系膜动脉损伤
Mesenteric Arterial Trauma

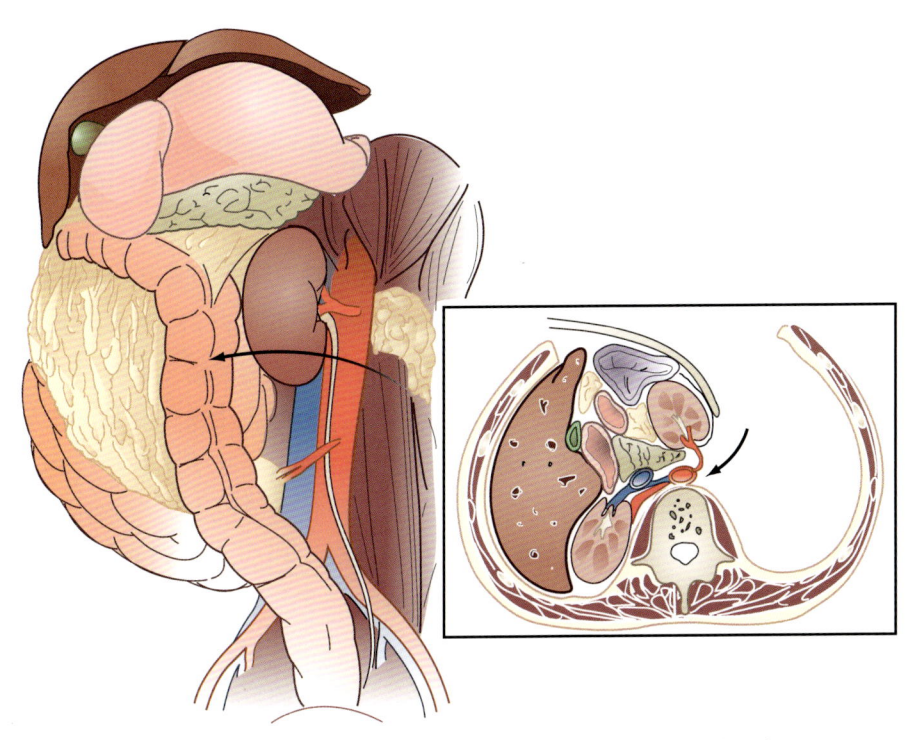

▲ 图 89-6 左侧内脏旋转（Mattox 手法），显露肠系膜上动脉近端干

引自 Hirschberg A，Mattox K. Vascular trauma. In：Townsend CM Jr, Beauchamp RD, Evers BM, et al., eds. *Sabiston Textbook of Surgery*. 18th ed. Philadelphia：Saunders；2008，Fig. 67.5.Illustration by Jan Redden after Jim Schmidt. Copyright Kenneth L. Mattox，MD.

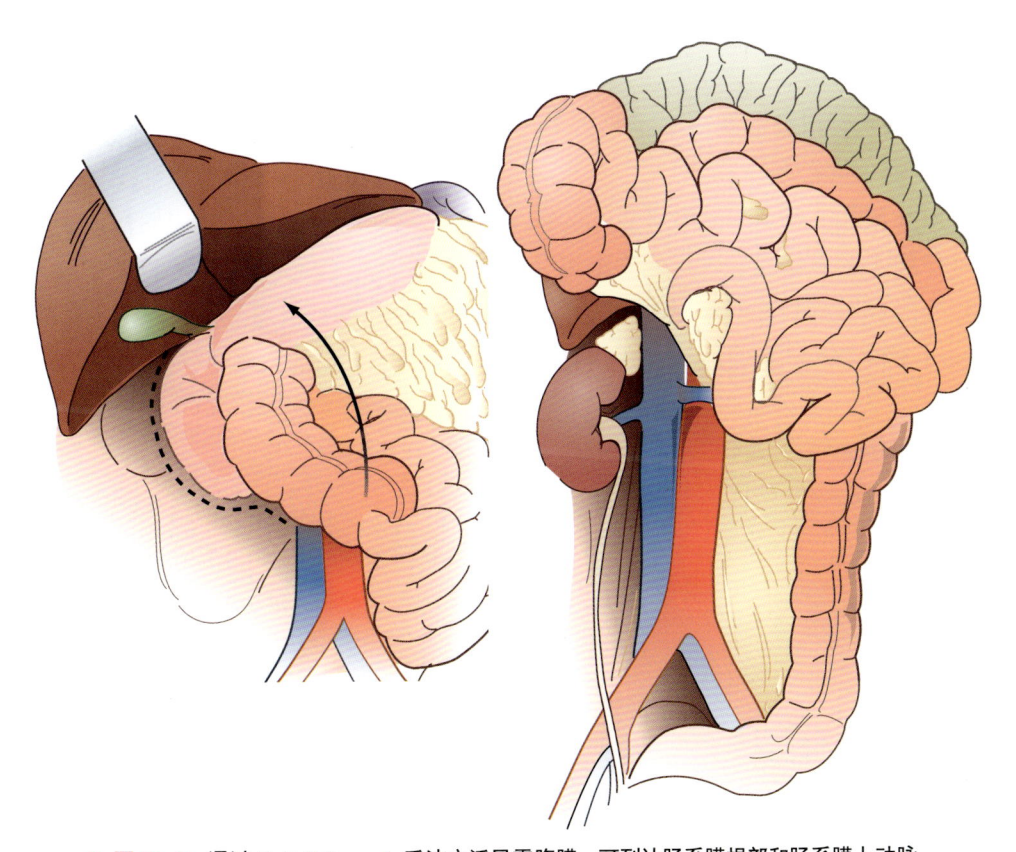

▲ 图 89-7 通过 Cattell-Braasch 手法广泛显露腹膜，可到达肠系膜根部和肠系膜上动脉

引自 Hirschberg A, Mattox K. Vascular trauma. In: Townsend CM Jr, Beauchamp RD, Evers BM, et al., eds. *Sabiston Textbook of Surgery*. 18th ed. Philadelphia: Saunders; 2008, Fig. 67.7. Illustration by Jan Redden after Jim Schmidt. Copyright Kenneth L. Mattox, MD.

SMA 的办法，因为其在失血时很有效[2, 14]。由于 SMA 离胰腺很近，有形成假性动脉瘤的危险，所以不应在其原位再植。SMA 远端区损伤可以结扎，但也可能需要切除肠管。

当患者出现酸中毒、低体温和凝血障碍时，建议采取损伤控制的方法。血管内分流术有助于肢体创伤，也可能是处理肠系膜动脉损伤的辅助手段。在损伤控制的大前提下，不使用全身抗凝。Javid 分流术[15]和 Argyle 分流术[16]都是 SMA 损伤的治疗方式。这些分流器可以排成一行，用橡胶血管环或丝质带固定。据报道，在没有抗凝的情况下，较小的分流术的通畅时间高达 52h[17]。然而，据报道，在 SMA 中应用分流术，其血栓形成率很高[16]。最近的动物数据表明，SMA 分流术在损伤控制中优于吻合[18]。另有数据记录了 SMA 分流术长达 6h 的 100% 通畅率[19]。这将为逆转生理紊乱提供短暂的机会。

（三）结论

SMA 的损伤具有很高的发病率和死亡率，总死亡率为 39%~54%[1, 2, 14]。早期死亡是失血过多造成，而晚期死亡是多系统器官衰竭和败血症造成。伴随主要静脉损伤时，死亡率也会增加。死亡率可能与解剖 Fullen 分区有关。死亡率如下：Ⅰ 区，76%~100%；Ⅱ 区，44%；Ⅲ 区，25%；Ⅳ 区，25%[2, 14]。Asensio 等评估了单纯 SMA 损伤和与合并其他腹内血管损伤的病死率。单纯 SMA 损伤为 47.6%，合并其他腹内一支血管损伤死亡率增加到 71.4%，四支及以上腹腔内血管损伤的死亡率为 100%[1]。死亡率的其他独立预测因素是：输血超过 10 个单位、术中酸中毒、节律障碍和多系统器官衰竭[2]。

对于在最初的修复和复苏中幸存下来的患者来说，肠再灌注损伤和持续的缺血是一个挑战。提倡再次剖腹手术来评估肠道的整体灌注状态。即使肠道没有出现缺血，也可能存在明显的再灌注损伤。在实验中，几种药物，包括阿替洛尔、L- 精氨酸、辛伐他汀、静脉注射免疫球蛋白和谷氨酰胺，均有助于调节肠缺血 – 再灌注模型的反应[20-24]。虽然这些药物还未纳入标准，但它们很有希望。

有几份报道表明，无论是修复后的还是未及时诊断的肠系膜动脉损伤，均出现了晚期假性动脉瘤和动静脉瘘的形成。肠系膜上静脉[25]和脾静脉[26]的瘘管形成已有报道，这些罕见的晚期后遗症可表现为腹痛、杂音或急性心力衰竭。十二指肠造瘘术后继发胃肠出血也有报道。这些后遗症可在最初创伤后 1 周或数年内出现[26-28]。使用开放入路和血管内技术成功修复的案例屡见报道[25, 27-29]，也有报道显示行血管内矫正术后的长期通畅性[25, 30]。